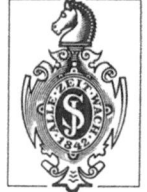

Stand und Gegenstand chirurgischer Forschung

Herausgegeben von

F. W. Eigler, Essen · H.-J. Peiper, Göttingen
F. W. Schildberg, Lübeck · J. Witte, Augsburg
V. Zumtobel, Bochum

Mit 191 Abbildungen und 104 Tabellen

Springer-Verlag
Berlin Heidelberg New York
London Paris Tokyo

Herausgeber

Professor Dr. FRIEDRICH WILHELM EIGLER
Abteilung für Allgemeine Chirurgie, Universitätsklinikum Essen,
Hufelandstr. 55, 4300 Essen 1

Professor Dr. HANS-JOACHIM PEIPER
Klinik und Poliklinik für Allgemeinchirurgie der Georg-August-Universität,
Robert-Koch-Str. 40, 3400 Göttingen

Professor Dr. FRIEDRICH WILHELM SCHILDBERG
Klinik für Chirurgie, Medizinische Universität,
Ratzeburger Allee 160, 2400 Lübeck 1

Professor Dr. JENS WITTE
Klinik für Allgemein- und Abdominalchirurgie, Zentralklinikum,
Stenglinstr. 2, 8900 Augsburg

Professor Dr. VOLKER ZUMTOBEL
Chirurgische Klinik der Ruhruniversität, St. Josef-Hospital,
Gudrunstr. 56, 4630 Bochum 1

CIP-Kurztitelaufnahme der Deutschen Bibliothek
Stand und Gegenstand chirurgischer Forschung: [Herrn Prof. Dr. Georg Heberer zum 65.
Geburtstag gewidmet] / hrsg. von F. W. Eigler ... – Berlin; Heidelberg; New York; London;
Paris; Tokyo; Springer 1986.

ISBN-13: 978-3-642-70649-3 e-ISBN-13: 978-3-642-70648-6
DOI: 10.1007/978-3-642-70648-6

NE: Eigler, Friedrich W. [Hrsg.]; Heberer, Georg: Festschrift

Das Werk ist urheberrechtlich geschützt. Die dadurch begründeten Rechte, insbesondere die
der Übersetzung, des Nachdruckes, der Entnahme von Abbildungen, der Funksendung, der
Wiedergabe auf photomechanischem oder ähnlichem Wege und der Speicherung in Datenverarbeitungsanlagen bleiben, auch bei nur auszugsweiser Verwertung, vorbehalten. Die Vergütungsansprüche des § 54, Abs. 2 UrhG werden durch die „Verwertungsgesellschaft Wort",
München, wahrgenommen.

© Springer-Verlag Berlin Heidelberg 1986
Softcover reprint of the hardcover 1st edition 1986
Die Wiedergabe von Gebrauchsnamen, Handelsnamen, Warenbezeichnungen usw. in diesem
Werk berechtigt auch ohne besondere Kennzeichnung nicht zu der Annahme, daß solche Namen im Sinne der Warenzeichen- und Markenschutz-Gesetzgebung als frei zu betrachten
wären und daher von jedermann benutzt werden dürfen.

Produkthaftung: Für Angaben über Dosierungsanweisungen und Applikationsformen kann
vom Verlag keine Gewähr übernommen werden. Derartige Angaben müssen vom jeweiligen
Anwender im Einzelfall anhand anderer Literaturstellen auf ihre Richtigkeit überprüft
werden.

2124/3130-543210

Vorwort

In kaum einem Bereich der Medizin sind experimentelle und klinische Forschung so eng miteinander verknüpft wie in der Chirurgie. Angefangen von Untersuchungen zu verschiedenen Naht- und Anastomosenmethoden bis zu weitreichenden Verfahren der Herz-Lungen-Maschinenanwendung, der Organkonservierung und schließlich der Organtransplantation sind die engen Verflechtungen von Experiment und klinischer Anwendung offensichtlich. Immer wenn experimentelle Grundlagen in die Klinik übertragen werden, müssen exakte Überprüfungen der erwarteten Ergebnisse mit ihren Auswirkungen auf den Kranken in ihr Recht treten. Wie weit hier retrospektive Untersuchungen ausreichen oder prospektiven Studien grundsätzlich der Vorrang gebührt, ist immer wieder Gegenstand der Diskussion.

In einem ersten Teil werden diese und ähnliche Grundsatzfragen chirurgischer Forschung von verschiedenen Standpunkten aus eingehend beleuchtet, gefolgt von speziellen Darstellungen exemplarischen Charakters aus fast allen Bereichen der Chirurgie. Dabei konnte Vollständigkeit nicht angestrebt werden. Die Vielfalt der Aussagen läßt dennoch klare Konturen erkennen und gibt Richtungen für künftige Forschungen an. Es liegt in der Natur der Sache, daß die Verflechtungen mit vielen Nachbardisziplinen deutlich werden.

Georg Heberers besonderes Interesse galt stets der Grundlagenforschung in der Chirurgie sowie der Pathophysiologie des operativen Eingriffs und seiner Folgen. Es lag deshalb nahe, ihm zu seinem 65. Geburtstag ein Symposium zum Thema „Stand und Gegenstand chirurgischer Forschung" zu widmen. Die dabei gehaltenen Vorträge bilden den Kern des nun vorliegenden Buches gleichen Titels. Mitaufgenommen wurden zahlreiche Einzelbeiträge seiner Schüler und Freunde aus speziellen Gebieten, damit die Breite chirurgischer Forschung an einzelnen Beispielen sichtbar wird.

Dieser Band möge so auch Zeugnis ablegen für die auf dem Symposium spürbare Referenz vor der unermüdlichen, fruchtbaren Unruhe des Jubilars, mit der er immer wieder neue Impulse für Forschungsarbeiten in den verschiedensten Bereichen des großen Gebietes der Chirurgie gegeben hat.

Allen Autoren sei für ihre Mitarbeit ebenso gedankt wie Herrn Dr. Götze und seinen Mitarbeitern vom Springer-Verlag. Es bleibt unser Wunsch, daß dieser Band die vielfältigen wissenschaftlichen Facetten der Chirurgie und die Faszination chirurgischer Forschung verdeutlicht und damit zu weiterem Erkenntnisstreben anregt.

Sommer 1986

F. W. Eigler
H.-J. Peiper
F. W. Schildberg
J. Witte
V. Zumtobel

Inhaltsverzeichnis

1. Grundlagen

Forschungsinhalt und Forschungsplanung im Rahmen
der medizinischen, speziell der chirurgischen Forschung
H. J. Bretschneider 3

Der Tierversuch in der chirurgischen Forschung
W. Brendel 9

Die Bedeutung retrospektiver und prospektiver Studien
für die klinische Forschung
G. Feifel. Mit 5 Abbildungen 14

Behinderung der chirurgischen Forschung durch Recht?
H.-L. Schreiber 24

2. Perioperative Aspekte

Der Chirurg in der Intensivmedizin
F. Kümmerle. Mit 4 Abbildungen 33

Postaggressionsstoffwechsel –
Versuch einer Standortbestimmung
B. Günther und K.-W. Jauch. Mit 5 Abbildungen 41

Möglichkeiten und Grenzen
der perioperativen künstlichen Ernährung
V. Zumtobel, S. von Liebe und R. Ernst. Mit 5 Abbildungen . 48

Neue Trends in der Schockforschung
K. Messmer, H. Zeintl, U. Kreimeier und M. Schoenberg
Mit 5 Abbildungen 58

Moderne Aspekte des Multiorganversagens
A. E. Baue und D. Guthrie. Mit 2 Abbildungen 66

Pathobiochemie und Chirurgie: Neue Ansätze zur Diagnostik
und Therapie schwerer entzündlicher Erkrankungen
M. Jochum, J. Witte, K.-H. Duswald, D. Inthorn, H. Welter
und H. Fritz. Mit 3 Abbildungen 73

Die maligne Hyperthermie
H. J. EBERLEIN und U. SCHULTE-SASSE 85

Volatile Anästhetika – neue Aspekte
J. HOBBHAHN, P. CONZEN, A. GOETZ, W. BRENDEL und K. PETER
Mit 10 Abbildungen 94

3. Gefäß- und Transplantationschirurgie

a) Gefäßchirurgie

Die chirurgische Behandlung des Bland-White-Garland-Syndroms
unter Rekonstruktion des Zweikoronargefäßsystems
H.-R. ZERKOWSKI, N. ROHM, N. DOETSCH, J. CHR. REIDEMEISTER,
F. HENTRICH, C. DOTZENRATH und J. STOERMER
Mit 8 Abbildungen 113

Kontroversen und Grenzen in der Gefäßchirurgie
R. J. A. M. VAN DONGEN. Mit 9 Abbildungen 123

Gefäßersatz
H.-M. BECKER 136

Die Mikrochirurgie als Erweiterung der operativen Therapie
R. G. H. BAUMEISTER. Mit 9 Abbildungen 150

Aktuelle Chirurgie bei portaler Hypertension
R. BERCHTOLD und R. SCHRÖDER 162

b) Transplantationschirurgie

Organkonservierung:
Grundlagen, Entwicklungen, Perspektiven
W. ISSELHARD 171

Gedanken zur Herztransplantation
W. KLINNER 189

Stand der klinischen und experimentellen Lebertransplantation
H. WOLFF und G. OTTO. Mit 7 Abbildungen 193

Die chirurgische Behandlung des Diabetes mellitus Typ I
W. LAND. Mit 3 Abbildungen 206

4. Thoraxchirurgie

Therapie des Bronchialkarzinoms
L. SUNDER-PLASSMANN und D. ABENDROTH. Mit 2 Abbildungen . 215

Inhaltsverzeichnis

Grenzen der chirurgischen Behandlung des Bronchialkarzinoms
W.-J. Stelter 221

Die Kontinuitätsresektion der Trachea
A. Valesky. Mit 10 Abbildungen 227

5. Gastroenterologie

Interaktion chirurgisch-gastroenterologischer Forschung:
Entwicklung der Theoretischen Chirurgie
W. Lorenz, H.-D. Röher, K. Thon und C. Ohmann
Mit 6 Abbildungen 251

Neue Entwicklung in der gastrointestinalen Endokrinologie
J. C. Thompson 260

Chirurgische Ulkustherapie im Wandel der Zeit
H.-J. Peiper, F. E. Lüdtke, L. F. Hollender und J. Bahnini
Mit 5 Abbildungen 270

Forschungsstand beim peptischen Ulkus
R. K. Teichmann und H.-J. Krämling 280

Dumpingsyndrom und gastrointestinale Hormone
H. D. Becker. Mit 4 Abbildungen 294

Entzündliche Darmerkrankungen:
Aktueller Stand der chirurgischen Therapie
H. Denecke. Mit 4 Abbildungen 303

Anastomosentechniken im Gastrointestinaltrakt
Th. Junginger und S. Walgenbach. Mit 3 Abbildungen 312

Funktionsstörungen des Gastrointestinaltrakts
J. Witte, R. Wirsching und N. Demmel. Mit 10 Abbildungen . 324

6. Traumatologie, plastische Chirurgie

Operative versus konservative Knochenbruchbehandlung
J. Böhler. Mit 4 Abbildungen 345

Klassifikation und therapeutische Prioritäten beim Polytrauma
L. Lauterjung. Mit 10 Abbildungen 353

Verletzungen des Schultereckgelenks
G. Hohlbach, H. Wenk, E. Thies, H. G. Rau
und F. W. Schildberg. Mit 8 Abbildungen 365

Die wissenschaftliche Basis einer „aggressiven Traumatologie"
bzw. der frühen Totalversorgung Verletzter
M. Allgöwer 381

Biomechanik – Knochenbruchheilung – Biomaterialien:
Ein aktuelles Therapiekonzept
W. REICHMANN und J. EITENMÜLLER. Mit 1 Abbildung 386

Neuentwicklungen in der plastischen Chirurgie
für die Rekonstruktion traumatischer Defekte
H. BOHMERT und R. G. H. BAUMEISTER. Mit 6 Abbildungen .. 396

Down-Syndrom: 8 Jahre plastisch-chirurgische
Korrektureingriffe im mongoloiden Gesicht – cui bono?
R. R. OLBRISCH. Mit 11 Abbildungen 404

7. Onkologie

Der Stellenwert ultraradikaler Operationen in der Onkologie
R. E. HERMANN 419

Gesichertes und Ungesichertes
zur Einschränkung der Radikalität in der Krebschirurgie
CH. HERFARTH. Mit 9 Abbildungen 425

Wertigkeit der Lymphknotendissektion
bei Tumoren des oberen Gastrointestinaltrakts
Y. MISHIMA. Mit 4 Abbildungen 439

Chirurgische Onkologie des unteren Gastrointestinaltrakts
F. W. EIGLER und E. GROSS. Mit 3 Abbildungen 447

Der Stellenwert der Chirurgie
bei der Therapie von Tumormetastasen
F. W. SCHILDBERG, G. MEYER und H. WENK. Mit 10 Abbildungen 457

Die chirurgische Therapie pathologischer Frakturen
und Osteolysen bei Skelettmetastasen:
Behandlungskonzept und Ergebnisse
E. PRATSCHKE, H. DITTMER und E. FAIST. Mit 3 Abbildungen . 488

Indikation zur Kryochirurgie beim inkurablen Rektumkarzinom
N. DEMMEL, J. KOLLER und H. DENECKE. Mit 3 Abbildungen . 496

Sachverzeichnis 507

Autorenverzeichnis

Abendroth, D., Dr.
Chirurgische Klinik und Poliklinik
der Ludwig-Maximilians-Universität
Klinikum Großhadern,
Marchioninistr. 15
8000 München 70

Allgöwer, M., Prof. Dr.
Societé Internationale de Chirurgie
Kantonspital
CH-4031 Basel

Bahnini, J., Dr.
Université Louis Pasteur de Strasbourg
Centre Hospitalier
Hôpital de Hautepierre
Avenue Molière
F-67098 Strasbourg, Cedex

Baue, A. E., Prof. Dr.
St. Louis University School of Medicine
1325 South Grand Boulevard
St. Louis, MO 63104, USA

Baumeister, R. G. H., Prof. Dr.
Chirurgische Klinik und Poliklinik
der Ludwig-Maximilians-Universität
Klinikum Großhadern
Marchioninistr. 15
8000 München 70

Becker, H. D., Prof. Dr.
Chirurgische Klinik
Städtische Kliniken Dortmund
Beurhausstr. 40
4600 Dortmund 1

Becker, H.-M., Prof. Dr.
Chirurgische Klinik und Poliklinik
der Ludwig-Maximilians-Universität
Klinikum Großhadern
Marchioninistr. 15
8000 München 70

Berchtold, R., Prof. Dr.
Klinik für Viszerale Chirurgie
Inselspital
CH-3010 Bern

Böhler, J., Prof. Dr.
Severingasse 1/4
A-1090 Wien

Bohmert, H., Prof. Dr.
Chirurgische Klinik und Poliklinik
der Ludwig-Maximilians-Universität
Klinikum Großhadern
Marchioninistr. 15
8000 München 70

Brendel, W., Prof. Dr.
Institut für Chirurgische Forschung
der Ludwig-Maximilians-Universität
Klinikum Großhadern
Marchioninistr. 15
8000 München 70

Bretschneider, H. J., Prof. Dr.
Physiologisches Institut
der Georg-August-Universität
Humboldtallee 23
3400 Göttingen

Conzen, P., Dr.
Institut für Chirurgische Forschung
der Ludwig-Maximilians-Universität
Klinium Großhadern
Marchioninistr. 15
8000 München 70

Demmel, N., Dr.
Chirurgische Klinik und Poliklinik
der Ludwig-Maximilians-Universität
Klinikum Großhadern
Marchioninistr. 15
8000 München 70

Denecke, H., Prof. Dr.
Chirurgische Klinik und Poliklinik
der Ludwig-Maximilians-Universität
Klinikum Großhadern
Marchioninistr. 15
8000 München 70

Dittmer, H., Priv.-Doz. Dr.
Abteilung Unfallchirurgie
Chirurgische Klinik
Städtisches Krankenhaus Höchst
Gotenstr. 6
6230 Frankfurt 80

Doetsch, N., Dr.
Abteilung für Thorax-
und Kardiovaskuläre Chirurgie
Universitätsklinikum Essen
Hufelandstr. 55
4300 Essen 1

van Dongen, R.J.A.M., Prof. Dr.
Abteilung Gefäßchirurgie
Academisch Medisch Centrum
bij de Universiteit
Meibergdreef 9
NL-1105 AZ Amsterdam z.O.

Dotzenrath, C., Dr.
Abteilung für Pädiatrische Cardiologie
Universitätsklinikum Essen
Hufelandstr. 55
4300 Essen 1

Duswald, K.-H., Prof. Dr.
Chirurgische Klinik
Innenstadt der Universität
Nußbaumstr. 20
8000 München 2

Eberlein, H.J., Prof. Dr.
Institut für Anaesthesiologie
der Freien Universität Berlin
Klinikum Charlottenburg
Spandauer Damm 130
1000 Berlin 19

Eigler, F.W., Prof. Dr.
Abteilung für Allgemeine Chirurgie
Universitätsklinikum Essen
Hufelandstr. 55
4300 Essen 1

Eitenmüller, J., Priv.-Doz. Dr.
Abteilung Unfallchirurgie
Chirurgische Universitätsklinik
und Poliklinik
Josef-Stelzmann-Str. 9
5000 Köln 41

Ernst, R., Dr.
Chirurgische Klinik der Ruhruniversität
St. Josef-Hospital
Gudrunstr. 56
4630 Bochum 1

Faist, E., Dr.
Chirurgische Klinik und Poliklinik
der Ludwig-Maximilians-Universität
Klinikum Großhadern
Marchioninistr. 15
8000 München 70

Feifel, G., Prof. Dr.
Abteilung Allgemeine Chirurgie
und Abdominalchirurgie
Chirurgische Universitätsklinik
6650 Homburg/Saar

Fritz, H., Prof. Dr.
Abteilung Klinische Chemie
und Biochemie
Chirurgische Klinik
Innenstadt der Universität
Nußbaumstr. 20
8000 München 2

Goetz, A., Dr.
Institut für Chirurgische Forschung
der Ludwig-Maximilians-Universität
Klinikum Großhadern
Marchioninistr. 15
8000 München 70

Gross, E., Priv.-Doz.
Abteilung für Allgemeine Chirurgie
Universitätsklinikum Essen
Hufelandstr. 55
4300 Essen 1

Günther, B., Prof. Dr.
Chirurgische Klinik und Poliklinik
der Ludwig-Maximilians-Universität
Klinikum Großhadern
Marchioninistr. 15
8000 München 70

Guthrie, D., Prof. Dr.
Department of Surgery
Yale University School of Medicine
333 Cedar Street
New Haven, CT 06510, USA

Hentrich, F., Priv.-Doz. Dr.
Abteilung für Pädiatrische Kardiologie
Universitätsklinikum Essen
Hufelandstr. 55
4300 Essen 1

Herfarth, Ch., Prof. Dr.
Chirurgische Klinik
der Ruprecht-Karls-Universität
Im Neuenheimer Feld 110
6900 Heidelberg 1

Autorenverzeichnis

Hermann, R.E., Prof. Dr.
Department of General Surgery
The Cleveland Clinic Foundation
9500 Euclid Avenue
Cleveland, OH 44106, USA

Hobbhahn, J., Dr.
Institut für Anaesthesiologie
der Ludwig-Maximilians-Universität
Klinikum Großhadern
Marchioninistr. 15
8000 München 70

Hohlbach, G., Priv. Doz. Dr.
Klinik für Chirurgie
Medizinische Universität
Ratzeburger Allee 160
2400 Lübeck 1

Hollender, L.F., Prof. Dr.
Université Louis Pasteur de Strasbourg
Centre Hospitalier
Hôpital de Hautepierre
Avenue Molière
F-67098 Strasbourg, Cedex

Inthorn, D., Priv. Doz. Dr.
Chirurgische Klinik u. Poliklinik
der Ludwig-Maximilians-Universität
Klinikum Großhadern
Marchioninistr. 15
8000 München 70

Isselhard, W., Prof. Dr.
Institut für experimentelle Medizin
der Universität
Robert-Koch-Str. 10
5000 Köln 41

Jauch, K.-W., Dr.
Chirurgische Klinik und Poliklinik
der Ludwig-Maximilians-Universität
Klinikum Großhadern
Marchioninistr. 15
8000 München 70

Jochum, M., Dr.
Abteilung Klinische Chemie
und Biochemie
Chirurgische Klinik
Innenstadt der Universität
Nußbaumstr. 20
8000 München 2

Junginger, Th., Prof. Dr.
Chirurgische Klinik und Poliklinik
der Johannes-Gutenberg-Universität
Langenbeckstr. 1
6500 Mainz

Klinner, W., Prof. Dr. Dr. hc.
Herzchirurgische Klinik
der Ludwig-Maximilians-Universität
Klinikum Großhadern
Marchioninistr. 15
8000 München 70

Koller, J., Dr.
Chirurgische Klinik und Poliklinik
der Ludwig-Maximilians-Universität
Klinikum Großhadern
Marchioninistr. 15
8000 München 70

Krämling, H.-J., Dr.
Chirurgische Klinik und Poliklinik
der Ludwig-Maximilians-Universität
Klinikum Großhadern
Marchioninistr. 15
8000 München 70

Kreimeier, U., Dr.
Abteilung Experimentelle Chirurgie
der Ruprecht-Karls-Universität
Im Neuenheimer Feld 347
6900 Heidelberg 1

Kümmerle, F., Prof. Dr.
Chirurgische Klinik und Poliklinik
der Johannes-Gutenberg-Universität
Langenbeckstr. 1
6500 Mainz

Land, W., Prof. Dr.
Chirurgische Klinik und Poliklinik
der Ludwig-Maximilians-Universität
Klinikum Großhadern
Marchioninistr. 15
8000 München 70

Lauterjung L., Prof. Dr.
Chirurgische Klinik und Poliklinik
der Ludwig-Maximilians-Universität
Klinikum Großhadern
Marchioninstr. 15
8000 München 70

Liebe, S. von, Dr.
Chirurgische Klinik der Ruhruniversität
St. Josef-Hospital
Gudrunstr. 56
4630 Bochum 1

Lorenz, W., Prof. Dr.
Abteilung für Theoretische Chirurgie
Zentrum Operative Medizin I
der Universität
Baldingerstraße
3550 Marburg

Lüdtke, F. E., Dr.
Klinik und Poliklinik
für Allgemeinchirurgie
der Georg-August-Universität
Robert-Koch-Str. 40
3400 Göttingen

Meßmer, K., Prof. Dr.
Abteilung Experimentelle Chirurgie
der Ruprecht-Karls-Universität
Im Neuenheimer Feld 347
6900 Heidelberg 1

Meyer, G., Dr.
Klinik für Chirurgie
Medizinische Universität
Ratzeburger Allee 160
2400 Lübeck 1

Mishima, Y., Prof. Dr.
IInd Department of Surgery
Medical and Dental University
5-45 Yushima, 1-Chome, Bunkyo-Ku
Tokyo, Japan

Ohmann, C., Dr.
Abteilung für Theoretische Chirurgie
Zentrum Operative Medizin I
der Universität
Baldingerstraße
3550 Marburg

Olbrisch, R. R., Priv.-Doz. Dr.
Klinik für Plastische Chirurgie
Diakoniewerk Kaiserswerth
Kreuzbergstr. 79
4000 Düsseldorf 31

Otto, G., Doz. Dr.
Chirurgische Klinik und Poliklinik
der Humboldt-Universität
Schumannstr. 20
DDR-1040 Berlin

Peiper, H.-J., Prof. Dr.
Klinik und Poliklinik
für Allgemeinchirurgie
der Georg-August-Universität
Robert-Koch-Str. 40
3400 Göttingen

Peter, K., Prof. Dr.
Institut für Anaesthesiologie
der Ludwig-Maximilians-Universität
Klinikum Großhadern
Marchioninistr. 15
8000 München 70

Pratschke, E., Dr.
Chirurgische Klinik und Poliklinik
der Ludwig-Maximilians-Universität
Klinikum Großhadern
Marchioninistr. 15
8000 München 70

Rau, H. G., Dr.
Klinik für Chirurgie
Medizinische Universität
Ratzeburger Allee 160
2400 Lübeck 1

Reichmann, W., Prof. Dr.
Abteilung Unfallchirurgie
Chirurgische Universitätsklinik
und Poliklinik
Josef-Stelzmann-Str. 9
5000 Köln 41

Reidemeister, J. Chr., Prof. Dr.
Abteilung für Thorax-
und Kardiovaskuläre Chirurgie
Universitätsklinikum Essen
Hufelandstr. 55
4300 Essen 1

Röher, H.-D., Prof. Dr.
Allgemeinchirurgische Klinik
Zentrum Operative Medizin I
der Universität
Baldingerstraße
3550 Marburg

Rohm, N., Dr.
Abteilung für Thorax-
und Kardiovaskuläre Chirurgie
Universitätsklinikum Essen
Hufelandstr. 55
4300 Essen 1

Autorenverzeichnis

Schildberg, F. W., Prof. Dr.
Klinik für Chirurgie
Medizinische Universität
Ratzeburger Allee 160
2400 Lübeck 1

Schönberg, M., Dr.
Abteilung Experimentelle Chirurgie
der Ruprecht-Karls-Universität
Im Neuenheimer Feld 347
6900 Heidelberg 1

Schreiber, H.-L., Prof. Dr.
Juristisches Seminar
Georg-August-Universität
Nikolausberger Weg 9a
3400 Göttingen

Schröder, R., Dr.
Klinik für Viscerale Chirurgie
Inselspital
CH-3010 Bern

Schulte-Sasse, U., Priv.-Doz. Dr.
Institut für Anaesthesiologie
der Freien Universität Berlin
Klinikum Charlottenburg
Spandauer Damm 130
1000 Berlin 19

Stelter, W.-J., Prof. Dr.
Chirurgische Klinik
Städtisches Krankenhaus Höchst
Gotenstr. 6
6230 Frankfurt 80

Stoermer, J., Prof. Dr.
Abteilung für Pädiatrische Kardiologie
Universitätsklinikum Essen
Hufelandstr. 55
4300 Essen 1

Sunder-Plassmann, L., Prof. Dr.
Chirurgische Klinik und Poliklinik
der Ludwig-Maximilians-Universität
Klinikum Großhadern
Marchioninistr. 15
8000 München 70

Teichmann, R. K., Priv.-Doz. Dr.
Chirurgische Klinik und Poliklinik
der Ludwig-Maximilians-Universität
Klinikum Großhadern
Marchioninistr. 15
8000 München 70

Thies E., Dr.
Klinik für Chirurgie
Medizinische Universität
Ratzeburger Allee 160
2400 Lübeck 1

Thompson, J. C., Prof. Dr.
Department of Surgery
University of Texas
Medical Branch
Galveston, TX 77550, USA

Thon, K., Priv.-Doz. Dr.
Allgemeinchirurgische Klinik
Zentrum Operative Medizin I
der Universität
Baldingerstraße
3550 Marburg

Valesky, A., Prof. Dr.
Chirurgische Klinik
Stadtkrankenhaus
Leimenstr. 20
6450 Hanau

Walgenbach, S., Dr.
Chirurgische Klinik und Poliklinik
der Johannes-Gutenberg-Universität
Langenbeckstr. 1
6500 Mainz

Welter, H., Priv. Doz. Dr.
Chirurgische Klinik
Innenstadt der Universität
Nußbaumstr. 20
8000 München 2

Wenk, H., Dr.
Klinik für Chirurgie
Medizinische Universität
Ratzeburger Allee 160
2400 Lübeck 1

Wirsching, R., Priv.-Doz. Dr.
Chirurgische Klinik und Poliklinik
der Ludwig-Maximilians-Universität
Klinikum Großhadern
Marchioninistr. 15
8000 München 70

Witte, J., Prof. Dr.
Klinik für Allgemein-
und Abdominalchirurgie
Zentralklinikum
Stenglinstr. 2
8900 Augsburg

Wolff, H., Prof. Dr.
Chirurgische Klinik und Poliklinik
der Humboldt-Universität
Schumannstr. 20
DDR-1040 Berlin

Zeintl, H., Dr.
Abteilung Experimentelle Chirurgie
der Ruprecht-Karls-Universität
Im Neuenheimer Feld 347
6900 Heidelberg 1

Zerkowski, H.-R., Dr.
Abteilung für Thorax-
und Kardiovaskuläre Chirurgie
Universitätsklinikum Essen
Hufelandstr. 55
4300 Essen 1

Zumtobel, V., Prof. Dr.
Chirurgische Klinik der Ruhruniversität
St. Josef-Hospital
Gudrunstr. 56
4630 Bochum 1

1. Grundlagen

1. Conclusion

Forschungsinhalt und Forschungsplanung im Rahmen der medizinischen, speziell der chirurgischen Forschung

H. J. Bretschneider

Eine Trennung von Form und Inhalt wird weder einem menschlichen Kunstwerk noch der Natur gerecht, schon gar nicht dem Menschen und der auf diesen gerichteten Forschung. Ich möchte daher im folgenden unter „Forschungsinhalt" ebenso die konkrete Fragestellung und Zielsetzung wie die spezielle Methodik und Beweisführung verstanden wissen. „Forschungsplanung" soll demgegenüber eine langfristige Strategie bezeichnen, deren Verständnis und Begründung – sofern man eine solche Art des Vorausdenkens überhaupt akzeptiert – über den Bereich der Naturwissenschaften hinausgeht.

Forschungsplanung

Ein Plan ordnet die verfügbaren Mittel – hier also die Forschungsmittel – einem höheren Ziel – einem außerhalb der Mittel liegenden Zweck oder Sinn – unter. Der den exakten Naturwissenschaften innewohnende, sie methodisch überhaupt erst ermöglichende Reduktionismus kann ein so zu verstehendes höheres Ziel nicht liefern. Reduktionismus im hier benutzten Sinne heißt ja primäre Ausblendung vielschichtiger und vielfältiger Phänomene zugunsten einer einseitigen, relativ exakten Untersuchung mit definierter Methodik. So blendet die Morphologie die Physiologie und die Biochemie aus, die Biochemie läßt mehr oder weniger die Feinstruktur und die Funktion beiseite, und die Physiologie untersucht die Funktion, ohne gleichzeitig und an allen Orten Struktur und Stoffwechsel zu kennen. Eine heute mehr denn je notwendige Voraussetzung für die Wahrhaftigkeit unseres Denkens und Handelns ist es, diesen primären Reduktionismus aller naturwissenschaftlichen Disziplinen nicht zu verdrängen, vielmehr sich diesen in allen Konsequenzen ständig bewußt zu machen. Der naturwissenschaftliche Reduktionismus ist einem Werkzeug vergleichbar: Wird das Werkzeug überfordert, zerbricht es, wird es falsch angewandt, bewirkt es Zerstörung. Eine falsche Einschätzung des naturwissenschaftlichen Reduktionismus kann auch nicht durch den von Popper in der *Logik der Forschung* [11] aufgewiesenen „Rettungsweg der Falsifizierung" korrigiert werden: Ist einmal eine Fragestellung in Hinsicht auf ihre methodische Beantwortbarkeit nur hinreichend töricht – z. B. die Untersuchung der Frage nach dem Beginn des menschlichen Lebens nach der Befruchtung mit naturwissenschaftlichen Methoden –, kann eine Falsifizierung nur zu weiteren Torheiten führen. Die Konsequenzen des naturwissenschaftlichen Reduktionismus äußern sich in folgenden Grenzen einer Analyse komplexer biologischer Systeme, insbesondere des Menschen und seiner Erkrankungen:

1) In der Grenze, die durch die Problematik einer vollkommenen Konvergenz morphologischer, biochemischer und funktioneller Methoden – im Sinne einer

lückenlosen und simultanen Erfassung sämtlicher Raum-Zeit-Koordinaten – gegeben ist.

2) In der Grenze, die die Analysierbarkeit höchst komplexer Systeme aufgrund ihrer extremen Verletzlichkeit durch die unverzichtbaren, relativ eingreifenden Methoden setzt.

3) In der Grenze durch singuläre Fälle, die auf der Einmaligkeit einer Konstellation kompliziertester innerer und äußerer Bedingungen und Wirkungsnetze beruht. Aus bekannten Wirkungsgefügen lassen sich zwar seltene Fälle konstruieren; singuläre oder sehr seltene Fälle bieten aber keinen Ansatz zum Rückschluß auf ein unbekanntes Wirkungsgefüge. Von dem Fall $n = 1$ kann es mangels Reproduzierbarkeit keine Naturwissenschaft geben.

4) In der Grenze aufgrund des Vorliegens eines nicht streng geschlossenen Systems. Die naturwissenschaftlichen Grundgesetze basieren prinzipiell auf der Annahme abgeschlossener Systeme. Jeder erfahrene Experimentator wird das zu untersuchende System daher möglichst definiert und abgeschlossen gestalten. Der Mensch ist aber in einem doppelten Sinne ein offenes System: einmal in äußerlicher Hinsicht durch seine Verflechtung mit Umwelt und Mitmenschen; zweitens in innerer Beziehung aufgrund seiner personhaften Freiheit des Willens, des Denkens und des verantwortlichen Entscheidens und Handelns.

Diese zuletzt genannte Grenze der naturwissenschaftlichen Analyse ergibt sich noch evidenter aus einer komplementären Betrachtung: Die naturwissenschaftliche Sichtweise erschließt uns einen Teil der objektivierbaren Welt. Ihre Begriffe, Methoden und Aussagen können unser subjektives Dasein nicht treffen; sie lassen es allerdings nur dann unbeschädigt, wenn die Würde der Subjektivität gegenüber dem Werkzeugdenken gewahrt bleibt, wie das u. a. beispielhaft Romano Guardini [6] und Hans Jonas [8] ausgeführt haben. Selbstbewußtsein und Freiheit, Tiefe der Empfindung und Verantwortung gehören untrennbar zusammen und konstituieren die menschliche Person über der animalischen Ebene. Mit dieser Konstituierung wird auch die Möglichkeit einer objektiven Weltsicht erst eröffnet; nur ein wahrhaftiges Subjekt kann auch objektiv sein. Die Versuche, eine wissenschaftliche Brücke zwischen subjektivem Dasein und objektiver Weltbewältigung zu konstruieren, sind im Grunde genommen stets ideologische Übergriffe; Kolakowski hat in seinem schönen Buch *Die Suche nach der verlorenen Gewißheit* [9] formuliert: „Das Problem der Brücke ist unlösbar, es gibt keinen logischen Übergang. Dies zu sagen, bedeutet nicht das Problem der Brücke zu lösen, sondern es zu verwerfen. Ein Problem kann verworfen werden, entweder wenn es falsche Voraussetzungen enthält oder selbst uneinsehbar ist. Was in allen Fragen über die Relation von Subjektivität und objektiver Welt falsch ist, ist, daß wir nicht in der Lage sind, sie ohne Hilfe von räumlichen Symbolen zu äußern oder zu beantworten, obwohl wir wissen, daß das, worauf es ankommt, keine topologischen Relationen sind." Das Problem der Brücke besteht bereits in der Zuordnung von Sinnesreiz und Empfindung[1]. Man kann die Frage der Brücke von der Subjektivität zur Objektivität und umgekehrt vielleicht folgendermaßen charakterisieren: Diese Frage läßt sich nicht weiter zurückführen, weil sie – aus einer bestimmten Perspektive betrachtet – die Grundfrage unseres menschlichen

---

[1] Auf das Geheimnis von Empfindung und Bewußtsein bezieht sich das bekannte Wort „Ignorabimus" des Physiologen Du Bois-Reymond [2]

Daseins ist; sie kann daher nur in dem bewußten Ergreifen unseres Lebens und in der Verwirklichung unserer Verantwortung beantwortet werden.

Diese Klärung ist eine tragfähige Basis für die Beantwortung von Fragen, die sich aus einem öffentlichen Bedürfnis nach Forschungsplanung — in dem vorgenannten übergeordneten Sinne — ergeben. Folgende Leitlinien lassen sich formulieren:

1) Medizinische und chirurgische Forschungsplanung ist an der Not und dem Leiden von Patienten zu orientieren.

2) Forschung kann aber nicht losgelöst vom Stand der naturwissenschaftlichen Technik, nicht losgelöst vom Werkzeug, geplant werden.

3) Ärztlich-chirurgische Forschung muß stets auch Alternativen — z.B. Kunstherz gegen Herztransplantation oder rekonstruktive Herzchirurgie — mitbedenken. Sie hat darüber hinaus auch dringende Bedürfnisse in anderen Krankheitsbereichen im Auge zu behalten, da die echte Forschungskapazität infolge einer begrenzten Zahl geeigneter Menschen limitiert ist.

4) Mit der Forschungsplanung müssen die Folgen eines sog. Fortschritts bedacht werden. Wenn vielleicht auch eines Tages Patienten mit Kunstherz nicht mehr vorwiegend leiden müssen oder nicht mehr als Versuchsobjekte und Reklameartikel mißbraucht werden, so bleiben dennoch Lebensqualität, Freiheitsbeschränkung, Komplikationsrate und Pflegeaufwand als Gegenargumente bestehen.

5) Eine vernünftige Forschungsplanung in der Medizin darf Staat und Gesellschaft mit anderen legitimen Bedürfnissen an Forschungskapazität und Forschungsaufwand nicht ignorieren, so schwer auch der angemessene Anteil an den begrenzten Ressourcen zu bestimmen ist.

6) Die Forschungsplanung muß auch nicht-medizinisch-naturwissenschaftliche Behandlungsmöglichkeiten mitberücksichtigen, so z.B. bei den modernen Seuchen „Alkohol- und Nikotinabusus" die Erziehung zu einer besseren geistigen Hygiene. Merkwürdigerweise findet dieses Thema in den Medien weit weniger Beachtung als andere Formen der Umweltverschmutzung.

7) Eine Planung medizinischer Forschung muß schließlich auch Freiräume für das Spiel neuer Gedanken, Hypothesen, Experimente und Entdeckungen belassen. Originalität und Kreativität lassen sich nicht planen; man kann wohl ihre Entfaltung ersticken, sie aber auch durch behutsame und liebevolle Pflege eines geeigneten geistigen Klimas fördern. Wenn neue naturwissenschaftliche Erkenntnisse auch keine ethischen Werte begründen oder Lebenssinn schenken, so können sie doch unser Staunen vertiefen und unseren Handlungsspielraum erweitern.

Forschungsinhalt und -form

Es würde hier zu weit führen, auch nur exemplarisch einige Gebiete der aktuellen chirurgischen Forschung vorzustellen. Statt dessen möchte ich auf bestimmte Eigenschaften der methodischen Form bzw. Struktur zukunftsträchtiger Forschung aufmerksam machen:

1) Die gegenseitige Ergänzungsbedürftigkeit morphologischer, funktioneller und biochemischer Befunde zwingt mehr und mehr dazu, diese 3 Bereiche gemeinsam auf wichtige Fragen anzusetzen. Das erforderliche breite methodische Spektrum kann nur von größeren Arbeitsgruppen mit mehreren Spezialisten bewältigt werden.

Der einzeln und isoliert wissenschaftlich arbeitende Kliniker wird weiter an Bedeutung verlieren, gut geleitete und sich sinnvoll ergänzende Arbeitsgruppen werden in Zukunft dominieren.

2) Die Mehrzahl der relativ rasch und leicht zu bearbeitenden Probleme der Chirurgie ist sicherlich gelöst. Die verbleibenden Fragen – man denke nur an die Tumortherapie – sind überwiegend sehr schwierig. Somit ist langfristige Kontinuität einer konkreten Forschungsaktivität ebenso unerläßlich wie ein breites methodisches Spektrum.

3) Eine zu weitgehende Spezialisierung birgt die Gefahr in sich, den Ideen- und Assoziationsreichtum einzuengen. Es erscheint mir daher wichtig, daß quer über die historisch gewachsenen Disziplinen der Medizin hinweg ein Austausch von übergreifenden Fragen und Problemlösungen gepflegt wird: Wie wenig wissen i. allg. z. B. heute Urologen oder Nephrologen von der Ischämietoleranzforschung der Kardiologen und umgekehrt. Wie gering ist der wissenschaftliche Austausch zwischen Intensivstationen der Herzchirurgie und der Neurochirurgie. Einem derartigen interdisziplinären Erfahrungsaustausch könnte man ohne Schaden Zweifachtagungen mancher Spezialdisziplinen pro Jahr opfern.

4) Die Zusammengehörigkeit von Physiologie und Pathophysiologie – die gegenseitige Befruchtung der Lehren von den krankhaften und den gesunden Vorgängen im Organismus – ist zwar allgemein anerkannt. Die Entwicklungsgeschichte, die vergleichende Physiologie verschiedener Spezies und die vergleichende Betrachtung verschiedener Organe und Gewebe wird aber heute wohl zu wenig beachtet. Eine universellere Betrachtungsweise, wie sie von Albrecht von Haller geübt wurde, sollte uns wieder Vorbild werden:

Von Haller ging von der Überzeugung aus, „daß die Physiologie belebte Anatomie ist", daß Funktion und Struktur nicht getrennt verstanden werden können. Hinzu kam seine – durch vielfache Erfolge gestützte – Einsicht in die Notwendigkeit der Nutzbarmachung *aller* bekannten Naturwissenschaften – einschließlich der Pathologie und der ärztlichen Erfahrung. Mit Hilfe einer vergleichenden Zergliederung verschiedener Säuger, Vögel und Fische konnte er schon vor 250 Jahren – ohne Unterstützung durch biochemische Methoden – entdecken, daß die Galle nicht in der Gallenblase, sondern in der Leber erzeugt wird. Mittels entwicklungsgeschichtlicher Vergleiche konnte er weiterhin nachweisen, daß die Leber nicht allein die Aufgabe der Gallenbildung besitzt: Vor der Geburt ist nämlich der Anteil des Lebergewichtes am Gesamtkörpergewicht bedeutend größer als beim Erwachsenen; intrauterin wird aber von der Leber keine Galle sezerniert, also kann die Gallenbildung nur eine Partialfunktion der Leber sein. Gestützt durch sehr einfache, aber genial konzipierte Experimente gelangte er mit verwandten Überlegungen zu der Einsicht, daß Muskelgewebe mit den spezifischen Eigenschaften „irritierbar und kontraktil" grundsätzlich vom Nervengewebe mit den spezifischen Eigenschaften „sensibel und fortleitend" zu unterscheiden ist. Strukturen, welche der einen Art zuzuordnen sind, besitzen nicht die Eigenschaften der anderen Art und umgekehrt.

5) Von Haller war ein ebenso guter Beobachter wie Experimentator. Die neuere experimentelle Forschung – vielleicht schon beginnend mit Claude Bernard [1] – stellt m. E. zu Unrecht das Experiment einseitig über die Beobachtung –, insbesondere ausgehend von der Analyse künstlich isolierter Substrukturen. Diese Tendenz ist in den USA besonders ausgeprägt. Eine Fixierung allein auf die dem Experiment

zugrunde liegende Arbeitshypothese hat aber den großen Nachteil, daß Überraschungen nicht gesehen werden. Die Offenheit für unerwartete Beobachtungen sollte eine Grundhaltung jedes Naturforschers und Arztes bleiben, sie ermöglicht es uns, sich von der Natur belehren zu lassen und Phänomene zu sehen, welche eine in sich befangene Phantasie nicht entdecken würde. Hätte nicht ein aufmerksamer Tierpfleger den Fliegenschwarm über dem süßen Harn pankreatektomierter Tiere beobachtet, wäre wohl die endokrine Funktion des Pankreas und die Rolle des Insulins nicht schon vor mehr als 60 Jahren durch Banting und Best entdeckt worden.

6) Eine vielfältige, *simultane* Kombination morphologischer, biochemischer und funktioneller Methoden mit einer entsprechend komplexen Befunderhebung läßt sich nur partiell in die Schemata der mathematisch-statistischen Signifikanzprüfung pressen. Selbstverständlich sind Streuungen von Resultaten — soweit als möglich — zu quantifizieren. Doch müssen für wesentliche Schlußfolgerungen sämtliche Befunde und Beobachtungen gewichtet werden, unabhängig davon, ob sie formal einer statistischen Analyse unterzogen werden können oder nicht.

7) Der Formalismus einer mathematisch-statistischen Prüfung ist auch für eine vielschichtige Argumentation mit mehreren differenten *sukzessiv* angelegten Versuchsreihen wenig ergiebig. Beispielsweise könnte jede einzelne Versuchsreihe für sich allein kein signifikantes Resultat erbringen, und doch könnte die Gesamtheit der Versuchsreihen mit jeweils kleiner n-Zahl ein evidentes und darüber hinaus komplexes neuartiges Ergebnis zeigen. Nicht nur die Phänomene selbst, sondern auch die Notwendigkeit, mit relativ kleinen Zahlen von Tierversuchen eine optimale Information zu gewinnen, werden zukünftig Anlaß geben, Signifikanzberechnungen isolierter Größen nicht dominant zum Maßstab einer Versuchsanordnung zu machen; vielmehr sollte man bemüht sein, das Problem durch mehrere geschickt kombinierte Versuchsmodelle nach und nach einzukreisen.

Zusammenfassung

Die experimentelle Forschung der letzten 3 Jahrhunderte hat unsere Kenntnisse und Therapieverfahren so ausgeweitet und verbessert, daß nur eine totale Verschlossenheit vor der Medizingeschichte diesen Sachverhalt ignorieren kann. Die vor uns liegenden Probleme sind wahrscheinlich schwieriger zu bewältigen als die beim Aufbruch des neuen naturwissenschaftlichen Zeitalters der Medizin zu lösenden; dafür ist unser methodisches Werkzeug unvergleichlich reichhaltiger und effektiver, zur Resignation besteht keinerlei Anlaß.

Man darf allerdings nicht verkennen, daß allein schon die Erhaltung des derzeitigen hohen Standes der Medizin einer ständigen experimentellen Vergegenwärtigung, Überprüfung und subjektiven Neuerwerbung bedarf. Es wäre unsinnig zu behaupten, daß ein Instrumentalmusiker oder ein Orchester allein durch Lesen von Noten in Übung bleiben könnte; eine ähnliche Ahnungslosigkeit liegt der Annahme zugrunde, daß der heutige Stand der Medizin eine wesentliche Einschränkung von Experimenten zulassen würde und daß Tierversuche durch audiovisuelle Medien und Computersimulationen ersetzt werden könnten.

Jede mühsame und sinnvolle Arbeit trägt ihren Lohn auch in sich selbst, in einem gewissen Umfang unabhängig vom Erfolg. In diesem Sinne ist die paradoxe Formu-

lierung von Pascal [10] gemeint: „Wir suchen nie die Dinge selbst, sondern die Suche nach den Dingen." Es ist wahr: Es ist der Weg — mehr noch als ein im Laufe des Weges sich änderndes Ziel —, der uns fordert, aber auch beschenkt. Die persönliche Begeisterung und Befriedigung des Forschers sollte ihn aber niemals die 3 Hauptgefahren und Versuchungen der Naturwissenschaft und Technik für den Arzt vergessen lassen:
- einen methodisch gebundenen Teilaspekt des organischen Lebens für das Leben selbst zu halten,
- vom quantifizierbaren somatischen Teil auf das menschliche Leben im personhaften Sinne zu extrapolieren und
- einen vordergründigen technischen, wirtschaftlichen oder auch biologischen Nutzen über eine tiefere religiöse Einsicht zu stellen.

Literatur

1. Bernard C (1961, [1]1865) Einführung in das Studium der experimentellen Medizin. Barth, Leipzig (Sudhoffs Klassiker der Medizin, Bd 35)
2. Du Bois-Reymond E (1873) Über die Grenzen des Naturerkennens. Veit, Leipzig
3. Bretschneider HJ (1977) Haller als Physiologe und Anatom. In: Albrecht von Haller — Zum 200. Todestag. Vandenhoeck & Ruprecht, Göttingen, S 20–25
4. Bretschneider HJ (1979) Physiologie und Pathophysiologie. Grundlagen-Forschung und Therapie-Forschung. Vandenhoeck & Ruprecht, Göttingen (Göttinger Universitätsreden 64, S 5–12)
5. Bretschneider HJ (1984) Möglichkeiten und Grenzen der Naturwissenschaften in der Medizin. In: Andreas Resch, Geheime Mächte — Der Innenraum des Menschen. Resch, Innsbruck, S 159–193
6. Guardini R (1981) Die Technik und der Mensch, Briefe vom Comer See. Matthias-Grünewald-Verlag, Mainz (Topos-Taschenbücher, Bd 108)
7. Jonas H (1980) Das Prinzip Verantwortung. Insel, Frankfurt
8. Jonas H (1981) Macht oder Ohnmacht der Subjektivität. Insel, Frankfurt
9. Kolakowski L (1977) Die Suche nach der verlorenen Gewißheit, Denk-Wege mit Edmund Husserl. Kohlhammer, Stuttgart
10. Pascal B (1978) Pensées. Über die Religion und über einige andere Gegenstände. Schneider, Heidelberg
11. Popper KR (1976) Logik der Forschung. Mohr, Heidelberg

Der Tierversuch in der chirurgischen Forschung

W. Brendel

Chirurgische Forschung vollzieht sich auf 2 Wegen: Einmal ist es klinische Forschung am Krankenbett bzw. an chirurgischen Patienten. Die Erfahrungen, die man mit diesen Patienten sammelt, und insbesondere die an diesen Patienten durchgeführten Untersuchungen müssen wissenschaftlich erfaßt und ausgewertet werden. Die daraus gezogenen Schlußfolgerungen werden bei der Behandlung weiterer, zukünftiger Patienten berücksichtigt. Der zweite Weg ist die tierexperimentelle chirurgische Forschung. Mit Ausnahme einiger Operationsverfahren im Bereich des Kopfes, z.B. in der Hals-Nasen-Ohren- und der Augenheilkunde, sind alle modernen chirurgischen Verfahren in Tierexperimenten entwickelt und an Tieren erprobt worden.

Historisch gesehen haben aber alle größeren neuen Entwicklungen der Chirurgie in den letzten 100 Jahren mit Tierversuchen begonnen. Typisches Beispiel hierfür ist der Wiener Chirurg Billroth, der nach eingehenden Versuchen an Hunden 1881 die erste Magenresektion an einem Patienten mit Magenkarzinom durchführte. Im Gefolge davon sind alle weiteren großen Operationen der Abdominalchirurgie zunächst immer in Tierversuchen, meistens an Hunden, erprobt worden. Auch die meisten neurochirurgischen Operationsverfahren beruhen auf tierexperimentellen Versuchen. Allerdings wurden die ersten neurochirurgischen Eingriffe nicht von Chirurgen, sondern von Physiologen und Neurologen ausgeführt. Dies war in der Zeit, als man die Lokalisation bestimmter Hirnfunktionen erforschte, z.B. das Sprach-, das Seh- oder das Hörzentrum, oder die Lokalisation der motorischen Regionen. Um solche Lokalisationszentren herauszufinden, hat man in der damaligen Zeit das Gehirn der Tiere freigelegt, bestimmte Areale elektrisch oder mechanisch gereizt oder operativ entfernt und nach der operativen Entfernung überprüft, welche Funktionen gestört oder verändert sind. Daß die Tiere die operative Entfernung von Hirnteilen überlebten, war die Grundlage der operativen Entfernung von Hirntumoren und im weiteren Gefolge aller neurochirurgischer Eingriffe überhaupt. Ähnlich verhielt es sich mit der Herz- und Lungenchirurgie, wozu die Eröffnung des Thorax notwendig war, was wiederum die Einführung der Überdruckbeatmung voraussetzte. Die vorwiegend von Amerikanern vorangetriebene Chirurgie am eröffneten Herzen verlangte zusätzlich noch die Übernahme der Kreislaufarbeit, was mit Hilfe einer Herz-Lungen-Maschine möglich wurde. Die Entwicklung der Herz- und Lungenchirurgie erfolgte im wesentlichen über Hundeversuche, weil die Physiologie von Atmung und Kreislauf des Hundes am besten bekannt und daraus gewonnene Erkenntnisse am leichtesten auf den Menschen übertragbar sind. Wenige Jahre nach Beendigung des 2. Weltkrieges war man so weit, daß es keinen weißen Flecken auf der Landkarte des menschlichen Organismus mehr gab, der der chirurgischen Intervention nicht zugänglich war. Operative Eingriffe, die noch vor 50 Jahren als unmöglich angesehen wurden, werden heute routinemäßig in allen großen Kliniken durchgeführt, und die

---

Stand und Gegenstand chirurgischer Forschung
Herausgeber von F. W. Eigler, H.-J. Peiper,
F. W. Schildberg, J. Witte und V. Zumtobel
© Springer-Verlag Berlin Heidelberg 1986

Erfolge werden immer besser. Nachdem dies aber erreicht worden war – wie gesagt, Ende des vergangenen Krieges –, setzte eine neue Ära ein, die ich salopp als „Ersatzteilchirurgie" bezeichnen möchte.

Obwohl man inzwischen in allen Körperregionen operative Eingriffe vornahm, blieben doch oft gestörte Organfunktionen zurück, die mit chirurgischen Methoden nicht restauriert werden konnten. So suchte man nach Wegen, gestörte Organfunktionen künstlich zu ersetzen. Es begann die Chirurgie des Organersatzes. Der Organersatz wurde auf 2 Wegen versucht: einmal der technische Organersatz, zum anderen der biologische Organersatz, die Organtransplantation. Für die Versuche des technischen Organersatzes wurden meistens große Versuchstiere, Schafe und Kälber, herangezogen, für die Versuche der Organtransplantation wurden in großem Umfange Ratten und Mäuse verwendet, ja sogar für diese Versuche besondere, genetisch definierte Stämme gezüchtet. Am Anfang des technischen Organersatzes standen die künstlichen, meist aus Kunststoff oder Metall gefertigten Organprothesen, z.B. die Herzklappen oder die Gelenkprothesen. Der biologische Organersatz, d.h. die Organtransplantation, begann mit der Hauttransplantation bei den Brandopfern der Bombardierung von Coventry in England 1942. Es folgte die Nierentransplantation und später die Transplantation lebenswichtiger Organe, wie Herz, Leber und Bauchspeicheldrüse. Insgesamt sind es z.Z. 32 Organe oder Organteile, die heute künstlich oder biologisch ersetzt werden können. Das für chirurgische Arbeitsweise und chirurgische Forschung Entscheidende an dieser Entwicklung ist aber, daß diese neue Richtung chirurgischer Therapie nicht mehr von Chirurgen allein entwickelt werden kann, sondern daß hierzu die enge Kooperation mit nichtchirurgischen Disziplinen und Fachleuten notwendig ist, im Falle des technischen Organersatzes mit Physikern, Chemikern, Technikern oder Elektronikern, denkt man nur an den Herzschrittmacher oder die notwendige Zusammenarbeit zwischen Immunologen und Chirurgen im Falle der biologischen Organtransplantation. Das heißt, es hat sich etwas Grundsätzliches geändert: Waren es früher ausschließlich klinisch tätige Chirurgen, welche die Motivation und die Ideen einbrachten, neue Wege der Chirurgie zu gehen, so sind dies jetzt oft Persönlichkeiten und Disziplinen, die primär überhaupt nichts mit der klinischen oder praktischen Chirurgie zu tun haben, von denen die Fortschritte der Chirurgie abhängen, ja von denen teilweise sogar die Ideen für neue chirurgische Therapieverfahren stammen. Ein typisches Beispiel dafür ist die von uns zusammen mit der Urologischen Klinik und der Firma Dornier-System entwickelte Methode der Stoßwellentherapie von Nierensteinen. Hierbei waren es Physiker, nicht nur von der Firma Dornier, sondern auch andere, die über die Beschäftigung mit der Stoßwellengefährdung von Überschallflugzeugen auf die Idee kamen, mit Medizinern zu erörtern, ob Stoßwellen nicht auch im medizinischen Bereich eingesetzt werden könnten. Ein weiteres Beispiel ist die Infrarotkoagulation, mit der man heute Blutungen parenchymatöser Organe, wie z.B. der Leber, stillen kann. Es war der Münchener Physiker Naht, der ein Patent für bewegliche Lichtleiter hatte und dann zu uns kam mit der Frage, wie man solche beweglichen Lichtleiter in der Medizin einsetzen könnte. Dies sind nur 2 Beispiele aus dem Münchener Raum. Ich könnte noch viele andere anführen, um zu zeigen, daß Physiker, Techniker oder Chemiker, wenn sie neue Materialien oder Methoden entwickelt haben, oft auch an deren möglichen medizinischen Einsatz denken. Solche an Chirurgen herangetragene Ideen müssen natürlich tierexperimentell überprüft werden, und selbstverständlich gibt es dabei auch Versager, d. h., manche zunächst erfolgreich erscheinende Konzeption ließ sich nicht verwirklichen. Das sind dann die von den Tierschützern uns vorgeworfenen sinnlosen Tierversuche. Man vergißt dabei, daß es zum Wesen jeder experimentellen Forschung gehört, daß auch etwas mißlingen kann. Wenn sicher wäre, daß es immer hundertprozentig klappt, wäre ja gar kein Experiment nötig. Die Hauptaufgabe der chirurgischen Forschung ist also nicht mehr die Entwicklung neuer chirurgischer Operationsverfahren, denn diese sind schon weitgehend ausgereift, sondern Erkenntnisse und Methoden aus anderen Bereichen der Naturwissenschaften für chirurgische Patienten nutzbar zu machen. Insofern wirkt die moderne tierexperimentelle chirurgische Forschung der Aufsplitterung der Chirurgie in viele Einzelgebiete entgegen, denn die zentralen Probleme moderner Chirurgie gelten für alle diese Disziplinen gleichermaßen. So sind alle Teilgebiete der Chirurgie mehr oder weniger mit dem technischen oder biologischen Organersatz befaßt, und die Methoden, die zur Verbesserung der prä-, intra- und postoperativen Versorgung chirurgischer Patienten angewandt, weiter verbessert oder neu entwickelt werden, sind für alle chirurgischen Teilgebiete von Bedeutung. Auf dem zuletzt angesprochenen Sektor, den der prä-, intra- und postoperativen Patientenversorgung, versprechen wir uns neue Impulse und Fortschritte durch die gegenwärtige Gentechnologie. Um nur ein Beispiel zu bringen: Ein großes Problem in allen Kliniken der Welt stellen die sog. Hausinfektionen dar, d. h. die Infizierung von Patienten mit oft antibiotikaresistenten Keimen, wie z. B. Pseudomonas, Klebsiella oder Staphylokokken. Die Hoffnung, dieser Probleme Herr zu werden, liegt z. Z. auf den gentechnologisch hergestellten Impfstoffen gegen solche Keime und/ oder auf der Herstellung und dem Einsatz von gegen solche Keime gerichteten monoklonalen Antikörpern. Auch in unserem Institut arbeiten wir daran.

Schließlich gewinnt z. Z. ein neuer Trend stärkeres Gewicht in der chirurgischen Forschung, eine neue Richtung, die ein gewisses Paradoxon zur Chirurgie darstellt. Ich meine die Forschungsrichtung, welche darauf abzielt, chirurgische Eingriffe, also Operationen, durch andere Methoden zu ersetzen. Ein klassisches Beispiel dafür habe ich mit der Stoßwellentherapie von Nieren- und Gallensteinen bereits erwähnt. Andere Ansätze in dieser Richtung beruhen auf invasiven Methoden, bei denen man mittels eines Katheters in Gefäßen oder Hohlräumen des Körpers, manchmal unter Verwendung eines Endoskops, therapeutische Effekte erzielt. Dazu gehört die Stillung einer Magen- oder Ösophagusblutung mit Hilfe eines an der Spitze eines Katheters angebrachten Koagulators, z. B. eines Laserstrahls oder einer anderen Lichtquelle. Dazu gehört weiterhin die endoskopische Papillotomie. Sie ist z. Z. zwar eine Behandlungsmethode der Internisten, aber auch vieler Chirurgen. Weiterhin gehören dazu die Kathetermethoden, mit denen man eine Dilatation verengter Gefäße oder Gänge erreichen kann. So ist z. B. die Dilatation verengter Koronararterien bereits eine Alternativmethode zur sog. Bypassoperation geworden. Die Katheterdilatation anderer verengter Gefäße und Gänge, wie z. B. die des Ductus choledochus, befindet sich im Stadium der klinischen Erprobung. Eine besonders aufregende neue Technik dieser Art ist die von dem Züricher Herzchirurgen Ake Senning selbstverständlich am Hund entwickelte und z. Z. erprobte Methode, Aortenaneurysmen mit Hilfe eines über einen Katheter eingebrachten Netzes zu behandeln. Senning hat ein Kunststoffnetz entwickelt, das man mittels eines Katheters an der dünnen, zum Aneurysma ausgeweiteten Aortenwand aufspannen kann, auf dieser Weise wird die

Wand wieder gefestigt. Dieses Kunststoffnetz wird nach einigen Wochen mit körpereigenem Gewebe ausgekleidet. Wenn sich diese Technik bewährt, kann man sich in Zukunft vielleicht die risikoreiche Aneurysmaoperation ersparen. Dies sind nur ein paar Beispiele dafür, daß chirurgische Forschung nicht mehr nur in der Entwicklung neuer oder in der Verbesserung älterer Operationsverfahren besteht, sondern daß sie auch danach sucht, operative Eingriffe überhaupt zu umgehen. Das ist das, was ich als Paradoxie bezeichne. Auf diesem Sektor erleben wir allerdings eine für die Chirurgie betrübliche Entwicklung: Man muß nämlich, wie bereits erwähnt, feststellen, daß die nichtchirurgische Therapie ursprünglich chirurgischer Erkrankungen in immer stärkerem Maße von Internisten übernommen wird. Die Internisten mögen es mir nicht verübeln, wenn ich anläßlich des Geburtstages eines führenden deutschen Chirurgen und angesichts vieler anwesender Chirurgen darin die Gefahr sehe, daß die Chirurgie moderne Entwicklungen an sich vorüberziehen läßt, ohne selbst aktiv zu werden.

Die Bedeutung des Tierversuchs für die Chirurgie konnte selbstverständlich nicht in extenso abgehandelt werden. Es wäre sicher eine wertvolle Aufgabe für einen Medizinhistoriker, dieses Thema einmal gründlich zu bearbeiten; ich bin überzeugt, es könnte eine sehr spannende Lektüre werden, die Erfolge, aber auch die Mißerfolge und Enttäuschungen der seit der Aufklärung in Gang gekommenen tierexperimentellen Forschung im Dienste der Chirurgie objektiv, aber auch anschaulich zu schildern. Heute wird die ethische Rechtfertigung der tierexperimentellen Forschung in Frage gestellt, ja nicht nur dies, sondern auch bestimmte moderne chirurgische Therapieverfahren des künstlichen oder biologischen Organersatzes oder sogar die der Chirurgie nahestehenden Intensivmedizin. Ich finde diese öffentliche Kritik richtig. Solche Auseinandersetzungen gehören zu einer offenen demokratischen Gesellschaft. Dies war ja auch früher so: Als die Bluttransfusion begann, empfanden es viele als Frevel, als Verstoß gegen die Menschenwürde, wie es die Zeugen Jehovas ja heute noch deuten. Jedem von uns sind noch die Stimmen der Empörung nach der ersten Herztransplantation in Erinnerung, ähnliche Stimmen wie heute nach der Übertragung eines Kunstherzens oder eines Affenherzens auf ein kleines Baby. Natürlich gibt es immer wieder Vorstöße ins Ungewisse – Verfahren, die noch zu früh eingesetzt werden oder sich schließlich als überhaupt nicht realisierbar herausstellen. Man kann dies als Auswüchse des Bestrebens nach medizinischem Fortschritt ansehen, aber auch als Preis, den die Gesellschaft in Wahrung des Grundrechtes der Wissenschaftsfreiheit bezahlen muß. Die Öffentlichkeit und die Medizin werden sich zur Wehr setzen, wenn die Grenzen des Mach- und Zumutbaren überschritten werden, und erst aus der daraus entspringenden Diskussion werden sich allgemeinverbindliche ethische Grundsätze ableiten lassen. Was die tierexperimentelle Medizin und die Tierversuche im Dienste der Chirurgie angeht, wird diese ethische Rechtfertigung heute von nicht wenigen bestritten. Das hängt mit der wachsenden Sensibilität der Menschen nicht nur für den Tierschutzgedanken, sondern auch für den Umwelt- und den Naturschutz überhaupt zusammen. In diese gefühlsmäßige Ablehnung tierexperimenteller Forschung mischt sich auch das Gefühl der Ohnmacht gegenüber dem Diktat technologischer und wirtschaftlicher Macht, das Gefühl des Ausgesetztseins gegenüber vom einzelnen nicht mehr kontrollierbare Institutionen und Entwicklungen. Die rasante, vom einzelnen nicht mehr überschau-, geschweige denn verstehbare Entwicklung von Wissenschaft und Technologie und die durch sie und die Überbevölkerung der Erde von jedem mit Schrecken erkenn- und erlebbare Vernichtung unserer natürlichen Umwelt führen zu einer gefühlsmäßigen Ablehnung alles dessen, was man gemeinhin als Fortschritt bezeichnet, und dies eben auch in der Medizin. Besonders betroffen ist die tierexperimentelle Forschung, dies um so mehr, als es viele Menschen gibt, denen ihr Haustier den Partner oder das Kind ersetzt. Man empört sich, daß fortgesetzt „Millionen von Tieren für Konsum und Vermarktungsinteressen geopfert werden". Andererseits wollen dieselben Menschen ihre durch Krankheit bedingten eigenen Leiden und die ihrer Haustiere beseitigt sehen und möchten natürlich auch den vorzeitigen Tod verhindern. So stehen wir in ständigem Konflikt zwischen den Forderungen nach mehr Tierschutz und denen der medizinischen Forschung. Wir können uns der Ambivalenz nicht entziehen, daß wir Leben opfern müssen, um Leben erhalten zu können. Spätestens seit Albert Schweitzer ist dieses Problem nicht nur Denkern und Wissenschaftlern, sondern breiten Kreisen der Bevölkerung bewußt geworden und hat mit dazu beigetragen, den ungebrochenen Fortschrittsglauben des 19. und beginnenden 20. Jahrhunderts in Frage zu stellen. Die engagierten Tierschützer sind sicher nur die Spitze des Eisberges einer allgemeinen Wissenschaftsfeindlichkeit, einer emotional geprägten romantischen Fluchtbewegung in eine einseitige Haltung, die jene Menschen einnehmen, welche den inneren Konflikt nicht ertragen und nicht mit sich ausmachen können, daß der Mensch einerseits Wohlstand und ein sorgen- und leidensfreies Leben will, aber nicht einsehen kann, daß man dafür Opfer bringen muß, in unserem Falle Opfer von Versuchstieren. Riecker [1] hat in einem hervorragenden Aufsatz diese Situation eindringlich dargestellt.

Die der tierexperimentellen Forschung verpflichteten Wissenschaftler müssen sich dieser Situation stellen (Ullrich und Creutzfeldt [2]). Auch wenn wir die Idealforderung tierschützerischer Fundamentalisten nach einem völligen Verbot der tierexperimentellen Forschung nicht akzeptieren können, müssen wir doch die Änderung des öffentlichen Bewußtseins gegenüber der tierexperimentellen Medizin berücksichtigen, d.h. Alternativmethoden wo immer möglich verwenden und weiterentwickeln und noch strengere Maßstäbe bezüglich Notwendigkeit und Durchführung eines tierexperimentellen Programms stellen. Allerdings glauben wir nicht, daß man dieses Ziel mit staatlichen Reglementierungen und Gesetzen erreichen kann, sondern nur durch ständiges Infragestellen der eigenen Auffassung und, und das erscheint mir mindestens so wichtig, durch Erhöhung der wissenschaftlichen Qualität der tierexperimentellen Forschung.

Literatur

1. Riecker G (1985) Ärztliche Ethik und Tierversuche, pharma dialog 85. Bundesverband der Pharmazeutischen Industrie (Hrsg) Vortrag vor der Medizinischen Gesellschaft der Universität Frankfurt
2. Ullrich CJ, Creutzfeldt O (Hrsg) (1985) Gesundheit und Tierschutz – Wissenschaftler melden sich zu Wort. Econ, Düsseldorf

Die Bedeutung retrospektiver und prospektiver Studien für die klinische Forschung

G. FEIFEL

Die sorgfältige Analyse der Ergebnisse chirurgischer Arbeit ist keine neue Erfindung. Auch der Versuch und der Selbstversuch als Instrument der praktischen Medizin haben eine lange Tradition. Die Quellen für die Gewinnung neuer Erkenntnisse waren schon immer mehrschichtig. Viele, wenn nicht die meisten Methoden wurden ohne strenge klinische Prüfung in die chirurgische Praxis eingeführt. Den Zugang zum wissenschaftlichen Gebäude bzw. die Typologie der klinischen Forschung kann an 3 − etwas ungewöhnlichen − Bildern dargestellt werden. Ich verdanke sie der Freundlichkeit von Herrn Prof. Habermann aus Gießen.

Allgemeiner Forschungsansatz

1) Der unorthodoxe Zugang zum wissenschaftlichen Gebäude (Abb. 1a): Es ist nicht zu leugnen: Wichtige Entdeckungen sind aus falschen Voraussetzungen und ohne Planung entstanden, entgegen allen Regeln. Neue Ideen, Intuition sowie äußere Zufälle gehören hierher. Bei genialen Entdeckungen oder bei seltenen Erkrankungen brauchen wir keine Studien.

2) Der normale Zugang zum wissenschaftlichen Gebäude (Abb. 1b): Das Einleuchtende, das Bekannte erscheint als das Richtige. Im Vordergrund stehen die Erfahrung und die systematische Arbeit. Eine Änderung der gewohnten Abläufe ist kaum mehr möglich. Die Konstanz nimmt überhand. Pünktlichkeit und Ordnung allein sind aber noch keine Gewähr für wissenschaftlichen Erfolg. Und die Reproduzierbarkeit von Ergebnissen allein ist noch kein Beweis für ihre Gültigkeit, da fehlerhafte Methoden ebenfalls reproduziert werden können. Dennoch bleibt die streng methodische Arbeit mit konsequenter Auswertung die Basis der klinischen Forschung.

3) Der dritte Zugang zum wissenschaftlichen Gebäude ist anstrengend und kritisch (Abb. 1c): Er geht an die Fundamente, und er führt zu Erschütterungen. Andererseits ist nicht zu übersehen, daß planloses Herumbohren und Infragestellen die Grundlagen des Gebäudes gefährdet. Trotzdem erscheint der kritische Zugang als einer der wichtigsten, um die Aufgaben der chirurgischen Forschung zu lösen.

Faßt man die Bedingungen für Forschungstätigkeiten z. B. in Form der Typologie von Grmek [17] zusammen, so wird die Rolle des Zufalls deutlich:

1) *Gesuchte und erwartete Entdeckungen*
   a) Aufgrund der Arbeitshypothese − planmäßige Forschung
   b) Gegen die Arbeitshypothese − fruchtbarer Irrtum

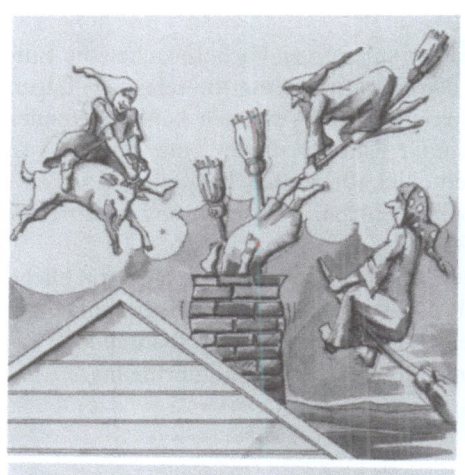
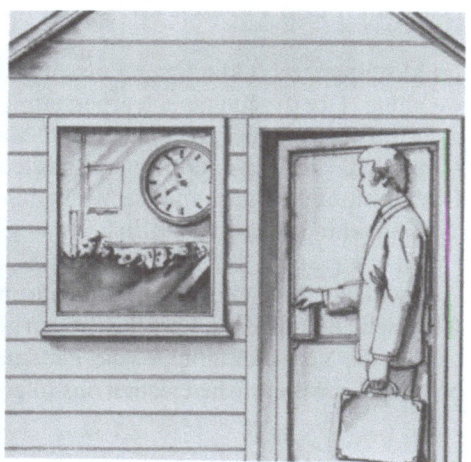
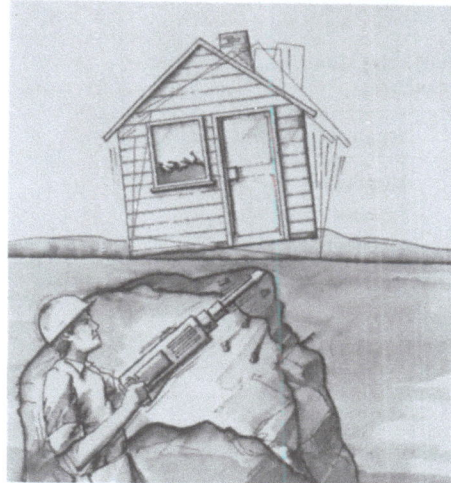

Abb. 1a–c. Die verschiedenen Zugänge zum wissenschaftlichen Gebäude. **a** Der unorthodoxe Zugang. **b** Der normale Zugang. **c** Der kritische Zugang [18]

2) *Gesuchte, aber unerwartete Entdeckungen*
   a) Neue Idee, Intuition, genialer Einfall
   b) Seltenes Ereignis, Zufall
3) *Im Verfolg eines anderen Zieles gemachte Entdeckungen*

Die skizzierten Forschungsansätze stehen in keinem Gegensatz zueinander. In Anbetracht der vielfältigen Fragestellungen können sie sich in der klinischen Forschung gut ergänzen. Grmek [17] weist aber darauf hin, daß das Arbeitsprogramm in der Forschung immer auch als Hindernis wirkt, und er zitiert Bachelard (1884–1962): „Die Erkenntnis des Realen ist ein Licht, das immer irgendwo Schatten wirft. Sie ist niemals unmittelbar und erfüllt. Die Enthüllungen des Realen geschehen immer rückläufig. Nie ist das Reale das, was man sich denken könnte, sondern es ist immer das, was man hätte denken müssen ... Tatsächlich erkennt man gegen eine frühere Erkenntnis, indem man falsche Erkenntnisse zerstört ..." [2].

Aufgaben und Formen klinischer Studien

Im Mittelpunkt der klinischen Forschung in den operativen Fächern stehen die Entwicklung, Übertragung und Verbesserung der operativen Eingriffe selbst. Es folgen die Erprobung neuer Techniken und Materialien, der Vergleich konkurrierender Methoden, die Prävention operationsbedingter Komplikationen, die Analyse von Operationsergebnissen und die Wirksamkeit einer adjuvanten Therapie.

Klinische Studien haben sich als wertvolles Hilfsmittel zur Lösung dieser Aufgaben erwiesen [1, 4, 5, 8, 12, 19, 22, 24, 33].

Zwischen den einzelnen Studienformen ergeben sich jedoch z.T. erhebliche Unterschiede, die es zu berücksichtigen gilt. Die wichtigsten Qualitätsmerkmale betreffen die Vergleichsgruppe, die Patientenzuteilung und die Datensammlung (Tabelle 1). Im wesentlichen stehen uns folgende Studienformen zur Verfügung:

Tabelle 1. Bewertung methodischer Qualitätsmerkmale einer klinischen Studie in der Chirurgie. (Nach Lorenz u. Ohmann [23])

Positiv	Qualitätsmerkmale	Negativ
Gezielt	Fragestellung	Allgemein
Ja	Vergleichsgruppe	Nein
Randomisierung	Patientenzuteilung	Andere
Ja	Studienprotokoll	Nein
Prolektiv	Datensammlung	Retrolektiv
Bekannt	Patientenselektion	Unbekannt

Tabelle 2. Publizierte klinische Studien in einer englischen und einer deutschen chirurgischen Zeitschrift 1983–1984

	Der Chirurg		British Journal of Surgery (Bristol)	
	n	(%)	n	(%)
Prospektiv				
a) Randomisiert	12	(3,7)	46	(8,9)
b) Nicht randomisiert	28	(8,8)	86	(16,7)
Retrospektiv	51	(15,8)	164	(31,9)
Erfahrungsbericht	108	(33,7)	152	(24,6)
Übersicht	82	(25,5)	26	(5,1)
Verschiedene	40	(12,5)	40	(7,8)
Gesamt	321	(100,0)	514	(100,0)

- retrospektive Studien und Fallkontrollstudien,
- Beobachtungsstudien ohne Vergleichsgruppe:
  Kasuistik, Serienbericht, Sammelstatistik und Pilotstudie,
- prospektive Studien mit Vergleichsgruppen,
  randomisiert bzw. nicht randomisiert.

Wie der Vergleich einer deutschen und einer englischen Zeitschrift der Jahre 1983 und 1984 zeigt, überwiegen die Erfahrungsberichte und retrospektiven Studien die prospektiven Untersuchungen bei weitem. Die Zahl der prospektiven Studien ist im *British Journal of Surgery* doppelt so hoch wie in der Zeitschrift *Der Chirurg*. Im Vergleich zu Arzneimittelstudien ist allerdings die Zahl prospektiv kontrollierter Studien mit chirurgisch-technischen Fragestellungen relativ gering (Tabelle 2).

Studien mit fehlender oder unzureichender Vergleichsgruppe

Die klinische Erhebungsstudie als der am meisten publizierte Bericht bedarf einer besonders kritischen Interpretation. Allzu häufig sind wichtige Daten nicht erhoben worden oder schlecht dokumentiert [29]. Aber auch bei ausreichender Dokumentation bleibt festzuhalten, daß sich beobachtete Faktoren allenfalls ordnen, aber nicht mehr beeinflussen lassen. Bei retrospektiven Studien kann nie davon ausgegangen werden, daß die Dokumentation von Befund und Verlauf unter dem Gesichtspunkt der interessierenden Fragestellung erfolgt ist. Zum Beispiel ist die Diagnose eines Tumors oder seiner Ausbreitung nur in den seltensten Fällen — wenn überhaupt — nach einheitlichen Maßstäben gewonnen worden. Dies trifft v. a. zu, wenn große Zeiträume dargestellt werden, in denen nicht nur die Untersucher, sondern auch die diagnostischen Methoden in aller Regel ausgewechselt wurden. Methodische Schwierigkeiten führen somit zu Selektionseffekten, sei es wegen unbekannter Einflußgrößen oder wegen der Wechselwirkungen von Einflußgrößen. Es fehlen also die Voraussetzungen eines statistischen Vergleichs und die Beweiskraft der Verallgemeinerung von Ergebnissen. Dennoch bleibt die retrospektive Studie in vielen Fällen die einzig mögliche Studienform [4, 23]. Es läßt sich außerdem feststellen, daß der Gewinn, der aus retrospektiven Studien gezogen werden kann, noch zu wenig ausgeschöpft wird. Statt Zusammenhänge zwischen einzelnen Variablen isoliert zu werten, ist die Beschreibung ihrer Wechselwirkungen anzustreben [11].

Ihre unbestrittene Bedeutung hat die retrospektive Studie in der Vorbereitung kontrollierter Studien. Ohne das historische Wissen wäre die Planung prospektiver Untersuchungen nicht möglich. Schließlich werden auch die Ergebnisse prospektiver Untersuchungen nach kurzer Zeit zu jenem historischen Wissen, das wir immer wieder geneigt sind, als unzuverlässig zu bezeichnen.

In diesem Zusammenhang muß auf die Problematik der *historischen Kontrollen* hingewiesen werden. Historische Kontrollen sind häufig zu einem früheren Zeitpunkt, an einem anderen Ort und von anderen Untersuchern mit einer anderen Fragestellung erhoben worden. Also sind weder Beobachtungsgleichheit noch Strukturgleichheit gegeben [10]. Diese negative Bewertung sollte jedoch nicht vergessen lassen, daß in der Medizin die beschreibende Darstellung eines Sachverhalts nach wie vor einen großen Informationsgehalt besitzt, auch wenn eine Vergleichsgruppe fehlt. Voraussetzung ist allerdings, daß sie mit der größtmöglichsten Sorgfalt durchgeführt wird [3, 10].

Prospektive und kontrollierte Studien

Von Ausnahmen abgesehen, wurde die konsequente Durchführung eines klinischen Versuchs erst in der zweiten Hälfte unseres Jahrhunderts vorgenommen. Eine systematische Entwicklung erfolgte seit der klassischen Untersuchung von Streptomycin bei der Tuberkulose 1948 durch den Medical Research Council in England [25]. Grundsätzlich werden prospektive Studien mit Randomisierung nur durchgeführt, wenn mehrere Therapieverfahren mit „vergleichbarer Ungewißheit" (Beger [22]) des Behandlungserfolgs vorhanden sind oder wenn operative und konservative Verfahren alternativ angewandt werden [22, 23]. Als oberste Regel für die Durchführung randomisierter Studien hat deshalb zu gelten, daß keinem Patienten eine bessere Alternative vorenthalten werden darf. Wenn während einer Studie Daten anfallen, die ein Verfahren als vorteilhafter erscheinen lassen, so muß die Studie abgebrochen werden. Aus einer großen Zahl von Fragestellungen seien nachfolgend einige wichtige Beispiele herausgegriffen, die durch das Ergebnis von randomisierten Studien zu einer Änderung chirurgischer Konzepte geführt haben bzw. ihre weitere Überprüfung empfehlenswert erscheinen lassen (Tabelle 3). So wurde durch die Studie von Dronfield et al. [9], der die Bedeutung der Notfallendoskopie in Frage stellte, eine weltweite fruchtbare Diskussion entfacht, und der Nachweis, daß die

Tabelle 3. Beispiele einiger randomisierter klinischer Studien

Beispiel	Fragestellung / Studienziel	Autor
Shuntchirurgie	Vermeidung erfolgloser Operationen	Chalmers 1976
Endoskopie	Bewertung diagnostischer Technik	Dronfield 1977
Cholezystitis	Bestimmung des optimalen Operationszeitpunkts	Van der Linden 1983
Fettsucht	Konservative vs. operative Therapie	Andersen 1984
Mammachirurgie	Definition des adäquaten Eingriffs	Fischer 1985

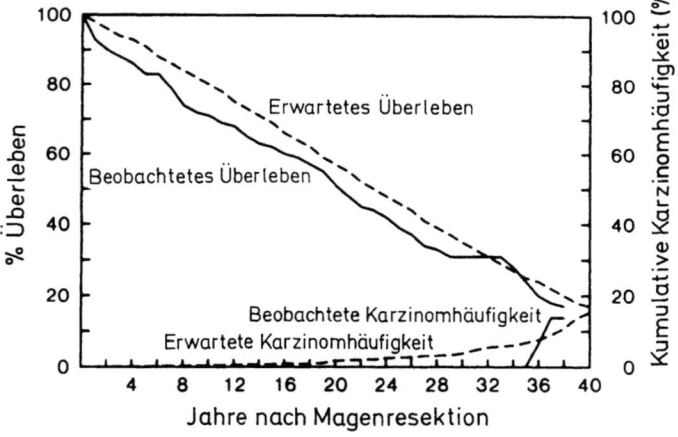

Abb. 2. Karzinomrisiko nach Magenteilresektion wegen peptischem Ulkus in den Jahren 1935–1959 [27, 28]

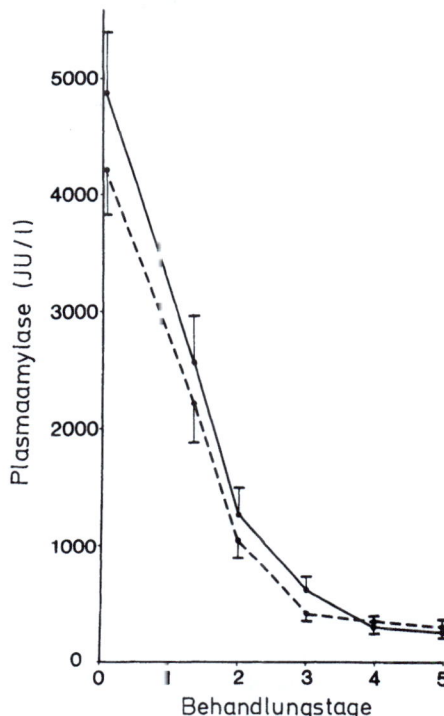

Abb. 3. Amylasekonzentration im Plasma bei 45 Patienten mit nekrotisierender Pankreatitis. ----- Lavage, ———— Kontrollpatienten ($n = 46$) [26]

prophylaktische Shuntoperation keinen Nutzen für den Patienten erbringt, erfolgte ebenfalls durch kontrollierte Studien. Die Rechtfertigung eines eingeschränkten Vorgehens beim kleinen Mammakarzinom hat durch die neuesten Ergebnisse von Fisher eine weitere Stütze erhalten [13].

Der Gewinn, den wir aus kontrollierten Studien ziehen, ist sowohl aus medizinischen wie aus ökonomischen Gründen bedeutsam. Stichwortartig seien einige weitere Beispiele aufgeführt:

Das Karzinomrisiko nach Magenteilresektion, seit vielen Jahren immer wieder postuliert (Abb. 2): Nach dem Ergebnis der Studie von Schafer und Sandler besteht keine Notwendigkeit, Patienten nach resezierender Ulkuschirurgie regelmäßig endoskopisch zu überwachen [27, 28]. Wenn sich dieses Ergebnis durch weitere Überprüfung sichern läßt, ist seine medizinische und wirtschaftliche Bedeutung nicht zu überschätzen.

Der Nutzen der Peritoneallavage bei nekrotisierender Pankreatitis, im Tierexperiment einwandfrei nachgewiesen, ließ sich bei einer sorgfältigen randomisierten Studie in 3 britischen Zentren nicht aufzeigen (Abb. 3) [26].

Oft sind es nur Detailprobleme, die den Wert einer Studie ausmachen, oder gar nur Hinweise, in welcher Richtung sinnvoll weitergeforscht werden soll. Als Beispiel sei das Problem der präoperativen Strahlentherapie beim Rektumkarzinom herangezogen. In einer kontrollierten randomisierten Studie des Medical Research Council in England, differenziert in frei bewegliche, teilfixierte und fixierte Tumoren, ließ sich keine Wirkung der Strahlentherapie auf das Überleben erkennen [30]. Aber

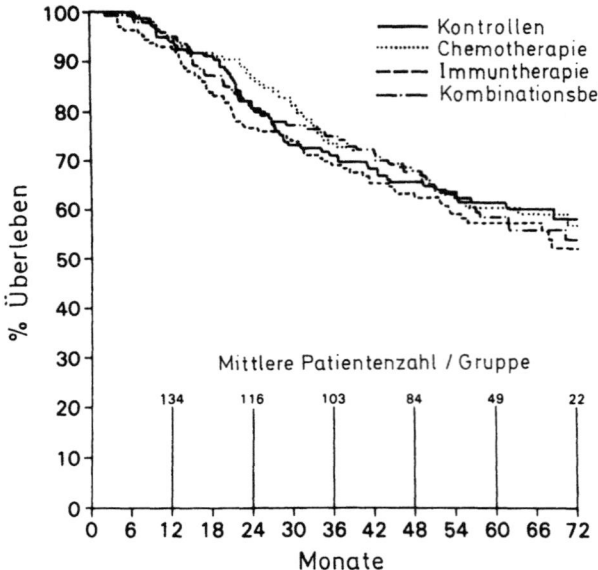

Abb. 4. Wahrscheinlichkeit des Überlebens bei Patienten mit Kolonkarzinom in Abhängigkeit von der adjuvanten Therapie [14]

trotz fehlender statistischer Signifikanz fällt eine Untergruppe bei den fixierten Tumoren mit fraktionierter Bestrahlung ganz deutlich aus dem Rahmen der übrigen Ergebnisse. Die Schlußfolgerung der Autoren: Keine präoperative Strahlentherapie bei Tumoren der Klassifikation Dukes A und B. Neue kontrollierte Studie bei fixierten Tumoren mit höherer Strahlendosis.

Ein statistisch nicht signifikantes Ergebnis bedeutet also nicht, daß kein Unterschied zwischen den Gruppen besteht. In Anbetracht der großen Zahl von Kranken mit kolorektalem Krebs ist die Bedeutung derartiger Ergebnisse gar nicht hoch genug einzuschätzen. Erspart sie doch einer Vielzahl von Patienten unnötige Maßnahmen und Nebenwirkungen. Es gehört nicht viel Phantasie dazu, sich auszumalen, daß viele Patienten ohne die Kenntnis derartiger Zusammenhänge nutzlosen oder gar schädlichen – wenn auch noch so gutgemeinten – Behandlungsformen ausgesetzt werden.

Wie wichtig derartige Überlegungen sind und wie bedeutsam die Wahl der richtigen Kontrollgruppe ist, zeigt das Ergebnis einer prospektiv randomisierten Studie zur Frage der adjuvanten Chemotherapie bzw. Immuntherapie bei Kolonkarzinomen [14]. Die Studie umfaßte 572 Patienten mit den Tumorstadien B und C, d. h. Infiltration der Serosa oder/und Lymphknotenbeteiligung nach kurativer Operation (Mayo Clinic). Nach einer mittleren Beobachtungszeit von 5,5 Jahren ließ sich bei 34% der Patienten erneutes Tumorwachstum feststellen. Die Art der adjuvanten Therapie war ohne Einfluß. Auch die Überlebenswahrscheinlichkeit der einzelnen Behandlungsgruppen war zu keinem Zeitpunkt verschieden (Abb. 4). Ein Vergleich mit anderen Studienergebnissen, d. h. mit einer historischen Kontrolle, hätte u. U. zu der falschen Schlußfolgerung geführt, daß die adjuvante Chemotherapie bessere Ergebnisse erbringt. Die Problematik der Nebenwirkungen wird ausführlich erörtert.

Im Gegensatz hierzu ließ sich vor kurzem nachweisen, daß beim Rektumkarzinom durch postoperative Strahlentherapie in Verbindung mit Chemotherapie bei den Stadien B und C nach Dukes eine Besserung hinsichtlich der Lokalrezidive eintritt [15].

Problematik der klinischen Studien

An der Bedeutung der klinischen Studien für die chirurgische Forschung besteht heute kein Zweifel mehr. Wie sich jedoch aus dem relativ geringen Anteil randomisierter Studien ableiten läßt, stehen dieser – unbestritten aussagekräftigsten – Studienform große Hindernisse entgegen, die unsere volle Aufmerksamkeit erfordern. Vor allem mangelhafte technische Voraussetzungen und ungenügende Versuchsplanung sind hier als schädliche Faktoren zu nennen. Es ist inzwischen gut belegt, daß die Teilnehmer einer Studie ihr Verhalten ändern, weil sie sich der Ausnahmesituation bewußt sind. Nicht von ungefähr wird deshalb die Durchführung einer Studie zur Erzielung eines klinikinternen Standards begrüßt. Andererseits wird immer wieder festgestellt, daß Chirurgen durch ihr bevorzugtes Verfahren beeinflußt sind. Aus dieser Tatsache ergibt sich die Konsequenz, für das zu prüfende Kontrollverfahren jeweils eine genügend lange Übungsphase einzuplanen [20, 21, 31].

Von der kontrollierten Studie allein kann nicht die Lösung der kontroversen und komplexen Fragestellungen bei unseren Kranken erwartet werden. Horisberger [7] hat auf diesen Punkt mit dem nach ihm benannten Würfel hingewiesen (Abb. 5). Er zeigt die mehrdimensionalen Zusammenhänge und die Vielzahl der Beurteilungsperspektiven medizinischer, sozialer oder ökonomischer Art. Je nach Fragestellung kann die Wirksamkeit der Therapie oder die der Nebenwirkungen aus medizinischer oder ökonomischer Sicht im Vordergrund stehen. Es wird jedoch nicht gelingen, alle Fragen des Problems mit einer Studie zu lösen [7].

Versucht man den Gewinn zu beziffern, der aus kontrollierten Studien gezogen werden kann, so ist nach Gilbert von der Harvard University mit 50% Erfolgen und Innovationen in der Chirurgie zu rechnen [16].

Dem stehen allerdings 20% an Komplikationen gegenüber. Unter den vielen offenen Fragen bereitet die Aufklärung bei prospektiv randomisierten Studien besondere Schwierigkeiten.

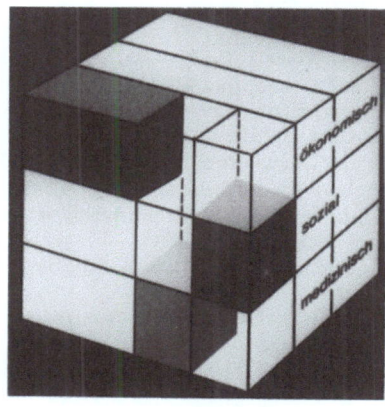

Abb. 5. Horisberger-Würfel mit der Illustration mehrdimensionaler Zusammenhänge [7]

Der Entschluß, zum Chirurgen zu gehen, bedeutet in der Regel, seinen Rat zu akzeptieren. Die Verwirrung ist begreiflich, wenn der Chirurg erklärt, er wisse nicht, was die beste Behandlung sei, deshalb solle die Patientin wählen bzw. sich dem Losentscheid unterwerfen, aber – so bleibt zu fragen – woher nimmt der andere Operateur seine Sicherheit? Ist er methodisch genauso sorgfältig vorbereitet wie derjenige, der im Rahmen einer Studie arbeitet? Wird der Patient bei Entscheidungen außerhalb von Studienbedingungen mit der gleichen Intensität über Vor- und Nachteile aufgeklärt? Tatsache bleibt, daß diese Fragen eines der Haupthindernisse bei der Durchführung von Studien sind. Sehr aufschlußreich ist in diesem Zusammenhang eine Untersuchung von Taylor [32] über die Ursachen zu geringer Patientinnenzahlen in einer multizentrischen Studie, welche die Mastektomie mit Segmentresektion beim Mammakarzinom verglich. 73% der Chirurgen fürchteten, das Vertrauen ihrer Patientinnen zu verlieren. Nur 9% nahmen wegen praktischer Schwierigkeiten nicht an der Studie teil [32].

Zusammenfassung und Schlußfolgerung

Unter den vielfältigen Möglichkeiten und Instrumenten chirurgischer Forschung kommt den klinischen Studien eine große Bedeutung zu. Auf vielen Gebieten haben sie wesentlich zur Verbesserung der Diagnostik und Indikation beigetragen. Ihr Nutzen liegt nicht allein in der Innovation neuer Verfahren, sondern zum großen Teil in der Offenlegung schädlicher therapeutischer Einflüsse. Andererseits ist nicht zu übersehen, daß v.a. der Einsatz der prospektiv randomisierten Studien nur unter Einhaltung strengster methodischer und ethischer Klarheit erfolgen darf. Um den hohen Ansprüchen ihrer Anwendung zu genügen, ist eine enge Kooperation mit den Fachkollegen aus der Biometrie notwendig. Gute Wissenschaft ist zwar nicht immer gute Medizin, aber gute Medizin sollte sich vor unzureichenden wissenschaftlichen Methoden hüten. Die sorgfältige Studienplanung und Studienanalyse bleiben daher die wichtigsten Kriterien für die zukünftige Arbeit mit diesem Forschungsinstrument.

Literatur

1. Andersen T, Backer OG, Stockholm KH, Quaade F (1984) Randomized trial of diet and gastroplasty compared with diet alone in morbid obesity. N Engl J Med 310:352–356
2. Bachelard G (1974) Epistemologie. Ausgewählte Texte. Ullstein, Frankfurt am Main
3. Bailar JC III, Lous TA, Lavori PW, Polansky M (1984) Statistics in practice. Studies without internal controls. N Engl J Med 311:156–162
4. Bertram E, Farthmann EH (1981) Notwendigkeit und Anwendungsgebiet retrospektiver Analysen in einer Zeit der prospektiven kontrollierten Studien. Langenbecks Arch Chir 355:393–397 (Kongreßbericht 1981)
5. Bull JP (1959) The historical development of clinical therapeutic trials. J Chronic Dis 10: 218–247
6. Chalmers TC (1976) Randomized controlled clinical trials in diseases of the liver. Prog Liver Dis 5:450–456
7. Culyer AJ, Horisberger B (1984) Technologie im Gesundheitswesen. Medizinische und wirtschaftliche Aspekte. Springer, Berlin Heidelberg New York Tokio

8. Dombal FT de (1980) The controlled, randomised clinical trial – sacred duty or sacred cow? Klin Wochenschr 58:649–652
9. Dronfield MW, McIllmurray MB, Ferguson R, Atkinson M (1977) A prospective, randomised study of endoscopy and radiology in acute upper-gastrointestinal-tract bleeding. Lancet II: 1167–1171
10. Feifel G (1981) Kontroverse Standpunkte bei der Anwendung von historischen Kontrollen: Gibt es ein Alles- oder Nichts-Gesetz? Langenbecks Arch Chir 355:399–403
11. Feifel G, Dirschedl P (1985) Prognostische Faktoren der akuten Blutung und ihre Konsequenzen für den Behandlungsplan. In: Enke A, Heberer G, Richter H, Kümmerle F, Schildberg FW, Witte J (Hrsg) Chirurgische Intensivmedizin. Urban & Schwarzenberg, München Wien Baltimore
12. Feinstein AR (1978) Clinical biostatistics. XLIV. A survey of the research architecture used for publications in general medical journals. Clin Pharmacol Ther 24:117–125
13. Fisher B, Bauer M, Margolesa R, Poisson R et al (1985) Five-year results of a randomized clinical trial comparing total mastectomy and segmental mastectomy with or without radiation in the treatment of breast cancer. N Engl J Med 312:665–173
14. Gastrointestinal Tumor Study Group (1984) Adjuvant therapy of colon cancer – results of a prospectively randomized trial. N Engl J Med 310:737–743
15. Gastrointestinal Tumor Study Group (1985) Prolongation of the disease-free interval in surgically treated rectal carcinoma. N Engl J Med 312:1465–1472
16. Gilbert JP, McPeek B, Mosteller F (1977) Statistics and ethics in surgery and anesthesia. Science 198:684–689
17. Grmek MD (1984) Planung und Zufall in der Forschung – eine historische Betrachtung. Jahrbuch des Instituts für Geschichte der Medizin der Robert-Bosch-Stiftung, S 9–27
18. Habermann ER (1984) Die Arzneimittel-Therapie als Fortsetzung der Arzneimittel-Forschung. Internationales Symposium 29. Mai 1984, Hoechst, Frankfurt
19. Hill AB (1952) The clinical trial. N Engl J Med 247:113–119
20. Linden W von den (1980) Pitfalls in randomized surgical trials. Surgery 87:258–262
21. Linden W von den (1983) Randomized surgical trials. In: Delaney JP, Varco RL (eds) Controversies in Surgery II. Saunders, Philadelphia London Toronto Mexico City
22. Lindenschmidt TO, Beger HG, Lorenz W (1981) Kontrollierte klinische Studien: Ja oder Nein? Aufgaben und Grenzen kontrollierter klinischer Studien (KS) aus der Sicht des Chirurgen. Chirurg 52:281–288
23. Lorenz W, Ohmann C (1983) Methodische Formen klinischer Studien in der Chirurgie: Indikation und Bewertung. Chirurg 54:189–195
24. Lorenz W, Rohde H (1979) Prospektive, kontrollierte Studien in der Chirurgie. Kontroverse Standpunkte zur Motivierung und Durchführung. Klin Wochenschr 57:301–310
25. Marshall G, Blacklock S, Cameron C et al (1948) Streptomycin treatment of pulmonary tuberculosis. A medical research council investigation. Br Med J [Clin Res] 2:769–782
26. Mayer AD, McMahon MJ, Corfield AP et al (1985) Controlled clinical trial of peritoneal lavage for the treatment of severe acute pancreatitis. N Engl J Med 312:399–404
27. Sandler RS, Johnson MD, Holland KL (1984) Risk of stomach cancer after gastric surgery for benign conditions. A case-control study. Dig Dis Sci 29:703–708
28. Schafer LW, Larson DE, Melton LJ et al (1983) The risk of gastric carcinoma after surgical treatment for benign ulcer disease. N Engl J Med 309:1210–1213
29. Scheibe O (1981) Die Bedeutung einer sach- und fachgerechten Dokumentation für retrospektive Analysen des eigenen Krankenguts. Langenbecks Arch Chir 355:411–413
30. Second Report of an MRC Working Party (1984) The evaluation of low dose pre-operative X-ray therapy in the management of operable rectal cancer; results of a randomly controlled trial. Br J Surg 71:21–25
31. Selbmann HK (1981) Die Handikaps der Beobachtungsstudien. MMW 123:1288–1290
32. Taylor KM, Margolese RG, Soskolne CL (1984) Physicians' reasons for not entering eligible patients in a randomized clinical trial of surgery for breast cancer. N Engl J 310:1363–1367
33. Überla KK (1981) Ethische Fragen bei Versuchen am Menschen aus der Sicht des Biometrikers. MMW 123:701–705

Behinderung der chirurgischen Forschung durch Recht?

H.-L. Schreiber

Das Recht ist vor allem während des letzten Jahrzehnts auf breiter Front in die Medizin eingedrungen; es beansprucht in der täglichen Praxis des Chirurgen ebenso wie in der Forschung allenthalben Mitsprache. In Forschungsplänen und Studienprotokollen finden sich umfangreiche Abschnitte über Abbruchkriterien, beratende Gremien und insbesondere über die Aufklärung der in die Studien einbezogenen Patienten. Ethikkommissionen sind allenthalben eingerichtet, deren Votum von den Institutionen der Forschungsförderung vor ihrer Entscheidung verlangt wird. Sicher wird die Forschung durch rechtliche Gesichtspunkte nicht gerade erleichtert. Komplizierte Beratungen und Begutachtungen finden statt. Liegt darin eine schädliche und vermeidbare Behinderung? Handelt es sich wirklich um unerläßliche Bedingungen für die chirurgische Forschung?

Die Forschung ist von Verfassung wegen frei. Sie findet dort aber Grenzen, wo sie Rechtsgüter anderer tangiert. Das sind bei der angewandten chirurgischen Forschung – die besonderen Probleme der Grundlagenforschung sollen hier beiseite bleiben – die elementaren Güter Leben, Gesundheit und Freiheit der von ihr betroffenen Menschen.

Den Schutz dieser Güter allein der Wissenschaft zu überlassen, ist nicht möglich. Zwar hängt vieles von der verantwortlichen Prüfung und Entscheidung des Forschers ab. Eine Eigenkontrolle der Forschung würde eine von außen kommende Reglementierung und Behinderung vermeiden. Die bisher vorliegenden, umfassenderen Kodifikationen von Regeln für die Forschung am Menschen besitzen noch keinen Rechtscharakter. Sie sind vielmehr durch Organisationen von Forschern und Ärzten entwickelt worden, wie etwa die Erklärung des Weltärztebundes aus dem Jahre 1954, die Deklarationen von Helsinki/Tokio (1964/1975) und die Richtlinien der Schweizerischen Akademie der Medizinischen Wissenschaften über Forschungsuntersuchungen am Menschen. Diese Deklarationen enthalten wesentliche Ansätze über Länder- und Kulturgrenzen hinweg, sie bilden eine Basis für die angesichts des ethischen Pluralismus notwendigen Konsense zwischen den verschiedenen Gruppen. Andererseits reichen sie aber nicht aus. Ihre Geltungskraft ist begrenzt, sie enthalten z. B. keine Sanktionen; die von Forschung potentiell Betroffenen sind an ihnen nicht beteiligt. Die Sache geht indes alle an. Wenn es um die genannten elementaren Rechtsgüter wie Leben, Gesundheit und Freiheit geht, ist das Recht als die für alle verbindliche, generelle Verhaltensordnung zum Schutz dieser Güter unentbehrlich. Medizinische Forschung am Menschen ist danach grundsätzlich auch eine Sache des Rechts.

Medizinische Forschung und Recht stehen nicht im Verhältnis prästabilisierter Harmonie: Sie verfolgen tendenziell durchaus gegenläufige Ziele und können in Gegensatz zueinander geraten.

Die Medizin sucht neue, bisher nicht bekannte, wirksamere Verfahren zur Bekämpfung von Krankheiten, sie ist angelegt auf die Erprobung von Technologien mit zunächst vielfach noch ungewissen Auswirkungen. Sie muß sich ständig um Neuerung, um die Förderung von Unerprobtem auch und gerade unter Risiken bemühen. Risiko und Weiterentwicklung auch anhand von Mißerfolgen bestimmen ihre Methoden. Nur auf diesem Wege sind die ungeheuren Fortschritte in der Chirurgie möglich geworden.

Anders das Recht: Seine Aufgabe ist der Schutz der vorhandenen Güter. Recht fragt beim Risiko stets, ob es sich auch um ein Erlaubtes handelt. Es grenzt ein, muß die Gefahren und Risiken zu minimieren suchen. Es ist eher statisch orientiert und tendiert mehr zum Festhalten an eingeführten Verfahren. Versagt das Neue, so fragt man, warum man nicht am Bisherigen festgehalten hat und findet eher einen Anlaß zum Vorwurf im mißlungenen Neuen. Mit seinen Begrenzungen muß das Recht als Behinderung der Forschung wirken, man könnte das geradezu als seine Aufgabe bezeichnen.

Anhand dieser gegensätzlichen Ausgangspunkte und Aufgaben der medizinischen Forschung und des Rechts läßt sich das Grundproblem, das alle Fragen vom Prinzip bis ins Detail bestimmt, wie folgt umschreiben: Es ist der Gegensatz zwischen den Interessen an der Weiterentwicklung von Behandlungsmethoden zum künftig besseren Schutz von Leben und Gesundheit vieler einerseits, und den Interessen der Versuchspersonen andererseits, ihr individuelles Leben und ihre Gesundheit nicht durch neue, unerprobte Behandlungsmethoden aufs Spiel zu setzen. Das gilt — unterschiedlich gewichtet — sowohl für den Heilversuch, bei dem es in erster Linie um die Gesundheit des einzelnen Kranken geht, als auch für das Humanexperiment, das nicht der Heilung des Einzelnen dient, sondern der Erprobung neuer Verfahren für künftige Behandlungsfälle. Forschungsziele müssen häufig in Widerspruch zu dem geraten, was den einzelnen Patienten interessiert. Die Forschung sucht allgemeine Aussagen über künftige, bessere Therapien. Dafür kann es wichtig sein, an Einzelfällen die Ungeeignetheit einer Methode darzutun oder zu erproben, welcher der nicht weiterführende und welcher der richtige Weg ist. Für den einzelnen Betroffenen kann das den Verlust seines Lebens oder seiner Gesundheit bedeuten.

Man sollte nicht versuchen, hier zu glatten Harmonisierungen zu kommen, etwa mit allzu direkter formelhafter Bemühung des ärztlichen Gewissens. Es kann nur um einen Kompromiß gehen oder, wie es in einer etwas hochtrabenden Formel heißt, um ein „Verfahren praktischer Konkordanz". Ziel muß dabei sein, beiden Gesichtspunkten so weit wie möglich gerecht zu werden. Grundsätzlich kann sich das Recht der Notwendigkeit biomedizinischer Forschung nicht verschließen, will der Staat der Verantwortung für das Leben seiner Bürger gerecht werden. Diese verlangt die Möglichkeit der Forschung am Menschen und der Entwicklung und Erprobung neuer Methoden der Medizin. Eindeutig haben aber im Fall des Konflikts die Interessen der einzelnen, der heute Lebenden den Vorrang. Die Belange der Forschung haben hinter der Erhaltung von Leben und Gesundheit der einzelnen zurückzutreten.

Der Ansatz unserer Rechtsordnung ist hier individualistisch, die Rechte der einzelnen unterliegen insofern nicht einem Gemeinwohlvorbehalt. Das folgt aus unserer verfassungsrechtlichen Grundordnung, u.a. aus Artikel 2 des Grundgesetzes. Die Deklaration von Helsinki/Tokio stimmt damit überein, wenn sie fordert, daß die

Sorge um die Belange der Versuchsperson stets ausschlaggebend sein müssen im Vergleich zu den Interessen der Wissenschaft und der Gesellschaft.

Die Linie des Ausgleichs liegt in der Zulassung eines gewissen Risikos, eines bestimmten Grades von Gefahren durch die medizinische Forschung. Nach der Deklaration von Helsinki/Tokio ist diese insoweit zulässig, als die Bedeutung des Versuchsziels in einem angemessenen Verhältnis zum Risiko für die davon betroffenen Personen steht. Das Arzneimittelgesetz verlangt, daß die Risiken, die mit einer Prüfung für die Person verbunden sind, gemessen an der voraussichtlichen Bedeutung des Arzneimittels für die Heilkunde, „ärztlich vertretbar" sind (§ 40 Abs. 1 S. 1).

Rechtlich zulässig ist danach ein Verhalten, das möglicherweise zu Schäden führt. Beim Heilversuch wird dem Patienten auch im eigenen Interesse eine mögliche Gefährdung zugemutet, beim Humanexperiment geschieht das zur Weiterentwicklung der Medizin. Wesentliches Kriterium der Zulässigkeit ist zunächst die Nähe der Gefahr sowie der zu erwartende therapeutische Gewinn. Negativ gewendet heißt das: Bei geringem zu erwartendem Ertrag darf kein zu hohes Risiko eingegangen werden. Je geringer der zu erwartende Ertrag, desto weniger darf an Belastungen und Risiken in Kauf genommen werden. Auch bei hohen Erwartungen darf andererseits nicht ein Risiko hingenommen werden, das mit Wahrscheinlichkeit zum Tod der vom Experiment betroffenen Personen führt.

Aufklärung und Einwilligung sind zwar wesentlich, aber gegenüber diesem Grundprinzip doch nachrangig. Es trifft nicht zu, wenn behauptet worden ist, an Aufklärung und Einwilligung hänge nach geltendem Recht beinahe alles, Grenzen der zulässigen Einwilligung gäbe es nur in der Sittenwidrigkeit. Nach dem individualistischen Ansatz unseres Arztrechtes sei der Wille, nicht das Wohl des Patienten ausschlaggebend. Damit macht man es sich m. E. zu leicht: Im Vordergrund hat die von aller Aufklärung und Einwilligung unabängige und vor ihr bestehende Pflicht des Arztes zu stehen, dem Wohle seiner gegenwärtigen Patienten zu dienen. Aufklärung ist − wir kommen darauf zurück − unentbehrlich und wichtig, sie darf aber nicht die gebotene Abwägung verdrängen, die im Vordergrund zu stehen hat. Man kann sich nicht mit geschickten Aufklärungsformeln seiner ärztlichen Pflicht entziehen.

Besondere rechtliche Probleme wirft die kontrollierte randomisierte Therapiestudie mit Zufallszuweisung der Patienten auf.

Vor dem Rechtsausschuß des Bundestages ist es bei der Anhörung von Sachverständigen zum Thema Sterbehilfe im Mai dieses Jahres zu einer Auseinandersetzung auch über dieses Thema gekommen. Entrüstet hat Hackethal darauf hingewiesen, in deutschen Kliniken entscheide man mit Hilfe eines Würfels darüber, nach welchen Methoden schwerkranke Patienten operiert würden. Die Abgeordneten waren dadurch verunsichert und fragten, ob das wirklich so sei. Es war nicht einfach, das Prinzip der Zufallszuweisung plausibel zu erläutern. Um bei der Prüfung von Therapien weitgehend gleiche Voraussetzungen zu schaffen, müssen möglichst alle Umstände, die das Ergebnis beeinflussen können, in den Gruppen gleichmäßig verteilt sein. Das geschieht mit Hilfe der Zufallszuweisung, der Randomisierung. Eine solche Zuweisung nach Zufallsgesichtspunkten ist im Hinblick auf den Vorrang individuelltherapeutischer Gesichtspunkte nicht unproblematisch. Sie ist nur dann zulässig, wenn die gegeneinander zu prüfenden Verfahren gleichwertig erscheinen, d. h. wenn eine „vergleichbare Ungewißheit" besteht, welches Verfahren für den einzelnen Patienten besser ist. Gibt es bereits eine hohe Wahrscheinlichkeit für die Überlegenheit einer Therapieart, so ist die Zufallszuweisung allein zum Zweck der Gewinnung statistisch aussagekräftiger Ergebnisse nicht zulässig. Denn dadurch würde die Pflicht verletzt, dem Patienten die für ihn am wirksamsten erscheinende Behandlung zukommen zu lassen.

Ich will die Bedeutung statistisch signifikanter Ergebnisse für die chirurgische Forschung hier gar nicht in Zweifel ziehen. Freilich habe ich den Eindruck, daß manchmal die Bedeutung der Randomisierung für die Forschung zu hoch eingeschätzt wird.

Nicht von ungefähr macht die erforderliche Aufklärung bei randomisierten klinischen Studien in der Chirurgie besondere Schwierigkeiten. Ein unproblematisch allgemein akzeptiertes Ergebnis der lebhaften Auseinandersetzungen um diese Frage haben wir bisher nicht. Es liegt auf der Hand, daß die Mitteilung über eine Therapieentscheidung mit Hilfe eines Losverfahrens bei jemandem, der unter einer schweren, lebensbedrohenden Krankheit leidet, große Bedrängnis und Unsicherheit auslösen kann. Es kommt zu Verweigerungen und damit zu einer Gefährdung des Systems der Zufallzuweisung.

Geklärt dürfte inzwischen sein, daß die Tatsache der Randomisierung prinzipiell aufklärungsbedürftig ist, sofern nicht ex ante eine völlige Gleichwertigkeit der Therapie besteht. Entbehrlich ist die Aufklärung insoweit nur, wenn die in Frage stehenden Therapien keinerlei verschiedene körperliche, psychische und soziale Auswirkungen haben. Das kann z. B. nicht bei Operationsverfahren angenommen werden, die verschieden tiefgreifend sind, z. B. unterschiedlich weitgehende Resektionen fordern.

Nicht zulässig dürfte es z.B. sein, die Aufklärung, die eine Voraussetzung der wirksamen Einwilligung bildet, dahingehend vorzunehmen, man solle die Auswahl der Therapie vertrauensvoll dem ärztlichen Urteil überlassen. Denn damit würde der Eindruck erweckt, als seien therapeutische Gesichtspunkte für die Auswahl des anzuwendenden Verfahrens maßgeblich.

Man sollte sich nichts vormachen: Die Aufklärung bildet die Klippe der sog. randomisierten Studien. Meines Erachtens ist sie zugleich der Prüfstein für ihre rechtliche Zulässigkeit. Nur dann kann ohne unüberwindliche Schwierigkeiten aufgeklärt werden, wenn wirklich eine „vergleichbare Ungewißheit" hinsichtlich der Überlegenheit einer Therapieart besteht, wenn man nicht weiß, welche besser für den Patienten ist. Auch über naheliegende Vermutungen über die bessere Eignung eines Verfahrens müßte informiert werden, auch wenn der sichere, statistische Nachweis noch fehlt. Das folgt aus dem Vorrang individuell-therapeutischer Gesichtspunkte.

Als Ergebnis der Diskussionen kann inzwischen auch festgehalten werden, daß eine Rechtfertigung chirurgischer Forschungsstudien in aller Regel nur über die Einwilligung des Patienten möglich ist. Die Rechtfertigung unter dem Gesichtspunkt der „Wahrnehmung berechtigter Forschungsinteressen", die zeitweise erwogen wurde, erscheint nicht möglich. Denn eine Analogie zu § 193 StGB aus dem Recht des Ehrenschutzes — Wahrnehmung berechtigter Interessen — ist nicht angezeigt, wo es um Leben und Gesundheit geht. Teilweise wird wie folgt argumentiert: Die heutige Generation komme in den Genuß der Ergebnisse medizinischer Forschung, die an früheren Patienten vorgenommen worden sei. Daher sei sie auch verpflichtet, ebenfalls eine gewisse Beeinträchtigung und Gefährdung durch Forschung auf sich zu nehmen. Diese Argumentation hat sicher etwas für sich. Einen derartigen „Generationenvertrag" kann es aber m. E. nicht geben. Jeder kann die für ihn am wirksamsten erscheinende Therapie verlangen.

Aus der Vielzahl der Probleme sei das des vorzeitigen Abbruchs klinischer Studien wenigstens noch kurz erwähnt. Es ist höchst umstritten und bereitet für die Studienprotokolle erhebliche Schwierigkeiten, unter welchen Umständen eine Studie mit Zufallszuweisungen vor ihrer vollständigen, planmäßigen Durchführung abgebrochen werden muß, wenn sich die Überlegenheit einer der gegeneinander geprüften Verfahren herausstellt oder unerwartete Nebenfolgen eintreten. Klar ist, daß abgebrochen werden muß, wenn vorher nicht bekannte Nachteile und Risiken auftreten, die eine Therapieart als gefährlicher und erheblich risikoreicher erscheinen lassen. Einigkeit besteht andererseits auch wohl darin, daß ein Abbruch der Prüfung und die Zuweisung aller Patienten zu einer Therapie nicht bereits dann erforderlich sind, wenn sich ein schwacher Trend zeigt, etwa einige Fälle mehr in einem Arm der Therapie erfolgreich ablaufen. So muß m. E. nicht schon abgebrochen oder etwa über den Trend aufgeklärt werden, wenn einige wenige Paare in den Therapiearmen mit Erfolg bzw. Mißerfolg behandelt worden sind. Denn das können gänzlich zufällige Ergebnisse sein. Zweifelhaft erscheint mir aber, ob nicht doch schon vor dem Erreichen der Signifikanzgrenze ein Abbruch bzw. zumindest eine Trendaufklärung erforderlich ist, wenn sich schwerwiegende Anhaltspunkte für die Vermutung der Überlegenheit einer Therapie ergeben. Bei wahrheitsgemäßer Trendaufklärung würde eine Einwilligung des Patienten für den schwächeren Arm der Studie nur schwer zu erreichen sein.

Diese stichwortartigen Bemerkungen dürften schon zur Genüge gezeigt haben, welchen Schwierigkeiten die chirurgische Forschung unter rechtlichen Aspekten ausgesetzt ist. Ein Chirurg, dessen hohes Verantwortungsbewußtsein nicht in Zweifel stehen kann, hat mir kürzlich gesagt, wenn all die heute geforderten rechtlichen Kriterien schon früher angewandt worden wären, hätte es die großen epochalen Fortschritte in der Chirurgie, etwa in der Magenchirurgie, gar nicht gegeben. Das Risiko sei eben der Preis des Fortschrittes, und das Recht sei hier höchst hinderlich. Daran ist sicher Richtiges. Recht muß häufig hinderlich wirken, wenn es Grenzen im Interesse des Rechtsgüterschutzes markiert, nicht nur gegenüber der Forschung. Die Forschung ist nicht frei von den Gefahren der Vernachlässigung der Rechte der von ihr Betroffenen. Sachliche oder auch persönliche Gründe wie Erfolg, Prestige und Karriere können Gefahren begründen. Die Forschung trägt ihr Maß nicht selbstverständlich in sich.

Neben dieser notwendigen Behinderung der Forschung durch das Recht steht aber heute eine andere, die unnötig ist und vermeidbar wäre.

Die Einbringung rechtlicher Gesichtspunkte führt nicht selten in der Praxis zu einer übermäßigen Reglementierung und zu bürokratischen Verfahren, in denen formale Gesichtspunkte überbewertet werden. So kommt es z. B. zum mühsamen Aushandeln von Formeln für die Aufklärung, zu Gutachterverfahren, häufig wiederholten Stellungnahmen und Gegenäußerungen, die außerordentlich zeitraubend sind. Nicht, als ob hier gegen eine sorgfältige rechtliche Prüfung auch im Detail Stellung genommen werden sollte. Eine der Tugenden des Juristen ist seine Sorgfalt. Ihr benachbart sind freilich auch Untugenden: Pedanterie, Umständlichkeit und Formelhaftigkeit. Das Recht hat heute mehr als früher die Tendenz, schwierige Sachfragen mit formalen Regeln und Prozeduren zu beantworten. Angesichts der Unsicherheit und der Strittigkeit vieler Fragen, führt eine Verrechtlichung leicht zur Risikoscheu und Erstarrung. Ich fürchte, daß als höchst zweifelhaftes Nebenprodukt des Vordringens rechtlicher Gesichtspunkte in die Chirurgie sich solche Schäden heute vielfach zeigen.

Es besteht die Gefahr, daß bürokratische Gesichtspunkte in den Vordergrund treten und sich hinderliche Formalisierungen ausbreiten. Wie dem begegnet werden soll, ohne den notwendigen Schutz der Rechtsgüter zu beeinträchtigen, ist eine schwierige Frage. Ich meine, daß für die chirurgische Forschung ein Bereich des erlaubten Risikos offenbleiben muß, ohne den sie sich nicht entfalten kann. Recht strebt tendenziell stets zur Minimierung des Risikos, die Chirurgie kann dagegen nur erfolgreich sein, wenn sie risikofreudig ist und Ungesichertes wagt. Daß daraus Widersprüche und Konflikte entstehen, ist unvermeidbar.

Es gilt, die m. E. notwendige Behinderung der Forschung durch Recht zu unterscheiden von derjenigen, die eine unnötige schädliche Nebenwirkung rechtlicher Durchdringung darstellt. Das ist im Prinzip leichter formuliert als dann im Detail getan. Wenn ich recht unterrichtet bin, kommt es in den sog. Ethikkommissionen überwiegend zu fruchtbarer Beratung unter Beteiligung von Juristen und Ethikern. Sicher können derartige Kommissionen nicht fehlende ethische Konsense ersetzen und bloß durch ihr Verfahren alle Probleme aus der Welt schaffen. Angesichts der Vieldeutigkeit und Unschärfe der rechtlichen Kriterien sind derartige forschungsnahe Gremien aber sicher besser geeignet, den richtigen Weg für die Grenzen der Forschung und die Unterscheidung zwischen gebotener und vermeidbarer Behinderung durch Recht zu finden als bürokratisch organisierte Genehmigungs- und Kontrollinstanzen.

Literatur

1. Deutsch E (1981) Internationale und ethische Regelungen der klinischen Therapiestudien. In: Koller S, Reichertz PL, Überla K (Hrsg) Medizinische Informatik und Statistik. Springer, Berlin Heidelberg New York (Therapiestudien, Bd 33)
2. Eser A (1979) Heilversuch und Humanexperiment. Zur rechtlichen Problematik biomedizinischer Forschung. Chirurg 50:215–221
3. Fischer G (1979) Medizinische Versuche am Menschen. Schwarz, Göttingen
4. Laufs A (1978) Die klinische Forschung am Menschen nach deutschem Recht. Versicherungsrecht, S 385–389
5. Lindenschmidt TO, Beger HG, Lorenz W (1981) Kontrollierte klinische Studien: Ja oder nein? Chirurg 52:281–288
6. Samson E (1981) Typische Rechtsprobleme bei der Planung und Durchführung von kontrollierten Therapiestudien. In: Koller S, Reichertz PL, Überla K (Hrsg) Medizinische Informatik und Statistik. Springer, Berlin Heidelberg New York (Therapiestudien, Bd 33, S 129–134)
7. Samson E (1981) Über Sinn und Unsinn von Ethikkommissionen. Dtsch Med Wochenschr 106:667–670
8. Schewe G (1981) Sind kontrollierte Therapiestudien aus Rechtsgründen undurchführbar? In: Koller S, Reichertz PL, Überla K (Hrsg) Medizinische Informatik und Statistik. Springer, Berlin Heidelberg New York (Therapiestudien, Bd 33)
9. Schreiber HL (1980) Möglichkeiten und Grenzen rechtlicher Reglementierung der Forschung. In: Kurzrock R (Hrsg) Grenzen der Forschung. Berlin, S 84–92
10. Schreiber HL (1983) Rechtsprobleme bei Therapiestudien. Verh Dtsch Krebsges 4:13–19
11. Weyers HL (1978) Empfiehlt es sich im Interesse der Patienten und Ärzte ergänzende Regelungen für das ärztliche Vertrags- (Standes-) und Haftungsrecht einzuführen? Gutachten zum 52. Deutschen Juristentag, München 1978

2. Perioperative Aspekte

Der Chirurg in der Intensivmedizin

F. KÜMMERLE

Aus welcher Sicht man die Intensivmedizin auch immer betrachtet, sie ist eine interdisziplinäre Aufgabe im weitesten Sinne, im operativen Bereich v. a. eine solche zwischen Chirurgie und Anästhesiologie. Lange bevor der Begriff „Intensivmedizin" in den 60er Jahren aufkam, gab es die sog. chirurgische Wachstation. Sie diente dem Zweck, gefährdete Frischoperierte nach großen Eingriffen und Schwerverletzte aus organisatorischen Gründen in bestimmten Krankenräumen zusammenzulegen, um sie besser ärztlich überwachen und pflegerisch versorgen zu können. Als ich meine chirurgische Weiterbildung zunächst in einer großen chirurgischen Abteilung eines Kreiskrankenhauses absolvierte, wurde dort unter meinem Lehrer Krauss eine solche Wachstation eingerichtet, und zwar nach dem Vorbild der Wachstation der Charité, wie sie Sauerbruch erfolgreich entwickelt hatte. Für Überwachung und Pflege wurden die tüchtigsten Krankenschwestern herangezogen, und der ärztliche Dienst war so geregelt, daß eine nahtlose ärztliche Betreuung gewährleistet war. Diese Wachstation ist mir im Rahmen meiner weiteren chirurgischen Entwicklung stets Richtschnur und Modell geblieben im Sinne einer fachbezogenen chirurgischen Intensivüberwachung und -therapie. Nie wäre ich auf den Gedanken gekommen, die operative Intensivmedizin aus der Hand zu geben und sie anderen zu überlassen. Daher war es mir auch immer unbegreiflich, daß sich manche Chirurgen leider zu wenig oder gar nicht mit der operativen Intensivmedizin beschäftigt haben. Dies hat dazu geführt, daß sich die Anästhesie der operativen Intensivmedizin weithin bemächtigt hat, einem Gebiet, an welchem unbestritten Anästhesisten und Chirurgen in gleicher Weise interessiert und beteiligt sein müssen. Unabhängig davon haben die innere Medizin und die Pädiatrie schon frühzeitig und erfolgreich ihre eigenen intensivmedizinischen Bereiche eingerichtet, die ihrerseits mit den operativen Fächern kooperieren. Ohne den Stellenwert und die Bedeutung der einzelnen Fächer für die Intensivmedizin antasten zu wollen, haben alle Beteiligten darauf zu achten, daß sich in überlappenden Bereichen nicht Probleme auftun, welche die Patienten und die Ärzte gleichermaßen betreffen. Der intensivmedizinisch zu betreuende Patient braucht Kontinuität, besonders in der Überwachung seiner speziellen chirurgischen Befunde und sich fallweise daraus ergebender Komplikationen. Chirurgen wie Anästhesisten benötigen eine gründliche Weiterbildung, welche die gesamte Pathophysiologie des operativen Eingriffs ebenso umschließt wie die postoperative Behandlung in all ihren Stufen der Intensivüberwachung und deren Übergang in die Intensivtherapie [4, 5, 6].

Zunächst zur Kontinuität: Es kann weder sinnvoll noch notwendig sein, daß der Chirurg mit Beendigung der Operation die Betreuung seines Patienten weitgehend oder gar vollständig abgibt und lediglich noch zur Beurteilung des Lokalbefundes oder zum Verbandswechsel auf eine Intensivstation geht oder gerufen wird. Dies wäre gleichbedeutend damit, daß er seinen operierten Kranken im kritischen und pathophysiologisch bedeutungsvollsten und entscheidungsreichsten Stadium einem anderen, gar einem „Intensivspezialisten" überläßt, um ihn nach Überwindung dieser Phase als „barber surgeon" [1] wieder in Empfang zu nehmen. Wenn der verantwortliche Chirurg seinen Patienten in eine integrierte Intensivstation abgibt, darf seine kontinuierliche Beobachtung und Betreuung nicht Störfaktoren unterliegen, die von dem die Intensivstation leitenden Anästhesisten und seinem Pflegepersonal ausgehen. Der Anästhesist klagt gelegentlich darüber und leidet auch darunter, daß der Kontakt mit seinem Patienten nach der Narkose abbricht. Um so mehr muß er Verständnis dafür haben, wie wichtig die fort- und andauernde Führung des operierten Kranken durch seinen Operateur ist. Freilich darf dessen chirurgisches Interesse durch die Dislozierung seines Patienten auf eine interdisziplinäre Intensivstation nicht erlahmen, wenn für diesen nicht Nachteile infolge mangelnder, speziell chirurgischer Observation entstehen sollen.

Ein Wort zur Weiterbildung unserer ärztlichen Mitarbeiter in der Intensivmedizin, die abhängig ist auch von ihrer Struktur, gleichgültig, ob sie fachbezogen oder integriert angelegt ist. Wenn sich die Fächer interdisziplinär behaupten wollen, müssen die Grundkonzeptionen der Intensivmedizin fachbezogen in die Weiterbildung ihrer Mitarbeiter eingehen [2]. Dies um so mehr, als eine fächerübergreifende Basisausbildung bei allen Beteiligten in der Regel fehlt. Der Anästhesist besitzt keine chirurgische Grundausbildung mehr, und der Chirurg absolviert kein internistisches Jahr mehr. Eine optimale postoperative Intensivmedizin ist aber nur möglich, wenn sich der Operateur in Kenntnis des Operationsbefundes, der sich daraus ergebenden Veränderungen für den Gesamtorganismus und der möglichen Komplikationen aktiv daran beteiligt. Mangelhafte pathophysiologische Kenntnisse auf der einen und mangelhafte operationstaktische und -technische Kenntnisse auf der anderen Seite können die engagierten und wechselseitigen Bemühungen beider Partner, des Chirurgen und des Anästhesisten, um ihren Erfolg bringen. Andererseits können Fehler in Indikation und Technik bei der primären operativen Behandlung auch durch die beste Intensivmedizin nicht oder doch nur teilweise korrigiert bzw. wettgemacht werden.

Der chirurgische Assistent muß daher die Grundsätze der Intensivüberwachung und -therapie beherrschen, d.h. sie müssen Teil seiner Weiterbildung sein. So verbringt jeder meiner Assistenten ein halbes bis ein ganzes Jahr seiner Weiterbildung auf der chirurgischen Intensivstation. Von seiten der Anästhesie ist ein Konsiliararzt zugeteilt, der sich beratend besonders um Beatmungspatienten kümmert. Differenzierte Beatmungsprobleme, v.a. die längerfristige Beatmung, gehören von vornherein in den Verantwortungsbereich der Anästhesie, d.h. einer integrierten interdisziplinären Intensiveinheit, die allen operativen Fächern offensteht. In dieser Einheit sind die Chirurgen ihrerseits konsiliarisch in eigener Sache tätig, nämlich bei den von ihnen operierten Kranken. Mit anderen Worten: Die individuelle Verantwortlichkeit des operierenden Chirurgen für seine Intensivpatienten bleibt erhalten − freilich im Zusammenwirken und in Absprache mit dem einer solchen integrierten Intensivstation vorstehenden Anästhesisten.

Die vorübergehende ausschließliche Tätigkeit auf der Intensivstation mag sowohl für den Chirurgen als auch für den Anästhesisten eine gewisse Entfremdung von ihren eigentlichen Aufgaben mit sich bringen: für den Chirurgen, daß er nicht oder nur wenig zum Operieren kommt, für den Anästhesisten, daß er keine Narkosen machen kann. Die jeweilige Askese beurteile ich jedoch sehr positiv, wird sie doch durch den Gewinn an Weiterbildung im Intensivbereich bei weitem aufgewogen.

Was ich hier anhand der intensivmedizinischen Kooperation am Mainzer Klinikum geschildert habe, entspricht zugleich den Vereinbarungen zwischen den Fachgebieten Chirurgie und Anästhesie über die Aufgabenabgrenzung und die Zusammenarbeit in der Intensivmedizin aus dem Jahre 1970. Es ist ein Modell, das die Intensivmedizin aus chirurgischer Sicht ebenso berücksichtigt wie die interdisziplinäre Zusammenarbeit. Eine solche Zusammenarbeit muß sich auch auf die berufsbegleitende Weiterbildung zur Fachschwester/Fachpfleger für Intensivpflege erstrecken, die sich nicht im Sinne eines Monopols auf von Anästhesisten geleitete Intensivpflegeeinheiten beschränken darf, sondern auch dort möglich sein muß, wo die Intensiveinheit unter chirurgischer Leitung steht [7–10].

Wie sind die fachlichen Zuständigkeiten im Rahmen einer effektiven Intensivtherapie zu sehen? Für den Chirurgen ist der Anästhesist der Hauptpartner; seine Zuständigkeit betrifft die Beurteilung der Narkosefähigkeit, der Störungen der Lungenfunktion, der Entscheidung zur postoperativen kurz- oder längerfristigen Beatmung und deren Durchführung. Dem Internisten obliegt schon bei der Indikationsstellung zur Operation die Einschätzung von Risikofaktoren, v.a. im Hinblick auf Begleiterkrankungen. Er ist auch zuständig für das postoperative Nierenversagen bis hin zu den Dialyseverfahren. Spezialwissen verlangen auch kardiale Störungen und Blutgerinnungsprobleme, Stoffwechselkomata oder endokrine Krisen [2, 3]. Das internistische Urteil der Operationsfähigkeit bedeutet für den Anästhesisten nicht immer auch Narkosefähigkeit. Hier gilt es gelegentlich zwischen beiden von der operativen Indikation her den richtigen Weg zu weisen, und zwar durch den Chirurgen, dem sich der Patient primär anvertraut. Die Intensivstation braucht ferner die Hilfe der Radiologie (einschließlich bildgebender Verfahren), der Laborchemie (in Teilbereichen in die Intensivstation integriert) und der Mikrobiologie − Spezialbereiche, die sich alle ihrerseits auch intensivmedizinisch orientiert haben. Bei postoperativen Durchgangs- und Entzugssyndromen kann der Rat des Neuropsychiaters hilfreich sein. Die notfallmäßige Endoskopie des Gastrointestinaltraktes im Rahmen der Intensivmedizin gehört in die Hand des Chirurgen.

Ein Flußdiagramm mag den Weg des vital bedrohten Kranken, sozusagen den Gang durch die medizinischen Institutionen, von seiner Klinikaufnahme bis zur Intensivstation bzw. in den Operationssaal erläutern (Abb. 1). Auf diesem Weg ist im interdisziplinären Zusammenwirken eine Reihe von Entscheidungen zu treffen: Ist die Diagnosestellung möglich? Besteht eine operative Indikation? Ist das Narkoserisiko tragbar? Wie und in welcher Zeit ist die präoperative Vorbereitung zu handhaben? Gleichwie, ob konservativ oder operativ behandelt wird, führt der Weg mit seinen jeweiligen Abzweigungen zur Intensivstation. Über die ganze Strecke breitet sich der Faktor Zeit, d.h. notfallmäßiger Eingriff oder zunächst abwartende Haltung. Wenn ich hier die akuten bauchchirurgischen Erkrankungen und Notfälle beispielhaft heranziehe, gehören diese schon zur Operationsvorbereitung in intensivmedizinische Betreuung, z.B. die schwere Gastrointestinalblutung, der verschleppte Ileus, die Peritonitis. Hier gilt der bewährte Grundsatz, daß eine gründliche, wenn auch befristete Operationsvorbereitung mit Herstellung der Homöostase bei den meisten chirurgischen Notfällen zunächst wichtiger ist als ein vorschnell durchgeführter operativer Eingriff. Auch wenn eine solche Vorbereitung im Hin-

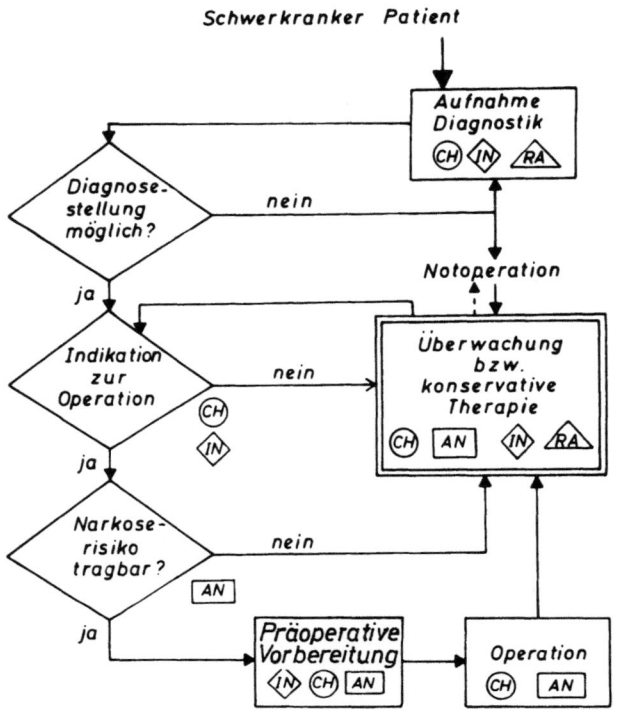

Abb. 1. Flußdiagramm zur interdisziplinären Betreuung des vitalbedrohten Kranken. *CH*, Chirurg; *IN*, Internist; *AN*, Anästhesist; *RA*, Radiologe

blick auf die notwendige Zeit manchmal kritisch beurteilt wird, wird der gesamte Krankheitsverlauf hierdurch nicht belastet oder gar verlängert, eben weil durch die Verbesserung der Ausgangslage der weitere Verlauf sich günstiger vollzieht.

Im perioperativen Zusammenwirken der Disziplinen ist die Entscheidung zu treffen, ob und zu welchem Zeitpunkt ein chirurgischer Patient intensivmedizinischer Betreuung bedarf (Abb. 2). Aufgrund bestehender Risikofaktoren und der Größe und Art des Eingriffs kann dies schon präoperativ abzusehen sein, was auch in die ärztliche Aufklärung einzufließen hat. Intraoperativ ergibt sich eine solche Entscheidung aus der Eigenart der Erkrankung, aus der Art und dem Ausmaß des Eingriffs oder aufgrund von Narkoseproblemen bzw. -komplikationen. Nach dem Eingriff ist befund- bzw. verlaufsabhängig individuell zu entscheiden, ob der Frischoperierte auf die Normalstation zurückverlegt werden kann oder ob eine vorübergehende intensivmedizinische Observation angezeigt ist. Da hier sowohl narkosebedingte als auch operative Gesichtspunkte maßgebend sein können, ist diese Entscheidung vom Anästhesisten und Chirurgen gemeinsam zu treffen. Ergeben sich erst im postoperativen Verlauf schwerere lokale oder allgemeine Störungen bzw. Komplikationen, sollte die Übernahme auf die Intensivstation rechtzeitig erfolgen; in manchen Fällen bedeutet dies eine Rückverlegung, dann nämlich, wenn der Kranke bereits vorher intensivmedizinisch betreut wurde. Die Abschätzung der Intensivpflegebedürftigkeit eines operierten Kranken hat auch die Leistungsfähigkeit im stationären Normalbereich zu berücksichtigen. Eine zu frühe Demission aus der Intensivstation kann eine Überforderung der Betreuung auf der Normalstation bedeuten. Ein Hin und Her schadet dem Patienten v. a. psychologisch über sein eigentliches medizinisches

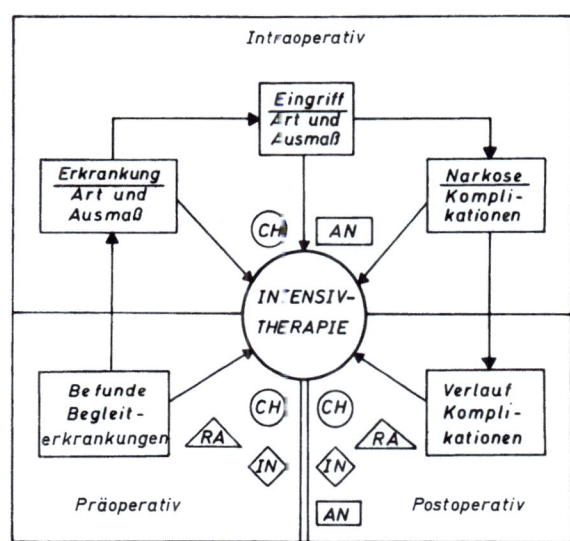

Abb. 2. Perioperatives Zusammenwirken der Disziplinen im Intensivbereich. *CH,* Chirurg; *IN,* Internist; *AN,* Anästhesist; *RA,* Radiologe

Problem hinaus. Auf der anderen Seite hat eine aufwendige reine Pflegebedürftigkeit schon im Sinne von Priorität und Dringlichkeit anderer Patienten keinen Platz auf der Intensivstation.

Die genannten Entscheidungsfindungen im perioperativen Intensivbereich betreffen besonders die Schwerpunkte der chirurgischen Intensivmedizin, den chirurgischen Notfall (Blutung, Ileus, Peritonitis), große Eingriffe in der Bauch-, Thorax-, Herz-, Gefäß- und Transplantationschirurgie, den schweren Unfall und die Mehrfachverletzungen. Nach großen chirurgischen Eingriffen in allen Teilgebieten ist bereits der Normalverlauf aufwendig. Die intensivmedizinische Überwachung erstreckt sich hier zugleich auf die Prophylaxe und Früherkennung von Komplikationen, die, rechtzeitig erkannt, mit größerer Aussicht auf Erfolg behandelt werden können. Dies gilt sowohl für Komplikationen, die nur indirekt mit der Operation zu tun haben (entgleister Diabetes, Lungenembolie u.a.), als auch für solche, die operationsbedingt sind: Nahtinsuffizienz an Anastomosen am Magen-Darm-Trakt, Blutungen aus dem Wundgebiet, postoperativer Ileus.

Manche Komplikationen, operationsbedingt oder nicht, beeinflussen den Krankheitsverlauf so nachhaltig, daß sie meist über die Entwicklung eines septischen Schocks Organkomplikationen auslösen, ja, eskalierende ganze Komplikationsketten. Hier erleichtert die kontinuierliche intensivmedizinische Überwachung den Entschluß, die Intensivtherapie zu steigern bis zur maximalen aggressiven Therapie oder ggf. auch zu reduzieren, ja, zu limitieren, ferner den Entschluß zur rechtzeitigen Reintervention, z.B. zur Relaparotomie mit Ausräumung eines septischen Herdes, ohne die eine weiterführende Intensivtherapie nutzlos wäre. Mit anderen Worten: Der Reeingriff ist als ein entscheidender, unerläßlicher Teil der Intensivmedizin anzusehen.

Das Musterbeispiel für eine schwere abdominale Erkrankung mit breitem Spektrum an Komplikationen ist die generalisierte Peritonitis mit funktionellem Ileus (Abb. 3). Die lokalen Störungen der peritonealen Entzündung und der fehlenden

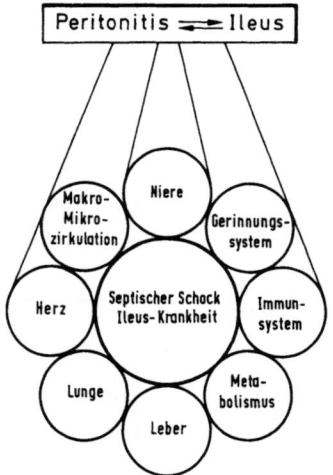

Abb. 3. Beteiligte Organsysteme und interdisziplinäre Zusammenarbeit am Beispiel der Peritonitis

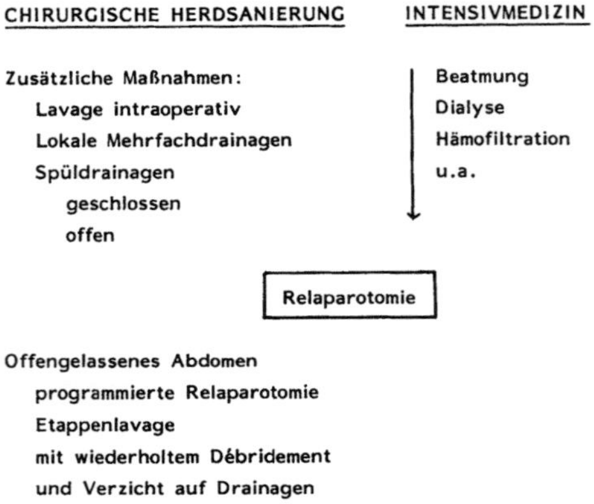

CHIRURGISCHE HERDSANIERUNG | INTENSIVMEDIZIN

Zusätzliche Maßnahmen:
  Lavage intraoperativ
  Lokale Mehrfachdrainagen
  Spüldrainagen
    geschlossen
    offen

Beatmung
Dialyse
Hämofiltration
u.a.

Relaparotomie

Offengelassenes Abdomen
  programmierte Relaparotomie
  Etappenlavage
  mit wiederholtem Débridement
  und Verzicht auf Drainagen

Abb. 4. Operative Maßnahmen bei schwerer Peritonitis

Darmmotorik münden bald in die abdominale Sepsis und in die Ileuskrankheit ein. Die Auswirkungen betreffen den gesamten Organismus mit seinen Organsystemen Niere, Lunge, Herz sowie Makro- und Mikrozirkulation, Gerinnung, Immunsystem und den Metabolismus. Das Beispiel zeigt, daß Spezialwissen in jeder Hinsicht und von seiten der verschiedensten Fachrichtungen gefragt ist.

Hier hat die Chirurgie unter dem Einfluß der aggressiven Intensivtherapie neben der operativen Herdsanierung eine ganze Reihe zusätzlicher operativer Maßnahmen entwickelt mit dem Ziel, nicht vollständig eliminierte oder neu hinzukommende septische Herde zu beseitigen (Abb. 4). Sie reichen von den verschiedenen Formen der Peritoneallavage, dem offengelassenen Abdomen bis zur Etappenlavage mit programmierten Relaparotomien und Débridement. Freilich zeigt die Indikation zur Relaparotomie zugleich auch Grenzen der Intensivmedizin auf. Ein Reeingriff sollte dann nicht mehr durchgeführt werden, wenn wegen der Schwere der Organkomplikationen (Multiorganversagen) Narkose- und Operationsunfähigkeit bestehen, ferner wenn die abdominelle Situation auch durch die Reintervention nicht zu verbessern ist.

Die Schwere der abdominellen Sepsis mit ihrer immer noch erschreckend hohen Letalität rechtfertigt alle verfügbaren Maßnahmen. Dennoch zeigen die vorliegenden Studien noch keinen entscheidenden Einbruch. Der Schweregrad der Peritonitis ist nach wie vor schwer einzuschätzen und damit auch ihre Prognose. Vergleichbare prospektive klinische Studien fehlen, sie gilt es zu entwickeln, um die Effizienz unserer geballten intensivmedizinischen Aktivitäten zu evaluieren, vielleicht einen Peritonitisindex zu entwickeln, um zu besseren prognostischen Aussagen zu gelangen.

Schwere komplexe intensivbehandlungsbedürftige Krankheitsbilder setzen auch die Organisation eines wechselseitigen Konsiliardienstes voraus mit der Aufgabe, wichtige Entscheidungen zu treffen und therapeutische Konzepte zu entwickeln. Hier nimmt die Intensivmedizin eine kritische Mittlerfunktion zwischen den Fächern ein. Schon deshalb verlangt Interdisziplinarität am Krankenbett der Intensivstation in hohem Maße Kompetenz, weil hier fachbezogenes und fächerübergreifendes Denken sich ergänzen müssen. In der operativen Intensivmedizin besitzt der Chirurg gerade hier eine Schlüsselrolle, weil die Operation als der Ausgangspunkt einer Kette von postoperativen Problemen den Informationsfluß in Gang setzt und hält. Wenn dieser Fluß funktioniert, erleichtern die medizinischen Notwendigkeiten über therapeutische Konflikte hinweg in der Regel den erstrebten und unerläßlichen Konsens.

Interdisziplinarität erzeugt jedoch auch Nahtstellen und Grenzflächen zwischen den Fächern, nicht nur im fachlichen, im unmittelbar diagnostisch-therapeutischen Sektor, sondern auch im menschlich-ärztlichen Bereich, in der Fürsorge, im Arzt-Patienten-Verhältnis, in der Sprache, in der man mit dem Kranken spricht. Im ohnehin nüchternen, manchmal kalten Milieu der Intensivstation ist der Schwerkranke gegenüber Störungen in der Kontinuität durch unterschiedliche Konzepte besonders empfindlich. Kompetenz, Konsens und Kontinuität sind daher die unerläßlichen Voraussetzungen einer erfolgreichen Intensivmedizin, in welcher der Chirurg seine Rolle ausfüllen und behaupten muß. Betrachten wir diese deshalb in allen ihren Höhen und Tiefen als eine stets sich neu stellende Herausforderung an das interdisziplinäre Zusammenwirken.

Literatur

1. Allgöwer M (1983) Jahresbericht der Basler Chir Klinik
2. Encke A (1982a) Die Weiterbildung zu fachbezogener Intensivpflege aus operativer Sicht. Inf Berufsverb Dtsch Chir 2:16
3. Encke A (1982b) Ärztlich-pflegerische Zusammenarbeit bei chirurgischen Intensivpatienten. Chirurg 53:669–674
4. Encke A, Kümmerle F (1983) Operative Intensivmedizin. Versäumnisse, Notwendigkeiten und Möglichkeiten. Mittlg Dtsch Ges Chir 5:157
5. Kümmerle F (1980) Intensivmedizin aus chirurgischer Sicht. – Eine Herausforderung an die interdisziplinäre Zusammenarbeit. Langenbecks Arch Chir 352:477–480
6. Kümmerle F (1984) Die Stellung des Chirurgen in der Intensivmedizin – wissenschaftliche Grundlagen. Inf Berufsverb Dtsch Chir 5:53
7. Vereinbarungen zwischen den Fachgebieten Chirurgie und Anaesthesie über die Aufgabenabgrenzung und die Zusammenarbeit in der Intensivmedizin (1970) Inf Berufsverb Dtsch Chir 11:89
8. Weissauer W (1980) Kommentar zu (5) Inf Berufsverb Dtsch Chir 3:26
9. Empfehlungen der DKG zur Organisation der Intensivmedizin in Krankenhäusern (1974) Krankenhaus 66:457–460
10. Muster für eine landesrechtliche Ordnung der Weiterbildung und Prüfung zu Krankenschwestern, Krankenpflegern und Kinderkrankenschwestern in der Intensivmedizin. Empfehlung der DKG vom 16.11.1976. Krankenhaus 12/76

Postaggressionsstoffwechsel – Versuch einer Standortbestimmung

B. Günther und K.-W. Jauch

Basierend auf den Arbeiten Cannons und Selyes definieren wir den chirurgischen Eingriff als eine Störung der Homöostase des Organismus, der er mit einer Adaptationsreaktion begegnet [5, 15, 17]. Diese Reaktion ist unspezifisch – d.h. unabhängig von der Art der Aggression –, systemisch – d.h., alle Organsysteme sind beteiligt –, sie ist unökonomisch – d.h., Adaptationsreaktion und Schwere des Traumas stehen nur in gewissem Grade in Relation – und katabol – d.h., Energiedeckung rangiert vor Strukturerhaltung.

Besonders die Aussage der systemischen Reaktion, d.h. der Beteiligung aller Organsysteme bei dieser „vegetativen Gesamtumschaltung" nach Hoff [9a], läßt den Versuch der Standortbestimmung auf den Energie- und Substrathaushalt des Postaggressionsstoffwechsels einschränken.

Drei relativ einfach zu bestimmende Leitgrößen des Energie- und Substrathaushaltes im Postaggressionsstoffwechsel charakterisieren die Adaptationsreaktion: die Erhöhung des Blutzuckerspiegels, der gesteigerte Energieumsatz und die erhöhte N-Ausscheidung im Urin als Zeichen einer negativen N-Bilanz (Tabelle 1). Trotz ihrer lange zurückliegenden Beschreibung – den Zusammenhang zwischen erhöhtem Blutzuckerspiegel und Trauma beschrieb bereits Claude Bernard 1877, die Messung des Energieumsatzes geht auf Harris und Benedict 1919 zurück, und Bürger und Cuthbertson beschrieben 1922 bzw. 1936 den Zusammenhang zwischen Trauma und erhöhter Stickstoffausscheidung im Urin – hat die Bedeutung dieser Größen für die Beurteilung des Postaggressionsstoffwechsels nichts an ihrer Aktualität eingebüßt [2, 3, 4, 6]. Es erstaunt, daß die Bedeutung des postoperativen bzw. posttraumatischen Energieumsatzes für die künstliche Ernährung unserer Patienten Anfang der 70er Jahre durch Kinney „neuentdeckt" werden mußte [12].

Die Liste der genannten Größen – Glukosekonzentration, Energieumsatz und N-Ausscheidung – ließe sich heute um ein Vielfaches verlängern, die Information aber um nicht allzuviel vertiefen. Von größerem Interesse ist heute die Frage nach der übergeordneten Regulation, dem gemeinsamen Nenner der meßbaren Veränderungen des Postaggressionsstoffwechsels. Beginnend mit den schon genannten Autoren Cannon und Selye über Francis Moore bis hin zur aktuellen Literatur ist die

Tabelle 1. Leitgrößen des Energie- und Substrathaushaltes im Postaggressionsstoffwechsel

• Glukose	↑ Bernard	1877
• Energieumsatz	↑ Harris u. Benedict	1919
	Kinney	1970
• N-Ausscheidung	↑ Bürger	1922
	Cuthbertson	1932

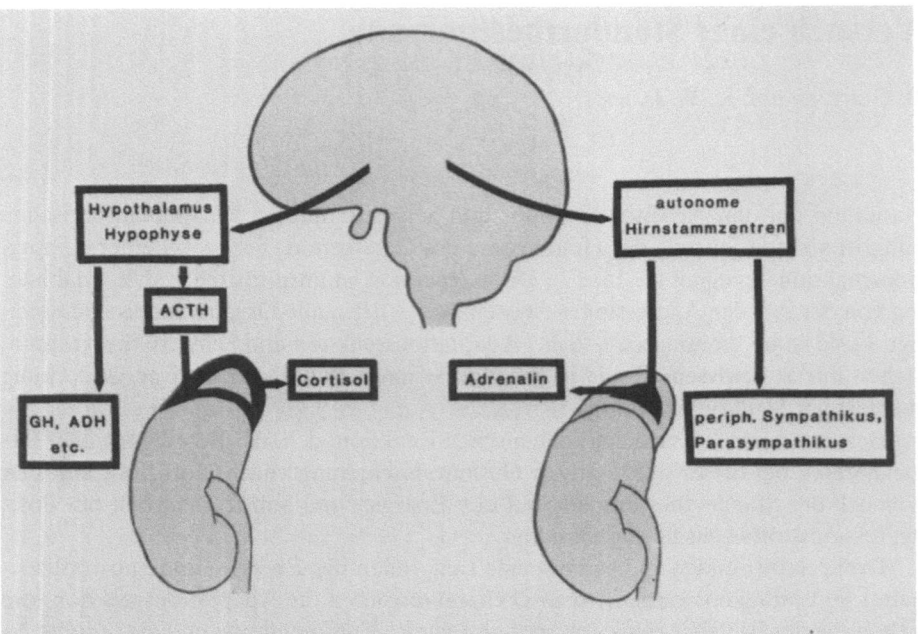

Abb. 1. Schematische Darstellung der neuroendokrinen Regulation des Postaggressionsstoffwechsels

neuroendokrine Steuerung der Veränderungen Grundlage unseres Verständnisses und Interpretation aller verändert gemessener Parameter in der postoperativen bzw. posttraumatischen Stoffwechselsituation [2, 5, 13, 16, 18, 19].

Abhängig vom Stand der Grundlagenforschung hat sich unser Wissen über die neuroendokrine Regulation von den ablativen Hormonversuchen über die Applikation der isolier- und synthetisierbaren Hormone bis zur direkten Messung der Hormonkonzentrationen mit Hilfe der radioimmunologischen Verfahren laufend erweitert. Ohne uns in Einzelheiten zu verlieren, kann heute die Regulation und Stimulierung der Erfolgsorgane direkt oder indirekt über periphere endokrine Organe, wie die Nebenniere, über die hypothalamisch-hypophysäre Achse und autonome Zentren des Hirnstammes als Standardwissen angesehen werden (Abb. 1). Genügte aber bislang die Vorstellung der Informationsübermittlung der veränderten Homöostase durch Nozirezeptoren, Barorezeptoren und andere Meßfühler an das ZNS zur Erklärung der zentralen neuroendokrinen Umstellung im Postaggressionsstoffwechsel, so werden zunehmend leukozytäre Mediatoren, wie Interleukine, als Induktoren der Stoffwechselumstellung angesehen [1].

Sehen wir von der sich abzeichnenden Flut von Publikationen über die Rolle der leukozytären Mediatoren für den Postaggressionsstoffwechsel und den noch zahlreichen offenen Fragen der hormonellen Steuerung des Streßstoffwechsels mit den heute nachweisbaren, aber in ihrer Bedeutung schwer zu interpretierenden Endorphinen und zahlreichen „trophen" und „Releasing"-Hormonen einmal ab, so hat sich in den letzten Jahren der Schwerpunkt der klinischen Forschung mehr und mehr

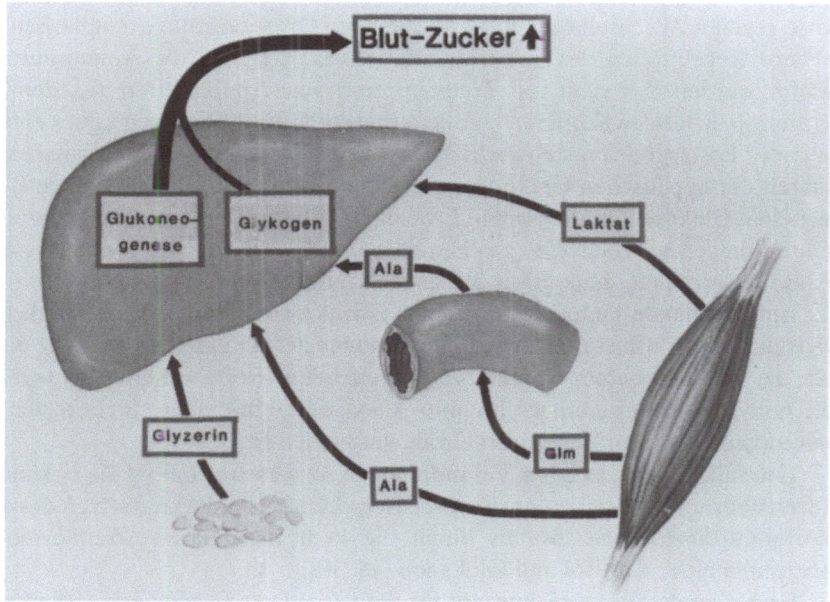

Abb. 2. Schematische Darstellung der Aufrechterhaltung der Glukosehomöostase im Postaggressionsstoffwechsel

von den Auswirkungen der neuroendokrinen Umstellung auf die Erfolgsorgane und deren intrazelluläre Veränderungen verlegt.

Die überwiegende Mehrzahl der aktuell zum Postaggressionsstoffwechsel erschienenen Publikationen läßt sich nach ihrem experimentellen Ansatz in 4 Gruppen einordnen: Abkehr von der Messung von Größen, die den Gesamtorganismus betreffen, zugunsten von Messungen am Einzelorgan, Aufstellung von Stoffwechselbeziehungen der einzelnen Organe untereinander, Untersuchung und Interpretation von Hormonwirkungen unter dem Aspekt des Rezeptorbegriffs sowie Studien über den Einfluß lokal wirksamer Hormone, sog. Gewebehormone, als Mediatoren der übergeordneten neuroendokrinen Hormonwirkung.

Am einfachsten und für den Probanden bzw. Patienten am wenigsten belästigend lassen sich Untersuchungen über den Stoffwechsel am Einzelorgan mit Hilfe der Kathetertechnik durchführen. Durch Blutprobeentnahme vor und hinter dem Organ können Aufnahme bzw. Abgabe eines Substrates gemessen werden. Nehmen wir Glukose als Beispiel, so läßt sich zeigen, daß die Leber im Postaggressionsstoffwechsel Glukose produziert, der Skelettmuskel als Beispiel eines peripheren Gewebes Glukose extrahiert (Abb. 2). Bestimmen wir in den Blutproben aus beiden Organen das Substrat Laktat, so sehen wir eine muskuläre Laktatabgabe und eine hepatische Laktataufnahme. Wir erkennen den erhöhten Substratfluß Glukose-Laktat-Glukose im Cori-Zyklus als einen wesentlichen Regulationsmechanismus des Postaggressionsstoffwechsels, um Glukose zu sparen. Dieser Verzicht eines Großteils peripherer Gewebe auf den Kalorienträger Glukose ist natürlich nur dadurch möglich, daß diese Gewebe durch die synchron laufende Lipolyse und Ketogenese andere Energieträger zur Deckung ihres Energiebedarfs zur Verfügung haben. Die hier für Glukose gezeigte Wechselbeziehung zwischen den Organen kann exemplarisch auch für andere Regelgrößen des Substratstoffwechsels, z. B. für die Aminosäuren, angewandt werden. So stellt die Transskription von Aminosäuren aus dem größten Proteinspeicher des Körpers, der Skelettmuskulatur, in Richtung Leber eine Grundlage des Postaggressionsstoffwechsels dar. Dabei stehen die glukoplastischen Aminosäuren der hepatischen Glukoneogenese zur Verfügung, wobei die enge Beziehung zwischen Glukosehomöostase und Eiweißkatabolie zu Tage tritt. Die anderen Aminosäuren dienen als Bausteine zur Eiweißsynthese, z. B. für die Synthese zahlreicher Funktionsproteine, denken wir nur an die Gerinnungsfaktoren [14].

Entsprechende Untersuchungen am Einzelorgan und der damit mögliche Nachweis des Substratflusses zwischen den Organen zeigen uns aber auch die Komplexität, die sich hinter einer einfach zu bestimmenden Größe wie Glukose verbirgt, und die notwendigerweise eingeschränkte Aussage, die mit einer einzigen, für den Gesamtorganismus repräsentativen Größe verbunden ist.

Grundlage der gezeigten Veränderungen im Substratfluß ist die bekannte Insulinresistenz im Postaggressionsstoffwechsel, d. h. das Außerkraftsetzen des anabolen Wirkungsprinzips des Insulins durch die kontrainsulinären Streßhormone, v. a. Katecholamine, Kortisol und Glukagon [18, 19].

Legt man das Rezeptorkonzept für die veränderte Insulinwirksamkeit zugrunde und untersucht man die Insulinresistenz mit Hilfe eines künstlichen Pankreas, das eine Insulinzufuhr ohne Gefahr der Hypoglykämie erlaubt, so zeigt die Dosis-Wirkungs-Kurve sowohl eine Rechtsverschiebung wie einen absoluten Wirkungsverlust als Ausdruck einer „Down"-Regulation am Rezeptor.

Die Kombination beider „Wirkungsverluste" auf Rezeptorebene und hinter dem Rezeptor zeigen eigene Versuche mit dem künstlichen Pankreas, die wir mit DFG-

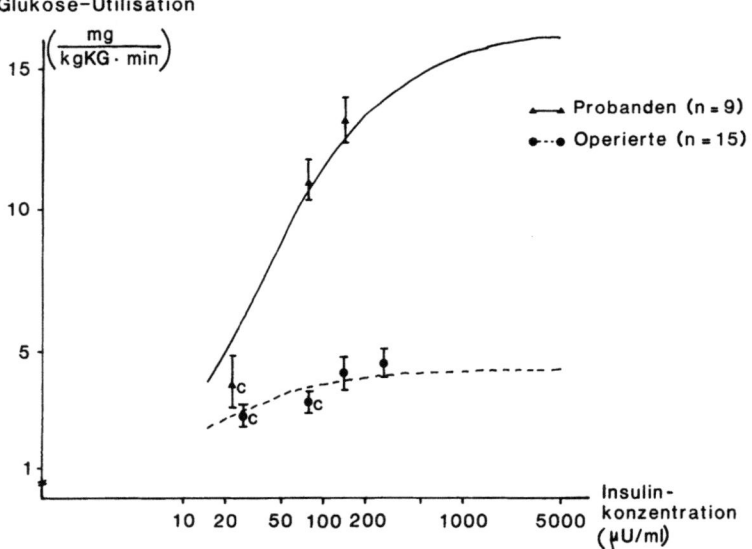

Abb. 3. Insulin-Dosis-Wirkungs-Kurve im Postaggressionsstoffwechsel und bei nicht operierten, gesunden Probanden

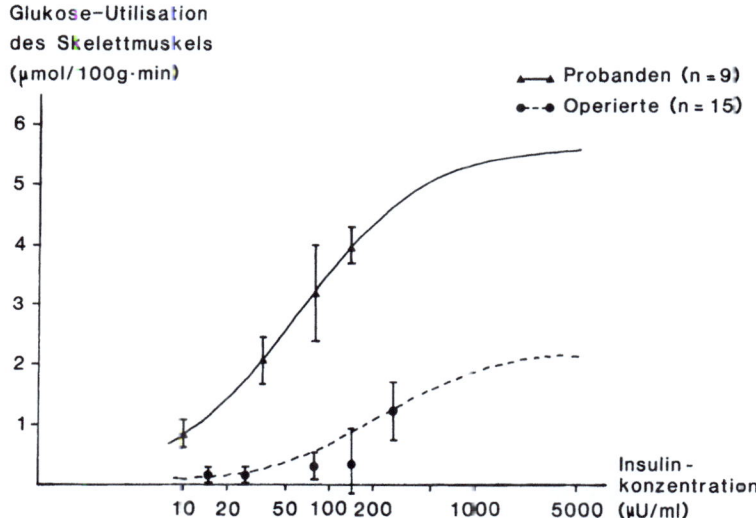

Abb. 4. Insulin-Dosis-Wirkungs-Kurve der Skelettmuskulatur im Postaggressionsstoffwechsel und bei nicht operierten gesunden Probanden

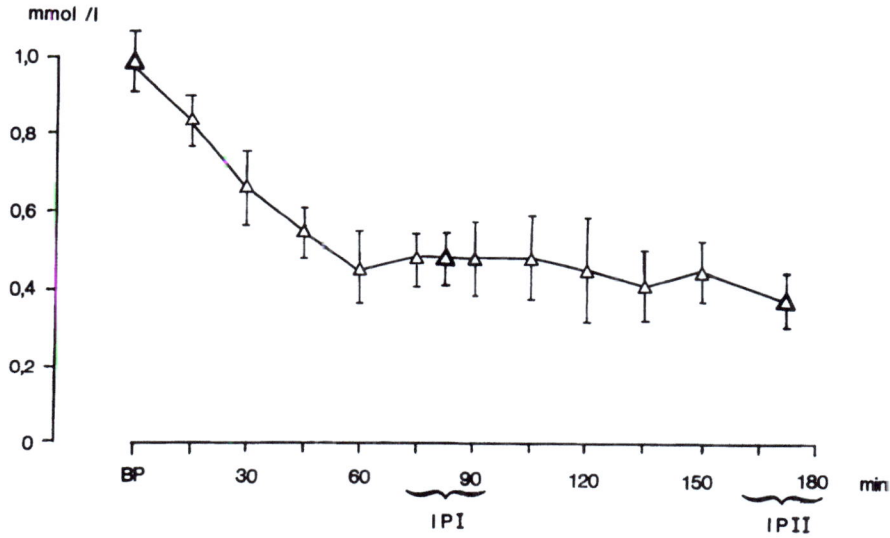

Abb. 5. Aufhebung der postoperativen Lipolyse durch die Applikation niedriger Insulindosen (*IP I:* 0.2 mE/min; *IP II:* 1.0 mE/min)

Unterstützung z. Z. durchführen [10, 11]. Im Vergleich zu den Verhältnissen beim nicht operierten freiwilligen Probanden finden wir im Postaggressionsstoffwechsel als Ausdruck der Insulinresistenz eine Rechtsverschiebung und „Down"-Regulation der Insulin-Dosis-Wirkungs-Kurve (Abb. 3). Ermittelt man gleichzeitig mit Hilfe der Kathetertechnik die Insulin-Dosis-Wirkungs-Kurve für den Skelettmuskel, so kann man schließen, daß v. a. die Insulinresistenz des Muskelgewebes für die veränderte Dosis-Wirkungs-Kurve im Postaggressionsstoffwechsel verantwortlich ist (Abb. 4).

Mit Hilfe der Insulin-Dosis-Wirkungs-Kurve läßt sich aber auch zeigen, daß die Insulinresistenz der Gewebe unterschiedlich stark ausgeprägt ist. Während das Muskelgewebe insulinresistent ist, ist die Insulinsensitivität des Fettgewebes, die Grundlage der postoperativen Fettmobilisation, bereits durch geringste Anhebungen des Insulinspiegels zu blockieren (Abb. 5). Zunehmende Bedeutung erlangen Untersuchungen über die Wirkung lokal wirksamer Gewebehormone, wie Kinine und Prostaglandine, im Postaggressionsstoffwechsel. Während ihr positiver Effekt auf die Insulinresistenz bereits in klinischen Studien gezeigt werden konnte [7, 8, 9], ist die Aufklärung ihrer molekularbiologischen Wirkung weiterhin Gegenstand der Grundlagenforschung.

Zur Deckung des postoperativen Energie- und Substratstoffwechsels werden nahezu alle Substanzen kommerziell angeboten. Mit der künstlichen Ernährung unserer operierten Patienten erfolgt aber zwangsläufig ein Eingriff in die Autoregulationsmechanismen des Postaggressionsstoffwechsels. Unter dem Gesichtspunkt der postoperativen parenteralen und enteralen Ernährung erscheinen folgende angesprochene Aspekte des Postaggressionsstoffwechsels relevant:

– Die Glukoseverwertungsstörung in der frühen postoperativen Phase ist Zeichen einer sinnvollen Insulinresistenz. Für die Praxis bedeutet dies Reduktion des Glukoseangebots und keine Insulinapplikation (Tabelle 2).

Tabelle 2. Postoperative künstliche Ernährung und Postaggressionsstoffwechsel

- Glukoseverwertungsstörung
  Glukoseangebot ↓
  Kein Insulin
- Glukosenebenwirkung: Fettleber
- Kohlenhydrate-Fett-System
- *Keine* hyper- bzw. hochkalorische Ernährung
- Postaggressionsstoffwechsel ≠ Hungerstoffwechsel
- *Keine* neuen Substratkombinationen,
  neue Behandlungsprinzipien

– Die leicht aufhebbare Insulinresistenz des Fettgewebes und das damit verbundene Sistieren von Lipolyse und Ketogenese ist besonders bei hypokalorischen Ernährungsprinzipien von Bedeutung. Die Menge von 150 g Glukose/24 h, besser von Zuckeraustauschstoffen, sollte nicht überschritten werden.

– Die maximal verwertbare Glukosemenge auch in den späteren Phasen des Postaggressionsstoffwechsels sollte 500 g/24 h nicht übersteigen. Überdosierungen führen zur Fettbildung, besonders in der Leber.

– Eine vollständige Deckung des Energiebedarfs im Postaggressionsstoffwechsel verlangt die Applikation von Fett neben Kohlenhydraten. Die Analogie zur Deckung des Energiebedarfs im Alltag mit 50% der Kalorien aus Kohlenhydraten und 30% aus Fett liegt nahe.

– Unser heutiges Wissen über den postoperativen bzw. posttraumatischen Energiebedarf und über die Nebenwirkungen überschüssig zugeführter Kalorienträger sprechen gegen eine hyperkalorische bzw. hochkalorische Ernährung.

- Der hormonell fixierte Postaggressionsstoffwechsel erlaubt eine bedarfs- bzw. umsatzorientierte Ernährung, aber keine Ernährungstherapie. Mit der zur Verfügung stehenden Substratpalette, parenteral oder enteral, kann das vorhandene katabole Stoffwechselmuster im Gegensatz zum Hungerstoffwechsel nicht aufgehoben werden. Ernährungstherapie als „Anabolie im Postaggressionsstoffwechsel" bedarf der Entwicklung neuer Behandlungsprinzipien und damit der Notwendigkeit einer weiteren Vertiefung unseres Wissens über die Regulation des Stoffwechsels in der Postaggressionssituation.

Literatur

1. Baracos V, Rodemann HP, Dinarello CA, Goldberg AL (1983) Stimulation of muscle protein degradation and prostaglandin E_2 release by leucocytic pyrogen (Interleukin-1). N Engl J Med 308:553–558
2. Baue AE, Günther B, Hartl W, Ackenheil M, Heberer G (1984) Altered hormonal activity in severely ill patients after injury or sepsis. Arch Surg 119:1125
3. Bernard C (1877) Lecons sur le diabete. Baillere, Paris, p 408
4. Bürger M, Grauhan M (1922) Über postoperativen Eiweißzerfall. Z Tg Exp Med 27:7
5. Cannon WB (1939) The wisdom of the body. Norton, New York
6. Cuthbertson DP (1932) Observations on the disturbance of metabolism produced by injury in the limbs. Q J Med 1:233–246
7. Dietze G, Wickelmayr M, Günther B et al. (1982) Improvement of insulin action on carbohydrate and protein metabolism by bradykinin in stress-induced insulin resistance in the acutely ill. In: McConn M (ed) Role of chemical mediators in the pathophysiology of acute illness and injury. Raven, New York, pp 317–325
8. Günther B, Wicklmayr M, Dietze G, Böttger J, Geiger R, Schultis K (1978) Beeinflussung der postoperativ gestörten Glukosetoleranz durch Bradykinin. Chirurg 49:244–245
9. Günther B, Wicklmayr M, Dietze G, Mehnert H (1979) Hemmung der postoperativen Katabolie durch Bradykinin. Chirurg 50:108–110
9a. Hoff F (1962) Klinische Physiologie und Pathologie, 6. Aufl. Thieme, Stuttgart
10. Jauch KW, Günther B, Wicklmayr M, Teichmann R, Hartl W, Dietze G (1984) Untersuchungen zur postoperativen Insulinresistenz von Lipolyse und Ketogenese mit Hilfe der Glukose-Clamp-Technik. Infusionsther Klin Ernähr 11:271–274
11. Jauch KW, Günther B, Hartl W, Teichmann R, Wicklmayr M, Dietze G (1985) Untersuchungen zur postoperativen Insulinsensitivität der Gewebe mit Hilfe der Glukose-Clamp-Technik. In: Stelzner F (Hrsg) Chirurgisches Forum 85 für exp klin Forschung. Springer, Berlin Heidelberg New York Tokyo
12. Kinney JM, Felig P (1979) The metabolic response to injury and infection. In: De Groot LJ (ed) Endocrinology, vol 3. Grune & Stratton, New York London, pp 1963–1985
13. Leriche R (1954) Philosophie der Chirurgie. Rascher, Zürich
14. Löhlein D (1984) Proteinsparende Mechanismen der parenteralen Ernährung. I. Mitteilung: Grundlagen und Methodik. II. Mitteilung: Klinische Aspekte. Infusionsther Klin Ernähr 11: 90–99 / 114–128
15. Meerson FZ (1984) Adaptation stress and prophylaxis. Springer, Berlin Heidelberg New York Tokyo
16. Moore F (1959) Metabolic care of the surgical patient. Saunders, Philadelphia London
17. Selye H (1946) The general adaptation syndrome and the diseases of adaptation. J Clin Endocrinol Metab 6:117–230
18. Wilmore DW (1977) The metabolic management of the critically ill. Plenum, New York London
19. Wilmore DW, Long JM, Mason AD, Pruitt BA Jr (1976) Stress in surgical patients as a neurophysiological reflex response. Surg Gyneol Obstet 142:257–269

Möglichkeiten und Grenzen der perioperativen künstlichen Ernährung

V. ZUMTOBEL, S. VON LIEBE und R. ERNST

Künstliche Ernährung beinhaltet eine definierte Menge und Zusammensetzung essentieller und nichtessentieller Nährstoffe, die über Schlauchsysteme kontinuierlich in den Magen-Darm-Trakt oder in das Venensystem zugeführt werden. Bei intravenöser Zufuhr können nur die Elementarbausteine Zucker, Aminosäuren und Fettsäuren, bei intestinaler Zufuhr können auch bzw. besser weniger aufgeschlossene Peptide, Polysaccharide und Fette verstoffwechselt werden. Beide Ernährungsformen sind durch viele Untersuchungen belegt in ihrer Effektivität gleichwertig (Abb. 1). Die enterale Form ist lokal und allgemein komplikationsärmer und 4- bis 5mal preisgünstiger, aber im Gegensatz zur intravenösen Form nicht immer anwendbar [18, 25, 46].

Untersuchungen zum Verhältnis zwischen präoperativem Ernährungszustand und postoperativer Komplikationsrate haben eindeutige Zusammenhänge ergeben [49, 52, 53, 56, 57, 69]. Dies gilt besonders für maligne Ösophagus- und Magenerkrankungen (Abb. 2). Alle Bemühungen um eine klare Grenzdefinition eines mit erhöhtem Risiko verbundenen Ernährungszustandes gestalteten sich jedoch sehr schwierig, da selbst längerfristige Kataboliephasen mit hohen Gewichtsverlusten lange Zeit nicht zu einem Abfall der als empfindliche Parameter angesehenen Serumproteine mit kurzer Halbwertzeit unter den Normbereich führen [23, 32, 65, 67]. Während des Fastens deckt der Organismus nur etwa 13% seines Energiebedarfs durch Gluconeogenese aus Körperprotein, um den Stoffwechsel der unmittelbar glukoseabhängigen Bereiche wie das Nervensystem aufrecht zu erhalten. Die anderen Organe gewinnen die notwendige Energie über die Mobilisation der Fettreserven und Verbrennung von Ketonkörpern [23, 55, 56].

Präoperative Ernährung

Mullen et al. [53] haben 1980 für das Krankengut des Universitätshospitals in Philadelphia einen, den Albuminspiegel, die Trizepshautfaltendicke, den Transferrinspiegel und einen 3fachen Hautantigentest erfassenden, prognostischen Ernährungsindex entwickelt (Tabelle 1) und zeigen können, daß bei Patienten mit einem Indexrisiko von mehr als 50% durch eine hochkalorische präoperative künstliche Ernährung die postoperative allgemeine Komplikationsrate auf die Hälfte, die Infektionsrate auf ⅙ und die Operationsletalität auf ⅕ gesenkt werden konnte (Abb. 3). Im europäischen Krankengut sind Patienten mit einem Index unter 50% jedoch Ausnahmen.

Andere Untersuchungen zum präoperativen Ernährungszustand führten zu weiteren Einteilungen und Klassifikationen [8, 10]. Letztlich hat sich jedoch ergeben, daß auch Hautfaltendicke, Muskelumfänge und Sensibilitätstests der Haut wenig

Möglichkeiten und Grenzen der perioperativen künstlichen Ernährung

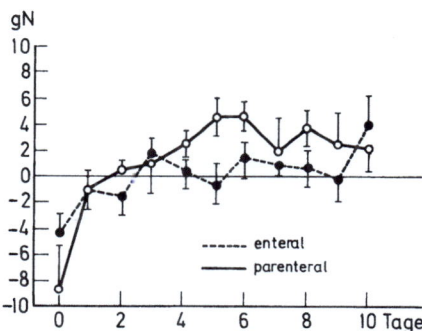

Abb. 1. Vergleich isokalorischer enteraler und parenteraler Ernährung bei Schwerkranken mit intakter Intestinalfunktion. (Nach [46])

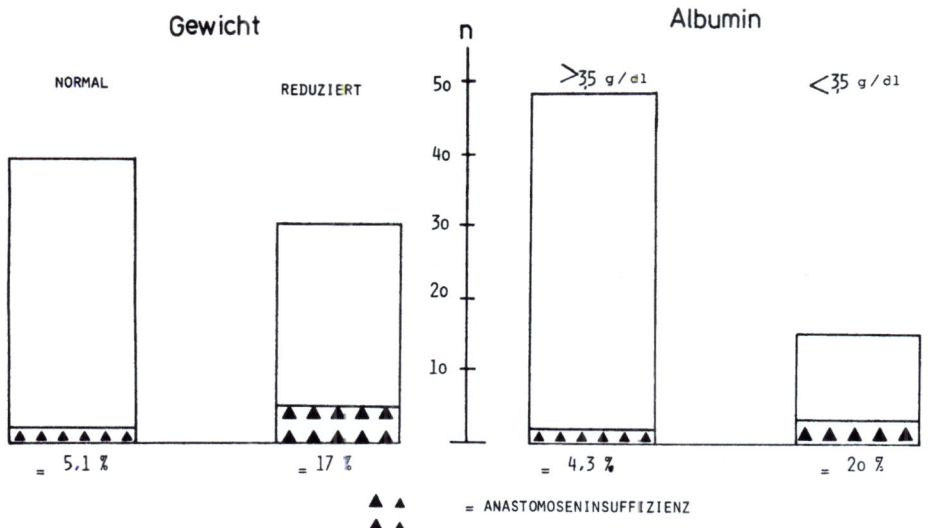

Abb. 2. Einfluß des Ernährungszustands (Körpergewicht und Serumalbuminspiegel) auf die Insuffizienzrate der ösophagojejunalen Anastomose bei 70 Patienten mit Gastrektomie wegen Magenkarzinoms [69]

Tabelle 1. Prognostischer Ernährungsindex nach Mullen et al. [53]. Vom Ausgangswert 158% werden die einzelnen Größen abgezogen. Bei einem Ergebnis über 50% halten die Autoren eine präoperative vollständige parenterale Ernährung (TPN) für angezeigt

---

PNI = 158%

- Serumalbumin g/dl · 16,6
- Trizepshautfaltendicke mm · 0,78
- Serumtransferrin g/dl · 0,20
- Hauttestreaktion · 5,8

PNI ≥ 50% = präoperative TPN

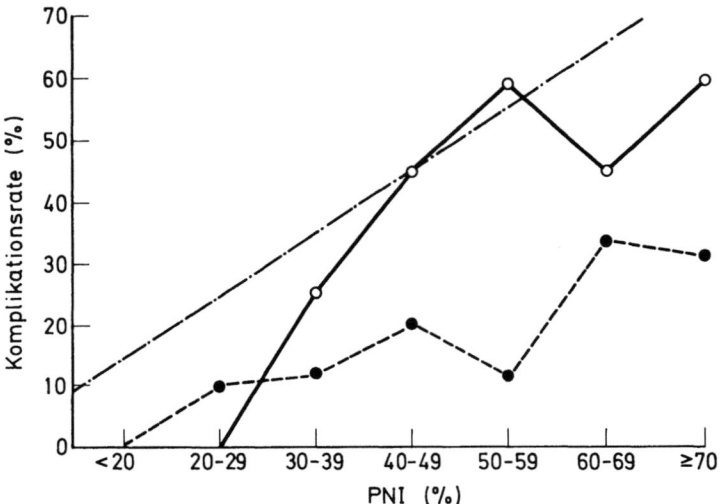

Abb. 3. Auswirkung einer präoperativen vollständigen parenteralen Ernährung (TPN) auf die postoperative Komplikationsrate in Abhängigkeit vom prognostischen Ernährungsindex (PNI). —·—, Erwartet; ——, ohne praeop. TPN; – – –, mit praeop. TPN. (Nach [53])

Aussagewert zur Immunitätslage und der mit ihr verbundenen postoperativen Komplikationsneigung besitzen. Lediglich ein nachweislich massives Eiweißdefizit mit Serumalbuminwerten unter 3 g/dl dürfte einen grobgesicherten Risikofaktor darstellen [31, 37, 49, 62, 64]. Dementsprechend hat eine präoperative intensive Ernährungsvorbehandlung auch nur bei Patienten mit derartigen Voraussetzungen einen Einfluß auf die postoperative Komplikationsrate nehmen können. Inzwischen erscheint eine präoperative künstliche Ernährung in erster Linie bei Patienten mit Ösophagus- und Magenkarzinomen, bei weit fortgeschrittenen Krankheitsbildern von Morbus Crohn oder Colitis ulcerosa und chronischer Pankreatitis sinnvoll, während andere zur Operation anstehende Erkrankungen nur ausnahmsweise einen derartigen, prognostisch ungünstigen Eiweißmangel aufweisen.

Zu einer strengen Indikationsstellung zwingt auch die Erkenntnis, daß ein meßbarer Erfolg der Ernährungstherapie frühestens nach einer Behandlungsdauer von 8–10 Tagen erkennbar wird [30, 31, 52, 53, 67] und die damit verbundene Verlängerung des präoperativen Krankenhausaufenthalts ihrerseits das Kontaminationsrisiko mit Hospitalkeimen und damit die Komplikationsrate nachweislich erhöht [15, 48, 61].

Intraoperative parenterale Ernährung

Die postoperative Katabolie ist ein Kombinationseffekt aus perioperativem Fasten und operationsbedingter hormoneller Reaktion auf die Aggression. Durch Insulinresistenz, Glukoseverwertungsstörung und verstärkte Katabolie unterscheidet sich die hier zugrundeliegende Stoffwechselsituation wesentlich von derjenigen während des Fastens, obwohl der Energiebedarf in ähnlicher Weise überwiegend über Lipolyse und Fettverbrennung gedeckt wird. Trotzdem schien es ernährungsphysiologisch interessant, den durch Fasten bedingten Anteil der postoperativen Katabolie

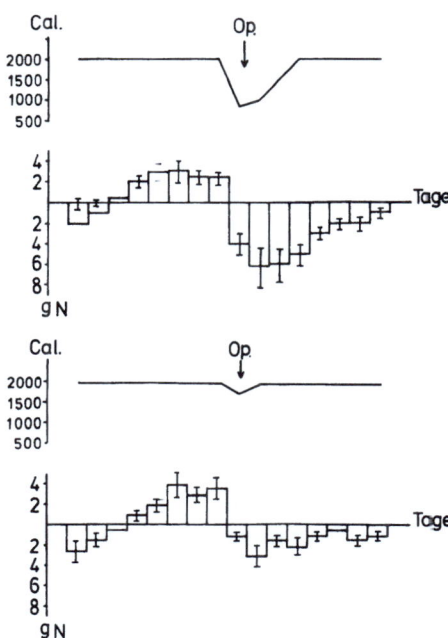

Abb. 4. Perioperative Stickstoffbilanzen bei je 5 Patienten mit Kolontumoren bei unterschiedlicher intra- und frühpostoperativer parenteraler Nahrungszufuhr (eigene Untersuchungen)

zu reduzieren und damit das Ausmaß des postoperativen Proteinverlustes günstig zu beeinflussen. Tatsächlich ist nach präoperativer Adaptation an eine parenterale Ernährung die peroperative Fortführung eines vollständigen Ernährungsregimes möglich [24] und führt auch zu einer Reduktion der postoperativen Stickstoffverluste (Abb. 4). Da jedoch eine während der Operationsphase weitergeführte Ernährung zusätzliche Möglichkeiten intra- und perioperativer metabolischer Entgleisungen beinhaltet und die Narkoseüberwachung und -steuerung offenbar erschwert, stehen Nutzen und Risiko dieses Vorgehens in keinem günstigen Verhältnis zueinander. Deshalb hat die peroperative vollständige künstliche Ernährung bisher keine praktische Bedeutung erlangt.

Postoperative parenterale Ernährung

Die postoperative Magen-Darm-Atonie verlangt dagegen in Abhängigkeit von der Größe abdominaler Eingriffe eine unterschiedlich lange intravenöse künstliche Ernährung, deren wichtigste Bestandteile Aminosäuren und Kohlenhydrate sind. Ein von Blackburn [5] 1973 vorgeschlagenes Konzept der ausschließlichen Substitution von Aminosäuren zur Erhaltung einer ungestörten Lipolyse in der postoperativen Phase hat große Beachtung gefunden und dazu geführt, daß auch für niedrigkalorische Substitution optimale Zusammensetzungen und klare Indikationen ermittelt wurden. Dabei hat sich herausgestellt, daß eine gleichzeitige geringe Kohlenhydratzufuhr von etwa 2 g/kg KG und Tag die Stickstoffretention gegenüber der alleinigen Aminosäurenzufuhr wesentlich steigert, ohne die erwünschte Lipolyse zu unterdrücken [29, 42, 43].

Tabelle 2. Frühpostoperativer Gewichtsverlust bei je 10 Patienten mit Gastrektomie bei unterschiedlicher künstlicher Ernährung. Parenteral hypokalorisch: 8 kcal und 1 g Protein/Tag, parenteral hyperkalorisch: 30 kcal und 1,5 g Protein/Tag, enteral hyperkalorisch: 30 kcal und 1,5 g Protein/Tag (eigenes Krankengut)

Ernährung	kg KG präoperativ	kg KG 10 Tage postoperativ	Differenz
Parenteral hypokalorisch	74,6 ± 2,4	70,3 ± 2,8	4,3 ± 1,2
Parenteral hyperkalorisch	69,8 ± 8,4	67,1 ± 8,5	2,7 ± 0,8
Enteral hyperkalorisch	71,9 ± 3,2	69,8 ± 2,9	2,1 ± 0,6

Ein lipolysehemmender Anstieg von Serumglukose- und -insulinspiegeln kann darüber hinaus auch durch die Verwendung von Nichtglukosekohlenhydraten wie Laevulose, Sorbit und Xylit vermieden werden [29, 34, 44]. In der täglichen Praxis wird die überwiegende Mehrzahl aller operierten Patienten heute mit niedrigkalorischen Kohlenhydrat-Aminosäuren-Lösungen über periphere Zugänge ernährt. Bei gutem Ernährungszustand führt selbst eine 1- bis 2wöchige niedrigkalorische Substitution nach großen Intestinaleingriffen wie Ösophagusresektionen oder Gastrektomien zwar zu einem größeren Gewichtsverlust (Tabelle 2), aber nicht zu einer höheren Komplikationsrate gegenüber einer vollständigen parenteralen Ernährung [34, 69].

Großes Interesse gilt z. Z. der optimalen Zusammensetzung von Aminosäurenlösungen für den Postaggressionsstoffwechsel. Während sich für künstliche Ernährung bei akutem und chronischem Leberversagen spezielle Lösungen mit hohen Anteilen verzweigtkettiger Aminosäuren [13, 51] und bei akutem Nierenversagen mit höherem Anteil essentieller und semiessentieller Aminosäuren weitgehend durchgesetzt haben [3, 19, 24, 26], sind die Vorstellungen für die Postaggressionsphase noch unterschiedlich. So fand Hartig [36] im Tierexperiment an operierten Schweinen eine deutlich bessere Utilisation von Aminosäurenlösungen mit geringem Anteil verzweigtkettiger Aminosäuren. Auch beim Menschen ließ sich eine bessere Proteinutilisation bei Verwendung von Aminosäurenlösungen mit verringertem Anteil an verzweigtkettigen Aminosäuren zeigen [58, 60]. Andere Autoren beobachteten dagegen v. a. bei schwerem Trauma und Sepsis bessere Proteinutilisationsraten bei hohen Anteilen verzweigtkettiger Aminosäuren, insbesondere von Leucin [7, 11, 12, 16, 27, 39, 54]. Der positive Effekt wird sowohl einer verstärkten Proteinsyntheserate als auch einer Reduktion der Proteolyserate zugeschrieben [1, 4, 11, 12, 55]. Diese unterschiedlichen Auffassungen erklären sich teilweise aus sehr unterschiedlichen Untersuchungsbedingungen und bedürfen noch weiterer Klärung.

Patienten in ungenügendem Ernährungszustand sollten nach großen Abdominaleingriffen eine vollständige parenterale Ernährung erhalten. Diese orientiert sich an einem Kalorien-Stickstoff-Verhältnis von 150 kcal/g Stickstoff. Der energieliefernde Anteil kann sowohl über Kohlenhydrate als Glukose mit Insulinzusatz und Glukose-/Nichtglukose-Mischlösungen oder über Kohlenhydrate und Fett gedeckt werden. Dabei sollten Kohlenhydrate und Fett im Verhältnis von 2:1 bzw. höchstens 1:1 stehen [20, 21, 33, 45, 68]. Jede längerdauernde vollständige parenterale Ernährung muß Fettanteile enthalten, um den Bedarf an essentiellen Fettsäuren zu decken [47,

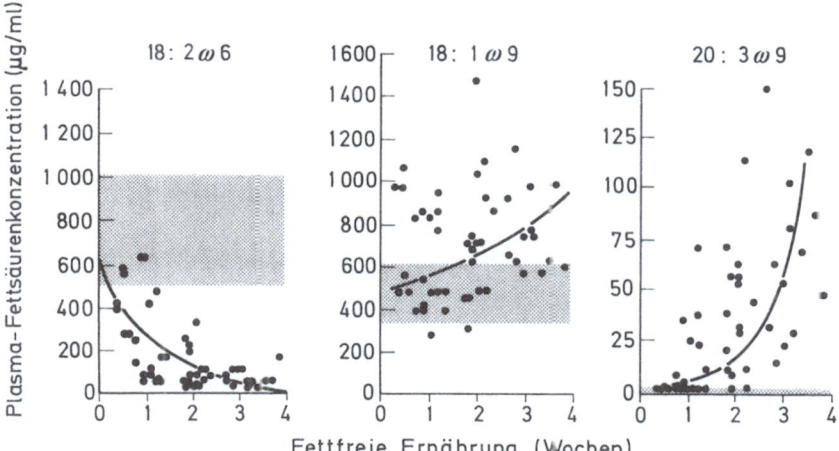

Abb. 5. Verhalten der Konzentrationen von Linolsäure (18:2ω6), Ölsäure (18:1ω9) und Eicosatriensäure (20:3ω9) im Serum bei Intensivpatienten unter 4wöchiger fettfreier parenteraler Ernährung (Normbereiche *schraffiert*). (Nach [47])

55], da es bei entsprechend Kranken bereits nach 2- bis 3wöchiger vollständiger parenteraler Ernährung ohne Fettanteil zu einem massiven Abfall der Linolsäurespiegel im Serum und zu einem Anstieg der körpereigenen Ersatzprodukte Ölsäure und Eicosatriensäure kommt (Abb. 5).

Bei einer Kohlenhydratzufuhr, die wesentlich über dem Grundumsatz von 400 g täglich liegt, kommt es nach Auffüllung der Glycogendepots zu einer gesteigerten Lipidsynthese. Diese führt bereits in kurzer Zeit zu einer Fetteinlagerung ins Leberparenchym, da die verfügbaren VLD-Lipoproteine den Transport des neugebildeten Fetts in die Peripherie nicht vornehmen können [22, 28, 40, 66]. Darüber hinaus bedingen Glukosezufuhrraten über 500 g/Tag eine überproportional gesteigerte CO_2-Produktion mit einem Anstieg des respiratorischen Quotienten auf 1 und darüber, was besonders bei eingeschränkter Lungenfunktion oder Beatmungspatienten eine erhebliche Belastung darstellt [2, 9, 20]. Daher ist es physiologischer und ebenso eiweißsparend, neben dem Bedarf an essentiellen Fettsäuren auch einen Teil der Energiezufuhr primär in Form exogen zugeführter höherwertiger ungesättigter Fettsäuren zu bestreiten und so eine Überlastung des Kohlenhydratstoffwechsels zu vermeiden [21, 45, 68].

Als eine ernährungsphysiologisch attraktive Bereicherung erscheint der Einsatz von mittelkettigen Triglyzeriden in der vollständigen parenteralen Ernährung wegen ihrer einfachen und raschen Oxydationsmöglichkeiten. Bisher ist ihre routinemäßige Verwendung wohl wegen noch ungenügend gelöster Emulgatorprobleme nicht allgemein zu empfehlen.

Eine vollständige parenterale Ernährung kann wegen der hohen Lösungskonzentration nur zentralvenös erfolgen und ist sowohl mit katheter- als auch stoffwechselbedingten Risiken verbunden. Während des routinemäßigen klinischen Einsatzes der vollständigen parenteralen Ernährung ohne Spezialpersonal ist mit einer Katheterinfektionsrate von 10–15% zu rechnen. Die direkte Zufuhr der Substrate in die

Blutbahn unter Umgehung der bei enteraler Zufuhr zwischengeschalteten Steuerstelle Leber erfordert häufige Kontrollen und Korrekturen des Glukose- und Fettstoffwechsels sowie des Elektrolyt- und Wasserhaushalts, um Behandlungsschäden zu vermeiden [46, 50, 59].

Postoperative enterale Ernährung

Völlig neue Dimensionen schienen sich mit der Rückerinnerung an enterale Ernährungsmöglichkeiten im Zusammenhang mit der Entwicklung von elementaren bzw. chemisch definierten Diäten einerseits und der Konzeption einer intraoperativ angelegten Katheterjejunostomie andererseits zu ergeben. Konnte man doch unter Umgehung des Magens durch die angewandte Technik und des Dickdarms durch Verwendung ballastfreier Nahrung die isoliert frühpostoperative Funktionswiederkehr des Dünndarms für eine risikoarme physiologische Form der Ernährung nutzen. Nach enthusiastischen Einzelmitteilungen hat die zunehmende Erfahrung jedoch gezeigt, daß die gewünschte frühpostoperative vollkalorische Ernährung besonders nach großen Oberbaucheingriffen nur über eine langsame Steigerung innerhalb von 5 Tagen erreichbar ist und darüber hinaus noch etwa 30% der Patienten mit Diarrhöen und oder Darmdistensionen reagieren [14, 17, 35, 38, 63]. Mit Hilfe der intrajejunalen Manometrie konnten sogar bis zu 7 Tagen anhaltende Motilitäts- und Resorptionsstörungen des Dünndarms nach abdominalen Gastrektomien nachgewiesen werden [41].

So ist die zunächst sehr großzügig gestellte Indikation zur Katheterjejunostomie inzwischen auf Eingriffe mit voraussehbar mehr als 8tägiger Nahrungskarenz, d. h. lediglich auf Ösophagusresektionen und totale Gastrektomien zurückgegangen. Um optimal substituieren zu können, ist bei diesen Patienten während der ersten postoperativen Tage immer eine kombinierte parenterale und enterale Ernährung erforderlich. Besonders über den Zeitpunkt der Wiederaufnahme der oralen Ernährung hinaus hat sich uns die intermittierende Zufütterung über die belassene Katheterjejunostomie in den ersten 2–4 postoperativen Wochen als eine wesentliche Hilfe bei der Anpassung der Patienten an den Verlust ihres Magens erwiesen. Zur Zeit laufende Untersuchungen sollen die Frage klären, ob durch eine Änderung der Diätzusammensetzung ohne Verlust der Nahrungsqualität die Diarrhöe- und Distensionsrate reduziert werden kann.

Sicherlich ist die Bedeutung einer vollständigen künstlichen Ernährung mancherorts überbewertet und ihre Indikation sehr weit gestellt worden. Andererseits ist eine adäquate Ernährung unabhängig von ihrer Applikationsart für Schwerstkranke auf Intensivstationen eine entscheidende Voraussetzung, ihre Erkrankung und eventuelle Komplikationen zu überwinden.

Literatur

1. Abbott WC, Echemique MM, Bistrian BR, Williams S, Blackburn GL (1983) Nutritional care of the trauma patient. Surg Gynecol Obstet 157:585–597
2. Askanazi J, Rosenbaum SH, Heymann AJ, Silverberg PA, Milic-Emili J, Kinney JM (1980) Respiratory changes induced by the large glucose loads of total parenteral nutrition. JAMA 243:1444–1447
3. Bergström J, Fürst P, Josephson B, Noree LO (1970) Improvement of nitrogen balance in a uremic patient by the addition of histidine to essential amino acid solutions given intravenously. Life SCI 9:787–794
4. Birkhahn RH, Long CL, Fitkin D, Geiger JW, Blakemore WS (1980) Effects of major skeletal trauma on whole body protein in man measured by L-[1, ^{14}C]-leucine. Surgery 88:294–300
5. Blackburn GL, Flatt JP, Clowes GHA, O'Donnell TF (1973) Peripheral intravenous feeding with isotonic amino acid solutions. Am J Surg 125:447–454
6. Blackburn GL, Flatt JP, Clowes GHA, O'Donnell TF, Hensle TE (1973) Protein-sparing therapy during periods of starvation with sepsis or trauma. Ann Surg 177:588–594
7. Bower RH, Kern KA, Fischer JE (1985) Use of branched chain amino acid enriched solution in patients under metabolic stress. Am J Surg 149:266–270
8. Brenner U, Müller JM, Keller H, Schmitz M, Horsch S (1983) Ein neuer Ernährungsindex zur präoperativen Beurteilung der Mangelernährung als Risikofaktor in der Chirurgie. Infusionsther Klin Ernaehr 10:302–306
9. Burke JF, Wolfe RR, Mullany CJ, Mathews DE, Bier DE (1979) Glucose requirements following burn injury. Ann Surg 190:274–285
10. Buzby GP, Mullen JL, Matthews DC, Hobbs CL, Rosato EF (1980) Prognostic nutritional index in gastrointestinal surgery. Am J Surg 139:160–167
11. Cerra FB, Upson D, Angelico R, Wiles C, Lyons J, Faulkenbach LA, Paysinger J (1982) Branched chains support postoperative protein synthesis. Surgery 92:192–199
12. Cerra FB, Mazuski J, Teasley K, Nuwer N, Lusne J, Skronts E, Konstantinides F (1983) Nitrogen retention in critically ill patients is proportional to the branched chain amino acid load. Crit Care Med 11:775–778
13. Cerra FB, McMillen M, Angelico R, Cline B, Lyons J, Faulkenbach LA, Paysinger J (1983) Cirrhosis, encephalopathy, and improved results with metabolic support. Surgery 94:612–619
14. Cobb LM, Cartmill AM, Gilsdorf RB (1981) Early postoperative nutritional support using the serosal tunnel jejunostomy. J Parent Ent Nutr 5:397–401
15. Cruse PJE, Food R (1980) The epidemiology of wound infection. A ten-year prospective study of 62,939 wounds. Surg Clin North Am 60:27–32
16. Daly JM, Mikranian MH, Kehoe JE, Brennan MF (1983) Effects of postoperative branched chain amino acids on nitrogen balance and forearm muscle substrate flux. Surgery 94:151–158
17. Delany HM, Carnevale NJ, Garvey JW, Moss CM (1977) Postoperative nutritional support using needle catheter feeding jejunostomy. Ann Surg 186:165–170
18. Dölp R, Grünert A, Böhm A (1983) Enterale oder parenterale Ernährungstherapie. Eine vergleichende klinische Studie. Infusionsther Klin Ernaehr 10:286–290
19. Druml W (1980) Parenterale Ernährung bei Niereninsuffizienz. Infusionsther Klin Ernaehr 3:135–148
20. Eckart J, Neeser G, Adolph M (1980) Die parenterale Ernährung beim Beatmungspatienten. Infusionsther Klin Ernaehr 3:149–158
21. Eckart J, Neeser G, Wolfram G (1983) Aktueller Stand der parenteralen Ernährung mit Fettemulsionen. – Klinische Erfahrung mit septischen Patienten. Infusionsther Klin Ernaehr 10:172–182
22. Elwyn DH, Kinney JM, Jeevanandam M, Gump FE, Broell JR (1979) Influence of increasing carbohydrate intake on glucose kinetics in injured patients. Ann Surg 190:117–127
23. Fateh-Moghadam A, Schwandt P, Sandel P, Vogt W, Kling S (1977) Einfluß totaler Nahrungskarenz auf Serumproteinkonzentrationen. Klin Wochenschr 55:525–531
24. Feinstein EI, Blumenkrantz MJ, Healy M, Koffler A, Silbermann H, Massry SG, Kopple JD (1981) Clinical and metabolic responses to parenteral nutrition in acute renal failure. A controlled double-blind study. Medicine (Baltimore) 60:124–137

25. Freeman IB, Fairfull-Smith RS (1983) Current concepts of enteral feeding. Arch Surg 16: 75–107
26. Freund H, Atamian S, Fischer JE (1980) Comparative study of parenteral nutrition in renal failure using essential and nonessential amino acid containing solutions. Surg Gynecol Obstet 151:652–656
27. Freund HR, James JH, Fischer JE (1981) Nitrogen-sparing mechanisms of singly administered branched-chain amino acids in the injured rat. Surgery 90:237–243
28. Georgieff M, Lutz H (1982) Die Bedeutung des Fettstoffwechsels bei der Überwindung eines Traumas. Infusionsther Klin Ernaehr 9:28–34
29. Georgieff M, Kattermann R, Geiger K et al (1981) Vergleich von Xylit und Glukose als Energieträger im Rahmen der hypokalorischen postoperativen parenteralen Ernährungstherapie. Infusionsther Klin Ernaehr 8:69–76
30. Georgieff M, Kattermann R, Lutz H (1981) Der postoperative Stoffwechsel. Unterschiede bei prä- und postoperativem Beginn der totalen parenteralen Ernährung. In: Müller JM, Pichlmaier H (Hrsg) Hochkalorische parenterale Ernährung. Springer, Berlin Heidelberg NewYork, S 79–90
31. Gofferje H (1977) Das Verhalten von Präalbumin, retinolbindendem Protein und der Immunglobuline unter dreiwöchiger Ernährungsrehabilitation. Infusionsther Klin Ernaehr 4:360–362
32. Gofferje H, Kozlik V (1977) Proteinstatus bei kurzfristigem Fasten und bei Zufuhr essentieller Aminosäuren. Infusionsther Klin Ernaehr 4:320–324
33. Grünert A (1983) Erfahrungen mit der Applikation von Fettemulsionen bei postoperativen und posttraumatischen Zuständen. Infusionsther Klin Ernaehr 10:144–149
34. Günther B, Utz F, Teichmann R, Hartl W (1983) Peripher-venöse hypokalorische Ernährung nach großen Abdominaleingriffen. Infusionsther Klin Ernaehr 10:74–78
35. Guest S, Rusell CA, Evans SJ, Dowling BL (1983) Postoperative jejunostomy feeding in upper gastrointestinal surgery. Proc Nutr Soc 42:147
36. Hartig W, Matkowitz R, Junghans P, Jung K, Faust H (1983) Proteinsynthese nach experimentellem Trauma am Tiermodell Schwein. – Ein Vergleich von Infusionslösungen mit unterschiedlichem Aminosäurenmuster. Infusionsther Klin Ernaehr 10:276–279
37. Hill GL, McCarthy ID, Collins JP, Smith AH (1978) A new method for the rapid measurement of body composition in critically ill surgical patients. Br J Surg 65:732–735
38. Hoover HC, Ryan JA, Anderson EJ, Fischer JE (1980) Nutritional benefits of immediate postoperative jejunal feeding of an elemental diet. Am J Surg 139:153–158
39. Kern KA, Bower RH, Atamian S, Matarese LE, Ghory MJ, Fischer JE (1982) The effect of a new branched chain-enriched amino acid solution on postoperative catabolism. Surgery 92: 780–785
40. King RFG, Macfie J, Hill GL, Smith RC (1981) Effect of intravenous nutrition, with glucose as the only caloric source, on muscle glycogen. J Parent Ent Nutr 5:226–229
41. Liebe S von, Markworth M, Ernst R, Zumtobel V (1985) Objektive Kriterien zur Beurteilung der Dünndarmfunktion beim postoperativen Ileus (Kongreßbericht). Langenbecks Arch Chir 366:555–559
42. Löhlein D (1981) Untersuchungen zum proteinsparenden Effekt verschiedener Konzepte der peripheren parenteralen Ernährung. Z Ernährungswiss 20:81–95
43. Löhlein D (1984) Proteinsparende Mechanismen der parenteralen Ernährung. I. Mitteilung: Grundlagen und Methodik. II. Mitteilung: Klinische Aspekte. Infusionsther Klin Ernaehr 11: 90–99, 114–128
44. Löhlein D, Zick R (1982) Zuckeraustauschstoffe oder Glucose bei der peripher-venösen hypokalorischen Ernährung. Infusionsther Klin Ernaehr 8:133–140
45. Macfie J, Smith RC, Hill GL (1981) Glucose or fat as a nonprotein energy source? A controlled clinical trial in gastroenterological patients requiring intravenous nutrition. Gastroenterology 80:103–107
46. McArdle AH, Palmason C, Morency I, Brown RA (1981) A rationale for enteral feeding as the preferable route for hyperalimentation. Surgery 90:616–621
47. McCarthy M, Cottam GL, Turner WW (1981) Essential fatty acid deficiency in critically ill surgical patients. Am J Surg 142:747–751
48. Meakins JL, Pietsch JB, Christou NV, MacLean LD (1980) Predicting surgical infection before the operation. World J Surg 4:439–450

49. Merkle NM, Schmitz JE, Grünert A, Herfarth CH (1985) Zur Bedeutung des Ernährungsstatus chirurgischer Patienten. Langenbecks Arch Chir 365:109–125
50. Michel L, McMichan JC, Bachy J-L (1979) Microbial colonisation of indwelling central venous catheters. Statistical evaluation of potential contaminating factors. Am J Surg 137:745–748
51. Millikan WJ, Henderson JM, Warren WD et al (1983) Total parenteral nutrition with FO 80^F in cirrhotics with subclinical encephalopathy. Ann Surg 197:294–304
52. Müller JM, Brenner UD, Dienst C, Pichlmaier H (1982) Preoperative parenteral feeding in patients with gastrointestinal carcinoma. Lancet 68–71
53. Mullen JL, Buzby GP, Matthews DC, Smale BF, Rosato EF (1980) Reduction of operative morbidity und mortality by combined preoperative and postoperative nutritional support. Ann Surg 192:604–613
54. Nachbauer CA, James JH, Edwards LL, Ghory MJ, Fischer JE (1984) Infusion of branched chain-enriched amino acid solution in sepsis. Am J Surg 147:743–752
55. Ota DM, Imbembo AL, Zuidema GD (1978) Total parenteral nutrition. Surgery 83:503–520
56. Reinhardt GF, Myscofski JW, Wilkens DB (1980) Incidence and mortality of hypoalbuminemic patients in hospitalized veterans. J Parent Ent Nutr 4:357–362
57. Roth E, Winter M, Funovics J, Schulz F, Huk J, Fritsch A (1982) Mangelernährung und postoperative Komplikationsrate bei Karzinompatienten. Langenbecks Arch Chir 357:77–84
58. Roth E, Funovics J, Karner J, Huk J, Schulz F, Fritsch A (1983) Keine Stimulierung der Stickstoffretention und Plasmaproteinsynthese durch eine erhöhte Zufuhr von verzweigtkettigen Aminosäuren. Infusionsther Klin Ernaehr 10:259–266
59. Sanders RA, Sheldon GF (1976) Septic complications of total parenteral nutrition. A five-year experience. Am J Surg 132:214–220
60. Schmitz JE, Dölp R, Grünert A, Ahnefeld FW (1982) Einfluß von Lösungen mit unterschiedlichem Gehalt an verzweigtkettigen Aminosäuren auf das Plasmaaminosäuren-Muster und den Stoffwechsel chirurgischer Intensivpatienten. Infusionsther Klin Ernaehr 9:100–107
61. Schwemmle K (1982) Wundinfektion und ihre Behandlung in der Allgemein- und Abdominalchirurgie (Kongreßbericht). Langenbecks Arch Chir 358:173–177
62. Seltzer MH, Cooper DN, Ingler P (1979) Instant nutritional assessment. J Parent Ent Nutr 3:157–159
63. Troidl H, Vestweber KH, Broke R, Riedel A, Werner HH, Kioki H (1983) Unmittelbar postoperative Ernährung mit der Elementardiät (Survimed®) mittels neuer Applikationsform einer sogenannten Feinnadel-Katheter-Jejunostomie (FNKJ). Chirurg 54:805–810
64. Turner WW, Landreneau RJ, Toler GF, Meier DF, Meier DE, Thal ER (1982) How accurate is nutritional risk classification? Surg Forum 33:107–109
65. Widhalm K, Zwiauer K, Weber H (1983) Stoffwechselveränderungen während einer 3wöchigen Behandlung mit einer niederkalorischen Protein-Kohlenhydrat-Diät bei hochgradig übergewichtigen Jugendlichen. Infusionsther Klin Ernaehr 10:82–89
66. Wolfe RR, O'Donnell TF, Stone MD, Richmond DA, Burge JF (1980) Investigations of factors determining the optimal glucose infusion rate in total parenteral nutrition. Metabolism 29 892–899
67. Zumtobel V, Günther B, Demel N (1981) Präoperative hochkalorische parenterale Ernährung bei Tumorpatienten. In: Müller JM, Pichlmaier H (Hrsg) Hochkalorische parenterale Ernährung. Springer, Berlin Heidelberg New York, S 181–185
68. Zumtobel V, Liebe S von, Ernst R (1982) Zur intrahepatischen Cholestase bei fettfreier und fettenthaltender vollständiger parenteraler Ernährung. Infusionsther Klin Ernaehr 9:244
69. Zumtobel V, Liebe S von, Brand J (1984) Perioperative Eiweißverhältnisse beim Magenkarzinom und Möglichkeiten ihrer Beeinflussung. In: Häring R (Hrsg) Therapie des Magenkarzinoms. Edition Medizin, Weinheim Deerfield Beach Basel, S 371–776

Neue Trends in der Schockforschung

K. Messmer, H. Zeintl, U. Kreimeier und M. Schoenberg

Solange noch Patienten im Schock oder an dessen Folgen versterben, bleibt die Schockforschung Aufgabe der experimentellen Chirurgie im weitesten Sinne. In den letzten Jahren wurde klar erkennbar, daß der Pathomechanismus derjenigen Veränderungen, die in der Zeit zwischen erfolgreicher Primärtherapie nach dem Schockereignis und der klinischen Manifestation von Funktionsstörungen einzelner Organe bis hin zum Multiorganversagen auftreten, nur aufzuklären sein wird, wenn neue, die Fächer der Grundlagen- und angewandten Forschung übergreifende Forschungskonzepte entwickelt werden.

Trotz der kontinuierlichen klinischen und experimentellen Aktivitäten auf dem Gebiet der Schockforschung, die sich nicht zuletzt in der Gründung von Shock Societies mit eigenen Fachkongressen sowie eigenen Fachzeitschriften dokumentieren, ist hier festzuhalten, daß die vielfältigen Forschungsergebnisse der letzten 15 Jahre die *Resultate* der oft erforderlichen Sekundärtherapie nicht wesentlich zu bessern vermochten. Diese Feststellung ist belegt durch die Tatsache, daß Sepsis und septischer Schock zusammen auch heute noch die häufigste Todesursache auf Intensivstationen darstellen.

3 neue Trends erscheinen derzeit besonders zukunftsträchtig:
1. Die quantitative Analyse der mikrovaskulären Perfusion sowie der Faktoren, welche die Mikroangiodynamik im Schock bestimmen.
2. Die Entwicklung von Methoden zur Prophylaxe und/oder Therapie des Reperfusionsschadens nach globaler oder regionaler partieller bzw. kompletter Ischämie.
3. Die Elimination von Endotoxin aus dem zirkulierenden Blut zur Vermeidung der endotoxinbedingten funktionellen und strukturellen Organschäden.

Quantitative Analyse der Mikrozirkulation im Schock

Die schockspezifische Mikrozirkulationsstörung ist zwar gut definiert, bis heute jedoch quantitativ schwer faßbar [11]. Darüber hinaus wird die Mikrozirkulation bis heute trotz ihrer eindrucksvollen Eigendynamik vorwiegend statisch betrachtet [7]. Das Phänomen der spontanen Vasomotion, d.h. die spontan rhythmische Konstriktion und Dilatation der Arteriolen [2], wurde bislang wenig berücksichtigt, obwohl v.a. die arterioläre Vasomotion über die Homogenität und Qualität der mikrovaskulären Perfusion entscheidet. Tatsächlich werden die Kapillaren nicht konstant, sondern rhythmisch, von Strömungsstillständen unterbrochen, durchströmt; die zeitlich unterschiedlichen lokalen Flußraten müssen demnach auch Folgen für die Extraktion von Sauerstoff und Substraten in vivo haben [6, 12].

Aussagen über die Bedeutung der *Mikroangiodynamik* im Schock sind nur möglich, wenn eine quantitative Analyse der Veränderungen in kleinsten Arealen der

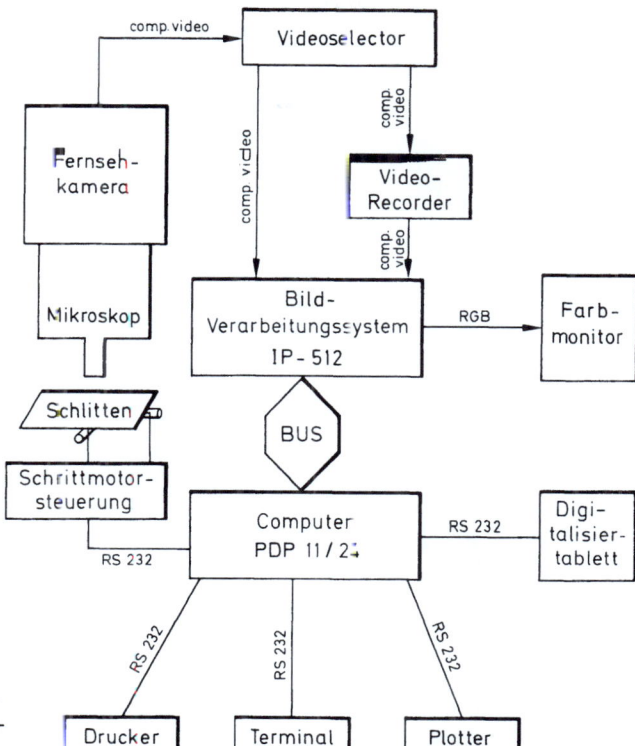

Abb. 1. Blockschema des computergestützen Bildauswertungssystems CAMAS

Endstrombahn möglich ist. Dies erscheint heute möglich durch Anwendung moderner intravitalmikroskopischer Techniken zusammen mit den Methoden der computergestützen Bildanalyse.

Unsere Arbeitsgruppe hat in den letzten Jahres das System CAMAS („computer assisted microcirculation analysis system") entwickelt [13, 21, 22]. Dieses System ermöglicht mit Hilfe eines computerkontrollierten Intravitalmikroskops und eines leistungsfähigen Bildverarbeitungssystems (Blockschema s. Abb. 1) durch die Verfahren der Bildaddition und Bildsubtraktion die automatische Erkennung der von Erythrozyten bzw. Plasma durchströmten Mikrogefäße. CAMAS erlaubt ferner die Erfassung der wichtigsten mikrovaskulären Parameter, nämlich funktionelle Gefäß- bzw. Kapillardichte, Erythrozytengeschwindigkeit, segmentale Gefäßdurchmesser, lokaler Hämatokrit sowie Aussagen über die Permeabilität der Gefäßwand für Makromoleküle. Das System läßt erstmals zu, den Grad der *Heterogenität* der mikrovaskulären Perfusion zu quantifizieren, indem das gesamte mikroskopische Beobachtungsfeld in wählbare Einzelareale aufgegliedert wird, in denen dann automatisch die Bestimmung der funktionellen Kapillardichte erfolgt.

Zwei Beispiele sollen die Möglichkeiten des neuen Verfahrens illustrieren: Abb. 2 zeigt einen Ausschnitt aus dem Mesenterium des Kaninchens bei einem mittleren arteriellen Blutdruck von 80 mm Hg. Durch konsekutive Bildsubtraktion sind die zum Beobachtungszeitpunkt perfundierten Gefäße rot, die nicht perfundierten Gefäße grau dargestellt. Das Gesamtbild ist zur Ermittlung des lokalen Heterogeni-

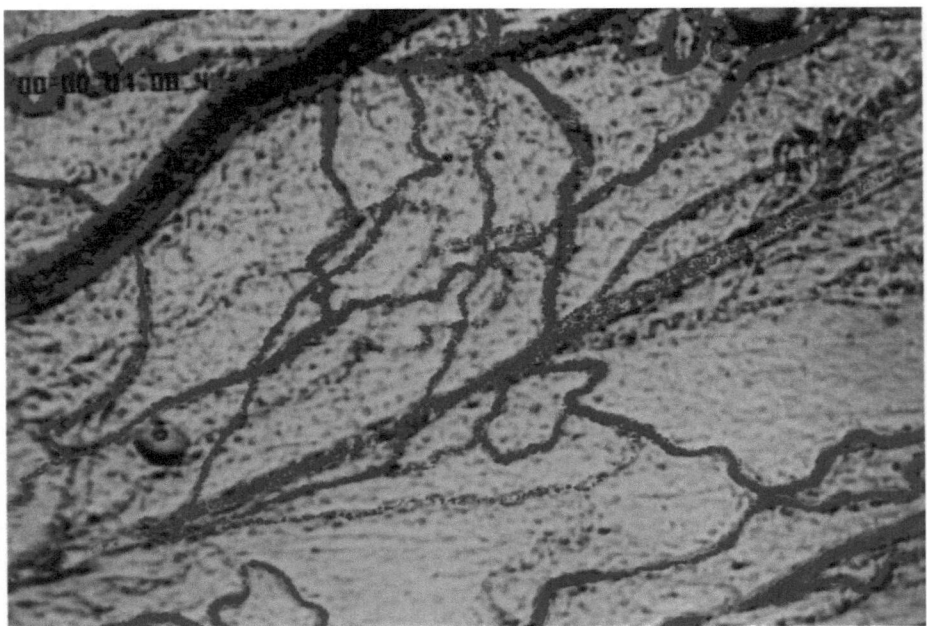

Abb. 2. Intravitalmikroskopische Aufnahme des Kaninchenmesenteriums. Durch Bildsubtraktion können die perfundierten Gefäße durch das System CAMAS erkannt und dargestellt werden *(rot)*. Die nicht perfundierten Gefäße sind als *graue Strukturen* erkennbar

tätsgrades der Kapillarperfusion in 12 Teilareale zerlegt worden (Abb. 3). Für das Gesamtbild ergibt sich eine funktionelle Kapillardichte von 122,7 mit lokalen Schwankungen zwischen 30,9 und 180,5. Der Heterogenitätsgrad der Gesamtperfusion beträgt 118,4. Durch Senkung des arteriellen Mitteldrucks auf 40 mm Hg wird die Anzahl der perfundierten Gefäße drastisch reduziert; es überwiegen nunmehr Gefäße mit Stase bzw. extremer Strömungsverlangsamung (Abb. 4). Der Grad der Heterogenität ist bei hämorrhagischer Hypotonie gegenüber dem Kontrollwert um nahezu das Doppelte auf 216,4 gestiegen.

Mit dieser neuen Methode soll nunmehr die Effektivität verschiedener Therapiemodalitäten (Substitutionslösungen, vasoaktive Substanzen, Hormone) geprüft werden.

Schock, Hypoxie, Anästhesie und Entzündung verändern die Charakteristika der spontanen arteriolären Vasomotion bzw. löschen sie aus. Damit fehlt im Schock der wichtigste Mechanismus, der die homogene Perfusion des Gewebes garantiert. Wenn daher im Rahmen der Schocktherapie die Mikrozirkulationsveränderungen in Zukunft effektiver als bisher beeinflußt werden sollen, so muß das Ziel darin bestehen, beim Schockpatienten die spontane arterioläre Vasomotion wiederherzustellen. Durch die Entwicklung von Pharmaka, die selektiv an den präkapillären Gefäßsegmenten angreifen, erscheint eine Verbesserung der derzeitigen pharmakologischen Therapie zur Behandlung der im Schock persistierenden Mikrozirkulationsstörung denkbar.

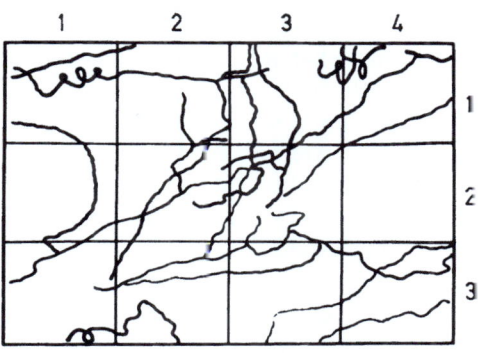

Abb. 3. Darstellung der in Abb. 2 vorhandenen perfundierten Kapillaren. Zur Bestimmung des Heterogenitätsgrades der Perfusion wurde das Gesamtfeld in 12 Teilfelder aufgeteilt und in jedem Einzelfeld die Kapillardichte bestimmt. Die Streuung der Kapillardichtewerte in den 12 Einzelfeldern ergibt den Heterogenitätsgrad (Maximum − Minimum/Mittelwert). *MAP*, arterieller Mitteldruck

Funktionelle Kapillardichte	Gesamt	122,7
	Felder 1-12	126,3
	Minimum	30,9
	Maximum	180,5
Heterogenitätsgrad		118,4
MAP		80 mmHg

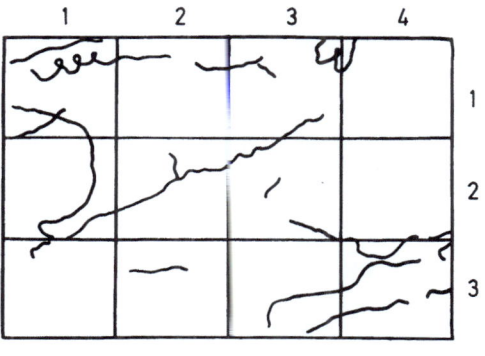

Abb. 4. Darstellung der bei einem arteriellen Mitteldruck *(MAP)* von 40 mm Hg perfundierten Kapillaren (vgl. Abb. 2 und 3) zur Bestimmung des Heterogenitätsgrades. Die Heterogenität der Perfusion hat aufgrund der hämorrhagischen Hypotension stark zugenommen

Funktionelle Kapillardichte	Gesamt	54,6
	Felder 1-12	57,1
	Minimum	15,5
	Maximum	139,2
Heterogenitätsgrad		216,4
MAP		40 mmHg

Reperfusionsschaden nach Ischämie

Die *schockspezifische Mikrozirkulationsstörung* impliziert, daß in allen von ihr betroffenen Organen lokale Bezirke partieller oder auch kompletter Ischämie entstehen. Während eine kurzfristige Ischämie von den meisten Geweben gut toleriert wird, führt eine länger dauernde Ischämie zu irreversiblen Gewebeveränderungen. Es ist heute bekannt, daß diese Schäden nicht durch den Sauerstoffmangel allein, sondern auch durch die Reperfusion und die Reoxygenierung des Gewebes verursacht werden. Die bei der nichtenzymatischen Reduktion von Sauerstoff als Zwischenprodukte anfallenden Sauerstoffradikale (Superoxidradikal, Wasserstoffperoxid, Hydroxylradikal) bewirken durch Lipidperoxidation eine Schädigung der Zellmembran mit Denaturierung von Zellproteinen bis hin zum irreversiblen Zelltod [2, 5, 8, 14, 17, 19].

Die körpereigenen Schutzsubstanzen Superoxiddismutase, Glutathionperoxidase und Katalase liegen hauptsächlich im intrazellulären Raum vor; die in der Phase der Reperfusion extrazellulär frei werdenden Sauerstoffradikale können daher ihre Wirkung ungehemmt entfalten. Dies führt zur Endothelschädigung, Ödembildung und zum letztlich deletären Einstrom von Kalzium in die Zelle [5].

Zahlreiche Forschergruppen befassen sich heute mit der Prophylaxe oder Begrenzung des Reperfusionsschadens durch Anwendung von spezifischen Radikalfängern, Antioxidanzien, Blockern des Arachidonsäurestoffwechsels, Enzyminhibitoren und Kalziumantagonisten. An einzelnen Organen, wie Herz, Gehirn, Niere und Dünndarm, können durch derartige Substanzen die Ischämieschäden reduziert bzw. verhindert werden. Unsere Arbeitsgruppe prüft derzeit, ob sich durch Anwendung zytoprotektiver Maßnahmen bereits *während der initialen Schocktherapie* deren Effektivität verbessern läßt. Dabei sollen in einem Schritt die Mikrozirkulationsstörung und inhomogene Gewebeperfusion beseitigt und die Effekte der während der Reperfusion in der Endstrombahn freiwerdenden Radikale verhindert werden. Das Ziel dieser Untersuchungen besteht demnach in der Verbesserung der initialen Schocktherapie mit Prophylaxe vor lokalen Reperfusionsschäden, die als eine wesentliche Ursache für die Entwicklung des Multiorganversagens angesehen werden müssen.

Inaktivierung von Endotoxin

Die Pathophysiologie der Septikämie und des septischen Schocks ist äußerst komplex [9, 10]. Auslöser der massiven Abweichungen von der Homöostase ist das Endotoxin, ein Lipopolysaccharid aus der Membran vornehmlich gramnegativer Bakterien. Zirkuliert Endotoxin aufgrund der Überforderung der Klärungsmechanismen im retikuloendothelialen System („spill-over") im Blut (Abb. 5), so werden durch Aktivierung der humoralen und zellulären Systeme Kaskadenreaktionen ausgelöst, die über unterschiedliche Mechanismen (z.B. Gewebereaktion, vermittelt durch das Polypeptid Interleukin I) zur Störung der Mikrozirkulation in den einzelnen Organen und über deren Funktionseinschränkung schließlich zum Multiorganversagen führen. Die therapeutischen Ansätze zur Normalisierung der Organfunktionen durch Anwendung von Kortikosteroiden, Gerinnungshemmern, Antagonisten von biogenen Aminen oder Blockern der Eikosanoidbildung haben die hohe Mortalität des septischen Schocks bisher nicht zu verändern vermocht.

Ausgehend von den heutigen pathophysiologischen Vorstellungen muß jedoch in den Circulus vitiosus eingegriffen werden, *bevor die Organmanifestationen* der Sepsis auftreten; das bedeutet:

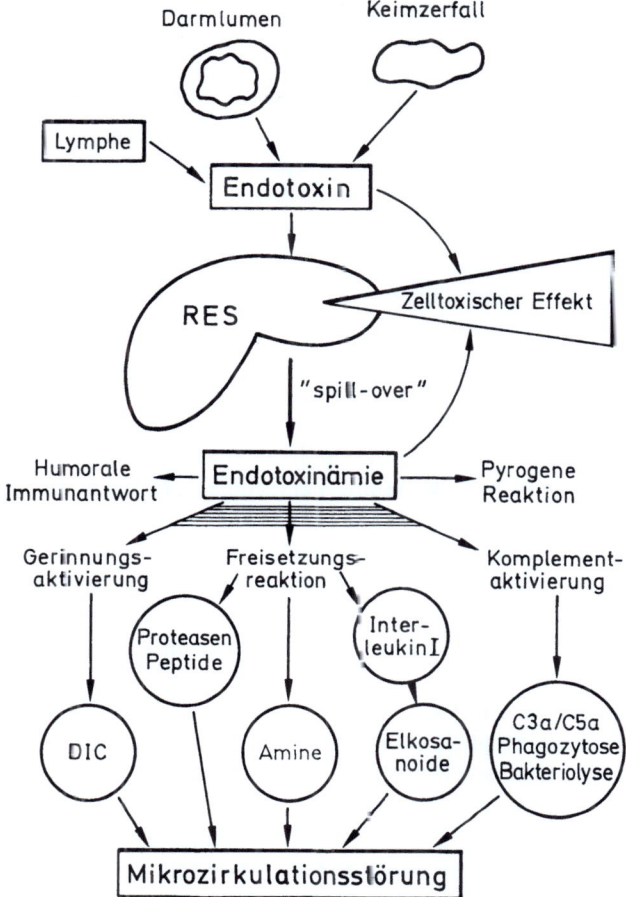

Abb. 5. Schematische Darstellung der Freisetzung von Endotoxin sowie der Entstehung der Endotoxinämie und deren Einfluß auf die humoralen und zellulären Systeme. Die Aktivierung des Gerinnungs- und Komplementsystems sowie die Freisetzungsreaktionen im Gewebe münden in einer Störung der Mikrozirkulation, deren Ausprägung in den einzelnen Organen unterschiedlich ist

1. Erkennung der Endotoxinämie zum frühestmöglichen Zeitpunkt und
2. Ausschaltung der Triggersubstanz, d. h. Inaktivierung oder Elimination des Endotoxins.

Zu der alten Forderung der Chirurgen nach Beseitigung und Kontrolle der Keimquelle kommt daher heute die Forderung, das zirkulierende und das neu gebildete Endotoxin so früh wie möglich zu inaktivieren oder zu eliminieren [10].

Durch Anwendung immunologischer Methoden zeichnen sich hier neue Möglichkeiten ab. Im Rahmen der humoralen Reaktion gegen Endotoxin werden Antikörper gegen Einzelkomponenten von Endotoxin und gegen das toxische Prinzip aller Endotoxine, das Lipoid A, gebildet. Solche Endotoxinantikörper können von Patienten gewonnen oder bei Freiwilligen induziert und sowohl prophylaktisch als auch therapeutisch eingesetzt werden [4, 20]. Bereits 1976 haben Zinner u. McCabe [24] nachgewiesen, daß die Inzidenz und Letalität des septischen Schocks bei Patienten mit hohen Titern spontaner Antiendotoxinantikörper am geringsten waren. Folgerichtig konnte durch Behandlung mit Antiserum, welches gegen die Mutante J5 von E. coli gerichtet war, bei Patienten mit schwerer Neutropenie ein Schutz vor Infektionen erzielt werden. Ziegler et al. [23] setzten E-coli-J5-Antiserum bei Patienten im schweren septischen Schock therapeutisch ein und vermochten die Mortalität von 77 auf 44% zu senken. In einer kontrollierten klinischen Studie konnten jüngst Baumgartner et al. [1] durch Prophylaxe mit humanem E.-coli-J5-Antiserum bei unveränderter Infektionsrate die Inzidenz des septischen Schocks nach Abdominaloperation reduzieren.

Neuerdings liegen auch Ergebnisse über die Wirksamkeit humaner monoklonaler Antiendotoxinantikörpern vor. Der von Teng et al. [18] hergestellte Antikörper ist gegen Lipoid A gerichtet und reagiert deshalb nicht allein mit dem E.-coli-Stamm J5, sondern auch mit zahlreichen anderen gramnegativen Bakterienspezies. Dieser monoklonale Antikörper erwies sich beim Kaninchen durch Prävention der Shwartzmann-Sanarelli-Reaktion und an der Maus durch Protektion von letaler Bakteriämie in vivo als hoch wirksam. Versuche an größeren Versuchstieren und Patienten stehen noch aus [18].

Die intravenöse Anwendung von Endotoxinantikörpern ist aufgrund der Bildung von Antigen-Antikörper-Komplexen im zirkulierenden Blut nicht ohne Gefahren; beim septischen Patienten ist u. a. die Funktionseinschränkung des RES zu berücksichtigen. Aus diesem Grund versucht unsere eigene Arbeitsgruppe das Endotoxin aus dem Kreislauf zu eliminieren. Dies ist prinzipiell durch Komplexierung von Endotoxin an Antikörpern, an Polymyxin B, B-Sepharose oder aber durch Plasmapherese möglich. Unsere derzeitigen Untersuchungen erfolgen im Stadium der hyperdynamen Endotoxinämie am Schwein [15, 16], induziert durch Infusion von Salmonella-abortus-equi-Endotoxin (Dr. Galanos, Max-Planck-Institut für Immunologie, Freiburg/Breisgau). In Zusammenarbeit mit Prof. A. Lindberg, Stockholm/Schweden, untersuchen wir die Wirksamkeit der prophylaktischen und therapeutischen Anwendung von Endotoxinantikörpern, die gegen S.-typhi-murium-Endotoxin gerichtet sind.

Ziel dieser Untersuchungen ist es, Endotoxin dadurch aus dem Kreislauf zu entfernen, daß es bei Passage eines extrakorporalen Systems an oberflächenfixierte Antikörper gebunden wird. Über das Prinzip der Immunabsorption kann im hyperdynamen Stadium der Endotoxinämie beim Schwein die Konzentration zirkulierenden Endotoxins in kurzer Zeit auf Werte im Bereich der Nachweisgrenze reduziert werden. Dieses experimentelle System muß in der Zukunft so weiterentwickelt werden, daß es hinsichtlich Kapazität und Kompatibilität den Anforderungen für den Einsatz beim septischen Patienten entsprechen wird.

Zusammenfassung

Es war das Ziel, neue Trends in der Schockforschung aufzuzeigen. An den subjektiv gewählten Beispielen: schockspezifische Mikrozirkulationsstörung, Reperfusion nach Ischämie und immunologische Beeinflussung des septischen Schocks sollte exemplarisch gezeigt werden, daß durch die Anwendung neuer Technologien Hoffnungen auf eine Verbesserung der gegenwärtigen Therapiemöglichkeiten beim Schock gerechtfertigt sind.

Literatur

1. Baumgartner JD, Glauser MP, McCutchan JA, Ziegler EJ, Melle G van, Klauber MR, Vogt M et al (1985) Prevention of gram-negative shock and death in surgical patients by antibody to endotoxin core glycolipid. Lancet I: 59–63
2. Del Maestro RF (1980) An approach to free radicals in medicine and biology. Acta Physiol Scand [Suppl] 492: 153–168
3. Funk W, Intaglietta M (1983) Spontaneous arteriolar vasomotion. Prog Appl Microcirc 3: 66–82
4. Gaffin FL, Lachman E (1984) The use of anti-LPS antibodies in the management of septic shock. Southafrican J Med 65: 158–161
5. Gerdin B, Arfors KE, Schoenberg MH (1984) Die pathophysiologische Bedeutung freier Sauerstoffradikale. In: Meßmer K (Hrsg) Angiodynamik und Angiopathie. Zuckschwerdt, München, S 33–50
6. Intaglietta M (1984) Spontane arterioläre Vasomotion. In: Meßmer K (Hrsg) Angiodynamik und Angiopathie. Zuckschwerdt, München, S 5–14
7. Intaglietta M, Messmer K (1983) Editorial: Microangiodynamics, peripheral vascular resistance and the normal microcirculation. Int J Microcirc: Clin Exp 2: 3–10
8. Lewis DH, Del Maestro R, Arfors KE (eds) (1980) Free radicals medicine and biology. Acta Physiol Scand [Suppl] 492: 1–168
9. Meßmer K (1982) Pathophysiologie des septischen Patienten. Intensivmed Notfallmed Anästh 37: 12–26
10. Messmer K (1985) Septic shock: pathophysiology and clinical features. Intensivmed Notfallmed Anästh 52: 2–3
11. Meßmer K, Sunder-Plassmann L (1975) Schock. In: Lindenschmidt TO (Hrsg) Pathophysiologische Grundlagen der Chirurgie. Thieme, Stuttgart, S 159–196
12. Meßmer K, Intaglietta M (1986) Die physiologische Bedeutung der arteriolären Vasomotion. In: Trübestein G (Hrsg) Periphere arterielle Verschlußkrankheit. Thieme, Stuttgart, S 10–15
13. Messmer K, Funk W, Endrich B, Zeintl H (1984) The perspectives of new methods in microcirculation research. Prog Appl Microcirc 6: 77–90
14. Pryor WA (1976) The role of free radical reactions in biological systems. In: Pryor WA (ed) Free radicals in biology, vol 1. Academic Press, New York, pp 1–49
15. Ruiz-Morales M, Schwarz M, Fujita Y, Messmer K (1984) Shock endotoxico "hiperdinamico" en el cerdo. III. Congreso Nacional de la S.E.I.Q., September 19–22, Granada/Spain
16. Ruiz-Morales M, Kreimeier U, Schwarz M, Lindberg A, Messmer K (1985) Hemodynamics and regional blood flow during hyperdynamic endotoxinemia. 31th Congress Internat Soc of Surg, Paris, 1–6 September
17. Schoenberg MH, Muhl E, Sellin D, Younes M, Schildberg FW, Haglund U (1984) Posthypotensive generation of superoxide free radicals – possible role in the pathogenesis of the intestinal mucosal damage. Acta Chir Scand 150: 301–309
18. Teng NNH, Kaplan HS, Hebert JM, Moore C, Douglas H, Wunderlich A, Braude AI (1985) Protection against gram-negative bacteremia and endotoxemia with human monoclonal IgM antibodies. Proc Natl Acad Sci USA 82: 1790–1794
19. Ward PA (1983) Role of toxic oxygen products from phagocytic cells in tissue injury. Adv Shock Res 10: 27–34
20. Wolf I, McCutchan A, Ziegler F, Braude AI (1979) Prophylactic antibody to core LPS in neutropenic patients. Proc 11th Int Con Chemother 19th Intersc Conf Antimicrob. Agents Chemother 19: 65
21. Zeintl H, Funk W, Endrich B, Messmer K (1985) CAMAS – a computer assisted microcirculation analysis system. Int J Microcirc: Clin Exp 4: 92
22. Zeintl H, Tompkins WR, Messmer K, Intaglietta M (1986) Static and dynamic microcirculatory video image analysis applied to clinical investigations. Prog Appl Microcirc 11: 1–10
23. Ziegler EJ, McCutchan A, Fierer J, Glauser MP, Sadoff JC, Douglas H, Braude AI (1982) Treatment of gramnegative bacteremia and shock with human antiserum to a mutant Escherichia coli. N Engl J Med 307: 1225–1230
24. Zinner S, McCabe W (1976) Effects of IgM and IgG antibody in patients with bacteremia due to gramnegative bacilli. J Infect Dis 133: 32

Moderne Aspekte des Multiorganversagens

A. E. Baue und D. Guthrie

1973 schrieb ich erstmals über das multiple, progressive oder sequentielle Organversagen [2]. Diese Übersichtsarbeit beschrieb ein Syndrom, das zum Tode von Patienten auf unserer Intensivstation führte. Es wurde zu jener Zeit erkannt, daß die Gesundung unserer Patienten nach großen Operationen oder multiplem Organtrauma hauptsächlich durch das Problem des Organversagens limitiert wurde [14].

Dies wird deutlich an dem Beispiel eines Überlebenden aus unserem Krankengut.

Es handelte sich um einen 55 Jahre alten Mann mit akuter hämorrhagischer Pankreatitis, der nach dem Beginn seiner Krankheit febril wurde mit Sepsis und ein dialysepflichtiges akutes Nierenversagen und eine beatmungspflichtige respiratorische Insuffizienz entwickelte. Er hatte ein Leberversagen mit einem Bilirubinwert von 15 mg%, einem Harnstoffwert von 100 mg%, einem Kreatinwert von 5 und eine retroperitoneale Blutung mit gastrointestinalem Versagen. Durch die Maximaltherapie auf der Intensivstation überlebte der Patient. Die Kosten seiner Therapie waren jedoch erheblich.

Offensichtlich besteht die Antwort auf dieses Problem nicht darin, primär eine bessere Unterstützung der Organe zu entwickeln, nachdem ein Versagen eingetreten ist, sondern in der Entwicklung von Mitteln, die ein einzelnes oder multiples Organversagen verhindern können [7]. Mehr Kenntnisse und bessere Überwachung in den ersten Tagen nach dem Beginn der Krankheit können daher evtl. die Entwicklung dieses seltenen Problems verhindern [4–6].

Nach dem anfänglichen Erkennen des Problems in den 70er Jahren haben umfangreiche Untersuchungen zu mehr Information und zu einer besseren Definition des Hintergrundes und Schweregrades dieses Syndroms geführt [9, 13]. Eine Übersicht über die Unfallverletzten Bayerns wurde durch Faist in München erstellt [11]. Faist konnte zeigen, daß frühe Beatmung und Herz-Kreislauf-Unterstützung, möglichst schon am Unfallort, und die Verhütung und bessere Behandlung von Kopfverletzungen, respiratorischer Insuffizienz und Sepsis entscheidende Faktoren für die Steigerung der Überlebensraten sind [10]. In diesen Untersuchungen wurde ein Konzept für das Muster sowohl eines Einphasen- als auch eines Zweiphasen-Mehrorganversagens entwickelt. Im Einphasen-Mehrorganversagen führen Trauma und Schock zu einem Syndrom, das rasch innerhalb einiger Tage zum Tod durch Mehrorganversagen führt. Der Zweiphasen- oder verzögerte Verlauf tritt bei Trauma, Schock und nachfolgender Sepsis auf. Nach Trauma, Schock und Wiederbelebung erholt sich der Patient zunächst für einige Tage, entwickelt dann jedoch eine Sepsis und progressives Multiorganversagen 4–5 Tage nach dem Trauma. Diese Untersuchungen zeigen auch einige entscheidende Faktoren bei der Entwicklung des Multiorganversagens mit tödlichem Ausgang auf, wie Schock, Massentransfusion, Thorax-, Abdominal- und Schädel-Hirn-Trauma (Tabelle 1).

Tabelle 1. Ursachen für ein Multiorganversagen mit tödlichem Ausgang bei 34 Mehrfachverletzten [10]

Ursache	n	Überlebende	Verstorbene
Schock	27/34	9/15	18/19
Massentransfusion (8 Konserven / 6 h)	20/34	4/15	16/19
Thoraxtrauma	28/34	12/15	16/19
Bauchtrauma	23/34	8/15	15/19
Thorax- und Bauchtrauma	20/34	8/15	12/19
Schädel-Hirn-Trauma	32/34	14/15	18/19

In einer neueren Untersuchung hat Baker im Trauma Center in Yale, New Haven, festgestellt, daß Alter, Gesamtverletzungsindex, Vorhandensein von Schock, besonders mit einem $RR < 80$ mm Hg, und Dauer des Schocks die wichtigsten prognostischen Faktoren für den Verlauf nach schwerem Trauma sind [1]. Ein erhöhtes Sepsisrisiko hatten Patienten im Schock, die in den ersten 24 h intubiert werden mußten, eine erhöhte Temperatur, einen erhöhten ZVD oder Pulmonalarteriendruck aufwiesen oder deren Albuminspiegel niedrig war.

Der Rahmen, in dem sich das Multiorganversagen abspielt, kann wie folgt abgesteckt werden: Ein schweres Trauma oder eine große Operation, insbesondere mit Komplikationen wie Anastomoseninsuffizienz mit Sepsis, bildet den Hintergrund für dieses Syndrom. Bei der intensiven Untersuchung erfuhren wir viele Details über die Patienten, insbesondere die Patienten mit einer Sepsis. In einer Untersuchung an der Chirurgischen Intensivstation des Klinikums Großhadern fanden wir ausgeprägte Veränderungen in dem Stoffwechsel der Schilddrüsenhormone [8]. Nach einem Trauma oder einer großen Operation mit Komplikationen war die Plasmakonzentration von T3 (Trijodthyronin) stark erniedrigt. Dies wurde Low-T3-Syndrom genannt. Bei den Überlebenden stiegen die T3-Spiegel wieder auf normale Werte an. Die Patienten jedoch, die sich nicht erholten und verstarben, hatten extrem niedrige T3-Werte. Ein ähnliches Verhalten zeigte das T4. Die Plasmakonzentrationen von TSH waren normal, außer bei den Verstorbenen, bei denen sie kurz vor dem Tode sehr niedrige Werte erreichten (Abb. 1). Diese Untersuchung zeigt, daß nach einer Verletzung eine Hypophysen- oder Hypothalamusinsuffizienz besteht, die Bezug haben kann zur Sepsis, zu der Unfähigkeit, Proteine und Hormone zu synthetisieren oder zu einer terminalen Down-Regulation des neuroendokrinen Systems.

Ein zusätzliches Gebiet der Untersuchungen traumatisierter oder septischer Patienten mit Multiorganversagen war die Immunantwort. Es wurde beobachtet, daß schwere Veränderungen oder eine Unterdrückung der Immunantwort auftraten, deren Ursachen nicht offensichtlich waren. Wir behaupten hypothetisch, daß es bei einer Zerstörung von Gewebe zu einer Autoimmunantwort aus dem verletzten Gewebe kommt, und daß dadurch eine Aktivierung von Suppressor-T-Zellen eintritt, die zu einer Lymphozytenhemmung führt. So könnte die Suppressor-T-Zellaktivität, die bei Verletzten auftritt und die Immunantwort unterdrückt, in Wirklichkeit ein

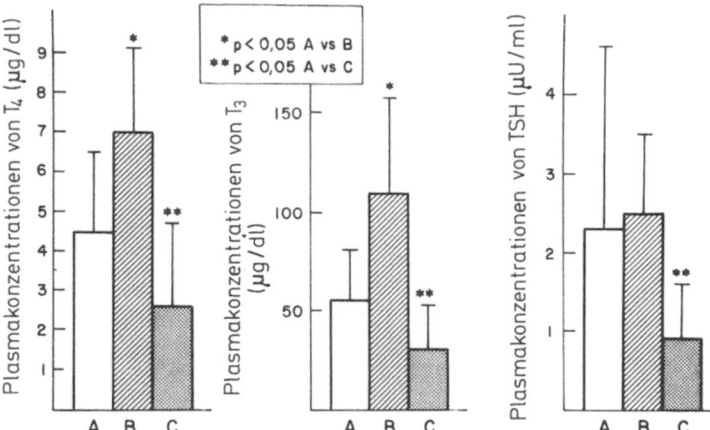

Abb. 1. Plasmakonzentration von Schilddrüsenhormonen und TSH bei Mehrfachverletzten und Patienten mit postoperativen Komplikationen. Ausgangswerte aller Patienten *(A)*, Verlaufswerte der Überlebenden *(B)* und Verstorbenen *(C)* [8]

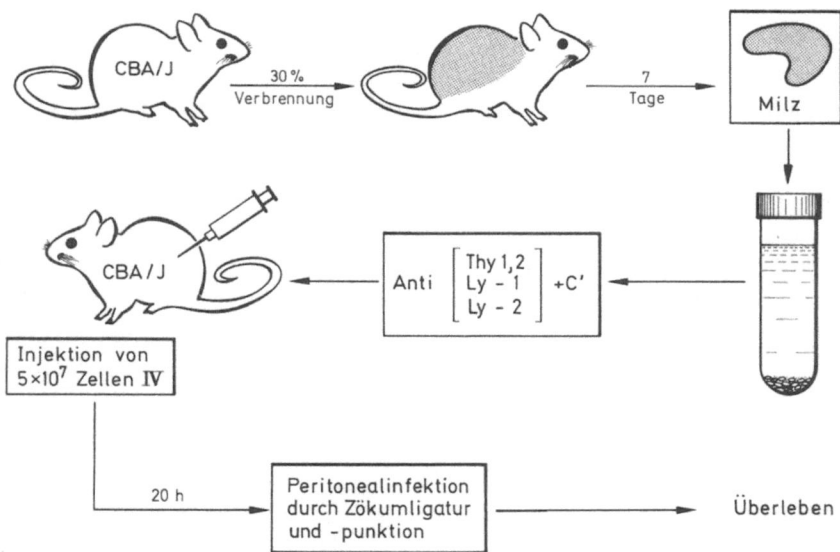

Abb. 2. Versuchsmodell zur Suppressor-T-Zellaktivität. Nach Injektion von Milzzellen verbrannter Tiere kommt es zu einer Resistenzschwäche gegenüber Infektionen mit erhöhter Letalität, die durch Hemmung der Suppressor-T-Zellaktivität aufgehoben werden kann

Schutzmechanismus sein. Diese Frage wurde durch Kupper in unserem Labor näher untersucht. Das verwendete Modell war eine Maus mit Verbrennungen, die später splenektomiert wurde und deren Milzzellen anderen Tieren injiziert wurden. Danach wurden die Tiere einer bakteriellen Kontamination durch Ligatur und Punktion des Zökums ausgesetzt. Unbehandelte Tiere tolerierten diese Belastung, und alle Tiere überlebten. Die Tiere jedoch, die von der splenektomierten Maus Suppressor-T-Zellen erhalten hatten, wiesen eine erhöhte Mortalität auf. Diese Mortalität konnte durch Hemmung der Suppressor-T-Zellaktivität verhindert werden (Abb. 2). Dies läßt vermuten, daß die Immunsuppression nach einem Trauma in der Tat wichtig ist und die Möglichkeit einer Infektion solcher Patienten erhöht.

Die Bedeutung der Immunsuppression nach Trauma wurde kürzlich in einer Studie näher untersucht. Es wurde gefunden, daß Patienten, die eine Infektion nach einer Operation oder einem Trauma entwickelten oder einen komplizierten Verlauf hatten, eine deutliche Verminderung der Immunantwort aufwiesen, nachgewiesen durch die Reaktion der Lymphozyten auf Phytohämagglutinin. Diese Patienten zeigten eine Verminderung von 70% der Phytohämagglutininantwort, während diese bei Patienten mit einem unkomplizierten Verlauf nur zu 12% verringert war [12].

Hypothesen zur Entwicklung des Syndroms

Die erste Hypothese besagt, daß bei schwerkranken, verletzten und operierten Patienten die gastrointestinale Barriere verändert ist. Schwerkranke, die nicht oder nur sehr wenig oral ernährt werden, zeigen eine Verminderung der Höhe der intestinalen Villi. Ist die Durchblutung ebenfalls vermindert, können Mikroorganismen aus dem Darm durch die Wand in die portale Zirkulation gelangen. Dies würde dann nicht nur mit einer Bakteriämie in die Leber verbunden sein, sondern auch mit Toxinausschüttung und Sepsis, und so zum Multiorganversagen beitragen. Dieses Eindringen von Bakterien ist bei Verbrennungspatienten und Versuchstieren mit Verbrennungen nachgewiesen worden, und es könnte auch bei Menschen mit anderen Verletzungen eine Rolle spielen

Eine zweite Hypothese besagt, daß das unkontrollierte Eindringen von Bakterien Lunge, Leber und Nieren schädigt und zu progressivem Multiorganversagen führt. Dies scheint sicher bei einer Anzahl von Patienten der Fall zu sein, bei denen Sepsis und besonders invasive Bakteriämie die Lunge, die Leber die Niere und/oder die Peritonealhöhle betreffen. Die Sauerstoffutilisation ist vermindert, und humorale Transmittersubstanzen werden aktiviert, besonders Interleukin I, Eikosanoide, Neuropeptide und Komplement.

Die dritte Hypothese behauptet, daß das Immunsystem aktiviert wird. Diese generelle oder systemische Immunaktivierung wird stärker als die lokale Kontrolle. Es kommt zu zellulären Interaktionen mit der Entstehung von Toxinen. Diese wirken über die Neutrophilen, Makrophagen, Endothelzellen, Immunkomplexe, Komplementaktivierung, durch die Bildung von Superoxydradikalen und anderen toxischen Substanzen.

Die vierte Hypothese besteht darin, daß eine Entzündung oder Verletzung von Gewebe ohne Infektion viele der Änderungen herbeiführt, die zu einem Organversagen führen. Diese Hypothese wurde aufgestellt, da es eine Anzahl von Patienten gibt, die keinerlei Zeichen einer bakteriellen Sepsis aufweisen, jedoch ein Multiorganversagen entwickeln. Die Entzündungsprozesse könnten dabei das Gefäßendothel schädigen mit Ödemen durch Permeabilitätsveränderungen und verminderte Sauerstoffverfügbarkeit. Verschiedene experimentelle Modelle wurden entwickelt, die die Möglichkeit dieser potentiellen Erklärung für das Organversagen bei einigen Patienten belegen. Viele der Probleme, die bei Sepsis oder Entzündung durch die Toxinproduktion und -aktivierung entstehen, sind normale Abwehrmechanismen. Unter diesen Umständen könnte zu viel Aktivierung der Abwehr durch den Patienten schädlich sein. Bei einem septischen Patienten werden positive Blutkulturen erwartet, und bei den Patienten, die ein Multiorganversagen entwickeln, kann ein Infektionsherd identifiziert werden. Bei einem abakteriellen Entzündungsprozeß sind die Blutkulturen negativ und ein Infektionsherd kann nicht gefunden werden. Dies ist sicherlich bei einigen Patienten mit Multiorganversagen der Fall.

Die fünfte Hypothese besagt, daß Verletzung, Schock und Sepsis eine Ischämie verursachen, die zu der Aktivierung aller bisher postulierten 4 Mechanismen führt: Veränderung der gastrointestinalen Barrierenfunktion, unkontrolliertes Eindringen von Bakterien, Immunsystemaktivierung und Entzündung. Sicherlich ist die Ischämie oft die Wurzel der Probleme bei vielen unserer Patienten. Sie führt zu einer fokalen Nekrose mit Organdysfunktion und -versagen und allen anderen Faktoren, die in einer Aktivierung dieser Prozesse und einer Organschädigung resultieren. Deshalb ist die 5. Hypothese die am meisten wahrscheinliche, wobei die anderen 4 eine unterschiedliche Rolle spielen. Mikroorganismen und Trauma oder Ischämie aktivieren Plasmin, Thrombin und zelluläre Proteasen, begleitet von Komplementaktivierung und der Bildung von Anaphylatoxin. Dies führt zu Problemen mit Mastzellen, Leukozyten und der Lunge.

Wenn wir eine Liste für klinische Empfehlung zur Verhütung von Multiorganversagen erstellen, so müßte sie wie folgt aussehen:

Gesichtspunkte zur Verhinderung des Multiorganversagens

1. Definitive, technisch vollkommene Operation oder Versorgung der Verletzung (keine Lecks, Dislokationen, Verhalte, Nekrosen, Thrombosen oder Abszesse).
2. Unterstützung von Kreislauf und Nieren ohne Gefährdung der Lungen.
3. Frühzeitiger Einsatz von IMV mit CPAP oder PEEP.
4. Optimierung des HZV ohne Azidose durch Erhöhung der Vorlast, positiv-inotrope Substanzen oder Senkung der Nachlast.
5. Optimale Überwachung der Zirkulation des Volumens und PEEP durch ventrikuläre Funktionskurven.
6. Kenntnis der Beziehung von Sepsis und Gewebenekrose zu Nieren- und Lungenversagen.
7. Therapie von Streßulzera und -blutungen.
8. Normale Urinmengen müssen nicht normale Nierenfunktion oder Durchblutung bedeuten.
9. Rechtzeitige Diagnose und Therapie einer Sepsis.

Dies ist eine einfache Liste mit den Untersuchungen und Arbeiten auf den meisten unserer Intensivstationen. Andere Therapiekonzepte müssen jetzt den Einsatz zytoprotektiver Substanzen wie Superoxyddismutase, mikrozirkulatorischer Substanzen, um die Durchblutung zu verbessern, von Immunmodulatoren, energiereichen Substraten und Hemmstoffen berücksichtigen. Eine Reihe dieser Faktoren scheint eine positive Rolle zu spielen, besonders bei Grundlagenforschungen im Tierexperiment. Die folgende Übersicht gibt eine Liste dieser Substanzen wieder.

Potentiell therapeutisch einsetzbare Substanzen

- Naloxon – andere Endorphinhemmstoffe
- TSH
- ACE-Hemmstoffe – Captopril
- Aprotinin
- Koenzym Q-10
- Stromafreies Hb
- Reduziertes Glutathion
- Prostazyklin
- Thromboxanhemmstoffe
- Freie „radical" Fangstoffe
- Calcium Channel Blocker
- Inotrope Substanzen
- Steroide
- Puffersubstanzen
- Diuretika

Nur wenige dieser Konzepte haben bisher das klinische Stadium erreicht. Jedoch ist dies im Bereich des Möglichen. Der Einsatz immunologischer Substanzen könnte in Zukunft wichtig sein, wie z.B. von Fibronektin, Immunserum, Lipid X, unspezifischen Immunstimulatoren und Immunhemmstoffen. Jedoch ist z.Z. noch nicht bekannt, ob irgendeine dieser Substanzen überhaupt im klinischen Alltag hilfreich sein kann; es sind auch Nebenwirkungen denkbar. Darüber hinaus könnten energiereiche Substrate und metabolische Substanzen in Zukunft Bedeutung gewinnen. Zum jetzigen Zeitpunkt bedarf es noch der klinischen Erprobung, und eine große Anzahl experimenteller Daten wartet auf ihre klinische Überprüfung.

Zusammenfassung

Das Multiorganversagen ist ein Problem des Schocks nach einem Trauma oder nach einer Operation mit Komplikationen, die zu Hypoxie, Ischämie, fokaler Nekrose, Störungen der Mikrozirkulation, zu Immunsuppression und Infektion führen. Eine Anzahl von Hypothesen wurde aufgestellt, um die Entwicklung dieses Syndroms zu erklären. Jede einzelne von ihnen scheint einen potentiellen Faktor bei gewissen Patienten zu enthalten. Weitere Untersuchungen dieser Faktoren im klinischen Alltag können es uns ermöglichen, bei unseren Patienten das Multiorganversagen zu verhindern oder die Überlebenschancen zu verbessern [3, 15].

Literatur

1. Baker CC, DeSantis J, Degutis LD, Baue AE (1985) The impact of a trauma service on trauma care in a University Hospital. Am J Surg 149: 453–458
2. Baue AE (1975) Multiple, progressive or sequential systems failure – A syndrome of the '70's. Arch Surg 110: 779–781
3. Baue AE (1981) Multiple organ or systems failure. In: Haimovici FD (ed) Vascular emergencies, chap 7. Appleton-Century-Crofts, New York, p 125

4. Baue AE (1983) Multiple systems failure. In: Dudrick S et al (eds) American College of Surgeons manual on preoperative and postoperative care, chap 14. Saunders, Philadelphia, pp 256–278
5. Baue AE (1983) Multiple systems failure and circulatory supports. Jpn J Surg 13:69–85
6. Baue AE (1985) Recovery from multiple organ failure. Am J Surg 149:120–121
7. Baue AE, Chaudry EH (1980) Prevention of multiple systems failure. Surg Clin North Am 60:1167–1178
8. Baue AE, Guenther B, Hartl W, Pickard P, Heberer G (1984) Altered hormonal activity in severely ill patients after injury or sepsis. Arch Surg 119:1125–1132
9. Eiseman B, Beart R, Norton L (1977) Multiple organ failure. Surg Gynecol Obstet 144:323–326
10. Faist E, Baue AE, Dittmar H, Heberer G (1983) Das mehrfache Organversagen beim polytraumatisierten Patienten. Krankenhausarzt 56:1–14
11. Faist E, Baue AE, Dittmer H, Heberer G (1983) Multiple organ failure in polytrauma patients. J Trauma 23:775–787
12. Faist E, Kupper TS, Baker CC, Chaudry EH, Dwyer J, Baue EH (in press) Depression of Cellular Immunity after major injury: Its association with post-traumatic complications and its restoration with immunomodulating agents. Surg Gynecol Obstet
13. Fry EE, Pearlstein L, Fulton RL et al (1980) Multiple systems organ failure. Arch Surg 115:136–140
14. Moyer ED, Cerra F, Chenier R et al (1981) Multiple systems organ failure: VI. Death predictors in the trauma-septic state – the most critical determinants. J Trauma 21:862–869
15. Polk HC, Baue AE, Trunkey DD, Frye DE (1981) Multiple system organ failure, Symposium. Contemp Surg 19:107–139

Pathobiochemie und Chirurgie: Neue Ansätze zur Diagnostik und Therapie schwerer entzündlicher Erkrankungen

M. Jochum, J. Witte, K.-H. Duswald, D. Inthorn, H. Welter und H. Fritz

Einleitung

Die Pathogenese der Sepsis und des septischen Schocks ist trotz zahlreicher Untersuchungen immer noch Gegenstand kontroverser Diskussionen. Zweifellos kommt jedoch den Leukozyten, speziell den polymorphkernigen (PMN) Granulozyten, eine hervorragende Rolle in der Ausbildung des sepsisbedingten multiplen Organversagens zu. Die Einwanderung von PMN-Granulozyten in das Entzündungsgebiet wird u. a. durch die Bildung von leukotaktischen Substanzen wie Leukotrienen, Fibrin/ogen/spaltprodukten, Anaphylatoxinen aus dem Komplementsystem (C5a, C3a) etc. sowie durch eine zunehmende Gefäßpermeabilität aufgrund der gesteigerten Wirkung von Kininen und Arachidonsäuremetaboliten ausgelöst bzw. aufrechterhalten. Während der Bindung und Aufnahme von invasiven Organismen oder Zellbruchstücken im Infektionsherd setzen die Granulozyten zahlreiche aggressive Substanzen frei (Sauerstoffradikale, hydrolytische und proteolytische Enzyme etc.), die dann im Extrazellulärraum Strukturelemente (Basalmembranen, Elastin, Kollagen, Fibronektin, Proteoglykane u. a.) ebenso wie humorale Faktoren (insbesondere Proteine der Kaskadensysteme: Gerinnung, Fibrinolyse, Komplement und Kallikrein-Kinin-System) nachhaltig schädigen können (Literaturübersicht bei [10]).

Die Anwendung neuer biochemischer Meßtechniken in der klinischen Forschung ermöglicht es neuerdings, einen engen Zusammenhang zwischen der Freisetzung granulozytärer Inhaltsstoffe und dem Auftreten bzw. dem Schweregrad der Sepsis und des septischen Schocks aufzuzeigen [8]. Die Aufklärung der zugrundeliegenden Pathomechanismen sollte daher zukünftig wertvolle Hilfe für Prophylaxe und Therapie schwerer Infektionen leisten.

Im Hinblick darauf beschäftigt sich die vorliegende Arbeit mit 2 Schwerpunkten: a) mit dem Verbrauch von Proteinaseinhibitoren aufgrund einer vermehrten Freisetzung von lysosomalen Enzymen bzw. Proteinen und/oder einer gesteigerten Aktivierung von Proteinasen der Kaskadensysteme des Blutes („Blutsysteme") [10], b) mit therapeutischen Ansätzen [16, 17], die es erlauben, den für den Organismus letalen Konsequenzen des Proteinaseinhibitormangels entgegenzuwirken.

Lysosomale Faktoren aus PMN-Granulozyten

Unter pathologischen Bedingungen werden lysosomale Faktoren aus verschiedenen Körperzellen freigesetzt. Hierbei sind v. a. PMN-Granulozyten, die während schwerer Entzündungsprozesse in großen Mengen in den primären Schockorganen Lunge, Leber und Niere sequestriert werden, von besonderem Interesse. Sie besitzen nämlich ein sehr wirksames proteolytisches bzw. hydrolytisches und oxidatives Potential zur Aufrechterhaltung des intrazellulären Proteinkatabolismus und zum Abbau phagozytierten Materials in den Phagolysosomen [18].

Hinsichtlich des Pathomechanismus schwerer Entzündungen sind von den bisher bekannten lysosomalen Enzymen die neutralen Proteinasen *Elastase und Cathepsin G* aus den azurophilen Granula der PMN-Granulozyten von herausragender pathogenetischer Bedeutung, da sie sowohl mengenmäßig überwiegen als auch nahezu keine Substratspezifität besitzen [12, 29]. Nach extrazellulärer Freisetzung inaktivieren diese Proteinasen schon durch wenige proteolytische Spaltungen eine Reihe von Plasmaproteinen, so z. B. die Proteinaseinhibitoren Antithrombin III, α_2-Plasmininhibitor und C1-Inaktivator [5, 15], ehe sie durch ihre natürlichen Antagonisten α_1-Proteinaseinhibitor, α_1-Antichymotrypsin und α_2-Makroglobulin gehemmt werden. Kürzlich wurde sogar von einer überadditiven elastolytischen Aktivität bei gleichzeitiger Einwirkung von Elastase und Cathepsin G auf verschiedene Substrate berichtet [4].

Das ebenfalls in den azurophilen Granula lokalisierte Enzym *Myeloperoxidase* katalysiert in den Phagolysosomen die Reaktion von Wasserstoffperoxid (H_2O_2) mit Chloridionen (Cl^-), wodurch hochbakterizide, oxidierende Substanzen entstehen [27].

Die antibakterielle Wirkung von *Laktoferrin,* einem Protein, das vorwiegend in den spezifischen Granula von Granulozyten, daneben aber auch in Körperzellen wie Drüsenepithelien gebildet wird, ist ebenfalls gut belegt. Patienten mit Laktoferrinmangel erleiden wiederholte Infektionen. Darüber hinaus wurden noch zahlreiche weitere Effekte des Laktoferrins beschrieben, jedoch konnten viele dieser Wirkungen von anderen Untersuchern nicht bestätigt werden. Die funktionelle Rolle des Laktoferrins bei der Entzündung kann daher als noch weitgehend ungeklärt gelten [3].

Aktivierung und Verbrauch von Blutproteinen

Die sog. Entzündungsantwort des Organismus auf einen entzündlichen Stimulus kann durch die extrazelluläre Wirkung von Proteinasen auf zweierlei Weise verstärkt werden [10]:

Selektive oder limitierte Proteolyse führt zur Aktivierung von Proenzymen und/oder Kofaktoren der Blutsysteme und dabei auch zur Bildung von biologisch hochaktiven Peptiden wie Kininen, Anaphylatoxinen und Fibrin/ogen/spaltprodukten. *Unspezifische Proteolyse,* hervorgerufen v. a. durch lysosomale Elastase und Cathepsin G, zerstört nicht nur Blutsystemfaktoren, Immunglobuline und viele andere Proteine, sondern v. a. auch Proteinaseinhibitoren durch nichtlimitierte proteolytische Spaltungen. Hierbei werden ebenfalls pathologisch hochwirksame Peptide freigesetzt.

Im gesunden Organismus besteht eine wohlausgewogene Balance zwischen selektiver Aktivierung und unspezifischer Proteolyse einerseits und potenten, spezifischen Proteinaseinhibitoren andererseits [28]:

Antithrombin III (AT III) reguliert die Gerinnung, α_2-*Plasmininhibitor* ($\alpha_2 PI$) die Fibrinolyse und *C1-Inaktivator (C1-INA),* den klassischen Komplementenweg und die intrinsische Gerinnungskaskade. Letzteres erfolgt über die Hemmung von Plasmakallikrein und Hageman-Faktor bzw. von dessen niedermolekularem Spaltprodukt.

Das Auftreten von α_2-*Makroglobulin* (α_2M) in Komplexen mit Plasmakallikrein oder Plasmin in pathologischen Plasmen weist darauf hin, daß dieses multifunktionelle Glykoprotein auch an der Regulation der Blutsystemkaskaden beteiligt ist. Seine hervorragende protektive Rolle liegt jedoch in der Verhinderung der unspezifischen Proteolyse durch die Hemmung aller Arten von freigesetzten lysosomalen Proteinasen (Serin-, Thiol-, Aspartat- und Metalloproteinasen). Aufgrund des hohen Molekulargewichts bleibt die Hemmfunktion von α_2M normalerweise jedoch auf das Blutgefäßsystem beschränkt. Der Hauptantagonist der lysosomalen Granulozytenelastase, der α_1-*Proteinaseinhibitor* (α_1PI), liegt in bemerkenswert hoher Konzentration im Blut vor, tritt jedoch auch in der interstitiellen Flüssigkeit und in mukösen Sekreten auf. α_1-*Antichymotrypsin* (α_1AC), ein rasch reagierendes Akutphaseprotein, stellt einen wirksamen Inhibitor für das lysosomale granulozytäre Cathepsin G und für Mastzellchymase dar. Verglichen mit α_1PI und α_1AC liegen die übrigen Inhibitoren in deutlich geringerer Konzentration im Plasma vor. Dennoch stellen nach Abzug von Albumin und den Immunglobulinen die Proteinaseinhibitoren ca. 60% der restlichen Plasmaproteine, was sicherlich als indirekter Hinweis auf die Bedeutung der Proteinaseinhibitoren als regulative Proteine gewertet werden kann.

Durch die Hemmung der extrazellulär freigesetzten und/oder im Blutkreislauf aktivierten Proteinasen wird auch die Bildung vasoaktiver bzw. toxischer Peptide unterdrückt. Dies gilt ebenso für die proteolyseinduzierten zellulären Reaktionen, wie z.B. die thrombininduzierte Plättchenaggregation oder die anaphylatoxinausgelöste Chemotaxis der Granzulozyten. Die Inaktivierung der die Blutsysteme regulierenden Proteinaseinhibitoren durch unspezifische Proteolyse stellt deshalb eine der gefährlichsten pathologischen Wirkungen lysosomaler Faktoren dar.

Selbst der α_1-Proteinaseinhibitor kann durch ein lysosomales Metalloenzym aus Makrophagen [1], die lysosomale Thiolproteinase Cathepsin B und eine bakterielle Elastase [28] proteolytisch inaktiviert werden. Darüber hinaus führt die Oxidation des Methioninrestes im reaktiven Zentrum des α_1PI zu einer beträchtlichen Reduktion der Affinität des Inhibitors zur granulozytären Elastase [2]. Derart oxidierende Substanzen, wie z.B. Superoxidanionen, Hydroxylradikale und Wasserstoffperoxid, werden in großen Mengen in den Phagolysosomen der Granulozyten gebildet und tragen zusammen mit Myeloperoxidase wesentlich zum intrazellulären Proteinabbau bzw. zur Bakterienabtötung bei. Wenn sie unter pathologischen Gegebenheiten zusammen mit den lysosomalen Enzymen freigesetzt werden, können sie lokal die Hemmung der extrazellulär liberierten Elastase erheblich beeinträchtigen, da der mit oxidiertem α_1PI gebildete Komplex sehr leicht durch ein für Elastase höher affines Substrat (z.B. Elastin) wieder gespalten wird. Dieser Mechanismus bietet günstige Voraussetzungen für eine beträchtliche Gewebeschädigung infolge einer raschen Ansammlung und Degranulation von PMN-Granulozyten in der Lunge während eines Entzündungsprozesses.

Im Hinblick auf die Pathogenese des multiplen Organversagens kann die Störung des physiologischen Gleichgewichts zwischen Proteinasen und ihren Inhibitoren als eine wichtige Komponente des zugrundeliegenden Pathomechanismus angesehen werden.

Klinische Studien

Hyperdynamer septischer Schock

Unsere erste klinische Untersuchung zur Sepsis wurde an Patienten ($n=18$) mit streng definiertem hyperdynamem septischem Schock durchgeführt [31].

Hämodynamische und biochemische Parameter wurden in bestimmten Zeitintervallen bis 96 h nach der Diagnosestellung des hyperdynamen Schocks bestimmt ($\bar{x}_0 - \bar{x}_{96}$). Innerhalb der Beobachtungszeit verstarben 4 Patienten, während die übrigen das Schockereignis überlebten. Mit Ausnahme eines Patienten mußte jedoch auch bei diesen innerhalb von 6 bis 84 Tagen nach Abschluß der speziellen Untersuchung ein tödlicher Ausgang verzeichnet werden. Die Ursachen dafür lagen entweder in den direkten Folgen des Schocks (respiratorisches Versagen, Oligurie oder Anurie) oder in toxischem Herzversagen bzw. malignen Erkrankungen.

Neben einer Reihe anderer Plasmaproteine wurde die Konzentration von $\alpha_2 M$ mittels radialer Immundiffusion (M-Partigenplatten, Behringwerke, Marburg) bestimmt. AT III wurde nach Laurell [19] quantifiziert und die fibrinstabilisierende Aktivität von Faktor XIII mit dem „Gerinnungsfaktor XIII-Schnellreagenz" (Behringwerke, Marburg) erfaßt. Der native Inter-α-Trypsininhibitor (ITI-160000) sowie sein säurestabiles Abbauprodukt (ITI-30000) im Serum wurden nach Angaben von Hochstraßer et al. [14] gemessen.

Obwohl die hyperdyname Schockphase gewöhnlich als Anfangsstadium der Erkrankung angesehen wird, zeigten die Plasmaspiegel der gemessenen Parameter bereits zu diesem Zeitpunkt signifikant abnormale Werte (Tabelle 1).

Wir sehen den substantiellen Verbrauch bzw. Umsatz von Proteinaseinhibitoren während der Beobachtungszeit als einen wesentlichen, wenn auch indirekten Hinweis für eine beträchtliche Freisetzung von Proteinasen im septischen Schock an:

Tabelle 1. Plasma- oder Serumgehalt verschiedener Proteine im septischen Schock. Angegeben sind Mittelwerte $\bar{x}$ ($\pm$ SEM) für den Beginn der Schockphase ($\bar{x}_0$) und 96 h danach ($\bar{x}_{96}$). Normwert für Faktor XIII, Antithrombin III und α_2-Makroglobulin: 100% eines Poolplasma; Normalbereich für Inter-α-Trypsininhibitor: nativ, säurelabil: 50–80 mIU/ml; säurestabil: 6–9 mIU/ml. *mIU* = Milli-Inhibitoreinheiten

Parameter	$\bar{x}_0$ ($\pm$ SEM)	$\bar{x}_{96}$ ($\pm$ SEM)
Faktor XIII (% der Norm)	46,1 ± 4,9	52,9 ± 4,8
Antithrombin III (% der Norm)	47,4 ± 2,8	58,9 ± 5,6
α_2-Makroglobulin (% der Norm)	48,8 ± 5,2	46,8 ± 4,5
Inter-α-Trypsininhibitor (mIU/ml)		
nativ, säurelabil	42,7 ± 3,6	46,4 ± 3,4
säurestabil	15,7 ± 1,7	21,7 ± 2,5

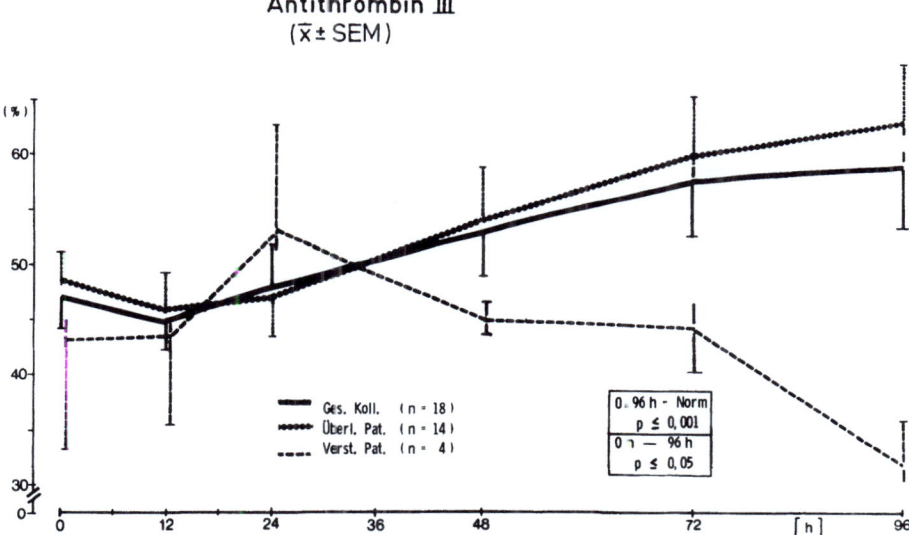

Abb. 1. Plasmagehalt an Antithrombin III (AT III) während 96 h nach Diagnose eines hyperdynamen septischen Schocks. Angegeben sind Mittelwerte $\bar{x}$ ($\pm$ SEM) von Patienten ($n = 14$), die die Schockphase überlebten, von Patienten ($n = 4$), die kurz vor Ende der Beobachtungszeit verstarben und vom Gesamtkollektiv ($n = 18$). Normalbereich: 75–100% eines Poolplasmas

Der Verbrauch von AT III, des wichtigsten Hemmstoffs der Gerinnung [13], spiegelt normalerweise die Bildung von aktivem Thrombin und Faktor Xa wider, da diese Enzyme vorwiegend durch AT III inhibiert und eliminiert werden. Während einer Heparinmedikation zur Verhinderung von Thrombosen oder einer intravasalen Gerinnung wird der Verbrauch von AT III noch zusätzlich gesteigert, da der Heparin-AT III-Komplex auch mit anderen aktivierten Gerinnungsenzymen bzw. Plasmakallikrein reagiert [6]. Bemerkenswerterweise stieg der AT III-Gehalt bei Patienten, die die Schockphase überlebten ($n = 14$), wieder langsam an, während er bei jenen, die während der Beobachtungsperiode verstarben, weiterhin deutlich abfiel (Abb. 1). Obwohl In-vitro-Effekte hinsichtlich der Wirkung von Elastase auf AT III [15] nur mit Vorbehalt auf In-vivo-Situationen übertragen werden sollten, besteht Grund zur Annahme, daß zumindest ein Teil des AT III-Verbrauchs durch die proteolytische Aktivität von granulozytären Proteinasen verursacht wurde, insbesondere bei Patienten, die während der Schockphase verstarben.

Besonders auffällig erscheint auch die sehr niedrige Konzentration an α_2M. Offensichtlich wurden beträchtliche Mengen verschiedener Proteinasen permanent in die Zirkulation freigesetzt und durch α_2M eliminiert. Diese Ergebnisse können als weitere Bestätigung für die wichtige Schutzfunktion des α_2M gegenüber einer unspezifischen Proteolyse im septischen Schock gelten.

In-vitro-Untersuchungen haben gezeigt, daß v. a. granulozytäre Elastase das säurestabile Inhibitorfragment ITI-30000 vom nativen Hemmstoff ITI-160000 abspaltet [7]. Da in der vorliegenden Studie der Serumgehalt an nativem ITI signifikant reduziert war, während die Konzentration des Fragments eine beträchtliche Zunahme aufwies, spricht vieles dafür, daß hier granulozytäre Proteinasen an dem

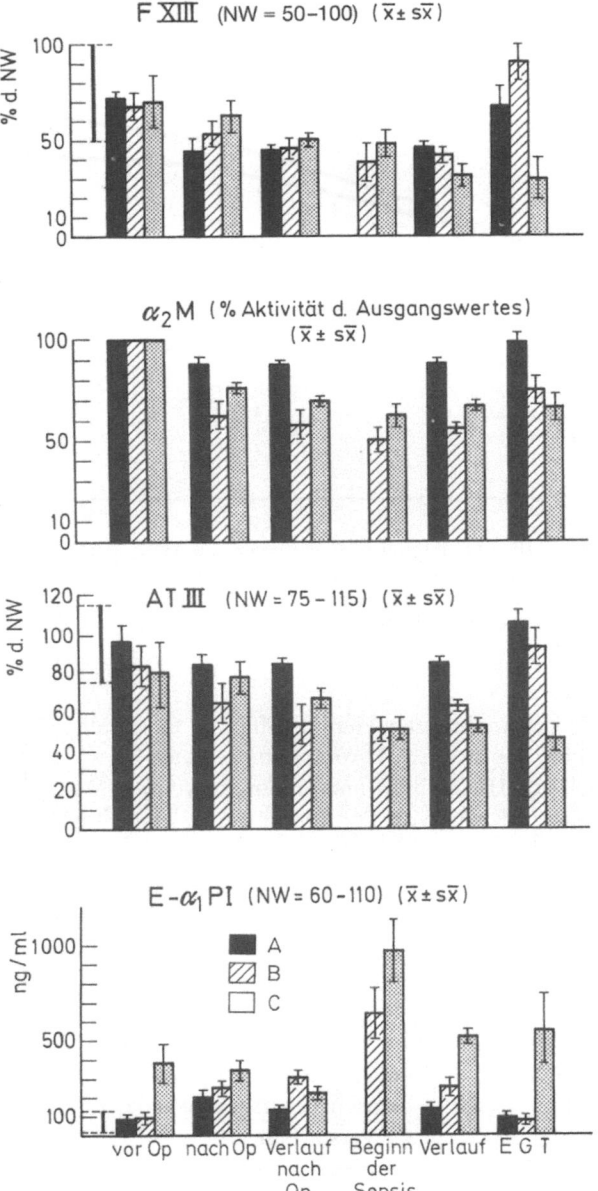

Abb. 2. Plasmagehalt (Mittelwert ± SEM) an Elastase-α_1-Proteinaseinhibitorkomplex (E-α_1PI), Antithrombin III (AT III), α_2-Makroglobulin (α_2M) und Faktor XIII (F XIII) in Patienten nach abdominalchirurgischen Eingriffen. *A*, Patienten ohne postoperative Infektion ($n = 11$); *B*, Patienten, die eine postoperative Sepsis überlebten ($n = 14$); *C*, Patienten, die an postoperativer Sepsis oder septischem Schock verstarben ($n = 16$). Es sind Mittelwerte (± SEM) angegeben für den Tag vor der Operation, den Tag nach der Operation, die frühe postoperative Phase, den Beginn der Sepsis und für die Dauer der Sepsis. Letzte Bestimmungen wurden am Tag der Entlassung *(E)* in Gruppe A, zum Zeitpunkt der Genesung *(G)* in Gruppe B und kurz vor Eintritt des Todes *(T)* in Gruppe C vorgenommen

deutlichen Umsatz von ITI beteiligt waren. Die Bestimmung der ITI-Spaltung könnte somit einen indirekten Marker für Leukozytenproteinaseaktivität bei der Sepsis darstellen.

Neben dem Umsatz bzw. Verbrauch von Proteinaseinhibitoren im Plasma kann die durchwegs sehr niedrige fibrinstabilisierende Aktivität von F XIII als weiterer Hinweis auf eine gesteigerte proteolytische Wirkung leukozytärer Enzyme nach Degranulation angesehen werden. F XIII scheint ein bevorzugtes Substrat für granulozytäre Proteinasen darzustellen, da bei experimenteller Sepsis der starke Verbrauch dieses Gerinnungsfaktors durch präventive, systemische Anwendung eines spezifischen Inhibitors (Bowman-Birk-Inhibitor) der granulozytären Elastase und des Cathepsin G verhindert werden konnte [24]. Darüber hinaus konnten Egbring et al. [9] zeigen, daß während der Sepsis beim Menschen die aktive Transglutaminase (Untereinheit A) und das Trägerprotein (Untereinheit S) von F XIII in vergleichbarer Menge verbraucht wurden. Während der Blutgerinnung hingegen verschwindet nur die Untereinheit A, das Trägerprotein S bleibt unverändert im Serum zurück. Da beide Untereinheiten durch Elastase in vitro gleichermaßen abgebaut werden [9], scheint eine proteolytische Spaltung des F XIII in der Sepsis und beim septischen Schock durchaus möglich.

Abdominalchirurgische Eingriffe und Sepsis

Um die Freisetzung granulozytärer Proteinasen während schwerer Entzündungen auch tatsächlich zu belegen, haben wir die PMN-Elastase als Markerenzym gewählt. Die freigesetzte Proteinase tritt in der Zirkulation hauptsächlich in Form des Elastase-α_1-Proteinaseinhibitorkomplexes (E-α_1PI) auf. Eine geringe Menge Elastase wird zwar auch an α_2M gebunden. Die Elimination des E-α_2M-Komplexes aus der Zirkulation erfolgt jedoch im Vergleich zum E-α_1PI-Komplex sehr viel rascher, so daß er meßtechnisch nur sehr schwierig zu erfassen ist [22].

In der prospektiven klinischen Studie wurde in kurzen Zeitintervallen Plasma von Patienten nach abdominalchirurgischen Eingriffen entnommen. Aufgrund des postoperativen Verlaufs konnten die Patienten in 3 Gruppen eingeteilt werden: Gruppe A ($n = 11$) mit komplikationsloser Genesung, Gruppe B ($n = 14$) mit postoperativer Sepsis, die im weiteren Verlauf überwunden wurde; Gruppe C ($n = 16$) mit tödlichem Ausgang infolge schwerer Sepsis bzw. septischen Schocks [8].

Die Bestimmung der komplexierten Elastase erfolgte mit einem Enzymimmunoassay [20], der inzwischen kommerziell erhältlich ist (Testkit PMN Elastase, E. Merck, Darmstadt). Die inhibitorische Aktivität von AT III gegenüber Thrombin wurde mittels des chromogenen Substrats S-2238 (Deutsche Kabi, München), die fibrinstabilisierende Aktivität von F XIII mit dem „Gerinnungsfaktor XIII-Schnellreagenz" (Behringwerke, Marburg) und die Hemmwirkung von α_2M gegenüber Trypsin mit einer „α_2-Makroglobulin Testkombination" (Boehringer, Mannheim) nach Ganroth [11] gemessen.

Die Veränderungen des Plasmagehaltes an *komplexierter Elastase* (E-α_1PI) ist für jede Gruppe in Abb. 2 zusammengefaßt dargestellt: Patienten ohne postoperative Infektion zeigten nach dem operativen Eingriff nur einen mäßigen Anstieg (bis auf das 3fache) über den präoperativen Wert (60–120 ng/ml)[1] während bei den septischen Patienten wiederholt stark erhöhte Konzentrationen im Sepsisverlauf zu verzeichnen waren. Um die rasche Ausschüttung und Elimination der Elastase in diesem akuten Stadium der Entzündung exakt zu erfassen, ist es empfehlenswert, Blutproben mindestens in einem 6- bis 12stündlichen Abstand zu entnehmen.

---

1 Der präoperative Mittelwert der Gruppe C war bereits erhöht, da 6 Patienten aufgrund einer manifesten Infektion operiert wurden. Die chirurgische Entfernung des Infektionsherdes dürfte dann postoperativ den leichten Abfall des Komplexgehaltes verursacht haben.

Zum Zeitpunkt der Diagnose der Sepsis wurden stark erhöhte Konzentrationen an komplexierter Elastase gemessen, entsprechend einem mittleren Anstieg auf das 6fache in Gruppe B bzw. 10fache in Gruppe C. Individuelle Spitzenwerte bis zu 2500 ng/ml traten in beiden Gruppen auf. Bei Patienten mit persistierender Sepsis (Gruppe C) blieb der E-α_1PI-Gehalt bis zum Eintritt des Todes im Mittel signifikant erhöht, während die Erholungsphase in Gruppe B von einer deutlichen Normalisierung begleitet war.

Gleichzeitig mit der Zunahme der komplexierten Elastase im Plasma konnte ein *signifikanter Abfall der inhibitorischen Aktivität von AT III und $\alpha_2 M$ sowie der fibrinstabilisierenden Funktion des F XIII* bei den septischen Patienten verzeichnet werden (Abb. 2). Die verminderten Aktivitäten der genannten Faktoren zu Beginn der Sepsis normalisierten sich wieder bei den Patienten, die die Infektion überwanden (Gruppe B), ein weiterer Abfall trat jedoch bei jenen auf, die verstarben (Gruppe C).

Polytrauma und Infektion

Seit kurzem sind wir auch in der Lage, die extrazelluläre Freisetzung der granulozytären Proteine Myeloperoxidase und Laktoferrin zu erfassen. Hierfür wurden spezifische Enzymimmunoassays von S. Neumann und W. Rautenberg (Biochemische Forschung, E. Merck, Darmstadt) entwickelt (derzeit noch nicht kommerziell erhältlich!).

Die Normalkonzentrationen von Myeloperoxidase und Laktoferrin im Plasma lagen entsprechend den verwendeten Tests zwischen 20–60 ng/ml bzw. 100–300 ng/ml.

Erste Ergebnisse aus Plasmauntersuchungen eines polytraumatisierten Patienten mit Lungenkontusion zeigten eine *gleichzeitige Freisetzung von Elastase, Myeloperoxidase und Laktoferrin* (Abb. 3). Der Schweregrad des Traumas wurde bereits durch die stark erhöhten Werte aller 3 granulozytären Proteine zum Zeitpunkt der ersten Messung (6 h postoperativ) angezeigt. Das weitere Muster der Plasmagehalte der verschiedenen lysosomalen Faktoren spiegelt erstaunlich genau infektiöse Komplikationen (Pneumonie) am 2.–3. und 4.–5. Tag nach Unfall, ebenso wie die Verbesserung der klinischen Situation des Patienten im weiteren posttraumatischen Verlauf wider.

Bemerkenswerterweise fanden wir nicht nur ein gleichartiges Verhalten von Elastase und Myeloperoxidase aus azurophilen Granula, sondern auch von diesen Enzymen und Laktoferrin aus spezifischen Lysosomen. Dies bedeutet, daß beide Arten von Granula gleichermaßen an der Phagozytose und extrazellulären Freisetzung lysosomaler Proteine bei der hier vorliegenden Erkrankung beteiligt waren. Ob dies auch für andere entzündliche Prozesse zutrifft, wird derzeit untersucht.

Aus den bisherigen Ergebnissen kann geschlossen werden, daß erhöhte Plasmawerte an lysosomalen granulozytären Proteinen die Beteiligung polymorphkerniger Granulozyten an einem lokalen oder systemischen Entzündungsvorgang im Organismus anzeigen. Die extrazellulär meßbaren Mengen an komplexierter Elastase, Myeloperoxidase und Laktoferrin scheinen sowohl die Intensität des entzündlichen Stimulus als auch die Reaktion der Granulozyten hierauf widerzuspiegeln.

Unserer Meinung nach bieten sich lysosomale und andere Proteinasen als geeignete Kandidaten zur Erstellung eines diagnostischen Musters der Entzündungsreak-

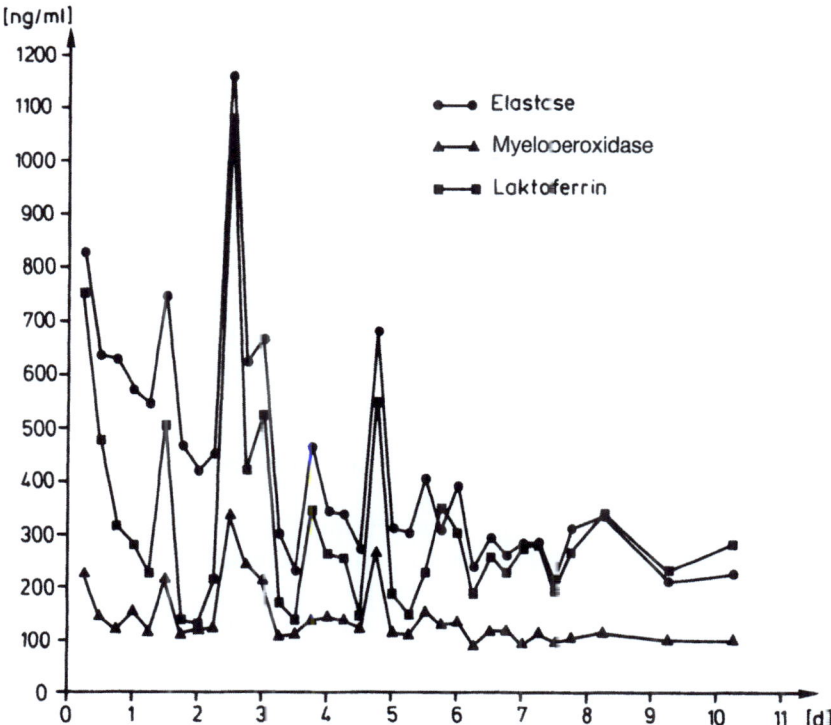

Abb. 3. Plasmagehalt an komplexierter Elastase, Myeloperoxidase und Laktoferrin bei einem Patienten nach schwerem Polytrauma. Normalbereich: komplexierte Elastase = 60–120 ng/ml, Myeloperoxidase = 20–60 ng/ml, Laktoferrin = 100–300 ng/ml

tion an, und zwar in zweierlei Hinsicht: 1. Aufgrund ihrer ausgeprägten Fähigkeit, Plasmaproteine und Strukturelemente durch Proteolyse zu inaktivieren bzw. Entzündungsmediatoren zu bilden, trägt die Bestimmung von Proteinasen wesentlich zur Aufklärung der Pathomechanismen bei. 2. Proteaseinduzierte Pathomechanismen ermöglichen eine gezielte therapeutische Intervention mittels geeigneter exogener Proteinaseinhibitoren.

Experimentelle Tierstudien

Die prophylaktische Verabreichung eines potenten Inhibitors der granulozytären Proteinasen Elastase und Cathepsin G (Bowman-Birk-Inhibitor aus Sojabohnen) an Hunde reduzierte signifikant den endotoxininduzierten Verbrauch verschiedener Plasmafaktoren einschließlich AT III und F XIII [16].

Hinsichtlich der Rolle granulozytärer Proteinasen bei entzündlichen Erkrankungen wie Sepsis und Polytrauma schienen weitere therapeutische Ansätze mit allgemein verfügbaren Proteinaseinhibitoren wünschenswert. *Eglin aus dem Blutegel Hirudo medicinalis* hat sich in vitro als sehr wirksamer Hemmstoff von PMN-Elastase und Cathepsin G erwiesen [26] und ist mittlerweile durch gentechnologische Herstellung [23] für experimentelle Studien in ausreichender Menge verfügbar (Ciba Geigy,

Basel, und Plantorgan, Bad Zwischenahn). Um eine mögliche therapeutische Wirkung dieses Miniproteins (M_r 8100) bei schweren Entzündungen nachzuweisen, haben wir ein Sepsismodell am Schwein erstellt [17].

Die Sepsis wurde durch 2stündige i.v.-Infusion von 3×10^{10} E. coli-Zellen in deutschen Läuferschweinen (16–23 kg KG) induziert. Neben der unbehandelten Bakteriämiegruppe ($n = 9$) wurde einer weiteren Gruppe ($n = 7$) zusätzlich zur E. coli-Gabe eine Eglindosis von 3,85 mg $\cdot$ kg$^{-1}\cdot$ h^{-1} über 4 h i.v. verabreicht. Dadurch konnten Eglinkonzentrationen im Plasma bis zu 6 µmol/l erreicht werden.

Im Vergleich zu den unbehandelten Sepsistieren mit einer mittleren Überlebenszeit von 6 h überlebten 3 der 7 Eglin-behandelten Schweine 15 h und 4 Tiere den willkürlich festgesetzten Untersuchungszeitraum von 30 h. Die therapeutische Wirksamkeit von Eglin wurde darüber hinaus bestätigt durch die Verbesserung weiterer wesentlicher Parameter; insbesondere zeigten sich: a) nur geringe morphologische Veränderungen der Lungen (d.h. weniger ausgeprägte interstitielle Ödeme), b) ein reduzierter Anstieg des extravaskulären Lungenwassers, c) ein verzögerter und geringerer Anstieg der Körpertemperatur.

Tiere mit normaler Nierenfunktion schieden 75–95% des verabreichten Eglins innerhalb von 12 h mit dem Urin aus. Eine Akkumulation des Hemmstoffs im Plasma erfolgte jedoch bei Schweinen mit Niereninsuffizienz aufgrund endotoxinbedingter Mikrothrombosierung, die in den meisten Fällen durch Eglin nicht verhindert werden konnte. Deshalb empfiehlt es sich, zukünftig auch Thrombininhibitoren, z.B. Hirudin aus dem Blutegel, in Kombination anzuwenden, um eine übermäßige Aktivierung der Gerinnungskaskade unter den gegebenen Umständen zu verhindern [21]. Ebenfalls positive Effekte bei experimenteller Sepsis erzielten wir darüber hinaus durch die Anwendung von C1-Inaktivator und Superoxiddismutase [30].

Schlußfolgerung

Die Ergebnisse unserer klinischen und tierexperimentellen Studien zeigen deutlich, daß bei Sepsis und septischem Schock der natürliche Abwehrmechanismus gegen eine verstärkte Proteolyse erheblich beeinträchtigt ist. Daraus resultiert ein verhängnisvoller Verbrauch von lebenswichtigen Plasmaproteinen sowie ggf. ein multiples Organversagen. Die Verabreichung geeigneter exogener Proteinaseinhibitoren sollte deshalb v.a. der Erschöpfung des endogenen Inhibitorpotentials entgegenwirken. Bis derartige Inhibitoren jedoch auch für die klinische Anwendung zur Verfügung stehen, scheint die Substitution mit Frischplasma oder AT III-Konzentraten die Methode der Wahl zu sein [25].

Literatur

1. Banda MJ, Clark EJ, Werb Z (1980) Limited proteolysis by macrophage elastase inactivated human $α_1$-proteinase inhibitor. J Exp Med 152:1563–1570
2. Beatty K, Bieth JG, Travis J (1980) Kinetics of association of serine proteinases with native and oxidized $α_1$-proteinase inhibitor and $α_1$-antichymotrypsin. J Biol Chem 255:3931–3934

3. Birgens HS (1984) The biological significance of lactoferrin in haematology. Scand J Haematol 33:225–230
4. Boudier C, Holle C, Bieth JG (1981) Stimulation of the elastolytic activity of leukocyte elastase by leukocyte cathepsin G. J Biol Chem 256:10256–10258
5. Brower MS, Harpel PC (1982) Proteolytic cleavage and inactivation of α_2-plasmin inhibitor and C1-inactivator by human polymorphonuclear leukocyte elastase. J Biol Chem 257:9849–9854
6. Collen D, Wiman B, Verstaete M (eds) (1979) The physiological inhibitors of blood coagulation and fibrinolysis. Elsevier/North-Holland, Amsterdam
7. Dietl T, Drobinski W, Hochstrasser K (1979) Human inter-α-trypsin-inhibitor-limited proteolysis by trypsin, plasmin, kallikrein and granulocytic elastase and inhibitory properties of the cleavage products. Hoppe Seylers Z Physiol Chem 360:1313–1318
8. Duswald K-H, Jochum M, Schramm W, Fritz H (1985) Released granulocytic elastase: An indicator of pathobiochemical alterations in septicemia after abdominal surgery. Surgery 98: 892–898
9. Egbring R, Schmidt W, Fuchs G, Havemann K (1977) Demonstration of granulocytic proteases in plasma of patients with acute leukemia and septicemia with coagulation defects. Blood 49: 219–231
10. Fritz H, Jochum M, Duswald K.-H, Dittmer H, Kortmann H, Neumann S, Lang H (1984) Granulocyte proteinases as mediators of unspecific proteolysis in inflammation: A review. In: Goldberg DM, Werner M (eds) Selected topics in clinical enzymology, vol 2. de Gruyter, Berlin New York, pp 305–328
11. Ganroth PO (1966) Determination of α_2-macroglobulin as trypsin-protein-esterase. Clin Chim Acta 14:493–501
12. Havemann K, Janoff A (eds) (1978) Neutral proteases of human polymorphonuclear leukocytes. Urban & Schwarzenberg, Baltimore München
13. Heimburger N (1975) Proteinase inhibitors of human plasma – their properties and control functions. In: Reich E, Rifkin DB, Shaw E (eds) Protease and biological control. Cold Spring Harbor Laboratory, pp 367–386
14. Hochstrasser K, Niebel J, Feuth H, Lempart K (1977) Über Abbauprodukte des Inter-alpha-Trypsininhibitors im Serum. I. Der Inter-alpha-Trypsininhibitor als Prekursor des säure-stabilen Serum-Trypsin-Plasmin-Inhibitors. Klin Wochenschr 5:337–342
15. Jochum M, Lander S, Heimburger N, Fritz H (1981) Effect of human granulocytic elastase on isolated human antithrombin III. Hoppe Seylers Z Physiol Chem 362:103–112
16. Jochum M, Witte J, Schiessler H, Selbmann HK, Ruckdeschl G, Fritz H (1981) Clotting and other plasma factors in experimental endotoxemia: Inhibition of degradation by exogenous proteinase inhibitors. Eur Surg Res 13:152–168
17. Jochum M, Welter H, Wiesinger H, Siebeck M, Thetter O, Fritz H (1985) Erste Erfahrungen mit einem klonierten Hemmstoff für lysosomale Elastase und Cathepsin G, dem sog. Eglin des Medizinischen Blutegels, beim septischen Schock des Schweines. Langenbecks Arch Chir [Suppl] Forum '85:43–47
18. Klebanoff SJ, Clark RA (eds) (1978) The neutrophil function and clinical disorder. North-Holland, Amsterdam New York Oxford
19. Laurell CB (1972) Electroimmunoassay. Scand J Clin Lab Invest [Suppl] 29:21–37
20. Neumann S, Jochum M (1984) Elastase-α_1-proteinase inhibitor complex. In: Bergmeyer HU, Bergmeyer J, Graßl M (eds) Methods of enzymatic analysis, 3rd edn, vol 5. Verlag Chemie, Weinheim, pp 184–195
21. Nowak G, Markwardt F (1980) Influence of hirudin on endotoxin-induced disseminated intravascular coagulation (DIC) in weaned pigs. Exp Pathol 18:438–443
22. Ohlsson K, Laurell CB (1976) The disappearance of enzyme-inhibitor complexes from the circulation of man. Clin Sci Mol Med 51:87–92
23. Rink H, Liersch M, Sieber P, Meyer F (1984) A large fragment approach to DNA synthesis: total synthesis of a gene for the protease inhibitor eglin c from the leech hirudo medicinalis and its expression in E. coli. Nucleic Acids Res 12:6369–6387
24. Schiessler H, Kaplan O, Wartenberg S, Witte J (1978) Effect of a protease-inhibitor on the concentration of the fibrin-stabilizing factor XIII in the course of acute gramnegative sepsis. Int Congr Inflammation Bologna/Italy, 31.10.–3.11.1978

25. Schramm W (1983) Erfahrungen mit der Substitution von Antithrombin III-Konzentraten bei angeborenen und erworbenen Mangelzuständen. In: Karges H, Heimburger N (eds) Behring Institute Research Communications: Aspects of blood coagulation and fibrinolysis, vol 73. Medizinische Verlagsgesellschaft, Marburg, pp 66–78
26. Seemüller U, Meier M, Ohlsson K, Müller HP, Fritz H (1977) Isolation and characterization of a low molecular weight inhibitor (of chymotrypsin and human granulocytic elastase and cathepsin G) from leeches. Hoppe Seylers Z Physiol Chem 358:1105–1117
27. Tenovuo J, Mäkinen KK, Sievers G (1985) Antibacterial effect of lactoperoxidase and myeloperoxidase against bacillus cereus. Antimicrob Agents Chemother 27:96–101
28. Travis J, Salvesen GS (1983) Human plasma proteinase inhibitors. Ann Rev Biochem 52: 655–709
29. Travis J, Giles PJ, Porcelli L, Reilly CF, Baugh R, Powers J (1980) Human leukocyte elastase and cathepsin G: Structural and functional characteristics. In: Protein degradation in health and disease, Ciba Foundation Symposium 75. Excerpta Medica, Amsterdam, pp 51–68
30. Welter H, Thetter D, Siebeck M, Wiesinger H, Elster U, Fritz H (1985) Versuche zur Therapie der Schocklunge mittels Superoxiddismutase (SOD) and C1-Inaktivator (C1-INA). Langenbecks Arch [Suppl] Chir Forum '85:63–67
31. Witte J, Jochum M, Scherer R, Schramm W, Hochstrasser K, Fritz H (1982) Disturbances of selected plasma proteins in hyperdynamic septic shock. Intensive Care Med 8:215–222

Die maligne Hyperthermie

H. J. Eberlein und U. Schulte-Sasse

Seit der Etablierung der Anästhesiologie als eigenständige Disziplin innerhalb der Medizin sind spezielle Narkoseprobleme für den Operateur nur von geringem Interesse. Erleidet jedoch der Patient während einer operativen Intervention eine lebensbedrohliche Komplikation, so erwacht verständlicherweise die Anteilnahme des Operateurs sofort.

Im folgenden soll deshalb eine zwar seltene, jedoch höchst gefährliche, typische Anästhesiekomplikation in der gebotenen Kürze dargestellt werden.

Geschichte

1960 erkannte Denborough in Melbourne ganz klar und zum ersten Mal, daß er bei einem Fall von maligner Hyperthermie (MH) einem Krankheitsbild sui generis gegenüberstand [2]. Er traf auch die Feststellung, daß es sich um ein durch die Narkose ausgelöstes Krankheitsbild handeln und eine genetische Disposition vorhanden sein müsse. Ein junger Mann mit einer Unterschenkelfraktur sah der notwendig werdenden Anästhesie mit großer Sorge entgegen: Waren doch von 24 Verwandten, die eine Äthernarkose erhalten hatten, 10 während oder kurz nach der Narkose verstorben. Tatsächlich entwickelte sich auch bei diesem Patienten unter einer Halothananästhesie eine hypertherme Krise, die er jedoch überlebte.

Bei der Seltenheit des Krankheitsbildes – die Häufigkeit wird heute mit 1 Fall auf 15000 Narkosen angegeben – und bei dem meist innerhalb 1 h fatalen Verlauf konnten zunächst keine Fortschritte in Diagnostik und Therapie gemacht werden. Erst die Beobachtung des Veterinärmediziners Hall [5] in Cambridge im Jahr 1966, daß Schweine, die er im Rahmen seiner Forschungen anästhesierte, nach Succinylcholin keine Muskelerschlaffung, sondern einen generalisierten Rigor zeigten und kurz darauf an einer fulminanten Hyperthermie verstarben, führte zur Etablierung des Schweinemodells für die MH. Alle Kenntnisse über Pathogenese und detaillierte Symptomatologie wurden am Schwein gewonnen. Desgleichen wurde an diesem Tiermodell erstmals sowohl die erfolgreiche Therapie der voll ausgebildeten MH als auch die wirksame Prophylaxe demonstriert.

Über den anatomischen Ort, von dem das Syndrom seinen Ausgang nimmt, herrschte lange Zeit Unklarheit: Es wurde natürlich an das Temperaturregulationszentrum im Hypothalamus gedacht, auch die neuromuskuläre Verbindung wurde angesichts des beobachteten Rigors ins Auge gefaßt. Erst ein ungezeichneter Artikel im *British Medical Journal* von 1968 lenkte die Aufmerksamkeit auf die quergestreifte Muskulatur [10]. Es wurde die Behauptung aufgestellt, daß es sich um eine metabolische Störung innerhalb der Muskelzelle handeln müsse. Diese Ansicht hat sich mit guten Gründen bis heute halten können.

Verständlicherweise richtete sich das Interesse der Klinik darauf, wie man gefährdete Individuen vor Beginn einer Narkose identifizieren könne. 1970 berichteten Isaacs u. Barlow [7], daß sie bei klinisch gesunden Verwandten von Patienten, die eine MH durchgemacht hatten, in einem großen Prozentsatz – aber leider nicht durchgehend – eine erhöhte CK-Konzentration im Blut gefunden hatten. Einen Schritt weiter brachte dann die Publikation von Kalow et al. [8], die den in vitro durchzuführenden Koffeinkontrakturtest empfahlen. Pharmakologen wußten schon seit geraumer Zeit, daß unter Vorspannung in ein Krebs-Ringer-Bad eingebrachte Muskelstreifen ihre isometrische Spannung erhöhen, wenn dem Bad geringe Mengen von Koffein beigegeben werden. Die Autoren aus Toronto bemerkten, daß diese isometrische Spannungssteigerung der Muskelproben von MH-Patienten bei bedeutend niedrigeren Koffeinkonzentrationen auftraten als bei Muskelproben, die von Gesunden stammten. Die Unterschiede sind ausreichend groß, so daß die Differenzierung zwischen Empfindlichen und Nichtempfindlichen gut möglich ist.

Den therapeutischen Durchbruch brachte dann der Südafrikaner Harrison [6] im Jahre 1975, der beim Schwein nachwies, daß Dantrolen, sowohl in der akuten Krise als auch prophylaktisch gegeben, das voll ausgebildete Krankheitsbild regelmäßig innerhalb kurzer Zeit heilen und den Ausbruch der MH verhindern kann.

Typisches Bild

Da nicht erwartet werden kann, daß außerhalb von Fachkreisen der Anästhesiologie das Krankheitsbild der MH bekannt ist, soll kurz der Verlauf einer nicht diagnostizierten und deshalb unbehandelten MH dargestellt werden: Ein junger kräftiger Patient wird in die Klinik eingeliefert, um an seinem verletzten Meniskus operiert zu werden. Die allgemeine Untersuchung deckt keine komplizierenden Erkrankungen auf, die blutchemischen Werte liegen im Normbereich. Nach einer konventionellen Prämedikation kommt der Patient in gut sediertem Zustand zum Narkosevorbereitungsraum. Blutdruck und Puls sind unauffällig. Der Patient erhält eine Einschlafdosis eines Barbiturates und wird dann über eine Maske mit einem Lachgas-Sauerstoff-Gemisch zunächst assistiert beatmet. Nun erhält er eine adäquate Dosis von Succinylcholin injiziert, was aber zu keiner Erschlaffung der Masseteren führt. Die Intubation ist nicht möglich, und es wird die Succinylcholingabe wiederholt. Auch dies führt nicht zu guten Intubationsbedingungen, so daß die Trachea unter Anwendung von Gewalt intubiert werden muß. Nun wird dem Beatmungsgemisch 1,5% Halothan beigegeben, der Patient auf dem Operationstisch gelagert, und nach chirurgischer Vorbereitung beginnt die Operation. Dem Anästhesisten fällt eine Tachykardie auf, die er auf mangelnde Narkosetiefe zurückführt, so daß die Halothankonzentration auf 2% erhöht wird. Diese Maßnahme reduziert die Pulsfrequenz nicht, im Gegenteil: sie steigt weiter an. Dem Operateur fällt dunkles Blut im Operationsfeld auf, die Muskeln zeigen einen erhöhten Tonus. Der Blutdruck steigt an, die Pulsfrequenz liegt nun bei über 180 Schlägen/min, die Haut nimmt eine blaßzyanotische Marmorierung an, der Atemkalk im CO_2-Absorber am Narkosegerät erwärmt sich in ganz ungewöhnlichem Maße. Beim nicht medikamentös relaxierten Patienten wird eine Tachypnoe beobachtet (Atemfrequenz von über 25/min und Atemzugvolumina von 1000 ml). Beim relaxierten und maschinell beatmeten Patienten steigt die exspiratorische CO_2-Konzentration schnell auf mehr als 10 Vol.-% an. Nun wird der Puls arhythmisch, der Blutdruck fällt, und 40 min nach Narkosebeginn stirbt der Patient auf dem Operationstisch. Der tote Patient fühlt sich erstaunlich warm an, die Körpertemperatur beträgt 42°C, die Obduktion bringt keinen Aufschluß über die Todesursache.

Pathophysiologie, Triggerung

Weder der einer MH zugrundeliegende Defekt, noch der exakte Ablauf der Ereignisse auf zellulärer Ebene konnten bis heute schlüssig geklärt werden. Als allgemein akzeptierte Hypothese gilt z. Z., daß verschiedene Pharmaka oder psychischer und physischer Streß (bisher nur für Tiere nachgewiesen) bei genetisch disponierten Menschen und Tieren einen Anstieg der Kalziumkonzentration in den Zellen der quergestreiften Muskulatur auslösen [4]. Diese erhöhte Kalziumkonzentration aktiviert den kontraktilen Apparat des Muskels und steigert seinen Stoffwechsel. In den Muskelzellen wird verstärkt CO_2, Laktat und Wärme produziert, und der O_2-Verbrauch nimmt zu. Einer Zunahme des intrazellulären Kalziumgehaltes wirken zelluläre Transportsysteme im Plasmalemm und in den Membranen von sarkoplasmatischem Retikulum (SR) und Mitochondrien entgegen, indem Kalzium unter Energieverbrauch aus der Zelle geschleust und intrazellulär (SR, Mitochondrien) gespeichert wird. Hohe Kalziumkonzentrationen im Myoplasma, SR und Mitochondrien inaktivieren die Transportsysteme, so daß es zu weiterer Kalziumakkumulation in einem Circulus vitiosus kommt. Während einer MH entwickelt sich frühzeitig ein Ungleichgewicht zwischen Energiebereitstellung und Energiebedarf als Folge einer unzureichenden ATP-Produktion bei intrazellulärer Azidose und hoher intramitochondrialer Kalziumkonzentration. Der Gehalt an energiereichen Phosphaten in den Muskelzellen nimmt ab. Das Syndrom der MH wird irreversibel, wenn ATP nicht mehr ausreichend für zelluläre energieverbrauchende Prozesse zur Verfügung steht, und es kommt zur Zerstörung der Muskulatur. Klinische Äquivalente der Rhabdomyolyse sind ein Anstieg der Konzentrationen von Myoglobin und Kalium sowie eine Zunahme der Aktivität der CK im Blut. Unterbleibt eine kausale Therapie, so führt die maligne Hyperthermie in 70% der Fälle zum Tod des Gesamtorganismus. Der Tod in der Akutphase einer nicht behandelten MH muß auf primär kardiales Versagen zurückgeführt werden: Hyperthermie, mehrfach (reaktiv) erhöhte Katecholaminspiegel im Plasma, Tachykardie, gesteigerter Stoffwechsel verbunden mit Hypoxie und metabolischer Azidose infolge unzureichender Energieproduktion, Hyperkarbie sowie Ionenverschiebungen sind zureichende Gründe hierfür. Aber auch nach Überleben der Akutphase ist das Leben des Patienten weiterhin gefährdet durch irreversibles Hirnödem, durch Nierenversagen infolge Myoglobinurie und durch eine Verbrauchskoagulopathie.

Alle halogenierten Inhalationsanästhetika wie Halothan, Enfluran und Isofluran sowie Muskelrelaxantien vom depolarisierenden Typ (Succinylcholin) gelten als typische Substanzen, die eine MH auslösen können. Lachgas, in einer In-vitro-Untersuchung am Kaltblütermuskel als Pharmakon mit niedriger Triggerpotenz beschrieben, ist so oft bei MH-empfindlichen Individuen ohne Folgen eingesetzt worden, daß seine Anwendung als relativ sicher angesehen werden kann. Auch nicht depolarisierende Muskelrelaxantien (Curaretyp) sollen eine MH auslösen können. Da aber bei diesen vorgestellten MH-Episoden auch andere gefährliche Pharmaka zur Anwendung kamen, ist der Zusammenhang zwischen MH-Auslösung und Relaxansgabe nicht zwingend. Im Tierexperiment vermag d-Tubocurarin keine MH zu triggern, und Pancuronium ist sogar eine protektive Wirkung zugeschrieben worden. Die Warnung vor Lokalanästhetika vom Amidtyp, weil sie die Freisetzung von Kalzium aus dem SR fördern, ist unbegründet, da die hierfür notwendigen Mengen an Substanz in der Regionalanästhesie nicht erreicht werden.

Dantrolen

Zur Zeit kann nur die Therapie mit dem Hydantoinderivat Dantrolen als kausal angesehen werden. Dantrolen wirkt muskelrelaxierend, indem es durch Einwirkung auf die Membranen im Bereich der Verbindung von transversalem Tubulussystem und SR die Freisetzung von Kalzium aus dem SR in das Myoplasma während der Depolarisation vermindert. Die neuromuskuläre Übertragung wird nicht beeinflußt. Zwar lassen sich durch hohe Dantrolendosen kontraktionsabschwächende Effekte an Herzmuskel und glatter Muskulatur nachweisen, jedoch bleiben in klinischer Dosierung diese Systeme weitgehend unbeeinflußt. Symptome, wie Muskelschwäche, Müdigkeit, Schwindel, Kopfschmerz, Erbrechen und Durchfall, sind als Nebenwirkungen einer Dantrolentherapie − zur Prophylaxe oder Behandlung einer MH eingesetzt − berichtet worden. Erst nach chronischer, hochdosierter Einnahme von Dantrolen − etwa während der Behandlung spastischer Erkrankungen − sind Anstiege der Transaminasen und Hepatitiden aufgetreten. Die Frage, ob mit Dantrolen eine MH beim Menschen zuverlässig zu behandeln ist, läßt sich inzwischen beantworten: Alle rechtzeitig mit Dantrolen in ausreichender Dosierung behandelten Patienten haben eine MH während Narkose (oder im Anschluß daran) ohne bleibende Folgen überlebt. Allerdings ist für den therapeutischen Erfolg des Dantrolen von entscheidender Bedeutung, daß die Ventilation nach Stellung der (Verdachts-) Diagnose unverzüglich den erhöhten Stoffwechselbedürfnissen des Patienten angepaßt wird [12]. Bei MH-empfindlichen Schweinen führte eine unbehandelte, tödlich verlaufende MH vorübergehend zu einer Verdopplung des Ruhe-O_2-Verbrauchs, und unter symptomatischer Therapie (adäquate Ventilation mit O_2, Kühlung, Ausgleich der metabolischen Azidose) wurden Steigerungen auf das 3- bis 4fache beobachtet, bevor die Tiere nach 60–80 min starben [4]. Die Reduktion des hypermetabolischen Zustandes durch Dantrolen muß ohne Einfluß auf das Überleben des Patienten bleiben, wenn die Atemminutenventilation nicht sofort um den Faktor 4 erhöht wird. Es wird immer zu Beginn des MH-Syndroms zu einer Hypoxie und einer respiratorischen und metabolischen Azidose kommen, insbesondere bei relaxierten und maschinell beatmeten Patienten, die ihr Atemminutenvolumen nicht steigern können. Wichtig ist, daß die Hypoxiefolgen, die in dieser Verzugsphase entstehen, reversibel gehalten werden. Die Zeitspanne zwischen Auftreten der ersten Symptome und dem Beginn der Therapie entscheidet über das Leben des Patienten. Es ist zu erwarten, daß zum Zeitpunkt eines Kreislaufzusammenbruchs, der naturgemäß dem Anästhesisten nicht entgehen kann, andere Organe, insbesondere das Gehirn, bereits unerkannt irreversible Schäden erlitten haben müssen, die das Überleben ausschließen. Es ist also von überragender Bedeutung, die Diagnose frühzeitig zu stellen.

Bei MH-empfindlichen Schweinen sind die frühesten Zeichen einer beginnenden MH in Venen nachzuweisen, die Blut aus der quergestreiften Muskulatur drainieren. Gronert [4] beobachtete im venösen Blut aus den hypermetabolisierenden Muskeln einen Anstieg von Laktat und pCO_2, bevor Herzfrequenz und Körpertemperatur zunahmen. Daher müssen – sonst würde es sich nicht um die maligne Hyperthermie handeln – die Azidosezeichen dem Ansteigen der Körpertemperatur vorausgehen. Die Praxis zeigt dann auch, daß der Temperaturanstieg in vielen Fällen ein Spätsymptom ist, und bei niedriger Umgebungstemperatur im Operationssaal kann die Überwachung der Körpertemperatur sogar in die Irre führen. Deshalb ist die Registrierung der obligatorisch früh einsetzenden Zunahme der exspiratorischen CO_2-Konzentration (URAS) ein wirkungsvolles und der Temperaturmessung überlegenes Verfahren, das eine Frühdiagnose ermöglicht.

Therapie

Folgende Maßnahmen müssen bei Diagnosestellung unverzüglich vorgenommen werden:

Sofortmaßnahmen

1) Zuführung von Triggersubstanzen beenden.
2) Atemminutenvolumen vervierfachen (100% O_2). Anzustreben sind eine endexspiratorische CO_2-Konzentration von 5 Vol.-% und eine normale arterielle O_2-Spannung.
3) Dantrolen 1,0 mg/kg KG als Schnellinfusion, danach Fortsetzung der Dantroleninfusion bis zu einer durchschnittlichen Erfolgsdosis von 2,5 mg/kg KG.
   Bei manifester MH ist innerhalb von 30 min ein Abfall von Atem- und Pulsfrequenz und ein Rückgang der Körpertemperatur sowie der metabolischen Azidose zu erwarten; die Plasma-CK-Konzentration steigt trotzdem innerhalb der folgenden Stunden weiter an.
4) Natriumbikarbonat: 3 mmol/kg KG innerhalb 15 min; weitere Gabe entsprechend dem metabolischen Status.
5) Frisches Narkosegerät, wenn Inhalationsanästhetika verwendet wurden.
6) Bei tachykarden Rhythmusstörungen, soweit nicht durch Dantrolen behoben: β-Rezeptorenblocker (z. B. Visken) intravenös.

Nach den Sofortmaßnahmen

1) Oberflächenkühlung.
2) Lasix, wenn trotz Mannitgabe (in der Dantrolenflasche à 20 mg sind 3 g Mannit enthalten) keine Diurese von 1,5 ml/kg KG/h erreicht wird.
3) Heparin zur Prophylaxe einer Verbrauchskoagulopathie: 70 E/kg KG initial als Bolus i.v., danach 10 E/kg KG/h als Infusion über 24 h.

4) Die intravenöse Dantrolentherapie wird fortgesetzt bis zu einer Tagesgesamtdosis von 10 mg/kg KG, da infolge der Serumhalbwertszeit von etwa 5 h eine Rückkehr der Symptome bei weiterschwelender MH nicht ausgeschlossen ist.
5) Der Patient muß mindestens 48 h auf einer Intensivstation beobachtet werden.

Atypische Erscheinungsformen

In der Praxis werden immer wieder vom typischen Bild abweichende Verläufe beobachtet:

1) Es ist eine Reihe von Patienten mit Sicherheit mehrere Male mit Triggersubstanzen anästhesiert worden, ohne daß eine MH aufgetreten ist. Bei einer weiteren Narkose entwickelte sich jedoch eine fulminante MH-Krise. Dies soll bei mehr als 50% der Fälle die Regel sein. Andererseits wurden Patienten, die eine MH überlebt hatten, zu einem späteren Zeitpunkt komplikationslos mit Triggersubstanzen anästhesiert.

2) Ein enger zeitlicher Zusammenhang zwischen Triggerexposition und Beginn der MH muß nicht bestehen. Die Zahl der Berichte über MH-Krisen in der postoperativen Periode nimmt zu. Die Entwicklung von MH-Symptomen 24 h nach Operationsbeginn – die Narkose war zu diesem Zeitpunkt längst beendet – ist beschrieben worden.

3) Das Auftreten von MH bei einer Schwangeren, die unter Regionalanästhesie operiert wurde, beweist, daß die als typisch angesehenen Triggersubstanzen nicht unbedingt im Spiel sein müssen. Berichte, in denen sich bei empfindlichen Patienten MH-Symptome entwickelten – trotz Nichtverwendung von Inhalationsanästhetika und Succinylcholin –, deuten in die gleiche Richtung, nämlich daß z. Z. Medikamente wie Opiate, Benzodiazepine, Barbiturate, Pancuronium, Atracurium und Vecuronium lediglich als relativ sicher im Vergleich zu den typischen Triggersubstanzen angesehen werden können. Brown [1] beantwortet die Frage nach sicheren Anästhetika bei MH-empfindlichen Patienten mit: „Perhaps none – some are just far worse than others in this regard."

Krankheitsbilder, die der malignen Hyperthermie ähneln

Das maligne neuroleptische Syndrom und die akute febrile Katatonie sind lebensbedrohliche Krankheitsbilder in der Psychiatrie, die überwiegend auf Intensivstationen außerhalb psychiatrischer Abteilungen behandelt werden. In ihren Erscheinungsformen weisen diese psychiatrischen Syndrome eine überraschende Ähnlichkeit mit den Symptomen der malignen Hyperthermie auf [12]. Das maligne neuroleptische Syndrom als iatrogene Erkrankung infolge Behandlung mit Neuroleptika und die akute febrile Katatonie als eigenständige psychiatrische Krankheit zeigen – ebenso wie die MH – Muskelrigor, Hyperthermie, Tachykardie, Zyanose, Azidose, gesteigerten O_2-Verbrauch, CK-Anstieg, Myoglobinurie und plötzlichen Tod, dessen Ursache auch durch Autopsie nicht geklärt werden kann. Anders als bei der MH liegt der Ort der Störung beim malignen neuroleptischen Syndrom und bei akuter febriler Katatonie nicht peripher, sondern im Zentralnervensystem. Die neurobiochemischen Grundlagen dieser psychiatrischen Komplikationen sind bisher nur wenig geklärt.

Eine gemeinsame Pathogenese dieser beiden Syndrome ist angenommen worden. Die Muskeltonuserhöhung und die hohen Körpertemperaturen von über 40°C beim malignen neuroleptischen Syndrom werden mit einer ausgedehnten Blockade von Dopaminrezeptoren durch Neuroleptika und (oder) mit einer größeren Empfindlichkeit dieser Rezeptoren gegen Substanzen wie Phenothiazine oder Butyrophenone erklärt. Auch für die Entwicklung der lebensbedrohlichen Symptome bei der akuten febrilen Katatonie scheint die Störung des dopaminergen Systems in den Basalganglien und im Hypothalamus ursächlich von Bedeutung zu sein. Dantrolen – kausales Medikament bei der Behandlung der MH – ist inzwischen mehrfach mit Erfolg zur Therapie eines malignen neuroleptischen Syndroms verwendet worden. Neben diesen psychiatrischen Notfällen werden weitere Krankheitsbilder aufgrund ihrer ähnlichen Erscheinungsform mit der MH in Verbindung gebracht: So zeigen einige Athleten nach extremer sportlicher Leistung (Marathonlauf) ein lebensbedrohliches Krankheitsbild mit Symptomen wie Hyperthermie, metabolische Azidose, Tachykardie, Rhabdomyolyse und Gerinnungsstörungen. Bestimmte Erscheinungsformen des Hitzschlages gehen ebenfalls mit Rhabdomyolyse und Azidose einher, und Lydiatt et al. [9] sowie Denborough [2] haben bei Patienten, die nach Hitzeexposition diese Symptome entwickelt hatten, Dantrolen lebensrettend eingesetzt. Es soll nicht behauptet werden, daß die beiden in das Gebiet der Psychiatrie gehörenden Erkrankungen, die muskulären Komplikationen extremer körperlicher Anstrengung oder der Hitzschlag mit der malignen Hyperthermie identisch seien. Eine gemeinsame pathophysiologische Grundlage mit der MH wird immer wieder postuliert Gegenwärtig wird versucht, Beziehungen zwischen der MH und den anderen Syndromen, die ebenfalls mit pathologischem Muskelstoffwechsel einhergehen, mit Hilfe des Koffeinkontrakturtests aufzuspüren. Nicht bei allen, aber bei einigen dieser Patienten ließen sich mit der Diagnose „MH-empfindlich" vereinbare Reaktionen nachweisen. Ob alle genannten „Syndrome" in einem ungehemmten Anstieg der zellulären Kalziumkonzentration einen „final common pathway" besitzen, wie von Schanne et al. [11] diskutiert wurde, läßt sich mit den bisher publizierten Kasuistiken nicht belegen. Hier müssen zukünftige systematische Untersuchungen und Beobachtungen eine Klärung herbeiführen.

Narkoseführung bei MH-gefährdeten Patienten

1) Starke Prämedikation (z. B. mit Midazolam 5–15 mg / 70 kg KG i.m.).
2) Intravenöse Prophylaxe mit Dantrolen: 45 min vor Anästhesiebeginn 2,5 mg/kg KG als Infusion innerhalb 20 min. Bei länger dauernden Eingriffen wird diese Dosis nach etwa 6 h wiederholt.
3) Dantrolen i.v. in Bereitschaft.
4) Für die Anästhesie können folgende Substanzen nach derzeitiger Ansicht mit einem hohen Sicherheitsgrad eingesetzt werden: Barbiturate, Opiate, Benzodiazepine, N_2O, Pancuronium, Vecuronium und Atracurium; die Auslösung einer MH ist jedoch nicht ausgeschlossen!
5) Die Regionalanästhesie bietet sich bei einer Reihe operativer Eingriffe an, der wache Patient kann dennoch eine MH entwickeln („human stress syndrome").
6) Keine Kalzium- oder Digitalispräparate; Katecholamine nur dann, wenn ihre Verwendung unabweisbar ist.

Bei welchen Patienten soll eine Prophylaxe mit Dantrolen vorgenommen werden? Diese Frage berührt das Problem der präoperativen Identifizierung von MH-empfindlichen Individuen. Der von Kalow et al. [8] vorgestellte Koffeinkontrakturtest ist gegenwärtig das einzige Verfahren, mit dem eine MH-Empfindlichkeit in 90% der Fälle zuverlässig erfaßt werden kann. Dieser invasive Test mit seinen hohen technischen Anforderungen an ein geübtes (erfahrenes) Labor kann für die präoperative Routinediagnostik nichts beitragen.

Wenn auch die derzeitigen Verfahren zur Identifizierung von MH-empfindlichen Individuen noch keine vollkommen sichere Aussage ermöglichen, so hat der Anästhesist in vielen Fällen ausreichende Daten an der Hand, die eine Dantrolenprophylaxe möglich und notwendig machen. Zu den Patienten, die eine MH-Prophylaxe mit Dantrolen erhalten sollten, gehören naturgemäß diejenigen, die bereits eine MH durchgemacht haben. Bei MH-empfindlichen Patienten die Narkose ohne Dantrolenvorbehandlung, lediglich unter Verwendung „sicherer" Anästhetika durchzuführen, scheint einige Patienten dennoch zu gefährden. Grinberg et al. [3] beobachteten in derartigen Fällen postoperativ Symptome, die von den Autoren – allerdings nicht unumstritten – als Zeichen einer MH gewertet wurden. Selbstverständlich sollten auch Patienten, deren Blutsverwandte eine MH durchgemacht haben, als gefährdet und einer Prophylaxe würdig angesehen werden. Des weiteren ist eine Dantrolenvorbehandlung bei Patienten zu erwägen, die bei früheren Narkosen postoperativ unerklärtes Fieber, Anstiege der CK-Konzentration oder bedeutende Tachykardien aufwiesen, die nicht durch Infekt, Volumenmangel, Erkrankungen des Herzens oder Endokriniums zu erklären waren.

Das Problem der malignen Hyperthermie, sowohl was die klinische Diagnostik, als auch was die erfolgreiche, wahrscheinlich kausale Therapie anlangt, scheint heute pragmatisch gelöst zu sein. Dies schließt nicht aus, daß wichtige Fragen noch beantwortet werden müssen. Für die Klinik bedarf es v. a. eines praktikablen und aussagekräftigen Tests, um MH-empfindliche Patienten zu identifizieren. Die Chance, eine maligne Hyperthermie frühzeitig zu entdecken, wird steigen, wenn routinemäßig die endexspiratorische CO_2-Konzentration überwacht und reichlich von arteriellen Blutgasanalysen Gebrauch gemacht wird. Diese unerläßlichen Hilfsmittel können jedoch die dauernde Aufmerksamkeit des Anästhesisten nicht ersetzen. Unverzügliche Diagnose und entschlossenes Handeln nach einem zuvor erstellten Plan sind hier ebenso notwendig wie in allen lebensbedrohlichen Situationen, denen sich der Arzt gegenübersieht. Die Therapie der MH als einer iatrogenen Erkrankung stellt eine wichtige Aufgabe des Anästhesisten dar.

Literatur

1. Brown BR Jr (1984) Postoperative malignant hyperthermia episodes in patients who received "safe" anaesthetics. Surv Anaesthesiol: 382
2. Denborough MA (1984) Malignant hyperpyrexia. Clin Anaesthesiol 2:669–675
3. Grinberg R, Edelist G, Gordon A (1983) Postoperative malignant hyperthermia episodes in patients who received "safe" anaesthetics. Can Anaesth Soc J 30:273–276
4. Gronert GA (1980) Malignant hyperthermia. Anesthesiology 53:395–423
5. Hall LW, Woolf N, Bradley JWP, Jolly DW (1966) Unusual reaction to suxamethonium chloride. Br Med J 2:1305

6. Harrison GG (1975) Control of the malignant hyperpyrexic syndrome in MHS swine by dantrolene sodium. Br J Anaesth 47:62–65
7. Isaacs H, Barlow MB (1970) Malignant hyperpyrexia during anaesthesia: possible association with subclinical myopathy. Br Med J 1:275–277
8. Kalow W, Britt BA, Terreau ME, Haist C (1970) Metabolic error of muscle metabolism after recovery from malignant hyperthermia. Lancet II:895–898
9. Lydiatt JS, Hill GE (1981) Treatment of heat stroke with dantrolene. JAMA 246:41–42
10. NN (1968) Malignant hyperpyrexia. Br Med J 2:69–70
11. Schanne FAX, Kane AB, Young EE, Farber JL (1979) Calcium dependence of toxic cell death: A final common pathway. Science 206:700–702
12. Schulte-Sasse U, Eberlein HJ (1986) Neue Erkenntnisse und Erfahrungen auf dem Gebiet der malignen Hyperthermie. Anaesthesist 35:1–9

Volatile Anästhetika — neue Aspekte

J. Hobbhahn, P. Conzen, A. Goetz, W. Brendel und K. Peter

Dank wesentlicher Fortschritte auf dem Gebiet der intravenösen Anästhetika gab und gibt es nicht wenige Autoren, die ein Ende der Inhalationsanästhesie voraussahen bzw. -sehen. Diese Fortschritte beruhten im wesentlichen auf der Herstellung kurzwirksamer hochpotenter Analgetika vom Morphintyp (z. B. Fentanyl), weitgehend kreislaufneutraler Neuroleptika (z. B. Dehydrobenzperidol) und Benzodiazepine sowie des hochspezifischen Morphinderivatantagonisten Naloxon. Durch Naloxon schien die Gefahr eines Fentanyl- bzw. Morphinderivatüberhanges und der damit einhergehenden Atemdepression weitgehend gebannt. Der Trend zur intravenösen Anästhesie wurde ferner durch die anhaltende Diskussion um potentiell leberschädigende Wirkungen der Inhalationsanästhetika, insbesondere von Halothan, verstärkt. Als Nachteil der volatilen Anästhetika galt außerdem ihre negativ inotrope Wirkung. Die Summe all dieser Faktoren führte letztlich zur sog. Neuroleptanalgesie bzw. -anästhesie in all ihren unterschiedlichen Modifikationen.

Bei dieser Form der Anästhesie stellten sich jedoch folgende Nachteile heraus: Die intravenös aufrechterhaltene Anästhesie war weitaus schwieriger zu steuern als die Inhalationsanästhesie. Dies ist auf extreme interindividuelle Unterschiede in Wirkungsstärke und -dauer der ein intravenöses Anästhetikum determinierenden Faktoren, wie individuelle Empfindlichkeit, Verteilungsvolumen und Elimination, zurückzuführen. Zudem war das Bewußtsein nicht in allen Fällen einer Neuroleptanästhesie sicher ausgeschaltet. Außerdem hatte man mit dem Naloxon zwar einen hochspezifischen Morphinantagonisten, mit dessen Applikation jedoch nicht nur eine morphinderivatinduzierte Atemdepression, sondern auch die unmittelbar postoperativ durchaus erwünschte Analgesie aufgehoben wurde. Zudem trat nach Naloxon in einigen Fällen eine pulmonale Hypertension mit Lungenödem auf. Längere Zeit wurde auch die These vertreten, daß die Neuroleptanästhesie gerade beim kardialen Risikopatienten die Methode der Wahl sei. Im Laufe der Jahre stellte sich jedoch heraus, daß — insbesondere bei Patienten mit Hypertonie — unter Neuroleptanästhesie z. T. bedrohliche Blutdruck- und Herzfrequenzanstiege auftraten. Dies war Folge einer inadäquaten vegetativen Abschirmung und ging einher mit deutlichen Erhöhungen der Serumkatecholaminkonzentrationen. Diese hämodynamischen Entgleisungen konnten auch nicht durch die Gabe sehr hoher Fentanyl- und/oder Dehydrobenzperidoldosen, wohl aber durch die Zuschaltung eines volatilen Anästhetikums in geringer bis mittlerer Dosierung verhindert werden. Man hatte inzwischen — stimuliert durch die β-Rezeptorenantagonistenforschung — gelernt, daß insbesondere beim Patienten mit koronarer Herzkrankheit die Applikation der negativ inotropen Inhalationsanästhetika im Rahmen der „balanced anesthesia" nicht von Nachteil, sondern von Vorteil ist. Sie bewirken eine Abnahme des Sympathikotonus, der Kontraktilität und eine Abnahme des Afterload, wodurch es zu der — gerade beim Patienten mit koronarer Herzkrankheit – gewünschten Abnahme des myokardialen O_2-Verbrauchs kommt.

Probleme bei der Durchführung einer ausschließlich intravenös durchgeführten Anästhesie und veränderte Konzepte in der Anästhesie des Patienten mit koronarer Herzkrankheit führten zu einer Renaissance der Inhalationsanästhetika Halothan, Enfluran und in jüngster Zeit Isofluran. Sie werden heute im Rahmen der „balanced anesthesia" (d.h. adäquate Analgesie durch Analgetika, adäquate Muskelrelaxation durch mittel- bis langwirksame Muskelrelaxanzien, Hypnose und vegetative Abschirmung durch Hypnotika) in niedriger bis mittlerer Dosierung (0,5–1,0 MAC) verwendet. Ihre wesentlichen Vorteile sind: gute Steuerbarkeit der Narkose und rasche Elimination. Mit Enfluran und Isofluran stehen Substanzen mit sehr niedriger Metabolisierungsrate zur Verfügung. Bisher gibt es keine Anhaltspunkte für eine Schädigung der Leber durch Enfluran und Isofluran. Ein weiterer Vorteil der volatilen Anästhetika ist ihr wirkungsverstärkender Effekt auf die nichtdepolarisierenden Muskelrelaxanzien. Hierdurch kann die vom Chirurgen gewünschte Muskelrelaxation durch geringere Muskelrelaxanziendosen erzielt werden, wodurch die Gefahr einer postoperativen Ateminsuffizienz infolge Muskelrelaxanzienüberhang verringert wird. Weiterhin wird durch die Applikation volatiler Anästhetika das Bewußtsein sicher ausgeschaltet. Der wichtigste Aspekt jedoch, der für die Applikation von Inhalationsanästhetika im Rahmen der „balanced anesthesia" spricht, sind die bereits oben aufgeführten günstigen Effekte auf das Myokard, insbesondere bei dem an einer koronaren Herzkrankheit leidenden Patienten.

Mit Isofluran steht nun ein neues Inhalationsanästhetikum zur Verfügung. Ziel unserer tierexperimentellen Untersuchung war u.a. die Beantwortung der folgenden Frage:

– Wie beeinflußt Isofluran Kontraktilität, Durchblutung und Gewebeoxygenation des Myokards?

Isofluran wurde hierbei mit dem bereits etablierten Anästhetikum Enfluran verglichen.

Methodik

Die Untersuchung wurde an 15 Hunden mit einem mittleren Körpergewicht von 29 ± 2,6 kg durchgeführt. 8 Tiere erhielten Isofluran, 7 Tiere Enfluran. Unter Piritramidbasisanästhesie und kontrollierter Beatmung mit einem Lachgas-Sauerstoff-Gemisch ($F_IO_2 = 0,3$) wurden Katheter in die V. cava inferior, die Aorta abdominalis, den Sinus coronarius und die A. pulmonalis gelegt. Ein Tipmanometer (Millar) wurde in den linken Ventrikel vorgeschoben. Über eine linksseitige Thorakotomie wurde das Perikard eröffnet und ein weiterer Katheter über das linke Herzrohr in den linken Vorhof geschoben. Anschließend wurde eine hochflexible Siliconkautschukplatte auf der Oberfläche des linken Ventrikels mit atraumatischen Nähten fixiert. Sie diente als Halterung für eine Platinmehrdrahtoberflächenelektrode nach Kessler u. Lübbers [6]. Der Gewebe-pO_2 wurde mit dieser Elektrode im Bereich der Herzbasis, im Versorgungsgebiet der A. circumflexa, gemessen.

Messungen und Berechnungen

Sie sind in Tabellen 1 bzw. 2 aufgeführt. Ausführlicher wird an dieser Stelle lediglich auf die Messungen der myokardialen Durchblutung, des Gewebe-pO$_2$ auf der Herzoberfläche und der Kontraktilität eingegangen.

Die Myokarddurchblutung wurde mit der Microspheremethode [11] gemessen. Ihr wesentlicher Vorteil besteht darin, daß nicht nur globale Veränderungen der Durchblutung erfaßt werden, sondern auch Umverteilungen der Durchblutung innerhalb des Myokards. Hierdurch kann die Durchblutung endokardnaher Schichten mit der epikardnaher Schichten verglichen werden. Wir verwendeten Microspheres mit einem mittleren Durchmesser von 15 µm. Sie waren mit den Radionukliden ^{51}Cr, ^{95}Nb, ^{85}Sr und ^{141}CE markiert (Saint Paul, Minnesota, USA). Für jede Bestimmung der myokardialen Durchblutung wurden 2,5–4 Mio. Microspheres über einen Zeitraum von 30 s in den linken Vorhof injiziert. Der Abzug von Referenzproben aus Aorta abdominalis, A. pulmonalis und Sinus coronarius erfolgte 30 s vor Injektion der Microspheres und wurde noch 2 min nach Ende der Microsphereinjektion fortgesetzt. Die Zuggeschwindigkeit betrug für alle 3 Referenzproben 6,4 ml/min.

Nach Versuchsende wurden die Tiere in Narkose entblutet, das Herz entfernt, von den großen Gefäßen, Klappen und Fettgewebe befreit und in 51 Teile zerlegt (4mal Vorhof, 8mal rechter Ventrikel, 15mal Septum, 24mal freie Wand des linken Ventrikels). Septum und freie Wand des linken Ventrikels wurden in 3 Schichten aufgeteilt: Subendokard, Mittelschicht und Subepikard. Die Zerfälle pro min der 1,5–4 g wiegenden Gewebeproben und die der Referenzproben wurden in einem

Tabelle 1. Messungen und Meßmethoden

Parameter	Methode
Herzfrequenz	EKG
Arterieller Druck Vorhofdruck rechts Pulmonalarteriendruck Vorhofdruck links	Statham-Element
Ventrikeldruck links	Tipmanometer
HZV	Thermodilution
Myokarddurchblutung	Radioaktive Microspheres, Durchmesser 15 µm, ^{141}Ce, ^{51}Cr, ^{85}Sr, ^{95}Nb
Arterielle / Koronarvenöse } Blutgase	Polarographisch
Arterieller / Koronarvenöser } O$_2$-Gehalt	Spektrographisch
pO$_2$ an der Myokardoberfläche	Platinmehrfachelektrode
Isofluran / Enfluran } endexspiratorische Konzentration	Quarzkristall (EMMA)

Tabelle 2. Berechnete Größen

Größe	Berechnung
Peripherer Gesamtwiderstand	$SVR = \dfrac{(MAP-RAP) \cdot 80}{CO}$
Kontraktilität	V_{max}
Linksventrikuläre Schlagarbeit	$LVSW = \dfrac{MAP \cdot CO}{F}$
Koronarer Perfusionsdruck	$CPP = MDAP - LAP$
Koronarer Gefäßwiderstand	$CVR = \dfrac{CPP}{MBF}$
Verhältnis von subendokardialer zu subepikardialer Durchblutung	$\dfrac{\text{endokardiale Durchblutung}}{\text{epikardiale Durchblutung}}$
Linksventrikuläres O_2-Angebot	$AO_2 = MBF_{linksventr.} \cdot Cont\,O_{2\,art}$
Arteriokoronarvenöse O_2-Gehaltsdifferenz	$D_{av}O_2 = C_aO_2 - C_{CV}O_2$
Linksventrikulärer O_2-Verbrauch	$CO_2 = MBF_{linksventr.} \cdot D_{av}O_{2\,cor}$

Mehrkanalautogammaspektrometer (Packard Instruments, Chicago) gemessen. Die Energiebereiche der 4 Radionuklide wurden exakt eingestellt. Jede Probe wurde 5 min lang gezählt. Von der so ermittelten Aktivität wurden die Hintergrundaktivität und die niederenergetischen Aktivitäten, resultierend aus den Interaktionen der Impulse mit Materie (z. B. Streustrahlung), abgezogen. Durch den Vergleich der so bestimmten Nettoaktivität in den Organproben mit der in den arteriellen Referenzproben gemessenen Aktivitäten kann auf die Organdurchblutung zurückgeschlossen werden.

Die Sauerstoffdrücke auf der Oberfläche des linken Ventrikels wurden mit einer Platinmehrdrahtelektrode nach Kessler u. Lübbers gemessen [6]. Es handelt sich um eine Achtdrahtelektrode, mit der polarographisch die interkapillären O_2-Drücke des Gewebes an 8 verschiedenen Stellen der Herzoberfläche gleichzeitig und unabhängig voneinander registriert werden können. Die 15 μm starken Platindrähte haben einen halbkugeligen Einzugsbereich mit einem Durchmesser von ca. 50 μm. Zur Beurteilung der Sauerstoffversorgung eines Organs bedarf es 80–120 punktueller Einzelmessungen des pO_2, d. h., die Achtdrahtelektrode muß 10- bis 15mal leicht gedreht werden. Die Werte werden als O_2-Druckverteilungskurven („pO_2-Histogramme") dargestellt. Eine Verschlechterung der O_2-Versorgung hat eine Vermehrung niedriger pO_2-Werte zur Folge, d.h., das pO_2-Histogramm wird nach links verschoben. Potentiell hypoxische oder gar anoxische Gewebeareale liegen vor, wenn pO_2-Werte zwischen 0 und 5 mm Hg gefunden werden.

Als Maß für die Kontraktilität wurde V_{CE}, d. h. die Verkürzungsgeschwindigkeit der kontraktilen Elemente während der isovolumetrischen Kontraktion gegen den linksventrikulären Druck (LVIP = LVP-LVEDP) aufgetragen (Abb. 1, unten)

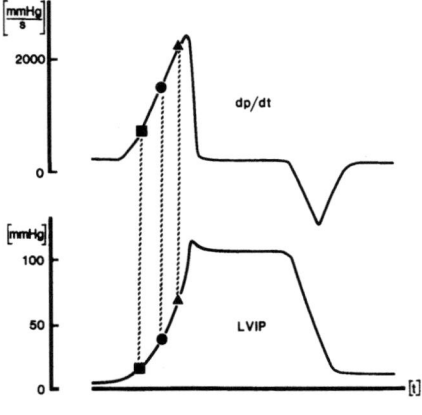

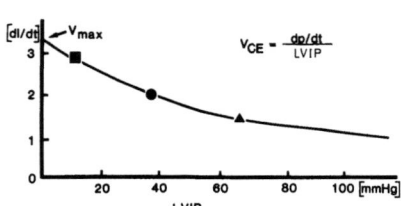

Abb. 1. Bestimmung des Kontraktilitätsparameters V_{max} aus dp/dt, *LVIP* und V_{CE}. Die isovolumetrische Kraft-Geschwindigkeits-Beziehung $V_{CE} = (dp/dt)/k \cdot LVIP$ ist dargestellt als Funktion des linksventrikulären Druckes *(LVIP)*. V_{max} resultiert aus der exponentiellen Extrapolation des isovolumetrischen Teils der Kurve zum Druck 0

Hierzu wurde während der isovolumetrischen Kontraktion von 10 aufeinanderfolgenden Herzaktionen der linksventrikuläre Druck im Abstand von jeweils 5 ms gemessen und zeitsynchron der erste Differentialquotient dieses Drucks nach der Zeit (dp/dt) berechnet (Abb. 1, oben). Aus dem Quotienten $dp/dt \cdot (k \cdot LVIP)^{-1}$ resultiert dann V_{CE}. Extrapoliert man die so erhaltene Kurve exponentiell auf die Ordinate, so erhält man V_{max}, d.h. die hypothetisch maximal mögliche Verkürzungsgeschwindigkeit der kontraktilen Elemente bei der Druckbelastung 0. Wir haben den Kontraktilitätsparameter V_{max} gewählt, weil er im Gegensatz zur Größe dp/dt_{max} von Veränderungen der Nachlast und der Herzfrequenz nicht beeinflußt wird [2, 12, 13]. V_{max} ist zwar von Veränderungen der Vorlast geringgradig abhängig, diese wurde aber in unseren Versuchen konstant gehalten.

Versuchsprotokoll

Nach Abschluß der Präparation wurde Lachgas aus dem Inspirationsgemisch eliminiert und mit sauerstoffangereicherter Raumluft beatmet, die Narkose mit höheren Piritramiddosen fortgeführt und – nachdem ca. 45 min „Steady-state"-Bedingungen vorgelegen hatten – mit der Kontrollabnahme begonnen.

Nach der Kontrollabnahme wurde Isofluran und Enfluran in einer Dosis von 0,5, 1,0 und 1,5 MAC für jeweils 1 h verabreicht. Hierbei wurden den MAC-Werten die von Koblin et al. [7] für Hunde angegebenen endexpiratorischen Isofluran- bzw. Enflurankonzentrationen zugrunde gelegt (Isofluran: 1 MAC = 1,4 Vol.-%; Enfluran: 1 MAC = 2,2 Vol.-%).

Statistik

Angegeben sind Mittelwerte ± Standardabweichung. Für verbundene Stichproben wurde der Wilcoxon-Test, für statistische Unterschiede zwischen den beiden Gruppen der U-Test von Wilcoxon, Mann und Whitney verwendet: * = $p<0,05$; ** = $p<0,01$.

Ergebnisse

7 von 8 Hunden tolerierten 1,5 MAC Isofluran, dagegen nur 4 von 7 Hunden 1,5 MAC Enfluran. Ein Isoflurantier verstarb unter 1,5 MAC Isofluran an einem Sinusknotenstillstand, der am ehesten auf den extrem abgefallenen arteriellen Blutdruck zurückzuführen ist. Die 3 Enfluraniere starben unter 1,5 MAC Enfluran ebenfalls an einem mit dem Leben nicht mehr zu vereinbarenden Abfall des arteriellen Blut-

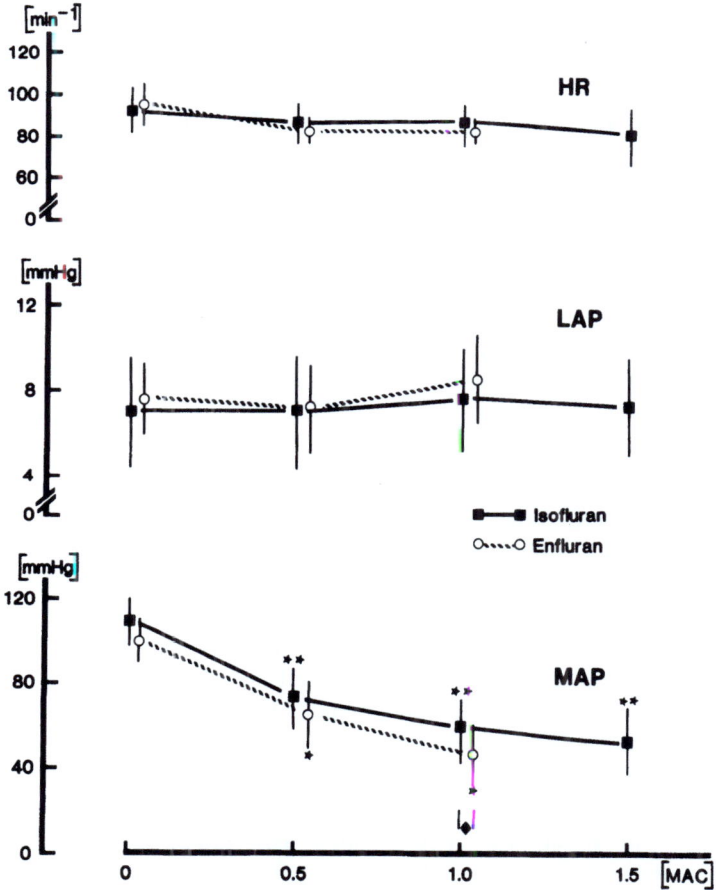

Abb. 2. Herzfrequenz *(HR)*, linker Vorhofdruck *(LAP)* und mittlerer arterieller Druck *(MAP)* bei Kontrolle (0) und unter 0,5 und 1,0 MAC Enfluran bzw. 0,5, 1,0 und 1,5 MAC Isofluran. Angegeben sind Mittelwerte ± SD

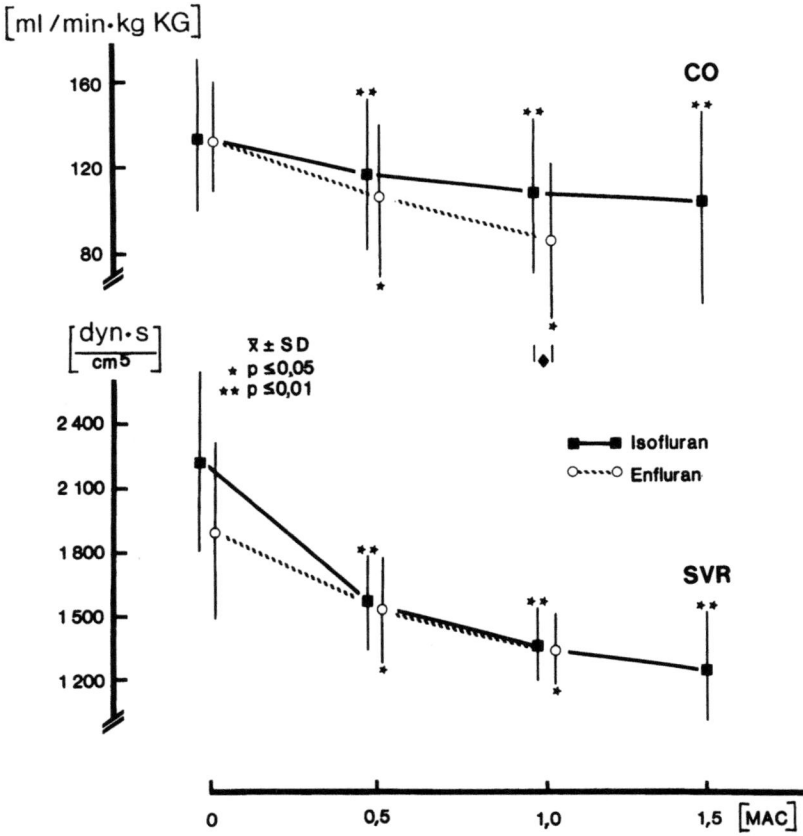

Abb. 3. Herzzeitvolumen *(CO)* und totaler peripherer Widerstand *(SVR)* bei Kontrolle (0) und unter 0,5 und 1,0 MAC Enfluran bzw. 0,5, 1,0 und 1,5 MAC Isofluran. Mittelwerte ± SD

druckes, wobei ein Tier präterminal einen AV-Block 3. Grades entwickelte. Wegen der geringen Fallzahl und um dadurch bedingten Mißverständlichkeiten vorzubeugen, werden die unter 1,5 MAC Enfluran gewonnenen Daten in den folgenden Mittelwertdarstellungen nicht berücksichtigt.

Die Herzfrequenz (Abb. 2, oben) nimmt in beiden Gruppen leicht ab. Der linke Vorhofdruck (Abb. 2, Mitte) wurde während des gesamten Versuchs vorwiegend durch die Transfusion von autologem Blut, das den Tieren 1 Woche vor dem Versuch entzogen worden war, konstant gehalten. Der mittlere arterielle Druck (Abb. 2, unten) fällt mit zunehmender Dosis bei beiden Anästhetika stark ab. Ein Abfall auf 50% des Ausgangswertes tritt unter Enfluran bereits bei 1 MAC, unter Isofluran erst bei 1,5 MAC auf.

Das Herzzeitvolumen (Abb. 3, oben) nimmt unter Isofluran weniger ab als unter Enfluran. Beide Anästhetika senken den peripheren Widerstand, Isofluran in der Tendenz stärker als Enfluran (Abb. 3, unten). Die myokardiale Kontraktilität (Abb. 4) nimmt unter beiden Anästhetika dosisabhängig ab, unter Enfluran stärker.

Der koronare Perfusionsdruck (Abb. 5, oben) wird in beiden Gruppen signifikant vermindert. Während jedoch unter Enfluran die Durchblutung dosisabhängig

Volatile Anästhetika – neue Aspekte

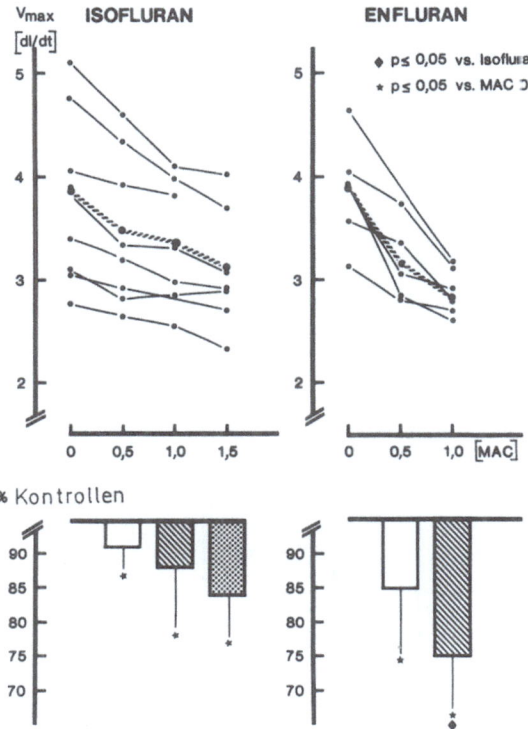

Abb. 4. Linksventrikuläre Kontraktilität (V_{max}) bei Kontrolle (0) und unter 0,5 und 1,0 MAC Enfluran ($n = 6$) bzw. 0,5, 1,0 und 1,5 MAC Isofluran. Im *oberen Teil* sind die Einzelverläufe dargestellt. Die *gestrichelten Linien* entsprechen dem berechneten Mittelwert. Im *unteren Teil* der Abbildung sind die prozentualen Veränderungen im Vergleich zum Kontrollwert aufgetragen

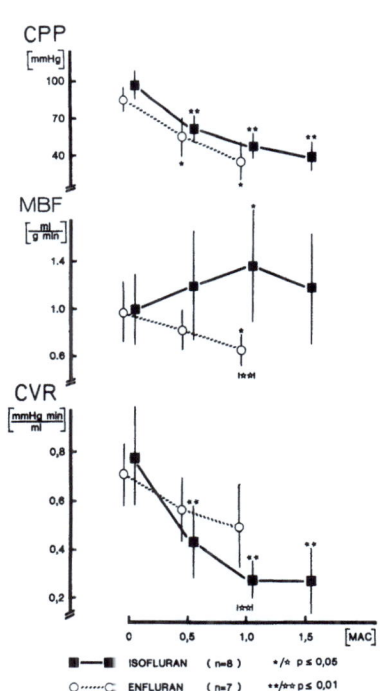

Abb. 5. Koronarer Perfusionsdruck *(CPP)*, linksventrikuläre myokardiale Durchblutung *(MBF)* und linksventrikulärer koronarer Gefäßwiderstand *(CVR)* bei Kontrolle (0) und unter 0,5 und 1,0 MAC Enfluran bzw. 0,5, 1,0 und 1,5 MAC Isofluran. Mittelwerte ± SD

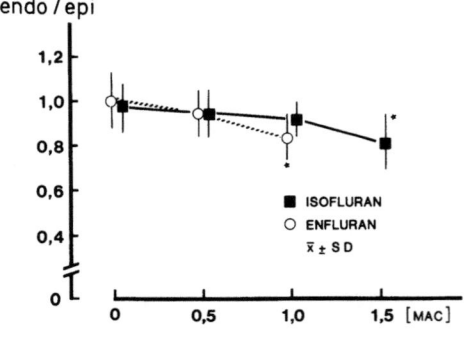

Abb. 6. Verhältnis von subendokardialer zu subepikardialer Durchblutung *(endo/epi)* bei Kontrolle (0) und unter 0,5, 1,0 und 1,5 MAC Isofluran bzw. 0,5 und 1,0 MAC Enfluran. Mittelwerte ± SD

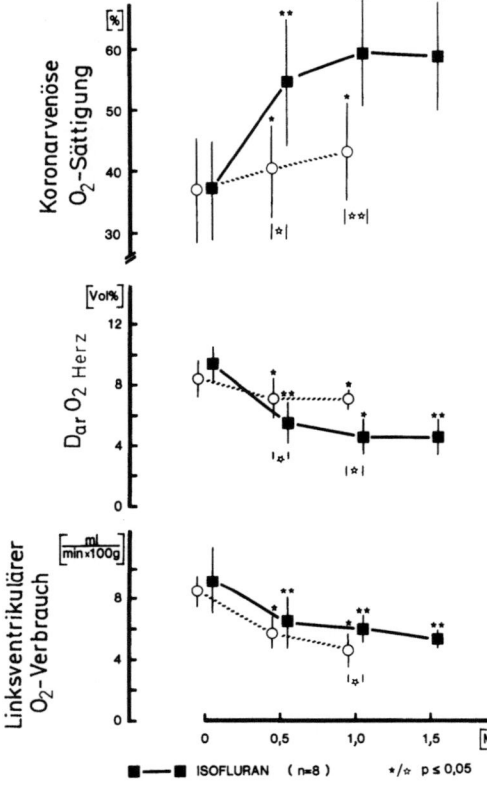

Abb. 7. Koronarvenöse O_2-Sättigung, arteriokoronarvenöse O_2-Gehaltsdifferenz *($D_{av}O_2$ Herz)* und linksventrikulärer O_2-Verbrauch unter 0,5 und 1,0 MAC Enfluran bzw. 0,5, 1,0 und 1,5 MAC Isofluran. Mittelwerte ± SD

abnimmt (Abb. 5, Mitte), nimmt sie bei Isofluran zu. Entsprechend stärker nimmt unter Isofluran auch der koronare Gefäßwiderstand ab (Abb. 5, unten). Das Verhältnis von subendokardialer zu subepikardialer Durchblutung bleibt bis zu 1 MAC Isofluran annähernd unverändert und fällt erst bei 1,5 MAC signifikant ab. Unter Enfluran wird ein vergleichbarer Abfall bereits unter 1,0 MAC beobachtet (Abb. 6). Die koronarvenöse O_2-Sättigung steigt unter Isofluran von 37 auf knapp 60%, während unter Enfluran eine nur geringe Zunahme auf Werte um 42% auftritt (Abb. 7,

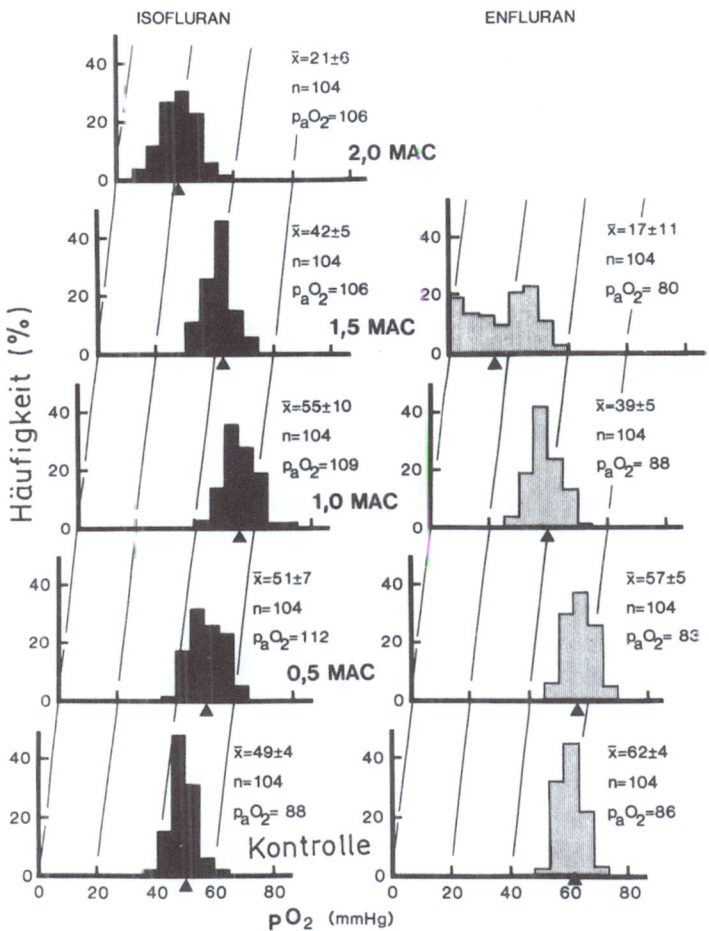

Abb. 8. Sauerstoffdruckverteilungskurven („pO$_2$-Histogramme") auf der Oberfläche des linken Ventrikels bei 2 repräsentativen Tieren. *Links* Isofluran, *rechts* Enfluran. Zu jedem Meßzeitpunkt sind die mittleren Gewebe-pO$_2$-Werte ($\bar{x}$), die Gesamtzahl der Einzelmessungen (n) und der arterielle pO$_2$ (P_aO_2) aufgeführt. Unten ist das pO$_2$-Histogramm bei Kontrolle dargestellt

oben). Die $D_{av}O_2$ des Herzens (Abb. 7, Mitte) nimmt unter beiden Anästhetika ab, unter Isofluran signifikant stärker als unter Enfluran. Resultierend aus der reduzierten linksventrikulären Schlagarbeit ist der linksventrikuläre O$_2$-Verbrauch unter beiden Anästhetika stark vermindert (Abb. 7, unten). Beide Anästhetika verschieben das Verhältnis von O$_2$-Angebot zu O$_2$-Verbrauch zugunsten des O$_2$-Angebots. Es steigt unter Isoflurane von 1,7 auf 2,9, unter Enflurane von 1,7 auf 1,9.

Abbildung 8 zeigt die Sauerstoffdruckverteilungskurven („pO$_2$-Histogramme") auf der Oberfläche des linken Ventrikels bei 2 repräsentativen Tieren. Der mittlere Gewebe-pO$_2$ liegt bei dem Isoflurantier bei der Kontrollabnahme bei ca. 50 mm Hg, bei dem Enflurantier bei ca. 60 mm Hg. Bei dem Isoflurantier bleibt das pO$_2$-Histogramm bis zu 1 MAC im wesentlichen unverändert, bei 1,5 MAC tritt eine leichte,

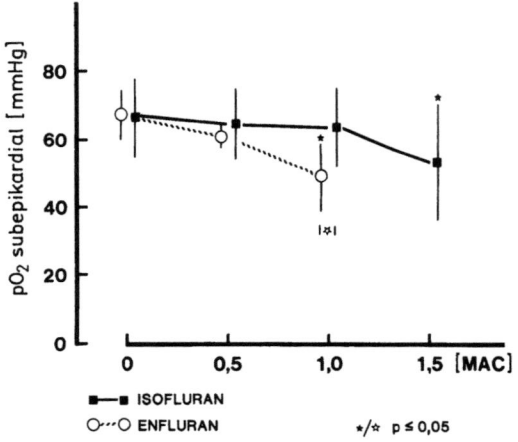

Abb. 9. Mittlere Gewebe-pO_2-Werte *(pO_2 subepikardial)* bei Kontrolle (0) und unter 0,5, 1,0 und 1,5 MAC Isofluran bzw. 0,5 und 1,0 MAC Enfluran. Mittelwert ± SD

Tabelle 3. Veränderungen von arteriellem O_2-Druck *($pO_{2\,art}$)*, arteriellem CO_2-Druck *($pCO_{2\,art}$)*, arteriellem pH-Wert *(pH_{art})* und Hämatokrit *(Hkt)* unter 0, 0,5, 1,0 und 1,5 MAC Isofluran *(ISO)* und 0, 0,5 und 1,0 MAC Enfluran *(ENF)*. *$p<0,05$

$pO_{2\,art}$ (mmHg)				
ISO	103,6 ±4,2	104,0 ±6,8	99,1 ±7,8	95,3 ±8,8
ENF	95,9 ±9,0	94,8 ±9,9	97,4 ±9,3	–
$pCO_{2\,art}$ (mmHg)				
ISO	33,6 ±2,5	33,3 ±8,5	34,7 ±2,1	36,7 ±3,3
ENF	35,3 ±2,0	35,7 ±2,4	37,0 ±3,0	–
pH_{art}				
ISO	7,38±0,05	7,39±0,05	7,35±0,09	7,37±0,08
ENF	7,39±0,03	7,39±0,04	7,37±0,05	–
Hkt				
ISO	0,34±0,04	0,30±0,02*	0,29±0,03*	0,29±0,03*
ENF	0,31±0,04	0,28±0,04*	0,28±0,05*	–

bei 2 MAC eine erhebliche Verschiebung nach links zu sehr niedrigen pO_2-Werten auf. Bei dem Enflurantier tritt bereits bei 1 MAC eine deutliche Linksverschiebung des Histogramms auf, bei 1,5 MAC sind die Gewebe-pO_2-Werte erheblich abgefallen. 20% der Werte liegen im potentiell hypoxischen Bereich zwischen 0 und 5 mmHg. Die sehr niedrigen pO_2-Werte bei 2,0 MAC Isofluran bzw. 1,5 MAC Enfluran gehen mit einer Laktatumkehr einher. Abbildung 9 zeigt denselben Sachverhalt für alle Tiere zusammengefaßt. Der mittlere Gewebe-pO_2 bleibt bei Isofluran bis zu einer Konzentration von 1 MAC unverändert und fällt dann bei 1,5 MAC ab; eine vergleichbare Abnahme finden wir bei Enfluran bereits bei 1 MAC.

In beiden Gruppen bleiben arterieller pO_2, pCO_2 und pH konstant, der Hämatokrit fällt geringgradig ab (Tabelle 3). Zwischen Isofluran und Enfluran bestehen bei keiner der in Tabelle 3 aufgeführten Größen signifikante Unterschiede.

Diskussion

Hämodynamik

Beide Anästhetika führen zu einer Abnahme des arteriellen Drucks, verursacht durch eine Verminderung des peripheren Widerstandes einerseits und der myokardialen Pumpfunktion andererseits. Die stärkere Abnahme des arteriellen Drucks unter Enfluran resultiert aus einer stärkeren Beeinträchtigung der linksventrikulären Kontraktilität. Ein weniger negativ inotroper Effekt von Isofluran im Vergleich zu Enfluran wurde bereits von anderen Autoren postuliert [3, 9, 14]. In diesen Untersuchungen war jedoch dp/dt_{max} als Parameter für die Kontraktilität bestimmt worden. In Anbetracht der Abhängigkeit von dp/dt_{max} von Veränderungen der Vorlast, der Herzfrequenz und der Nachlast [2, 12, 13] ist eine definitive Aussage zur myokardialen Kontraktilität nur möglich, wenn diese Größen konstant gehalten werden. Dies war bisher nur in der Studie von Kates et al., die ihre Untersuchungen an einem Rechtsherzbypassmodell durchgeführt haben, der Fall [5]. Sie fanden eine Abnahme von dp/dt_{max} um ca. 10% und 20% unter 0,5 und 1,0 MAC Isofluran. In Übereinstimmung mit diesen Ergebnissen finden wir eine Abnahme von V_{max} um 10% und 15% unter 0,5 bw. 1,0 MAC Isofluran. V_{max} gilt als Kontraktilitätsparameter, der im Gegensatz zu dp/dt_{max} nicht durch Veränderungen der Herzfrequenz und der Nachlast beeinflußt wird [2, 12, 13]. V_{max} ist geringgradig abhängig von Veränderungen der Vorlast, die in unseren Versuchen jedoch konstant gehalten wurde. Unsere Studie ist somit die erste, die, was die Beeinflussung der linksventrikulären Kontraktilität anbetrifft, einen quantitativen Vergleich zwischen Isofluran und Enfluran gestattet.

Aus der geringeren Beeinträchtigung der Kontraktilität durch Isofluran resultiert eine geringere Abnahme des Herzminuten- bzw. Schlagvolumens als unter Enfluran Unter vergleichbaren Isoflurankonzentrationen (1 MAC) wurden in der Literatur ein unverändertes Herzminutenvolumen [4] bzw. Abnahmen um 7% [3] und ca. 20% [8, 14] beschrieben. Berechnet man die Schlagvolumina und eliminiert damit den Einfluß von kompensatorischen Herzfrequenzanstiegen [4, 8, 14], so fällt das Schlagvolumen in Übereinstimmung mit unseren Ergebnissen um 7–15% [3, 4], bei Lundeen et al. [8] und Tarnow et al. [14] jedoch um 30 bzw. sogar 40%. Dies ist möglicherweise auf eine z. T. beträchtliche Abnahme des Preload zurückzuführen.

Myokarddurchblutung und Oxygenation

Unter Isofluran wurde eine Zunahme der Myokarddurchblutung [4, 14, 15], unveränderte [3, 10] und sogar deutlich verminderte Durchblutungswerte bei chirurgisch nicht stimulierten Versuchstieren [3, 4, 9, 14, 15] oder Patienten [10] beobachtet. In Abhängigkeit vom Ausmaß der Abnahme des Koronarperfusionsdrucks wurden eine erhebliche [4, 14, 15], aber auch keine Abnahme des koronaren Gefäßwiderstandes [3, 9] gefunden. Jedoch auch die Autoren, die keine Abnahme des Koronargefäßwiderstandes finden, schreiben Isofluran koronardilatierende Eigenschaften zu, da der myokardiale O_2-Verbrauch stärker abfällt als die myokardiale Durchblutung [3]. Somit besteht letztlich Übereinstimmung darüber, daß Isofluran ein Koronardilatator ist. Die erheblichen Diskrepanzen über das Ausmaß der koronardilatierenden Wirkung von Isofluran resultieren aus unterschiedlichen Meßmethoden, verschiedenen Untersuchungsprotokollen und Speziesunterschieden.

Isofluran und in geringerem Ausmaß Enfluran vermindern den koronaren Gefäßwiderstand stärker, als es zur Aufrechterhaltung der metabolischen Bedürfnisse notwendig wäre, d. h., es kommt insbesondere unter Isofluran zu einer Entkopplung zwischen myokardialer Durchblutung und myokardialem Sauerstoffverbrauch. Welche Mechanismen dieser Wirkung von Isofluran und Enfluran zugrunde liegen, ist bisher nicht geklärt.

In Übereinstimmung mit Daten aus der Literatur [3, 10, 14, 15] fanden wir einen erheblichen Anstieg der koronarvenösen O_2-Sättigung unter Isofluran, einhergehend mit einer deutlichen Verschiebung des Verhältnisses zwischen Sauerstoffangebot und Sauerstoffverbrauch zugunsten des Sauerstoffangebots. Unter Enfluran waren beide Phänomene weniger stark ausgeprägt. Aus dem Anstieg der koronarvenösen O_2-Sättigung und der Verbesserung der O_2-Bilanz könnte auf eine Verbesserung der myokardialen Gewebeoxygenation, d. h. auf einen Anstieg des Gewebe-pO_2 geschlossen werden, dies um so mehr, als die koronarvenöse O_2-Sättigung häufig als ein für die Gewebeoxygenation repräsentativer Parameter angesehen wird (Übersicht in [1]). Der auf der Oberfläche des linken Ventrikels gemessene Gewebe-pO_2 stieg jedoch unter beiden Anästhetika nicht an. Er blieb bis zu 1 MAC Isofluran unverändert und fiel dann sogar ab. Unter Enfluran wurde ein Abfall um ca. 25% bereits bei 1 MAC beobachtet.

Das Ausbleiben eines pO_2-Anstieges bzw. die Abnahme des pO_2 in der subepikardialen Schicht könnte durch 2 Mechanismen erklärt werden:

1) Eine Umverteilung der Durchblutung zugunsten des Subendokards. Diese Möglichkeit kann jedoch ausgeschlossen werden, da initial das Verhältnis von endo- zu epikardialer Durchblutung bei beiden Anästhetika annähernd konstant bleibt und bei höheren Dosen sogar signifikant vermindert ist.
2) Das Mehrangebot an Sauerstoff, insbesondere unter Isofluran, wird am Gewebe vorbeigeleitet, d. h., es kommt zur Eröffnung von Shunts.

Da in unseren koronarvenösen Referenzproben keine 15-μm-Microspheres nachgewiesen werden konnten, kann die Eröffnung von Shunts in Gefäßarealen, die in ihrem Durchmesser über dem der 15-μm-Microspheres liegen, ausgeschlossen werden. Somit bleibt als schlüssigste Erklärung für den unveränderten bzw. sogar abfallenden subepikardialen Gewebe-pO_2 die Eröffnung funktioneller Shunts in Gefäßbereichen, die in ihrem Durchmesser unter dem der 15-μm-Microspheres liegen, d. h. im kapillären Bereich. Das Auftreten funktioneller Shunts ist bei 1,5 MAC Isofluran bzw. 1,0 MAC Enfluran am ausgeprägtesten.

Unsere Befunde belegen, daß die verbesserte O_2-Bilanz und die erhöhten koronarvenösen O_2-Sättigungswerte keineswegs mit einer Verbesserung der Gewebeoxygenation gleichzusetzen sind.

Das Auftreten von Shunts auf kapillärer Ebene bedeutet — grob schematisiert — eine insbesondere unter Isofluran auftretende Dissoziation der kapillären Durchströmung: neben der nutritiven Kapillardurchströmung eine nichtnutritive Kapillardurchblutung. Dem kapillären Shunting per se, d. h. dem Auftreten einer nichtnutritiven Kapillardurchblutung, kommt wahrscheinlich keine wesentliche pathologische

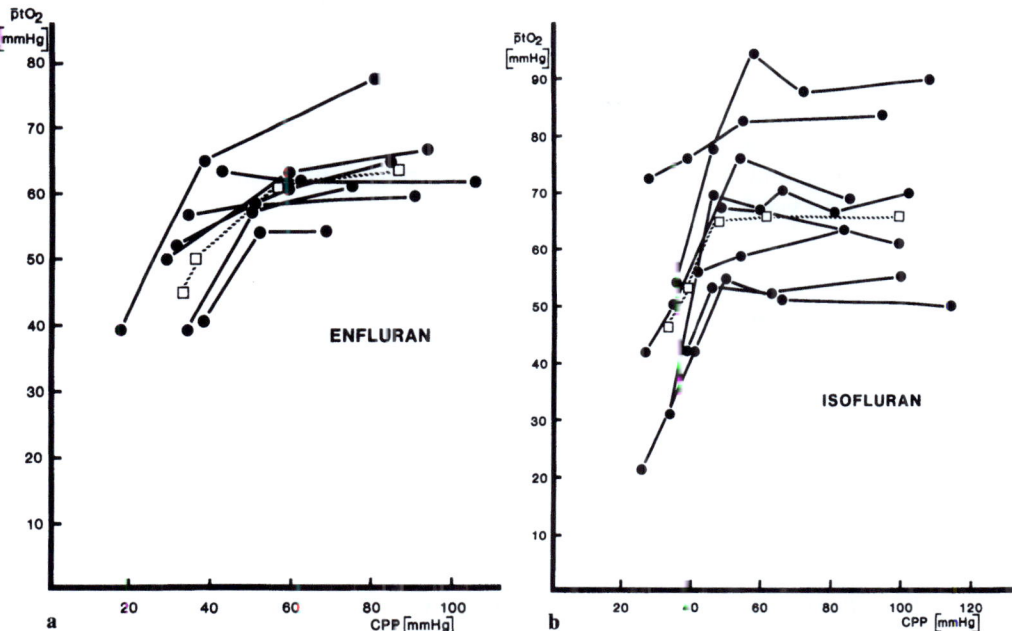

Abb. 10a, b. Verhalten des mittleren Gewebe-pO$_2$-Wertes ($\overline{p}tO_2$) in Abhängigkeit vom koronaren Perfusionsdruck *(CPP)*. Aufgetragen sind die individuellen Verläufe und die Mittelwertkurve *(gestrichelte Linie)*. **a** Unter Enfluran, **b** unter Isofluran

Bedeutung zu. Entscheidend ist, ob die nutritive kapillare Perfusion des Myokards beeinträchtigt wird.

Da die Gewebe-pO$_2$-Werte unter niedrigen Enfluran- und bis zu mittleren Isoflurankonzentrationen weitgehend unverändert blieben, kann – in diesen Dosisbereichen zumindest – die Aufrechterhaltung einer adäquaten nutritiven Kapillardurchströmung unterstellt werden.

Dem bei höheren Konzentrationen der beiden Anästhetika abfallenden Gewebe-pO$_2$ muß eine Abnahme der nutritiven Kapillardurchströmung zugrunde liegen. Derzeit kann nicht entschieden werden, ob der Abnahme der nutritiven Kapillardurchströmung und des Gewebe-pO$_2$ ein sich erst unter höheren Konzentrationen manifestierender spezifischer Anästhetikaeffekt zugrunde liegt oder ob sich hinter der Abnahme des Gewebe-pO$_2$ nicht ein unspezifischer Effekt, wie z. B. die Abnahme des koronaren Perfusionsdrucks, verbirgt. So zeigt Abb. 10, daß unter beiden Anästhetika der mittlere Gewebe-pO$_2$ abfällt, sobald ein koronarer Perfusionsdruck von ca. 45 mm Hg unterschritten wird. Vorstellbar wäre, daß bei koronaren Perfusionsdrücken von nur noch 20–45 mm Hg die langen nutritiven Kapillaren – entsprechend dem Hagen-Poiseuille-Gesetz – weniger perfundiert werden, die kurzen nichtnutritiven mit ihrem geringeren Widerstand dagegen verstärkt durchströmt werden.

Die Frage, welche Bedeutung der koronardilatierenden Wirkung und der Durchblutungsumverteilung auf mikrozirkulatorischer Ebene – insbesondere unter Isofluran – zukommt, kann derzeit nur spekulativ beantwortet werden. Bei Vorliegen einer hochgradigen Koronarstenose könnten die ohnehin niedrigen Gewebe-pO_2-Werte durch ein „Coronary-steal-Phänomen" und/oder Umverteilungsvorgänge auf kapillarer Ebene auf u. U. kritische Werte gesenkt werden. Eine derartige Beeinträchtigung des poststenotischen Myokards könnte jedoch erst bei höheren Isofluran- bzw. Enflurankonzentrationen von Relevanz sein. Ob diese spekulativen Annahmen richtig sind, kann allerdings erst durch Untersuchungen an einem Ischämiemodell geklärt werden.

Zusammenfassung

1) Isofluran und Enfluran führen zu einer Abnahme des arteriellen Drucks, des peripheren Widerstandes, des Herzzeitvolumens und der linksventrikulären Kontraktilität. Unter Isofluran kommt es nur zu einer leichten bis mäßigen Abnahme des Herzminutenvolumens bzw. des Schlagvolumens, wenn einer Abnahme des Preload entgegengewirkt wird. Durch eine stärkere Abnahme der Kontraktilität fallen arterieller Druck und Herzminutenvolumen unter Enfluran stärker ab als unter Isofluran.

2) Isofluran hat eine stark, Enfluran eine schwach koronardilatierende Wirkung. Beide Anästhetika führen – möglicherweise als Folge des abnehmenden koronaren Perfusionsdrucks – zu einer Umverteilung der myokardialen Durchblutung zuungunsten des Endokards. Dieser Effekt tritt bei Isofluran erst bei höheren Konzentrationen auf.

3) Insbesondere Isofluran führt zu einer Verbesserung der O_2-Bilanz und zu einem Anstieg der koronarvenösen O_2-Sättigung. Hieraus darf jedoch nicht auf eine Verbesserung der Gewebeoxygenation geschlossen werden, da die mit einer Platinmehrdrahtoberflächenelektrode gemessenen Gewebe-pO_2-Werte konstant bleiben oder in höheren Dosisbereichen sogar abfallen. Dies wird erklärt durch die Eröffnung funktioneller kapillärer Shunts.

4) Aus dem unveränderten Gewebe-pO_2 unter niedrigen Enfluran- und bis zu mittleren Isoflurankonzentrationen wird auf die Aufrechterhaltung einer adäquaten nutritiven Kapillardurchströmung geschlossen.

5) Der Abfall des Gewebe-pO_2 unter höheren Enfluran- und Isoflurankonzentrationen ist sehr wahrscheinlich Folge einer abnehmenden nutritiven Kapillardurchströmung. Dieser Abnahme könnten spezifische Anästhetikaeffekte auf die kapilläre Durchblutung oder unspezifische Effekte zugrundeliegen, wobei einem kritischen Abfall des koronaren Perfusionsdrucks Bedeutung zukommen könnte.

Literatur

1. Feigel EO (1983) Coronary physiology. Physiol Rev 63:1
2. Fischer KJ (1979) Der Einfluß von Anästhetika auf die Kontraktionsdynamik des Herzens. Springer, Berlin Heidelberg New York (Anästhesie und Intensivmedizin 117)
3. Fitzal S (1984) Inhalationsanästhetika und Myokardfunktion. Pharmakodynamische und pharmakokinetische Untersuchungen. Maudrich, Wien München Bern (Beiträge zur Anästhesiologie und Intensivmedizin 4)

4. Gelman S, Fouler K, Smith L (1984) Regional blood flow during isoflurane and halothane anesthesia. Anesth Analg 63:557
5. Kates RA, Kaplan JA, Hug CC, Guyton R, Dorsey LM (1982) Hemodynamic interactions of verapamil and isoflurane in dogs. Anesth Analg 61:194
6. Kessler M, Lübbers DW (1966) Aufbau und Anwendungsmöglichkeiten verschiedener pO_2-Elektroden. Pflügers Arch 291:R32
7. Koblin DD, Eger EI II, Johnson BH, Collins P, Harper MH, Terrell RC, Speers L (1981) Minimum alveolar concentrations and oil/gas partition coefficients of four anesthetic isomeres. Anesthesiology 54:314
8. Lundeen G, Manohar M, Parks C (1983) Systemic distribution of blood flow in swine while awake and during 1.0 and 1.5 MAC isoflurane anesthesia with or without 50% nitros oxide. Anesth Analg 62:499
9. Merin RG (1981) Are the myocardial functional and metabolic effects of isoflurane really different from those of halothane and enflurane? Anesthesiology 55:398
10. Reiz S, Balfors E, Sorensen MB, Ariola S, Friedmann A, Truedsson H (1983) Isoflurane – a powerful coronary vasodilator in patients with coronary artery disease. Anesthesiology 59:91
11. Rudolph AM, Heymann MA (1967) The circulation of the fetus in utero. Circ Res 21:163
12. Sonnenblick EH, Parmley WW, Urschel CW (1969) The contractile state of the heart as expressed by force-velocity relations. Am J Cardiol 23:488
13. Sonnenblick EH, Parmley WW, Urschel CW, Brutsaert DL (1970) Ventricular function: evaluation of myocardial contractility in health and disease. Proc Cardiovasc Dis 12:449
14. Tarnow J, Eberlein HJ, Oser G, Patschke D, Schneider E, Schweichel E, Wilde J (1977) Hämodynamik, Myokardkontraktilität, Ventrikelvolumina and Sauerstoffversorgung des Herzens unter verschiedenen Inhalationsanästhetika. Anästhesist 26:220
15. Vogel H, Günther H, Harrison WK et al. (1984) Oxygen supply and microcirculation of the myocardium under the influence of low doses of isoflurane and enflurane. 8th World Congress of Anesthesiologists, Manila, 1984. Biomedical Information, New York, p 31

3. Gefäß- und Transplantationschirurgie

a) Gefäßchirurgie

Die chirurgische Behandlung des Bland-White-Garland-Syndroms unter Rekonstruktion des Zweikoronargefäßsystems

H.-R. Zerkowski, N. Rohm, N. Doetsch, J. Chr. Reidemeister, F. Hentrich, C. Dotzenrath und J. Stoermer

Einleitung

Die angeborenen Koronaranomalien stellen ein seltenes Krankheitsbild dar. Ihre Inzidenz beträgt 0,25–0,5% aller kongenitalen Herzfehler [10].

Nach Ogden [11] werden die angeborenen Koronaranomalien eingeteilt in primäre Minoranomalien, primäre Majoranomalien sowie sekundäre Anomalien. Bei den Minoranomalien handelt es sich um Verlaufsvarianten des proximalen Anteils der Koronararterien, die regelrecht aus der Aorta entspringen. Diese Anomalien sind i. allg. lediglich bei kardialen Eingriffen aus anderen Indikationen von operationstechnischem Interesse.

Die sekundären Anomalien umfassen die große inhomogene Gruppe der akzessorischen Koronaranomalien bei komplexen Vitien, die als kompensierende Antwort auf die Hämodynamik der Läsion gesehen werden können [11], sowie die erworbenen arteriovenösen Koronarfisteln wie auch die Aneurysmen im Koronararterienbereich.

In die klinisch besonders wichtige Gruppe der Majoranomalien gehören einerseits die primären koronaren arteriovenösen Fisteln und andererseits die Fälle anomalen Abgangs der linken Kranzarterie aus der Pulmonalarterie (Abb. 1), nach den Erstbeschreibern als Bland-White-Garland-Syndrom (BWG-Syndrom) bezeichnet [3]. Seit Beuren u. Hoffmeister [2, 5, 8] unterscheidet man nach pathophysiologischen Gesichtspunkten den infantilen Typ bzw. die Erwachsenenform des BWG-Syndroms als Eckpunkt der Entwicklung desselben pathologisch-anatomischen Krankheitsbildes.

Grundlage dieses kongenitalen Krankheitsbildes ist die Fehlmündung einer – in der Regel der linken – Koronararterie, aus der A. pulmonalis. Daraus entwickelt sich mit Abfall des Pulmonaldrucks nach der Geburt eine arteriovenöse Fistel zwischen der Aorta mit ihrem Systemdruck und dem rechten Koronarsystem und der

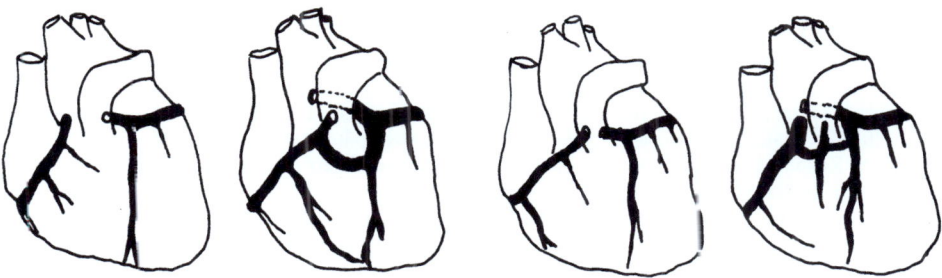

Abb. 1. Anomalien des Ursprungs der linken Kranzarterie aus der Pulmonalarterie. (Nach Ogden)

A. pulmonalis mit ihrem Niederdruck und dem fehlabgehenden linken Koronarsystem.

Der infantile Typ das BWG-Syndroms, zu dem rund 80% aller Patienten mit BWG-Syndrom gehören, ist gekennzeichnet durch seine geringe Kollateralisierung zwischen den beiden Hauptkoronargefäßen. Es herrscht Systemdruck in der rechten Koronararterie, das Blut ist oxygeniert; ebenso herrscht kurz nach der Geburt nahezu Systemdruck in der linken Koronararterie, die orthograd über die Pulmonalarterie mit venösem Blut perfundiert wird. In diesem Stadium kommt es im frühen Säuglingsalter zu Hypertrophien und Infarkten, auch zu Endokardfibroelastosen des linken Ventrikels.

Die sog. Erwachsenenform unterscheidet sich pathophysiologisch durch ausgeprägte Kollateralisierung zwischen der rechten und der linken Koronararterie. Im Versorgungsgebiet der rechten Koronararterie strömt arterialisiertes Blut, die linke Koronararterie jedoch wird über die Kollateralen aus der rechten Koronararterie retrograd perfundiert, die Oxygenierung des hier fließenden Blutes ist gemischtvenös. Funktionell handelt es sich also bei der Erwachsenenform um ein Einkoronargefäßsystem.

In seltenen Fällen kann sich diese Erwachsenenform des BWG-Syndroms spontan aus dem infantilen Typ entwickeln [13].

An Hand zweier exemplarischer Fälle der von uns zwischen 1974 und 1984 behandelten 10 Patienten mit kongenitalen Koronaranomalien wollen wir die differentialtherapeutischen chirurgischen Möglichkeiten aufzeigen und unsere Operationsstrategie und Operationsverfahren darstellen.

Kasuistik

1) Der heute 10 Jahre alte Junge (M.W.) wurde in der hiesigen Kinderkardiologie im Alter von 2 Jahren wegen Herzinsuffizienz unter der Verdachtsdiagnose eines BWG-Syndroms vorgestellt. Die Diagnose wurde bestätigt, die Indikation zur operativen Behandlung gestellt. Entgegen ärztlichem Rat nahm die Mutter den Säugling jedoch aufgrund großer sozialer Probleme aus der Klinik, wir verloren das Kind für 4,5 Jahre aus den Augen. Erst im Alter von 5 Jahren wurde das Kind uns wieder vorgestellt. Die Mutter gab jetzt an, das Kind sei auch in den vergangenen Jahren wenig belastungsfähig gewesen und sei bereits nach kleineren körperlichen Anstrengungen ermüdet und erschöpft.

Bei der körperlichen Untersuchung bot das Kind ein nicht sehr rauhes systolisches Geräusch von Grad II mit Punctum maximum am mittleren Sternalrand. Die Röntgenthorax-Übersichtsaufnahme im a.p.-Strahlengang (Abb. 2) zeigte eine deutliche Herzvergrößerung sowie geringe Stauungszeichen. Im EKG (Abb. 3) fanden sich die Zeichen der Linksherzhypertrophie und leichte Erregungsrückbildungsstörungen, wie sie vom BWG-Syndrom vom sog. Erwachsenentyp bekannt sind. Die Herzkatheterisierung und Angiokardiographie zeigte einen minimalen O_2-Anstieg in der A. pulmonalis bei normalem Druck. Nach Kontrastmittelinjektion in die aszendierende Aorta stellte sich die rechte Koronararterie sofort dar, danach erfolgte die verspätete zweizeitige retrograde Füllung der linken Koronararterie über ein ausgeprägtes Kollateralgefäßnetz (Abb. 4 und 5) und die darauffolgende Darstellung der Wurzel der A. pulmonalis.

Bei der operativen Korrektur mit Hilfe der Herz-Lungen-Maschine und Kardioplegie nach Bretschneider fand sich nach Sternotomie und Längseröffnung des Herzbeutels ein insgesamt volumenbelastetes Herz mit einer stark prominenten, im Sinne einer a.-v.-Fistel erweiterten und geschlängelten rechten Koronararterie (Abb. 6), die linke Koronararterie ließ sich am lateralen Rand des Stammes der A. pulmonalis direkt über dem Valsalva-Sinus lokalisieren, sie entsprang posterolateral mit nur kurzem Hauptstamm der linken Koronararterie (Abb. 7). Nach Anschluß der Herz-Lungen-

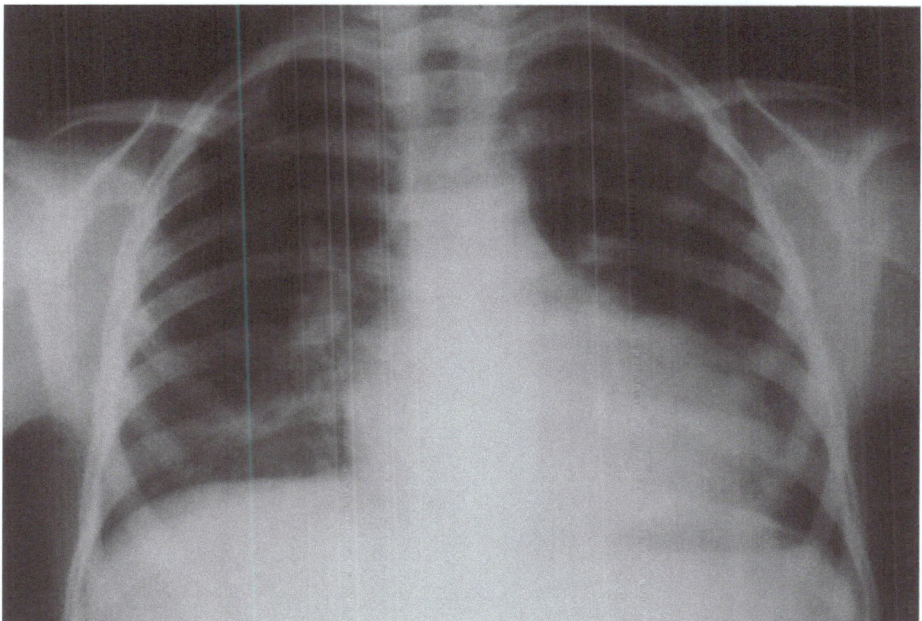

Abb. 2. Primärbefund — Kardiomegalie

Maschine erfolgte eine Schräginzision der Aorta im Aszendensbereich sowie Längseröffnung der A. pulmonalis im Stammbereich, Durchführung der Myokardprotektion mittels kardioplegischer Lösung nach Bretschneider über das Ostium der rechten Koronararterie in der Aorta und das Ostium der linken Koronararterie in der A. pulmonalis. Anschließend führten wir die im folgenden beschriebene modifzierte Operation nach Takeuchi [14] (Abb. 8) durch.

Zunächst wurde ein aortopulmonales Fenster angelegt und danach unter Einnähen eines längsovalären Perikardlappens über einen in die linke Koronararterie eingelegten Fogarty-Katheter ein intrapulmonaler Tunnel zwischen dem Ostium der linken Kranzarterie und dem zuvor angelegten aortopulmonalen Fenster geschaffen. Dabei blockte der in die linke Koronararterie eingelegte Fogarty-Katheter gleichzeitig den starken extrakoronaren Blutrückfluß über den Fehlabgang der linken Koronararterie. Nach Entfernen des Katheters implantierten wir einen längsovalären Perikardpatch in die Längsinzision der A. pulmonalis zur plastischen Erweiterung derselben.

Der Junge überstand die Operation ohne Komplikationen, erholte sich schnell und ist 5 Jahre postoperativ wesentlich leistungsfähiger als präoperativ.

2) Die heute 15 Jahre alte Patientin (S.H.) wurde einem von uns (Reidemeister) an der Chirurgischen Universitätsklinik Köln-Lindenthal (Direktor: Prof. Dr. G. Heberer) im Säuglingsalter mit manifester Herzinsuffizienz, pektanginösen Zuständen und typischem Infarkt-EKG als Zeichen eines BWG-Syndroms vorgestellt. Nach Diagnosestellung durch Aorto- und Koronarographie erfolgte die sofortige Operation im Alter von 8 Monaten mit Unterbindung der linken Koronararterie unmittelbar nach ihrem Ursprung aus der A. pulmonalis (1970). In der Folge entwickelte sich das Mädchen weitgehend normal; erst 6 Jahre später fiel es bei ambulanter Kontrolluntersuchung erneut durch ein mäßig lautes, rauhes, systolisches Geräusch mit Punctum maximum im 3. ICR links parasternal auf. Die ab 1980 zu beobachtende leichte linksventrikuläre Hypertrophie im EKG mit Anzeichen eines linksseitigen Innenschichtschadens führte 1981 zur erneuten Herzkatheteruntersuchung. Hierbei zeigte die Angiokardiographie neben einem ausgeprägten Kollateralgefäßsystem zwischen der rechten Koronararterie und der linken Koronararterie mehrere a.-v.-Fistelöffnungen der vormals ligierten linken Koronararterie mit retrogradem Fluß in die A. pulmonalis.

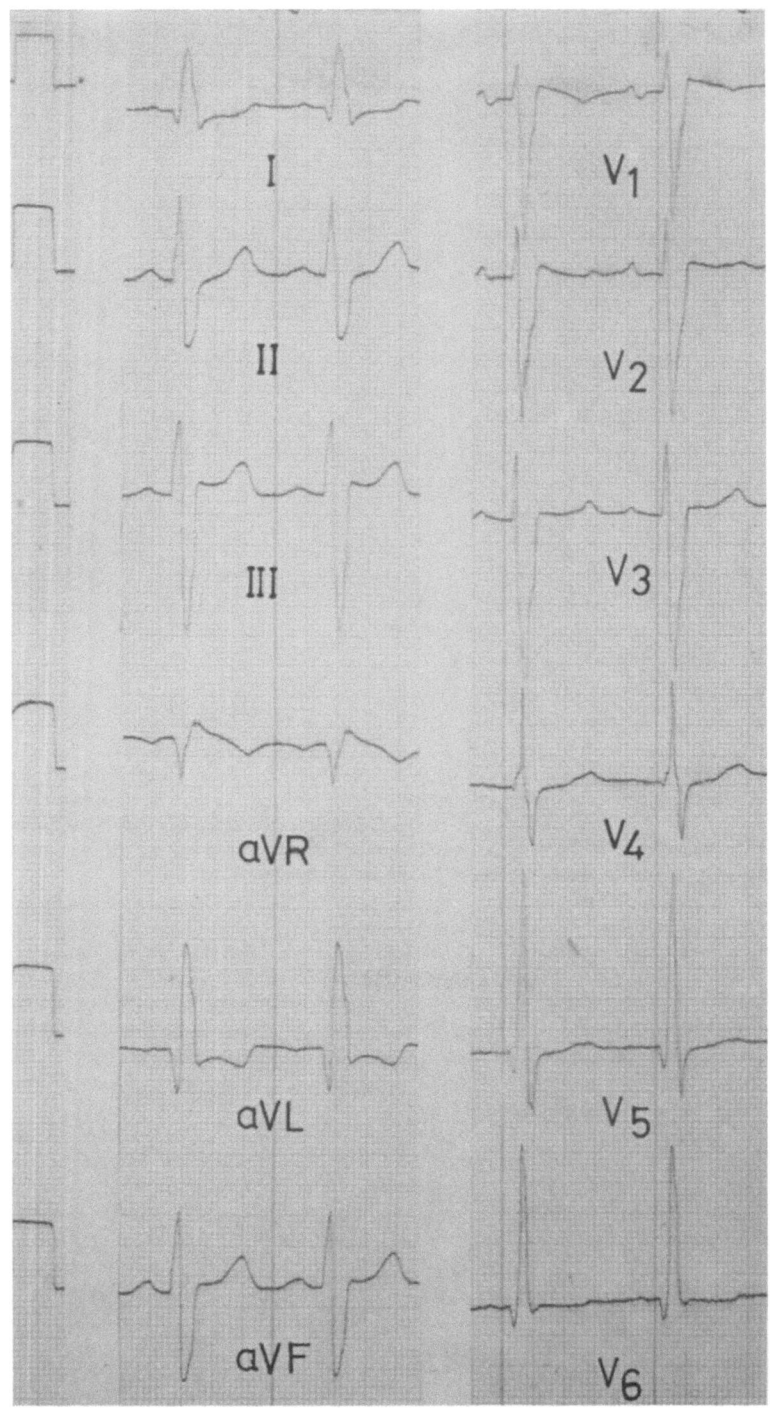

Abb. 3. Primärbefund − Elektrokardiogramm mit Ischämiezeichen

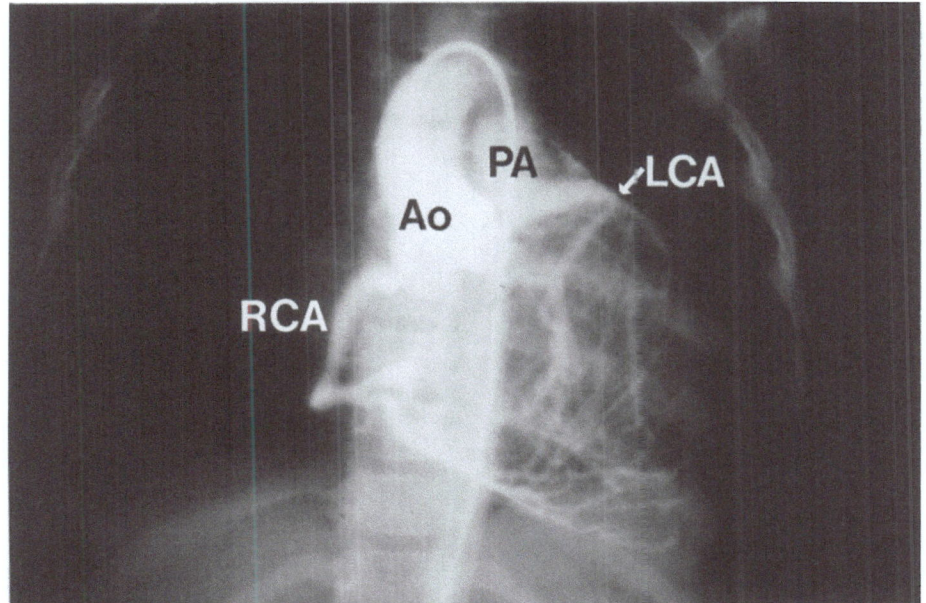

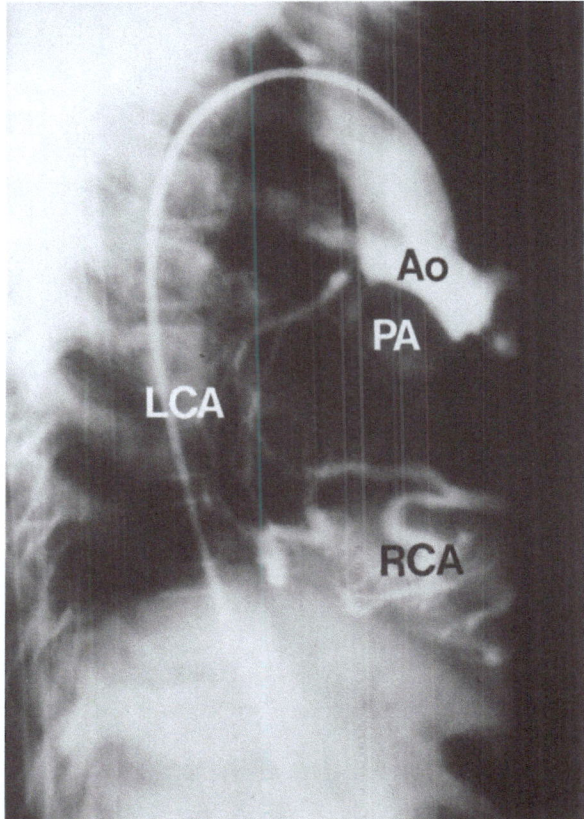

Abb. 4a, b. Frühes Koronarangiographiestadium mit Füllung der Pulmonalarterie *(PA)* über koronokoronare Kollateralen von rechter *(RCA)* zur linken Kranzarterie *(LCA).*
a In a.p.-Projektion, **b** RAO.
Ao, Aorta

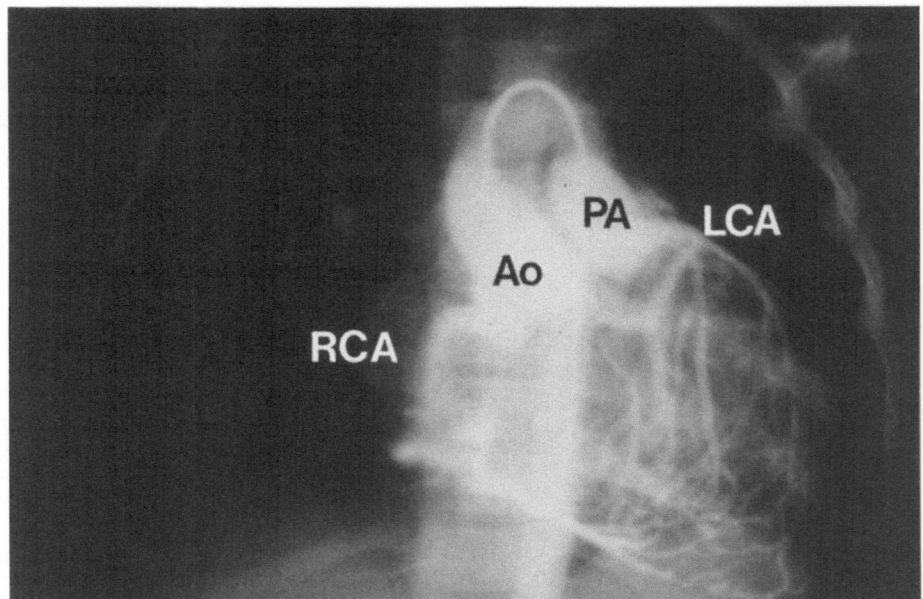

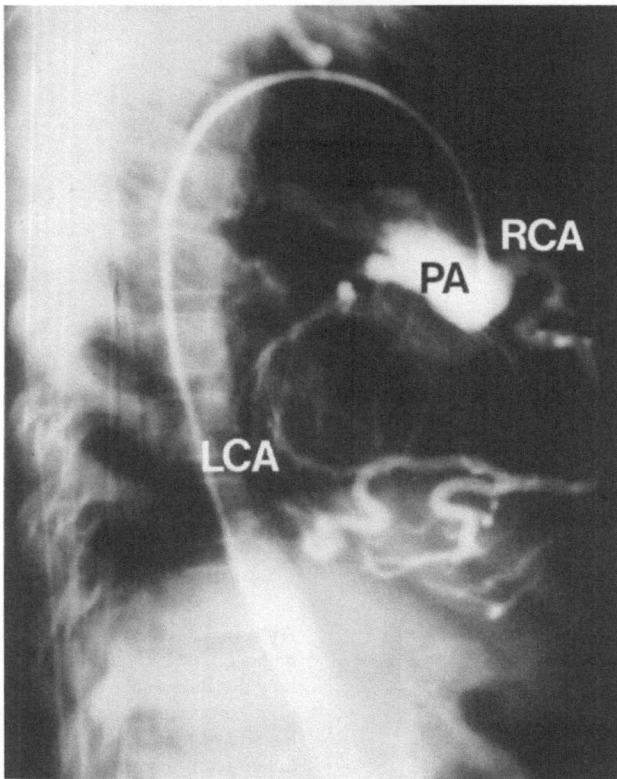

Abb. 5a, b. Spätes Koronarangiographiestadium mit deutlicher Darstellung der linken Kranzarterie *(LCA)* und A. pulmonalis *(PA)* über a.-v.-Fistel. **a** In a.p.-Projektion, **b** RAO. *Ao,* Aorta; *RCA,* rechte Koronararterie

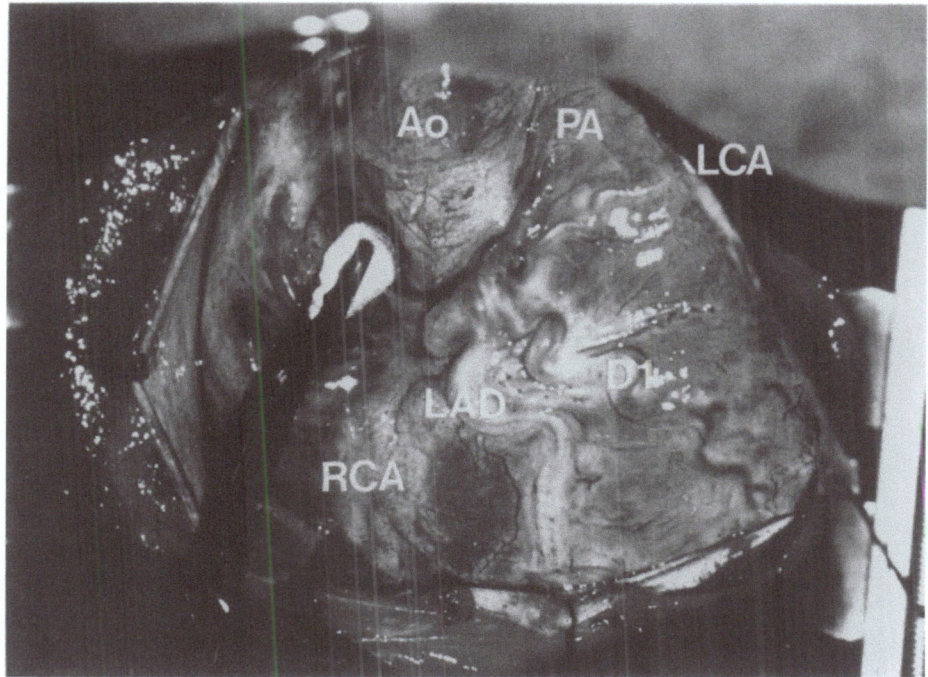

Abb. 6. Operationssitus mit Anzapfsyndrom der rechten Koronararterie *(RCA)*. *LCA*, linke Koronararterie; *PA*, Pulmonalarterie; *Ao*, Aorta; *LAD*, „left anterior descendens"; *D1*, R. diagonalis 1

Bei der folgenden Operation wurden die fehlabgehenden neugebildeten Kollateraläste der linken Kranzarterie in die Pulmonalarterie lumenseitig umstochen sowie ein aortokoronarer Venenbypass zur LAD und zum R. marginalis angelegt. Postoperativ geht es heute dem Mädchen ausgezeichnet, es ist leistungsfähig, die EKG-Veränderungen sind nahezu vollständig verschwunden, die Durchgängigkeit der Venenbypässe ist 4 Jahre postoperativ röntgenologisch mittels Kardiocomputertomographie mit venöser Kontrastmittelinjektion nachgewiesen.

Diskussion

Die Operationsindikation beim Bland-White-Garland-Syndrom im Säuglingsalter ist mit Diagnosestellung fast immer gegeben. Ein langjähriger symptomatischer, aber weitgehend komplikationsloser Verlauf wie der des hier vorgestellten und aufgrund der äußeren Umstände nicht früh operierten Kindes ist eher die Ausnahme [12] und wird nach den eingangs angestellten Überlegungen als spontan entwickelte Erwachsenenform des Syndroms bezeichnet.

In der Regel stirbt die überwiegende Anzahl der Kinder mit BWG-Syndrom innerhalb der ersten Lebensmonate (infantiler Typ des BWG-Syndroms).

Da im Säuglingsalter rekonstruktive Maßnahmen am Koronargefäßsystem nicht in Frage kommen, wird die Ligatur der linken Koronararterie als Palliativmaßnahme durchgeführt, um ein Überleben bis zu einem Lebensalter, in dem eine Korrektur

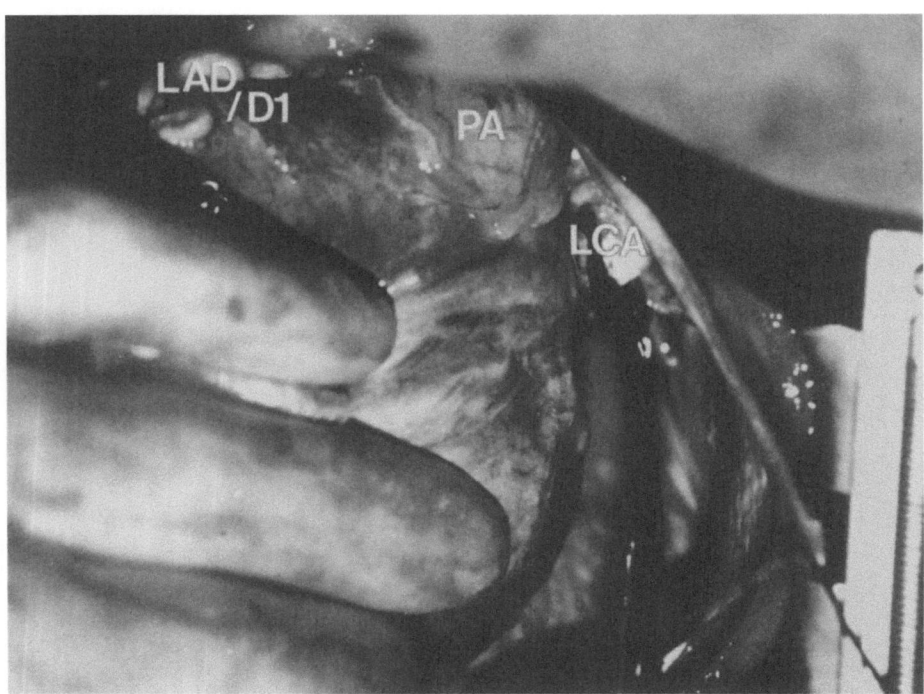

Abb. 7. Posterolateraler Abgang der linken Koronararterie *(LCA)* aus der Pulmonalarterie *(PA)*. *LAD*, left anterior descending artery; *D1*, R. diagonalis 1; *LAD/D1*, left anterior descending artery/ diagonal branch

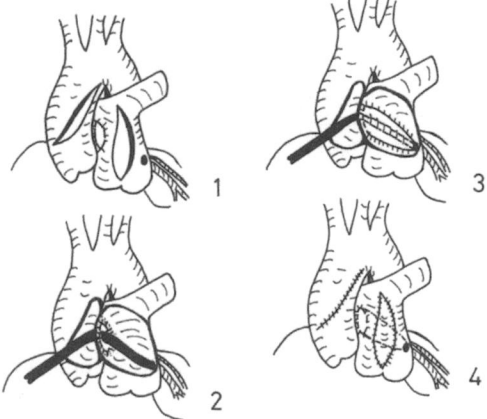

Abb. 8. Operatives Vorgehen. (Modifiziert nach Takeuchi)

durchführbar wird, zu erreichen. Bei der Ligatur der linken Koronararterie im Säuglingsalter wird auch die Möglichkeit eines konsekutiven Myokardinfarkts in Kauf genommen. Das Ziel ist, die Kollateralenbildung zu induzieren, um so später aus einem womöglich über Kollateralisierung entstandenen Einkoronargefäßsystem ein Zweikoronargefäßsystem zu rekonstruieren.

Operatives Endziel aller heute gebräuchlichen Methoden ist die Wiederherstellung des orthograden Blutflusses in der linken Kranzarterie durch Rekonstruktion eines Zweikoronargefäßsystems und die Anhebung des Perfusionsdrucks in der linken Koronararterie sowie die Unterbindung des Shunts über eine oder mehrere a.-v.-Fisteln in die Pulmonalarterie.

Eine der ersten konsequenten Versuche in dieser Richtung war die 1968 publizierte und als Meyer-Operation bekannt gewordene Anastomosierung zwischen der linken A. subclavia und der linken Koronararterie [7]. Die Nachteile dieser Technik liegen darin begründet, daß die linke A. subclavia schon bei der Operation zu eng sein kann, die subklaviokoronare Anastomose jedoch nahezu immer im Laufe der Zeit stenosiert; bei Säuglingen ist die subklaviokoronare Anastomose meist nicht möglich.

Die aus pathophysiologischer Sicht beste Korrektur stellt die 1974 von Neches [9] inaugurierte aortale Implantation der fehlabgehenden linken Koronararterie in die Aorta dar. Dieses Verfahren setzt jedoch eine adäquate Länge und die Mobilisierbarkeit des Hauptstamms der linken Koronararterie voraus. Wie Fall 1 zeigt, ist diese Methode im Falle des posterolateralen oder dorsalen Abgangs der fehlentspringenden Pulmonalarterie technisch nicht möglich.

Der aortokoronare Venenbypass als weitere Möglichkeit zur Rekonstruktion eines Zweikoronargefäßsystems wurde 1976 von Cooley et al. [4] erstmals beschrieben. Variiert wurde dieses Bypassprinzip durch die Anwendung eines Dacrongrafts oder durch die Interposition freier Subklaviasegmente. Der aortokoronare Venenbypass wurde bei uns im Fall 2 angewandt, es ergibt sich nahezu 5 Jahre nach der Operation kein Anhalt für Stenosierung oder Verschluß, die Offenheitsrate der Transplantatvenen scheint nicht mit derjenigen von aortokoronaren Bypassoperationen bei koronarer Herzkrankheit vergleichbar zu sein.

Die von uns im Fall 1 angewandte intrapulmonale Tunnelbildung mit Verbindung eines aortopulmonalen Fensters über diesen Tunnel mit dem Koronarostium der fehlabgehenden linken Koronararterie stellt unserer Meinung nach unter bestimmten anatomischen Gegebenheiten, wie kurze linke Koronararterie oder posterolateraler Ursprung, die beste Lösung dar. Hierbei erscheint es nach derzeitigem Wissensstand gleichgültig, ob es sich um eine intrapulmonale Tunnelung mittels Perikardpatch, autologem Pulmonalsegment, Dacronpatch oder freiem Subklaviasegment handelt [1, 6, 14]. Die hier geschilderte Operationsmethode schafft somit orthograde Perfusionsverhältnisse in der linken Koronararterie mit Rekonstruktion eines Zweigefäßkoronarsystems, wobei die fehlabgehende linke Koronararterie nicht präpariert wird und somit ohne Läsion oder Traumatisierung bei der Operation in situ belassen werden kann.

Beim Bland-White-Garland-Syndrom sieht unser therapeutisches Konzept wie folgt aus:

Unabhängig, ob es sich um den infantilen Typ oder die Erwachsenenform des Bland-White-Garland-Syndroms handelt, sollte, wann immer möglich, die aortale Implantation der linken Koronararterie angestrebt werden – ein Ziel, das gerade bei Neugeborenen und Säuglingen in der Regel nicht erreichbar ist. Bei vitaler Indikation und Undurchführbarkeit einer der aufgezeigten rekonstruktiven Maßnahmen im Neugeborenenalter führen wir die Ligatur der linken Koronararterie durch, um konsekutiv eine Kollateralisierung zu induzieren und ein korrekturfähiges Alter zu erreichen. Die so palliierten Kinder werden ebenso wie die seltenen Patienten mit der Erwachsenenform des Bland-White-Garland-Syndroms im Alter von 10–12 Jahren rekonstruierend korrigiert. Falls anatomisch möglich, wird die aortale Implantation der fehlabgehenden linken Koronararterie durchgeführt und als weitere Möglichkeit der aortokoronare Blutfluß über einen intrapulmonalen Tunnel gewährleistet. Wenn beide Verfahren nicht anwendbar sind, legen wir zur Revaskularisierung des Gefäßgebietes der linken Koronararterie einen aortokoronaren Venenbypass mit autologer V. saphena magna an.

Literatur

1. Arciniegas E, Farooki ZQ, Hakimi M, Green EW (1985) Management of anomalous left coronary artery from the pulmonary artery. Circulation 62:180
2. Beuren AJ, Hoffmeister HE (1963) Diagnose, Hämodynamik und chirurgische Therapie des Fehlabganges der linken Coronararterie von der A. pulmonalis. Z Kreislauf 52:1088–1101
3. Bland EF, White PD, Garland J (1933) Congenital anomalies of the coronary arteries: Report of an unusual case associated with cardiac hypertrophy. Am Heart J 8:787–801
4. Cooley DA, Hallman GL, Bloodwell RD (1966) Definitive surgical treatment of anomalous origin of left coronary artery from pulmonary artery: Indication and results. J Thorac Cardiovasc Surg 52:798–808
5. Edwards JE (1964) The direction of blood flow in coronary arteries arising from the pulmonary trunk. Circulation 29:163–166
6. Hamilton DI, Ghosh PK, Donnelly RJ (1979) An operation for anomalous origin of left coronary artery. Br Heart J 4:121–124
7. Meyer BW, Stefanik G, Stiles QR, Lindesmith GG, Jones JC (1968) A method of definitive surgical treatment of anomalous origin of left coronary artery. J Thorac Cardiovasc Surg 56:104–107
8. Nadas AS, Gamboa R, Hugenholtz PH (1964) Anomalous left coronary artery originating from the pulmonary artery. Circulation 29:167–175
9. Neches WH, Matheus RA, Park SC, Lenox CC, Zuberbuhler JR, Siewers RD, Bahnson HT (1974) Anomalous origin of the left coronary artery from the pulmonary artery. A new method of surgical repair. Circulation 50:582–587
10. Neufeld HN, Schneeweiss A (1983) Coronary artery disease in infants and children. Lea & Febiger, Philadelphia
11. Ogden JA (1970) Congenital anomalies of the coronary arteries. Am J Cardiol 25:474–479
12. Sabiston DC, Ross RS, Criley JM, Gaertner RA, Neill CA, Taussig HB (1963) Surgical management of congenital lesions of the coronary circulation. Am Surg 157:908–924
13. Stoermer J, Hentrich F, Galal O, Reidemeister JC, Doetsch N (1983) Der Fehlabgang der linken Coronararterie aus der A. pulmonalis als ein Krankheitsbild im Säuglings- bzw. Kindes- und Erwachsenenalter. Monatsschr Kinderheilk 131:775–778
14. Takeuchi S, Imamura H, Kassumoto J, et al (1979) New surgical method for repair of anomalous left coronary artery from the pulmonary artery. J Thorac Cardiovasc Surg 78:7–11

Kontroversen und Grenzen in der Gefäßchirurgie

R. J. A. M. van Dongen

Die Grenzen der arteriellen Wiederherstellungsmöglichkeiten sind in den letzten 10–15 Jahren immer weiter nach peripher verschoben worden. Diese Entwicklung war in der Chirurgie der Beinarterien am spektakulärsten.

Revaskularisation der Unterschenkelarterien

Schon 1960 hat Palma [10] die erste Revaskularisation der Unterschenkelarterien durchgeführt, aber es dauerte bis in die 70er Jahre, ehe die arteriographischen und operationstechnischen Voraussetzungen so weit erfüllt waren, daß Bypassoperationen an der A. tibialis posterior, an der A. tibialis anterior und an der A. fibularis in vielen gefäßchirurgischen Abteilungen zu erfolgversprechenden Routineoperationen geworden waren.

Zwei Neuentwicklungen haben dazu beigetragen. Zuerst war es die Perfektionierung von Methoden, die zum Ziel hatten, den peripheren Widerstand zu reduzieren und dadurch die Bypassdurchströmung zu verbessern.

Eine dieser Methoden ist die Herstellung von multiplen distalen Anastomosen eines einzelnen Bypasstransplantats [6], wie in den Abb. 1 und 4 gezeigt wird.

Für die Herstellung solcher multiplen distalen Anastomosen ist die Durchgängigkeit von 2 Arteriensegmenten unterhalb des Kniegelenks erforderlich. Wenn nur ein Segment durchgängig ist oder wenn der sog. Sequentialbypass aus anderen Gründen nicht möglich ist, sollte man die Herstellung einer distalen a.v.-Fistel, wie von Dardik vorgeschlagen wurde, in Erwägung ziehen [2, 8].

Schließlich besteht die Möglichkeit, die Durchströmung eines kruralen Bypasses zu verbessern, indem man während der Operation eine vorhandene und erreichbare distale Verengung mittels PTA beseitigt.

Ein zweiter Faktor, der zur Grenzverschiebung nach distal beigetragen hat, ist die Entwicklung und Anwendung von zuverlässigen Bypassalternativen in solchen Fällen, wo die autogene V. saphena magna zu kurz oder ungeeignet ist für die totale Überbrückung der langstreckigen femoropopliteokruralen Verschlüsse. Die neuen Kunststoff- und Bioprothesen, die für die kruralen Rekonstruktionen empfohlen werden, sind dem venösen Transplantat weit unterlegen

Zielsetzung der alternativen Methoden war es zu erreichen, daß auf jeden Fall die Überbrückung des Kniegelenks und die Herstellung der distalen Anastomose mit venösem Material erfolgen würde.

Zwischen 1960 und 1970 wurde eine Kombination von proximaler Thrombendarteriektomie und distalem Venenbypass angewandt. Die Frühergebnisse dieses Kombinationsverfahrens waren zufriedenstellend. Es stellte sich jedoch bald heraus, daß nach 2 oder 3 Jahren die desobstruierte Femoralarterie als Folge einer Intima-

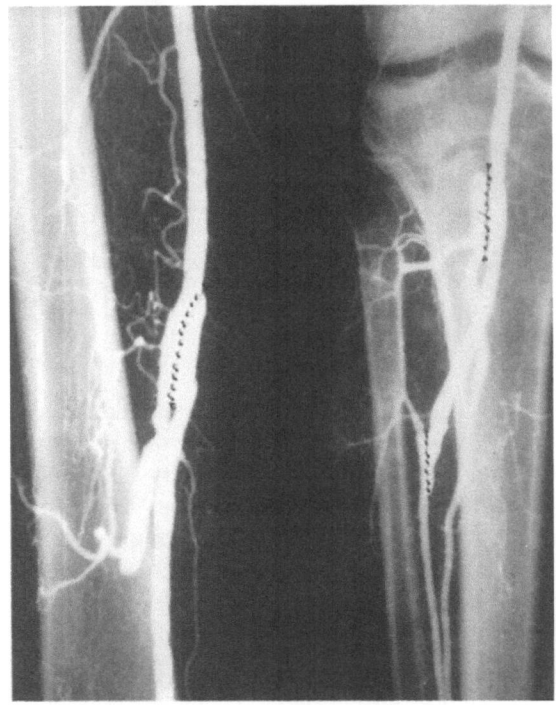

Abb. 1. Popliteokruraler Bypass mit multiplen distalen Anastomosen (zuerst eine Seit-zu-Seit-Anastomose mit der distalen A. poplitea, dann eine End-zu-Seit-Anastomose mit der A. tibialis anterior)

hyperplasie wieder enger wurde und schließlich obliterierte, während das distale Venentransplantat durchgängig blieb.

Erfolgreicher waren die Langzeitergebnisse der zusammengestellten und der sog. Zweisprungbypassmethoden.

Der *zusammengestellte Bypass* — eine Prothese, welche mit einem Venentransplantat verlängert wird — ermöglicht es, langstreckige Verschlüsse zu überbrücken, auch dann, wenn nur ein kurzes Venensegment zur Verfügung steht. Jedoch ist hierbei die End-zu-End-Anastomose zwischen Prothese und Vene der kritische Punkt, insbesondere wenn das verfügbare Venensegment englumig ist. Trotz aller möglichen technischen Variationen und Tricks ist es noch immer nicht möglich, eine zuverlässige Verbindung zwischen einer 6 mm weiten, relativ steifen Prothese und einer englumigen, dünnwandigen Vene herzustellen. Deshalb ist diese Methode auf solche Fälle beschränkt, wo eine weitlumige Vene angetroffen wird.

Der *Zweisprungbypass,* wobei ein kurzer desobliterierter Abschnitt der A. poplitea für die Herstellung der Verbindung zwischen Prothese und Vene verwendet wird, erwies sich als erfolgreicher, v. a. wenn das verfügbare Venensegment englumig ist. Die Femoralisbypassprothese wird mit der oberen Hälfte der Arteriotomie anastomosiert, die in der proximalen A. poplitea gemacht wird, das Venentransplantat mit der unteren Hälfte. Bei dieser Methode benötigt man nur ein kurzes Segment der V. saphena magna oder parva oder eine Armvene für die Überbrückung des Kniegelenks und für den distalen Anschluß. Es ist fast immer möglich, mit Hilfe die-

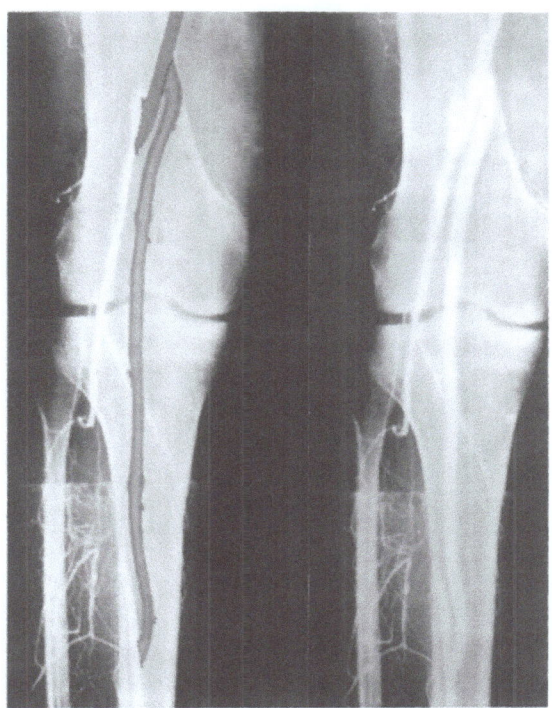

Abb. 2. Femoropopliteokruraler Labda-Bypass. Der venöse Popliteabypass ist End-zu-Seit mit dem Femoraliskunststoffbypass anastomosiert

ses Verfahrens langstreckige femoropopliteale Verschlüsse und sogar langstreckige iliofemoropopliteale oder femoropopliteokrurale Verschlüsse zu behandeln.

Eine Variation des Zweisprungbypasses ist das sog. *Labda-Verfahren,* wobei das Venensegment End-zu-Seit mit der distalen Prothese anastomosiert wird (Abb. 2). Bei dieser Variante wird also eine direkte Anastomose zwischen Venentransplantat und Prothese hergestellt, was vom technischen und hämodynamischen Standpunkt aus betrachtet günstiger ist.

Revaskularisation der Fußarterien

Aber die Grenze der Wiederherstellungsmöglichkeiten an den Beinarterien war immer noch nicht erreicht. Die Ergebnisse der kruralen Rekonstruktionen, die mit den genannten Weiterentwicklungen erreicht wurden, waren so ermutigend, daß es möglich erschien, auch die Fußarterien in solchen Fällen zu revaskularisieren, wo alle Unterschenkelarterien verschlossen, die Fußarterien jedoch noch durchgängig waren [11, 14]. Wenn die A. dorsalis pedis die am meisten geeignete Fußarterie ist, kann man den Venenbypass mit dieser Arterie anastomosieren. Falls eine der Aa. plantares die bessere Fußarterie ist, erfolgt der Anschluß an dieses Gefäß (Abb. 3).

Selbstverständlich ist es gerade in solchen Grenzfällen erforderlich, daß alle Mittel angewandt werden, um die Durchströmung des Bypasses zu maximieren.

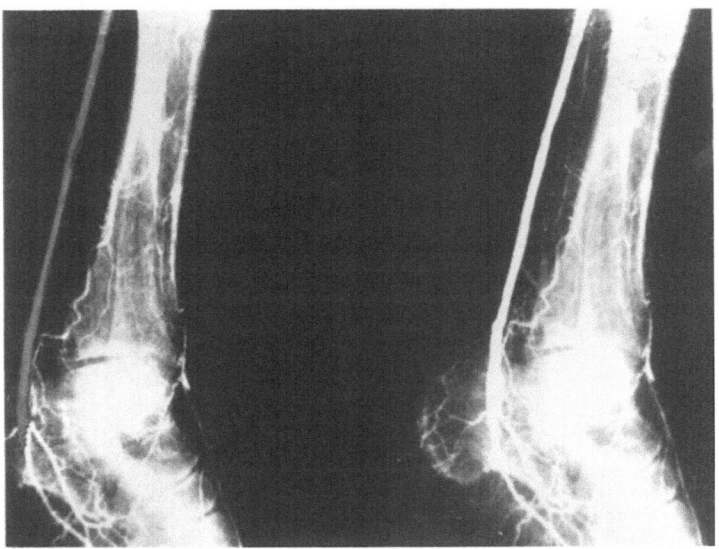

Abb. 3. Beispiel eines femoropedalen Bypasses. Das Venentransplantat ist mit der A. plantaris medialis anastomosiert

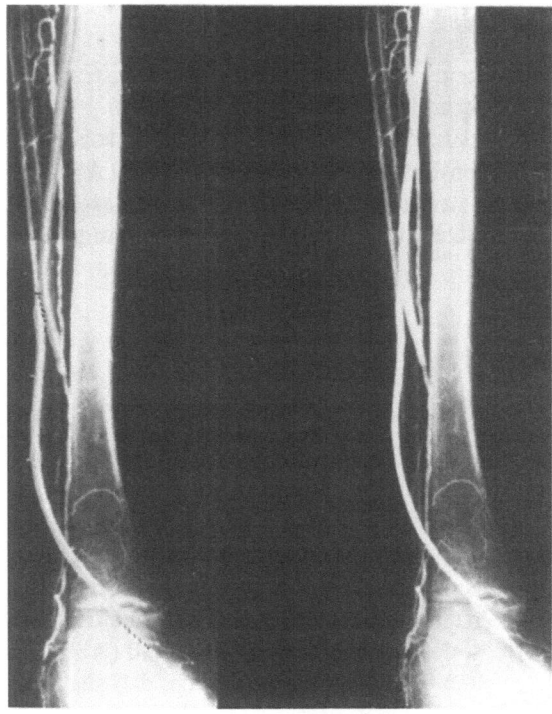

Abb. 4. Femoropedaler Bypass zur A. dorsalis pedis mit einer zweiten distalen Anastomose zur A. fibularis

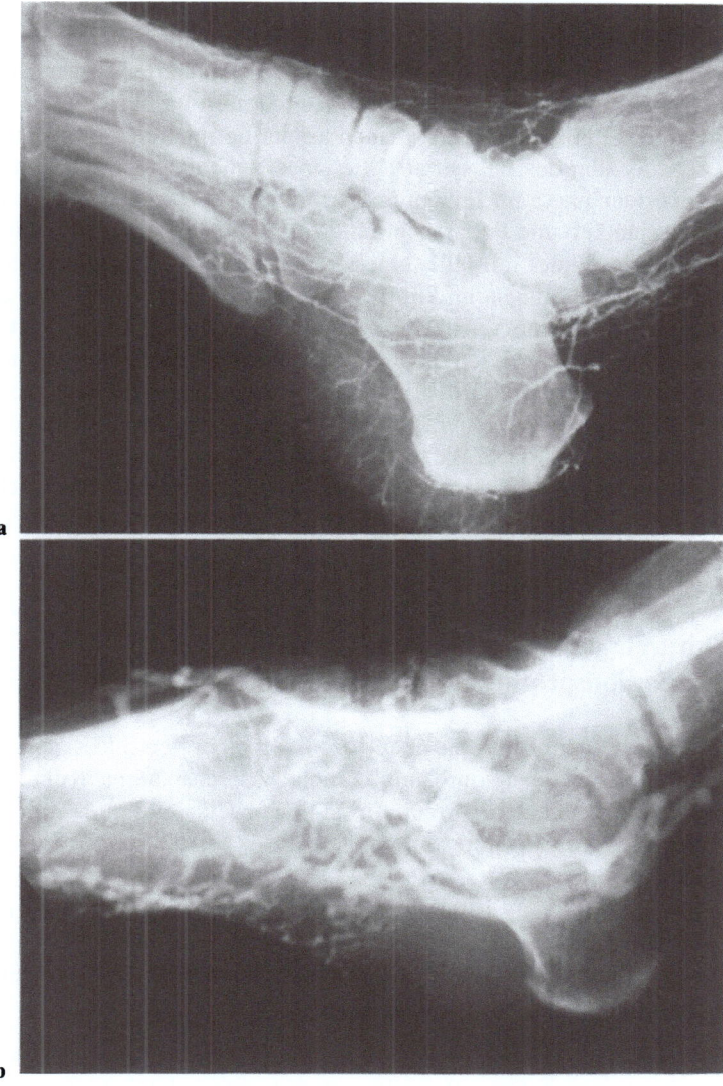

Abb. 5. a Totalverschluß aller Unterschenkel- und Fußarterien. **b** Reichliche Durchblutung des Fußes nach Arterialisation des venösen Systems des Fußes

Erstens muß die Einstrombahn des Venentransplantats eine maximale Durchströmung gewährleisten, was am besten mit dem Zweisprung- oder Labda-Bypassprinzip erreicht werden kann. Zweitens muß der periphere Widerstand möglichst niedrig sein, was man mittels der Herstellung von multiplen distalen Anastomosen erreicht, wie in Abb. 4 gezeigt wird: 2 periphere Anastomosen des Bypasstransplantats, zum einen mit der A. dorsalis pedis, zum anderen mit einem noch durchgängigen Fibularisabschnitt.

Revaskularisation des venösen Systems des Fußes

Die Grenze zwischen Operabilität und Inoperabilität war damit jedoch noch nicht erreicht. Auch wenn alle Unterschenkel- und Fußarterien verschlossen sind, bietet sich noch eine Möglichkeit, einer Amputation zuvorzukommen, indem man die Venen des Fußes als Sauerstoffspender der peripheren Gewebe gebraucht, d.h. das venöse System des Fußes mit Hilfe eines Venenbypasstransplantats zur V. saphena magna oder parva im Fußbereich arterialisiert. Die Abb. 5 zeigt ein Beispiel. Alle Unterschenkel- und Fußarterien sind verschlossen. Nach Arterialisation des venösen Systems des Fußes mit Hilfe eines Venenbypasses zwischen A. femoralis communis und V. saphena magna im Fußrückenbereich – dort, wo sich die distale Klappe befindet – wird eine reichliche Durchblutung des Fußes erlangt, wodurch Ruheschmerzen verschwinden und eine vollständige Wundheilung nach Grenzzonenamputation erhalten wird. Ein weites Forschungsgebiet liegt hier brach. Es ergibt sich die Frage, ob es in der Zukunft möglich sein wird, andere Körperteile und vielleicht Organe auf diese Weise zu revaskularisieren.

Es findet also eine Grenzverlegung in der Wiederherstellungschirurgie der Bein- und Fußarterien statt. Dagegen gibt es kaum neue Entwicklungen und sogar eine fortwährende Kontroverse im Bereich der Beckenarterien.

Chirurgie der aortoiliakalen Arterien; Bifurkationsprothese vs. Endarteriektomie

1950 führte Oudot [9a] die erste Resektion einer verschlossenen Aortenbifurkation durch. Er ersetzte sie durch ein homologes Transplantat. Kurz zuvor war die erste Endarteriektomie der Aortenbifurkation von Cid dos Santos vorgenommen worden.

Jetzt, 35 Jahre später, werden diese 2 Rekonstruktionsprinzipien noch immer angewandt:
- Ersatz durch eine Bifurkationsprothese (meistens als Bypass implantiert, selten als Interponat),
- offene Endarteriektomie in Kombination mit einem Y-förmigen Streifen.

Beide Methoden haben Vor- und Nachteile.

Die Wiederherstellung der Aortenbifurkation mit einer Bifurkationsprothese ist eine Routineoperation, die i. allg. unterschätzt wird. Die Liste der frühen und späten Komplikationen, zusammengestellt aufgrund der Literaturangaben, ist sehr umfangreich. Einige der am meisten gefürchteten Komplikationen sind Protheseninfektion, fibrotische Ureterstenose und ischämische Kolitis. Außerordentlich hoch ist der Prozentsatz der Störungen auf sexuellem Gebiet.

Im Hinblick auf diese Komplikationen sollte man eine Bifurkationsprothese nur im Falle eines ausgedehnten aortoiliakalen Verschlusses verwenden.

Bei kurzen Verschlüssen, die sich auf Aortenbifurkation und Aa. iliacae communes beschränken, ist die offene Endarteriektomie mit einer Y-Streifenplastik zu bevorzugen, da die Komplikationsrate dabei viel niedriger ist. Nach einer solchen Operation sieht man keine Infektionen, keine ischämische Kolitis und keine Ureterobstruktionen. Die Zahl der sexuellen Störungen, auch der retrograden Ejakulation, ist sehr niedrig, wenn der Plexus aorticus abdominalis und Plexus hypogastricus superior geschont werden, was erreicht wird, wenn man von einem der retromesenterialen Zugangswege Gebrauch macht [13].

In gewisser Hinsicht wurden jedoch auch die Grenzen der aortoiliakalen Arterienchirurgie verlagert, was den errungenen Erfahrungen auf dem Gebiet der Nierenarterienchirurgie zu verdanken ist.

Nierenarterienchirurgie

Die Behandlung ein- oder doppelseitiger Nierenarterienstenosen und auch dreifacher Stenosen ist vom technischen Standpunkt aus betrachtet schon lange kein Problem mehr [7].

Daß auch die Rekonstruktion totalverschlossener Nierenarterien keine operationstechnischen Probleme ergibt, ist nichts Neues, denn schon lange ist bekannt, daß die Arterienverzweigungen im Nierenhilus fast immer durchgängig bleiben.

Grenzverlagernd jedoch sind neue Erkenntnisse auf dem Gebiet der Indikationsstellung zu solchen Rekonstruktionen. Aufgrund der angiographsichen, makroskopischen und v. a. histologischen Befunde bei solchen Nieren ist es möglich, bei 75% der rekonstruierten Totalverschlüsse nicht nur die Niere zu erhalten, sondern auch eine Wiederherstellung der Funktion zu erreichen.

Die Erfahrungen auf dem Gebiet der Nierenarterienchirurgie waren für die Entwicklung der Aortenchirurgie von großer Bedeutung. Sie ermöglichten es, die häufig vorkommenden Kombinationen von aortoiliakalen Verschlüssen mit einseitigen Nierenarterienstenosen zu behandeln und sogar gleichzeitige Korrekturen vorzunehmen, wenn konkomitierende Verschlußprozesse beider Nierenarterien bestehen [12].

Chirurgie der Intestinalarterien

Die Revaskularisation bei einem chronischen Verschluß einer Intestinalarterie ist in vielen gefäßchirurgischen Abteilungen ein standardisierter Eingriff [4, 9]. Bei Mehrfachverschlüssen genügt meistens die Revaskularisation einer der beiden oberen Intestinalarterien. Wenn jedoch nur spärliche Kollateralen vorhanden sind, ist die Revaskularisation der beiden oberen Intestinalarterien inciziert, was mit Hilfe eines Brückenbypasses erfolgen kann.

Kombinationsverschlüsse

Die Kombination eines Intestinalarterienverschlusses mit ein- oder zweiseitigen Verschlußprozessoren der Nierenarterien bedeutet eine dringliche Indikation zur Korrektur aller Viszeralarterien. Auch in solchen Fällen kann mit Hilfe eines Brückentransplantats eine zuverlässige Revaskularisation sowohl der Nieren- als auch der Intestinalarterien erreicht werden.

Noch dringender ist die Indikation zur kombinierten Rekonstruktion, wenn es sich um dreifache Verschlußprozesse handelt, also um Verschlußprozesse der Aorta,

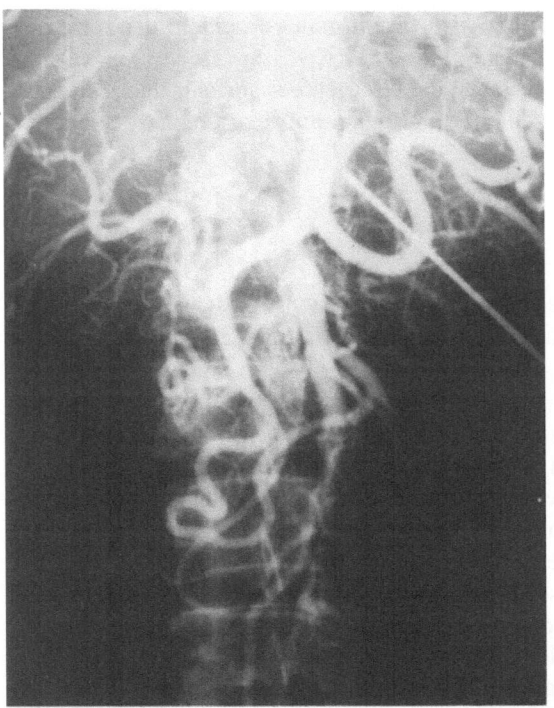

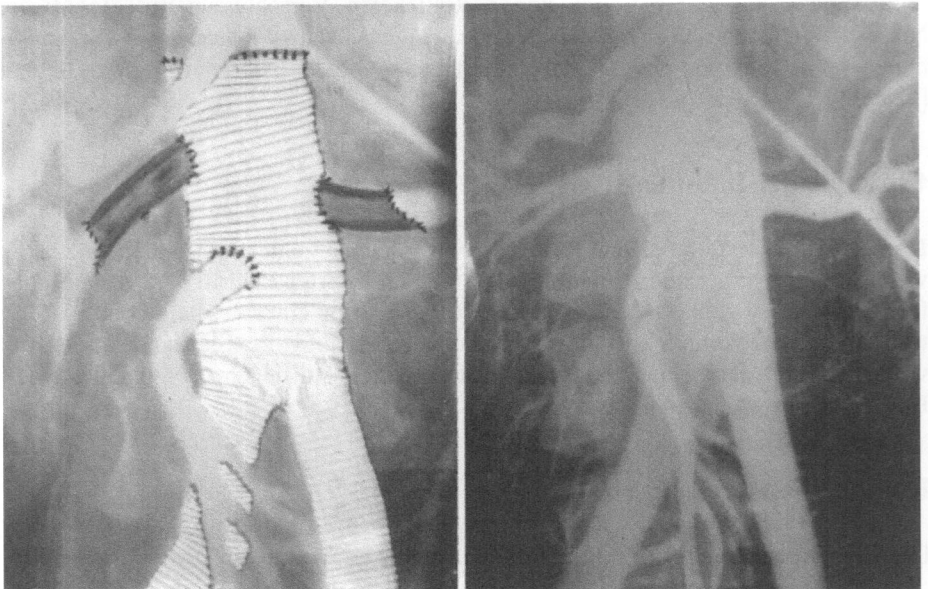

Abb. 6. a Aortoiliakaler Verschluß bis zum Abgang der A. mesenterica superior. **b** Art der Wiederherstellung. **c** Postoperatives Aortogramm

der Intestinalarterien und der Nierenarterien, weil in solchen Fällen fast immer die dritte Intestinalarterie, die A. mesenterica inferior, auch oblasteriert und die Durchblutung der unteren Intestinalarterie, der A. iliaca interna, unzureichend ist [12]. Auch dann ist eine vollständige Wiederherstellung aller Gefäße möglich, aber solche Operationen nähern sich schon der Grenze der gegenwärtigen gefäßchirurgischen Möglichkeiten.

Dasselbe trifft zu bei der Korrektur einer abdominalen Koarktation mit Beteiligung der intestinalen Arterien und der Nierenarterien. Die gegenwärtigen gefäßchirurgischen Möglichkeiten und der gegenwärtige Stand der gefäßchirurgischen Technik erlauben die Totalkorrektur solcher komplizierten Mehrfachverschlüsse und ermöglichen die vollständige Wiederherstellung der Durchblutung sowohl der unteren Extremitäten als auch der Nieren und der Eingeweide.

Sogar eine Ausdehnung des aortalen Verschlußprozesses bis oberhalb der Nierenarterien bis zum Truncus coeliacus mit Totalverschluß der A. mesenterica superior und der beiden Nierenarterien (Abb. 6) ist kein Grund, auf eine Operation zu verzichten. Auch Patienten mit solchen ausgedehnten und komplizierten Verschlußprozessen kann geholfen werden. Aber damit ist nach dem gegenwärtigen Stand der Dinge die Grenze der chirurgischen Möglichkeiten wohl erreicht.

Chirurgie der abdominalen Aortenaneurysmen

Es ist schon mehr als 30 Jahre her, daß Dubost [5a] zum ersten Mal ein Aortenaneurysma resezierte und durch ein homologes Transplantat ersetzte. Einige Jahre später wechselte das Ersatzmaterial; in den weiteren Jahren wurde das Nahtmaterial und das Instrumentarium perfektioniert. Die Operationsletalität sank bis unter 5%, aber sonst hat sich auf dem Gebiet der infrarenalen Aortenaneurysmen, was Methodik und Technik anbelangt, nichts wesentlich Neues getan, abgesehen davon, daß man zu der Feststellung kam, daß an Stelle einer Bifurkationsprothese manchmal eine gerade Röhre eingebracht werden kann.

Genau wie in der Chirurgie der aortoiliakalen Verschlüsse verschob sich jedoch auch hier die Grenze der chirurgischen Möglichkeiten nach proximal in Richtung der viszeralen Arterien.

13% der nichtrupturierten Aortenaneurysmen sind mit ein- oder doppelseitigen Verschlußprozessen der Nierenarterien kombiniert, und in vielen von diesen Fällen bietet eine gleichzeitige Korrektur die einzige Möglichkeit, die postoperative Komplikationsrate zu verringern und die Niere zu erhalten [3]. Die Prinzipien solcher Mehrfachrekonstruktionen sind dieselben wie bei den aortoiliakalen Verschlüssen, die mit Nierenarterienläsionen kombiniert sind. Es gibt nur einen Unterschied: In den meisten Fällen müssen die poststenotischen Nierenarterien oder die Interponate mit der Prothese anastomosiert werden anstatt mit der infrarenalen Aortenwand (Abb. 7).

Patienten mit Aortenaneurysmen und konkomitierenden Verschlüssen der intestinalen Arterien sind gefährdet, weil bei der Aneurysmenresektion die dritte intestinale Arterie, die A. mesenterica inferior, geopfert werden muß und die Durchströmung der unteren intestinalen Arterien, der Aa. iliacae internae, insuffizient sein kann. Deshalb ist es ratsam, eine der oberen Eingeweideschlagadern mitzurekon-

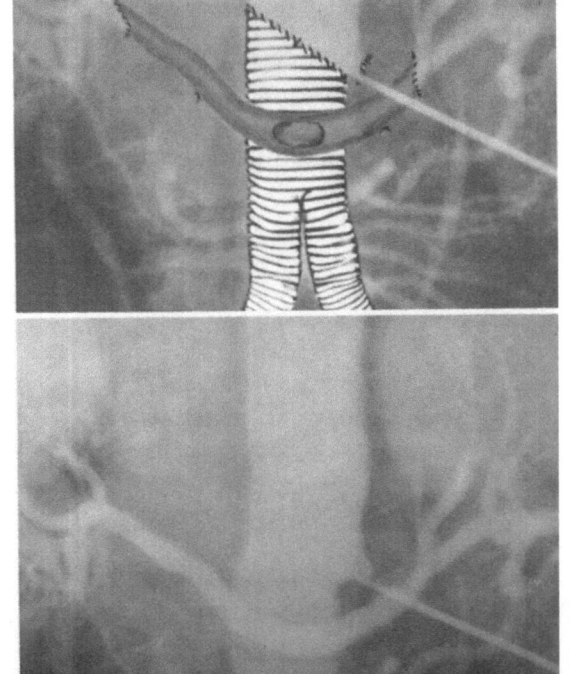

Abb. 7a, b. Aortenaneurysma mit beidseitigem subtotalem Nierenarterienverschluß. Art der Wiederherstellung. **a** Die Venenbrücke ist mit dem aortalen Teil der Prothese anastomosiert. **b** Postoperatives Aortogramm

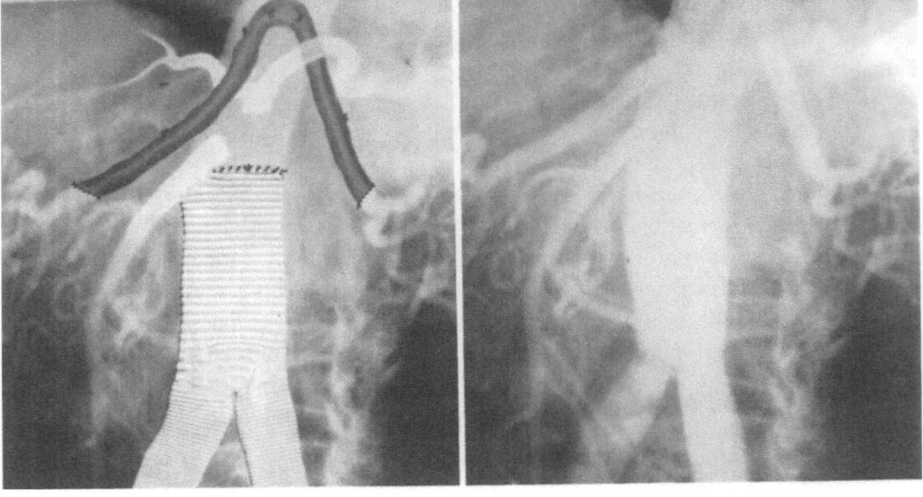

Abb. 8a, b. Hohe Venenbrücke. **a** Ehe ein Bauchaortenaneurysma, das sich bis oberhalb der Nierenarterien bis zum Abgang der A. mesenterica superior fortsetzt, reseziert wird, werden die Nierenarterien mit Hilfe eines venösen Transplantats revaskularisiert. **b** Postoperatives Aortogramm

struieren. Am einfachsten ist es, den Truncus coeliacus mit Hilfe eines Bypasses zwischen Aortenprothese und A. lienalis zu revaskularisieren.

Bei 2% der Patienten setzt das Bauchaortenaneurysma sich bis oberhalb der Nierenarterien fort, bis zum A.-mesenterica-superior-Abgang.

Für die Behandlung solcher Fälle bestehen zur Zeit mehrere Möglichkeiten. Jedoch muß dabei die ischämische Toleranzzeit der Nieren manchmal überschritten werden. Nur unter günstigen Umständen ist es möglich, die dreifache Anastomose innerhalb der verfügbaren Zeit herzustellen.

Bei der Operation solcher Fälle sollte bevorzugt zuerst die Durchblutung der beiden Nieren sichergestellt werden, z.B. mittels eines Brückenbypasstransplantats, das mit einem Fenster in der Aortenwand oberhalb des Truncus-coeliacus-Abgangs anastomosiert wird. Die Nierenarterien werden dann einzeln durchtrennt und mit den Enden des Venentransplantats verbunden (Abb. 8). Erst dann wird das Aneurysma zusammen mit den Nierenarterienabgängen reseziert und durch eine Prothese ersetzt. Auf diese Weise wird die warme Ischämiezeit auf 10–15 min pro Niere beschränkt.

Chirurgie der thorakoabdominalen Aneurysmen

Auch auf dem Gebiet der Behandlung thorakoabdominaler Aneurysmen haben im Laufe der letzten Jahre weitgehende Entwicklungen stattgefunden. Es ist eine sichere Operation geworden, dank Maßnahmen zur Aufrechterhaltung des Blut-

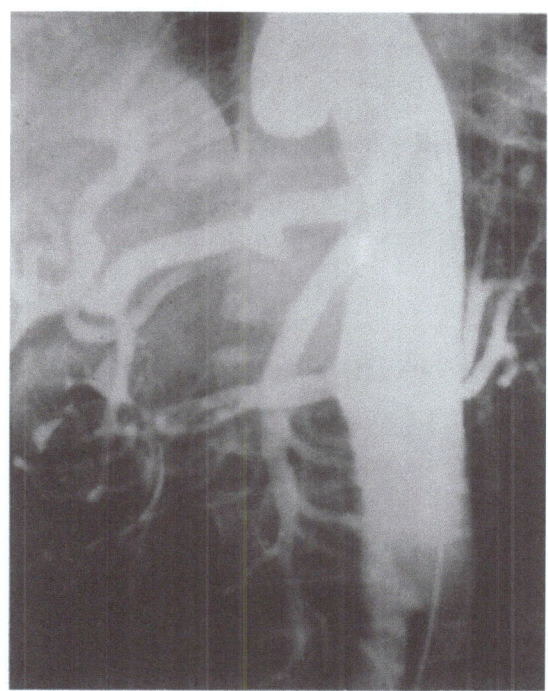

Abb. 9. Resektion eines thorakoabdominalen Aneurysmas unter Verwendung des doppelten Umwandlungsverfahrens. Postoperatives Aortogramm

volumens, Vermeidung von Heparin und anderen Antikoagulanzien, Infusionen mit Nitroprussid-Natrium und der Entwicklung besonderer Techniken:

- zuerst die sog. „including technique", wobei das Aneurysma ohne Rücksicht auf Nieren und Rückenmark reseziert und durch eine Prothese ersetzt wird, mit gleichzeitiger Revaskularisation aller viszeralen Arterien [1],
- oder das Umwandlungsverfahren mit Hilfe einer Prothese als permanenter Bypass mit Reimplantation aller viszeralen Arterien.

Wir bevorzugen das letzte, von Heberer perfektionierte Verfahren, weil dabei Nieren und Rückenmark weniger gefährdet sind (Abb. 9).

Chirurgie der supraaortalen Arterien

Auch im Bereich der supraaortalen Arterien hat sich die Grenze zwischen operabel und inoperabel verschoben. Zwar eignet sich ein falsches Aneurysma gerade unterhalb der Schädelbasis noch immer kaum für eine Resektion und einen Gefäßersatz, aber solche Aneurysmen können ohne Gefährdung des Gehirns ausgeschaltet und thrombosiert werden durch eine langsame Ligatur der A. carotis interna mit Hilfe eines Ameroidringes.

Neue Zugänge und Techniken ermöglichen es, die ganze extrakranielle A. carotis interna zu resezieren und durch ein Venentransplantat zu ersetzen, z.B. bei der Behandlung von ausgedehnten Wandveränderungen, verursacht durch eine fibromuskuläre Dysplasie. Damit ist auch in diesem Bereich die äußerste Grenze erreicht.

Stenosen und Verschlüsse der extrakraniellen supraaortalen Arterien sind oft multipel, und in den vergangenen Jahren waren komplexe und eingreifende Operationen erforderlich, um diese zu korrigieren. Heute wissen wir, daß jede der supraaortalen Arterien als Spender für mindestens 2 der 4 zerebralen Arterien funktionieren kann. Ein einzelnes Venentransplantat, extrathorakal eingebracht, genügt, um mehrfache stenotische oder verschlossene Arterien zu revaskularisieren. Und wenn alle supraaortalen Äste vom arteriosklerotischen Prozeß angegriffen sind, besteht noch immer die Möglichkeit, die A. femoralis communis als Spenderarterie zu benutzen.

Embolisationsbehandlung der Angiodysplasien

Die letzten Beispiele von Grenzen der gefäßchirurgischen Möglichkeiten betreffen nicht den Ersatz oder die Wiederherstellung der Durchgängigkeit von verschlossenen Arterien, sondern das vorsätzliche Obliterieren von durchgängigen Arterien.

Es handelt sich um die Angiodysplasien, die wegen ihrer Therapieresistenz berüchtigt sind. Durch vollständige Thrombosierung können diese Gefäßmißbildungen in vielen Fällen ausgeschaltet werden [5].

Die Obliteration dieser Gefäßwucherungen wird durch operative Embolisierung mit Blutkoageln, Ivalon-Foam, Siliconspheren und anderen Materialien tief in das Zentrum der Mißbildung erreicht. Sogar Angiodysplasien der Zehen und Finger können durch selektive Resektion und Embolisation der mißbildeten Gefäße erfolgreich behandelt werden. Auch auf diesem Gebiet ist eine lang bestehende Grenze überschritten.

Literatur

1. Crawford ES (1982) Aortic aneurysm: A multifocal disease. Arch Surg 117:1393
2. Dardik H (1983) Distal arteriovenous fistula as an adjunct to maintaining arterial and graft patency for limb salvage. Surgery 94:478
3. Dongen RJAM van (1984) Aneurysms of abdominal aorta with involvement of visceral arteries. In: Stipa, Cavallaro (eds) Peripheral arterial diseases. Academic Press, London New York, p 105
4. Dongen RJAM van, Schwilden D-E, Barwegen MGMH (1983) Chronische viscerale Arterienverschlüsse. Chirurg 54:454
5. Dongen RJAM van, Barwegen MGMH, Kromhout JG (1985) Angeborene arterio-venöse Dysplasie: Behandlungsindikation, angiographische Dokumentation, kombinierte percutane und operative Behandlung. Chirurg 56:65–72
5a. Dubost C, Allary M, Oeconomos N (1952) Anéurysme de l'aorte abdominale traité par résection et greffe. Arch Mal Coéur 44:849
6. Edwards WS (1976) Multiple sequential femoral tibial grafting for severe ischemia. Surgery 80:722
7. Fry RE, Fry WJ (1982) Renovascular hypertension in the patient with severe atherosclerosis. Arch Surg 117:938
8. Hinshaw DB (1983) Arteriovenous fistula in arterial reconstruction of the ischemic limb. Arch Surg 118:589
9. Hollier LH, Bernatz PE, Pairolero PC, Payne WS, Osmundson PJ (1981) Surgical management of chronic intestinal ischemia: A reappraisal. Surgery 90:940
9a. Oudot J (1951) La greffe vasculaire daus les thromboses, du carrefour aortique. Presse Med 59:234
10. Palma EC (1960) Treatment of arteritis of the lower limbs by autogenous vein grafts. Minerva Cardioangiol 8:36
11. Shieber W, Parks C (1974) Dorsalis pedis artery in bypass grafting. Am J Surg 128:752
12. Stewart MT, Smith RB III, Fulenwider JT (1985) Concomitant renal revascularization in patients undergoing aortic surgery. J Vasc Surg 2:400
13. Thetter O, Hochstetter A von, van Dongen RJAM (1984) Sexualfunktion nach gefäßchirurgischen Eingriffen im aorto-iliacalen Bereich. Ursachen und Vermeidung von Potenzstörungen. Langenbecks Arch Chir 362:205
14. Vetra MJ Jr (1982) Pedal artery bypass for limb salvage. Surg Gynecol Obstet 155:401

Gefäßersatz

H.-M. Becker

Geschichtliche Entwicklung

Die Idee, Blutgefäße – v. a. Arterien – durch künstliche Blutleiter zu ersetzen, ist alt. Bereits Vesalius hat um 1540 versucht, Oberschenkelarterien an Hunden durch Strohhalme zu ersetzen. In der Folgezeit geschah wenig. Erst zu Anfang dieses Jahrhunderts erfolgten erneut Versuche, Arterienabschnitte durch Röhren aus Silber, Elfenbein, Glas, Gummi und andere Materialien zu ersetzen [11, 28, 58]. Diese Versuche mißlangen, da die starren Röhren innerhalb von Stunden oder Tagen thrombosierten oder als Fremdkörper abgestoßen wurden.

Nach einer langen Phase von Experimenten gelang es letztlich den Amerikanern Voorhees et al. [62], eine alloplastische Prothese zu entwickeln, die vom Organismus als Blutleiter angenommen wurde. Voraussetzung dafür war die Porosität der Wandstruktur, also die gewebte oder gestrickte Textur, und die biologisch indifferente Eigenschaft des verwendeten Materials. Die von Edwards 1955 [18] eingeführte Riffelung („crimping") verlieh den Prothesen darüber hinaus eine gewisse Längs- und Querelastizität, die nach Abschluß der Einheilungsvorgänge allerdings verloren ging.

Biologisch indifferent haben sich Gewebe aus Dacron (Polyester) und Teflon (Polytetrafluoräthylen, PTFE), erwiesen; desgleichen kann Polypropylen eine biologisch weitgehend indifferente Eigenschaft beanspruchen [61].

Biologisch indifferent bedeutet möglichst geringe Fremdkörperreaktion bei Einheilung im Organismus sowie keine blastogene Eigenschaft, d. h. Anregung und Auslösung maligner Gewebereaktionen (Sarkombildung) im Transplantatlager. Hinzu kommt bei der Verwendung als Arterienersatz eine möglichst geringe Thromboseneigung der Transplantatinnenoberfläche, d. h. eine möglichst negative elektrische Ladung der Innenauskleidung, die die ebenfalls negativ-statisch geladenen Thrombozyten gewissermaßen abstößt. Dadurch wäre eine bleibende Transplantatfunktion in situ gewährleistet. Diese Eigenschaft spielt ganz besonders im Bereich des venösen Gefäßersatzes eine entscheidende Rolle wegen der geringen Strömungsgeschwindigkeit des Blutes.

Neben der Entwicklung von Gefäßprothesen aus künstlichem Material steht die Verwendung biologischer Gewebe als Ersatz für Vene und Arterie. Historisch gesehen hat der biologische Gefäßersatz Priorität vor dem künstlichen [12]. Goyanes [20] war offenbar der erste, dem es gelang, einen arteriellen Gefäßdefekt (Exstirpation eines Popliteaaneurysmas) durch Zwischenschaltung der in situ belassenen V. poplitea erfolgreich zu überbrücken. Wenig später gelang Lexer [36] die erste freie Transplantation der V. saphena magna in die Achselhöhle zur Überbrückung eines Defekts der A. axillaris nach Aneurysmaexstirpation.

Während des Ersten Weltkrieges wurden, insbesondere auf deutscher Seite, zahlreiche freie Venentransplantate zur Rekonstruktion von traumatischen Arterienläsionen eingesetzt, allerdings mit enttäuschenden Ergebnissen. Sekundäreingriffe, etwa wegen traumatischer Aneurysmen, hatten bei Verwendung der V. saphena magna als Arterienersatz allerdings ganz ausgezeichnete Ergebnisse [8, 9, 22, 37, 57, 66]. Deshalb ist es eigentlich unverständlich, daß diese Art der Arterienrekonstruktion keine größere Verbreitung fand. Erst Kunlin benutzte dieses Rekonstruktionsprinzip 1949 zur Umgehung femoropoplitealer Arterienverschlüsse und schuf damit den „Bypass" („Pontage"). Allerdings begann der Venenbypass sich erst zu Beginn der 60er Jahre durchzusetzen, als sich die hohe Versagerquote des femoropoplitealen Kunststoffbypasses und dann später die der langen halbgeschlossenen Ausschälplastik abzeichneten.

Der Ersatz kleinkalibriger Arterien, teils mit alloplastischem, teils mit biologisch gewonnenem Material, ist mitten in einer derzeit stürmischen Entwicklung. Aufgabe dieser Arbeit ist die Darstellung des gegenwärtigen Erkenntnisstandes und der in die Zukunft weisenden Entwicklungen.

Alloplastischer Gefäßersatz

Viele Kunststoffe sind für Versuche mit künstlichem Gefäßersatz herangezogen worden. Letztlich haben sich nur Teflon (Polytetrafluoräthylen, PTFE), Dacron (Polyäthylenterephthalat, ein Polyester) sowie Polypropylen bewährt.

Die verwendeten Kunststoffe sollen folgende Eigenschaften besitzen:
1) eine absolut sichere Sterilisierbarkeit,
2) indifferente chemische und physikalische Eigenschaften,
3) gute Verarbeitungsmöglichkeit im Strick- bzw. Webverfahren,
4) die Eigenschaft, möglichst keine Fremdkörperreaktion zu erzeugen,
5) möglichst geringe Gerinnungsaktivität der Innenoberfläche und
6) keine blastogenen Eigenschaften der Chemiefaser.

Die Sterilisierbarkeit sollte nicht nur durch Gammabestrahlung oder durch Gas, sondern auch im Autoklaven gewährleistet sein. Hierbei wäre eine Sterilisierbarkeit ohne Veränderung der Textur (Schmelzpunkt!) oder der Reißfestigkeit bei 134°C wünschenswert. Die physikalischen und chemischen Eigenschaften lassen sich als gleichbleibende Festigkeit bei Reißversuchen bzw. als fehlende Aufnahme von Wasser mit entsprechendem Quellmechanismus darstellen. Die textiltechnische Verarbeitung, die überhaupt das Stricken oder Weben von Gefäßprothesen durch entsprechende Maschinen ermöglicht, ist natürliche Voraussetzung zur Herstellung derartiger Prothesen. Desgleichen sollten die verwendeten chemischen Stoffe keine Gewebereaktion bezüglich sarkomatöser Entartung (blastogene Potenz) bzw. auch bezüglich entsprechender Fremdkörperreaktionen besitzen Daß eine fehlende Gerinnungsaktivierung der Innenoberfläche gefordert werden muß, entspricht der Funktion von Gefäßprothesen.

Idealforderungen sind bis heute von den Kunststoffen nur annähernd erreicht worden. Alle gestellten Forderungen sind bisher weitgehend erfüllt, zumindest annähernd, jedoch läßt sich die Frage nach der möglichen blastogenen Potenz erst nach mehreren Jahrzehnten beantworten und ist bisher noch nicht eindeutig geklärt. Soweit erkennbar, lassen sich Gewebesarkome des Transplantatlagers bisher, auch nach jahrzehntelanger funktionsfähiger Protheseneinheilung, nicht erkennen [60].

Einheilung

Das wesentliche Element einer Kunststoffgefäßprothese ist die Porosität. Diese kann durch eine gestrickte oder gewebte Porosität oder durch eine Mikroporosität gegeben sein. Hierbei sind die Einheilungsvorgänge völlig verschieden. Während gestrickte Prothesen zwar in der Abdichtung während der Operation („preclotting") Schwierigkeiten verursachen, sind gewebte und mikroporöse Prothesen letztlich nahezu primär dicht. Demgegenüber erfolgt die Einheilung in das Transplantatlager bei gestrickten Prothesen durch die Grobporigkeit schneller und ausgiebiger als bei feingestrickten bzw. gewebten oder mikroporösen Prothesen. Diese Vorgänge sind seit langem bekannt und sowohl durch Wesolowski [66], sowie Vollmar und viele andere belegt.

Im Stadium der Gewebeinvasion erfolgt das Einwachsen von Blutgefäßen und jugendlichen Bindegewebezellen aus dem Transplantatlager in das Maschenwerk der Kunststoffprothese. Dies erfolgt etwa in der 2.–4. postoperativen Woche. Die innere Oberfläche der Prothese ist dabei mit einer Fibrinschicht belegt, die bei geriffelter Prothese auch die „Berg-und-Tal-Struktur" ausgleicht und planiert. Die Organisation dieser Einsprossungen erfolgt im Sinne einer bindegewebigen Ersatzwandbildung in der Umgebung des Kunststoffgerüsts, d.h. einer Narbeneinmauerung, wobei an der Innenfläche der Prothese in der Regel keine Endothelisierung eintritt, sondern nur eine Abglättung, hervorgerufen durch Thrombozyten und Fibrinfäden. Die Endothelisierung der Neointima, die aus Fibrin und Thrombozyten besteht, erfolgt in der Regel von der Anastomose aus. Hierbei wächst das Endothel außerordentlich langsam von der Anastomose in die Prothese hinein. Man spricht von einem Endothelwachstum von etwa 8 mm pro Jahr [25, 65]! Es scheint ausgeschlossen zu sein, daß juvenile Bindegewebezellen an der inneren Oberfläche sich transformieren oder monozytäre Blutbestandteile, die im Gewebegerüst der Neointima hängen bleiben, zu Endothelzellen transformiert werden [65, 66]. Es scheint außerordentlich selten zu sein, daß hängenbleibende Zellelemente aus dem Blutstrom durch Metaplasie zur Bildung von Endothelinseln auf der Neointima von Gefäßprothesen führen. Dies scheint beim alloplastischen Herzscheidewandersatz häufiger zu sein [66], während die Endothelisierung der Neointima von gestrickten, gewebten oder mikroporösen Kunststoffprothesen im wesentlichen von den Anastomosen aus durch Wachstum der Endothelzellen über die Neointima hinaus erfolgt. Es verdient festgehalten zu werden, daß derartige Endothelneubildungen oder auch die Neointimabildung bei entsprechender Dicke der Prothese und zunehmend geringer werdender Porosität retardiert werden. Die Funktionstüchtigkeit, d.h. die Durchgängigkeit solcher Kunststoffarterien, bleibt jedoch auch bei mangelhafter Endothelisierung erhalten, wenn ein genügend großer Durchstrom, also ein erhebliches Blutstromvolumen pro Zeiteinheit, gewährleistet ist. Während zunächst gewebte Dacron- und Teflonprothesen in den Handel kamen, die dann nach Edwards [18] zunehmend eine Riffelung („crimping") aufwiesen, kam es im Laufe der 60er Jahre zur Entwicklung von leichten gestrickten Prothesen [65], deren Einheilungstendenz günstiger war, die allerdings dann doch erhebliche Nachteile aufwiesen. Die gewebten Prothesen lassen sich im Grunde genommen kaum im Transplantatlager völlig fest verankern, während gestrickte Prothesen zunehmend besser einheilen. Nach Abschluß der Einheilung läßt sich nur eine wenige Millimeter über die Anastomose hinweg über die Prothesenneointima wachsende Endothelschicht beobachten. Auch und trotz der Innenvelourauskleidung wurden daher in der Weiterentwicklung der alloplastischen Prothesen in den vergangenen Jahren keine Fortschritte erreicht. Dies spielt für die grobkalibrigen Prothesen (über 6 mm Querdurchmesser) in bezug zur Durchgängigkeitsrate wegen des hohen Durchstromvolumens keine Rolle, wohl aber für die kleinerkalibrigen Prothesen, deren Durchgängigkeitsrate enttäuschend blieb.

Um die Thrombogenität der Protheseninnenauskleidung (Neointima) zu verringern, wurden erstmals von der Arbeitsgruppe Burkel, Graham und Stanley [10, 21, 55] kleinkalibrige Dacronprothesen mit autologen Endothelzellen beimpft. Die Gewinnung wurde durch Proteasen erreicht, die enzymatisch Endothelzellen aus der V. jugularis isolierten, die dann nach entsprechender Aufarbeitung unmittelbar mit Vollblut vermischt wurden und zur Vorkoagulation („preclotting") der gestrickten Dacronprothese verwendet wurden. Nach Köveker et al. [32] sind nach 4 Wochen alle Prothesen innen mit einer sog. Monolayerendothelschicht überzogen, die dem Nativendothel ähnlich ist und die Thrombogenität der Innenfläche implantierter Prothesen erheblich reduziert. Hier hat zunächst für den kleinlumigen alloplastischen Gefäßersatz eine interessante Entwicklung begonnen, die mit den Methoden der Endothelgewinnung (Ford et al. [19]) in vielen Arbeitsgruppen verfolgt wird und wahrscheinlich in den kommenden Jahren in die klinische Bewährung eintreten wird.

Eine weitere Entwicklung hat bereits die klinische Erprobung bestanden; es handelt sich um die primäre extrakorporale Abdichtung („preclotting") der gestrickten Dacronprothesen mittels Durchtränkung und Beschichtung durch Kollagen oder albuminhaltige Lösungen [48, 50, 56]. Wahrscheinlich wird sich dieses Verfahren beim Ersatz der terminalen Bauchaorta und der Aortenbifurkation sowie der Beckenarterien nicht durchsetzen, da der Blutverlust für die Abdichtung sicherlich nicht wesentlich ins Gewicht fällt. Dennoch wird der langstreckige Aortenersatz bei thorakoabdominalem Aneurysma oder einer atypischen Coarctatio der thorakoabdominalen Aorta auf diese Möglichkeit der extrakorporalen völligen Abdichtung der Prothese nicht verzichten können wegen des in dieser Position in der Regel erheblichen Blutverlustes, das eigentliche wesentliche, technisch zu beherrschende Problem des Aortenersatzes dieser Lokalisation.

Daß verwendetes Eiweißmaterial zu allergischen und Abstoßungsreaktionen oder auch Einheilungsproblemen führen kann, ist mittlerweile bekannt geworden [53].

Bei aller Problematik des Einheilens von Kunststoffprothesen muß man sich darüber im klaren sein, daß eine Kunststoffprothese, gleich welcher Textur, sich niemals völlig mit dem natürlichen Gewebe einer Arterie vereinen, also komplett einheilen wird. Das bedeutet, daß dem Faden, der die Naht der Anastomose hält, letztlich eminente Bedeutung zukommt. Zur Verhütung von Nahtaneurysmen ist diese Erkenntnis von entscheidender Bedeutung [5, 7].

Daß Prothesen aus Kunststoffgewebe, gleich welcher Textur, beim subkutanen Verlauf auf Druck kollabieren und abgedrückt werden können, ist bekannt. Auch die Überschreitung beugeintensiver Gelenke (Knie) kann zur Knickbildung, zum Druckgradienten und zur flußverlangsamenden Stenose führen. Solchen Erkenntnissen ist einerseits durch die externe Spiralverstärkung von gestrickten Dacronprothesen Rechnung getragen, die damit den nahezu optimalen axillofemoralen Gefäßersatz darstellen (EXS), andererseits durch die externe Spiral-(Impra) oder Ringverstärkung (Gore) von PTFE-Prothesen, die ganz offensichtlich die Frühresultate kniegelenküberschreitender Bypassführung wesentlich zu verbessern vermochten.

Eine weitere Möglichkeit der Verhinderung früher oder späterer Okklusion sollte die Dampfbeschichtung der Innenoberfläche von Prothesen mit Kohlenstoff sein. Über experimentelle Stadien ist diese Entwicklung augenscheinlich aber noch nicht hinausgekommen.

Endoluminal einzuführende und sich im Innenraum, insbesondere der Aorta, verankernde Prothesen, die sich dem Lumen anpassen und etwa Rupturen von thorakoabdominalen Aortenaneurysmen verhindern können, sind durch die Züricher Arbeitsgruppe experimentell weit vorangebracht und praktisch zur klinischen Reife geführt worden [39]. Gerade für atherosklerotische oder dissezierende Aortenaneurysmen scheint sich hier eine alternative Behandlungsform anzubahnen, von der man in den kommenden Jahren mit Hoffnung auf eine bessere Prognose sicherlich Gebrauch machen wird. Die andernorts entwickelte intraluminal einzusetzende Ringprothese [1] muß allerdings in konventioneller Operationstechnik eingebracht werden.

Ergebnisse

Entscheidend für das Einsetzen von Prothesen als arteriellem Gefäßersatz ist aber die bleibende Funktion. Während der großkalibrige Arterienersatz (Aorta, Iliaka), also der Ersatz von Gefäßen mit einem Durchmesser von mehr als 6 mm, sich in den vergangenen Jahren zunehmend standardisiert hat und heute durch das Angebot an gestrickten und gewebten Prothesen nahezu optimale Ergebnisse mit einer Durchgängigkeitsrate von über 90% nach 5 und um 80% nach 10 Jahren [23] erreicht, ist das Problem des kleinkalibrigen Gefäßersatzes noch nicht gelöst. Die Absterberate der mit solchen Prothesen operierten Patienten ist hoch und erreicht nach 5 Jahren 30–40% und nach 10 Jahren über 50% [24]. Trotzdem bleibt festzustellen, daß in der Entwicklung des großkalibrigen Arterienersatzes ein gewisser Standard erreicht wurde, dessen Optimierung kaum bessere Langzeitergebnisse erbringen kann [4].

Komplikationen

Prothesenspezifische Komplikationen lassen sich in 4 wesentliche Bereiche aufteilen:
1) den postoperativen Frühverschluß,
2) die Protheseninfektion,
3) das Nahtaneurysma,
4) die Prothesendilatation.

Der akute, alsbald nach der Operation auftretende thrombische *Verschluß* der Prothese hat im Aorta-Iliaka-Abschnitt vorwiegend indikatorische Gründe, d. h., die vorhandene Ausflußbahn reicht nicht aus, die eingesetzte Prothese durchgängig zu erhalten. Hier ist dann ein zusätzlicher Rekonstruktionseingriff an der distal anschließenden Gefäßetage erforderlich (ausführliche Profundaplastik oder eine femoropopliteale Umleitung). In der Regel reicht die Profundastrombahn aus, um die eingesetzte aortofemorale Prothese durchgängig zu halten [60]. Die einzeitige sog. Zweietagenrekonstruktion ist meist nicht erforderlich. Der einige Wochen nach der Operation einsetzende akute oder subakute Verschluß des Prothesenschenkels sollte in gleicher Weise operativ angegangen werden im Sinne einer Verbesserung des Ausstroms.

Ein besonderes Problem stellt die *Protheseninfektion* dar. Auch heute noch scheint es nicht möglich, derartige Infektionen trotz der perioperativen Antibiotikaprophylaxe [47] zu verhindern. Die doppelseitig mit Velourfäden ausgestattete Dacronprothese (z. B. Microvel) hat den Vorteil der schnelleren und besseren Einheilung in das Transplantatlager, so daß die etwa im Anastomosenbereich einsetzende Infektion innerhalb von 2 oder 3 Wochen bereits nicht mehr in die ferne aortale Anastomose hinaufinfiltrieren kann. Das hat den Vorteil, daß sich im Abdomen der infizierte Prothesenschenkel nicht von distal her infiziert und also abgetragen werden kann, womit die Infektion in Grenzen gehalten wird. Dieser Vorteil der Velourprothese stellt u. E. den wesentlichen Vorteil in der Verwendung dieser Prothesenart dar: Sind andere Prothesenformen, gestrickt oder gewebt, verwendet worden, so breitet sich in der Regel die Infektion bis zur nächsthöheren bzw. nächsttieferen Anastomose aus und die Prothese muß insgesamt entfernt werden. Das hat den Nachteil, daß für die möglichen extraanatomischen Umleitungen kein orthotoper Zugang bewerkstelligt werden kann, so daß auf die völlig auf extraanatomischem Weg eingesetzte, z. B. axillofemorale Prothese zur Erhaltung einer Extremität zurückgegriffen werden muß – ein Weg, der mit Sicherheit wesentlich ungünstiger ist als etwa eine Umleitung per Foramen obturatorium.

Trotz gegenteiliger Mitteilungen sollte als Standardmethode der Wahl bei einer Protheseninfektion gelten, daß der Infektionsherd mitsamt der Prothese entfernt und durch extraanatomische Umleitung das entsprechende betroffene Gefäßgebiet mit Blut versorgt wird.

Das *Nahtaneurysma* ist die Folge der Tatsache, daß die Nahtstelle zwischen Prothese und originärer Arterie niemals heilt. Insofern kommt der dauernden Haltefähigkeit des verwendeten Nahtmaterials entscheidende Bedeutung zu. Diese Tatsache haben Berger et al. [7] eindeutig herausgearbeitet. Daß sich trotzdem Nahtaneurysmen noch ereignen, liegt an verschiedenen Faktoren, die mittlerweile recht gut bekannt geworden sind [5]. Das Problem der Entstehung und Behandlung von Nahtaneurysmen ist jedoch heute weitgehend durch besseres Nahtmaterial und geeignetere Prothesen (gestrickt/Velourbesatz) ausgeräumt. Trotzdem kommen derartige Nahtausrisse immer wieder vor, so daß jeder Gefäßchirurg mit dieser Art der Komplikation eines rekonstruktiven Gefäßersatzes vertraut sein muß.

Ein besonderes Problem stellt die *Dilatation* der bisher verfügbaren gestrickten oder gewebten Dacronprothesen dar. Es muß als gesichert gelten, daß v. a. gestrickte Prothesen sich nach dem Einbau im arteriellen Gefäßsystem erweitern, wenn nicht gar erheblich dilatieren [31]. Trotzdem halten die auf dem Markt befindlichen Gefäßprothesen, seien sie gewebt oder gestrickt, bisher weitgehend ihren vorgegebenen Durchmesser. Von der Dilatation sind vorwiegend die gestrickten Prothesen betroffen [31].

Eine spezielle Art gestrickter Prothesen erbrachte Komplikationen, die letztlich darin gipfelten, daß solche Grafts auch rupturierten [2]. Diese Beobachtung wurde in den vergangenen Jahren wiederholt in vielen gefäßchirurgischen Zentren gemacht. Es handelt sich speziell um die von Wesolowski [65] entwickelte, von der Fa. Meadox vertriebene „gestrickte Dacron-light-weight-Prothese", die diese Komplikationen hatte. Seit Bekanntwerden der ersten Rupturen ist diese Prothese vom Markt verschwunden. Trotzdem erscheint es ganz zweifelsfrei, daß sich eingesetzte gestrickte Arterienprothesen im Laufe der Zeit erweitern. Dies ist eine Erfahrung, die sich Gefäßchirurgen in aller Welt im Langzeit-follow-up ihrer Patienten, insbesondere beim Einsetzen gestrickter Dacronprothesen, bewußt machen müssen. Trotzdem ist gerade die gestrickte Dacrondoppelvelourprothese diejenige, die am ehesten ein langes gutes Dauerergebnis gewährleistet.

Ersatz kleinlumiger Arterien

Kleinkalibrige Arterien haben einen, gegenüber großkalibrigen Arterien, erheblich reduzierten Durchstrom. Die Verminderung des Blutstromzeitvolumens wird allerdings durch das schmalere Kaliber des Arterienersatzes weitgehend aufgefangen, d. h. die Blutstromgeschwindigkeit wird in etwa gleich gehalten. Trotzdem ergeben sich gegenüber dem großkalibrigen Arterienersatz erhebliche Nachteile:

1) Die v. a. bei alloplastischen Prothesen sich bildende Neointima nimmt letztlich einen größeren Anteil des Lumens ein als bei größerkalibrigen Prothesen.
2) Der Ersatz kleinerkalibriger Arterien ist in der Regel länger, d. h. die Prothesen sind der Länge nach erheblich ausgedehnter als die beim Ersatz der größeren Arterien des Bauchraums und des Beckens benutzten Prothesen.
3) Die Ausstromkapazität aus den langstreckigen Gefäßprothesen in die Peripherie der Beine ist geringer als diejenige aus dem Ersatz der großen Beckengefäße. Somit ist ein echter Faktor der Verringerung des Blutstromzeitvolumens vorhanden und dadurch die Gefahr einer weiteren wandständigen Thrombenbildung und fortschreitenden Einengung des Prothesenlumens gegeben.
4) Meist sind beugeintensive Gelenke zu überbrücken, wobei die Gefahr der Prothesenknickung besteht.

Tatsache ist, daß der Ersatz kleinerer Arterien noch wenig befriedigt. Einerseits sind eine ganze Menge von alloplastischen und biologischen Prothesen auf dem Markt, andererseits kann von keiner dieser bisher gebräuchlichen Prothesen behauptet werden, daß die Ergebnisse denen des großkalibrigen Gefäßersatzes auch nur entfernt nahe kommen.

Kleinkalibrige alloplastische Prothesen

Entsprechend dem Ersatz größerkalibriger Arterien hat man sich zunächst mit den gewebten und gestrickten Dacron- oder Teflonprothesen auch an den Ersatz kleinerer Arterien, hier vorzugsweise an die femoropopliteale Etage, herangetraut.

Die Ergebnisse waren enttäuschend. Mehta [40] hat die publizierten Erfahrungen in kritischer Sicht zusammengestellt und durch den Vergleich mit anderen Gefäßersatzmaterialien dafür gesorgt, daß kleinkalibrige gestrickte oder gewebte Dacron- oder Teflonprothesen insbesondere im Femoralis-poplitea-Abschnitt nicht mehr zum Einsatz kommen (Tabelle 1).

Neben den biologischen bzw. halbbiologischen Prothesen kam seit 1975 das gereckte Teflon („expanded polytetrafluorethylene") als langstreckiger kleinkalibriger Gefäßersatz auf, der sich zunächst allerdings gegenüber der autogenen Vene nicht ganz behaupten konnte, was die Früh- und Spätresultate betraf, bei deren Nichtverwendbarkeit aber als Material der 2. Wahl in Betracht kam. Die Einheilung macht in der Regel keine Schwierigkeiten, auch Protheseninfekte lassen sich überraschend gut beherrschen; die Frühergebnisse (Durchgängigkeit) sind mit 80–90% nach 1 Jahr und die Spätergebnisse mit 40–50% nach 5 Jahren diskutabel [40]. Sie lassen sich bei konsequenter Dauerantikoagulation (mit Marcumar) offenbar noch verbessern. Desgleichen führte die externe Versteifung durch Ringe (Goretex) oder Spiralen (Impra) nicht nur zur Vermeidung von Knickbildungen bei Überschreitung beugeintensiver Gelenke (Knie), sondern auch noch zu einer in dieser Form ungeklärten Verbesserung der Resultate [6], die denen bei Verwendung autogener Venen gleichkommt − allerdings mit Hilfe antikoagulatorischer Maßnahmen. Ob sich diese mit Mühe an das Vorbild der autogenen Vene herangeführten Ergebnisse noch weiter verbessern lassen, ist derzeit ungewiß. Die Endothelzellbeimpfung einerseits und die Kohlenstoffbedampfung der Innenflächen andererseits sind solche Möglichkeiten, die zur Optimierung der Ergebnisse führen können. Mittlerweile ist eine ganze Reihe weiterer PTFE-Prothesen mit unterschiedlicher Betonung der Protheseneigenschaften (Flexibilität, Knickfestigkeit, Quer- und Längselastizität usw.) auf dem Markt erschienen, die gegenwärtig teils in experimenteller, teils in klinischer Erprobung sind. Nur stete Versuche zur Verbesserung werden künftig den Wettlauf

Tabelle 1. Statistische Übersicht über publizierte Ergebnisse in der femoropoplitealen Bypasschirurgie. (Nach Mehta [40])

Grafttyp	Implantiert (n)	Gesamte Dauer (in Prozent)					
		Sofort	1 Jahr	2 Jahre	3 Jahre	4 Jahre	5 Jahre
V. saphena	3679	92	82	77	72	68	65
Dacron	804	84	71	63	57	–	46
Bovin	158	81	55	46	38	–	–
Goretex (vaskulärer Graft)	1982	93	73	64	60	56?	–
Dardik Biograft (Nabelschnurvene)	452	91	75	67	62	–	–

gewinnen lassen. Dies gilt in gleichem Maße für den Gefäßzugang beim Hämodialysepatienten. Andere alloplastische Materialien (z.B. Polyurethan) konnten sich noch keinen festen Platz in der klinischen Anwendung erringen.

Biologische und semibiologische Gefäßprothesen

Die autogene Vene – in situ oder als freies Transplantat [20, 36, 37] – war der erste erfolgreiche arterielle Gefäßersatz. Auch die erste Bypassoperation [35] wurde mit umgekehrter autogener V. saphena magna erfolgreich durchgeführt. Biologisches Material, nämlich die allogene, entsprechend bearbeitete (lyophilisierte, sterilisierte) menschliche Aorta, diente erstmals als Gefäßersatz beim Defekt nach Resektion eines infrarenalen Bauchaortenaneurysmas [16]. Seither gilt der biologische Gefäßersatz, zugegeben oder nicht, im Unterbewußtsein der Gefäßchirurgen als die erstrebenswerte Methode im Vergleich zur Verwendung von alloplastischem Material.

Für den kleinkalibrigen arteriellen Gefäßersatz, sei es an den Koronararterien oder in der Arterienperipherie (Karotis, Subklavia, Nieren- oder Viszeralarterien, Femoralis-Poplitea, Kruralarterien), ist die autogene gesunde *V. saphena magna* heute das Material der Wahl [40]. Früh- und Spätergebnisse der Einheilung, Infektresistenz, Durchgängigkeit bilden den Maßstab, an dem anderes Material gemessen wird. Für alle Positionen lassen sich jedoch Ersatzmaterialien finden, biologische wie alloplastische – mit einer Ausnahme: dem aortokoronaren Gefäßersatz. Bei Verwendung der kostbaren (gesunden!) autogenen V. saphena magna soll die Ausschließlichkeit am Koronarsystem bedacht werden. Außerdem stand diese Vene – weil varikös, postphlebitisch verändert, bereits saphenektomiert oder zu klein – bei 20–40% der Patienten nicht zur Verfügung. Auswege mußten gesucht werden.

Da in den 60er Jahren die Thrombendarteriektomie der langen femoropoplitealen Achse weithin enttäuschte, darüber hinaus sich der Mißerfolg in der Verwendung herkömmlicher kleinkalibriger gewebter oder gestrickter Prothesen gerade im femoropoplitealen Abschnitt und ähnlichen Positionen abzuzeichnen begann, wurde vermehrt nach biologischen Alternativen gesucht.

Einer der ersten war Sparks [54], der ein gedoppeltes grobgeknüpftes Dacronnetz über einem Silikonkautschukkern als subkutan implantiertes Gewebe einheilen und dann 8–12 Wochen später als bereits eingeheiltes Gefäßrohr, nach Entfernung des „Mandrins", prä- und postokklusiv anastomosieren ließ. So konnten lange, auch das Kniegelenk überschreitende, Prothesen „erzeugt" werden. Auch in der Shuntchirurgie wurde diese Art der Gefäßgewinnung interessant. Aus zweierlei Gründen konnte sich diese letztlich faszinierende Weise autogener Gefäßersatzentwicklung nicht durchsetzen: Im femoropoplitealen Abschnitt wurde die Operationsindikation zunehmend strenger gestellt angesichts der guten Ergebnisse konservativer Therapie; somit sollten nur vital ischämisch bedrohte Gliedmaßen der rekonstruktiven Arterienchirurgie zugeführt werden. Und solche Beine konnten nicht 8 Wochen warten! Zum anderen entwickelten sich trotz des gedoppelten Dacronnetzes Aneurysmen mit den typischen Komplikationen peripherer Embolisation, thrombotischer Okklusion und auch der Ruptur, so daß dieser im Ansatz so interessante Weg der Gewinnung biologischen Gefäßersatzmaterials aus eigenem (autogenem) Gewebe zunächst verlassen wurde.

Wenn schon die eigene Vene nicht verwendbar ist, so könnte es eine *fremde Spendervene* sein. Diesen Gedanken verfolgten zahlreiche Gefäßchirurgen zu Anfang der 70er Jahre. Meist wurde die Spendervene aus nichtvariköse Abschnitten gestrippter Varizen, seltener aus Kadavern entnommen. Eine immunologische Aufbereitung war selten notwendig, ja im Notfall überhaupt nicht möglich. So zeigte sich, daß immunologische Abstoßungsprobleme beim allogenen Gefäßersatz kaum, wenn überhaupt eine Rolle spielten, offensichtlich wegen der fehlenden Antigene und spezifischen Individualität des Gefäßwandgewebes einschließlich des Endothels. Die Frühergebnisse bis zu 1 Jahr überraschten also mit einer hohen (60–70%) Durchgängigkeitsrate [51]. Das Spätergebnis war jedoch enttäuschend: Neben einer hohen Verschlußrate imponierte die nahezu regelmäßige Entwicklung von Aneurysmen des Transplantats, das dann natürlich nicht mehr verwendbar war und ausgewechselt werden mußte. Die Bildung von Aneurysmen biologischer Gefäßprothesen sollte fortan der Maßstab sein, an welchem die neuentwickelten Prothesen gemessen wurden [52]. Die allogene Vene aber ist seither als Gefäßersatz mit Recht nicht mehr verwendet worden.

Ein weiterer Weg war die Verwendung der *bovinen Karotis* als *heterologe Gefäßprothese*. Die Vorarbeiten der Gewinnung, Aufbereitung, Desantigenisierung (Abdauung antigenhaltigen Gewebes), Strukturverbesserung, Sterilisierung und Verpackung sowie Lagerung leistete letztlich die Arbeitsgruppe um Rosenberg [46]. Zunächst waren die Berichte über die klinische und experimentelle Verwendung enthusiastisch; im Laufe der Zeit jedoch zeigte sich, daß derartige Prothesen in rund 10–15% der Fälle zur aneurysmatischen Degeneration neigten und nach 2–3 Jahren eine Wiederverschlußrate von 30–60% aufwiesen [30, 64]. Beide Nachteile führten dazu, daß die Prothese zunächst verlassen wurde [52]. Eine Neuentwicklung (Solcograft-P) erbrachte Anfang der 80er Jahre neue, bessere Eigenschaften, insbesondere eine bisher unbekannte Längs- und Querelastizität, die wiederum zu neuen Hoffnungen Anlaß bot. Die gezielte experimentelle und klinische Anwendung führte zu verblüffenden Frühergebnissen, insbesondere in Fällen, bei welchen die Amputation bereits vorgesehen war. Aber auch hier fanden sich nach 1–2 Jahren Aneurysmabildungen (5–10%), die die Verwendung dieser heterogenen Gefäßprothese begrenzen dürften. Trotzdem scheint sie sich in vielen Zentren, gerade in verzweifelten Fällen und auch in der Dialyseshuntchirurgie, einen guten Platz erobert zu haben [27].

Eine weitere nennenswerte Entwicklung ist die Verwendung der *allogenen Nabelschnur* als arterieller Gefäßersatz. Hier bietet die Vene – im Vergleich zur Nabelschnurarterie einfach und ohne Klappen angelegt – günstige Voraussetzungen. Allerdings muß sie aus dem umgebenden Gewebe (Wharton-Sulze) einigermaßen befreit und entsprechend vorbehandelt sein. Im wesentlichen haben sich 2 amerikanische Arbeitsgruppen [14, 41] um die Aufarbeitung dieses Problems verdient gemacht. Viele Gruppen haben sich dieser Bypassmöglichkeit experimentell im Rahmen des Gefäßersatzes bei Hämodialysepatienten [43] und zur Rettung ischämiebedrohter Beine bedient. Die Vorteile, besonders der Dardikschen mit Dacronnetz ummantelten Prothese, waren insbesondere die Flexibilität und damit die Möglichkeit der Bypassführung über beugeintensive Gelenke (Knie). Enthusiastische Frühergebnisse wichen, auch bei Dardik [15], einer mehr realitätsbezogenen Beurteilung. Zwar waren die Durchgängigkeitsraten nicht ganz denen bei einer Verwendung autogener Saphenavenen vergleichbar; trotzdem fanden sich bis zu 8% Aneurysmabildungen trotz externem Dacronnetz. Der Vergleich zu anderen, aneurysmagefährdeten biologischen Prothesen liegt nahe.

Wegen der zahlreichen Komplikationsmöglichkeiten beim autogenen arteriellen Gefäßersatz [3] sind die Entwicklungen weitergeführt worden. Das Modell des Spark-Gefäßersatzes aufgreifend wurde heterolog am Schaf eine Gefäßprothese entwickelt, die nach entsprechender Vorbehandlung und Sterilisation als biologischer arterieller Gefäßersatz für kleinkalibrige Arterien zur Verfügung steht. Die ersten experimentellen und klinischen Ergebnisse berechtigen (wie immer?) zu großen Hoffnungen, dennoch sollten größere Erfahrungsserien abgewartet werden, ehe dieser semibiologische Gefäßersatz („Omniflow") zur breiteren Anwendung empfohlen werden kann.

Zusammenfassung

1) Der großkalibrige Gefäßersatz ist durch die gestrickte Velourstruktur zur nahezu optimalen Einheilung und Langzeitfunktion gebracht worden. Verbesserungen durch primäre Kollagenbeschichtung oder Plasma-(Albumin-)Abdichtung bringen zwar Vor-, aber auch Nachteile (Antigenität, fehlende Resterilisierbarkeit, hohe Kosten), die den erhofften Gewinn kaum aufwiegen.

2) Vielversprechende Entwicklungen sind Endothelzellbeimpfung, möglicherweise auch die Kohlenstoffauskleidung der Lumenoberfläche, die allerdings weniger dem großkalibrigen als vielmehr der Optimierung der Durchgängigkeitsrate des kleinkalibrigen Gefäßersatzes zugedacht ist. Hier hat sich die externe Verstärkung durch Ringe und Spiralen zur Verhinderung eines Druckkollapses bzw. einer Abknickung bei Gelenküberschreitung bereits bewährt.

3) Eine interessante Entwicklung ist der intraluminale Gefäßersatz, dessen Kaliberanpassung experimentell getestet und zur klinischen Reife geführt wurde [39]. Insbesondere für thorakale und thorakoabdominale Aortenaneurysmen läßt sich dadurch eine neue alternative Behandlungsform erwarten.

4) Der biologische und semibiologische Gefäßersatz gerade kleinerer Gefäße ist mitten in einer stürmischen Entwicklung. Das Hauptproblem ist die innerhalb von bis zu 5 Jahren auftretende Aneurysmabildung, der Vorteil offenbar eine Durchgängigkeitsrate, deren Frühergebnis dem der Verwendung autogener V. saphena magna nahekommt.

5) Der Gefäßersatz in der Hämodialyseshuntchirurgie wird auch heute noch kontrovers diskutiert. Im Vordergrund der Problematik des Zweit- oder Mehrfach-Cimino-Shunts steht weniger das verwendete Gefäßersatzmaterial (alloplastisch-biologisch) als vielmehr die gewählte Lokalisation, die Form (gerade, Schleife) und die Reaktion der Wirtsgefäße (Intimahyperplasie).

6) Für den rekonstruktiven Ersatz im Venensystem bietet sich heute die größerkalibrige PTFE-Prothese mit externer Ringverstärkung an, deren Durchgängigkeit mit temporärer distaler arteriovenöser Fistel und mit lebenslanger Dauerantikoagulation in hohem Maße gewährleistet werden kann.

Literatur

1. Ablaza SGG, Ghosh SC, Grana VP (1978) Use of a ringed intraluminal graft in the surgical treatment of dissecting aneurysms of the thoracic aorta. J Thorac Cardiovasc Surg 76:390
2. Becker HM (1980) Ruptur von synthetischen Gefäßprothesen. In: Müller-Wiefel H (Hrsg) Gefäßersatz. Witzstrock, Baden-Baden, S 47–49
3. Becker HM, Sciacca V (1982) Early complications of autogenous saphenous vein bypass In: Stipa S, Cavallaro A (eds) Peripheral arterial diseases: Medical and surgical problems. Academic Press, London New York, pp 319–330
4. Becker HM, Heim G, Horsch S, Jabour A, Keck W, Lante HC (1973) Die operative Wiederherstellung der arteriellen Beckenstrombahn (Aorta-Iliaca-Abschnitt): Möglichkeiten der Ergebnisbeurteilung an über 1000 Eingriffen. Münch Med Wochenschr 115:327
5. Becker HM, Stelter WJ, Kortmann H, Heberer G (1983) Anastomotic arterial aneurysms. Thorac Cardiovasc Surg 31:2
6. Becker HM, Hatzl J, Krämling HJ (1985) Der kniegelenksüberschreitende femoro-popliteale Bypass mit ringverstärkter PTFE-Prothese. Angio 7:512
7. Berger KE, Sanvage LR, Rao AM, Wood JS (1972) Healing of arterial prostheses in man: Its incompletteness. Ann Surg 175:118
8. Bier AKG (1915) Gefäß-Aneurysmen. Beitr Klin Chir 96:556
9. Bonin G von (1915) Aneurysmen durch Schußverletzungen und ihre Behandlung. Beitr Klin Chir 97:146
10. Burkel WE, Vinter DW, Ford JW, Khan RH, Graham LM, Stanley JC (1980) Sequential studies of healing in endothelial seeded vascular prostheses. J Surg Res 30:305
11. Carrel A (1908) Results of the transplantation of blood vessels, organs and limbs. JAMA 51:1662
12. Carrel A, Guthrie CC (1906) Uniterminal and biterminal venous transplantations. Surg Gynecol Obstet 2:266
13. Dardik H (ed) (1978) Graft materials in vascular surgery. Symposia Specialists, Miami
14. Dardik H (1981) Clinical, biophysical and morphological results using umbilical vein grafts for lower extremity revascularization. In: Greenhalb RM (ed) Femoro-distal bypass. Pitman, London, pp 221–235
15. Dardik H, Ibrahim IM, Sussman B et al (1984) Biodegradation and aneurysm formation in umbilical vein grafts. Observation and a realistic strategy. Ann Surg 199:61–68
16. Dubost C, Allary H, Oeconomos N (1951) Anévrysme de l'aorte abdominale traité par résection et greffe. Arch Mal Coeur 44:848
17. Eastcott HHG, Hufnagel CA (1950) The preservation of arterial grafts by freezing. Saunders, Philadelphia, p 269
18. Edwards WS (1962) Plastic arterial grafts. Thomas, Springfield
19. Ford JW, Burkel WE, Kahn RH (1981) Isolation of adult canine venous endotheliums for tissue culture. In Vitro 17:44–50
20. Goyanes L (1906) Nuevoc trabajos de circurgia vascular. Siglo Med 53:53
21. Graham LM, Burkel WE, Ford JW, Vinter DW, Kahn RH, Stanley JC (1982) Immediate seeding of enzymatically derived endothelium in Dacron vascular graft. Arch Surg 115:1269–1294
22. Haberer H von (1916) Kriegsaneurysmen. Arch Klin Chir 107:511
23. Heberer G, Rau G, Löhr HH (1966) Aorta und große Arterien. Springer, Berlin Heidelberg New York
24. Heberer G, Becker HM, Schildberg FW et al. (1975) Die Arteriosklerose als chirurgische Aufgabe. Langenbecks Arch Chir 339:757
25. Hertzer NR (1981) Regeneration of endotheliums in knitted and velour dacron vascular grafts in dogs. J Cardiovasc Surg 22:223
26. Heyden B (1979) Der Ersatz großer Körpervenen. Habilitationsschrift, Universität Ulm
27. Horsch S (1984) Die Rinderkarotis als Gefäßersatz. In: Kremer K, Sandmann W (Hrsg) Diagnostik und Therapie der Gefäßchirurgie. Thieme, Stuttgart New York, S 201–211
28. Horsley JS (1915) Surgery of the blood vessels. Mosby, St. Louis
29. Jeger E (1913) Die Chirurgie der Blutgefäße und des Herzens. Hirschwald, Berlin
30. Keshishian JM, Smyth NPD, Adkins PC, Camp F, Yahr WZ, Hill L (1971) Clinical experience with the modified bovine arterial heterograft. J Cardiovasc Surg 12:33

31. Kim GE, Imparato AM, Nathan J, Riles TS (1979) Dilatation of synthetic grafts and junctional aneurysms. Arch Surg 114:1296
32. Köveker G, Petzke KH, Borg M (1985a) Experimentelle Thrombogenitätsreduction von kleinlumigen Dacronprothesen durch Beimpfung mit autologen Endothelzellen. Chir Forum 85:251–255
33. Köveker G, Petzke KH, Borg M, Nebendahl K, Schunk O (1985b) Der Einfluß experimenteller autologer Endothelzellbeimpfung auf Morphologie und Funktion der Prothesenneointima. Thorac Cardiovasc Surg 33:30
34. Kremer K (1959) Chirurgie der Arterien. Thieme, Stuttgart
35. Kunlin J (1949) Le traitement de l'arterite oblitérante par la greffe veineuse. Arch Mal Coeur 42:371
36. Lexer E (1907) Die ideale Operation des arteriellen und des arteriovenösen Aneurysmas. Arch Klin Chir 83:459
37. Lexer E (1917) Dauererfolg eines Arterienersatzes durch Venenautoplastik nach fünf Jahren. Zentralbl Chir 44:569
38. Linder F, Schmitz W, Stein F (1960) Beitrag zur Einheilung alloplastischer Gefäßprothesen beim Menschen. Langenbecks Arch Klin Chir 293:237
39. Maass D, Gogolewski S, Demierre D, Largiader F, Senning A (1985) Transluminaler Ersatz der deszendierenden thorakalen Aorta. Thorac Cardiovasc Surg 33:25
40. Mehta S (1980) A statistical summary of the results of femoro-popliteal bypass surgery. Gore, Newark Delaware
41. Mindich BP, Silverman MJ, Elgnezabal A, Levowitz BS (1975) Umbilical cord vein fistula for vascular access in hemodialysis. Trans Am Soc Artif Intern Organs 21:273
42. Müller-Wiefel H (1980) Gefäßersatz. Witzstrock, Baden-Baden
43. Müller-Wiefel H, Haug M (1983) Zur Frage des geeigneten Gefäßersatzes in der Dialyse-Shunt-Chirurgie. Angio 5:199–209
44. Nothdurft A (1955) Über die Sarkomauslösung durch Fremdkörperimplantation bei Ratten in Abhängigkeit von der Form der Implantate. Naturwissenschaften 42:106
45. Peer LA (1959) Transplantation of tissues, vol 2. William & Wilkins, Baltimore
46. Rosenberg N, Martinez A, Sawyer PN, Wesolowski SA, Postlethwait RW, Dillon ML (1966) Tanned collagen arterial prosthesis of bovine carotid origin in man. Ann Surg 164:247
47. Salzmann G (1983) Perioperative infection prophylaxis in vascular surgery. A randomized study. Thorac Cardiovasc Surg 31:239–242
48. Sandmann W, Borchard F, Kaschner A, Grabitz K, Kniemeyer H (1985) Dacron-Kollagen-Prothese: Experimentelle Erprobung und klinischer Einsatz. Thorac Cardiovasc Surg 33:27
49. Sawyer PN, Kaplitt MJ (1978) Vascular grafts. Appleton-Century-Crofts, New York
50. Schmidt R, Horsch S, Schmitz-Rixen T, Erasmi H (1985) Die gestrickte mit Kollagen beschichtete Dacron-Doppel-Velourprothese. Thorac Cardiovasc Surg 33:24
51. Schulze-Bergmann G, Fernandez C (1975) Erfahrungen mit der unpräparierten homologen Vene bei der Rekonstruktion erkrankter und verletzter Arterien. Thoraxchirurgie 23:468
52. Sciacca V, Walter G, Becker HM (1984) Biogenic grafts in arterial surgery: Long term results (homologous vein, heterologous bovine graft, human umbilical vein). Thorac Cardiovasc Surg 32:157–164
53. Sigot-Luizard MF, Domurado D, Sigot M et al (1984) Cytocompatibility of albuminated polyester fabrics. J Biomed Mater Res 18:895–909
54. Sparks C (1972) silicone mandril method of femoro-popliteal artery bypass. Am Surg 124:244
55. Stanley JC (1982) Biologic and synthetik vascular prostheses. Grune & Stratton, New York
56. Stegmann T, Haverich A, Borst HG (1985) Erste klinische Erfahrungen mit der neuen Kollagen-beschichteten Dacron-Doppelvelourprothese. Thorac Cardiovasc Surg 33:21
57. Subbotisch V (1914) Kriegschirurgische Erfahrungen über traumatische Aneurysmen. Dtsch Z Chir 127:446
58. Tuffier M (1915) De l'intubation dans les plaies des grosses artères. Bull Acad Med 74:455
59. Vollmar J (1979) Aktueller Stand des Arterienersatzes. In: Heberer G (Hrsg) Aktuelle Fragen der rekonstruktiven Gefäßchirurgie. Straube, Erlangen
60. Vollmar J (1982) Rekonstruktive Chirurgie der Arterien. Thieme, Stuttgart New York
61. Vollmar J, Ott G (1961) Experimentelle Geschwulstauslösung durch Kunststoffe aus chirurgischer Sicht. Langenbecks Arch Klin Chir 298:729

62. Voorhees AB, Jaretzki AH, Blakemore AH (1952) The use of tubes constructed from vinyon "N" cloth in bridging arterial defects. Ann Surg 135:332
63. Wagner O, Hagmüller G, Koch G, Pascher O (1980) Der künstliche Gefäßersatz. Egermann, Wien
64. Walter P, Schmitz H (1976) Der heterologe Gefäßersatz. Cantor, Aulendorf
65. Wesolowski SA (1962) Evaluation of tissue and prosthetic vascular grafts. Thomas, Springfield
66. Williams GM (1971) Host repopulation of endothelium. Transplant Proc 3:869

Die Mikrochirurgie als Erweiterung der operativen Therapie

R. G. H. BAUMEISTER

Der Einsatz neuer Methoden und neuer technischer Entwicklungen hat in der Geschichte der modernen Medizin immer eine große Rolle gespielt. Mit der Einführung des Operationsmikroskops konnte eine Lücke geschlossen werden, die zwischen dem Auflösungsvermögen des menschlichen Auges und der Feinmotorik der Hand klaffte. Daß dieser Fortschritt zu einem enormen Impuls für alle operativen Fächer führen mußte, liegt auf der Hand. Insbesondere wurde das neue Verfahren zunächst dort aufgegriffen, wo feine Strukturen im Mittelpunkt der Therapie stehen, wie in der Otolaryngologie, der Ophthalmologie und der Neurochirurgie. Tabelle 1 zeigt eine Übersicht über die zeitliche Entwicklung.

Ein Operationsmikroskop wurde am Menschen erstmals 1921 in Stockholm eingesetzt. Nylen [9] führte damit Rekonstruktionen des Mittelohres bei Otosklerose durch. Später erfolgte der Einsatz des Mikroskops auch in der Augenheilkunde und in der Neurochirurgie. Von besonderem Interesse für eine breite Anwendung mikrochirurgischer Technik war die Entwicklung der mikrovaskulären Therapie. Jacobson und Suarez [4] hatten dazu grundlegende Basisarbeit geleistet. Experimentell wiesen sie nach, daß mit mikrochirurgischen Methoden Gefäße mit einem äußeren Durchmesser von 1 mm erfolgreich anastomosiert werden können.

Kleinert und Kasdan [6] berichteten daraufhin über erfolgreiche Anastomosierungen von Digitalarterien bei minderdurchbluteten Fingern.

Die mikrochirurgische Technik wurde zur Replantation abgetrennter Finger und Hände zunächst in Shanghai am Volkskrankenhaus Nr. 6 von Chen durchgeführt [2]. In Japan berichteten Komatsu u. Tamai (1968) über eine erste erfolgreiche Daumenreplantation.

Tabelle 1. Entwicklung der Mikrochirurgie

Jahr	Autoren	Operationen
1921	Nylen	Mittelohrrekonstruktion
Mikrovaskuläre Chirurgie		
1960	Jacobson, Suarez	Gefäßanastomosen (1 mm)
1963	Kleinert, Kastan	Fingergefäßnaht
1966	Chen	Finger, Handreplantation
1968	Komatsu, Tamai	Daumenreplantation
1971	Peters, McKee	Darmtransplantation
1973	Daniel, Taylor	Hauttransplantation
1975	Taylor, Miller	Knochentransplantation
1976	Ikuta	Muskeltransplantation
1980	Baumeister	Lymphgefäßtransplantation

Der Einsatz von freien Jejunumtransplantaten zum Ersatz von Pharynx und Ösophagus wurde von Peters et al. [10] beschrieben.

Daniel u. Taylor [3] gelang in Melbourne der erste freie Leistenlappen, wodurch eine Alternative zu den herkömmlichen gestielten Lappenplastiken aufgezeigt wurde.

Zur Überbrückung von langstreckigen Knochendefekten verpflanzten Taylor et al. [11] vaskularisierte Knochen. Ikuta [5] verwendete Skelettmuskel mit neurovaskulärem mikrochirurgischem Anschluß zur Behandlung schwerer Formen der Volkmann-Kontraktur.

Basierend auf experimentellen Vorarbeiten im Institut für chirurgische Forschung gelang an der Chirurgischen Klinik und Poliklinik der Universität München, Klinikum Großhadern, schließlich 1980 die Anwendung der Lymphgefäßtransplantation am Menschen [1].

Als Beispiele für die Möglichkeiten der Mikrochirurgie sollen 3 Bereiche dargestellt werden. Es sind dies die Replantationen, die ja wohl das eindrücklichste Beispiel für den Wert mikrochirurgischer Operationen darstellen, die freien mikrovaskulären Lappen sowie die in Entwicklung begriffene Mikrochirurgie der Lymphgefäße.

Replantationen

Nach der anfänglichen Begeisterung, alles wieder anzunähen, was abgetrennt war, zeigte sich bald der Wert oder Unwert derartiger Erhaltungsversuche. Für die Indikation zur Replantation ist neben dem Zustand des Transplantats und dem Zustand des Patienten in erster Linie entscheidend, ob durch die Replantation ein funktionell besseres Ergebnis erreicht werden kann im Vergleich zu einem Amputationsstumpf. Spezielle Wünsche des Patienten, insbesondere hinsichtlich des äußeren Erscheinungsbildes der Hand und der speziellen Berufsausübung, können die Indikation ebenfalls beeinflussen. Eine Sonderindikation stellen Amputationen bei Kindern dar. Hier sollte möglichst immer ein Erhaltungsversuch gemacht werden, da spätere Berufswahl und kindliche Kompensationsmechanismen nicht von vornherein abgeschätzt werden können.

Hinsichtlich der funktionellen Wichtigkeit und späteren Wertigkeit replantierter Finger kann heute ein detailliertes Indikationsschema angegeben werden.

Der Daumen ist wegen seiner Oppositionsfähigkeit gegenüber den übrigen Langfingern von entscheidender Bedeutung für die Hand. Infolgedessen gibt es keine Kontraindikation zur Replantation, falls der Zutand des Amputats und der des Patienten es erlauben. Lediglich bei einer Amputationshöhe distal des Interphalangealgelenks ist angesichts des kurzen Streckengewinns die Indikation zur Replantation relativ zu stellen.

Bei einer Amputation des Zeigefingers wie auch des Mittelfingers stellt das Fehlen des benachbarten Fingers eine absolute Indikation dar. Nur durch die Replantation kann in diesen Fällen der Spitzgriff wiederhergestellt werden.

Relative Indikationen sind die Endgliedabtrennungen sowie Abtrennungen mit Zerstörung des proximalen Interphalangealgelenks.

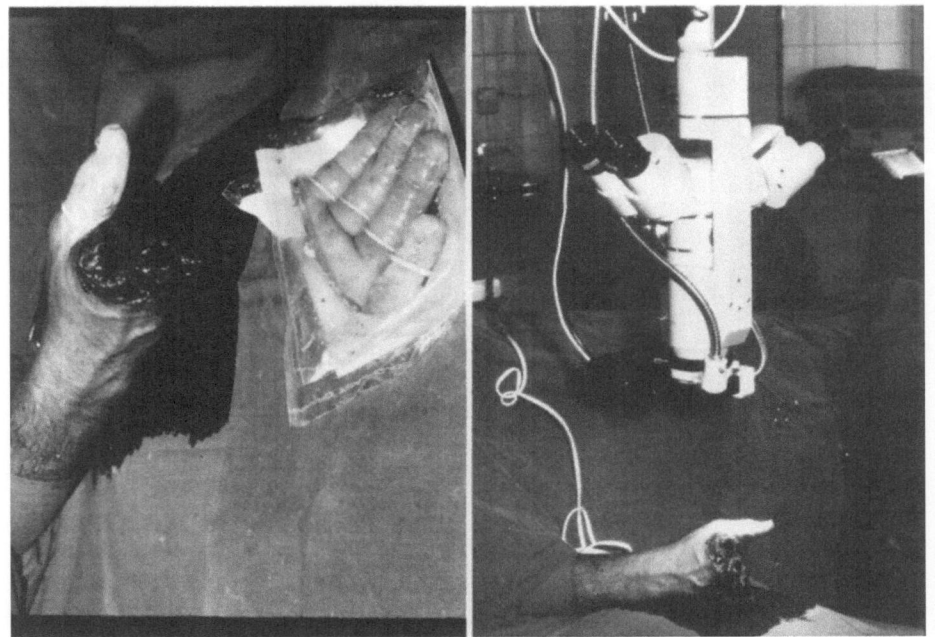

Abb. 1. a Kreissägenverletzung bei einem 41jährigen Patienten mit Abtrennung sämtlicher Langfinger der rechten Hand. **b** Vorbereitung zur Replantation

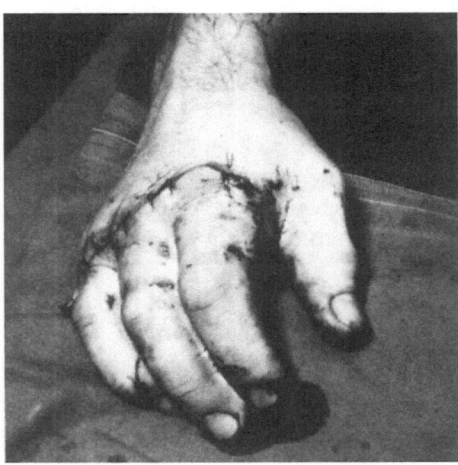

Abb. 2. Postoperativ gute Durchblutung der replantierten Finger

Bei den übrigen Fingern stellen Mehrfachamputationen eine absolute Indikation zur Replantation dar. Bei erhaltenem Zeige- und Mittelfinger ist die Indikation relativ zu stellen.

Keine Indikation zur Replantation von Einzelfingern wird bei einer Zerstörung des Metakarpophalangealgelenks und einer Endgliedamputation gesehen.

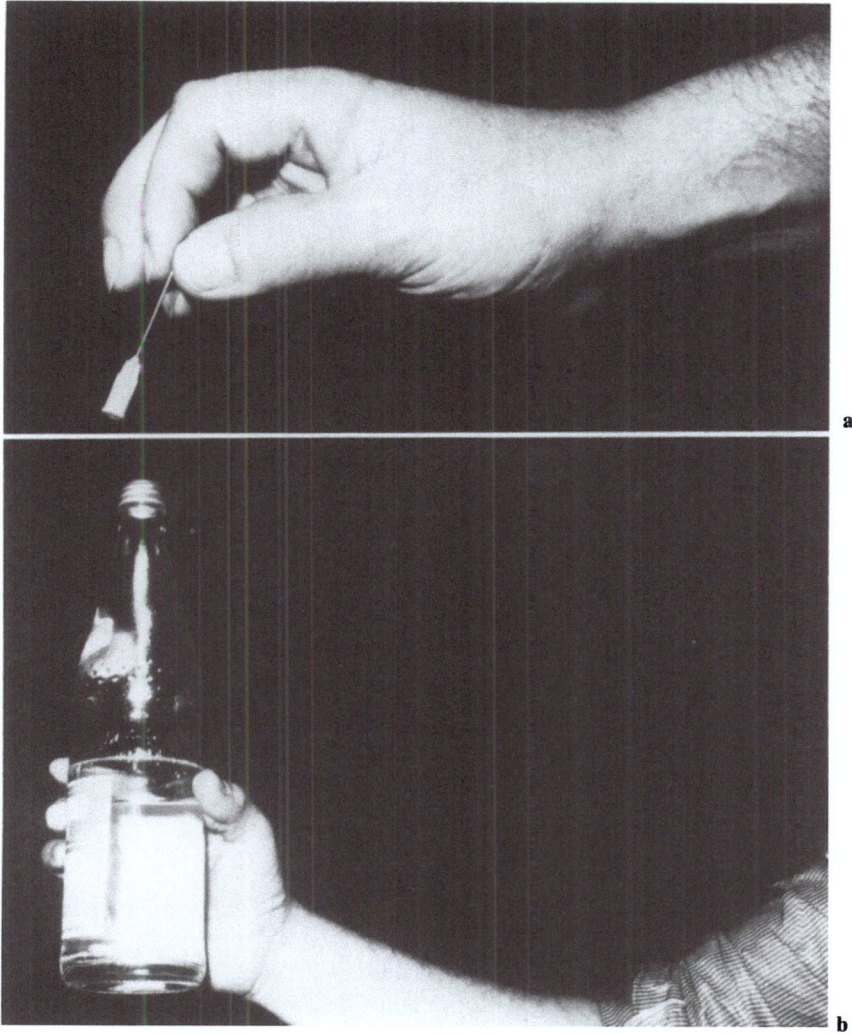

Abb. 3a, b. Funktionsaufnahme 3 Jahre nach Replantation

Technisch versucht man, eine primäre vollständige Rekonstruktion aller durchtrennten Gebilde zu erreichen. Ziel ist eine frühe komplette Funktionswiederherstellung, ohne größere und wiederholte Reeingriffe durchführen zu müssen.

Voraussetzung für eine spätere Replantation ist die richtige Behandlung des Amputats. Hierauf muß bei der Erstversorgung des Patienten geachtet werden. Es muß möglichst steril und wasserdicht verpackt werden. Dies geschieht am besten in einer Plastiktüte. Durch Eintauchen dieser Tüte in Wasser, in dem Eisstückchen schwimmen, läßt sich einerseits eine sichere Kühlung des Amputats erreichen, andererseits lassen sich Kälteschäden vermeiden.

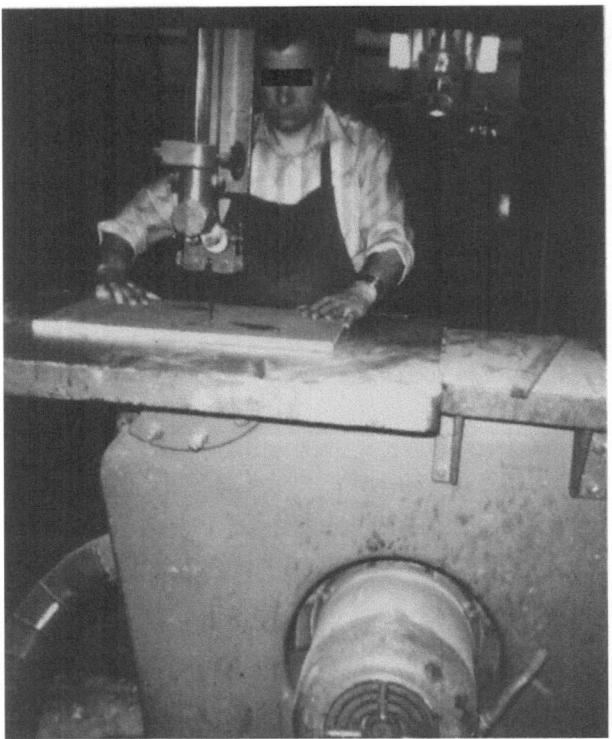

Abb. 4. Patient 3 Jahre nach Replantation an seinem Arbeitsplatz

Zur Demonstration des Wertes von Fingerreplantationen sei die erste Replantation, die in unserer Klinik 1976 durchgeführt wurde, dargestellt.

Bei einem 41jährigen Patienten kam es am 20. 08. 1976 durch eine Kreissägenverletzung zu einer vollständigen Abtrennung sämtlicher Langfinger der rechten Hand. Die Metakarpophalangealgelenke des Zeige- und Mittelfingers wurden dabei weitgehend zerstört. Der Ringfinger war in Höhe der Grundgliedbasis durchtrennt (Abb. 1). Zeige-, Mittel- und Ringfinger wurden replantiert. In einer Sitzung wurden die Knochen mit Kirschner-Drähten stabilisiert, die Sehnen rekonstruiert, die Fingerarterien, Fingernerven und Fingervenen reanastomosiert.

Die in Funktionsstellung gelagerten Finger zeigten postoperativ eine gute Durchblutung (Abb. 2).

Die Funktionsaufnahmen 3 Jahre nach der Replantation zeigen sowohl einen ausreichenden Fein- wie auch einen kräftigen Grobgriff. Es war eine ausreichende Sensibilität vorhanden, die Durchblutung der Finger war adäquat (Abb. 3).

Durch die Replantation konnte der Patient wieder voll rehabilitiert werden. Er ist zum Leiter der Schreinerei aufgestiegen, in der sich der Unfall ereignet hatte. Auch eine erneute Tätigkeit an der nicht ungefährlichen Säge scheute er dabei nicht (Abb. 4).

Freie mikrovaskuläre Lappenplastiken

Ein weiteres Anwendungsgebiet mikrovaskulärer Eingriffe stellen die freien Lappenplastiken dar.

Ihr Vorteil besteht darin, daß es sich um ein einzeitig durchzuführendes Operationsverfahren handelt.

Längere Gelenkruhigstellung in Gipsverbänden mit möglichen nachfolgenden Bewegungseinschränkungen, wie sie bei Fernlappenplastiken, z.B. den gekreuzten Beinlappen, notwendig werden, entfallen.

Durch die Anwendung freier mikrovaskulärer Lappenplastiken kann aus einer großen Anzahl von Spenderbezirken, unabhängig von der Lokalisation des Defekts, ausgewählt werden. Funktionelle und ästhetische Beeinträchtigungen am Spenderbezirk lassen sich so beträchtlich reduzieren. Schließlich bleibt die natürliche Blutversorgung am Lappen unverändert, da die Transplantation mit dem hauptenährenden Gefäß durchgeführt wird.

Ein Nachteil der freien mikrovaskulären Lappenplastik ist die längere Operationsdauer, die sich allerdings durch simultanes Arbeiten zweier Operationsteams verkürzen läßt. Ebenso besteht die Notwendigkeit eines intakten Gefäßes mit ausreichendem Durchfluß in der Nähe des Defekts, damit hier die Gefäßanastomose durchgeführt werden kann.

Für die Indikation zu einer freien Lappenplastik muß daher geklärt werden, ob arterielle und venöse Anschlußgefäße in der Nähe des zu deckenden Defekts vorhanden sind. Immer dort, wo einfache Nahlappenplastiken oder freie Hautverpflanzungen möglich sind, werden diese bevorzugt angewendet werden.

Als Beispiel eines freien mikrovaskulär gestielten myokutanen Lappens sei eine Defektdeckung mit einem Latissimus-dorsi-Lappen dargestellt. Dieser Lappen wird an den thorakodorsalen Gefäßen gestielt entnommen. Zentral kann er als myokutaner Lappen ausgebildet werden. Zusätzlich besteht die Möglichkeit, den ausgebreiteten Muskel mit Spalthaut zu bedecken. Dadurch vergrößert sich trotz eines direkten Wundverschlusses an der Entnahmestelle die zur Deckung verfügbare Oberfläche des Lappens.

Bei einem 22jährigen Patienten war nach einer drittgradig offenen Unterschenkelfraktur ein Weichteildefekt mit Osteomyelitis geblieben (Abb. 5). Dieser Defekt wurde durch einen freien mikrovaskulären Latissimus-dorsi-Lappen gedeckt (Abb. 6). Durch das Einbringen vitalen Gewebes wurde zugleich die Therapie der Osteomyelitis mit Débridement, passagerem Einlegen von Refobacin-Pallakos-Ketten sowie einer späteren Spongiosaplastik entscheidend gefördert.

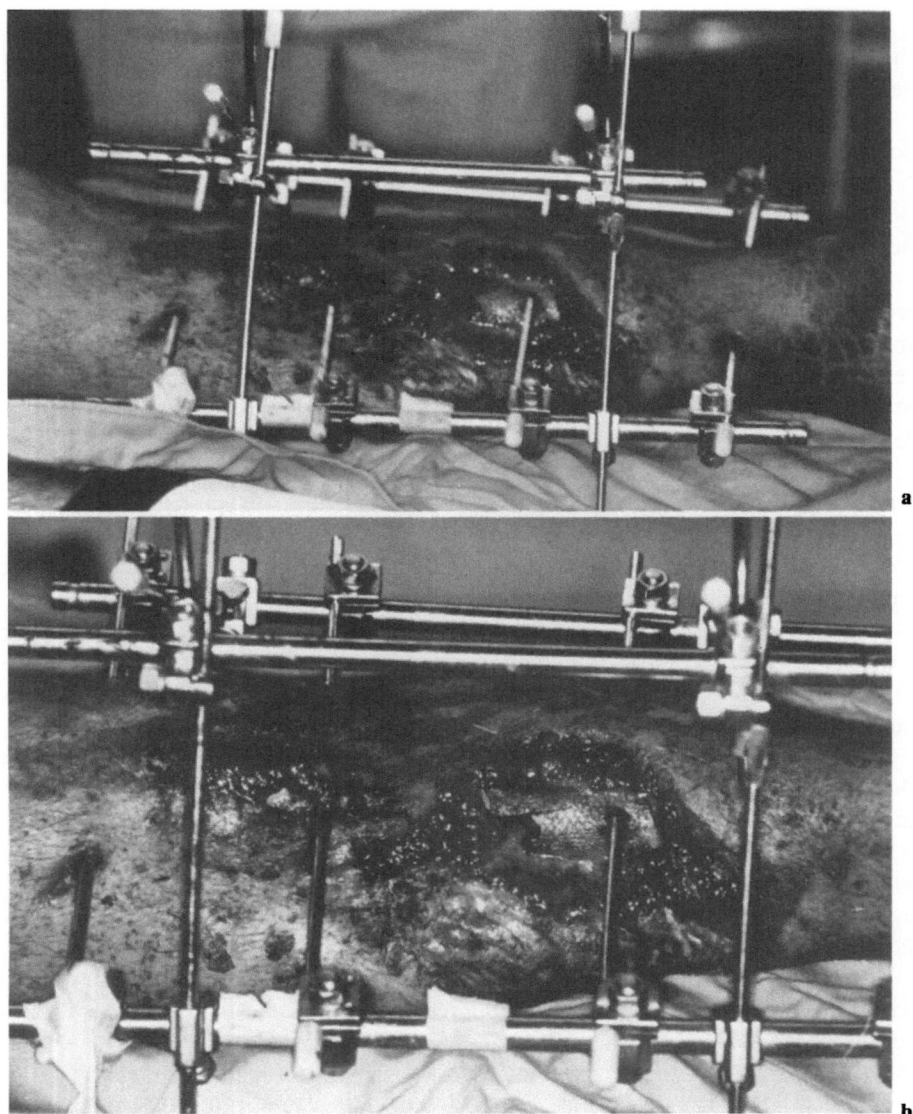

Abb. 5a, b. Ausgedehnter Weichteildefekt mit Osteomyelitis am Unterschenkel bei einem 22jährigen Patienten nach drittgradig offener Unterschenkelfraktur

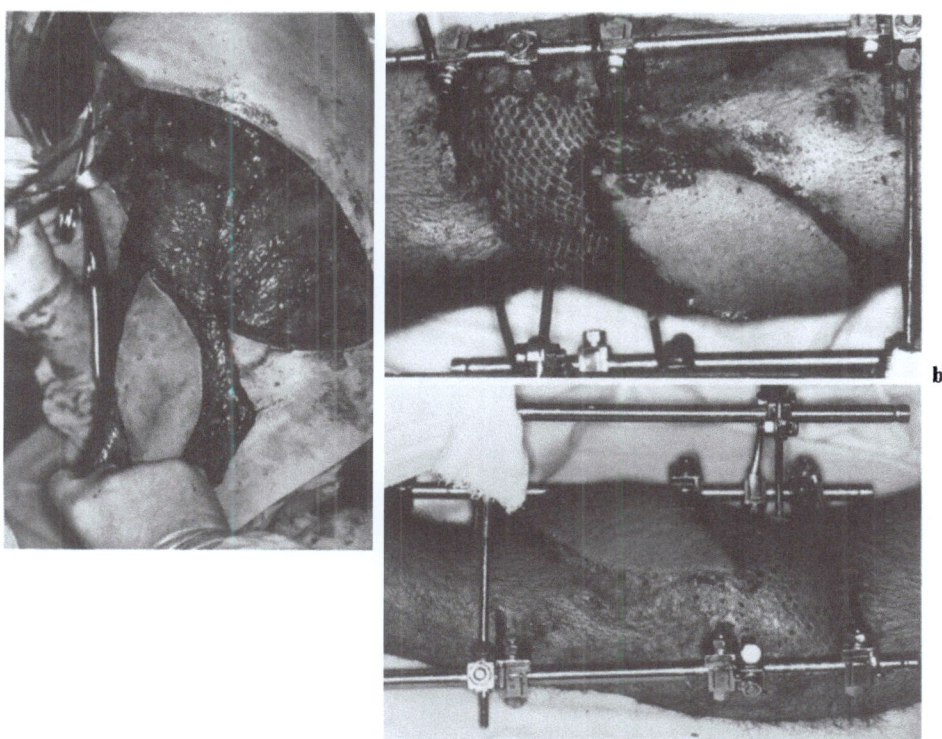

Abb. 6a–c. Decken des Defekts mit freiem mikrovaskulärem Latissimus-dorsi-Lappen. **a** Hebung des myokutanen Latissimus-dorsi-Insellappens. **b** Nach Débridement am Unterschenkel Deckung des Defekts mit dem freien Lappen, die freie Muskeloberfläche mit Spalthautnetztransplantaten gedeckt. **c** Einheilung des Lappens

Mikrochirurgie der Lymphgefäße

Ein neueres Anwendungsgebiet der Mikrochirurgie stellt die Chirurgie der Lymphgefäße dar. Dieser Teil des Gefäßsystems mit einem Durchmesser der Lymphkollektoren von etwa 0,2–0,3 mm und seiner ultradünnen Wand erschloß sich einer adäquaten chirurgischen Therapie erst durch den Einsatz hochwertiger Operationsmikroskope und feinsten mikrochirurgischen Instrumentariums. Damit gelang es, auch dieses letzte Gebiet des Gefäßsystems direkt chirurgisch zu therapieren. Durch Entwicklung spezieller atraumatischer Nahtverfahren war es möglich, wie wir im Tierversuch nachweisen konnten, sichere lympholymphatische Anastomosen zu fertigen. Ebenfalls in Zusammenarbeit mit dem Institut für chirurgische Forschung gelang der Nachweis der Langzeitdurchgängigkeit transplantierter Lymphgefäße und ihrer ödemreduzierenden Wirkung.

Durch die Lymphgefäßtransplantation wird zusätzlich Lymphe aus der ödematösen Extremität abtransportiert. Die transplantierten Lymphkollektoren sind durch ihre Wandbeschaffenheit und die spezielle Anordnung ihrer Klappen besonders für

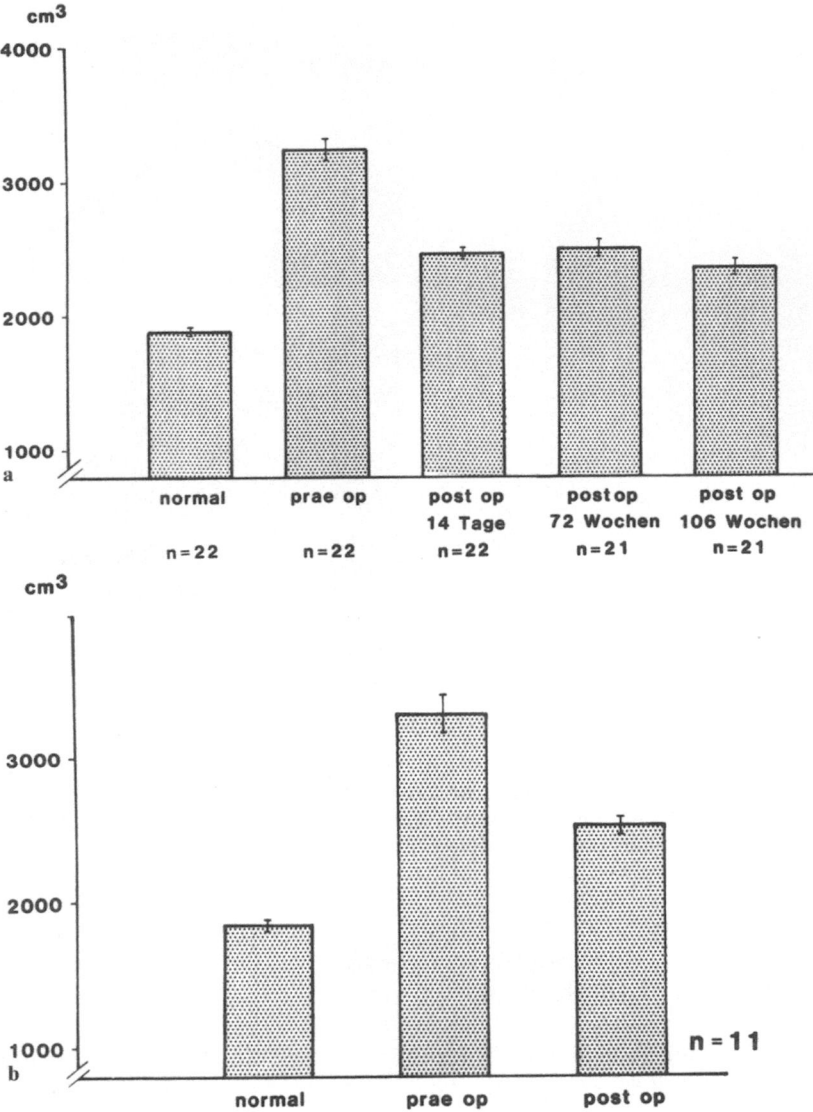

Abb. 7. a Armvolumina vor und nach Lymphgefäßtransplantation im Vergleich zur normalen kontralateralen Extremität. **b** Armvolumina 3 Jahre nach Lymphgefäßtransplantation im Vergleich zur normalen kontralateralen Extremität

den Lymphtransport geeignet. Die Thrombosierungsgefahr ist gering, da das Gerinnungspotential in der Lymphe gegenüber dem Blut um ⅔ reduziert ist. Durch die Ableitung innerhalb des Lymphsystems erfolgt der Abstrom der Lymphe entsprechend dem normalen Druckgradienten.

Eine autologe Lymphgefäßtransplantation kommt vornehmlich bei einem iatrogenen oder posttraumatischen sekundären lymphostatischen Ödem mit einer regionalen Blockade des Lymphabstroms zur Anwendung. Am häufigsten ist dabei das Armlymphödem nach Ablatio mammae, Achseldrüsenausräumung und Nachbestrahlung. Auch eine Sonderform des primären Lymphödems der unteren Extremität bei einer einseitigen Atresie der Lymphbahnen im Beckenbereich wäre mit der Lymphgefäßtransplantation therapeutisch angehbar.

Konservative Maßnahmen haben bei der Therapie des Lymphödems Vorrang. Stellt sich jedoch kein therapeutischer Dauererfolg ein, sollte die Lymphtransportkapazität durch Lymphgefäßtransplantation angehoben werden.

Voraussetzung für die gefahrlose Entnahme von Spenderlymphbahnen im Subkutangewebe des Oberschenkels ist ein regelrechter Lymphabstrom, der durch präoperative Lymphsequenzszintigraphie überprüft werden muß.

Liegt einem sekundär lymphostatischen Ödem ein Tumorleiden zugrunde, so sollte in jedem Fall die Rezidivfreiheit nachgewiesen werden.

Da für den Eingriff eine längerdauernde Allgemeinnarkose notwendig wird, muß sorgfältig auf mögliche Risikofaktoren geachtet werden. Dabei ist jedoch zu bedenken, daß von seiten der Operation nur eine minimale Belastung für den Patienten ausgeht, da sich die Präparation zumeist im subkutanen Gewebe abspielt und keine nennenswerten Blutverluste auftreten.

Als Spenderlymphbahnen dienen Kollektoren des oberflächlichen medialen Systems am Oberschenkel. Hier lassen sich Lymphgefäße in einer Länge bis zu 30 cm gewinnen. Da hier 6–15 Bahnen parallel verlaufen, führt die Entnahme von 2–3 Kollektoren zu keinem postoperativen Ödem, wenn präoperativ durch Lymphsequenzszintigraphie ein normaler Lymphabstrom nachgewiesen wurde.

Liegt ein einseitiges Ödem der unteren Extremität vor, dann können Lymphkollektoren von einer Seite über die Symphyse auf die Gegenseite transportiert und dort am Oberschenkel mit aufsteigenden Lymphbahnen anastomosiert werden.

Liegt, wie meist, ein Ödem der oberen Extremität mit einer Lymphblockade in der Achsel nach Achseldrüsenausräumung und Nachbestrahlung vor, so werden die Transplantate zwischen Lymphgefäßen am Oberarm und tiefen Lymphkollektoren am Hals interponiert. Vorzugsweise wird jeweils eine End-zu-End-Anastomose in zugfreier Anastomosierungstechnik ausgeführt.

Vom Juni 1980 bis Februar 1985 wurde die autologe Lymphgefäßtransplantation bei 32 Patienten angewandt. 23mal lag ein Postmastektomieödem vor. 9mal handelte es sich um ein einseitiges Ödem der unteren Extremität. 2mal war es ein primäres, 6mal ein iatrogenes und einmal ein posttraumatisches Ödem. Der jüngste Patient war 12, der älteste 70 Jahre alt.

Mit Ausnahme der ersten 3 Patienten wurden die Extremitätenvolumina nach der Methode von Kuhnke bestimmt [8]. Es zeigte sich an der oberen Extremität eine Abnahme der Volumendifferenz um etwa 60% nach Lymphgefäßtransplantationen (Abb. 7a). Die Volumenreduktion hielt auch während der Belastungen durch das tägliche Leben an. Bei 11 Patienten konnte die Volumenabnahme nach einer mittleren Nachbeobachtungszeit von 3 Jahren bestätigt werden (Abb. 7b).

Lymphsequenzszintigraphische Untersuchungen, die an 10 Patienten nach einer mittleren Nachbeobachtungszeit von 21 Monaten durchgeführt werden konnten, zeigten eine signifikante Verminderung des Transportindexes in der Langzeitbeobachtung, entsprechend einer deutlich gesteigerten lymphatischen Transportkapazität (Tabelle 2).

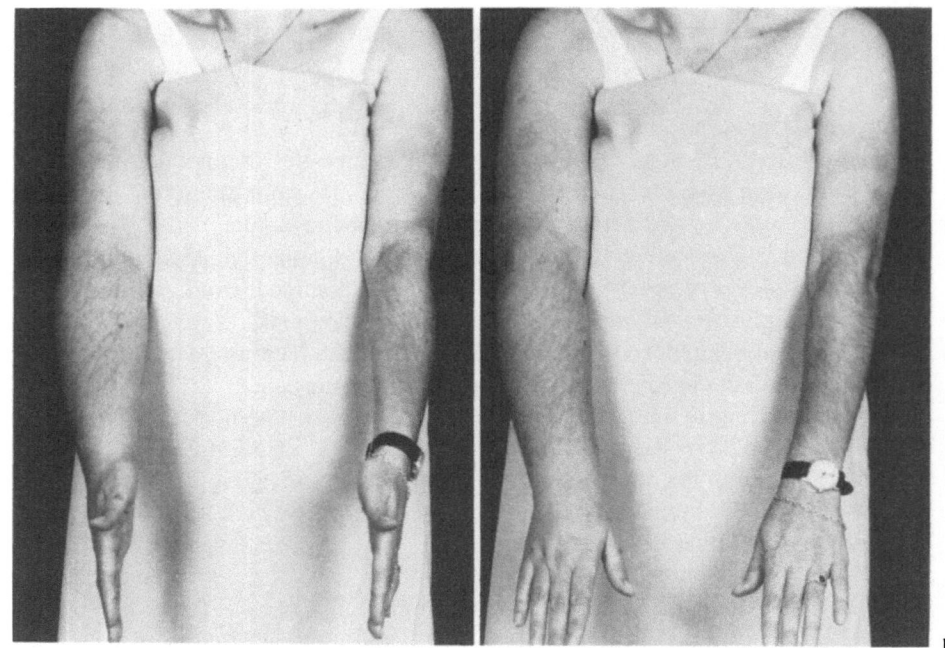

Abb. 8a, b. 42jährige Patientin mit sekundärem Armlymphödem rechts präoperativ

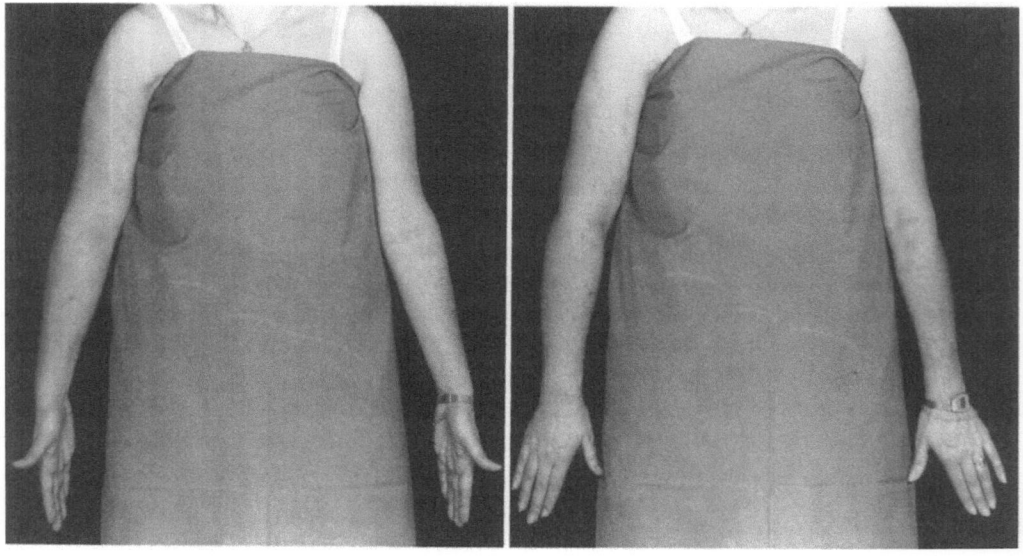

Abb. 9a, b. Die Patientin 2 Jahre nach autologer Lymphgefäßtransplantation

Tabelle 2. Lymphsequenzszintigraphie bei Postmastektomieödemen ($n = 10$)

	Transportindex	
Präoperativ	Postoperativ (14 Tage)	Postoperativ (21 Monate)
35,4	32,6	19,8[a]

[a] $p < 0,01$ gegenüber präoperativ und 14 Tage postoperativ

Das Beispiel zeigte eine 42jährige Patientin 12 Jahre nach Ablatio mammae, Achseldrüsenausräumung und Nachbestrahlung, 3 Jahre nach Beginn des Ödems mit einem sekundären Armlymphödem rechts (Abb. 8).

Auch 2 Jahre nach autologer Lymphgefäßtransplantation war die weitgehende Volumenverminderung des betroffenen Armes erhalten geblieben (Abb. 9).

Mit den dargestellten Möglichkeiten des Einsatzes mikrochirurgischer Technik in der operativen Therapie wird die Bedeutung sichtbar, die diese Technik für den Fortschritt in der Chirurgie darstellt.

Literatur

1. Baumeister RGH, Seifert J, Wiebecke B, Hahn D (1981) Experimental basis and first application of clinical lymph-vessel-transplantation of secondary lymphedema. World J Surg 5:401
2. Chen CW, Chen YC, Pao YS (1963) Salvage of the forearm following complete traumatic amputation: report of a case. Chin Med J [Engl] 82:632
3. Daniel RK, Taylor GI (1973) Distant transfer of an island flap by microvascular anastomosis. Plast Reconstr Surg 52:111
4. Jacobsen JH, Suarez EL (1975) Microsurgery in the anastomosis of small vessels. Surg Forum 11:243
5. Ikuta Y (1975) Microvascular surgery. Lens, Hiroshima
6. Kleinert HE, Kasdan ML (1963) Salvage of devascularized upper extremities including studies on small vessel anastomosis. Clin Orthop 29:29
7. Komatsu S, Tamai S (1968) Successful replantation of a completely cut off thumb: case report. Plast Reconstr Surg 42:374
8. Kuhnke E (1976) Volumenbestimmung aus Umfangsmessungen. Folia Angiol 24:228
9. Nylen CO (1954) The microscope in aural surgery, its first use and later development. Acta Otolaryngol (Stockh) 116:226
10. Peters CR, McKee DM, Berry BE (1971) Pharyngoesophageal reconstruction with revascularized jejunal transplants. Ann J Surg 121:675
11. Taylor GI, Miller GDH, Ham FJ (1975) The free vascularized bone graft: a clinical extension of microvascular techniques. Plast Reconstr Surg 55:533

Aktuelle Chirurgie bei portaler Hypertension

R. BERCHTOLD und R. SCHRÖDER

Einleitung

Der Indikation zum chirurgischen Eingreifen liegen meist die Folgen des Pfortaderhochdrucks zugrunde, besonders die Blutung aus den Ösophagusvarizen. Die massive Blutung ist ohne Zweifel ein therapeutischer Imperativ. Aus diesem Grunde kommt immer wieder die Frage auf, ob man nicht durch präventive Maßnahmen auch die erste Blutung verhüten könne. Dazu wäre die Beantwortung zweier Fragen wichtig:
a) Wie entsteht die Varizenblutung?
b) Gibt es lokale Zeichen einer bevorstehenden Varizenblutung?

Zur Entstehung sind verschiedene Faktoren in Betracht gezogen worden. Der Schleimhautdefekt durch Erosion ist umstritten. Im endoskopischen Nachweis können auch kleine und nicht nur große, vorspringende Varizen bluten. Die Rolle des Pfortaderdrucks ist kontrovers. Wenn die Eruptivtheorie der Varizenblutung richtig ist, müßte der Intravarixdruck eine Rolle spielen [16]. An der gleichen Klinik ist man 1985 der Meinung, daß das Risiko der Varizenruptur bei großen Varizen und bei Varizen mit rötlich betonter Schleimhaut größer ist [15].

Wenn auch jede Varizenblutung zu irgendeiner therapeutischen Maßnahme zwingt, so gelten für alle Stadien der portalen Hypertension die folgenden therapeutischen Ziele: Blutung kontrollieren und verhüten, Leberfunktion erhalten, portosystemische Enzephalopathie vermeiden, Aszites kontrollieren und verhindern.

Ergebnisse der Studien

Es gibt eine Unmenge retrospektiver Studien, die naturgemäß außerordentlich schwer zu vergleichen sind und zur Beurteilung des heutigen Standes der Therapie des Pfortaderhochdrucks wenig beitragen [6]. Unter Beachtung der nötigen Kritik sind deshalb nur prospektive konsekutive und besonders kontrollierte randomisierte Studien geeignet, die Therapieergebnisse und -folgen zu beurteilen.

4 prospektive randomisierte Studien, die Patienten mit portokavaler Anastomose mit konservativ behandelten Patienten vergleichen, weisen keine längere Überlebenszeit der operierten Patienten nach (Jackson 1971; Resnick 1974; Rueff 1976; Reynolds 1981: zit. nach [1]).

Sechs neuere prospektive randomisierte Studien vergleichen Patienten mit selektivem und mit totalem portosystemischem Shunt (Rikkers 1978; Reichle 1979; Langer 1980; Conn 1981: zit. nach [1, 7]). Hier geht es v. a. um die Frage, ob Patienten mit distalem splenorenalem Shunt weniger enzephalopatisch werden als Patienten mit direktem totalem Shunt. Die ersten 3 Studien zeigen einen signifikanten Unterschied zu Lasten des totalen Shunts, während bei den anderen Studien diese Signifikanz fehlt. Allerdings haben die Patienten mit totalem portokavalem Shunt schwerere Formen der portosystemischen Enzephalopathie. In allen Studien schützen beide Anastomosenarten vor Rezidivblutung in ungefähr gleichem Ausmaß. In bezug auf das Überleben besteht auch hier kein signifikanter Unterschied zwischen den beiden Shuntarten.

Dies bestätigt auch die neueste prospektive Studie aus der Warren-Schule [11] mit dem Vergleich von Patienten mit selektivem distalem splenorenalem und mesenterikokavalem Interpositionsshunt 10 Jahre nach der Operation. Hingegen schneiden in dieser Studie Patienten mit selektivem Shunt hinsichtlich der Blutungsverhütung, Erhaltung der Leberfunktion und postoperativen Enzephalopathie besser ab.

Dazu kann einer der Autoren dieses Beitrags mit einer eigenen experimentellen morphometrischen und funktionellen Studie an normalen männlichen Ratten mit portokavalem und distalem splenokavalem Shunt beitragen [19]. Im Vergleich mit scheinoperierten Ratten zeigen diejenigen mit totalem portosystemischem (portokavalem) Shunt nach 3 Wochen eine Verminderung des Lebergewichts pro 100 g KG um 30%, ferner eine Reduktion der Oberfläche des endoplasmatischen Retikulums um 50%. Die Funktionsprüfungen verhalten sich proportional der morphologischen Veränderungen. Im Gegensatz dazu bieten die Ratten mit selektivem splenokavalem Shunt weder morphometrische noch funktionelle Veränderungen.

Eine andere Studie aus London [13] vergleicht die Ösophagustranssektion mit Hilfe des EEA-Staplers mit dem mesokavalen Shunt. Trotz häufigerer Blutungsrezidive zeigt diese Studie eine gewisse Tendenz zu besseren Resultaten mit der Transsektionsmethode.

Von derselben Arbeitsgruppe werden prospektiv Patienten, die unkontrollierbar aus Ösophagusvarizen bluten, in 2 Gruppen eingeteilt: Bei der einen erfolgt der Blutstillungsversuch mit perkutaner transhepatischer Obliteration der Varizen und bei der anderen mit maschineller EEA-Ösophagustranssektion. In den Resultaten weichen die beiden Gruppen mit je 10 Patienten kaum voneinander ab [2].

Langer [9] hat seine Patienten der obenerwähnten Studie länger verfolgt. Die Fünfjahresüberlebenszeit beträgt für die Patienten mit selektivem Shunt 51%, für diejenigen mit portokavalem Shunt 56%. Somit besteht hier kein signifikanter Unterschied. Auch hier kommt zutage, daß die portosystemische Enzephalopathie häufiger und stärker nach direktem portokavalem Shunt ist.

Die Ergebnisse der endoskopischen Sklerotherapie der Ösophagusvarizen werden in 2 neueren, randomisierten Studien verglichen. Die Studie vom King's College [26] zeigt im Vergleich zu Studien mit anderer konservativer Behandlung ein signifikant besseres Abschneiden der Sklerotherapie in bezug auf Rezidivblutung, Todesfälle und Überlebenszeit.

Terblanche [24] stellt fest, daß eine notfallmäßige Sklerotherapie auf die Patienten beschränkt werden sollte, die auf Vasopressin oder Glypressin nicht ansprechen. Vor jeder Sklerotherapie sollte der Patient mittels Ballonsonde stabilisiert werden. Eine bessere Überlebenszeit konnte Terblanche nach Sklerotherapie von Ösophagusvarizen nicht nachweisen [25].

Von prospektiven konsekutiven Studien sind 2 erwähnenswert: Die Studie von Orloff [12] über 180 mehr oder weniger notfallmäßig operierte Patienten. Insgesamt beträgt die Operationsletalität 42%, wobei sie in den letzten 4 Jahren auf 20% sank. 38% der Patienten hatten eine Überlebenszeit von 5 Jahren; eine portosystemische Enzephalopathie hatten 31,5% der Patienten, wobei diese Rate auf 7% gesenkt werden konnte, wenn sich die Patienten an eine eiweißrestriktive Diät hielten.

Die zweite konsekutive Studie hat Sugiura [23] über 671 mit seiner Devaskularisationsmethode operierte Patienten veröffentlicht. Die Zehnjahresüberlebensrate der Patienten mit Leberzirrhose ist erstaunlich: 55% der Patienten nach notfallmäßiger Operation, 72% bei prophylaktischer Indikation und ebenfalls 72% bei elektiver, therapeutischer Indikation. Außer in Japan sind mit dieser Methode keine auch nur ähnliche Resultate erreicht worden.

Indikationsstellung

Es sei vorweggenommen, daß der heutige Stand der umfangreichen Literatur generelle Richtlinien für die Indikation therapeutischer Maßnahmen nicht zuläßt, ganz besonders im Intervall der Ösophagusvarizenblutung.

Die akute, massive Blutung möglichst rasch und mit einfachen Mitteln zu stillen, ist jedoch ein Gebot der Ersten Hilfe, auch wenn die Blutstillung nur temporär gelingt.

Maßnahmen im akuten Blutungsstadium

1) Vasopressin (Ornithin-Vasopressin, Lysin-Vasopressin): als Bolus 20 E in 20 min und anschließend mit Infusionspumpe intravenös 0,2–0,4 E/min. Ob Vasopressin intraarteriell oder intravenös verabreicht wird, macht im Effekt keinen Unterschied [5]. Der negativ inotrope Effekt des Vasopressins kann mit Nitroglyzerin (0,4 mg sublingual) [18] oder mit dem β-Stimulator Isoproterenol korrigiert werden [22].
2) Ballontamponade mit der Sengstaken-Blakemore- oder der Linton-Sonde.
3) Endoskopische Varizensklerosierung [24].

Maßnahmen im Blutungsintervall

Konservativ: Der β-Blocker Propranolol reduziert das Herzminutenvolumen und die Perfusion im Splanchnikusgebiet. Hinsichtlich der praktischen Anwendung sind allerdings die Resultate in der Literatur noch widersprüchlich [6]. Propranolol sollte einstweilen nur in kontrollierten, randomisierten Studien angewandt werden [25]. Die Verödung der Varizen durch wiederholte endoskopische Sklerosierung ist eine gezielte, leberschonende, wenig aufwendige und entwicklungsfähige Methode [20]. Anwendung dieser Methode ist allerdings die Sache des Endoskopikers. Wie bereits oben erwähnt, verlängert sie die Überlebenszeit nicht und hat auch Komplikationen [25].

Operativ: Die Ösophagustranssektion mit dem EEA-Stapler kann den blutstillenden Effekt verbessern, wenn sie mit der Devaskularisation des Magenfundus und der Ligatur der A. lienalis kombiniert wird [21].

Shuntoperationen: Es stellt sich heute die Frage, ob die Shunttherapie nach wie vor oder wieder die Methode der Wahl [10] oder sogar der „Goldstandard" mit mehr als 90% Erfolgsrate im Verhüten einer Rezidivblutung [17] ist, obwohl damit eine Lebensverlängerung nicht erreicht wird. Ein unentwegter Befürworter der portosystemischen Shuntoperation ist Häring [8]. Dank seiner großen operativen Erfahrung vermochte er die Operationsletalität bei elektiven Operationen auf 7% und bei notfallmäßigen Operationen auf 29% zu senken.

Als Richtlinien für die Indikation zur Shunttherapie mögen gelten [3, 14, 22]:
- Kurzzeitige Blutungsrezidive oder kontinuierliche Blutung trotz konservativer Maßnahmen.
- Der Nachweis einer fehlenden hepatopetalen, portalen Perfusion und einer kräftigen, arteriellen Leberperfusion.
- Der unkontrollierbare und therapieresistente Aszites.

Im Blutungsintervall kann heute die Indikationsstellung nur individuell erfolgen in bezug auf den Patienten als auch in bezug auf den Chirurgen und dessen Kompetenz in der Infrastruktur der ihm zur Verfügung stehenden Krankenhausabteilung [6].

Kriterien und Determinanten

Für die Indikationsstellung zur Shuntchirurgie sind folgende Kriterien und Determinanten wegweisend:
a) Risikofaktoren:
   - Alkoholabusus, vorbestehende portosystemische Enzephalopathie,
   - biologisches Alter ungefähr 10 Jahre höher als numerisches Alter,
   - intellektueller Beruf,
   - Operation im Blutungsstadium.
b) Mögliche Folgen der Operation:
   - Verringerung der Leberdurchblutung und Beeinträchtigung der Leberfunktion,
   - postoperative, portosystemische Enzephalopathie [1].
c) Child-Kriterien:
   - Serumbilirubin, Serumalbumin, Aszites, portosystemische Enzephalopathie,
   - Ernährungszustand.
   Diese Kriterien sind bis heute in ihrer praktischen Bedeutung für die Kurzzeitprognose von keinen anderen Kriterien übertroffen worden. Allerdings können sie bei einem Patienten im Blutungsstadium ein Child-C-Stadium vortäuschen, weil durch die Blutung die Leberfunktionen belastet werden [4].
d) Coeliaca-mesenterica-Angiographie zur Darstellung der arteriellen und venösen Hämodynamik vor und in der Leber.
e) Intra-, prä- und posthepatische Ursachen der portalen Hypertension, die das klinische Bild prägen:
   - Alkoholzirrhose,
   - nichtalkoholische Zirrhose,
   - Leberfibrose (oder andere präsinusoidale Hepatopathien),
   - prähepatische Ursachen (Portaderkavernom),
   - posthepatische Ursachen (Budd-Chiari-Syndrom).

Von allen Determinanten prägen besonders die Ursachen der portalen Hypertension mit einer gewissen funktionellen und morphologischen Charakteristik das klinische

Bild. Aus pragmatischer Sicht ist es dem Patienten mit portaler Hypertension dienlich, ihn im Verlauf der Abklärung einer der 5 Grundursachen zuzuordnen und dann für die Indikationsstellung die individuell variablen Determinanten a)–d) festzulegen. Für die Beurteilung der Prognose spielt eine wesentliche Rolle, zu welchem Zeitpunkt die Behandlung beginnt oder ob der Patient in eine Studie aufgenommen wird (K. F. Hobbs 1985, persönliche Mitteilung). Der Varizenbluter, dessen Blutung spontan zum Stillstand kommt, hat a priori eine bessere Prognose.

Aktuelle Stellungnahme zur Indikation

Aufgrund der Literaturübersicht und aus retrospektiver Sicht unserer letzten 100 konsekutiv operierten Patienten mit Pfortaderhochdruck ergab sich folgende Stellungnahme zur Indikation einer portosystemischen Shuntoperation:

1) Eine definitive Blutungsfreiheit kann mit Shuntoperationen bei mindestens ¾ der Patienten erreicht werden, mit Sperroperationen hingegen kaum in der Hälfte der Fälle.

2) Die Art des Shunts hat keinen Einfluß auf das Überleben und die Lebensqualität. Die Enzephalopathie ist allerdings häufiger nach totalem portosystemischem Shunt.

3) Die portosystemischen Shuntoperationen sind weder obsolet noch universal anwendbar.

Der enthusiastische Chirurg wird sie routinemäßig entsprechend seinem therapeutischen Konzept anwenden. Der kritische Chirurg wird sich entweder einer prospektiven kontrollierten Studie anschließen oder sich in der Indikation ambivalent einem hepatogastroenterologischen Teamentscheid anpassen.

Literatur

1. Berchtold R, Paumgartner G (1982) Folgen portosystemischer Shuntoperationen. Z Gastroenterol 20:59
2. Burroughs AK, Boss NB, Osborne D, Dick R, Hobbs KF, Sherlock S (1983) Randomized controlled study of transhepatic obliteration of varices and oesophageal stapling transection in uncontrolled variceal hemorrhage. Liver 3:122
3. Callow AD (1984) Portocaval shunts. World J Surg 8:688
4. Chandler JG, Meter CH van, Kaiser DL, Mills SE (1985) Factors affecting immediate and long-term survival after emergent and elective splanchnic-systemic shunts. Ann Surg 201:476
5. Chojkier M, Groszmann RJ, Atterbury CE et al. (1979) A controlled comparison of continuous intra-arterial and intravenous infusion of vasopressin in hemorrhage from esophageal varices. Gastroenterology 77:540
6. Conn HO (1985) Ideal treatment of portal hypertension in 1985. Clin Gastroenterol (London) 14:259
7. Fischer JE, Bower RH, Atamian S, Welling R (1981) Comparison of distal and proximal splenorenal shunts (a randomized prospective trial). Ann Surg 194:531
8. Häring R, Hirner A, Karavias T (1985) Portale Hypertension: Stellenwert der portosystemischen Shuntoperationen und der Notfalleingriffe. Chirurg 56:425
9. Langer B, Taylor BR, Mackenzie DR, Gilas T, Stone RM, Blendis L (1985) Further report of a prospective randomized trial comparing distal splenorenal shunt with end-to-side portocaval shunt. Gastroenterology 88:424

10. Levine BA, Gaskill HV, Sirinek KR (1985) Portasystemic shunting remains the procedure of choice for control of variceal hemorrhage. Arch Surg 120:296
11. Millikan WJ, Warren WD, Henderson JM et al. (1985) The Emory prospective randomized trial: selective versus nonselective shunts to control variceal bleeding (ten-year Follow-up). Ann Surg 201:712
12. Orloff MJ, Bell RH, Hyde PV, Skivolocki WP (1980) Long term results of emergency portocaval shunt for bleeding oesophageal varices in unselected patients with alcoholic cirrhosis. Ann Surg 192:325
13. Osborne DR, Hobbs KEF (1981) The acute treatment of hemorrhage from oesophageal varices: a comparison of oesophageal transection and staple gun anastomosis with mesocaval shunt. Br J Surg 68:734
14. Potts JR, Henderson JM, Millikan WJ, Warren WD (1984) Emergency distal spenorenal shunts for variceal hemorrhage refractory to non-operation treatment. Am J Surg 148:813
15. Rector WG, Reynolds TB (1985) Risk factors for hemorrhage from oesophageal varices and acute gastric erosions. Clin Gastroenterol (London) 14:139
16. Reynolds TB (1982) Why do varices bleed? Variceal bleeding. Pitman, London
17. Reynolds TB (1983) What do you do about esophageal varices? N Engl J Med 309:1575
18. Schiff ER (1984) Non surgical management of emergency hemorrhage from esophageal varices. World J Surg 8:646
19. Schröder R, Müller O, Bircher J (1985) The portocaval and splenocaval shunt in the normal rat. A morphometric and functional reevaluation. J Hepatol 1:107
20. Schumpelick V, Schreiber HW (1983) Therapie der Ösophagusvarizen – Shuntchirurgie und endoskopische Sklerosierung im Vergleich. Z Gastroenterol 21:690
21. Siewert JR, Feussner H (1984) Chirurgische Indikationen bei der Ösophagusvarizenblutung. Dtsch Med Wochenschr 109:1453
22. Sirinek KR, Thornford NR (1975) Isoproterenol in offsetting adverse effects of vasopressin in cirrhotic patients. Am J Surg 129:130
23. Sugiura M, Futagawa S (1984) Esophageal transection with paraesophagogastric devascularizations in the treatment of esophageal varices. World J Surg 8:673
24. Terblanche J (1984) Sclerotherapy for emergency variceal hemorrhage. World J Surg 8:653
25. Terblanche J (1985) The long term management of patients after an oesophageal variceal bleed: the role of sclerotherapy. Br J Surg 72:88
26. Westaby D, Williams R (1984) Injection sclerotherapy for the long-term management of variceal bleeding. World J Surg 8:667

b) Transplantationschirurgie

Organkonservierung: Grundlagen, Entwicklungen, Perspektiven

W. Isselhard

Die Organkonservierung war, ist und bleibt ein wichtiger Gegenstand chirurgischer Forschung. Organe homöothermer Organismen extrakorporal überleben zu lassen, letztendlich aber zu verwerfen, ist eine schon sehr lange geübte Methode zur Bearbeitung wissenschaftlicher Fragestellungen. Organe mit dem Ziel einer Transplantation und einer anschließend suffizienten Funktion im Empfängerorganismus befristet und im Idealfall unbefristet extrakorporal zu konservieren, ist seit nur gut 2 Jahrzehnten ein Anliegen der klinischen und experimentellen Forschung. Das anhaltend große Interesse an der Organkonservierung wird in ungezählten, an Details reichen Publikationen, Monographien, Übersichten und Niederschriften vieler Symposien sichtbar. Im folgenden Beitrag sollen einige Aspekte der Organkonservierung in allgemeiner Weise und unter Ausklammerung der vielen Einzeldaten aus sehr persönlicher Sicht angesprochen werden.

Grundlagen

Allgemeine Vorbemerkungen zur Organkonservierung

Die extrakorporale Konservierung von Organen ist in heutiger Sicht eine Voraussetzung aus einigen anderen für erfolgreiche Organtransplantationen als fester Bestandteil chirurgischer Therapiemöglichkeiten: Die unmittelbare Übertragung eines Organs vom Spender auf den Empfänger unter Bedingungen, die nicht zu einer kritischen Beeinflussung der für die meisten Organe außerhalb des Organismus nur sehr begrenzten Überlebensfähigkeit führen, ist in der Regel nicht möglich und wird heute nicht mehr als notwendig oder erwünscht angesehen; sie hätte die Organtransplantation eine vergleichsweise selten anwendbare oder nur mit unvergleichlich größerem organisatorischem und materiellem Aufwand durchführbare Therapiemöglichkeit bleiben lassen.

Organkonservierung im ursprünglichen und strengen Sinne läßt sich als die Summe aller physiologischen, technischen, biophysikalischen, biochemischen und pharmakologischen Ansätze und Maßnahmen beschreiben, mit deren Hilfe es möglich wird, ein Organ für eine längere Periode, beginnend mit der Organgewinnung aus dem Spender und endend mit der Wiederdurchblutung im Empfänger, extrakorporal ohne irreversible Schädigungen lebensfähig zu halten und als Transplantat eine lebenserhaltende Funktion für den Empfänger übernehmen zu lassen. In jüngster Zeit wird das Thema in einem umfassenderen Sinne verstanden. Danach beinhaltet Organkonservierung auch alle diejenigen Ansätze und Maßnahmen, die einerseits bereits vor der extrakorporalen Aufbewahrungsphase als sog. Organkonditionierung die Bedingungen für das zu konservierende Organ noch im Spender verbessern und

Stand und Gegenstand chirurgischer Forschung
Herausgegeben von F. W. Eigler, H.-J. Peiper,
F. W. Schildberg, J. Witte und V. Zumtobel
© Springer-Verlag Berlin Heidelberg 1986

die andererseits eventuelle sog. Reperfusionsschäden vermindern oder verhindern bzw. die Erholungsvorgänge im Transplantat beschleunigen und verbessern. Organkonditionierung, Verhinderung von Reperfusionsschäden und Erholungsverbesserung tragen zu besseren Ergebnissen bei. Aber nach wie vor sind die Bedingungen, denen das Organ während der unphysiologischen extrakorporalen Aufbewahrung unterworfen wird, entscheidend für die Güte einer Organkonservierung und damit mitentscheidend für die Funktion des Spenderorgans im Empfängerorganismus. Eine sofortige Funktionsaufnahme des Transplantats ist mit Ausnahme der Xenotransplantation weniger ein immunologisches Problem als eine Frage der Vorschädigung, der Gewinnung und der Konservierung des übertragenen Organs. Während bei einer transplantierten Niere eine zunächst fehlende oder unzureichende Funktion auch für lange Zeit durch die Dialyse ersetzt werden kann, ist für andere Organe wie Herz, Leber und Lunge eine baldige Funktionsübernahme durch das Transplantat entscheidend.

Alle belebte Substanz unterliegt im Prinzip denselben biologischen Gesetzen. Die Probleme aber, die sich einer erfolgreichen und langzeitigen Konservierung entgegenstellen, sind bei homöothermen Organismen in Organen auf der einen Seite und in isolierten Zellen oder Geweben auf der anderen Seite verschieden. Derartige Unterschiede ergeben sich beispielsweise bei der Versorgung, bei der raschen homogenen temperaturgradientenfreien Kühlung und Wiederaufwärmung oder bei der Ein- und Ausschleusung von Kälteschutzmitteln. Auch die Konservierbarkeit verschiedener Organe ist bislang recht unterschiedlich. Diese Unterschiede können sowohl organspezifisch sein, als auch einen unterschiedlichen Stand der Entwicklungsarbeiten widerspiegeln. Wenn auch davon auszugehen ist, daß die Prinzipien bei der Konservierung verschiedener Organe grundsätzlich ähnlich sind, so bestehen dennoch bislang Unterschiede in den Wegen und Mitteln. Die Energiebedarfssenkung durch Hypothermie und Funktionsaufhebung ist bei allen Organen, Geweben und Zellen das wohl wirksamste Prinzip zur Konservierung. Aber entsprechend den verschiedenen physiologischen Aufgaben und Leistungen und den damit vorgegebenen Unterschieden in zellulären Abläufen, beispielsweise beim Herzmuskel einerseits oder bei der Leber und der Niere andererseits, ist die Anwendung unterschiedlicher methodischer Ansätze verständlich.

Bemerkungen zu biologischen Grundlagen der Organkonservierung

Die verschiedenen Ansätze zur Konservierung von Organen und auch die mit den jeweiligen Ansätzen verbundenen Probleme werden verständlicher, wenn man sich einige wenige biologische Fakten vergegenwärtigt, die ohne Anspruch auf Vollständigkeit und in stark vereinfachender Form angesprochen werden. Bei homöothermen Lebewesen sind das Überleben, die Erhaltung der Struktur, eine ungestörte Funktionsbereitschaft und Funktion der Zellen, Gewebe und Organe sowie ihr Zusammenwirken als Organismus an die Einhaltung der verschiedensten Bedingungen geknüpft.

Eine Voraussetzung ist die Normothermie. Sieht man von Besonderheiten, wie beispielsweise bei Winterschläfern, ab, sind Abweichungen der Körpertemperatur von der Norm nur in engen Grenzen gestattet. Große Abweichungen im Sinne einer Abkühlung können zwar unter bestimmten Voraussetzungen für begrenzte Zeit toleriert, aber nicht aus sich selbst heraus und ohne Anwendung äußerer Hilfsmittel überwunden werden.

Eine andere Voraussetzung ist eine anhaltend hohe Energieproduktion, die die Aerobiose obligatorisch macht. Alle zellulären Leistungen werden durch die fortgesetzte Zufuhr von Energie unterhalten. Diese Energie wird ganz vorwiegend aus dem Abbau von Adenosintriphosphat (ATP) gewonnen. Fast alle Zellen homöothermer Lebewesen verfügen über 2 ATP-produzierende Systeme, die Glykolyse und die oxidative Phosphorylierung. Die Glykolyse ist das phylogenetisch ältere System und verteilt sich auf das Zytosol. Ihre strukturelle Organisation gilt als „primitiv". Ihre energetische Ausbeute in Form von ATP ist gering. Die oxidative Phosphorylierung ist die phylogenetisch jüngere Erwerbung. Sie ist in der Mitochondrien lokalisiert. Ihre hohe energetische Ausbeute in Form von ATP ist an eine intakte strukturelle Organisation gebunden. Die Glykolyse funktioniert anaerob. Die mitochondriale Energieproduktion läuft unter Verbrauch von Sauerstoff ab. Beide Systeme funktionieren nebeneinander, werden unter regulären Bedingungen vom zellulären Energiebedarf gesteuert und sind für die Masse der Zellarten unverzichtbar. Energiebereitstellung und Energieverbrauch sind in den Zellen kompartimentiert. Die Glykolyse hat nicht allein die ihr früher zugesprochene Notfallfunktion. Unter regulären Bedingungen deckt die aerobe Energieproduktion über 90% des zellulären Energiebedarfs, während auf die glykolytische Leistung weniger als 10% entfallen. Ausfall oder kritische Einschränkung eines der beiden Systeme resultieren zuerst in Störungen zellulärer Leistungen, dann in dem mehr oder weniger raschen Übergang in zunächst reversible und später irreversible Schädigungen und enden schließlich im Zelltod. Ein Verlust der glykolytischen Energieproduktion, z. B. durch eine Zellvergiftung mit Monojodessigsäure, ist mehr von theoretischem und experimentellem Interesse. Aber die Aufhebung oder kritische Einschränkung der aeroben Energieproduktion sind von größter klinischer Relevanz und erfolgen in Situationen wie Anoxie, Hypoxie, Asphyxie und Ischämie.

Für Verfahren der Organkonservierung, bei denen eine Ischämie integrierter methodischer Bestandteil ist, gilt es festzuhalten, daß eine Anaerobiose nicht *per se* schädlich ist. Aber die Anaerobiose wird leicht verhängnisvoll, weil die anaerobe Energiebereitstellung trotz einer mit Beginn der Anaerobiose gesteigerten Glykolyserate immer hinter dem Energiebedarf zurückbleibt und sich ein Energiedefizit entwickelt.

Bei ausreichender, vorwiegend aerober Energiebereitstellung liegen für Substrate und Metabolite Fließgleichgewichte vor, d. h. Verbrauch und Resynthese entsprechen einander. Adenosintriphosphat (ATP), Phosphokreatin (PKr), Glykogen und Glukose weisen eine hohe Gewebekonzentration auf. Dagegen sind die Gewebekonzentrationen für Adenosindiphosphat (ADP), Adenosinmonophosphat (AMP), freies Kreatin (FKr), anorganisches Phosphat und Laktat niedrig. Die Summe der Adeninnukleotide (SAN) und das Gesamtkreatin (GKr) als Summe von PKr und FKr sind hoch. Ebenfalls ergeben sich hohe Werte für rechnerische Größen wie das „energy charge potential" [1] [ECP = (ATP + 0,5 ADP)/SAN] oder den Quotienten PKr/GKr. In der absoluten Höhe der Werte bestehen organtypische Unterschiede. Auch liegen insofern gewisse qualitative Unterschiede vor, als beispielsweise Leber und Niere kaum PKr aufweisen und der Gehalt an GKr im Vergleich zu muskulären Strukturen niedrig ist. Mit Einsetzen der Anaerobiose nehmen die energieliefernden

Substrate des Glykolysezyklus (Glykogen und Glukose) ab, und insbesondere Laktat wird im komplett ischämischen Organ akkumuliert. Als Ausdruck der unzureichenden glykolytischen Energiebereitstellung wird PKr sehr rasch, SAN und das ECP etwas verzögert vermindert. Die Abbauprodukte der Adeninnukleotide können leicht die Zellmembran passieren, was im Hinblick auf die postanaerobe Erholung bedeutungsvoll werden kann.

Die Befähigung zur glykolytischen Energiebereitstellung ist in verschiedenen Organen unterschiedlich. Der Herzmuskel verfügt über ein beträchtliches Glykogendepot und eine hohe glykolytische Kapazität. Entsprechend lange anhaltend und groß ist die Laktatakkumulation im ischämischen Organ. Auch die Niere weist eine beträchtliche glykolytische Kapazität auf. Ihr Depot an glykolytisch einsetzbaren Reserven ist jedoch sehr klein, so daß die Laktatbildung und die ischämieinduzierten Änderungen im Stoffwechselstatus früh auslaufen. Die Leber verfügt in der Regel über sehr viel Glykogen. Sie hat aber aufgrund ihres Enzymbesatzes nur eine geringe glykolytische Kapazität, so daß Ablauf und Ausmaß der Änderungen im Stoffwechselstatus in Leber und Niere ähnlich sind.

Bemerkungen zur Hypothermie

Die Hypothermie ist bisher die wichtigste und effektivste Maßnahme zur Senkung des Energiebedarfs während der Konservierung. Üblicherweise werden Temperaturen zwischen 0°C und 6°C gewählt. In der Hypothermie sind der Energiebedarf und auch die Energiebereitstellung temperaturabhängig verringert. Die Hypothermie ist nicht ohne potentielle Risiken. Sie resultieren z.T. aus dem Faktum, daß ein üblicherweise unter normothermen Bedingungen funktionierendes Organ plötzlich höchst unphysiologischen Bedingungen ausgesetzt wird. Die Hypothermie ist nicht oder nur sehr bedingt mit der Absenkung der Körpertemperatur bei winterschlafenden Warmblütern (Hibernation) vergleichbar. Von einer Temperatursenkung werden biochemische und biophysikalische Vorgänge wie auch die verschiedenen zellulären Enzymsysteme und Leistungen nicht einheitlich betroffen, so daß erhebliche Alterationen, z.B. die Entwicklung eines massiven Ödems, resultieren können. Die Hypothermie führt zur Hypopolarisation lebender Zellen und kann eine Kältekontraktur muskulärer Elemente bedingen. Beide Situationen steigern den zellulären Energiebedarf und mindern so den Effekt der Hypothermie. Mit sinkender Temperatur verschiebt sich die absolute Reaktion biologischer Flüssigkeiten zunehmend in die alkalische Richtung. Risiken können auch aus einer unsachgemäßen Handhabung erwachsen. Bei einer Oberflächenkühlung mittels Umschichtung des Organs mit Eis können Kälteläsionen des Gewebes entstehen und Temperaturgradienten auftreten, die die Entstehung regionaler Hypoxien oder Anoxien begünstigen.

Diesen Nachteilen und Risiken kann entgegengewirkt werden. Sie können aber nicht ganz beseitigt werden. Effektive Maßnahmen sind z.B. eine suffiziente Perfusion während der Gewinnung des Spenderorgans, die Verwendung richtig zusammengesetzter Perfusate, eine Anpassung des pH-Wertes im Perfusat und eine rasche und homogene Abkühlung vermittels einer Perfusion. Wird die Hypothermie in richtiger Weise installiert und aufrechterhalten, überwiegen bei weitem ihre Vorteile.

Angaben über das Ausmaß der Senkung des Energiebedarfs durch Hypothermie variieren mit dem Parameter. Unter Bedingungen, bei denen die Abkühlung nicht in einer überproportionalen Einschränkung einer bestimmten Organleistung resultiert, wird die Ischämietoleranz eines Organs durch die Senkung der Temperatur um 10°C etwa um den Faktor 2, durch eine Temperatursenkung von 30°C um einen Faktor von ca. 8 verlängert.

Entwicklungen

Zur Konservierung von Organen wurden sehr verschiedene Ansätze und Methoden entwickelt, die sich in einer groben Klassifizierung auf 2 Konzepte zurückführen lassen. Auf der einen Seite stehen die Versuche, den aeroben Stoffwechsel als wichtigste Quelle aller zellulären Leistungen über eine Versorgung mit Substraten und Sauerstoff und eine Entsorgung während der Konservierung vermittels einer Perfusion zu garantieren. Die andere Seite bilden Versuche, eine Konservierung in Ischämie ohne Ver- und Entsorgung zu ermöglichen und die aus dieser Mangelsituation resultierenden Folgen mit Hilfe sehr unterschiedlicher Maßnahmen so gering wie möglich zu halten. Ein zwischen diesen Extremen liegender Ansatz bedeutet der Versuch, in einem ischämischen Organ wenigstens eine Aerobiose aufrecht zu erhalten.

Zur Zeit sind 2 Verfahren in der Klinik im Einsatz: die hypotherme ischämische Lagerung und die hypotherme kontinuierliche Perfusion. Sie haben trotz der großen Unterschiede im Ansatz und in methodischen Einzelheiten als wichtige Gemeinsamkeiten die Durchführung unter einem normalen atmosphärischen Druck, die Durchführung in Hypothermie bei 0–6°C und die möglichst drastische Senkung des Energiebedarfs im Organ. Während Organe wie Leber und Niere ihre organspezifischen Leistungen bei Unterbrechung der Durchblutung und Abkühlung in kürzester Zeit einstellen, kann das Herz in Abhängigkeit von den jeweiligen Umständen für viele Minuten weiterschlagen bzw. flimmern. Daher erübrigen sich bei Leber und Niere Maßnahmen zur Aufhebung der organtypischen Funktionen. Dagegen sollte bei der Konservierung des Herzens die Kardioplegie integraler Bestandteil sein. Bei den anderen Ansätzen – z.B. die Konservierung in Normothermie oder die Konservierung in Hypothermie bei übernormalem Druck – sind die 3 offenbar bislang einzuhaltenden Bedingungen nicht realisiert.

Die Kryokonservierung, d.h. die Konservierung bei sehr tiefen Temperaturen, eignet sich vorerst nur dazu, isolierte Zellen wie Blut- und Samenzellen zuverlässig und langfristig aufzubewahren. Die noch ausstehende Realisation der Kryokonservierung von Organen würde die Möglichkeit der Erstellung von Organbanken als Verwirklichung eines wichtigen Zieles der Organkonservierung bedeuten.

Normotherme Konservierung

Eine normotherme oder quasi normotherme Lagerung von Organen in Ischämie wäre einfach und wenig aufwendig. Sie ist aber als Konservierungsmethode ungeeignet, weil die Überlebensfähigkeit der meisten Organe ohne ständige Ver- und Entsorgung sehr begrenzt ist. So beträgt die normotherme ischämische Toleranz des keine äußere Arbeit leistenden Herzens 20–30 min, diejenige von Leber und Niere etwa eine knappe Stunde. Derartig kurze Toleranzzeiten erlauben nur bei der Niere eine Übertragung von einem Lebendspender aus, nicht aber bei Herz und Leber. Der Gewinn über eine Senkung des Energiebedarfs etwa durch Aufhebung der Herztätigkeit (Kardioplegie) oder Hemmung der tubulären Natriumrückresorption in der Niere ist unter dem Gesichtspunkt der Organkonservierung bedeutungslos.

Die Tatsache, daß zur Erhaltung einer langfristigen Lebensfähigkeit Normothermie und Aerobiose von entscheidender Bedeutung sind, ließ die normotherme extrakorporale Perfusion wegen der quasi physiologischen Bedingungen besonders geeignet erscheinen. Die Ergebnisse lassen sich dahingehend zusammenfassen, daß bislang mit keinem der verschiedenen Ansätze eine langfristige, routinemäßig einsetzbare Organkonservierung verwirklicht werden kann. Allerdings wurde die normotherme Perfusion zu einem höchst wertvollen methodischen Mittel, mit dem sich im akuten Experiment Einblicke in physiologische Leistungen und pathophysiologische Mechanismen im gut definierten Modell des isolierten Organs gewinnen lassen. Ausreichend lange Konservierungszeiten ließen sich weder vermittels der extrakorporalen Organperfusion mit Blut von einem Wirt aus über einen arteriovenösen „Shunt", etwa in der Art der *Ex-vivo-Nierenperfusion* nach Lavender et al. [24], noch mittels der Perfusion in einem extrakorporalen Pumpen-Oxygenator-System mit Blut oder verdünntem Blut erzielen. Zwar ist über das Blut der hohe Sauerstoff- und Energiebedarf normotherm perfundierter Organe zu decken, aber die unvermeidbare Traumatisierung des Blutes bedingt im perfundierten Organ Mikrozirkulationsstörungen und als deren Folge Schädigungen des Organparenchyms. Die Verwendung zellfreier Perfusate ist mit anderen Nachteilen behaftet. So ist eine angemessene Sauerstoffversorgung nur mittels unphysiologisch hoher Flußraten zu bewerkstelligen. Der dabei notwendige hohe Perfusionsdruck begünstigt die Entstehung von Ödemen. Ödeme entwickeln sich auch dann leicht, wenn Perfusate ohne kolloidosmotisch wirksame Substanzen verwendet werden. Fluorkohlenstoffe in wäßriger Lösung haben zwar eine 3fach größere Transportkapazität für Sauerstoff als Wasser; aber einer langfristigen Anwendung steht bislang eine mehr oder weniger ausgeprägte Toxizität entgegen. Eine zur Myokardprotektion vorgeschlagene Hämoglobinlösung [32] hat eine gute Sauerstofftransportkapazität, aber ihre Herstellung ist aufwendig, die im Perfusat erreichbare Hämoglobinkonzentration beträgt nur etwa 30–40% derjenigen im Blut, und bei einer Nierenperfusion ist mit einer Verlegung der renalen Tubuli zu rechnen.

Hyperbare Konservierung

Der Konservierung ischämischer Organe in Hypothermie unter Überdruckbedingungen [26, 29] liegt das Konzept zugrunde, daß ein ischämisches Organ bei eingeschränktem Energiebedarf über seine Oberfläche ausreichend mit Sauerstoff zur Aufrechterhaltung einer Aerobiose versorgt werden kann. Der dazu notwendige Partialdruck wäre unter normobaren Bedingungen nicht zu erreichen. Je nach den Abmessungen des Organs ist ein Druck von mehreren Atmosphären aufzubringen.

Dieser Ansatz blieb wegen seiner zahlreichen Nachteile bisher ohne praktische Anwendung: Die Ergebnisse sind, gemessen an den praktischen Notwendigkeiten der Organkonservierung, unbefriedigend. Der technische Aufwand dieser Methode ist gewaltig. Manche Gewebe, wie z. B. die Nierenkapsel, stellen ein erhebliches Diffusionshindernis dar. Ein Angebot von Sauerstoff unter hohem Druck über lange Zeit beinhaltet die Gefahr der Sauerstoffintoxikation [17]. In der Zeit des Druckaufbaus und der Dekompression besteht die Gefahr, daß sich regionale Hyp- und Anoxien mit all ihren negativen Konsequenzen entwickeln. Aber nach wie vor gibt es experimentelle Bemühungen, hyperbare Techniken für die Organkonservierung nutzen zu können.

Kryokonservierung

Eine Konservierung von Organen bei sehr tiefen Temperaturen bedeutet die Anwendung extrem unphysiologischer Bedingungen. Diesem Konzept liegt die Idee zugrunde, daß bei sehr tiefen Temperaturen kein oder praktisch kein Energiebedarf mehr besteht und damit keine biologische Reaktionen mehr ablaufen, also auch eine Versorgung mit Sauerstoff und Substraten überflüssig wird. Der Stand der Dinge kann dahingehend zusammengefaßt werden, daß die Methode zur Konservierung von Organen größerer Abmessungen bislang nicht anwendbar ist.

Tiefe Temperaturen können über verschiedene Wege erreicht werden. Als „super-cooling" erfolgt die Abkühlung unter 0°C ohne Gefrieren des Gewebes, wobei ein Temperaturbereich bis $-25°C$ erreichbar scheint. Eine andere Möglichkeit ist das Gefrieren bei tiefen Temperaturen. Dabei besteht bei langsamen Einfrierraten die Gefahr einer extrazellulären Eisbildung, eines intrazellulären Wasserverlustes und Schrumpfens der Zellen sowie eines kritischen Ischämie- und Anaerobioseintervalls, bis eine ausreichend tiefe Abkühlung erreicht ist. Rasche Einfrierraten können zur Bildung intrazellulärer Eiskristalle und zur mechanischen Zerreißung intrazellulärer Strukturen führen. Ein weiterer Ansatz ist die Vitrifikation. Man kann sie in vereinfachender Weise als Flüssigkeitsverfestigung beschreiben, die nicht durch Kristallbildung wie beim Gefrieren, sondern durch eine extreme Erhöhung der Viskosität während der Abkühlung zustande kommt.

Problematisch ist bei allen Situationen das Auftauen Probleme entwickeln sich bislang auch aus der obligatorischen Verwendung kryoprotektiver Substanzen wie Dimethylsulfoxid, Glyzerin u. a. Der schützende Effekt solcher Substanzen, aber nicht selten auch ihre Toxizität nehmen mit ihrer Gewebekonzentration zu. Sie müssen sorgfältig eingeschleust und wieder ausgewaschen werden. In hohen Konzentrationen verursachen sie einen intrazellulären Flüssigkeitsverlust.

Hypotherme ischämische Lagerung

Die ischämische Lagerung in Hypothermie bedeutet für das Organ eine komplette Aufhebung der Versorgung mit Sauerstoff und Substraten sowie einer Beseitigung von Stoffwechselprodukten. Sauerstoff ist im Gegensatz zu wasserstoffhaltigen Substraten wie Glykogen nur begrenzt zu „speichern". Auch mit der Wahl optimaler Lagerungsbedingungen ist langfristig der Übergang in die Anaerobiose nicht aufzuhalten. In ungeschützten Organen *in situ* erlischt nach Unterbrechung der Sauerstoffversorgung die Aerobiose in wenigen Sekunden. Nach optimaler präischämischer Vorbereitung kann dagegen beispielsweise in der Niere oder im Herzen die Aerobiose bei einer Temperatur von 5–6°C für etwa 20 bzw. gut 30 min während einer Ischämie fortdauern. Dazu muß einerseits das Sauerstoffdepot im Gewebewasser über die mit sinkender Temperatur und mit steigenden Partialdrücken zunehmende Sauerstofflöslichkeit maximal erhöht und andererseits der Energiebedarf durch Hypothermie und andere geeignete Maßnahmen maximal gesenkt werden. Über die Vergrößerung des Sauerstoffdepots unter Einschränkung des Energiebedarfs wird der Beginn der Anaerobiose verzögert und ein kritisches, anaerobiosebedingtes Energiedefizit später erreicht. Diese Vorteile sind von erheblicher Bedeutung für die Myokardprotektion, die zur Überwindung relativ kurzer Ischämiephasen bei Operationen am blutleeren Herzen ausgelegt ist. Sie verlieren aber wegen ihrer zeitlich begrenzten Wirkung an Gewicht in der Organkonservierung, bei der ein Schutz über viele Stunden und Tage angestrebt wird.

Mit Ende der Aerobiose beginnt die Entwicklung der Alterationen im Stoffwechsel, in der Elektrolytverteilung, in der Funktion und der Morphologie, die für eine ischämiebedingte Anaerobiose charakteristisch sind. Das Ausmaß der Alterationen nimmt mit längerer Ischämiedauer zu. Die Ablaufgeschwindigkeit der anaerobiosebedingten Alterationen und damit die Anaerobiosetoleranz können beeinflußt werden. Die Veränderungen werden in dem Maße verlangsamt, wie es gelingt, die verschiedenen Organfunktionen einzuschränken oder aufzuheben. Die Aufhebung der Herztätigkeit, die Unterdrückung von Sekretions- und Resorptionsleistungen, die Einschränkung von Zellarbeit zur Aufrechterhaltung physiologischer Elektrolytverteilungsmuster und die Unterdrückung von Erregbarkeit und Erregung sind Möglichkeiten, in effektiver Weise den Energiebedarf eines Organs zu reduzieren. Es bleibt aber festzuhalten, daß der Energieverbrauch nicht vollständig aufgehoben werden kann. Daraus folgt, daß eine Organkonservierung durch hypotherme ischämische Lagerung zeitlich begrenzt sein muß. Wichtige Gründe für diese Limitierung sind in der geringen Effizienz der glykolytischen Energiebildung, in den begrenzten Vorräten anaerob utilisierbarer Substrate und Metabolite, wie Glykogen, Glukose, Nukleotide und Phosphokreatin, sowie in der Entwicklung einer zunehmenden Gewebeazidose zu sehen, die das Gewebe zunehmend schädigt und den Wirkungsgrad der ohnehin über die Zeit immer geringer werdenden Energieproduktion vermindert. Anhand dieser Zusammenhänge wird verständlich, daß durch jede präischämische Schädigung des Organs im Spender oder bei der Organgewinnung, insbesondere aber durch eine ischämische Vorschädigung des Spenderorgans, die Konservierbarkeit beeinträchtigt oder eine erfolgreiche Konservierung unmöglich wird.

Integrierter Bestandteil der Konservierung mittels hypothermer ischämischer Lagerung ist die initiale Perfusion des Spenderorgans, die bei Niere und Leber als sog. „Flush"-Perfusion und beim Herzen als Infusionskardioplegie durchgeführt wird. Diese nur auf einige Minuten ausgedehnte Perfusion dient der raschen und homogenen Abkühlung, der Freispülung der Gefäße von Blut, der Aufhebung der Organfunktion und möglichst vieler zellulärer Teilleistungen. Über eine Äquilibrierung des extrazellulären Raums mit speziellen Lösungen soll der zelluläre Energieaufwand, z.B. zur Aufrechterhaltung von Ionenverteilungen, weiter reduziert werden und die ischämie- bzw. anaerobiosebedingten Veränderungen durch die verschiedensten Zusätze beeinflußt oder kompensiert werden. Zumindest für den Herzmuskel trifft zu, daß die Funktionsaufhebung den Energiebedarf zwar rasch auf ein niedrigeres Niveau zurückfallen läßt, dessen Höhe vom unmittelbar zuvor bestehenden Energiebedarf bestimmt ist, daß aber der für die gewählte Bedingung niedrigste Wert erst nach einem mehrminütigen Intervall erreicht wird, das um so länger dauert, je höher der ursprüngliche Energiebedarf war [3, 27, 31]. Die Maßnahmen zur Senkung des Energiebedarfs durch Abkühlung und Aufhebung bzw. Einschränkung möglichst vieler Organfunktionen sind daher dann besonders effektiv, wenn sie schon präischämisch und noch unter aeroben Bedingungen zur Wirkung kommen.

Die Lösungen zur initialen Perfusion weisen eine große Vielfalt in Einzelheiten ihrer Zusammensetzung auf. Gemeinsam ist ihnen, daß sie meist für eine nur kurze Perfusionsdauer konzipiert sind. Lösungen zur Flushperfusion von Niere und Leber wurden u.a. von Collins et al. [5, 6], Lambotte u. Wojcik [23], Rolles et al. [36], Ross u. Escott [37] sowie Sacks et al. [39] angegeben. Sie sind normo- bis hyperosmolar. Sie enthalten in Anlehnung an ein intrazelluläres Kationenmuster hohe Kalium- und Magnesiumkonzentrationen bei niedrigen Natriumwerten sowie hohe Konzentrationen schwer diffusibler Anionen wie Zitrat, Phosphat und Sulfat. Zur Konservierung von Lungengewebe werden sowohl Lösungen des extrazellulären wie auch des intrazellulären Typs verwendet [15, 41]. Die Ansätze und Lösungen für die Myokardprotektion nach Bretschneider [4], Gay-Ebert, Lolley, Roe, Tyers und vielen anderen [18] sowie die Konzepte, die beispielsweise in Stanford [34], im St. Thomas-Hospital London [18] oder in der Universität Illinois [25] verfolgt werden, lassen sich kaum auf einen Nenner bringen. Dementsprechend vielfältig variieren nicht nur die ionalen Zusammensetzungen, sondern auch die weiteren Komponenten zur Beeinflussung des sich in der Anaerobiose verändernden Milieus (Puffersysteme), zur Ödemeinschränkung (Hyperosmolarität, kolloidosmotisch wirksame Zusätze, Steroide), zur Strukturstabilisierung (Steroide etc.) und zur pharmakologischen Beeinflussung des zellulären Energiebedarfs und Stoffwechsels. Für die Mehrzahl der entwickelten Perfusate trifft wohl zu, daß sie nicht im Sinne einer Universallösung zur Konservierung verschiedener Organe eingesetzt werden können.

Die Organkonservierung durch hypotherme ischämische Lagerung ist heute die ganz überwiegend angewandte Methode. Ihre Vorteile (Tabelle 1) bestehen darin, daß die Handhabung und die benötigte Ausstattung unkompliziert und einfach sind, ein Transport von Organ und Gerät keine Probleme aufwirft, die Kosten niedrig sind und methodenspezifische Risiken fehlen. Als Nachteil ist das Fehlen der Versorgung mit Sauerstoff und Substraten und die Anhäufung von Stoffwechselendprodukten zu nennen. Nachteilig ist auch, daß Organe mit einer Vorschädigung durch eine „Warmischämie" überhaupt nicht oder nicht mehr angemessen lang konserviert werden können. Nachteilig ist auch, daß die Konservierungsdauer insbesondere dann sehr begrenzt ist, wenn eine ausreichende Sofortfunktion nach Transplantation nötig ist. Im klinischen Einsatz wird die Grenze der Leistungsfähigkeit dieser Methode bei etwa 4 h für das Herz, bei 8–12 h für die Leber und bei 24–48 h für die Niere angesetzt. Das bedeutet gegenüber der ischämischen Toleranz der ungeschützten Organe (s. Abschnitt über normotherme Konservierung) einen erheblichen Gewinn. Deutlich längere Konservierungszeiten werden tierexperimentell erreicht. Die Unterschiede ergeben sich daraus, daß auf der einen Seite in der Klinik mit einem hohen Sicherheitsfaktor gearbeitet werden muß, daß auf der anderen Seite im Experiment in der Regel gesunde Organe in gesunde Organismen transplantiert werden, ideale Bedingungen bei der Organgewinnung eingehalten werden können und insbesondere bei Untersuchungen zur Herz- und Leberkonservierung in den seltensten Fällen Versuche mit langer Überlebensdauer durchgeführt werden.

Tabelle 1. Vor- und Nachteile von 3 verschiedenen Methoden der Nierenkonservierung in Hypothermie

	Ischämische Lagerung	Kontinuierliche Perfusion	Retrograde O₂-Persufflation bei ischämischer Lagerung
Oxygenierung	Nein	+	+
Substratangebot	Nein	+	Nein (? –)
Stoffwechsel-„Schlacken"	Ansammlung	Beseitigung und Verdünnung	Utilisation (Ansammlung?) ±
Tolerierte Vorschädigung durch Warmischämie	Keine	(+)	+
Konservierungsdauer mit Sofortfunktion	24–36 h	30 min	60 min
Sofortfunktion nach Transplantation	(+)	2–3 Tage	2–3 Tage
	„Eher schlechter"	„Eher besser"	„Eher besser"
Transport	(+)	(–)	+
	Kein Problem	„Ja, aber schwierig"	Kein Problem
Ausrüstung und methodische Handhabung	Unkompliziert, einfach +	„Anspruchsvoll" –	Unkompliziert, einfach +
Kosten	Niedrig +	Hoch –	Niedrig +
Risiken[a]	Keine +	Beträchtlich –	Keine +

[a] Perfusionsnephropathie, Schädigung durch zytotoxische Antikörper bei der Perfusion, Übertragung von Infektionskrankheiten (Hepatitis), Perfusionsunterbrechung, Embolie

Hypotherme kontinuierliche Perfusion

Der Ansatz einer Organkonservierung mittels kontinuierlicher Perfusion in Hypothermie [2] basiert auf dem wissenschaftlich gesicherten Umstand, daß der Entzug von Sauerstoff von lebenswichtigen Organen des homöothermen Organismus auch bei Anwendung besonderer Schutzmaßnahmen nur für eine sehr begrenzte Zeit toleriert wird, leitet sich aus der experimentellen Erfahrung ab, daß eine normotherme Perfusion nicht praktikabel ist, und entspringt der Idee, daß eine Versorgung mit Sauerstoff und Substraten einerseits sowie eine Beseitigung bzw. Verdünnung von Abbauprodukten des Stoffwechsels andererseits längere Konservierungszeiten ermöglichen sollte.

Bei diesem Verfahren wird das Organ in einem gekühlten Behältnis gelagert und im geschlossenen System vermittels einer Pumpe perfundiert, wobei das Perfusat ständig gekühlt, gefiltert und begast wird. Die Regel ist eine kontinuierliche Perfusion. Die Frage, ob eine pulsatile oder nichtpulsatile Perfusion vorzuziehen ist, bleibt unentschieden. Eine „tröpfchenweise" Perfusion („trickle perfusion"), wie sie zur Konservierung von Niere und Leber versucht wurde, hat sich nicht bewährt. Die Begasung erfolgt mit Sauerstoff, Carbogen (95% O_2 + 5% CO_2) oder anderen Gasgemischen. Wegen des bei der niedrigen Temperatur geringen Energiebedarfs der perfundierten Organe können zellfreie Perfusate verwendet werden. Aus demselben Grunde kann die Perfusion mit für erythrozytenfreie Perfusate vergleichsweise niedrigen Perfusionsflüssen bei niedrigen Perfusionsdrücken erfolgen, was die Gefahr einer Ödementwicklung mindert. Der Einschluß eines Oxygenators in das Perfusionssystem wird wegen der bei tiefen Temperaturen ausreichend hohen Löslichkeit von Sauerstoff im Perfusat und wegen des geringen Energiebedarfs des Organs überflüssig.

Die Zusammensetzung der Perfusate variiert in weiten Grenzen. Grundsätzlich werden aber Perfusate mit einem extrazellulären Elektrolytmuster mit hohen Natriumkonzentrationen bei niedrigen Kaliumkonzentrationen verwendet. Große Unterschiede bestehen in der Wahl von Substraten und anderen Substanzen wie Glukose und freien Fettsäuren zur Energiegewinnung, in der Zumischung von kolloidosmotisch wirksamen Substanzen wie Albumin und kryopräzipitiertem Plasma als Substrat, als Träger für freie Fettsäuren und zur Ödemeinschränkung wie auch in der Zugabe von anderen Bestandteilen wie Insulin, Steroiden und Procain.

Wichtiger Bestandteil auch dieses Konservierungsansatzes ist die initiale Perfusion bei der Gewinnung des Spenderorgans. Eine rasche homogene Abkühlung, die Auswaschung von Blut und die Aufhebung der Organfunktion sind vorrangige Ziele; die Äquilibrierung des Extrazellulärraums ist von nachrangiger Bedeutung. Diese Perfusion erfolgt entweder mit dem später zur kontinuierlichen Perfusion verwendeten Perfusat oder mit einer der bewährten Lösungen, wie z.B. Ringer-Lösung, Ringer-Laktatlösung oder Tyrode-Lösung.

Die Vor- und Nachteile, die sich aus der Zumischung oder dem Fortlassen dieses oder jenes Substrats oder anderer Perfusatbestandteile ergeben, sind nie eindeutig in umfassenden, alle Faktoren berücksichtigenden Studien abgegrenzt worden und daher umstritten geblieben. Dagegen sind die Vorteile, die aus der Oxygenierung des Organs während der Konservierungsphase resultieren, zumindest für die Niere überzeugend darzulegen: Der Gehalt an Adeninnukleotiden und das ECP werden während der extrakorporalen Aufbewahrung um so besser erhalten, und die Sofortfunktion nach der Transplantation ist um so weniger unter die Norm gesenkt, je besser die Sauerstoffversorgung während der Konservierungsphase ist [7, 8].

Die Organkonservierung durch kontinuierliche Perfusion in Hypothermie ist z. Z. in der Klinik nicht mehr die Methode der Wahl. Für die klinische Nierenkonservierung wird sie nur noch in wenigen Zentren verwendet. Für die Leber- und Herzkonservierung wird ihr Einsatz experimentell geprüft, weil die Methode der hypothermen ischämischen Lagerung nur sehr begrenzte Konservierungszeiten zuläßt. Die Vorteile (Tabelle 1) bestehen in einer Versorgung des Organs mit Sauerstoff und Substraten und in einer Beseitigung oder Verdünnung von Stoffwechselabbauprodukten. Bei der Nierenkonservierung muß es als Vorteil gelten, daß auch Organe mit einer Vorschädigung durch eine bis zu 30 min dauernden „Warmischämie" wenigstens 24 h konserviert werden können. Von Vorteil ist auch, daß mit der kontinuierlichen Perfusion in Hypothermie längere Konservierungszeiten als mit der hypothermen ischämischen Lagerung erreicht werden können. Nieren können unter klinischen Maßstäben 2–3 Tage lang konserviert werden; im Tierexperiment werden etwa doppelt so lange Zeiten erreicht. Das Herz kann im Tierexperiment für 12–24 h, gelegentlich sogar bedeutend länger, konserviert werden. Aber die Nachteile dieser Methode sind nicht zu übersehen: Der apparative Aufwand und die Handhabung der Methode sind anspruchsvoll, ein Transport von Organ und Gerätschaft ist schwierig, die Kosten sind hoch, und es bestehen methodenspezifische Risiken. Zu diesen Risiken gehören die Entwicklung einer Perfusionsnephropathie, die Schädigung des Organs während der Perfusion durch zytotoxische Antikörper, die Übertragung von Infektionskrankheiten (Hepatitis) und die Gefahr einer Perfusionsunterbrechung und der Embolie.

Perspektiven

Die Konservierung ganzer Organe ist bislang nicht abschließend gelöst, wenn auch gegenüber den Anfängen enorme Fortschritte erzielt wurden. Die Lösung des Problems einer zeitlich unbefristeten Aufbewahrung von Organen in Organbanken scheint im Augenblick nicht in greifbarer Nähe. Bei der zeitlich befristeten Konservierung von Organen sind die Möglichkeiten zu Qualitätsverbesserungen und zur zeitlichen Ausdehnung der Konservierungsdauer sicherlich noch nicht ausgeschöpft. Fortschritte sind aber weniger von „Trial-and error"-Verfahren, die so oft in den frühen Sturm- und Drangjahren der Organkonservierung zu Erfolgen führten, als von systematischen Untersuchungen zu erwarten. Dabei wird das Experiment am Tier unverzichtare Voraussetzung weiterer Fortschritte bleiben (müssen).

Allgemeines

Eine auf lange Zeit ausdehnbare Konservierung ausschließlich in Normothermie erscheint nach dem gegenwärtigen Stand der Dinge nicht realisierbar. Angesichts der Tatsache, daß heutzutage wesentlich leistungsfähigere Methoden bereits zur Verfügung stehen und darüber hinaus erfolgversprechende Ansätze für neue Methoden bestehen, scheinen weitere Bemühungen um eine langfristige extrakorporale Aufbewahrung von Organen in Normothermie wenig sinnvoll.

Integrierter Bestandteil der Organkonservierung ist und bleibt die Verminderung des Energiebedarfs, die nur über eine Einschränkung oder Aufhebung möglichst vieler und im Idealfall aller zellulärer Leistungen denkbar ist. Eines der wichtigsten Mittel zur Realisierung dieses Zieles ist die Verwendung gegenüber der Norm gesenkter Temperaturen.

Die Hypothermie ist für den homöothermen Organismus und die Mehrzahl seiner Organe als eine äußerst unphysiologische Situation einzustufen. Man wird die Veränderungen in Zellen und Organen besser verstehen lernen müssen, um eine bessere Hypothermietoleranz zu erreichen und die Hypothermie besser als bisher als Schutz nutzen zu können. Die Aufdeckung von Änderungen der biochemischen Zusammensetzung und der biophysikalischen Eigenschaften und damit auch des biologischen Verhaltens von Membranstrukturen eines sich für den Winterschlaf adaptierenden Organismus und der Vergleich zum Verhalten von Membranen bei der Abkühlung nichtwinterschlafender Organismen sind ein Beispiel dafür, welche wichtigen Aufschlüsse für das vielschichtige Problem der Kältetoleranz von der Kryobiologie zu erwarten sind. Es bleibt aber abzuwarten, ob derartige Kenntnisse etwa in Form rascher und gezielter Änderungen der Membraneigenschaften für die Konservierung akut anfallender Spenderorgane zu nutzen sein werden.

Die vollständige Aufhebung des Energiebedarfs und damit die Möglichkeit zur zeitlich unbegrenzten Aufbewahrung von Organen ist nach dem gegenwärtigen Stand der Kenntnisse nur über eine Anwendung tiefster Temperaturen erreichbar. Da isolierte Zellen für sehr lange Zeit und zuverlässig kryokonserviert werden können, ist zu erhoffen, daß der Kryokonservierung ganzer Organe keine prinzipiellen, sondern nur überwiegend methodische Hemmnisse entgegenstehen. Eines der Probleme scheint das Auffinden der richtigen kryoprotektiven Substanz zu sein. Viele Einzelfakten wurden erarbeitet, mancher Teilerfolg wurde erzielt. Die Möglichkeiten dieses Ansatzes zur Organkonservierung sind sicherlich noch nicht ausgeschöpft.

Mit einer weiteren Optimierung der Zusammensetzung der zu Konservierungen verwendeten Lösungen können sicherlich noch Fortschritte bei der Energiebedarfssenkung, der Verbesserung der anaeroben Energiebereitstellung, der Beeinflussung des Milieus im ischämischen Organ, der Ödemeinschränkung und der Strukturstabilisierung über das bisher mögliche Maß hinaus erreicht werden. Was im einzelnen über diesen Weg erreicht werden kann, wird beispielsweise in der Entwicklung einer 1964 erstmalig vorgestellten und seither ständig verbesserten Lösung zur Myokardprotektion [4] deutlich.

Im Rahmen einer derartigen Optimierung verdienen die durch sog. freie Radikale verursachten Gewebeschädigungen und die Möglichkeiten ihrer Verhinderung besondere Beachtung. Radikalverbindungen sind seit der Jahrhundertwende bekannt, jedoch ist die Kenntnis ihrer Bedeutung für biologische Abläufe noch jung. Radikale besitzen ein oder mehrere ungepaarte Elektronen, was diesen Substanzen eine geringe Stabilität und eine hohe Reaktionsfreudigkeit verleiht. Freie O_2-Radikale entstehen in biologischen Systemen als Zwischenprodukte elektronenübertragender Reaktionen. Beispiele sind das Superoxidanion ($\cdot O_2^-$) oder das Hydroxylradikal ($\cdot OH$). Charakteristische Reaktionsmuster der freien Radikale sind Kettenreaktionen, die prinzipiell an allen Zellbestandteilen angreifen können. Bekannt ist z.B. die DNS-schädigende Wirkung oder die Peroxidation membranständiger Lipide. Physiologischerweise existieren auch radikal-inaktivierende Systeme, z.B. die Enzyme Superoxiddismutase und Katalase. Die Bildung freier O_2-Radikale ist auch bei sehr niedrigem Sauerstoffpartialdruck möglich, jedoch scheinen O_2-Radikale v. a. bei der Aufhebung einer hypoxie- bzw. anoxiebedingten Mangelsituation mit Wiederherstellung der Sauerstoffversorgung auf dem Boden ischämiebedingter Veränderungen intrazellulärer Enzymsysteme zu entstehen [19, 30]. Ein auf dieser Basis entstehender Anteil sog. Reperfusionschäden ist durch radikal-inaktivierende Substanzen teilweise oder u. U. ganz zu verhindern.

Spezielle Beispiele

In nur 3 Beispielen soll angedeutet werden, daß über die bisherigen Ansätze hinaus weitere Möglichkeiten zur Verbesserung der Organkonservierung bestehen.

Nierenkonservierung durch retrograde O_2-Persufflation während ischämischer Lagerung

Eine Aerobiose ist bei der zeitlich befristeten Konservierung von Organen ganz offensichtlich ein großer Vorteil. Die Versuche einer hyperbaren Oxygenierung eines ischämischen Organs über die Organoberfläche (s. Abschnitt über hyperbare Konservierung) reflektieren diese frühe Erkenntnis. Gasförmiger Sauerstoff ist aber auch über das Gefäßsystem in ein ischämisches Organ einzubringen, was bereits Magnus bei einem anders als geplant ablaufenden Experiment am Herzen beobachtete [28]. So ist eine Konservierung von Nieren mittels einer retrograden Sauerstoffpersufflation während ischämischer Lagerung in Hypothermie sehr wohl möglich. Zur Konservierung wird die Niere in eingeführter Weise mit Collins-C-2-Lösung für wenige Minuten perfundiert. Die Nierenvene wird kanüliert, einige Kapselgefäße werden eröffnet, und die Niere wird in Collins-C-2-Lösung bei 6°C gelagert. Über die Nierenvene wird gasförmiger Sauerstoff retrograd persuffliert, wobei das Gas über die eröffneten Kapselvenen entweicht [9, 20, 21, 22]. Der Gehalt an ATP, an Adeninnukleotiden und ihre Relationen untereinander – reflektiert im „energy charge potential" – bleiben bei retrograder Sauerstoffpersufflation in gleicher Weise erhalten wie bei der kontinuierlichen Perfusion [7, 20]. Die einfache ischämische Lagerung resultiert dagegen in raschen und ausgeprägten Veränderungen. Die Erhaltung einer Aerobiose wird auch darin erkennbar, daß Laktat im persufflierten Organ trotz Ischämie nicht akkumuliert [20]. Die Sofortfunktion ist nach Konservierung durch retrograde Sauerstoffpersufflation bei ischämischer Lagerung wesentlich besser als nach Konservierung durch ischämische Lagerung allein [9]. Die von Ross u. Escott [38] mitgeteilten Ergebnisse bei einer mehrwöchigen Nachbeobachtung bestätigen das Leistungsvermögen der Methode. Rolles et al. [36] haben nachgewiesen, daß bei der Persufflation tatsächlich der Sauerstoff entscheidend ist. Mit Helium oder Stickstoff waren entsprechend gute Ergebnisse nicht zu erzielen. Selbst Nieren, die mit einer Warmischämie bis zu 60 min Dauer vorgeschädigt sind, lassen sich erfolgreich konservieren [9, 36]. Eine orthograde Persufflation, wobei das Gas über die Nierenarterie in das ischämische Organ einströmt, resultiert zwar in ähnlich günstigen Ergebnissen beim renalen Stoffwechsel, eine lebenserhaltende Funktion nach der Transplantation war jedoch nicht in befriedigender Weise zu erreichen [21, 22]. Die Konservierung hypothermer ischämischer Nieren mittels retrograder Sauerstoffpersufflation hat wohl keine der Nachteile der bisherigen Verfahren, wohl aber alle ihre Vorteile (Tabelle 1).

Deuteriumoxid (D_2O) als Lösungsmittel

Die Ansätze zur Optimierung der für die Organkonservierung verwendeten Lösungen und Perfusate zielen bislang ausschließlich auf Veränderungen bei den gelösten Komponenten. Ein Ansatz, über das Lösungsmittel zu Verbesserungen in der Organkonservierung zu kommen, stellt die Verwendung von D_2O, dem schweren Wasser, anstelle von Wasser (H_2O) dar. Deuterium ist das nichtradioaktive stabile Isotop des Wasserstoffs.

Viele Effekte des Deuteriums auf die lebende Substanz sind inzwischen bekannt [40]. Homöotherme Organismen sind lebensfähig, solange nicht mehr als 25% des Körperwassers durch D_2O ersetzt sind. Die reversible Retardierung biologischer Prozesse und die Entwicklung gewisser Schutzeffekte unter Deuteriumoxid ließen dieses Medium für die Organkonservierung interessant erscheinen [9, 13, 42]. Bei Verwendung eines Perfusats auf D_2O-Basis können in isolierten Organen nach einer Flushperfusion und der anschließenden Lagerung in Abhängigkeit von der D_2O-Konzentration, der Perfusions- und Lagerungsdauer, der Temperatur und der Art des Organs über 90% des H_2O der Gewebeflüssigkeit gegen D_2O ausgetauscht werden. Derartig hohe Konzentrationen im Transplantat beinhalten für den Empfängerorganismus wegen der starken Verdünnung und der raschen Elimination des D_2O keine Gefahr. Auf dieser Basis entwickelten Fischer et al. [14] eine Lösung zur Flushperfusion und für die anschließende hypotherme Lagerung von ischämischen Nieren mit D_2O als Lösungsmittel. Derartig vorbereitete und gelagerte Nieren wiesen eine wesentlich bessere Sofortfunktion nach der Transplantation auf als Nieren, die mittels der hierzulande fast ausschließlich benutzten Euro-Collins-C-2-Lösung konserviert worden waren [40]. In Übereinstimmung mit diesem guten funktionellen Ergebnis stehen Befunde über eine geringere Ödementwicklung, eine bessere Erhaltung der Struktur oder auch der Adeninnukleotide in hypothermen ischämischen Herzen und Lebern unter D_2O [10, 12, 13, 42]. Unter Verwendung von D_2O werden in biologischen Makromolekülen Wasserstoffbrücken durch Deuteriumbrücken ersetzt. Auf diese Weise werden biologische Strukturen offenbar stabilisiert.

Die Wirkung bekannter „protektiver" Lösungen kann nicht ohne weiteres durch den Ersatz des H_2O durch D_2O verbessert werden [13]. Der positive Effekt des D_2O ist offenbar auch ein Ergebnis noch nicht in Einzelheiten bekannter Wechselwirkungen der verschiedenen Komponenten einer Lösung untereinander.

Ex-vivo-Erholung vorgeschädigter Organe

Ein experimenteller Ansatz, dessen Bedeutung für die routinemäßige klinische Organkonservierung vorab wohl fraglich bleiben muß, der aber sehr interessante Perspektiven zur *Ex-vivo-Erholung* von Spenderorganen eröffnet, ist erwähnenswert. Pausescu et al. [33] konservierten Herzen für 72 h, wobei eine hypotherme Perfusion mit zellfreiem Perfusat durch 2 Perioden von 5–7 h Dauer unterbrochen wurde, während der die Organe in Normothermie von einem Zwischenwirt mit Blut perfundiert wurden. Rijkmans et al. [35] konservierten Nieren durch hypotherme Perfusion für 6 Tage erfolgreich, wobei zur Halbzeit die Organe für 3 h mit Blut über einen a.-v.-„Shunt" vom Spender normotherm versorgt wurden. Bislang war davon auszugehen, daß jede extrakorporale Aufbewahrung unausweichlich eine zunehmende Verschlechterung des Zustandes ganzer Organe homöothermer Organismen bedeutet. Diese kombinierte Perfusion ist bisher der einzige Ansatz, mit dem vorgeschädigte Organe – in diesem Fall durch eine längere extrakorporale Konservierung – extrakorporal erholt werden konnten. Damit rückt die zeitlich befristete normotherme Perfusion auch unter dem Aspekt der Organkonservierung erneut in den Blickpunkt des Interesses. Offen bleibt die interessante, für die Zukunft nicht unbedeutende Frage, ob die extrakorporale Erholung vorgeschädigter Organe homöothermer Organismen ein über die Temperatur zu lösendes Problem ist oder nur vermittels des sehr komplex zusammengesetzten „Organs" Blut – möglicherweise nur in ständiger Verbindung mit einem Gesamtorganismus – möglich ist, denn „Blut ist ein ganz besonderer Saft" [16].

Organkonservierung als Gegenstand weiterer Forschung

Die Organkonservierung wird auch weiterhin Gegenstand chirurgischer und experimentell-chirurgischer Forschung sein. Dafür gibt es viele Gründe und lohnende Ziele: Bisherige Verfahren können verbessert werden. Neue Verfahren, die nicht mit den Nachteilen bisheriger Ansätze behaftet sind, sollten entwickelt werden. Verlängerte Konservierungsperioden würden es ermöglichen, daß die Transplantation nicht als Notfalloperation, sondern als regulär angesetzte chirurgische Maßnahme durchgeführt werden kann. Ausgedehntere Konservierungsperioden würden es ermöglichen, daß ein verbessertes Spender-Empfänger-„Matching" mit neuen und vielleicht zeitaufwendigeren Typisierungsmethoden möglich würde und daß eine Organspende auch über größte Entfernungen realisierbar wäre. Die Zahl transplantierbarer Organe ließe sich erhöhen, wenn häufiger und besser als bisher vorgeschädigte Spenderorgane konserviert und erheblich vorgeschädigte Organe extrakorporal ausreichend für eine Transplantation restauriert werden könnten. Eine sicher einsetzende und immer ausreichende Sofortfunktion nach der Transplantation würde die Notwendigkeit unterstützender Maßnahmen reduzieren oder beseitigen, das Risiko und den Streß für den Patienten mindern und bei einer früheren und sichereren Diskriminierung zwischen Funktionslosigkeit aus Konservierungsgründen und Abstoßung hilfreich sein. Schließlich bleibt noch das Ziel, Organbanken erstellen zu können.

Literatur

1. Atkinson DE (1968) The energy charge of the adenylate pool as a regulatory parameter. Interaction with feedback modifiers. Biochemistry 7:4030–4034
2. Belzer FO, Ashby BS, Dumphy JE (1967) 24 hour and 72 hour preservation of canine kidney. Lancet 2:536–539
3. Bonhoeffer K (1967) Sauerstoffverbrauch des normo- und hypothermen Hundeherzens vor und während verschiedener Formen des induzierten Herzstillstandes. Bibl. Cardiol 18 Kargee Basel, New York
4. Bretschneider HJ (1964) Überlebenszeit und Wiederbelebungszeit des Herzens bei Normo- und Hypothermie. Verh Dtsch Ges Herz Kreislaufforsch 30:11–34
5. Collins G (1983) Current status of renal preservation by simple flushing and hypothermic storage. In: Marberger M, Dreikorn K (eds) Renal preservation. Williams & Wilkins, Baltimore London (International Perspectives in Urology, vol 8, pp 224–243)

6. Collins GM, Bravo-Shugarman MB, Terasaki P (1969) Kidney preservation for transportation; Initial perfusion and 30 hour ice storage. Lancet 2:1212–1222
7. Czerniak A (1984) Ischämische Lagerung, Dauerperfusion und retrograde Sauerstoffpersufflation als Verfahren der Nierenkonservierung in Hypothermie. Dissertationsschrift, Universität Gießen
8. Fischer JH, Armbruster D, Czerniak A, Isselhard W (1976) Renal function after 24 hours preservation in relation to the oxygen pressure of the perfusate. Pflugers Arch [Suppl] 365:R12
9. Fischer JH, Czerniak A, Hauer U, Isselhard W (1978) A new simple method for optimal storage of ischemically damaged kidneys. Transplantation 25:43–49
10. Fischer JH, Fuhs M, Miyats M, Wenzel M, Isselhard W (1980) Schweres Wasser (D_2O) – ein Schutzfaktor zur Zellstabilisierung bei der hypothermen Konservierung der Leber? Langenbecks Arch Chir [Suppl] 129–133
11. Fischer JH, Asmuth C, Wenzel M (1981) Asphyxie-Schutz durch schweres Wasser (D_2O). Experimentia 37:263–265
12. Fischer JH, Asmuth C, Wenzel M, Isselhard W (1981) Myokardprotektion in Ischämie durch schweres Wasser (D_2O). Langenbecks Arch Chir [Suppl] 45–50
13. Fischer JH, Reifferscheidt G, Fuhs M, Wenzel M, Isselhard W (1982) Deuterium oxide (D_2O) for organ preservation. In: Pegg DE, Jacobsen IA, Halasz NA (eds) Organ preservation, basic and applied aspects. MTP, Lancaster England, pp 199–203
14. Fischer JH, Knupfer P, Beyer M (1985) Flush solution 2, a new concept for one-to-three day hypothermic renal storage preservation. Transplantation 39:122–126
15. Fujimura S, Kondo T, Handa M, Yamauchi A, Okabe T, Shinozaki F, Nakada T (1985) Successful 24-hour preservation of canine lung transplant using modified extracellular fluid. Transplant Proc 17:1466–1467
16. Goethe JW von (1808) Faust I „Studierzimmer"
17. Hangaard N (1968) Cellular mechanisms of oxygen toxicity. Physiol Rev 48:311–362
18. Hearse DJ, Braimbridge MW, Jynge P (eds) (1981) Protection of the ischemic myocardium: Cardioplegia. Raven, New York
19. Hess ML, Manson NH (1984) Molecular oxygen: Friend and foe. The role of the oxygen free radical system in the calcium paradox and ischaemia/reperfusion injury. J Mol Cell Cardiol 16:969
20. Isselhard W, Berger M, Denecke H, Witte J, Fischer JH, Molzberger H (1972a) Metabolism of canine kidneys in anaerobic ischemia and in aerobic ischemia by persufflation with gaseous oxygen. Pflugers Arch [Suppl] 337:87–106
21. Isselhard W, Denecke H, Witte J, Berger M, Fischer JH (1972b) Renale Funktion nach hypothermer Nierenischämie mit orthograder und retrograder O_2-Persufflation in situ. Res Exp Med (Berl) 157:231
22. Isselhard W, Denecke H, Stelter W, Berger M, Sachweh D, Witte J, Fischer JH (1973) Function and metabolism of canine kidneys after aerobic ischemia by orthograde persufflation with gaseous oxygen. Res Exp Med (Berl) 159:288–297
23. Lambotte L, Wojcik S (1978) Measurement of cellular oedema in anoxia and its prevention by hyperosmolar solutions. Surgery 83:94
24. Lavender AR, Forland M, Rams JJ, Thompson JS, Russe HP, Spargo BH (1968) Extracorporal renal transplantation in man. JAMA 203:265
25. Levitsky S, Feinberg H, Coughlin TR, Wright RN, Nwaneri N (1981) A comparison of myocardial protection utilizing intermittent coronary perfusion, regional hypothermia and multidose hypothermic potassium cardioplegia. In: Isselhard W (ed) Myocardial protection for cardiovascular surgery. Pharmazeutische Verlagsges, München, S 267–276
26. Lillehei RC (1964) In vitro preservation of whole organs by hypothermia and hyperbaric oxygenation. Cryobiology 1:181
27. Lochner W, Arnold G, Müller-Ruchholtz ER (1968) Metabolism of the artificially arrested heart and of the gas-perfused heart. Am J Cardiol 22:299–311
28. Magnus R (1902) Die Tätigkeit des überlebenden Säugetierherzens bei Durchströmung mit Gas. Nannyer-Schmiedebergs Arch Exp Pathol Pharmakol 47:200
29. Manax WG, Largiader F, Lillehei RC (1966) Whole canine organ preservation: prolongation in vitro by hypothermia and hyperbaria. JAMA 196:105–108
30. McCord JM (1985) Oxygen-derived free radicals in postischemic tissue injury. N Engl J Med 312:159

31. McKeever WP, Gregg DE, Canney PC (1958) Oxygen uptake of the non-working left ventricle. Circ Res 6:612–623
32. Ottermann Ü (1979) Sauerstoffverbrauch, coronarer Durchfluß und Verhalten der energiereichen Phosphate des schlagenden und stillgestellten Warmblüterherzens bei Perfusion mit Hämoglobin-Lösungen. Habilitationsschrift, Universität Frankfurt am Main
33. Pausescu E, Mendler N, Gebhardt K, Sebening F (1978) Experimental performance in heart preservation with an amino acid-containing perfusion fluid. World J Surg 2:109
34. Reitz BA, Stinson EB (1981) Profound local hypothermia for myocardial protection. In: Isselhard W (ed) Myocardial protection for cardiovascular surgery. Pharmazeutische Verlagsgesellschaft, München, pp 373–382
35. Rijkmans BG, Wijk J van der, Donker AJM, Slooff MJH, Kootstra G (1982) Functional studies in 6 days successful preserved canine kidneys. J Urol 127:163–166
36. Rolles K, Foreman J, Pegg DE (1984) Preservation of ischemically injured canine kidneys by retrograde oxygen persufflation. Transplantation 38:102–106
37. Ross H, Escott ML (1978) Effect of delay using a hypertonic flushing solution and ice storage on renal preservation. Transplantation 26:458
38. Ross H, Escott ML (1979) Gaseous oxygen perfusion of the renal vessels as an adjunet in kidney preservation. Transplantation 28:362–364
39. Sacks SA, Petritsch PH, Kaufman JJ (1973) Canine kidney preservation using a new perfusate. Lancet 1:1024
40. Thompson JF (1963) Biological effects of deuterium. Pergamon, Oxford
41. Walpoth BH, Jamieson SW, Modry DL et al (1984) Results of heart-lung preservation for transplantation. Transplant Proc 16:1255–1258
42. Wenzel M, Hölscher B, Günther T, Merker HJ (1979) Organkonservierung durch schweres Wasser (D_2O): Morphologische und biochemische Untersuchungen an Herz und Leber. J Clin Chem Clin Biochem 17:123

Gedanken zur Herztransplantation

W. Klinner

Fast 18 Jahre nach der ersten durchaus als erfolgreich zu wertenden Herztransplantation am 3. Dezember 1967 [1] ist diese Methode in die Behandlung terminaler Herzmuskelerkrankungen als eingeführt anzusehen. Retrospektiv gesehen kam sie, wie so oft in der Medizin, zum damaligen Zeitpunkt zu früh. Demzufolge ließen die Ergebnisse der in den Jahren 1968 und 1969 in 22 Ländern vorgenommenen 170 Eingriffe zu wünschen übrig. Nur etwa 20% der operierten Patienten überlebten länger als 1 Jahr. Immerhin lebt ein Patient aus dieser Serie heute bereits mehr als 17 Jahre. Der Hauptgrund für die mäßigen Ergebnisse war die zwar mögliche, aber die allgemeine Abwehrbereitschaft des Organismus sehr herabsetzende Immunsuppression mit Hilfe von Azathioprin, Antilymphozytenglobulin und Kortison. Zahlreiche, nicht selten zum Tode führende Infektionen waren die Folge.

10 Jahre wurde es um die Herztransplantation still. Daß sie nicht in Vergessenheit geriet, ist in erster Linie der zähen und unermüdlichen Arbeit der Stanford-Gruppe um Shumway zu verdanken, die nicht nur den Glauben an dieses Verfahren aufrechterhielt, sondern es auf dem Wege der kleinen Schritte ausbaute [4].

Um 1980 kam es zum Wiederaufleben dieser Methode. Grund hierfür war in erster Linie, daß nach 10jähriger Forschung zum gleichen Zeitpunkt ein neuer immunsuppressiver Stoff entdeckt bzw. entwickelt wurde, der als Cyclosporin A bekannt, heute als Sandimmun im Handel ist [7]. Als weiterer Grund ist anzuführen, daß man im Rahmen der üblichen Herzchirurgie gelernt hatte, mit Hilfe von Kälte und kardioplegischen Lösungen den Herzmuskel bis zu 5 h zu konservieren [10]. Das machte die Beschaffung von Spenderorganen wesentlich leichter. 21mal konnten auch wir von dieser Entwicklung profitieren und über eine Entfernung von bis zu 1000 km ein Herz auf dem Luftwege beschaffen. Ebenso hat die postoperative Nachbehandlung mit Hilfe der Myokardbiopsie [2] und des zytoimmunologischen Monitorings [8] große Fortschritte gemacht. Zur Zeit beschäftigen sich etwa 110 Zentren in aller Welt, 4 davon in der BRD, mit der Herztransplantation.

Das derzeitige Vorgehen bei einer Herztransplantation, Spender- und Empfängerauswahl sowie die Methode der Immunsuppression, letztlich auch die Beherrschung der Abstoßungsreaktion, sind dem Interessierten bekannt. An dieser Stelle soll versucht werden, einige besondere Gedanken und Beobachtungen zu vermitteln. Zuvor in großen Zügen die Ergebnisse: Die Gesamtzahl der Herztransplantationen beläuft sich heute auf mehr als 1200. Die Einjahresüberlebensrate liegt im Mittel über 80% und beträgt nach 2 Jahren mehr als 70%. 5 Jahre nach einer Herztransplantation leben noch mehr als 50% der operierten Kranken (Stanford) [5].

Wir selbst blicken in nahezu 4 Jahren auf 32 isolierte orthotope Herztransplantationen zurück, darüber hinaus auf 2 Herz-Lungen-Transplantationen. Von diesen insgesamt 34 Patienten leben heute noch 23, davon 1 Patient mit einer Herz-Lungen-Transplantation [9].

Die Ursachen der als Mißerfolg zu wertenden Eingriffe sind mannigfach und bedürfen einer Erläuterung. Mißerfolge können schicksalhaft sein und etwa durch eine nicht beherrschbare Abstoßungsreaktion oder eine Infektion bedingt sein. Sie können aber auch schon in der Auswahl der Patienten begründet sein. Hier spielt eine zu weit gesteckte Indikation, etwa das Vorliegen einer auch nur mäßigen pulmonalen Hypertonie oder ein zu weit fortgeschrittenes Grundleiden, eine Rolle. Stunden oder Tage vor dem zu erwartenden Ende, etwa beim Vorliegen einer exzessiven Leberstauung oder einer kardialen Kachexie, scheint eine Herztransplantation und damit auch ein zwischenzeitlicher Einsatz, etwa eines künstlichen Herzens, nicht mehr sinnvoll zu sein.

Schließlich kann, wie wir es erlebt haben, das postoperative Verhalten eines Patienten von Bedeutung sein, vor allen Dingen dann, wenn sich Patienten zuviel zumuten oder die nun einmal notwendige Therapie nicht beachten. Fängt doch mit dem Überleben der initialen Therapie, eben der Organtransplantation, das Leben für die Kranken erst an. Es ist von vielen Einschränkungen begleitet, und wenn man an die permanent erforderliche Überwachung denkt, von Mühsalen geprägt. Eine Kernfrage ist zweifellos: Wie denken die Kranken selbst darüber? War es wert, sich diesem Eingriff zu unterziehen? Dabei ist zu bedenken, daß alle Kranken im terminalen medikamentös nicht mehr zu beeinflussenden Herzversagen waren und bis auf die jüngst transplantierten Patienten nicht mehr am Leben wären. Der Todkranke verspricht nur zu gern, alle auf ihn zukommenden Anforderungen zu erfüllen. Geht es ihm aber postoperativ gut und ist seine Leistungsfähigkeit mit der eines Gesunden zu vergleichen, sind derartige Vorsätze oft schnell vergessen. Deswegen ist eine genaue psychologische Analyse der für eine Transplantation in Frage kommenden Kranken unbedingt erforderlich.

Nachdem Operation und unmittelbar darauffolgende Nachbehandlung vorerst einmal mehr oder weniger standardisiert wurden, sind Spätergebnisse von größter Wichtigkeit. Sie bestehen nicht nur aus der Überlebensrate und der in Prozenten angegebenen Steigerung der Leistungsfähigkeit. Der Lebensinhalt vielmehr wird durch viele andere Parameter bestimmt. Sie betreffen die Beziehungen zu Familienmitgliedern und Arbeitskollegen, das Selbstgefühl und die Selbstbestätigung, die Sexualfunktion und das äußere Erscheinungsbild ebenso wie die weitere Prognose und die Lebensgestaltung. Von 100 von Stanford befragten Patienten, die mindestens 6 Monate vorher transplantiert worden waren, konnten die Angaben von 75 Kranken ausgewertet werden [6]. Als schlechter angegeben als vor Ausbruch der zur Transplantation führenden Krankheit wurden i. allg. das Erscheinungsbild, das wohl in erster Linie auf die immer noch notwendige Verabfolgung von Kortison zurückzuführen ist, die Sexualfunktion, aber auch die finanzielle Lage. Extrem positiv bewertet wurden dagegen die körperliche Beschaffenheit und Ausdauer, der allgemeine Gesundheitszustand, aber auch die bestehenden Zukunftsaussichten, die vorwiegend eher rosig gesehen werden. Diese Aussagen decken sich im wesentlichen mit denen unserer überlebenden Patienten, die alle noch in eng- bis weitmaschiger Überwachung unserer Klinik stehen.

Nach wie vor gibt es bislang keine echte Alternativmaßnahme zur Herztransplantation. Wegen der noch bestehenden, bislang unüberschreitbaren Immunschwelle und aufgrund der Tatsache, daß selbst dann keine geeignete Tierspezies zur Verfügung stehen würde, ist an eine Transplantation eines tierischen Herzens in einen Menschen auch auf längere Sicht nicht zu denken.

Nicht außer acht lassen können wir in unseren Betrachtungen das künstliche Herz, das inzwischen 5 Menschen, von denen noch 3 leben, eingesetzt wurde [3]. Einer von ihnen überlebte bislang mehr als 6 Monate, davon wenige Wochen außerhalb der eigentlichen Klinik, wenn auch in einer für seine Bedürfnisse hergerichteten Wohnung. Die Berichte über sein Befinden sind allerdings widersprüchlich. Nach mehreren Hirnembolien und Blutungen dürfte sein Zustand möglicherweise eher beklagenswert sein.

Ist nun der Tag gekommen, da eines unserer wichtigsten Organe durch ein künstliches Pumpsystem ersetzt werden kann? Hier sei folgendes zu bedenken gegeben: Nach wie vor wird lediglich der Pumpmechanismus in den Körper implantiert, die Antriebsquelle bleibt außerhalb, und so wird es noch für viele Jahre bleiben müssen. Damit ist das künstliche Herz ebensowenig attraktiv, wie es Schrittmacher waren, als ihre Batterien an einem Gürtel außerhalb des Körpers getragen werden mußten. Vier künstliche Herzklappen mit allen Problemen der Blutgerinnung, zum Bruch neigende Grenzflächen und vielleicht auch das mit dem Betrieb dieser Maschine verbundene Geräusch sind nicht weniger problematisch. Letztlich stehen die bislang auftretenden Kosten, etwa ¼ Mio. Mark bis zum Beginn der postoperativen Überwachung, einer verbreiteten Anwendung ebenso im Wege wie die sicher prohibitiv hohen Kosten der postoperativen Behandlung und Betreuung.

So kann die Anwendung eines künstlichen Herzens vorerst zwar bejaht werden, jedoch nur als Experiment am Menschen, eines Menschen allerdings, der zweifellos so gut wie kaum ein anderer Kranker über den Eingriff und seine Folgen aufgeklärt ist oder sein sollte und der trotzdem sein Einverständnis zu dieser Operation gegeben hat. Seine Entscheidung müssen wir ebenso achten, wie die bislang in der Medizingeschichte schon immer wieder vorgenommenen Selbstversuche.

Ein Wort noch zu der heute nicht mehr so oft wie in der Anfangszeit strapazierten Ethik. Selbstverständlich zweifelt heute niemand mehr daran, daß es legitim und erlaubt ist, einem Hirntoten das Herz zu entnehmen, selbst wenn es noch schlägt. Die Kriterien für die Feststellung des Hirntodes sind über jeden Zweifel erhaben. Ebensowenig können heute noch Zweifel daran bestehen, daß es mit der menschlichen Würde durchaus vereinbar ist, das Herz eines anderen toten Menschen zu empfangen, und daß sich die Identität des Menschen dadurch nicht ändert. Sie würde sich auch durch die Übertragung eines Tierherzens nicht ändern. Die früher von Laien, besonders von unseren Medien nicht selten gestellte Frage, was denn sei, wenn ein Herz gegengeschlechtlich transplantiert werde, muß von vornherein als gegenstandlos erklärt werden. Das gleiche gilt für das künstliche Herz. Für die Erlaubtheit dieser Methode spricht, wie bei jeder ärztlichen, insbesondere chirurgischen Maßnahme, einzig und allein der Wille des Kranken, nachdem ihm alle Konsequenzen erläutert wurden. Aufgrund kürzlich erfolgter Berichte muß jedoch daran gezweifelt werden, daß Kranke dies immer richtig einzuordnen vermögen. Je mehr wir uns daran gewöhnen, daß das zunächst Unfaßbare faßbar und machbar wird, um so eher drohen wir der Hybris zu unterliegen, alles machen zu können und auch machen zu dürfen. Vor einem solchen Denken sollten wir zunächst wohl einmal darüber nachdenken.

Literatur

1. Barnard CN (1967) The operation. S Afr Med J 41:1271
2. Caves PK, Stinson EB, Graham AT et al (1973) Percutaneous transvenous endomyocardial biopsy. JAMA 225:288
3. DeVries WC, Anderson JL, Joyce JL et al (1984) Clinical use of the total artificial heart. N Engl J Med 310:273
4. Griepp RB (1979) A decade of human heart transplantation. Transplant Proc 11:285
5. Jamieson SW, Oyer PE, Baldwin J et al (1984) Heart transplantation at end stage ischemic heart disease. – The Stanford experience. Heart Transplant 3:224
6. Lough ME (1985) Life satisfaction following heart transplantation. Heart Transplant 4:111
7. Oyer PE, Stinson EB, Jamieson SW et al (1985) One year experience with cyclosporin A in clinical heart transplantation. Heart Transplant 1:285
8. Reichenspurner H, Ertel W, Hammer C et al (1983) Immunologic monitoring of heart transplant patients under cyclosporine immunosuppression. Transplant Proc 36:650
9. Reichenspurner H, Kemkes BM, Reichart B et al (in press) Particular control of infection and rejection episodes after 4 years cardiac transplantation. Tex Heart Inst J
10. Watson DC, Reitz BA, Baumgartner WA et al (1979) Distant heart procurement for transplantation. Surgery 86:56

Stand der klinischen und experimentellen Lebertransplantation

H. Wolff und G. Otto

Einleitung

Die Lebertransplantation ist heute ein allgemein akzeptiertes Behandlungsverfahren. Ihre Ausführung setzt experimentelle und klinische Erfahrung bzw. eine spezifische Ausbildung sowie die entsprechenden Möglichkeiten der Intensivtherapie voraus. Gegenwärtig existieren in Nordamerika über 20 und in Europa an die 30 Arbeitsgruppen, die klinische Lebertransplantationen durchgeführt haben. Nur wenige verfügen bislang über eine größere Zahl von Patienten, die Einschätzungen und allgemeingültige Schlußfolgerungen zulassen. An erster Stelle ist das Team um Starzl zu nennen, das mit über 500 Transplantationen zweifellos über die größten Erfahrungen verfügt [18, 22]. Jeweils über 30 Transplantationen wurden in Cambridge, Hannover, Minneapolis, Groningen, Montpellier, Memphis, Wien und Berlin (Charité) vorgenommen.

Indikation

Hinsichtlich der Indikationen für eine Lebertransplantation bestehen international nur geringfügige Meinungsunterschiede [4]:

- Erwachsene: Zirrhose
  Malignome
- Kinder: Gallenwegsatresie
  Angeborene Stoffwechseldefekte

  Echinokokkose
  Toxisches (infektiöses) Leberversagen
  Budd-Chiari-Syndrom

Die Leberzirrhose wird als günstige Indikation eingeschätzt. Bei der alkoholischen Zirrhose ist die Abstinenz des Patienten nach der Transplantation für den Erfolg von Bedeutung. Bei der primären biliären Zirrhose und der chronisch-aggressiven Hepatitis ist eine spontane Remission möglich. Nur Patienten im Endstadium dieser Erkrankungen sind Kandidaten für eine Transplantation.

Bei der sekundären biliären Zirrhose, einschließlich der sklerosierenden Cholangitis, sind die Ergebnisse weniger günstig. Der technische Schwierigkeitsgrad ist hoch, da häufig Eingriffe der Transplantation vorausgegangen sind.

Im allgemeinen ist der Zeitpunkt der Transplantation problematisch. Es gilt der Grundsatz, daß ein rasch progredienter Verlauf mit ständig kürzeren remissionsfreien Intervallen den Eingriff rechtfertigt.

Bei primären Malignomen der Leber oder der Gallenwege, die durch Resektion kurativ nicht zu behandeln sind, ist die Indikation u. E. gegeben. Trotz der hohen

Tabelle 1. Malignomrezidive nach Lebertransplantation

	n	Rezidiv
Cholangiokarzinom	9	2
Lebertumor	6	2
Lebermetastasen	4	3

Wahrscheinlichkeit eines Rezidivs besteht doch eine gewisse Chance für eine Heilung bzw. Lebensverlängerung. Bei Lebermetastasen ist das jedoch weniger wahrscheinlich. Wir haben 19 Patienten mit Malignomen behandelt (Tabelle 1). Bei 3 von 4 Patienten mit Metastasen kam es zu einem Tumorrezidiv. Aber auch bei diesen Patienten erscheint bei einer durchschnittlichen Überlebenszeit von 18 Monaten die Transplantation gerechtfertigt.

Kinder bieten hinsichtlich der Indikationsstellung weniger Probleme. Bei ⅓ der Patienten ist die Operation nach Kasai erfolglos, und die intrahepatische biliäre Atresie entzieht sich gänzlich der wenig erfolgreichen Portoenterostomie. Solche Patienten sind für eine Transplantation gut geeignet. Ähnliche klare prognostische Voraussagen sind möglich bei angeborenen Stoffwechselstörungen, wie z.B. der Wilson-Erkrankung, dem α_1-Antitrypsin-Mangel, dem Morbus Crigler-Najjar u.a., wenn die Zeichen eines beginnenden Leberversagens vorhanden sind. In wenigen Fällen wurde eine Transplantation wegen Echinokokkose, Virushepatitis, toxischem Leberversagen und Budd-Chiari-Syndrom durchgeführt.

Ergebnisse

Tabelle 2 enthält die Ein- bis Dreijahresüberlebensraten von 4 Zentren, wie sie sich aus einer Übersicht von 1984 ergaben [14]. Die ursprüngliche Erkrankung, maligne oder benigne, beeinflußt die Resultate wesentlich (Tabelle 3). Die Ergebnisse wurden nach 1980 mit dem verbreiteten Einsatz von Cyclosporin A allgemein verbessert.

Neben der offenbar immunsuppressiven Therapie muß jedoch die wachsende Erfahrung bei dieser Verbesserung angeführt werden. So wurde im Durchschnitt nach

Tabelle 2. Ergebnisse der Lebertransplantation in 4 Zentren

	n	Einjahres-überlebensrate [%]	Vor/nach 1980 [%]
Pittsburgh	296	42	32/55
Hannover	81	28	13/31
Cambridge	137	26	21/37
Groningen	26	60	–

Tabelle 3. Ergebnisse der Lebertransplantation nach Indikation

	Einjahres-überlebens-rate [%]	Dreijahres-überlebens-rate [%]
Maligne Erkrankungen		
Vor 1980	20,8	11,7
Ab 1980	32,8	–
Benigne Erkrankungen		
Vor 1980	29,4	21,4
Ab 1980	51,1	45,0

Tabelle 4. Indikationen für eine Lebertransplantation an der Charité Berlin

	n
Cholangiokarzinom	9
Lebertumor	6
Lebermetastase	4
Zirrhose	5
Crigler-Najjar-Syndrom	2
Biliäre Atresie	2
Budd-Chiari-Syndrom	4

1980 bei Lebertransplantationen wegen benigner Erkrankungen unter Cyclosporineinsatz nur eine um ca. 8% bessere Einjahresüberlebensrate erreicht als ohne Cyclosporin [14]. Im Krankengut Starzls wird dieser Sachverhalt besonders deutlich. Die Einjahresüberlebensrate betrug 1982 ca. 50% und 1984 ca. 80%: 1982 begann hier ein „Trainingsprogramm" für jüngere Mitarbeiter [21, 22].

Ähnlich wie bei Starzl wurde in letzter Zeit auch in anderen Arbeitsgruppen die Einjahresüberlebensrate deutlich verbessert. Seine Ergebnisse blieben jedoch bislang unerreicht.

Bei unseren 32 Patienten lagen 19mal maligne und 13mal benigne Erkrankungen vor (Tabelle 4). An letalen Frühkomplikationen traten Leberversagen, Blutungen bei 2 Patienten mit Zirrhose im Endstadium und Gefäßverschlüsse auf. Zweifellos durch die kleine Zahl bedingt, liegt die Einjahresüberlebensrate nach Malignomen bei 39%, nach benignen Erkrankungen bei 30% und insgesamt bei 36%. 6 Patienten sind gegenwärtig am Leben. Die längste Überlebenszeit beträgt 6 Jahre [26].

Probleme und Komplikationen

Früh- und Spätkomplikationen nach Lebertransplantation gehen auf pathophysiologische Zusammenhänge zurück, die z.T. nur unzureichend erforscht sind. Sie sind daher trotz der insgesamt günstigen Entwicklung der letzten Jahre von unverminderter Aktualität.

Komplikationen werden im wesentlichen bedingt durch
1) die ischämische Transplantatschädigung,
2) Störungen der Volumenverteilung während der anhepatischen Phase,
3) Gefäßthrombosierung und Störungen im Koagulations-Lyse-System,
4) Transplantatrejektion,
5) Probleme seitens der rekonstruierten Gallenwege und
6) Infektionen im Transplantat oder allgemeiner Art.

Ischämische Transplantatschädigung

Der ischämische Transplantatschaden erwies sich in unserem Krankengut als wesentliches Problem. Drei Faktoren beeinflussen fraglos den Zustand des Transplantats: die Spenderkonditionierung, das Vorgehen bei der Hepatektomie und die Konservierung. Beim praktischen Vorgehen bei der Leberentnahme sind diese Gesichtspunkte von allen Beteiligten zu berücksichtigen. Wegen des allgemeinen Mangels an Spenderorganen werden stets mehrere Organe zur Transplantation entnommen. Das Vorgehen ist in den Transplantationszentren relativ einheitlich [1, 13, 20, 23].

In Versuchen an Minischweinen wurde insbesondere dem Einfluß einer Kreislaufdepression vor Hepatektomie nachgegangen und dabei die Wirkung des Dopamins untersucht. Der Einsatz von Dopamin ist oft erforderlich, um einen ausreichenden Blutdruck aufrechtzuerhalten.

Nach unseren Ergebnissen ist die Leberdurchblutung auch bei hoher Dopamindosierung (15 µg/kg KG/min) günstiger als ohne Anwendung dieses Pharmakons. Es tritt jedoch ein erhebliches Zellödem auf, das signifikant größer als ohne oder bei geringem (5 µg/kg KG/min) Dopamineinsatz ist.

In Abb. 1 ist als Ausdruck des Zellödems die Mitochondrienschwellung wiedergegeben, die morphometrisch bestimmt wurde (Ausgangswert = 100%). Ob das erhebliche Ödem bei hoher Dosierung durch Eröffnung portosystemischer Shunts oder durch Bildung sekundärer Katecholamine hervorgerufen wird, bleibt dahingestellt. Es ist jedoch immer problematisch, eine solche Leber zur Transplantation zu verwenden.

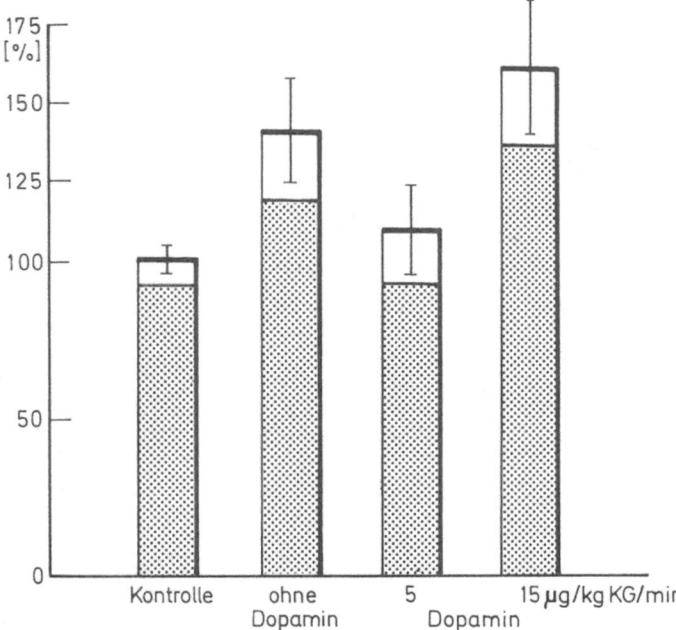

Abb. 1. Mitochondrienvolumen (Ausgangsvolumen = 100%) als Ausdruck des Zellödems nach Hirntod am Schwein bei alleiniger Volumensubstitution zur Aufrechterhaltung des Blutdrucks

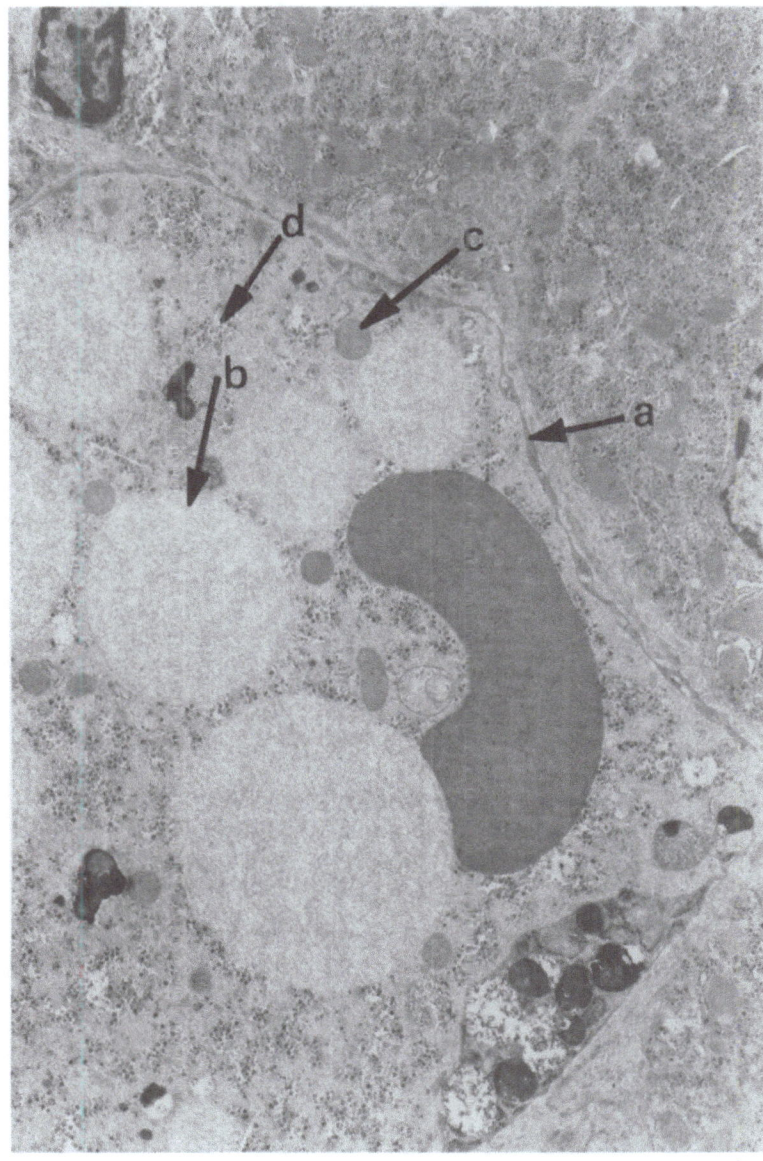

Abb. 2. Elektronenmikroskopie der menschlichen Leber nach Flushperfusion mit Ringer-Laktatlösung (2°C). Weitgehend erhaltene Endothelauskleidung des Sinusoids *(a)*, der mit Zellmaterial angefüllt ist. *(b)* Amorphe Grundplasmabestandteile, von Membran umgeben, *(c)* Mitochondrien, *(d)* Glykogengranula. Vergrößerung ×9000

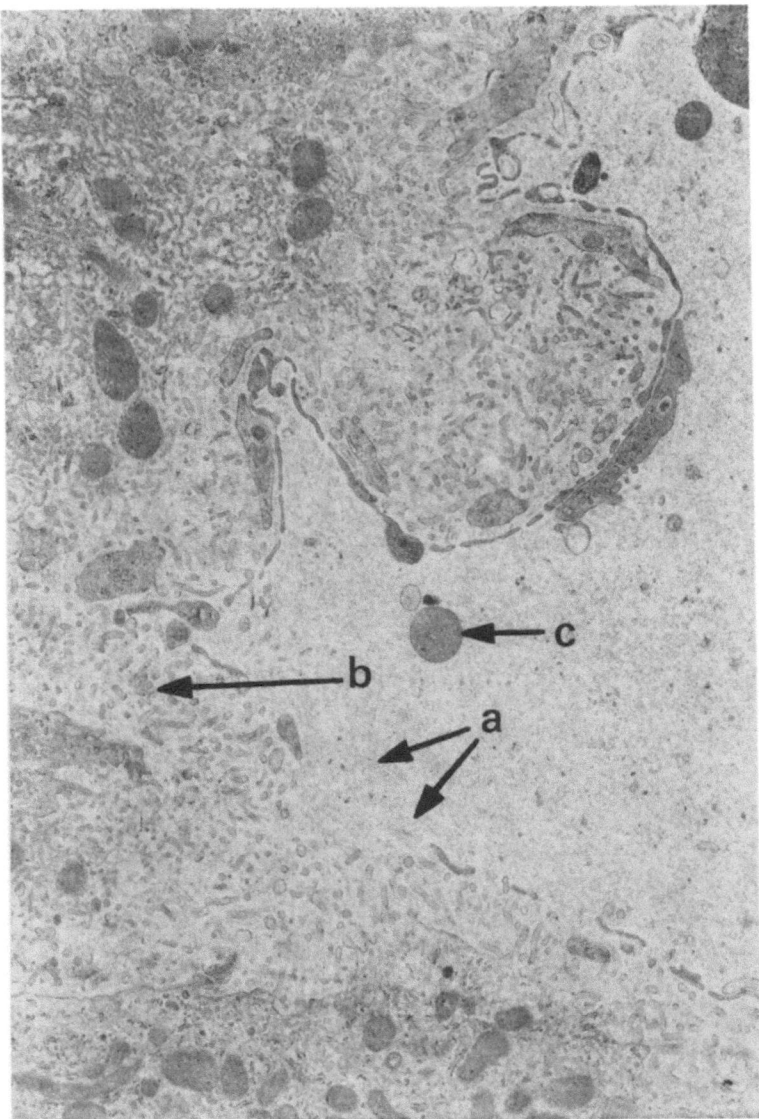

Abb. 3. Elektronenmikroskopie der Schweineleber nach Flushperfusion mit Ringer-Laktatlösung (2°C). Destruktion des Endothels *(a)*, Verbreiterung des Dissé-Raumes *(b)*, vereinzelt Hepatozytenbestandteile *(c)*. Vergrößerung × 8000

Tabelle 5. Konservierungsart und Überlebenszeit bei experimenteller Lebertransplantation am Schwein

Gruppe	n	Flush	Konservierung	Überlebenszeit
1	19	Ringer-Lösung 2°C (2 l)	Collins-I- oder PPF-Lösung (500 ml)	9,1 h
2	9	Erythrozyten/ Ringer-Lösung 2°C (2 l)	–	30,4 Tage
3	8	Ringer-Lösung 15°C (1 l)	Ringer-Lösung 2°C (1 l)	41,4 Tage

Aufgrund der geschilderten Einflüsse während der Konditionierung sowie durch die chirurgische Manipulation bei der Hepatektomie kann in der menschlichen Leber bereits vor Konservierung u. U. eine Schädigung nachzuweisen sein. Sie ist insbesondere elektronenmikroskopisch als sog. Apokrinie oder Shedding von zytoplasmatischem Material im sinusoidalen Lumen sichtbar. Nach Flushperfusion mit kalter Ringer-Lösung, einem verbreiteten klinischen Vorgehen, ist z.T. diese Zellsequestration extrem ausgeprägt, so daß das Sinusoidlumen vollständig ausgefüllt erscheint (Abb. 2). Es besteht daneben eine vereinzelte Destruktion der Endothelauskleidung, die Zellen zeigen ein geringes Ödem, das besonders gut an der Auflockerung des Glykogens erkennbar ist. Während der darauffolgenden Lagerung nimmt das Ödem je nach Konservierungsart unterschiedlich zu [11].

Im Tierversuch konnte die Bedeutung sinusoidaler Veränderungen für den späteren Transplantatzustand nach Reflow elektronenmikroskopisch nachgewiesen werden [12]. Beim Schwein kommt es während der Flushperfusion mit kalter (2°C) Ringer-Lösung zu einer rasch fortschreitenden Destruktion der Endothelauskleidung der Sinusoide (Abb. 3). Während der 4- bis 6stündigen Lagerung mit Collins-II- [3] oder Plasmalösung [24] wurde kaum ein Fortschreiten dieses Schadens beobachtet. Das Ausmaß der Schädigung zeigte sich erst nach mehreren Stunden nach Wiederdurchblutung. Nach Destruktion des für den normalen Zellmetabolismus erforderlichen Endothels traten nun Nekrosen der Hepatozyten auf [12]. Wurde ein Erythrozyten-Ringer-Gemisch (2°C) oder aber eine nur auf 15°C gekühlte Ringer-Lösung für die Flushperfusion eingesetzt, so war diese Endothelschädigung weitgehend zu vermeiden. Die Überlebenszeit der Tiere in den 3 beschriebenen Gruppen unterstreicht die Bedeutung dieser morphologischen Beobachtungen (Tabelle 5).

Wir möchten die klinischen und experimentellen Erfahrungen, die wir hinsichtlich der Ischämie gewonnen haben, wie folgt zusammenfassen:

1) Die sinusoidale Strombahn ist für den Transplantatzustand von größter Bedeutung.
2) Der ischämische Transplantatschaden beeinflußt fraglos die postoperative Letalität und die Komplikationen. Wir sehen die frühe Transplantatrejektion nicht als vordergründiges Problem an und führen diese Frühkomplikation eher auf Transplantatschäden zurück.

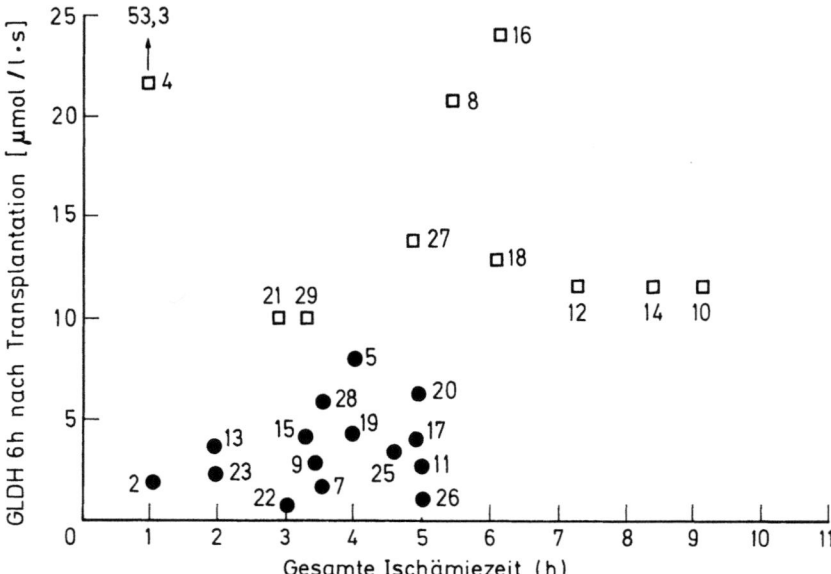

Abb. 4. Serumaktivität der GLDH und Konservierungszeit bei 25 Lebertransplantationen 6 h nach Wiederdurchblutung. *Kreise:* überlebende Patienten: niedrige GLDH-Aktivität, Konservierungszeit unter 5 h. *Quadrate:* Patienten, die innerhalb von 4 Wochen verstarben

Die ischämische Transplantatschädigung kommt nach Wiederdurchblutung u. a. in einem Serumaktivitätsanstieg von Leberenzymen zum Ausdruck. Von ca. 30 untersuchten Parametern erwies sich der Glutamatdehydrogenase(GLDH)-Wert als prognostisches Kriterium. Er war bei überlebenden und nichtüberlebenden Patienten 6 h nach Reflow signifikant unterschiedlich [7]. Bei geringer Transplantatschädigung lag er konstant unter 10 mmol/s·1. Abbildung 4 zeigt außerdem den Einfluß der Konservierungszeit auf den Transplantatzustand: Bei einer Konservierungszeit über 5 h trat regelmäßig eine Schädigung auf. Andererseits schließt eine kurze Konservierungsphase diese Schädigung nicht aus.

Störungen der Volumenverteilung bei Transplantation

Die frühe postoperative Letalität ist in einigen Fällen eindeutig auf die schweren Störungen der hämodynamischen Volumenverteilung während der anhepatischen Phase zurückzuführen. Da Pfortader und V. cava inferior bei Entfernung der erkrankten Leber abgeklemmt werden müssen, kommt es zu einem Stau im Pfortader- und V.-cava-inferior-Gebiet, der Nieren und Splanchnikusbereich schwer schädigen kann.

Solchen Komplikationen wird durch Einsatz des sog. Biopumpsystems begegnet. Die Biopumpen werden in einigen Zentren bereits routinemäßig bei Erwachsenen benutzt [9, 16]. Dabei wird über angelegte Shunts das Blut aus der Pfortader und der V. cava inferior zur Achselvene geleitet.

In Starzls Krankengut sind die Frühergebnisse von Patienten, bei denen die Biopumpe angewandt wurde, signifikant besser [16]. Später kommt es jedoch zu einer

Nivellierung dieses Unterschiedes, wahrscheinlich weil schwer vorgeschädigte Patienten ohnehin schlechtere Transplantationsergebnisse aufweisen. Somit bleibt eine endgültige Beurteilung des Nutzens dieser Bypassverfahren wohl noch abzuwarten [9, 16].

Gefäßthrombosierung und Störungen im Koagulation-Lyse-System

Die Thrombosierung der rekonstruierten Gefäße, besonders Pfortader und A. hepatica betreffend, ist sicher in den meisten Fällen operationstechnisch bedingt. Auch bei 2 unserer Patienten trat diese Komplikation 1 und 4 Wochen nach Transplantation auf. Wir konnten jedoch bereits während der anhepatischen Phase einen Abfall des Antithrombin-III-Wertes, des wichtigsten plasmatischen Gerinnungsinhibitors, nachweisen. Gleichgültig, ob die Ausgangskonzentration hoch oder niedrig war, betrug nach Ende der Transplantation der Antithrombin-III-Wert nur noch ca. 50% des Initialwertes [8]. Wie rasch es zu einer Normalisierung des Antithrombin-III-Wertes kommt, hängt zweifellos von der Leberfunktion ab. Interessant ist, daß bei Patienten mit vaskulärer Komplikation kurz vor dem Auftreten der dadurch bedingten schweren Leberfunktionsstörung ein weiterer Abfall des Antithrombin-III-Wertes bei ohnehin niedriger Konzentration zu verzeichnen war (Abb. 5). Als Ausdruck der Parenchymzellschädigung stieg unmittelbar danach die Serumaktivität der GLDH an. Damit scheinen auch die plasmatischen Gerinnungsfaktoren für das Zustandekommen vaskulärer Komplikationen von Bedeutung zu sein.

Transplantatrejektion

Die Transplantatrejektion kann seit dem Einsatz von Cyclosporin A in Verbindung mit Methylprednison als neue immunsuppressive Therapie besser beherrscht werden. Besonders Starzl [21] hat sich um den Anwendungsmodus des Cyclosporin A bei Lebertransplantation verdient gemacht. Die bereits geschilderten Ergebnisse unterstreichen aber auch die Bedeutung der chirurgischen Erfahrung. Nur so ist die stetige Verbesserung der letzten Jahre zu erklären. Wir nehmen die immunsuppressive Therapie noch immer mit Azathioprin und Methylprednison vor [1, 26].

Die Rejektionsdiagnostik erfolgt allgemein durch Leberbiopsie. Zytologische oder immunologische Verfahren zur T-Zelldifferenzierung werden nicht routine-

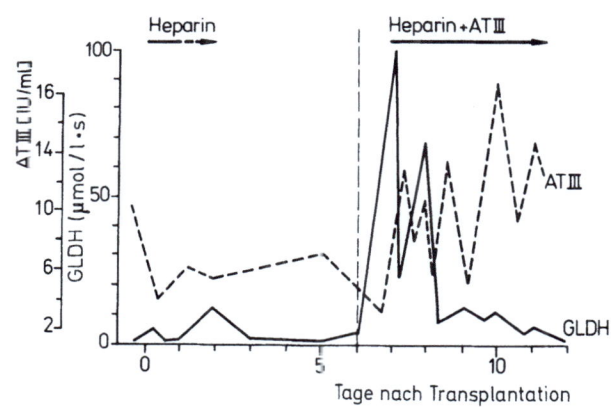

Abb. 5. Verlauf des Antithrombin-III-(AT-III-)Wertes und der GLDH-Konzentration bei Patient OT 20. Abfall des AT-III-Wertes unter der Transplantation, dann geringe Resynthese. Am 5. Tag AT-III-Wertabfall und Thrombose der A. hepatica, gefolgt von extremem Anstieg der GLDH-Konzentration. Substitution von AT III unter Heparinschutz

mäßig angewandt. Die Beurteilung der histologischen Präparate erfordert Erfahrung. Für akute Rejektionen sind periportale lymphozytäre Infiltrate typisch. Meist liegen jedoch zusätzlich weitere Befunde vor, wie z.B. perizentrale cholestatische Veränderungen, die auch bei Cholangitis oder mechanischer Cholestase auftreten [6]. Die differentialdiagnostischen Schwierigkeiten können in der Regel nur in Verbindung mit Klinik und Paraklinik gelöst werden.

Wie auch andere Autoren haben wir bei keinem unserer Patienten Komplikationen beobachtet, die auf die wiederholte Durchführung von Leberbiopsien zurückzuführen waren.

Gallenwegsrekonstruktion

Die Gallenwegsrekonstruktion wird beim Erwachsenen allgemein terminoterminal vorgenommen [19]. Das Zwischenschalten der Gallenblase als Conduit nach Calne [1] ist von den meisten Gruppen verlassen worden. In Hannover wurde eine laterolaterale Choledochusrekonstruktion mit gutem Erfolg angewandt [10]. Beim Kind bietet sich außerdem die Choledochojejunostomie mit einer ausgeschalteten Roux-Schlinge an [5].

Wir benutzen ein besonderes subtiles Verfahren der biliären Rekonstruktion [25] und gehen dabei von folgenden Grundprinzipien aus:

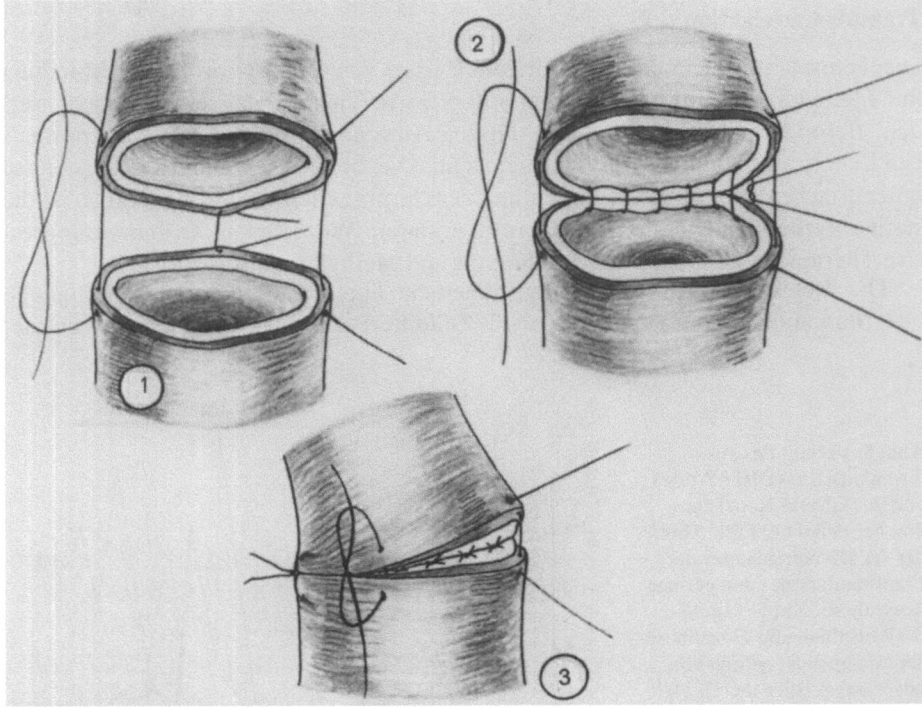

Abb. 6. Mukosatechnik zur Gallenwegsrekonstruktion. Naht der Mukosa mit 7×0 Kollagen. Wenige Nähte fassen das periduktale Gewebe, um die Spannung zu vermindern

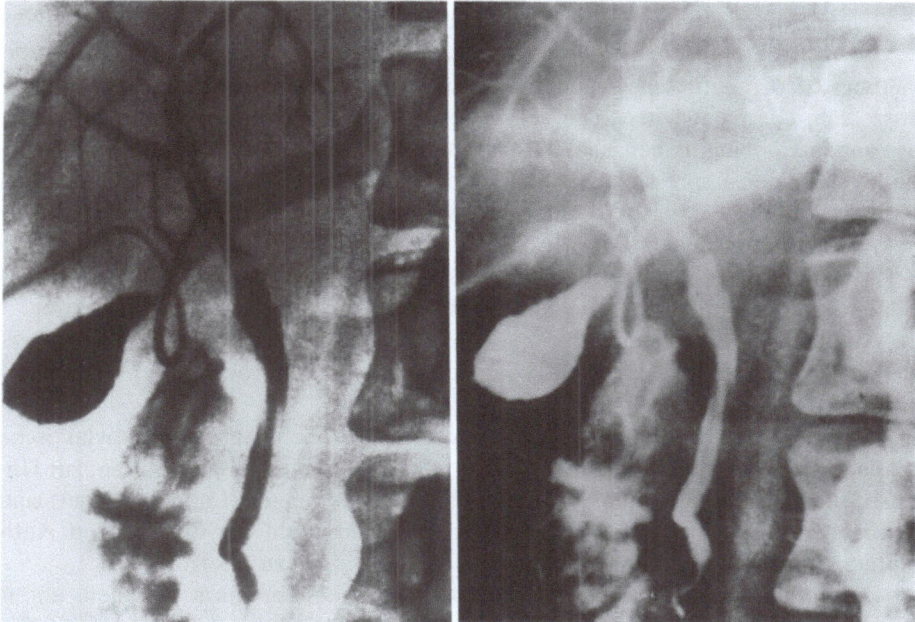

Abb. 7. Röntgendarstellung der Gallenwege bei Patient OT 5. *Links* T-Drain-Darstellung 3 Monate nach Transplantation vor Entfernung des T-Drains

1) Die Vaskularisation der beiden zu vereinigenden Choledochusstümpfe darf nicht gestört werden.
2) Die Anastomosierung muß spannungsfrei erfolgen.
3) Die Mukosa wird sorgfältig adaptiert und mit 7 × 0 Kollagenfäden genäht, um spätere narbige Strikturen zu vermeiden (Abb. 6).

Mit dieser sog. Mukosatechnik haben wir bisher noch keine Komplikationen seitens der Gallenwege beobachtet. Röntgenologisch ist auch nach längerer Zeit die Anastomose nicht sichtbar. Abbildung 7 zeigt die Gallenwege nach 3 Monaten vor Entfernung der T-Drainage bei der Patientin OT 5, die 6 Jahre nach Transplantation noch lebt.

Bei Patienten, die nach über 1 Jahr zumeist am Tumorrezidiv verstorben sind, zeigte sich histologisch nur ein schmaler fibrotischer Saum im Anastomosenbereich, der jedoch von regelrechtem Epithel bedeckt war.

Infektionen

Infektionen des Transplantats ohne Transplantatvorschädigung und Allgemeininfektionen ohne schwerwiegende Störung der Transplantatfunktion sind selten. Die beschriebenen Komplikationsmöglichkeiten – ischämische Schädigung, Gefäßverschlüsse, Rejektion und Komplikationen seitens der Gallenwege – können somit zur Ursache einer schweren intrahepatischen Infektion werden [2, 15].

Bei der frühzeitigen Diagnose von Störungen der Transplantatfunktion sind die nichtinvasiven Verfahren – Sonographie, Computertomographie und nuklearmedizinische Methoden – von hohem Wert. Sie erleichtern in Verbindung mit dem histologischen Untersuchungsergebnis therapeutische Entscheidungen.

Parenchymnekrosen, die durch vaskuläre Thrombosierung oder auch als Konservierungsschaden auftreten, bieten die Voraussetzung für die Entwicklung von Leberabszessen. Diese entstehen auch bei schwerer Rejektion oder als Folge einer aszendierenden Cholangitis bei biliärer Obstruktion. Während bei Rejektion die Erhöhung der immunsuppressiven Medikation notwendig wird, birgt dieses Vorgehen bei anderen Ursachen das Risiko einer Sepsis, und die einzige therapeutische Chance liegt in der Retransplantation [17].

Als Folge einer intrahepatischen Infektion und in Verbindung mit Leberfunktionsstörung und Immunsuppression besteht das Risiko einer Allgemeininfektion.

Am häufigsten wurden bei Infektionen gramnegative Bakterien (Koli und Klebsiellen), Pilze (Candida albicans), Protozoen (Pneumocystis carinii) und Viren (Herpesgruppe) nachgewiesen [15].

Wegen des u. U. letalen Verlaufs schwerer Infektionen gehören prophylaktische Maßnahmen, wie Mundhöhlen-, Tracheal-, Galle-, Urin- und Blutkulturen, zur Untersuchung auf Bakterien und Pilze sowie Titerbestimmungen (Candida, Viren) zum Nachsorgeprogramm bei Lebertransplantation. Die Wahl der eingesetzten Antibiotika hat nach den Ergebnissen dieser Untersuchungen zu erfolgen.

Die aufgezeigten Probleme, die bei der Lebertransplantation bestehen, unterstreichen, daß ein weites Feld für klinische und experimentelle wissenschaftliche Arbeit verbleibt. Im Vordergrund stehen dabei zweifellos das Beherrschen der Rejektion, die Rejektionsdiagnostik und die mit diesem Komplex verknüpfte Problematik der Infektionen nach Organtransplantation. Jedoch ist auch von einer Reduzierung des ischämischen Transplantatschadens eine unmittelbare oder mittelbare Verbesserung der Ergebnisse zu erwarten. Trotz zahlreicher ungelöster Fragen hat die Lebertransplantation heute ihre Berechtigung. Sie stellt bei einigen unheilbaren Lebererkrankungen die einzige Behandlungsmethode dar, die eine Chance der Erhaltung oder zumindest Verlängerung des Lebens bietet.

Zusammenfassung

Die Lebertransplantation gilt heute als allgemein akzeptiertes Behandlungsverfahren für inkurable Lebererkrankungen. Sie wird allein in Nordamerika und Europa in ca. 50 Zentren vorgenommen. Die Einjahresüberlebensziffer liegt z. Z. bei durchschnittlich 40–50%. Allein von Starzl, Pittsburgh, werden 80% erreicht. Besondere Probleme und Komplikationen ergeben sich durch ischämische Transplantatschädigung, Störungen der Volumenverteilung während Transplantation, Gefäßthrombosierungen, die Transplantatrejektion, seitens der Gallenwegsrekonstruktion und Infektionen im Transplantat sowie allgemeiner Art. Auf eigene Ergebnisse klinischer und experimenteller Forschung wird unter Berücksichtigung dieser Komplexe eingegangen.

Literatur

1. Calne RY (1981) Lebertransplantation. In Pichlmayr R (Hrsg) Transplantationschirurgie. Springer, Berlin Heidelberg New York, S 725–774
2. Cienfuegos JA, Dominguez RM, Tamelchoff PJ, Young LW, Medina JL, Bowen AB, Starzl TE (1984) Surgical complications in the postoperative period of liver transplantation in children. Transpl Proc 16:1230–1235
3. Collins GM, Bravo-Shugarman M, Terasaki PI (1969) Kidney preservation for transportation. Initial perfusion and 30 hours ice storage. Lancet II:1219–1222
4. Consensus Conference (1983) Liver transplantation. J Am Med Assoc 250:2961–2964
5. Iwatsuki S, Shaw BW, Starzl TE (1983) Biliary tract complications in liver transplantation under cyclosporinsteroid therapy. Transpl Proc 15:1288–1291
6. Kunz J, David H, Kranz D et al (1984) Zur Aussagekraft histopathologischer Befunde nach Lebertransplantation anhand bioptischer Verlaufsuntersuchungen. Klin Wochenschr 62:1157–1164
7. Lohse W, Otto G, Pahlig H, Winkler H, Wolff H (1984) Prognostic value of glutamyl dehydrogenase activity in clinical liver transplantation. Transplantation 38:559
8. Lohse W, Winkler H, Wolff H (1985) Zur Bedeutung des Antithrombin III bei klinischen Lebertransplantationen. Zentralbl Chir 110:803–810
9. McSteen F, Hackett J, Rhoades W (1984) Heparinless bypass for liver transplantation. Proc Am Acad Cardiovasc Perf 5:28–29
10. Neuhaus P, Brölsch C, Ringe B, Lauchart W, Pichlmayr R (1984) Results of biliary reconstruction after liver transplantation. Transpl Proc 16:1225–1227
11. Otto G, David H, Wolff H, Wassilew G, Marx I (1981) Elektronenmikroskopische Befunde während hypothermer Lagerungskonservierung der Leber. II. Morphometrie der Hepatozyten. Langenbecks Arch Chir 354:125–131
12. Otto G, Wolff H, David H (1984) Preservation damage in liver transplantation: electronmicroscopic findings. Transpl Proc 16:1247–1248
13. Pichlmayr R, Brölsch C, Wonigkeit K, Neuhaus P, Siegismund S, Schmidt FW, Burdelski M (1984) Experiences with liver transplantation in Hannover. Hepatology 4:56–60
14. Scharschmidt BF (1984) Human liver transplantation: analysis of data on 540 patients from four centers. Hepatology 4:95–101
15. Schröter GPJ, Hölscher M, Putnam CW, Porter KA, Hansbrough JF, Starzl TE (1976) Infections complicating orthotopic liver transplantation: a study emphasizing graft related septicemia. Arch Surg 111:1337–1347
16. Shaw BW, Martin DJ, Marquez JM et al (1984) Venous bypass in clinical liver transplantation. Ann Surg 200:524–534
17. Shaw BW Jr, Gordon RD, Iwatsuki S, Starzl TE (1985) Hepatic retransplantation. Transpl Proc 17:264–271
18. Starzl TE (1985) Orthotopic liver transplantation. Vortrag 26. Tagung der Österreichischen Gesellschaft für Chirurgie, Wien 6.–8. Juni 1985
19. Starzl TE, Koep LJ, Halgrimson CG, Hood J, Schroter GPJ, Porter KA, Weit R (1979) Fifteen years of clinical liver transplantation. Gastroenterology 77:375–388
20. Starzl TE, Hakala TR, Shaw BW et al (1984a) A flexible procedure for multiple cadaveric organ procurement. Surg Gynecol Obstet 158:223–230
21. Starzl TE, Iwatsuki S, Shaw BW Jr et al (1984b) Analysis of liver transplantation. Hepatology 4:47–49
22. Starzl TE, Iwatsuki S, Shaw BW Jr, Gordon RD (1985) Orthotopic liver transplantation in 1984. Transpl Proc 17:250–258
23. Thiel DH van, Schade RR, Hakala TR, Starzl TE, Denny D (1984) Liver procurement for orthotopic transplantation: an analysis of the Pittsburgh experience. Hepatology 4:66–71
24. Wall WJ, Calne RY, Herbertson BM et al (1977) Simple hypothermic preservation for transporting human livers long distances for transplantation. Transplantation 23:210–216
25. Wolff H, Otto G, David H (1985) Biliary tract reconstruction in liver transplantation. Transpl Proc 17:274–275
26. Wolff H, Otto G, David H et al (im Druck) Klinische Lebertransplantation in der DDR. Zentralbl Chir

Die chirurgische Behandlung des Diabetes mellitus Typ I

W. Land

Einleitung

Unter Professor Heberer wurde am 9. August 1979 die erste Pankreastransplantation in der BRD am Klinikum Großhadern durchgeführt. Mittlerweile haben wir 43[1] derartige Organtransplantationen bei Typ-I-Diabetikern vorgenommen, wobei diese Operation inzwischen die Phase eines sicheren – wenn auch noch nicht routinemäßigen – operativen Eingriffs erreicht haben dürfte.

Wie bei allen Organtransplantationen ist auch bei der Pankreastransplantation ein interdisziplinäres Zusammenwirken unterschiedlicher Fachdisziplinen unerläßlich, wie in Abb. 1 skizziert ist. Ausschlaggebend im Rahmen dieser Zusammenarbeit dürfte eine exakte und sinnvolle Selektion potentieller Organempfänger sein, die Gewährleistung einer optimalen postoperativen Intensivbehandlung sowie eine adäquate lückenlose Nachsorge, die auch kurzfristige exakte Verlaufskontrollen diabetischer Symptome erfordert.

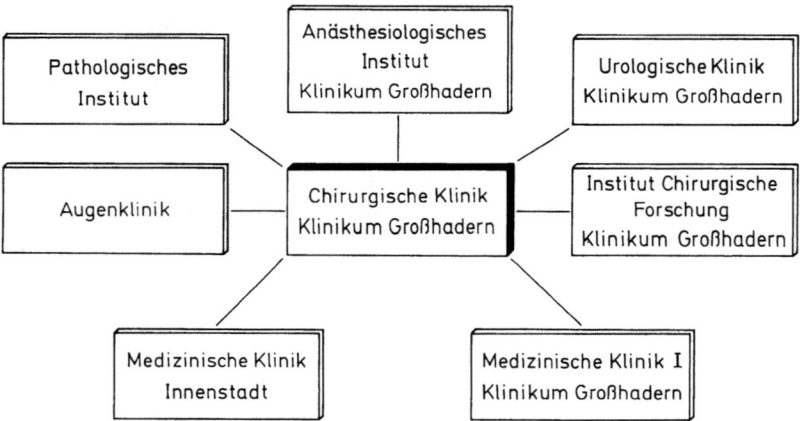

Abb. 1. Pankreastransplantation: Beispiel eines intensiven interdisziplinären Zusammenwirkens

Aspekte zur Diabetesbehandlung in den vergangenen 60 Jahren

Die Zuckerkrankheit ist uns Ärzten seit mehr als 3000 Jahren bekannt. Ein klassisches Symptom – die Polyurie – wird in Ägypten in einer Papyrusrolle bereits um 1540 v. Chr. beschrieben.

---

[1] Juli 1986: 56 Pankreastransplantationen

Schon die griechischen Ärzte beschäftigten sich mit dieser Krankheit und gaben ihr den Namen (diabetes = schneller Durchfluß des Harns; mellitus = honigähnlicher Geschmack des Harns).

Die wissenschaftliche Erforschung des Diabetes begann eigentlich erst vor 100 Jahren. Noch vor 70 Jahren verlief diese Stoffwechselerkrankung – zumindest in der Form, die wir heute mit Diabetes Typ I bezeichnen – zumeist tödlich.

Die Entdeckung des Insulins durch Dr. Frederick Banting und Charles Best wurde der wissenschaftlichen Welt im Jahre 1921 mitgeteilt. An dieser Stelle und in diesem Zusammenhang sei erwähnt, daß es sich bei dieser Entdeckung um ein klassisches chirurgisches Experiment gehandelt hat, durchgeführt von einem Chirurgen aus London, Ontario, der zu der Zeit am Physiologischen Institut unter Professor Mcleod in Toronto arbeitete [1].

Am 11. Januar 1922 wurde dann im General Hospital/Toronto der erste Patient – Leonard Thompson – mit Insulin oder besser mit einem groben Pankreasextrakt behandelt. Die Einsicht in das erste Krankenblatt am Tage der stationären Aufnahme gibt Aufschluß darüber, daß in der Tat nach Injektion von 15 ml des Extraktes die Blutzuckerspiegel bei diesem Patienten sanken. Der Patient lebte danach noch 13 Jahre, wobei immer verfeinerte und verbesserte Insulinchargen verabreicht wurden, bis er dann an den Folgen einer Bronchopneumonie im Jahr 1935 verstarb [2].

Die erstmalige Injektion von Insulin bei einem Diabetiker ist zweifellos ein großer Meilenstein in der Medizingeschichte. Hoffnung keimte auf, diese Stoffwechselerkrankung kurativ heilen zu können. Akute Todesfälle traten nur noch selten auf. Der jugendliche Diabetiker wuchs heran, heiratete, bekam Kinder und ging gewöhnlich einem Beruf nach.

Die Behandlung des Diabetes mellitus Typ I entwickelte sich somit zu einer Domäne der Internisten, die in der Tat in den vergangenen Jahren diese Therapie immer wieder optimierten, zu bewunderungswürdiger Perfektion führten und damit Millionen Menschen das Leben retteten.

Trotzdem wurde im Verlauf der vergangenen Jahre immer mehr daran gezweifelt, daß der Diabetes mellitus durch Insulinbehandlung wirklich geheilt werden könnte, d.h., ein kurativer Effekt wurde in zunehmender Weise in Frage gestellt. Dies um so mehr, als man bald die Entwicklung des Spätsyndroms entdeckte, welches – wie man heute weiß – Folge der diabetischen Mikroangiopathie ist.

Was man mit der Insulinverabreichung erreicht hatte, war demnach die Umwandlung einer akut-fatal verlaufenden Erkrankung (heute bekannt als insulinpflichtiger juveniler Diabetes mellitus) in eine chronische Verlaufsform mit Auftreten deletärer Spätkomplikationen. Dieses Spätsyndrom ist allgemein bekannt: Es handelt sich bei diesen Patienten um schwerstkranke Patienten mit diabetischer Retinopathie, die zur Erblindung führen kann, mit chronischer Niereninsuffizienz, die eine Dialysebehandlung erforderlich macht, und mit schwerster diabetischer Polyneuropathie mit Immobilität im Endstadium – um nur einige Symptome hier aufzulisten.

Mit Auftreten dieses Spätsyndroms wurden und werden im Verlauf der Erkrankung nun erstmals Chirurgen in den Behandlungsplan bei Diabetes mellitus einbezogen. Die Eingriffe sind bekannt (arterielle Gefäßrekonstruktion, lumbale Sympathektomie, Amputationen, Nierentransplantation u.a). Sie sind jedoch – bezogen auf die zugrundeliegende Stoffwechselerkrankung – nicht kurativ, sondern eher symptomatisch, indem sie sekundäre Spätkomplikationen korrigieren.

Suche nach neuen Therapiekonzepten in der Diabetesforschung

Angesichts des durch Insulin nicht beeinflußbaren, sekundären diabetischen Spätsyndroms mußte es daher notwendigerweise eine Hauptaufgabe der Diabetesforschung sein, nach neuen Therapiekonzepten zu suchen. An dieser Stelle ist die allogene Inselzelltransplantation zu erwähnen, die beim Menschen bisher leider noch nicht erfolgreich ist, die Entwicklung und Anwendung von Insulinpumpen, die sich im Augenblick in klinischer Erprobung befinden und zu Hoffnung Anlaß geben, sowie die klinische allogene Pankreastransplantation. Letzteres Therapiekonzept beruhte auf der Überlegung, daß der insuffiziente Inselzellapparat bei Diabetikern durch ein vitales artfremdes funktionstüchtiges Pankreasorgan ersetzt wird, um einen kurativen Effekt zu erreichen. In der Tat konnte diese Arbeitshypothese inzwischen durch eine Reihe tierexperimenteller Untersuchungen bestätigt werden. An 2 wichtige Tierexperimente sei hier kurz erinnert [8]:

1) Nieren, die man von normalen Ratten auf diabetische Ratten transplantiert, zeigen nach einem gewissen Zeitraum typische diabetische Gefäßveränderungen; demgegenüber zeigen Nieren, die von diabetischen Ratten auf normale Ratten transplantiert wurden, einen Rückgang der eingetretenen Gefäßveränderungen.

2) Die experimentelle Pankreastransplantation kurz nach experimentell induziertem Diabetes verhütet bei Ratten die Ausbildung von typischen Gefäßveränderungen im Gegensatz zu insulinbehandelten Kontrolltieren.

Aus diesen tierexperimentellen Befunden ergibt sich das eigentliche Ziel der humanen Pankreastransplantation bei Diabetes mellitus Typ I: Stop der Progredienz, Verhütung oder sogar Rückbildung der diabetischen Mikroangiopathie (und damit des Spätsyndroms).

Klinische Pankreastransplantation am Transplantationszentrum München

In den vergangenen 5 Jahren wurden 43 Pankreastransplantationen an unserem Hause durchgeführt. Als Indikation ergab sich bei 41 Patienten mit Diabetes mellitus Typ I ein bereits eingetretenes Spätsyndrom mit diabetischer Retinopathie sowie chronischer dialysepflichtiger Niereninsuffizienz neben anderen Spätkomplikationen. Bei diesen Patienten wurde jeweils eine Simultantransplantation von Pankreas und Niere durchgeführt. In jüngster Zeit wurden bei 2 Typ-I-Diabetikern, die an einer schweren diabetischen Retinopathie mit drohender Erblindung litten, eine alleinige Pankreastransplantation durchgeführt.

Bei allen Transplantationen wurde von uns die Okklusionsmethode, wie bereits mehrfach publiziert [4, 5, 6], durchgeführt. Nach Entnahme des Pankreasorgans erfolgt kurz vor Implantation des Transplantats eine Gangokklusion mit Ehtibloc. Das gangokkludierte segmentale Pankreastransplantat wird dann zumeist in die rechte Fossa iliaca plaziert. Während ursprünglich der teils intra-, teils extraperitonealen Plazierung der Vorzug gegeben wurde, sind wir inzwischen dazu übergegangen, das

Die chirurgische Behandlung des Diabetes mellitus Typ I

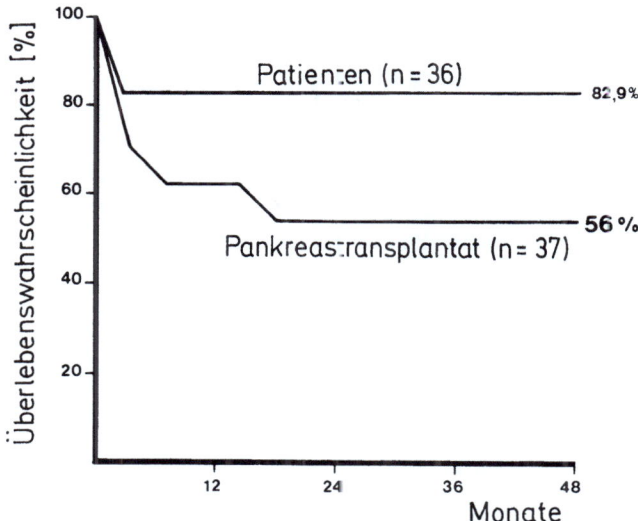

Abb. 2. Vierjahresüberlebenzeiten nach Pankreastransplantation (Patientenüberleben, Transplantatüberleben). (Errechnung nach Cutler u. Ederer)

Transplantat total intraperitoneal zu positionieren, wobei über die ersten 5–10 Tage eine intraperitonäale Dauerspüldrainage im Bereich des Pankreastransplantats angelegt wird. Die unmittelbare postoperative Nachbehandlung ist umfangreich [3] und soll hier nur stichwortartig angegeben werden:

1) immunsuppressive Behandlung im Sinne einer Triple-Drug-Therapie mit Cyclosporin, Azathioprin und Steroiden;
2) aggressive Antikoagulation mit Heparin unter Einhaltung von PTT-Werten ≥ 60 s[2];
3) Antibiotikaprophylaxe über 5 Tage;
4) Somatostatinbehandlung über 10 Tage;
5) parenterale Ernährung.

Die bisher erzielten Ergebnisse der Pankreastransplantation sind ermutigend.

In Abb. 2 ist die Vierjahresüberlebenswahrscheinlichkeit, ermittelt nach der computerisierten Cutler-Ederer-Formel, wiedergegeben. Derzeit beobachten wir eine Patientenüberlebensrate von 82,9% sowie eine Pankreastransplantatüberlebensquote von 56%. Zu erwähnen ist, daß die Einjahrestransplantatüberlebenszeit knapp über 60% liegt.

Die entscheidende Frage ist, ob die erfolgreiche Pankreastransplantation bei Fortfall der Insulinpflichtigkeit eine kurative Behandlung des Diabetes mellitus Typ I darstellt. Diese Frage kann naturgemäß derzeit noch nicht überzeugend beantwortet werden, da eine große Anzahl von Patienten mit einem längeren Beobachtungszeitraum von über 5 Jahren noch nicht verfügbar ist. Erste endokrinologische, ophthalmologische und neurologische Befunde weisen jedoch darauf hin, daß in der Tat ein kurativer Effekt durch die klinische allogene Pankreastransplantation bei Diabetes mellitus Typ I erzielt werden kann [7].

---

[2] inzwischen modifiziert (Gabe von Dextran „40" und niedrige Dosen von Heparin).

Endokrinologische Untersuchungen (Prof. Dr. R. Landgraf, Medizinische Klinik Innenstadt, Universität München) ergaben, daß 50% der Patienten eine normale Glukoseutilisation und 50% eine gestörte Glukoseutilisation aufweisen. Bei allen erfolgreich transplantierten Patienten konnte im Rahmen des oralen Glukosetoleranztests eine ausreichende bis optimale Sekretion von Insulin, C-Peptid und Glukagon (unter Argininbelastung) beobachtet werden.

Die ophthalmologische Kontrolluntersuchung bei 9 Patienten 10–45 Monate nach erfolgreicher Pankreastransplantation (Untersuchungen von Herrn Priv. Doz. Dr. A. Kampik, Augenklinik der Universität München) ergaben 1) eine Verbesserung des Visus wenigstens bei einem Auge bei allen Patienten und 2) einen Stop oder Rückgang der morphologischen Veränderungen am Augenhintergrund bei 8 Patienten. Nur bei einem Patienten kam es vorübergehend zu einer Progression.

Die neurologischen Verlaufskontrollen der polyneuropathischen Veränderungen (D. Burg, Medizinische Klinik Innenstadt) bei 12 Patienten mit einer längeren Transplantatfunktion ergaben: 1) Subjektive Zeichen der Neuropathie bestanden bei 11 Patienten präoperativ. Eine Besserung der Beschwerden innerhalb von 3 Monaten nach der Transplantation fand sich bei allen Patienten. 2) Objektive klinische Zeichen der Neuropathie verschwanden bei einer Patientin und verbesserten sich bei 11 Patienten. 3) Die Nervenleitungsgeschwindigkeiten wurden bei 6 Patienten registriert. Bei allen Patienten kam es zu einem Anstieg.

Bei vorsichtiger Interpretation dieser ersten vorläufigen klinischen Befunde darf ein kurativer Effekt der chirurgischen Behandlung des Diabetes mellitus zumindest diskutiert werden.

Ausblick

Wenn in der Tat in Zukunft ein kurativer Effekt der Pankreastransplantation definitiv nachgewiesen werden könnte, ergäbe dies einen interessanten Aspekt in bezug auf einen Wandel der Diabetesbehandlung im Hinblick auf die beteiligten medizinischen Disziplinen. Es ist ein typisches Ereignis in der Medizingeschichte, daß Schwerpunktbehandlungen von einer Disziplin in die andere überwechseln können; es sei hier nur an das Beispiel „Ulkusleiden" erinnert, das früher eine Domäne der Chirurgen war und heute zu großen Anteilen internistischerseits behandelt wird. Ein umgekehrter Weg könnte sich beim Diabetes mellitus Typ I anbahnen (Abb. 3):

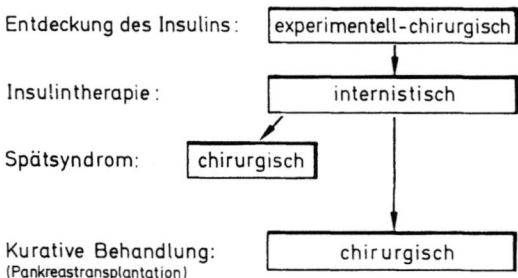

Abb. 3. „Reflexionen" im Hinblick auf den Wandel in der Therapie des Diabetes Typ I

Nach einer primären chirurgischen Phase bei der Entdeckung des Insulins lag und liegt die klassische Behandlung in den Händen der Internisten; lediglich Spätkomplikationen wurden bisher chirurgisch angegangen, jedoch eher symptomatisch. Jetzt besteht die Möglichkeit, in Zukunft eine kurative chirurgische Behandlung in Erwägung zu ziehen. Der Kreis würde sich also wieder schließen — oder doch nicht? Auch die chirurgische Behandlung des Diabetes mellitus dürfte nur kurzlebig sein, wenn in Zukunft das Traumziel der Diabetesbehandlung erreicht werden könnte, nämlich die erfolgreiche Durchführung einer allogenen Inselzelltransplantation oder auch die erfolgreiche Anwendung verbesserter Insulinpumpen. Wäre dies der Fall, würde sich die Schwerpunktbehandlung dieser Stoffwechselerkrankung wiederum mehr vom chirurgischen in den internistischen Bereich verlagern.

Literatur

1. Bliss M (1982) The discovery of insulin. McClelland & Stewart, Toronto
2. Burrow GN, Hazlett BH, Phillips MJ (1982) A case of diabetes mellitus. N Engl J Med 306:340
3. Jensen U, Lenhart FP, Militzer H, Unertl K (1985) Intensivbehandlung nach simultaner Pankreas-Nierentransplantation. In: Lawin P, Peter K, Aken H von (Hrsg) INA 52: Intensivmedizin 1985. Thieme, Stuttgart New York, S 41
4. Land W, Liebe S von, Höpp H et al (1980) Simultane Transplantation von Pankreas und Niere. Chir Praxis 27:15
5. Land W, Illner WD, Abendroth D, Landgraf R (1984) Experience with 13 segmental pancreas transplants in cyclosporine-treated diabetic patients using ethibloc for duct obliteration (surgical aspects). Transplant Proc 16:729
6. Land W, Landgraf R, Illner WD et al (1985) Improved results in combined segmental pancreatic and renal transplantation in diabetic patients under cyclosporin therapy. Transplant Proc 17:317
7. Landgraf R, Landgraf-Leurs MMC, Burg D, Kampik A, Land W (1984) Follow-up of simultaneous kidney and pancreas transplantation in type I diabetes. Transplantat Proc 16:687
8. Orloff MJ, Lee S, Charters AC, Grambort DE, Storck D, Kuoz D (1975) Long-term studies of pancreas transplantation in experimental diabetes mellitus. Ann Surg 182:198

4. Thoraxchirurgie

Therapie des Bronchialkarzinoms

L. Sunder-Plassmann und D. Abendroth

Am Bronchialkarzinom sterben jährlich mehr Menschen als an jeder anderen Krebsform [2]; während beim Mann die Sterblichkeitsziffer in den letzten Jahren – regional unterschiedlich – ein Plateau zu erreichen scheint, steigen beim weiblichen Geschlecht die Zahlen rapide an – in den letzten Jahren um 200% [2, 5].

Die Resektionsbehandlung ist zwar die einzige Methode mit Aussicht auf Heilung, doch waren in der Vergangenheit bei Diagnosestellung nur 20–30% aller Patienten noch für eine chirurgische Therapie geeignet. Ein Vergleich alter Statistiken (1950–1961 sowie 1961–1972) mit neueren (1972–1983) zeigt darüber hinaus, daß die Erfolge der chirurgischen Behandlung im Gesamtkollektiv sich nicht verbessert haben: Die Fünfjahresüberlebensquoten betragen heute wie vor 30 Jahren ca. 25% [4,9]. Man hat daraus gefolgert, daß – wenn schon nicht durch die Operation – so doch durch eine adjuvante prä- oder postoperative Therapie (Strahlentherapie/Chemotherapie) die Gesamtprognose zu verbessern sein müsse. Bisher allerdings konnten nur wenige, nichtrandomisierte Studien [6, 9] zeigen, daß durch postoperative Bestrahlung, und zwar nur bei histologisch nachgewiesener lymphogener Aussaat beim Plattenepithelkarzinom, die Fünfjahresüberlebensrate mit schwacher statistischer Sicherung verbessert werden kann. Nachbestrahlung im Stadium N0 verschlechterte dagegen sogar die Überlebensrate. Immerhin wird an der weiteren statistischen Absicherung der postoperativen adjuvanten Radiotherapie im Stadium N1 und N2 weitergearbeitet, so daß heute in den meisten Zentren diese adjuvante postoperative Bestrahlung mit 45–50 Gy durchgeführt wird. Ein durchschlagender Erfolg mit sprunghafter Steigerung der Fünfjahresüberlebenszahl wird sich daraus allerdings kaum ergeben, denn überraschenderweise führt nach Operation eines Tumors im Stadium N2 nicht das lokale mediastinale Rezidiv zum Tode, sondern ganz überwiegend die hämatogene Metastasierung [10]. Ein wesentlicher Erfolg kann demnach allenfalls von einer adjuvanten Chemotherapie erwartet werden, doch sind hier die vorliegenden Ergebnisse noch unsicherer als die der Bestrahlung [5, 12].

Trotzdem sind einige neue Tendenzen, die nicht die adjuvante Therapie, sondern die Früherkennung und die chirurgische Therapie selbst betreffen, bemerkenswert: Alle Studien, die konsequent ausschließlich identische Tumorstadien (neue TNM-Klassifizierung nach der „lung cancer study group" [1]) vergleichen, zeigen nämlich, daß gerade beim Bronchialkarzinom die Fünfjahresüberlebensraten extrem vom Tumorstadium zum Zeitpunkt der Resektion abhängig sind: So beträgt bei Tumoren im Stadium T1N0 die Überlebensrate über 60%, im Stadium T2N0 noch 50–60%, bei mediastinaler lymphogener Aussaat (N2) dagegen nur noch 8–19%. Eine alternative, alleinige Strahlentherapie im Stadium N2 zeigt dagegen eine Fünfjahresüberlebensrate von nahezu 0%. Schon beim lokal operabler Tumor ohne lymphogene mediastinale Aussaat beträgt die Überlebensrate bei alleiniger Radiatio nach 5 Jahren nur 8% [7].

Daraus folgt 1) die nachdrückliche Verbesserung der röntgenologischen Früherkennung und 2) die sofortige operative Abklärung weichteildichter Raumforderungen in der Lunge, des sog. Lungenrundherds [14], und 3) eine neue Definition der Indikationsstellung zur Operation beim Bronchialkarzinom im Stadium III, insbesondere bei Tumoren im Stadium N2.

Operative Abklärung pulmonaler Rundherde

Angesichts der guten Prognose der Tumoren im Stadium T1–2 N0 muß jeder pulmonale Rundherd sofort – nicht nach längerer Beobachtungszeit – operativ abgeklärt werden. Das niedrige Operationsrisiko der atypischen Resektion rechtfertigt auch dann die Operation, wenn eine entzündliche Genese wahrscheinlich erscheint. Im eigenen Krankengut wurden von 1978–1983 79 Patienten mit – retrospektiv – gutartigem Rundherd operiert ohne operative Sterblichkeit (Tabelle 1). Eine abwartende antibiotische Behandlung kann dagegen gefährlich sein: Auch ein Bronchialkarzinom kann nach antibiotischer Behandlung radiologisch als Befundbesserung imponieren. Wenn der Patient zur nächsten radiologischen Kontrolle nicht erscheint, können Monate vergehen, und die Chance der kurativen Resektion kann vertan werden.

Beispiel: Bei einer 58jährigen Patientin wurde im April 1984 erstmals ein pulmonaler Rundherd (ca. 2 cm) in der Lingula radiologisch diagnostiziert; zunächst ohne Vorstellung beim Chirurgen tuberkulostatische Behandlung, radiologische Herdrückbildung; zur nächsten Kontrolle erschien die Patientin erst wieder im November 1984; der Herd war deutlich gewachsen (ca. 4 cm). Daraufhin Vorstellung beim Chirurgen, sofortige Operation: T2, N1, entdifferenziertes Karzinom, Bronchusabsetzungsrand histologisch frei.

Trotz adjuvanter postoperativer Bestrahlung Rezidiv mit Ergußbildung und septischer Retentionspneumonie im Dezember 1985. Bei der palliativen Restpneumonektomie im Januar 1986 breite Infiltration des Mediastinums, des Perikards und der Pleura, so daß eine palliative Pleuropneumonektomie mit intraperikardialer Gefäßversorgung durchgeführt wurde. Weitere Prognose schlecht, Chance zur kurativen Resektion im April 1984 vertan.

Tabelle 1. Auftreten von solitären benignen Lungenrundherden (1.12.1977–1.2.1983, Chirurgische Klinik, Klinikum Großhadern)

	n
Tuberkulom	27
Hamartom	22
Unspezifischer Entzündungsherd (Pseudotumoren)	19
Fibrom/Lipom	7
Zysten	3
Echinokokkuszyste	1
Gesamt	79
Letalität:	0%

Operationsindikation bei mediastinaler lymphogener Metastasierung

Die schlechte Langzeitprognose bei mediastinaler lymphogener Aussaat hat bisher eine sehr restriktive Indikationsstellung zur Operation einerseits und ein intensives präoperatives Staging andererseits zur Folge gehabt [3, 8]. Dem steht gegenüber, daß bei sorgfältiger chirurgischer mediastinaler Ausräumung aller mediastinalen Lymphknotenstationen die Fünfjahresüberlebenszahl von 13–22% besser ist, als bei jeder anderen Therapieform, und zweitens, daß das Risiko der Operation sich in den letzten 10 Jahren deutlich gemindert hat. Die Letalität der Lobektomie beträgt heute ca. 2%, die der Pneumonektomie 5–10% [4]; im eigenen Krankengut ergab sich von 1978–1985 bei 456 Lungenresektionen bei der Lobektomie eine Letalität von 2%, bei der Pneumonektomie ($n = 86$) von 2,4% (Tabelle 2). Bei Tumoren im Stadium T2N2 wird daher heute fast einmütig die Resektionsbehandlung mit standardisierter, mediastinaler Ausräumung und postoperativer adjuvanter Strahlentherapie durchgeführt [10]. Auch bei Tumoren im Stadium T3N2 kann häufig eine erweiterte Pneumonektomie mit intraperikardialer Gefäßversorgung noch zum operativen Erfolg führen, der durch adjuvante postoperative Bestrahlung unterstützt werden sollte. So fanden sich bei den 100 Resektionen bei Bronchialkarzinom im Jahre 1984 23 Tumoren im Stadium T3 und lediglich 13 im Stadium T1, aber 64 im Stadium T2. Noch 1980 war der Anteil der Tumoren im Stadium T3 und T2 wesentlich geringer. Die Tendenz, auch Tumoren im fortgeschrittenen Stadium T und N zu operieren, ist demnach unverkennbar, weil einerseits keine gleich wirksame Alternativtherapie existiert und der Nutzen die geringe operative Sterblichkeit bei weitem aufwiegt, zumal gerade bei Tumoren im Stadium T3 sehr häufig ein palliativer Gesichtspunkt hinzukommt (eitrige Retentionspneumonie, Atelektase, Tumoreinschmelzung, Blutung, Trachealkompression).

Beispiel: 66jähriger Patient mit Ruhedyspnoe und stärkstem Stridor Bei Rückenlage Erstickungsanfälle. Radiologisch erhebliche Kompression der Trachea über eine Länge von 7 cm von dorsolateral (Abb. 1 u. 2) tracheoskopisch keine direkte Schleimhautinfiltration Palliative Oberlappenresektion am 15.11.1984 mit parietaler Pleurektomie im Bereich der oberen Thoraxapertur und vollständiger

Tabelle 2. Lungenresektionen bei Bronchialkarzinom (1.9.1977–31.12.1985, Chirurgische Klinik, Klinikum Großhadern)

	n
Lobektomie/Bilobektomie	311
Manschettenresektion	34
Atypische Resektion	39
Letalität	1,9%

	n
Pneumonektomie	86
Letalität	2,4%

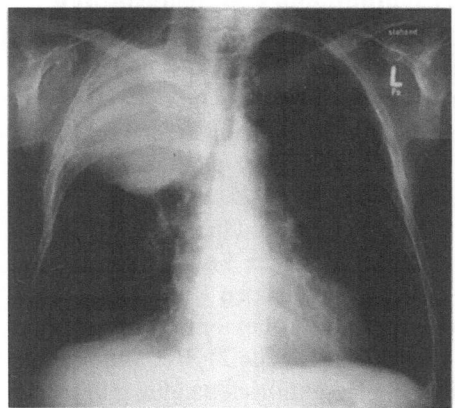 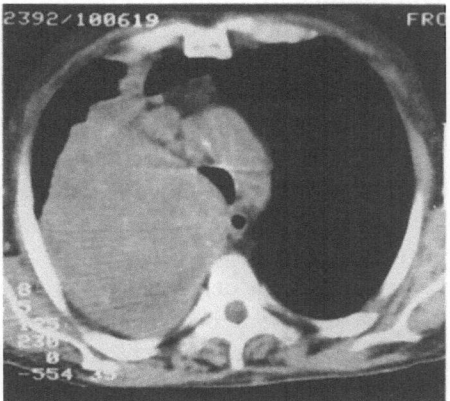

Abb. 1 **Abb. 2**

Ausräumung des oberen Mediastinums (pT3, N2), histologisch großzelliges Karzinom. Adjuvante mediastinale Nachbestrahlung. Patient seither beschwerdefrei, voll leistungsfähig und ohne nachweisbares Tumorrezidiv bzw. Fernmetastasen.

Präoperatives Lymphknotenstaging

Das präoperative Lymphknotenstaging – früher ausschließlich durch Hilustomographie und Mediastinoskopie, heute überwiegend mit Computertomographie durchgeführt – besitzt, da man auch Tumoren im Stadium N2 operiert, heute nicht mehr die kardinale Bedeutung wie noch vor wenigen Jahren. Andererseits steht mit der Computertomographie eine sehr genaue Methode zur Größenbestimmung mediastinaler, mit Einschränkung auch hilärer Lymphknoten heute zur Verfügung, und zahlreiche Berichte versuchen zu belegen, daß über eine Größenbestimmung mediastinaler Lymphknoten ein (histologisches) Lymphknotenstaging möglich sei, d. h. aus einer Lymphknotenvergrößerung (>1,5–2 cm) wird auf eine histologische Lymphknoteninfiltration geschlossen. Wahr ist, daß eine Größenbestimmung mit der Computertomographie gut möglich ist, unwahr dagegen ist, daß die Lymphknotengröße auch stets ein Indiz für Malignität ist: Bei den schon erwähnten 100 resezierten Patienten im Jahre 1984 fand der Pathologe unter den intraoperativ ausgeräumten Lymphknoten 30 Patienten mit Lymphknoten >2 cm, von denen nur 12 histologisch infiltriert waren, also tatsächlich einem Stadium N2 entsprachen; bei 18 Patienten war die Lymphknotenvergrößerung dagegen durch eine unspezifische Lymphadenitis bedingt (Tabelle 3). Andererseits fanden sich bei insgesamt 19 Patienten mit histologischem Stadium N2 7 Patienten mit Lymphknoten, die der Pathologe als vollständig entnommen und <1,5 cm beschrieb. Bei Vorliegen eines Bronchialkarzinoms sind Lymphknotenvergrößerungen (>2 cm) demnach zu 60% entzündlich bedingt. Die Lymphknotengröße allein sollte demnach nicht mehr zur präoperativen Dignitätsbestimmung herangezogen werden. In der Praxis darf daher niemals von einer in der Computertomographie zweifelsfrei gesicherten beidseitigen Lymphknotenvergrößerung etwa auf Inoperabilität geschlossen werden, weil die Ar-

Tabelle 3. Zusammenhang zwischen Lymphknotengröße und -infiltration bei Bronchialkarzinom (1.1.1984–31.12.1984, Chirurgische Klinik, Klinikum Großhadern)

Patienten insgesamt reseziert	100
Lymphknoten bioptisch > 2 cm	30
Infiltriert	12
Unspezifische Entzündung	18

beitshypothese über den Zusammenhang zwischen Lymphknotengröße und Infiltration falsch ist. Bei computertomographischem Verdacht auf beidseitige Lymphknotenvergrößerung bei Bronchialkarzinom tritt daher auch heute noch die Mediastinoskopie in ihr Recht.

Zusammenfassung

Die Operation *bleibt* auch weiterhin die wirksamste Behandlungsmethode des nicht kleinzelligen Bronchialkarzinoms; der Effekt einer adjuvanten postoperativen Bestrahlung bei Stadien N1 und N2 scheint beim Plattenepithelkarzinom gesichert, alle anderen adjuvanten Behandlungsmaßnahmen befinden sich im Stadium der Erprobung.

Auch bei nachweislichem mediastinalem Lymphknotenbefall wird heute unter standardisierter mediastinaler Lymphknotenausräumung die Resektion durchgeführt, da keine gleichwirksame Alternativtherapie existiert und das Risiko der Operation mit 1–2% als gering anzusehen ist.

Beim präoperativen Staging besitzt das Thoraxcomputertomogramm eine überragende Bedeutung, weil Lymphknotenvergrößerungen sicher erkannt werden, die dann über die Mediastinoskopie abgeklärt werden müssen.

Eine definitive Resultatsverbesserung ist nur durch *Frühdiagnostik* erreichbar, die chirurgischen Möglichkeiten scheinen mit Senkung der Letalität auf 1–2% bei der Pneumonektomie annähernd ausgeschöpft zu sein.

Literatur

1. American Cancer Society (1980) Facts and figures. New York 1981. American Joint Committee for Cancer Staging and End-Results Reporting, Chicago
2. Bailey A (1984) The epidemiology of bronchialcarcinoma. In: Bates M (ed) Bronchial Carcinoma. Springer, Berlin Heidelberg New York Tokyo, p 11
3. Baron RL, Lewitt RG, Sagel StS, White MJ, Roper CL, Marburger JP (1982) Computed tomography in the preoperative evaluation of bronchogenic carcinoma. Radiology 145:727
4. Bates M (1984) Bronchial carcinoma; an integrated approach to diagnosis and management. Springer, Berlin Heidelberg New York Tokyo, p 161
5. Carter St K (1979) What has happened in the last five years. In: Muggia F, Rozenczweig M (eds) Lung Cancer: Progress in therapeutic research. Raven, New York
6. Choi N, Gullo HC, Gardiello M (1980) Basis for new strategies in postoperative radiotherapy of bronchogenic carcinoma. Int J Radiat Oncol Biol Phys 6:31

7. Cooper JD, Pearson G, Todd T, Patterson GA, Guisberg RJ, Basiuh J, Blair L, Cass W (1984) Radiotherapy alone for patients with operable carcinoma of the lung. Chest 87:1984
8. Hajek P, Imhof H, Kumpan W, Schratter M, Klech H, Moritz E (1985) Mediastinales CT-Staging von Bronchuskarzinomen. ROFO 142:74
9. Kirsch MM, Rothmann H, Argenta L, Bove E (1976) Carcinoma of the lung: results of treatment over ten years. Am Thorac Surg 21:371
10. Martini N (1979) Identification and prognostic implications of mediastinal lymph node metastases in carcinoma of the lung. In: Muggia F, Rozenczweig M (eds) Lung cancer: Progress in therapeutic research. Raven, New York, p 251
11. Mountain CF (1985) The biological operability of stage-III non-small cell lunger cancer. Ann Thorac Surg 40:60
12. Mountain CF, Mc Murtey MM, Frazier OH (1980) The present status of postoperative adjuvant therapy for lung cancer. Cancer Bull 32:108
13. Sunder-Plassmann L, Abendroth D, Heberer G (1985) Ist die CT-Aussage zum Lymphknotenstaging beim Bronchial Carcinom zuverlässig? Abstr 26, Kongr Österr Ges für Chirurgie
14. Toomes H, Delphendahl A, Manke HG, Vogt-Moykopf J (1981) Der solitäre Lungenrundherd. Dtsch Ärztebl 37:1717

Grenzen der chirurgischen Behandlung des Bronchialkarzinoms

W.-J. STELTER

Die Resektionsbehandlung ist nach wie vor das Verfahren der Wahl zur Therapie des nichtkleinzelligen Bronchialkarzinoms. Hierzu zählen Plattenepithelkarzinome, Adenokarzinome, undifferenzierte großzellige Karzinome sowie entsprechende Mischtypen. Wenn die anerkannten Regeln der Radikalität eingehalten werden, erlaubt eine Resektion die sicherste Voraussage eines Spätergebnisses, wenngleich dieses im Vergleich zu anderen Tumortypen immer noch wenig befriedigend ist [2]. Beim kleinzelligen Bronchialkarzinom dagegen tritt die Resektionsbehandlung gegenüber einer standardisierten Polychemotherapie in Kombination mit einer Strahlenbehandlung in den Hintergrund.

Durch eine wohlausgewogene *thoraxchirurgische Diagnostik* muß beim Verdacht auf Vorliegen eines Bronchialkarzinoms (z.B. Zufallsbefund „Rundherd") nach Möglichkeit die Artdiagnose mit histologischer Klassifizierung gestellt werden. In der Praxis weit wichtiger ist es aber, schon sehr früh im Verlauf der Diagnostik die Frage nach den Grenzen der chirurgischen Behandlungsmöglichkeiten zu stellen. Die Frage nach der Operabilität muß vordringlich beantwortet werden, da hierdurch entscheidend bereits im Vorfeld das diagnostische Vorgehen beeinflußt wird. Steht die Inoperabilität fest, wird die Diagnostik jegliche invasiven und daher risikoreichen Maßnahmen zu vermeiden haben.

Im letzten Jahrzehnt hat sich hierbei die *Computertomographie* als überlegenes nichtinvasives Verfahren zur Abklärung der Operabilität von thorakalen Raumforderungen erwiesen. Während wir früher routinemäßig bei Verdacht auf Bronchialkarzinom eine Mediastinoskopie zum Lymphknotenstaging oder evtl. zur Gewinnung der histologischen Diagnose durchführten, beschränkt sich heute dieser invasive diagnostische Eingriff nur noch auf Patienten, bei denen im Computertomogramm des Mediastinums (Schichtdicke 5– maximal 10 mm, „region of interest": Tracheabifurkation bis Oberrand des Aortenbogens) auf der zum Tumor kontralateralen Seite paratracheal Lymphknoten größer als 5– maximal 10 mm gefunden werden [4, 7, 9]! Bei Tumoren, die in die Thoraxwand oder obere Thoraxapertur (Pancoast-Tumoren) ausbrechen, ist sehr exakt im Computertomogramm festzustellen, inwieweit eine erweiterte Lungenresektion noch möglich ist. Bei Verdacht auf Infiltration von pulsierenden Organen (Aorta, A. pulmonalis, Myokard) ist jedoch sehr sorgfältig zu bedenken, daß infolge der längeren Bilderstellungszeit eine Unschärfe entsteht, die als eine Infiltration und damit womöglich als Kriterium der Inoperabilität interpretiert werden kann. In solchen Fällen ist unbedingt der Einsatz von Kontrastmittel zur besseren Darstellung zu fordern. Darüber hinaus ist es empfehlenswert, daß die entsprechenden Computertomogramme von einem erfahrenen Thoraxchirurgen persönlich begutachtet werden.

Kommt aus Gründen, die im folgenden der Reihe nach näher erörtert werden, eine Resektionsbehandlung nicht mehr in Frage, muß der Einsatz von *Alternativ-*

behandlungen oder einer palliativen Resektion erwogen werden, deren Ergebnisse a priori ungünstiger sind. Hier ist an erster Stelle die Bestrahlungstherapie mit modernen Geräten (Kobaltgeräte, Betatron, Linearbeschleuniger) zu nennen, die eine ausreichende Tumorsättigungsdosis erlauben (60–65 Gy). Durch endoskopische *Laseranwendung* können Tumorstenosen palliativ verkleinert werden. In neuerer Zeit kann durch endoskopische Applikation von radioaktivem Material in Kombination mit einer konventionellen Bestrahlung die Herddosis erhöht werden (sog. *„afterloading"*).

Kriterien der Operabilität

Die *Kriterien der Operabilität* werden von allgemeinen, tumorunabhängigen und tumorbedingten Fakten bestimmt.

Allgemeine Kontraindikationen

Eine schwere *koronare Herzkrankheit* (KHK) mit Angina pectoris bei geringer Belastung stellt eine Kontraindikation zur Resektionsbehandlung dar, ebenso Myokardinfarkte, die weniger als 3–6 Monate zurückliegen. Ältere „stabile" Myokardinfarkte mit guter myokardialer Pumpleistung ohne wesentliche Angina pectoris stellen u. E. nur eine relative Kontraindikation dar. Ein Belastungs-EKG kann hier wertvolle Aufschlüsse geben. Patienten mit unstabiler Angina pectoris sind nach entsprechender angiographischer Abklärung Kandidaten für einen primären koronarchirurgischen Eingriff. Einem möglichen Einwand der Koronarchirurgen muß durch besonders sorgfältiges präoperatives Staging begegnet werden, wobei der Nachweis zu führen ist, daß eine kurative Resektion erwartet werden kann. Myokardrevaskularisation und Lungenresektion können in einer Sitzung transsternal vorgenommen werden, obwohl die zur Herzoperation erforderliche volle Heparinisierung bei der anschließenden Lungenresektion mit dem erforderlichen Lymphknotenstaging eine vermehrte Einblutung in das Lungen- und Mediastinalgewebe verursachen kann. Man sollte erwarten, daß eine korrekturbedürftige KHK wegen des gemeinsamen Risikofaktors Nikotin häufiger mit einem Bronchialkarzinom koinzidiert. Überraschenderweise nahmen wir in einem Zeitraum von 5,5 Jahren jedoch unter 257 Resektionen wegen maligner Lungentumoren nur einmal eine Oberlappenresektion im Anschluß an eine koronare Bypassoperation in derselben Sitzung bei einem Patienten vor, bei dem in der herzchirurgischen Klinik das Bronchialkarzinom als präoperativer Zufallsbefund entdeckt wurde.

Andere Begleiterkrankungen, wie z.B. Diabetes mellitus, Niereninsuffizienz oder früher erfolgreich therapierte Tumorleiden, stellen keine Kontraindikation dar, es sei denn, sie sind nicht mehr behandelbar und begrenzen die Lebenserwartung deutlich auf weniger als 1 Jahr.

Ein *fortgeschrittenes Lebensalter* stellt für sich keine Kontraindikation gegen eine Lungenresektion dar. Die immer noch weit verbreitete Meinung, thoraxchirurgische Eingriffe seien bei Patienten über 70 Jahren nicht mehr möglich, ist unzutreffend. Die für den Eingriff erforderliche kardiopulmonale Funktionsreserve ist allerdings zweifellos mit fortschreitendem Alter eingeschränkt. Von 234 Patienten mit Lobek-

Tabelle 1. Operationsletalität nach Lobektomie wegen maligner Lungentumoren, November 1977–Juni 1983 (Chirurgische Klinik und Poliklinik der Ludwig-Maximilians-Universität München, Klinikum Großhadern)

Alter (Jahre)	<65	65–70	>70
Operationsletalität	2/182 (1,1%)	4/40 (10%)	2/12 (17%)

Tabelle 2. Auftreten eines pulmonalen Hypertonus vor einer Pneumonektomie bei 47 Patienten, November 1977–Juni 1983 (Chirurgische Klinik und Poliklinik der Ludwig-Maximilians-Universität München, Klinikum Großhadern). [5]

Hypertonus	PAF systolisch (mm Hg)	PAP (Ruhe) (mm Hg)	PAP (Belastung) (mm Hg)	Patienten (n)
Grad I: latent	<30	<20	<28	4
Grad II: leicht manifest	30–40	20–30	>28	3
Grad III: schwer manifest	>40	>30		3

tomie wegen maligner Lungentumoren waren nur 12, entsprechend 5%, älter als 70 Jahre. Nach unserer Erfahrung war die Letalität mit fortschreitendem Alter jedoch deutlich höher (Tabelle 1).

Der Bewertung der Parameter der *Lungenfunktion* wird seit jeher eine zentrale Bedeutung für die Indikation zur Resektionsbehandlung zugemessen. Es hat daher auch nicht an zahlreichen Versuchen gefehlt, formelhafte Grenzwerte für die verschiedenen Resektionsverfahren zu ermitteln [8]. Erfahrene Thoraxchirurgen werden sich jedoch mehr auf die persönliche Bewertung des klinischen Zustandes ihres Patienten verlassen und nur noch sehr wenige *einfache Parameter* zu Hilfe nehmen:

1) Die zu erwartende postoperative Sekundenkapazität sollte möglichst größer als 1 l sein.

2) Bei grenzwertiger Lungenfunktion erlaubt ein Perfusions-Inhalations-Szintigramm eine Abschätzung, ob durch die geplante Resektion funktionstüchtiges Lungengewebe verloren geht oder sogar durch Wegfall eines Shunts eine Verbesserung der Lungenfunktion zu erwarten ist.

3) Die präoperative Messung der arteriellen Blutgase ist für den postoperativen Verlauf hilfreich, da sie abschätzen läßt, an welche eingeschränkten Werte der Patient bereits adaptiert war.

Die Messung hat weniger zum Ziel, durch den Vergleich mit einem starren Grenzwert Patienten ggf. von der Operation auszuschließen.

Die Messung des *Pulmonalisdrucks* in Ruhe und bei leichter Belastung (ca. 40 W) wurde von uns lange Zeit vor jeder in Frage kommenden Pneumonektomie verlangt, da bei manifestem (Mitteldruck in Ruhe über 25 mm Hg) oder latentem (Mitteldruck unter Belastung über 30–35 mm Hg) pulmonalem Hochdruck eine Pneumonektomie nicht möglich sei [3]. Nachdem wir 10 pneumonektomierte Patienten mit pulmonalem Hypertonus von November 1977 bis Juli 1984 überblickten, ist in unseren Augen die Bedeutung des Pulmonalisdrucks relativiert [6, 10] (Tabelle 2). Allerdings muß nach unserer Erfahrung mit Schwierigkeiten 24–48 h postoperativ gerechnet werden (respiratorische Insuffizienz unter dem Bild eines interstitiellen Ödems), die nur durch eine gezielte Intensivtherapie beherrscht werden können (negative Flüssigkeitsbilanz, Monitoring und medikamentöse Senkung des Pulmonalarteriendrucks).

Am Ende ist die *persönliche klinische Beurteilung* durch den Thoraxchirurgen ausschlaggebend. Hier fließt auch die Kooperationsbereitschaft und die kardiale Leistungsfähigkeit mit ein. Für eine solche Globalfunktionsprüfung bevorzugen wir in kritischen Fällen ein altes, sehr simples Verfahren [1], den sog. „Treppentest": Der Patient muß in ein Gespräch mit seinem Chirurgen verwickelt 2 Stockwerke steigen. Erbringt er diese Leistung zur Zufriedenheit seines Operateurs, wird dieser die Indikation zur Operation stellen, obwohl dieser Test keinen objektivierbaren und sog. strengen „wissenschaftlichen" Kriterien folgt.

Tumorbedingte Kontraindikationen

Die präoperative *histologische Tumorklassifizierung* ist von Bedeutung, da bei Nachweis eines kleinzelligen Bronchialkarzinoms die Resektionsbehandlung in den Hintergrund tritt. Nachdem sich aber gezeigt hat, daß unter den heute gängigen Behandlungsschemata in einem hohen Prozentsatz lokale und dann therapierefraktäre Rezidive persistieren oder auftreten können, sollte in solchen Fällen eine sekundäre Resektionsbehandlung angestrebt werden. Angesichts dieser Erfahrung erscheint es uns andererseits ebenfalls vertretbar, ein lokalisiertes kleinzelliges Bronchialkarzinom primär zu resezieren und dann die Chemotherapie mit Bestrahlung anzuschließen. Daher gilt auch nicht die gelegentlich erhobene Forderung, jeder Lungenrundherd müsse auf alle Fälle präoperativ, z. B. durch Feinnadelpunktion, abgeklärt werden, um ein kleinzelliges Bronchialkarzinom auszuschließen, bei dem sich generell die Operation verbiete.

Die Möglichkeiten der Resektionsbehandlung nichtkleinzelliger Bronchialkarzinome sind in der Praxis häufig durch das fortgeschrittene lokale Tumorwachstum mit Überschreitung der Lungen- oder Resektionsgrenzen nicht mehr gegeben.

Eine *Infiltration der Thoraxwand* läßt sich präoperativ gut durch die Computertomographie abschätzen und kann durch Thoraxwandresektionen und lokale Nachbestrahlung noch am besten chirurgisch behandelt werden. Größere Defekte müssen u. U. mit Hilfe von Fremdmaterial gedeckt werden. Wir bevorzugten bisher lyophilisierte Dura.

Infiltration der oberen Thoraxapertur mit Nervenirritation (Pancoast-Syndrom) galt häufig als Zeichen der Inoperabilität. Die Computertomographie erlaubt auch hier eine bessere Beurteilung der Tumorausdehnung. Wenn immer möglich, würden wir nach einer Vorbestrahlung mit 30–45 Gy die erweiterte Resektion anstreben.

Ausbildung eines *Pleuraergusses mit Tumorzellen* ist für uns ein Kriterium der Inoperabilität! *Rekurrens- oder Phrenikusparesen* gelten als klinische Zeichen der lokalen Inoperabilität. Hier muß jedoch erst durch die Computertomographie bewiesen werden, daß diese Ausfälle tumorbedingt sind. *Zentrales Wachstum* mit Tumorabstand von *weniger als 2 cm von der Trachealcarina* (T3) gilt für uns als Kriterium der Inoperabilität. Hier müßte aus Radikalitätsgründen eine Trachealbifurkationsteilresektion erfolgen, die wir beim Bronchialkarzinom wegen der schlechten Spätergebnisse zugunsten der primären Bestrahlung in der Regel ablehnen. Solche Eingriffe sind dagegen die Therapie der Wahl bei entsprechend gelegenen benignen oder semimalignen Tumoren, (z.B. dem adenoidzystischen Karzinom).

Der Grad der *lokalen Lymphknotenmetastasierung* muß differenziert betrachtet werden: Intrapulmonaler (N1), meist am Resektionspräparat nachgewiesener Lymphknotenbefall, ebenso wie mediastinaler *ipsilateraler* Befall (N2a) einschließlich Befall des Bifurkationslymphknotens – nachgewiesen durch das präoperative Computertomogramm oder die Mediastinoskopie bzw. durch das obligate systematische intraoperative Lymphknotenstaging – bedeuten keine absolute Kontraindikation beim nichtkleinzelligen Bronchialkarzinom. Alle Patienten im Stadium N1 oder N2a sollten jedoch u. E. nachbestrahlt werden, um wenigstens das Risiko des lokalen Rezidivs zu vermindern.

Kontralateraler Lymphknotenbefall im Mediastinum stellt u. E. ebenso wie der *Nachweis von Fernmetastasen* eine Kontraindikation zur Resektionsbehandlung dar. Bei computertomographischem Verdacht auf kontralaterale pathologische Lymphknotenvergrößerungen im Mediastinum besteht daher eine Indikation zur Mediastinoskopie und histologischen Sicherung dieses Befundes.

Obwohl sich beim Nachweis von Fernmetastasen u. E. generell die Lungenresektion als nicht mehr sinnvoll verbietet, ergeben sich in seltenen Fällen Zweifel:

1) Wie ist ein Patient einzuordnen, bei dem primär eine „solitäre" Metastase z.B. aus dem Gehirn entfernt wurde? Unseres Erachtens gehört er nach wie vor zur Gruppe der Patienten mit Fernmetastasierung, und die Lungenresektion sollte mit großer Zurückhaltung beurteilt werden.

2) Wie weit soll man gehen, um den Verdacht einer Fernmetastasierung histologisch zu sichern? Wir verfolgen die Geschichte eines Patienten, bei dem im Alter von 72 Jahren zum Zeitpunkt der Lobektomie wegen eines Plattenepithelkarzinoms eine vergrößerte Nebenniere im Computertomogramm auffiel. Beide Nebennieren wurden in der Folgezeit jeweils nach einem halben Jahr und nach 1,25 Jahren wegen metastatischen Wachstums entfernt. Heute, 3,5 Jahre nach der Lungenresektion, ist dieser Patient beruflich noch voll aktiv. In solchen seltenen Fällen sollte dem Thoraxchirurgen genügend Freiraum bleiben, nach Beurteilung des Allgemeinzustands und des Tumortyps sowie der Validität der verdächtigen Befunde seine individuelle Entscheidung zu treffen.

In bestimmten Situationen wird man die Indikation zu einer *palliativen Resektion* stellen. Die bisher erörterten Kontraindikationen gelten in erster Linie für Resektionen in kurativer Absicht; sie treten bei palliativer Operation in den Hintergrund. Um so strenger muß aber dann nach dem möglichen Einsatz von Alternativverfahren gefragt werden. Für eine palliative Resektion kann es im wesentlichen 3 Gründe geben:

1) Tumorblutung mit ständiger Hämoptoe: Vor einer Resektion dieser dann meist sehr zentral gelegenen Tumoren sollte versucht werden, evtl. durch Laserkoagulation oder Embolisierung der Bronchialarterien eine Blutstillung zu erzielen.

2) Tumorschmerz: Vor einer Resektion sollte die Möglichkeit der modernen Schmerztherapie (Epiduralkatheter) oder auch der Bestrahlung mit Wirkung auf den Schmerz versucht werden.

3) Tumorzerfall mit Anschluß an das Bronchialsystem. Hier existieren praktisch keine alternativen Möglichkeiten, um dem Patienten die ständige schreckliche Aspiration des zerfallenden Tumors zu ersparen, so daß wir die Indikation in der Regel befürworten, auch wenn wir wissen, daß eine Lebensverlängerung dadurch kaum erzielt werden mag.

Literatur

1. Butland RJA, Pang J, Gross ER, Woodcock AA, Geddes DM (1982) 2-6- and 12-minute walking-tests in respiratory disease. Br Med J 284:1607
2. Dittrich H, Klinke F (1981) Bronchialkarzinom. In: Heberer G, Schweiberer L (Hrsg) Indikation zur Operation. Springer, Berlin Heidelberg New York, S 260
3. Goerg R (1982) Lungenfunktion und Lungenoperabilität. Fortschr Med 100:1472
4. Goldstraw P, Kurzer M, Edwards D (1983) Preoperative staging of lung cancer Accuracy of computed tomography vs. mediastinoscopy. Thorax 38:10
5. Keller R (1976) Der Lungenkreislauf als leistungsbegrenzender Faktor bei Patienten. Pneumonologie [Suppl] 27
6. Konietzko N (1977) Pathophysiologie der präkapillären pulmonalen Hypertonie. Atemwegs Lungenerkrank 3:67
7. Lissner J, Halm D (im Druck) Mediastinum, 7. Aufl, Bd 1. In: Schinz HR (Hrsg) Röntgendiagnostik in Klinik und Praxis. Thieme, Stuttgart
8. Miller JI, Grossmann GD, Hatcher CR (1981) Pulmonary function test criteria for operability and pulmonary resection. Surg Gynecol Obstet 153:893
9. Sommer B, Bauer WM, Rath M, Fenzel D, Stelter WJ, Lissner J (1981) Die computertomographische Stadieneinteilung des Bronchialkarzinoms. Computertomographie 1:193
10. Taube K, Konietzko N (1980) Kardiopulmonale Funktion nach Pneumonektomie. Praeoperativ voraussagbar? Prax Klin Pneumol 34:584

Die Kontinuitätsresektion der Trachea

A. VALESKY

Die zirkuläre Resektion stenosierter oder tumorös veränderter Trachealabschnitte und die Überbrückung des dabei entstehenden Defekts durch eine End-zu-End-Anastomose stellen ein therapeutisches Konzept dar, dessen Möglichkeiten schon im vergangenen Jahrhundert von mehreren Autoren erkannt wurden [21, 28, 32]. Wegen der bereits nach Resektion kurzer Trachealabschnitte auftretenden erhöhten Zugbelastung des Gewebes und des im Zusammenhang damit befürchteten Auftretens von Nahtinsuffizienzen und/oder Stenosen standen in der Folgezeit allerdings plastisch-rekonstruktive Methoden im Vordergrund. Mit Hilfe dieser Maßnahmen können durch lokal gestielte, z.T. durch alloplastisches Material verstärkte Gewebeteile oder freie autoplastische Transplantate Trachealrohre geformt werden [19, 57, 59, 62]. Als Nachteil dieser Rekonstruktionsverfahren gelten das bei ausgedehnteren Trachealdefekten meist erforderliche mehrzeitige Vorgehen und die überwiegende Beschränkung dieser Verfahren auf extrathorakale und gutartige Trachealstenosen. Die Überbrückung von Trachealdefekten durch Ersatzmaterial hat sich trotz zahlreicher experimenteller und klinischer Untersuchungen [5, 9, 63, Übersicht bei 77] bisher als therapeutische Maßnahme nicht etablieren können. Ein noch ungelöstes Problem beim Trachealersatz ist die Infektion im Wundgebiet.

Parallel zu den plastisch-rekonstruktiven Maßnahmen und den umfangreichen experimentellen, aber auch klinischen Untersuchungen zum Trachealersatz hat sich die zirkuläre Resektion der Trachea mit primärer Anastomose weiterentwickelt und trat in den letzten Jahren unter dem Einfluß neuerer experimenteller Erkenntnisse und operativer Fortschritte immer mehr in den Vordergrund der chirurgischen Therapie obstruierender Trachealerkrankungen. Im folgenden soll unter Berücksichtigung eigener experimenteller und klinischer Ergebnisse der Versuch unternommen werden, Möglichkeiten und Grenzen der Kontinuitätsresektion der Trachea bei obstruierenden Trachealerkrankungen aufzuzeigen.

Zum besseren Verständnis chirurgischer Maßnahmen an der Trachea, die als unpaares Organ den Lungen die Atemluft zuleitet und als Anblasrohr für das Stimmorgan, den Kehlkopf, dient, ist es zweckmäßig, zuerst deren topographische Lage, ihre Maße, Wandbau, Funktion sowie die Gefäßversorgung in einer kurzen Übersicht darzustellen.

Zur Anatomie der Trachea

Lagebeziehungen und Maße

Die Trachea beginnt als elastisches Rohr, dessen Wand durch knorpelige Stützen offengehalten wird, am distalen Rand des Kehlkopfes und reicht bis zu ihrer Teilungsstelle in die beiden Hauptbronchien. Sie kann in 2 annähernd gleich lange Abschnitte, die Pars cervicalis und die Pars thoracica, eingeteilt werden. Die obere Thoraxapertur bzw. der Oberrand des Manubrium sterni kennzeichnen die Grenze zwischen beiden Anteilen. Der Halsteil ist ventral vom Isthmus der Schilddrüse und seitlich von den Mm. sternothyreoidei und Mm. sternohyoidei bedeckt. Beim Eintritt in die obere Thoraxapertur wird die Luftröhre von den gabelförmig auseinanderweichenden großen Arterien flankiert, rechts von der A. brachiocephalica und auf der linken Seite von der A. carotis communis sinistra. Vor der Trachea liegen retrosternal die V. brachiocephalica sinistra und der Thymus. Vor der Bifurkation verläuft der Aortenbogen und rechts lateral die V. azygos. Mit ihrer Hinterwand liegt die Luftröhre in ganzer Länge auf dem Ösophagus. In der Rinne zwischen Trachea und Speiseröhre finden sich die Nn. recurrentes. Die Länge der Trachea beträgt durchschnittlich 10–12 cm, stellt aber wegen ihrer Elastizität keine unveränderbare Größe dar. Bei Bewegung des Kopfes schwankt sie um 25–30%. Die zervikale Trachea soll, wie tierexperimentelle Untersuchungen [53] zeigen, eine höhere Dehnbarkeit aufweisen als thorakale Trachealabschnitte, was als Anpassung an die am Hals vermehrten Zugbelastungen durch die Bewegungen von Kopf und Kehlkopf aufgefaßt werden kann. Der Durchmesser ist individuell unterschiedlich und liegt zwischen 13 und 22 mm. Er ist je nach Atemphase zwischen thorakaler und zervikaler Trachea verschieden. Bei tiefer Inspiration und damit zunehmendem Unterdruck im Pleuraraum erweitert sich der thorakale Abschnitt stärker als der zervikale, während beim Pressen und geschlossener Stimmritze die Verhältnisse umgekehrt sind. Beide Phänomene sind Folge der Druckdifferenz zwischen Tracheallumen und umgebendem Raum [10, 39, 75].

Wandbau und Funktion

An der Trachealwand wird die Tunica mucosa von der Tunica fibrocartilaginea unterschieden. Die Tunica mucosa überzieht als innere Oberfläche die Luftröhre und hat die Aufgabe, die Atemluft zu erwärmen, anzufeuchten und zu reinigen. Sie trägt ein mehrreihiges Flimmerepithel. Durch die in Richtung auf den Kehlkopf gerichtete Bewegung der Flimmerhaare wird das in Becherzellen und submukös gelegenen Schleimdrüsen gebildete Trachealsekret mit einer Geschwindigkeit von 4–8 mm/min nach außen befördert. Die Flimmerhaare bewegen sich nicht innerhalb der Schleimhaut, sondern in einer unter der Schleimschicht gelegenen serösen Flüssigkeit (Policard u. Galy 1945, zit. nach [39]), die den darüberliegenden Schleim fortbewegt. Dieser wichtige Funktionsablauf innerhalb der Trachea wird durch operative Maßnahmen, insbesondere durch den Einsatz von prothetischem Material, unterbrochen.

Die Tunica fibrosa der Trachea besteht aus kollagenen und elastischen Fasern. In den ventralen Anteilen – dem Paries anulatus – sind 16–20 nach hinten offene halbringförmige Spangen aus hyalinem Knorpel eingebettet, die das lebensnotwendige Klaffen des Atemrohres gewährleisten. Die durch die Trachealknorpel in die Ligg. anularia unterteilte fibröse Längsfaserschicht läßt zwischen den Knorpelringen 3 Schichten erkennen, eine äußere stärkere Schicht, die mit dem äußeren Perichondrium in Verbindung steht, eine mittlere, die die Kanten der Knorpel verbindet, und eine schwache innere, die in das innere Perichondrium übergeht. Der Paries membranaceus, d. h. der dorsale Anteil der Tunica fibrosa, besteht aus einer einheit-

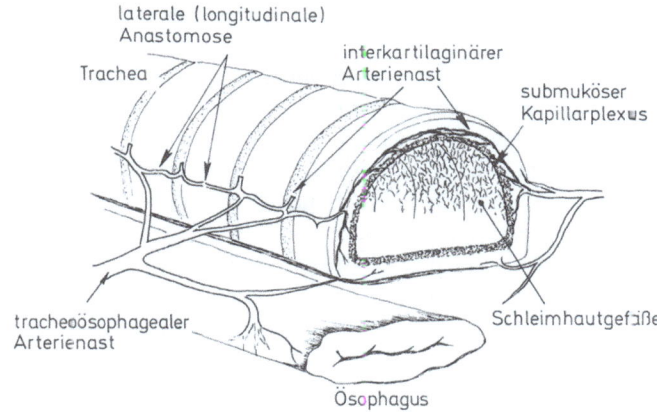

Abb. 1. Arterielle Gefäßversorgung der Trachea. Von einer lateralen longitudinalen Gefäßanastomose zweigen interkartilaginäre Arterienäste ab, die den submukösen Kapillarplexus versorgen. (Nach Salassa et al. [71])

lichen Schicht dichtgebündelter Muskulatur, die durch Änderungen des Kontraktionszustandes die Weite des Tracheallumens wesentlich beeinflussen kann.

Die Trachea stellt ein Organ dar, das durch die Bewegungen des Kopfes, des Kehlkopfes und im Zusammenhang mit der Atmung überwiegend auf Zug beansprucht wird. Aber auch eine Druckbelastung beim Husten und Pressen sowie durch benachbarte Organe findet statt. Beide Belastungsformen spiegeln sich in der morphologischen Struktur der Trachealwand wider. Das in den Außenzonen verstärkte Perichondrium und der hohe Faseranteil der äußeren Knorpelschichten können als Ausdruck einer Zugbelastung gedeutet werden, während die Anhäufung von Knorpelzellen mit den typischen Zellhöfen in den tieferen, lumennahen Knorpelschichten als Folge einer Druckbelastung gilt [41].

Gefäßversorgung der Trachea

Bis heute finden sich in den anatomischen Standardwerken [6, 12, 43, 69] nur allgemeine Hinweise bezüglich der vaskulären Versorgung der Trachea. Erst in den letzten Jahren wurde ihre genaue Gefäßversorgung parallel zur Entwicklung der Trachealchirurgie erforscht. Nach neueren Berichten [56, 71] wird die Trachea aus feinen Ästen der A. thyreoidea inferior, der ersten Interkostalarterie, der A. subclavia, der A. mammaria interna sowie *der Bronchialarterien* versorgt. Die von lateral in die Trachea einstrahlenden Gefäße sind untereinander durch eine longitudinale Anastomose verbunden [71]. In jedem Zwischenknorpelraum zweigen von dieser Anastomose Arterien ab, die sich jeweils in einen dorsalen und ventralen Ast teilen und den submukös gelegenen kapillären Plexus speisen (Abb. 1). Durch diese anatomischen Untersuchungen [71] hat die klinische Erfahrung einer nur bei Schonung der lateral in die Trachea einstrahlenden Strukturen störungsfreien Anastomosenheilung in den letzten Jahren eine morphologisch gesicherte Basis erhalten.

Zur Wundheilung von Trachealanastomosen

Ein zentrales Problem der Wundheilung von Trachealanastomosen ist die bereits nach Resektion kurzer Trachealabschnitte auftretende erhöhte Zugebelastung der Anastomose. Im Gegensatz zu den Verhältnissen in anderen Organen, wie z.B. dem Magen-Darm-Trakt, kann an der Trachea eine Grundregel chirurgischer Anastomosentechnik, die für die störungsfreie Wundheilung die spannungslose Adaptation der Wundränder fordert, nicht erfüllt werden. Dies ist sicher ein wesentlicher Grund für die häufig noch sehr skeptische Beurteilung der primären Anastomose nach zirkulärer Trachealresektion, insbesondere, wenn die Resektionsstrecke mehr als 2–3 cm beträgt. Während zur Wundheilung zahlreicher Organe umfangreiche Untersuchungen zu biomechanischen, morphologischen und auch biochemischen Veränderungen vorliegen, befassen sich die Mitteilungen zur Wundheilung an der Trachea überwiegend nur mit klinischen Verlaufsbeobachtungen [2, 14, 26, 50, 81, 82]. Wir haben deshalb eine genaue experimentelle Prüfung der Wundheilung unter Berücksichtigung der klinisch besonders interessierenden Anastomosenspannung und des angewendeten Nahtmaterials, dessen Einsatz unterschiedlich beurteilt wird, durchgeführt [77, 78, 79, 80]. An 54 Hunden wurden die Verhältnisse nach einfacher Durchtrennung mit spannungsfreier Reanastomosierung denen nach zirkulärer Resektion und direkter Anastomose unter erhöhter Zugbelastung gegenübergestellt. Die Resektionsstrecke wurde dabei in Annäherung an klinische Erfahrungen so gewählt, daß zur Adaptation der beiden Trachealstümpfe jeweils eine Kraft von 900–1000 p erforderlich war, was ungefähr 25% der Gesamtlänge der Trachea des Hundes entspricht. Nahtmaterial (4x0) aus Polyglykolsäure, Chromkatgut und Polyester, die derzeit in der Trachealchirurgie häufig Anwendung finden, wurden für die Naht benutzt. Es wurde die perikartilaginäre Fadenführung als Nahttechnik gewählt. Die Zugfestigkeit der Anastomosen wurde nach unterschiedlich langen postoperativen Zeitintervallen gemessen. Zusätzlich wurden histologische Untersuchungen der Trachealanastomosen durchgeführt [78].

In einem zweiten tierexperimentellen Ansatz (Ratten) wurde postoperativ in den entsprechenden Vergleichsgruppen der Einfluß einer erhöhten Anastomosenspannung auf den Kollagenstoffwechsel näher untersucht. Hierbei wurden das 4-Hydroxyprolin und die Prolylhydroxylase aus der Anastomosenwand bestimmt.

Einfluß der Anastomosenspannung

Als wesentlicher Befund bei vergleichenden Messungen von einfacher Durchtrennung mit niedriger Anastomosenspannung und Trachealresektion mit erhöhter Anastomosenspannung imponierte die im Laufe der Wundheilung signifikant höhere Zugfestigkeit von Trachealanastomosen, die unter erhöhter Zugbelastung heilten (Abb. 2). In unseren Versuchen hatten wir nach Resektion von 25–30% der Trachea und einer definierten Anastomosenspannung von 900–1000 p nach den allgemeinen Regeln chirurgischer Anastomosentechnik, die zur Vermeidung von Komplikationen eine möglichst spannungslose Anastomose fordern, einen negativen Einfluß auf Wundheilung und Wundfestigkeit erwartet. Tatsächlich fand sich jedoch eine Zunahme der Wundfestigkeit, die mit dem zeitlichen Abstand von der Operation ständig größer wurde und schließlich die Reißfestigkeit der gesunden Trachea

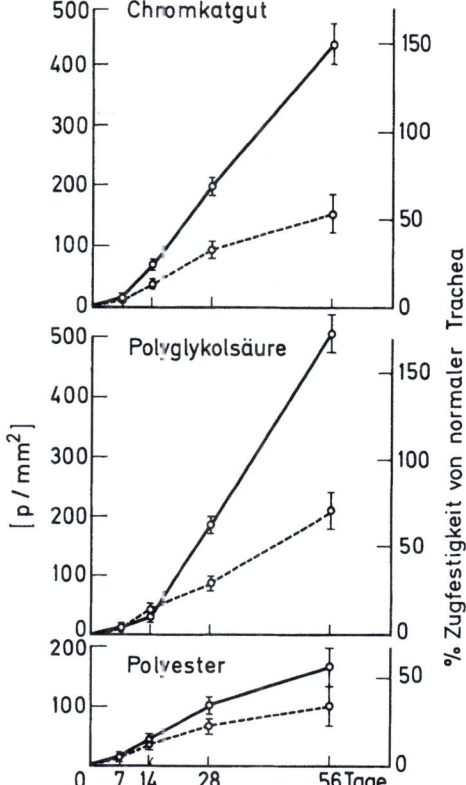

Abb. 2. Zugfestigkeit von Trachealanastomosen nach Resektion (erhöhte Anastomosenspannung ———) bzw. einfacher Durchtrennung (spannungsfreie Anastomose – – – –) und bei Verwendung unterschiedlicher Nahtmaterialien. Zugfestigkeit in p/mm² *(linke Ordinate)* und als Prozent der Zugfestigkeit normalen Trachealgewebes *(rechte Ordinate)* angegeben

deutlich übertraf (Abb. 2). Die Ursache dieser auffallenden Wundheilungscharakteristik war u. E. in einer verstärkten Narbenbildung bei den unter erhöhter Spannung durchgeführten Anastomosen zu suchen. Tatsächlich zeigten die entsprechenden histologischen Präparate 28 oder 56 Tage nach der Trachealresektion einen wesentlich höheren Gehalt an Bindegewebe zwischen beiden anastomosierten Trachealringen. Diese Bindegewebevermehrung beruhte weniger auf einer Zunahme der Wanddicke, sondern vielmehr auf einer größeren Dichte und Ausdehnung des Bindegewebes innerhalb der Trachealwand. Noch deutlichere Unterschiede fanden sich bei Betrachtung der Anordnung der Bindegewebefasern. Während Trachealanastomosen nach einfacher Durchtrennung wenig geordnete Fasern mit welligem Verlauf aufwiesen (Abb. 3a), waren diese nach vorausgegangener Resektion einschließlich der zugehörigen Zellkerne parallel in Richtung der Zugbelastung angeordnet (Abb. 3b). Über ganz ähnliche Befunde wurde bei Faszien [76], Sehnen [13, 46, 51] und der Haut [3, 11, 65] berichtet. Sie korrelieren gut mit Untersuchungen verschiedener Autoren, die einerseits zeigen konnten, daß die Wundfestigkeit vom Gehalt an Kollagen abhängig ist [38, 45, 48, 72] und daß andererseits durch vermehrte Zugbelastung eine Steigerung der Kollagensynthese mit Ausrichtung der Fasern entsprechend den einwirkenden Kräften zu induzieren ist [29, 55, 65]. Es darf daher angenommen werden, daß erhöhte Wundspannungen auch bei Trachealanastomosen durch die bereits geschilderten quantitativen und qualitativen Änderungen des Binde-

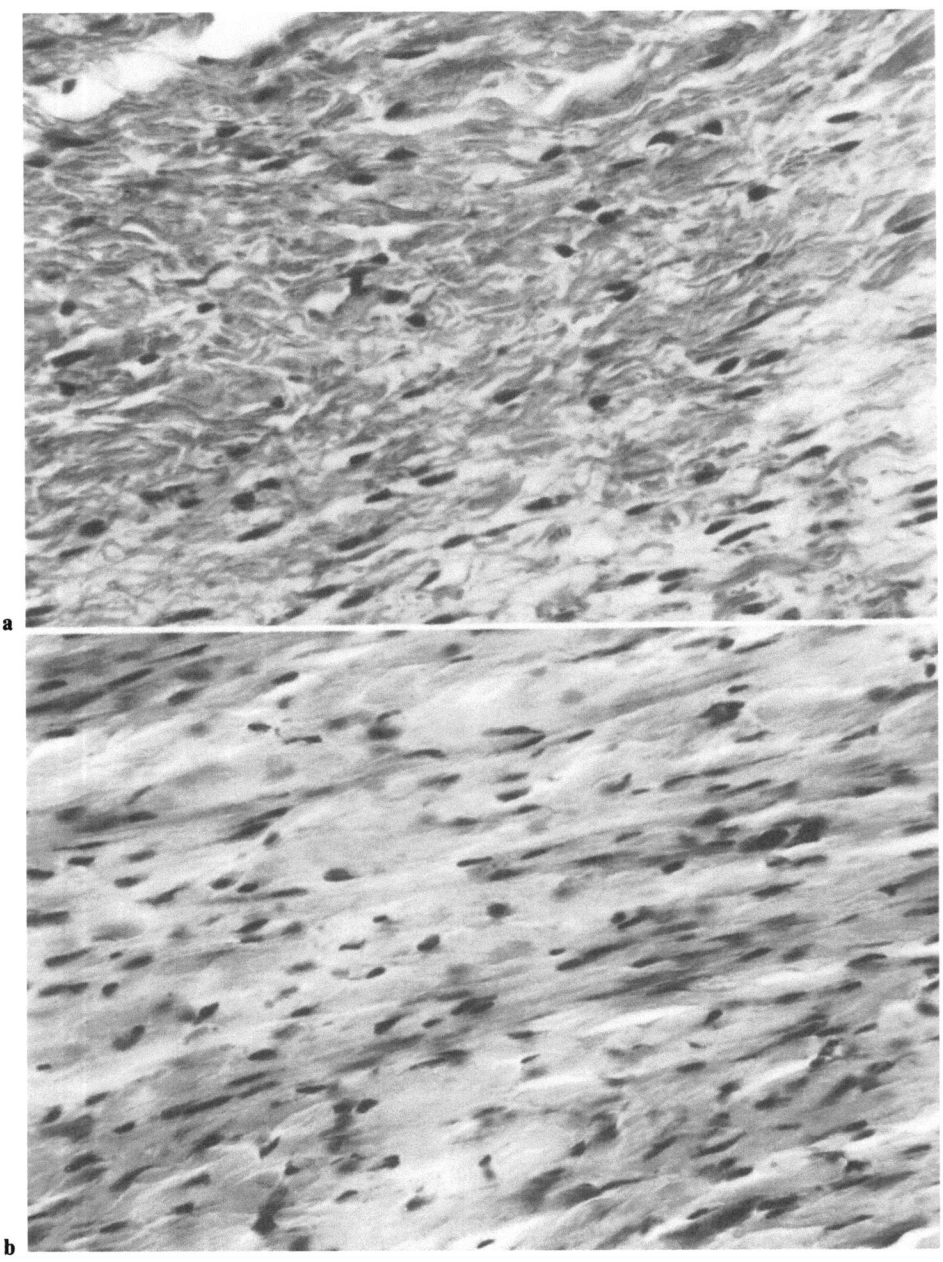

Abb. 3. a Ausschnitt aus Narbengewebe einer Trachealanastomose (56. postoperativer Tag) nach querer Durchtrennung (niedrige Anastomosenspannung) der Trachea (Nahtmaterial Chromkatgut). Wellige Anordnung der Kollagenfasern mit Ausrichtung in die Längsachse der Trachea. Beginnende spindelige Verformung der Zellkerne. HE, ca. 250fach. **b** Ausschnitt aus Narbengewebe einer Trachealanastomose (56. postoperativer Tag) nach Resektion eines zirkulären Trachealabschnitts (erhöhte Anastomosenspannung). Verwendetes Nahtmaterial Chromkatgut. Die Kollagenfasern verlaufen deutlich gestreckt in Längsrichtung der Trachea. Auch Zellkerne, entsprechend dem Faserverlauf ausgerichtet und verformt, deutlicher als in **a**. HE, ca. 250fach

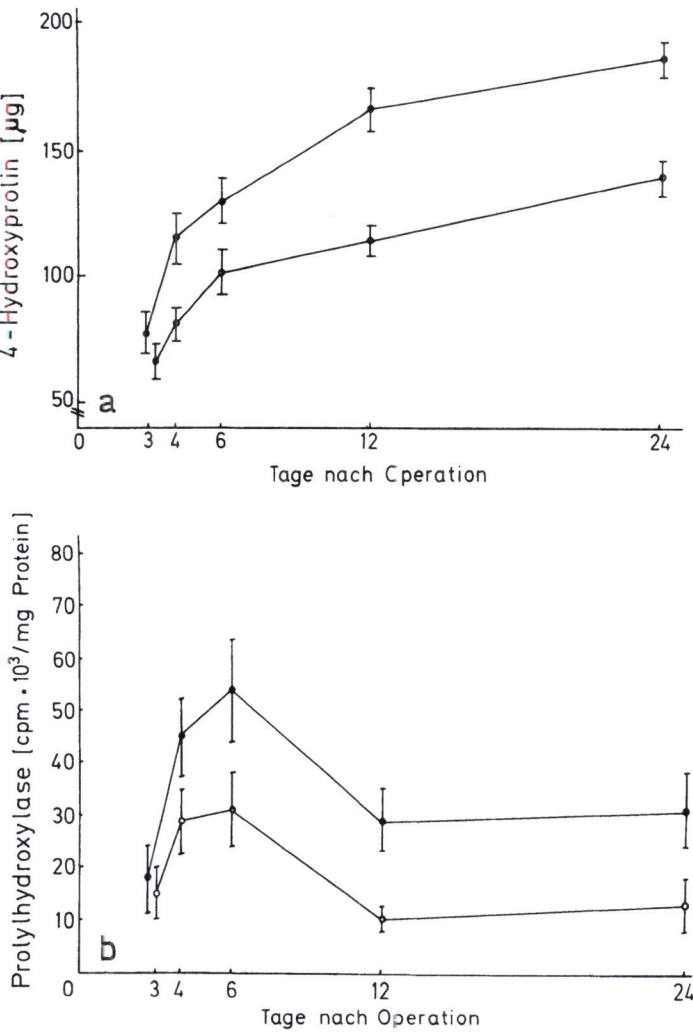

Abb. 4. a Gehalt der Trachealanastomose an 4-Hydroxyprolin. *Geschlossene Kreise:* unter Spannung stehende Anastomose. *Offene Kreise:* spannungsfreie Anastomose. **b** Aktivität der Prolylhydroxylase in Trachealanastomosen. *Geschlossene Kreise:* unter Spannung stehende Anastomose. *Offene Kreise:* spannungsfrei angelegte Anastomose

gewebes zu einer höheren Wundfestigkeit führen. Der Nachweis einer Knorpelneubildung in den Trachealanastomosen und im benachbarten Zwischenknorpelraum 56 Tage nach Resektion unterstreicht die Annahme wesentlicher Strukturänderungen der Anastomose innerhalb dieser Zeitspanne. Diese bisher nicht bekannte biologische Eigenschaft der Trachea, auf zunehmende Anastomosenspannung mit wachsender Wundfestigkeit zu reagieren, erfährt durch den biochemischen Versuch eine Erklärung. Wie bereits aufgrund der histologischen Befunde vermutet, läßt sich bei Anastomosen, die unter Spannung durchgeführt werden, aufgrund der Zunahme von 4-Hydroxyprolin eine signifikante Steigerung der Kollagensynthese nachweisen, wohingegen bei spannungsfrei vereinigten Trachealstümpfen die Kollagenbildung zurückbleibt (Abb. 4a). Zu gleichen Aussagen kommt man auch bei Bestimmung der Aktivität der Prolylhydroxylase, die bei Zugbelastung der Anastomose um 66% gegenüber einer spannungsfreien Naht ansteigt (Abb. 4b). Diese tierexperimentellen Befunde zeigen, daß die Trachea auf erhöhte Zugbelastung im Anastomosenbereich mit einer vermehrten Kollagensynthese reagiert, dadurch die Reißfestigkeit erheblich zunimmt und nach ca. 4 Wochen bereits die Festigkeit der normalen Trachea übertrifft (Abb. 2).

Einfluß des Nahtmaterials

Die klinische Brauchbarkeit eines Nahtmaterials hängt von mehreren Faktoren ab. Mechanische Eigenschaften, wie Reißkraft, Knotensicherheit, postoperative Reißkraftverluste, Zunahme der Gewebefestigkeit und Wechselwirkungen zwischen Gewebe und Nahtmaterial, müssen Berücksichtigung finden. In der Trachealchirurgie wurde häufig wegen der erhöhten Anastomosenspannung überwiegend besonders festes, nichtresorbierbares Nahtmaterial [7, 17, 35, 70, 81] z.T. Drahtnähte [18, 31, 66], eingesetzt. Dem breiten Einsatz von resorbierbarem Material stand die Furcht vor der schnellen Reißkraftabnahme des Fadens entgegen. Unsere Untersuchungen zeigen, daß trotz der Reißkraftverluste nach Implantation von resorbierbarem und absorbierbarem Material nicht nur eine ausreichende Anastomosenstabilität gewährleistet ist, sondern durch den allmählichen Reißkraftverlust des auflösbaren Materials eine zunehmende Zugbelastung der Anastomosen mit ihren positiven Einflüssen auf die Wundheilungsvorgänge eintritt. Während die Werte für die Anastomosenzugfestigkeit 56 Tage nach Resektion unter Anwendung von Polyglykolsäure und Chromkatgut im Mittel ungefähr 160% der Zugfestigkeit von normalem Trachealgewebe betrugen, konnte nach Anwendung von Polyester nur ein Wert von 56% erreicht werden (s. Abb. 2). Die ausgeprägtere Steigerung der Zugfestigkeit bei Anwendung von auflösbarem Material ist auf eine vermehrte Zugbelastung der Anastomose bei rasch einsetzendem Reißkraftverlust des Nahtmaterials zurückzuführen. Bei Anwendung von nicht auflösbarem Material bleiben als Folge der dauerhaften Entlastung der Anastomose durch die perikartilaginäre Naht die aus der Zugbelastung resultierenden biomechanischen und morphologischen Veränderungen aus oder sind weniger ausgeprägt. Für diese Annahme spricht auch der Befund, daß die Zugfestigkeitssteigerungen nach vorausgegangener Resektion bei Anwendung von Chromkatgut früher (bereits nach 14 Tagen! Siehe Abb. 2) als bei Anwendung von Polyglykolsäure einsetzen. Die bei Vergleich mit Polyglykolsäure um 50% niedrigere Ausgangsreißkraft von Chromkatgut sowie die von mehreren Autoren [20, 42] in verschiedenen Geweben festgestellten schnelleren Reißkraftverluste von Chromkatgut führen dazu, daß dieses Material in der Trachea schneller als Polyglykolsäure seine Haltefunktion verliert. Eine raschere Zunahme der Wundfestigkeit durch eine früher einsetzende Zugbelastung ist die Folge (s. Abb. 2). Wie die Untersuchungen der Anastomose nach einfacher Durchtrennung zeigen, ist auch hier die Reißfestigkeit bei Anwendung von auflösbarem Material höher als bei Einsatz von nichtresorbierbaren Fäden (Abb. 2). Auch dieser Befund paßt zu unseren Vorstellungen einer durch frühzeitige Zugbelastung induzierten höheren Wundfestigkeit, da schon allein die physiologischen Bewegungen des Kopfes und Kehlkopfes eine mechanische Zugbeanspruchung der Anastomose darstellen. Die Tatsache, daß die Zugfestigkeit der Trachealanastomosen bei Anwendung von auflösbarem Material 56 Tage nach vorausgegangener Resektion die Zugfestigkeit von normalem Trachealgewebe um 50–70% übertrifft, ist bemerkenswert, da in der Regel die Festigkeit von Wunden die von Normalgewebe nicht übertrifft. Die vorliegenden Untersuchungen zeigen aber deutlich, daß eine erhöhte Zugbelastung der Anastomose, die langsam zunehmend auf das Gewebe einwirkt, einen Faktor darstellt, der zu einer Steigerung der Wundfestigkeit über das Maß der normalen Gewebefestigkeit beitragen kann. Während nach Implantation von Polyglykolsäure und Chromkatgut weder makroskopisch noch histologisch wesentliche Störungen der Wundheilung beobachtet werden konnten, traten bei Anwendung von Polyester nach 14, 28 und 56 Tagen vermehrt entzündliche Granulome, teilweise mit Knorpelnekrosen und Abszeßbildungen, auf. Ähnliche Veränderungen wurden auch bei Anwendung dieses Nahtmaterials im Magen-Darm-Bereich beobachtet. Dort wurden persistierende Granulome und Geschwürsbildungen als sog. Fadenkrankheit des Magens beschrieben [74]. Die in der Literatur [11] bei Anwendung von Polyestermaterial angegebene geringe Fremdkörperreaktion und gute Gewebeverträglichkeit treffen wohl nur bei Implantation dieses Materials in eine sterile Umgebung zu. Bei Einsatz an der Trachea werden jedoch bei Anschluß des Nahtmaterials an das potentiell infizierte Tracheallumen vermehrt Entzündungen beobachtet, die bedingt durch den anhaltenden Fremdkörperreiz nicht ausheilen. Aufgrund der hier vorliegenden Befunde ist im Trachealbereich dem absorbierbarem oder resorbierbarem Material vor dem nichtresorbierbarem Material der Vorzug zu geben. Allgemeine wie auch eigene gute klinische Erfahrungen mit auflösbarem Material werden durch die vorliegenden Ergebnisse gestützt.

Maßnahmen zur Minderung der Anastomosenspannung nach Trachealresektion

Als das entscheidende Problem bei der Resektionsbehandlung von Trachealerkrankungen gilt die Defektüberbrückung. Da prothetisches und biologisches Material die Hoffnungen auf einen Trachealersatz lange Zeit nicht erfüllten, kam in der Klinik die Wiedervereinigung durch direkte Naht zur Anwendung. Aufgrund tierexperimenteller Daten war bekannt, daß eine Trachealanastomose ohne Gefahr der Dehiszenz mit einer Spannung von 1000 p belastet werden durfte. Erst bei höheren Spannungen stiegen auch die Risiken [14]. Deshalb wurde sehr bald empfohlen, durch bestimmte Maßnahmen eine Verminderung der Anastomosenspannung zu erreichen [34, 54, 60]. Die einfachste Maßnahme ist die Mobilisation von Vorder- und Hinterfläche der Trachea unter Erhaltung der von lateral in die Trachea einstrahlenden gefäßführenden Strukturen (sog. zervikomediastinale Mobilisation) mit postoperativer Beugehaltung des Kopfes für etwa 14 Tage. Weitere Methoden sind die suprahyoidale Kehlkopfmobilisation (Abb. 5), die Lungenhilusdissektion und die Umpflanzung des linken Hauptbronchus in den Bronchus intermedius. Eine Kombination mehrerer Maßnahmen ist bei klinischer Notwendigkeit möglich. Die Reihenfolge wird hierbei allerdings von der Größe des damit verbundenen operativen Aufwandes und der Belastung des Patienten abhängig gemacht. Während die Wirksamkeit einer Beugung

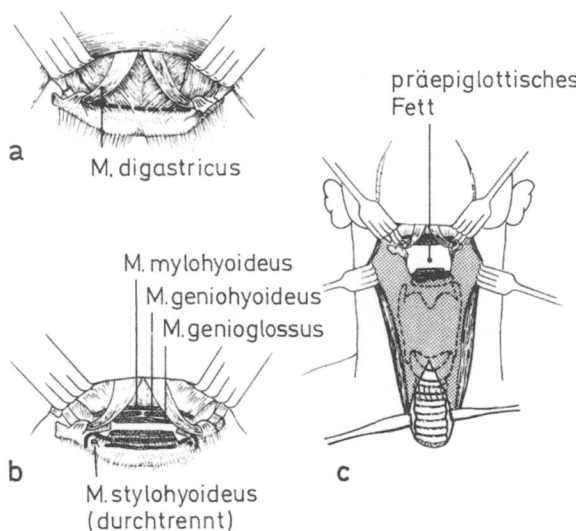

Abb. 5a–c. Suprahyoidale Kehlkopfmobilisation nach Montgomery [58]. **a** Zungenbein mit zugehöriger Muskulatur von ventral dargestellt, Schnittführung zur Abtrennung der suprahyoidalen Muskulatur eingezeichnet. **b** Am Oberrand des Zungenbeinkörpers ansetzende Muskulatur durchtrennt, Absetzungsebene des Zungenbeinkörpers medial der kleinen Zungenbeinhörner eingezeichnet. **c** Zungenbeinkörper *bds.* der kleinen Zungenbeinhörner durchtrennt und suprahyoidale Muskulatur abgelöst; dadurch Tiefertreten des Kehlkopfes und Entlastung der Trachealanastomose. Kehlkopfregion *(Raster)* dabei nicht freipräpariert

Tabelle 1. Mobilisationsmaßnahmen zur Minderung der Anastomosenspannung nach Kontinuitätsresektion der Trachea

Maßnahme	
Kopfbeugung 30° mit zervikomediastinaler Mobilisation	I
Suprahyoidale Kehlkopfmobilisation	II (III)
Lungenhilusdissektion	III (II)
Durchtrennung des linken Hauptbronchus	IV

des Kopfes mit zervikomediastaler Mobilisation, Lungenhilusdissektion und Umpflanzung des linken Hauptbronchus in den Bronchus intermedius – den sog. klassischen Mobilisationsmaßnahmen – systematisch an Verstorbenen untersucht wurde [34, 54, 60], fehlten derartige Untersuchungen für die seit 1974 in die Klinik eingeführte und in den letzten Jahren zunehmend durchgeführte suprahyoidale Kehlkopfmobilisation nach Montgomery [58]. Auch war unbekannt, ob Unterschiede bei zervikalem und thorakalem Vorgehen bestehen. Zur Bestimmung des Stellenwertes dieser neuen Maßnahme war es notwendig, die Wertigkeit der derzeit klinisch einsetzbaren Mobilisationsmaßnahmen (Tabelle 1) unter besonderer Berücksichtigung der Kehlkopfmobilisation experimentell an Leichen zu überprüfen. Als Maß galt dabei sowohl die Anzahl der Trachealringe, die nach Einsatz der einzelnen Mobilisationsmaßnahmen bis zu einer definierten Anastomosenspannung von 1000–1200 p reseziert werden konnten, als auch das Ausmaß der Spannungsreduktion in Abhängigkeit von der Mobilisationsmethode. Trotz individueller quantitativer Unterschiede wurde bei allen Leichen ein grundsätzlich gleichartiges Verhalten der Meßergebnisse beobachtet (Abb. 6). Bei Resektion zervikaler Trachealabschnitte zeigte sich, daß ohne Mobilisationsmaßnahmen bei Normalhaltung des Kopfes bis zu einer

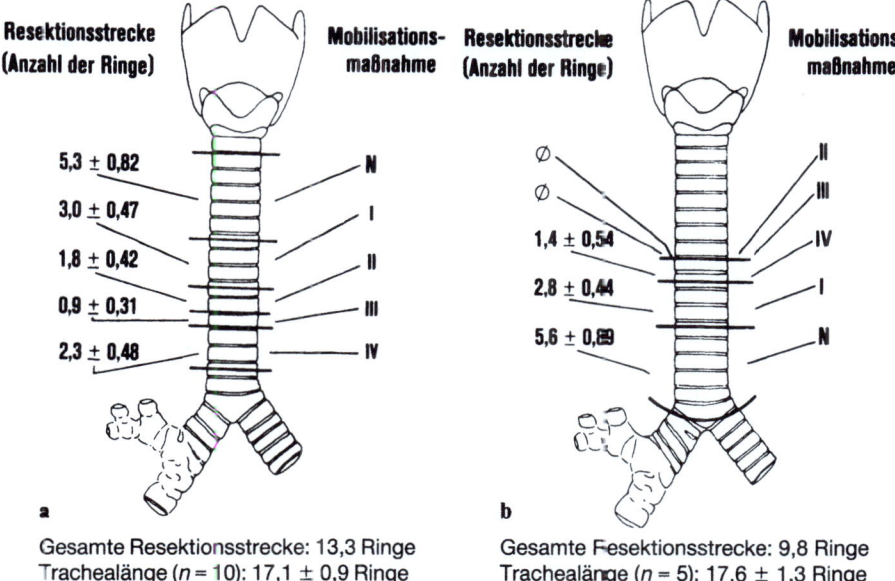

Abb. 6a, b. Resektionsstrecken (in Ringen) bei Resektion zervikaler (a) und thorakaler Trachealabschnitte (b) in Abhängigkeit von der Mobilisationsmethode. Mittelwerte aus 10 bzw. 5 Messungen. Anastomosenspannung 1000–1200 p. *N* Normalhaltung; *I* Beugung des Kopfes (30°) mit zervikomediastinaler Mobilisation; *II* suprahyoidale Kehlkopfmobilisation; *III* Lungenhilusdissektion; *IV* Durchtrennung des linken Hauptbronchus

Anastomosenspannung von 1000–1200 p durchschnittlich 5,3 Trachealringe reseziert werden konnten, was einer Resektionsstrecke von 31% der Gesamtlänge der Trachea entspricht. Die zusätzliche zervikomediastinale Mobilisation mit ventraler Beugung des Kopfes um 30° (Mobilisationsmethode I) erlaubte die Resektion von 3,0 weiteren Ringen, d.h., es wurde eine zusätzliche Resektionsstrecke von 17,5% gewonnen – ein Befund, der von Mullicken u. Grillo [34, 60] auch nach Resektion mittlerer Trachealabschnitte festgestellt wurde. Durch diese einfache Maßnahme können demnach fast 50% der Trachea durch End-zu-End-Anastomose überbrückt werden. Die in unseren Experimenten folgende Kehlkopfmobilisierung ermöglichte eine Erweiterung der Resektionsstrecke um durchschnittlich 1,8 Ringe bzw. 10,5%, während der Wert der Lungenhilusdissektion (Mobilisationsmethode III) mit einem Gewinn von 0,9 Ringen bzw. 5,2% relativ gering war. Die Unterschiede zwischen beiden Maßnahmen blieben auch bei Vertauschung der Reihenfolge unverändert. Die Kehlkopfmobilisation ist daher als die effektivere Methode anzusehen. Die Durchtrennung des linken Hauptbronchus, die entsprechend dem höheren Operationsrisiko immer als letzte Maßnahme und dann auch meist nur in Zusammenhang mit rekonstruktiven Eingriffen an der Trachealbifurkation durchgeführt wird, ermöglichte eine nochmalige Resektion von durchschnittlich 2,3 Ringen, d.h. eine Verlängerung der Resektionsstrecke um weitere 13,5%. Dieser Wert lag deutlich unter den von Grillo [34] im Jahre 1964 angegebenen Meßwerten von ca. 25%. Als Grund kann die in den damaligen Untersuchungen noch fehlende Orientierung der Resektionsstrecke an einer definierten Anastomosenspannung angesehen werden. Erst in späteren Untersuchungen haben Mullicken u. Grillo [60] zur Standardisierung der Untersuchungsbedingungen die Prüfung bei definierter Anastomosenspannung eingeführt. Unter Ausnutzung aller Mobilisationsverfahren konnten in den vorliegenden Untersuchungen bei Resektion zervikaler Trachealabschnitte unter Berücksichtigung einer Anastomosenspannung von 1000–1200 p 78% der Gesamtlänge der Trachea entfernt werden (Abb. 6). Im Gegensatz hierzu lagen die Werte bei Resektion der thorakalen Trachea um ca. 20% niedriger (Abb. 6). Während die Ergebnisse der Kopfbeugung mit zervikomediastinaler Mobilisation denen bei zervikalen Resektionen entsprachen, hatte die Mobilisation von Kehlkopf und rechter Lunge keine und die Durchtrennung des linken Hauptbronchus eine geringere Reduktion der Anastomosenspannung und damit eine geringere Resektionsmöglichkeit zur Folge. Als Grund für den fehlenden Effekt der Kehlkopfmobilisation nach Resektion der thorakalen Trachea können die zur Ernährung der in situ verbleibenden Trachealabschnitte erhaltenen lateralen Bänder des zervikalen Trachealstumpfes angesehen werden. Sie fangen den Zug des distalen Trachealstumpfes auf und verhindern eine Übertragung der Zugkräfte auf den mobilisierten Kehlkopf. Die deutlich nachweisbare Reduktion der Anastomosenspannung nach Resektion der zervikalen Trachea unterhalb des ersten Trachealringes spricht für die Richtigkeit dieser Annahme (Tabelle 2). Die nach Resektion mittlerer Trachealabschnitte fehlende Wir-

Tabelle 2. Anastomosenspannung nach Resektion zervikaler Trachealabschnitte vor und nach Kehlkopfmobilisation *(II)* bei Beugung des Kopfes und in Normalhaltung

Versuchs-Nr.	Resektionsstrecke	Spannung			
		Beugung		Normalhaltung	
		Vor II (p)	Nach II (p)	Vor II (p)	Nach II (p)
20	2.– 9. Ring = 8 Ringe	1100	750	3300	1400
21	2.– 9. Ring = 8 Ringe	1200	700	3000	1800
22	2.–11. Ring = 10 Ringe	1200	900	2800	1600
23	2.–10. Ring = 9 Ringe	1300	800	4000	2800

Tabelle 3. Anastomosenspannung nach Resektion mittlerer Trachealabschnitte vor und nach Kehlkopfmobilisation *(II)* bei Beugung des Kopfes und in Normalhaltung

Versuchs-Nr.	Resektionsstrecke	Spannung			
		Beugung		Normalhaltung	
		Vor II (p)	Nach II (p)	Vor II (p)	Nach II (p)
16	4.–10. Ring = 7 Ringe	1000	1100	2800	3000
17	4.–13. Ring = 10 Ringe	1000	1000	2400	2400
18	4.–13. Ring = 10 Ringe	1200	1100	2600	2400
19	4.– 9. Ring = 6 Ringe	1000	900	3200	3000

kung der Kehlkopfmobilisierung zeigt, daß bereits kurze Trachealabschnitte bei intakter lateraler Aufhängung die Effektivität der Kehlkopfmobilisation bezüglich einer Spannungsreduktion aufheben (Tabelle 3). Demzufolge ist u.E. die in der Literatur auch zur Minderung der Anastomosenspannung nach Resektion mittlerer und distaler Trachealabschnitte angegebene Kehlkopfmobilisation [36, 58] nicht sinnvoll, da der Zug des distalen Trachealstumpfes auf den mobilisierten Kehlkopf nur dann übertragen und eine Reduktion der Anastomosenspannung erreicht wird, wenn die Resektionsebene dicht unterhalb des Kehlkopfes liegt. Der im Vergleich zum zervikalen Vorgehen bei Resektion thorakaler Trachealabschnitte fehlende Einfluß der Hilusdissektion auf die Anastomosenspannung sowie die nur geringe Verminderung der Spannung nach Hauptbronchusdurchtrennung lassen sich am ehesten durch die Annahme einer stärkeren Fixierung der zervikalen Trachea erklären — ein Befund, der allerdings noch der experimentellen Prüfung bedarf.

Zum operativen Vorgehen

Allgemeine Hinweise

Neben den allgemeinen Regeln der chirurgischen Präparationstechnik sind an der Trachea besondere Punkte zu beachten. Die Mobilisierung noch in situ verbleibender Trachealabschnitte soll sich auf die Vorder- und Hinterwand der Trachea beschränken. Eine zirkuläre Mobilisierung birgt die Gefahr einer Minderdurchblutung mit nachfolgender Wandnekrose in sich, da die seitlich in die Trachea einstrahlenden netzartigen Arterienäste aus der A. thyreoidea inferior [56], A. subclavia, A. mammaria interna, aus der ersten A. intercostalis und aus den Bronchialarterien [71] hierbei durchtrennt werden. Bei einwandfreier Durchblutung der Trachealstümpfe ist allgemein mit guten Früh- und Spätergebnissen zu rechnen. Zur Vermeidung einer Rekurrensparese ist bei benignen Stenosen die Präparation dicht an der Trachea durchzuführen und auf die Darstellung der Stimmnerven in dem meist verschwielten Gebiet zu verzichten. Maligne Prozesse hingegen fordern aus Radikalitätsgründen ein größeres Resektionsausmaß. Hier kann eine Rekurrensparese nur durch eine exakte Darstellung des Nervenverlaufs vermieden werden [35].

Für die Anastomose selbst hat sich bei uns die perikartilaginäre transmuköse Fadenführung unter Einsatz von resorbierbarem Nahtmaterial der Stärke 3 x 0 bzw. 4 x 0 am besten bewährt.

Intraoperative Oxygenierung

Voraussetzung für einen Erfolg operativer Eingriffe an Trachea oder Bifurkation ist die sichere Oxygenierung des Patienten. Auf die Möglichkeit einer Oxygenierung durch einen über das Operationsfeld in den distalen Tracheal- oder Hauptbronchusstumpf eingebrachten Tubus wurde schon sehr früh hingewiesen [15]. Bei diesem auch heute noch allgemein bevorzugten Verfahren (Abb. 7) werden Trachea oder Hauptbronchus distal der Stenose eröffnet und zur Oxygenierung und Narkotisierung des Patienten während Resektion und Naht der Anastomosenhinterwand mit einem sterilen Tubus über das Operationsfeld intubiert. Zur Naht der Vorderwand

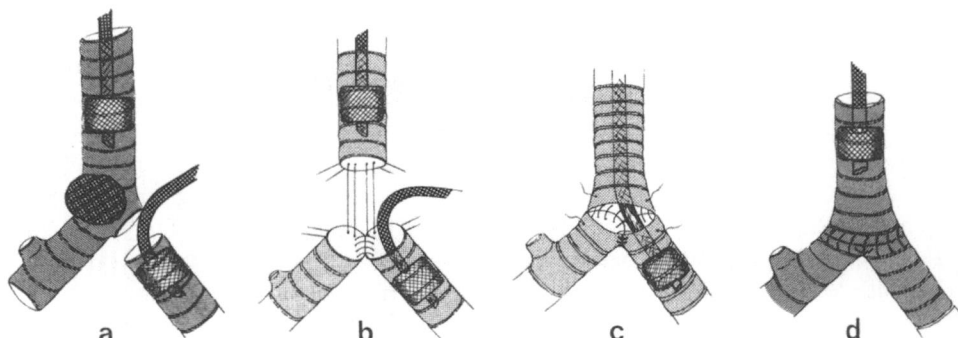

Abb. 7a–d. Schema zur intraoperativen Oxygenierung. **a** Linker Hauptbronchus durchtrennt und über Operationsfeld intubiert. **b** Tumor reseziert, Rekonstruktion der Bifurkation. **c** Hinterwand genäht und oraler Tubus im linken Hauptbronchus plaziert. **d** Anastomose beendet, Tubus in typischer Position

wird der Tubus aus dem Operationsfeld entfernt und der zu Beginn der Narkose oral eingebrachte Tubus meist unter digitaler Führung des Operateurs distal der Anastomose plaziert. Nach Verschluß der Vorderwand erfolgt die Rückführung des Tubus in seine ursprüngliche Lage (Abb. 7). Bei Ausschaltung einer Lunge aus der Ventilation kann zur Vermeidung eines größeren Shuntvolumens die A. pulmonalis der nicht belüfteten Lunge vorübergehend abgeklemmt werden [30]. Eine extrakorporale Zirkulation wurde noch vor wenigen Jahren von verschiedenen Autoren bei Rekonstruktionen im Bifurkationsbereich gefordert [1, 33, 63]. Nach den heutigen Erfahrungen kann man auf diese Maßnahme, die ein zusätzliches Risiko darstellt, meist verzichten [24, 34, 52, 61, 68, 73]. Nur bei besonders großen Tumoren mit drohender Erstickung scheint uns eine rechtzeitige Intubation des distalen Bronchialsystems über das Operationsfeld nicht immer möglich, so daß in diesen Ausnahmefällen bei Abwägen aller Risiken die extrakorporale Oxygenierung als der risikoärmere Weg anzusehen ist.

Wie neuere Berichte zeigen, ist auch eine Beatmung mit erhöhtem Druck über einen dünnen Katheter, der durch den oralen Tubus über die Stenose in das distale Tracheobronchialsystem eingeführt wird, für mehrere Stunden möglich [4, 22, 23, 44, 47]. Diese sog. Injektionsbeatmung erleichtert einerseits das chirurgische Vorgehen durch den Wegfall des voluminösen Endotrachealtubus, andererseits stellen, abgesehen vom pCO_2-Anstieg, die über das Operationsfeld während Resektion und Anastomosennaht entweichenden Narkosegase eine Gefährdung des Operationsteams und somit einen erheblichen Nachteil dieser Technik dar. Eine Verbesserung der Methode und weitere klinische Erfahrungen müssen abgewartet werden.

Subglottische Stenosen

Stenosen mit Ringknorpelbeteiligung, sog. subglottische Stenosen, stellen den Operateur vor besondere Probleme, was durch die Vielzahl empfohlener Methoden unterstrichen wird. Es werden wiederholte Dilatationen, Injektionen von Steroiden [16], verlängerte Intubationen [27], innere Schienung [8], plastisch-rekonstruktive Maß-

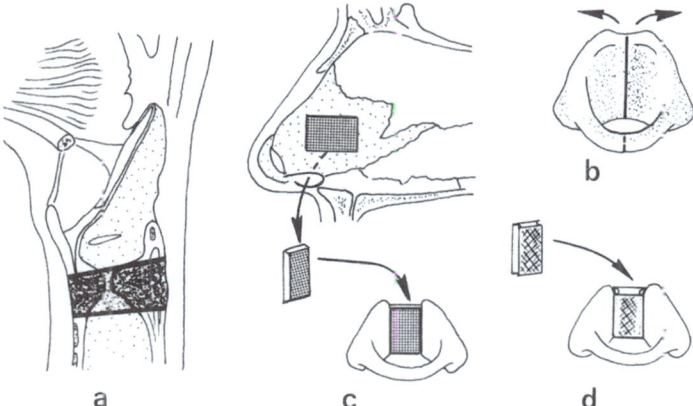

Abb. 8a–d. Subglottische Stenose mit Ringknorpelbeteiligung. **a** Stenosebereich. **b** Laminotomie nach Rethi. **c** Erweiterung mit autologem Schleimhautknorpeltransplantat aus der Nasenscheidewand. **d** Erweiterung mit Sperre aus Kunststoff. (Mod. nach Naumann [62])

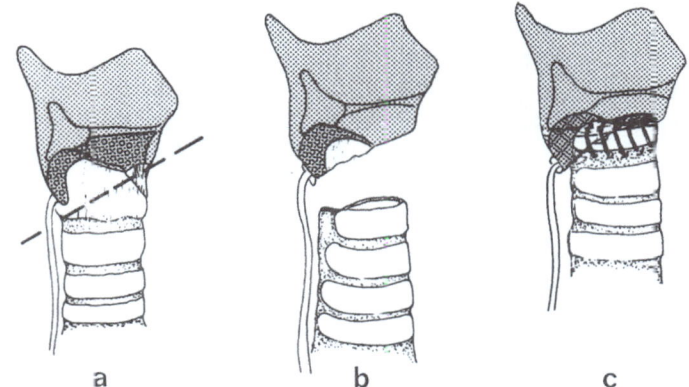

Abb. 9a–c. Subtotale Ringknorpelresektion bei subglottischen Stenosen. **a** Resektionslinie von ventral-kranial nach kaudal-dorsal. **b** Durchtrennung entsprechend **a** unter Belassung eines dorsalen Ringknorpelrestes zur sicheren Schonung des N. recurrens. **c** Anastomose zwischen Schildknorpel, Ringknorpelresten und Trachea. (Mod. nach Pearson [66])

nahmen [25, 62] sowie die Kontinuitätsresektion als Behandlungsmaßnahmen empfohlen [31, 66]. Die günstigsten Erfahrungen liegen hier bisher nach einer plastisch-rekonstruktiven Methode vor, bei der nach Exzision des inneren Narbengewebes und Deckung des dabei entstandenen Defekts durch Schleimhaut- oder Hauttransplantation der Ringknorpel gespalten und mit Knorpel von Nasenseptum oder Kunststoff erweitert wird (Abb. 8). Bis zur Konsolidierung der Gerüststruktur in der gewünschten Lage ist dann noch eine zusätzliche innere Schienung mit Kunststoffrohren aus Portex oder Silastik für 6–8 Wochen erforderlich. Allerdings sind diese Verfahren dann nur schlecht oder gar nicht anwendbar, wenn die Stabilität des Ringknorpels wegen entzündlicher oder degenerativer Veränderungen des Knorpelstützgewebes stark vermindert oder vollständig aufgehoben ist. In diesen Fällen hat sich in jüngster Zeit die Ringknorpelresektion mit zirkulärer Trachealresektion und direkter Anastomose von Trachea und Schildknorpel als günstige Behandlungsmaßnahme bewährt. Hauptgefahr der Resektionsmethode ist allerdings die Verletzung der Stimmnerven. Bei Darstellung der Nn. recurrentes mit von ventral-kranial nach dorsal-kaudal verlaufender Resektionslinie kann unter Belassung eines kleinen Ringknorpelrestes im Gelenkbereich zwischen Ringknorpel und Schildknorpel eine Verletzung vermieden werden [66] (Abb. 9). Mehrere Autoren [31, 40, 66, 67] verfügen bereits über sehr gute klinische Erfahrungen mit dieser Methode. Allerdings sind die Fallzahlen zu einer abschließenden Beurteilung dieser Behandlungsmaßnahmen noch zu klein.

Klinische Ergebnisse

In den letzten Jahren werden — teilweise aufbauend auf den experimentellen Untersuchungsergebnissen, teilweise parallel hierzu — mit zunehmender Häufigkeit Trachealresektionen durchgeführt. Wegen der auch in großen Kliniken meist nur begrenzten Erfahrungen wurden zur besseren Beurteilung des klinischen Stellenwertes der Kontinuitätsresektion der Trachea die in der Literatur mitgeteilten Ergebnisse von insgesamt 52 Autoren ermittelt und analysiert [77]. Von 661 Trachearesektionen entfielen 585 auf die proximale Trachea und 76 auf die distale Trachea und das Bifurkationssegment. Während an der Trachea in 89,3% der Fälle Narbenstenosen und in nur 10,7% Tumorstenosen die Indikation für die Resektion darstellten, waren die Verhältnisse im Bereich der thorakalen Trachea mit 89,4% Tumor- und 10,6% Narbenstenosen genau umgekehrt (Tabelle 4). Die Operationsletalität betrug bei Resektion der Trachea ohne Bifurkationsbeteiligung 5,6% und bei kompletter oder partieller Bifurkationsresektion 7,9%. Restenosen traten nach Trachealresektion in 6,6% und bei Bifurkationsresektion in 10,5% der Fälle auf (Tabelle 5). Die Resektionsstrecke lag überwiegend zwischen 2 und 4 cm. Nur 6 Autoren hatten in Einzelfällen über eine Resektionsstrecke von mehr als 6 cm berichtet. Die Anastomosen wurden, auch wenn man nur die Veröffentlichungen der letzten 10 Jahre betrachtet, mit sehr unterschiedlichem Nahtmaterial genäht. Von 24 Autoren bevorzugten 6 ausschließlich resorbierbares, 13 ausschließlich nichtresorbierbares und 5 eine Kombination von resorbierbarem und nichtresorbierbarem Nahtmaterial. Einer der bisher längsten Trachealdefekte wurde in der Münchener Klinik durch End-zu-End-Anastomose überbrückt [40]. Hierbei wurde bei einem 22jährigen Mann eine Narbenstenose der zervikalen und thorakalen Trachea von 7,4 cm Länge reseziert und der aus 5 Ringen bestehende distale Trachealstumpf mit dem Ringknorpel anastomosiert. Der Patient ist jetzt seit 4 Jahren beschwerdefrei und kann seinem Hobby, dem Bergsteigen, nachgehen.

Die Behandlung einer sog. Tandemstenose ist besonders problematisch, da bei zirkulärer Resektion der Stenosen das zwischen den Stenosen gelegene intakte Trachealgewebe erhalten werden sollte. Dies ist nur möglich, wenn die von lateral in die Trachea einstrahlenden feinen Blutgefäße geschont werden. Wir haben einen Patienten mit einer derartigen Stenose operiert. Nach Resektion einer subglottischen und intrathorakalen Trachealstenose konnte ein zwischen den Stenosen gelegenes

Tabelle 4. Indikation zur Resektion der Trachea und Trachealbifurkation. Sammelstatistik aus 52 Mitteilungen der Weltliteratur. (Nach Valesky [77])

	Resektion	
	Trachea	Tracheal-bifurkation
Anzahl der Eingriffe	585	76
Narbenstenosen	89,3%	10,6%
Tumorstenosen	10,7%	89,4%

Tabelle 5. Operationsletatlität und Restenosen nach Resektion der Trachea und Trachealbifurkation. Sammelstatistik aus 52 Mitteilungen der Weltliteratur. (Nach Valesky [77])

	Resektion	
	Trachea	Tracheal-bifurkation
Anzahl der Eingriffe	585	76
Operationsletalität	5,6%	7,9%
Restenosen bei den Überlebenden	6,6%	10,5%

Segment aus 3 intakten Trachealringen erhalten und der Defekt durch primäre Anastomosen überbrückt werden (Abb. 10). Der günstige postoperative Verlauf bei diesem Patienten zeigt, daß bei Schonung der Durchblutung der Trachea auch kurze Segmente für eine Reanastomosierung mit gutem Erfolg eingesetzt werden können, was bei längerstreckigen Stenosen, insbesondere im Grenzbereich der Resektionsmöglichkeit, von klinisch-praktischer Bedeutung ist.

Ein weiteres Problem stellt die Behandlung von Trachealstenosen im Kleinkindesalter dar. Eine frühzeitige Rekonstruktion ist anzustreben, da die Ausbildung von Kehlkopf und Sprache in entscheidendem Ausmaß von einer funktionstüchtigen Trachea abhängig ist. Die bisherige Behandlung bestand meist in konservativen Maßnahmen, wie wiederholte Bougierungen, oder in plastisch-rekonstruktiven Verfahren. Letztere müssen allerdings unter Berücksichtigung des Wachstums der Kinder mit einiger Zurückhaltung betrachtet werden. In jüngster Zeit scheint sich auch die Kontinuitätsresektion zur Behandlung kindlicher Trachealstenosen in der Klinik zu etablieren. Bisher wurde in der Literatur über etwa zwei Dutzend erfolgreicher Kontinuitätsresektionen im Kindesalter berichtet. Maeda u. Grillo [49] konnten zeigen, daß nach Kontinuitätsresektion bei Welpen das Lumen der Trachea beim ausgewachsenen Tier nur eine leichte Enge, aber keine funktionell wirksame Stenose darstellt. Aufgrund dieser günstigen Berichte und der zunehmend guten Erfahrungen mit der Kontinuitätsresektion bei Erwachsenen haben wir bei 2 Kindern mit

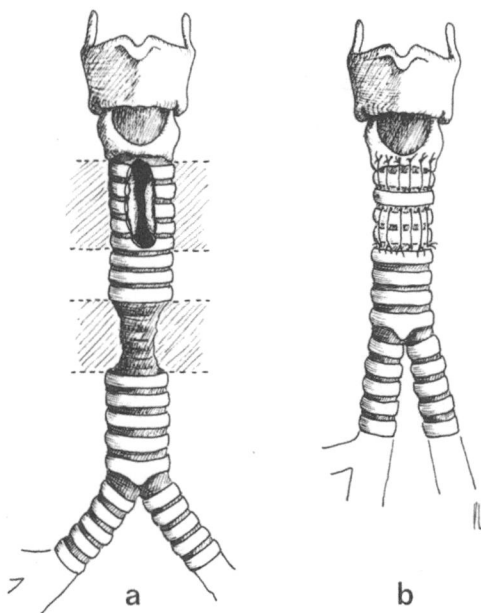

Abb. 10a, b. G.St., 74 Jahre. Wegen Botulismus Tracheotomie und Langzeitbeatmung (103 Tage). **a** Ausbildung von narbigen Trachealstenosen im und oberhalb eines sehr großen Tracheostomas sowie einer Tracheomalazie im Bereich der Tubusmanschette. **b** Über einen kollaren Zugang mit partieller oberer Sternotomie wurden beide Stenosen (4,5 + 2,6 cm) unter Schonung des zwischen den Stenosen gelegenen Trachealabschnittes (3 Ringe) reseziert und der Defekt durch primäre Anastomose (Trachea/Ringknorpel und Trachea/Trachea) überbrückt. Die verbliebene Trachea bestand aus 8 Ringen. Der Patient ist seit 6 Monaten beschwerdefrei. Keine Restenose

Trachealstenosen im Alter von 2,75 und 4,75 Jahren jeweils eine 5 bzw. 4 Trachealringe umfassende Stenose zirkulär reseziert und die Kontinuität durch primäre Anastomose wiederhergestellt. Sprache und respiratorische Funktion sind jetzt, 4,5 und 1,5 Jahre nach der Operation, altersentsprechend. Restenosierungen oder eine im Wachstum zurückbleibende Weite der Anastomose wurden bisher bei regelmäßigen Kontrollen nicht beobachtet [37].

Schlußfolgerungen aus den experimentellen und klinischen Untersuchungen

Die experimentell gewonnenen Daten sind vielleicht nicht in vollem Umfang auf die Klinik übertragbar. Durch die Auswahl von an der klinischen Praxis und Problematik orientierten Versuchsbedingungen sind die experimentell erhobenen Befunde u. E. jedoch geeignet, unter Berücksichtigung der bisherigen klinischen Erfahrungen folgende Aussagen bezüglich Möglichkeiten und Grenzen der Kontinuitätsresektion der Trachea zu machen:

1) Eine erhöhte Anastomosenspannung nach Resektion hat nicht zwangsläufig eine Nahtinsuffizienz oder Stenose der Anastomose zur Folge, sondern kann bei störungsfreier Wundheilung durch quantitative und qualitative Veränderungen des Bindegewebes innerhalb der Anastomose zu einer Steigerung der Wundfestigkeit führen.

2) Die klinische Anwendung von auflösbarem Nahtmaterial ist wegen der signifikant höheren Wundfestigkeit und geringeren lokalen Entzündungserscheinungen vorteilhafter als der Einsatz von nichtresorbierbaren Nahtmitteln.

3) Die effektivste Maßnahme zur Minderung der Anastomosenspannung nach Trachealresektion stellt die zervikomediastinale Mobilisation mit Beugung des Kopfes für 14 Tage nach Operation dar. Durch diese einfache Maßnahme können bis zu 50% der Trachellänge durch eine primäre Anastomose überbrückt werden. Die Kehlkopfmobilisation ermöglicht eine zusätzliche Erweiterung der Resektionsstrecke um 10%. Sie ist bei Vergleich mit der Lungenhilusdissektion, die nur eine Erweiterung der Resektionsstrecke um 5% zuläßt, effektiver und kann daher bei klinischer Notwendigkeit thorakale Maßnahmen ersetzen. Ihre Anwendung ist aber nur sinnvoll, wenn längere Strecken überbrückt werden müssen und die Resektionsebene unmittelbar unter dem Ringknorpel oder 1. Trachealring liegt, da nur dann der Zug der Anastomose auf den mobilisierten Kehlkopf übertragen und so eine Reduktion der Spannung erreicht werden kann. Die Umpflanzung des linken Hauptbronchus ist nur selten erforderlich und sollte nur auf Eingriffe mit Rekonstruktion der Trachealbifurkation beschränkt werden.

4) Die beim Menschen noch mit einer störungsfreien Wundheilung vereinbare Anastomosenspannung ist bisher nicht genau definiert. Aufgrund tierexperimenteller und anatomischer Befunde sowie einzelner klinischer Berichte führt eine Anastomosenspannung von 1000–1200 p zu einer komplikationslosen Wundheilung. Wegen individueller Unterschiede der Anastomosenspannung bei gleicher Resektionsstrecke wäre eine intraoperative Messung der Anastomosenspannung, die bisher noch nicht durchgeführt wird, zweckmäßig, um in Grenzbereichen das Resektionsausmaß besser abschätzen zu können.

5) Die klinischen Ergebnisse zeigen, daß die Resektion benigner und maligner Trachealstenosen (einschließlich Ringknorpelstenosen) und Überbrückung der Defekte durch End-zu-End-Anastomose in den letzten Jahren zu einer bewährten Behandlungsform geworden ist. Die experimentellen Ergebnisse scheinen die vereinzelten Berichte über erfolgreiche Resektionen von 6–8 cm langen Trachealabschnitten zu bestätigen und für eine breitere Anwendung der Trachealresektion auch bei längerstreckigen obstruierenden Trachealerkrankungen Anlaß und Berechtigung zu geben.

6) Die Erfahrungen mit der primären Anastomose bei Kleinkindern sind zwar noch gering, geben aber zu der Hoffnung Anlaß, daß die Kontinuitätsresektion der Trachea auch im Kindesalter eine Behandlungsform darstellt, mit der einzeitig bei kurzer Behandlungsdauer gute Langzeitergebnisse erzielt werden können.

Literatur

1. Adkins PC, Izawa EM (1964) Resection of tracheal cylindroma using cardiopulmonary bypass. Arch Surg 88: 405–409
2. Alstrup P, Soerensen HR (1977) Resektion af trakealstenoser. Ugeskr Laeger 139: 1002–1006
3. Arem AJ, Madden JW (1976) Effects of stress on healing wounds: I. Intermittent noncyclical tension. J Surg Res 20: 93–102
4. Baraka A (1977) Oxygen-Jet ventilation during tracheal reconstruction in patients with tracheal stenosis. Anesth Analg 56: 429–432
5. Beall AC Jr, Harrington OB, Greenberg SD, Morris GC, Usher FC (1962) Tracheal replacement with heavy marlex mesh. Circumferential replacement of the cervical trachea. Arch Surg 84: 390–396

6. Benninghoff-Goertler (1979) Lehrbuch der Anatomie des Menschen, 12. Aufl, Bd 2. In: Ferner H, Staubesand J (Hrsg) Urban & Schwarzenberg, München Wien Baltimore, S 219–223
7. Berger A (1975) Zur Resektionsbehandlung der Trachealstenose. Ann Laringol 74:337–343
8. Birck HG (1970) Endoscopic repair of laryngeal stenosis. Trans Am Acad Ophthalmol Otolaryngol 74:140–143
9. Borrie J, Redshaw NR (1970) Prosthetic tracheal replacement. J Thorac Cardiovasc Surg 60:829–835
10. Brünings W (1910) Direkte Laryngoskopie, Bronchoskopie und Oesophagoskopie. Bergmann, Wiesbaden, S 100–104
11. Brunius U, Zederfeldt B (1970) Suture materials in general surgery. A comment. Prog Surg 8:38–44
12. Bucher O (1970) Cytologie, Histologie und mikroskopische Anatomie des Menschen, 7. Aufl. Huber, Bern Stuttgart Wien, S 336–337
13. Buck RG (1953) Regeneration of tendon. J Pathol Bact 66:1–18
14. Cantrell JR, Folse JR (1961) The repair of circumferential defects of the trachea by direct anastomosis. experimental evaluation. J Thorac Cardiovasc Surg 42:589–598
15. Carter MG, Strieder JW (1950) Resection of the trachea and bronchi: an experimental study. J Thoracic Surg 20:613–627
16. Cobb WB, Sudderth JF (1972) Intralesional steroids in laryngeal stenosis. Arch Otolaryngol 96:52–56
17. Debesse B, Laccourreye H, Lemoine JM (1974) Onze cas de sténosis trachéales cicatricielles traitées chirurgicalement (Abaissement du larynx). Bronches 24:309–321
18. Dedo HH, Fishman NH (1973) The results of laryngeal release, tracheal mobilization and resection for tracheal stenosis in 19 patients. Laryngoscope 83:1204–1210
19. Denecke HJ (1980) Die oto-rhino-laryngologischen Operationen im Mund- und Halsbereich, 3. Aufl. Springer, Berlin Heidelberg New York, S 515
20. Deveney KE, Way LW (1977) Effect of different absorbable sutures on healing of gastrointestinal anastomoses. Am J Surg 133:86–94
21. Eiselsberg A von (1896) Zur Resection und Naht der Trachea. Dtsch Med Wochenschr 22:343–344
22. Ellis RH, Hinds CJ, Gadd LT (1976) Management of anaesthesia during tracheal resection. Anaesthesia 31:1076–1080
23. Eriksson I, Nilsson LG, Nordstroem S, Sjoestrand U (1975) High-frequency positive-pressure ventilation (HFPPV) during transthoracic resection of tracheal stenosis and during peroperative bronchoscopic examination. Acta Anaesthesiol Scand 19:113–119
24. Eschapasse H, Vahdat E, Gaillard J, Besso JC (1967) Réflexions sur la résection de la trachée inférieure et de la bifurcation bronchique. Ann Chir Thorac Cardiovasc 6:63–70
25. Fearon B, Cotton RT (1972) Surgical correction of subglottic stenosis of the larynx. Ann Otol Rhinol Laryngol 81:508–513
26. Ferguson DJ, Wild JJ, Wangensteen OH (1950) Experimental resection of the trachea. Surgery 28:597–619
27. Finney D, Torda T, Winkler P (1970) The treatment of chronic subglottic stenosis by long term intubation. J Laryngol Otol 84:275–281
28. Föderl O (1896) Zur Resektion und Naht der Trachea. Wien Klin Wochenschr 9:1258–1260
29. Forrester JC, Zederfeldt BH, Hayes TL, Hunt TK (1970) Wolfs law in relations to the healing skin wound. J Trauma 10:770–779
30. Geffin B, Bland J, Grillo HC (1969) Anesthetic management of tracheal resection and reconstruction. Anesth Analg 48:884–890
31. Gerwat J, Bryce DP (1974) The management of subglottic laryngeal stenosis by resection and direct anastomosis. Laryngoscope 84:940–957
32. Gluck TH, Zeller A (1881) Die prophylactische Resection der Trachea. Arch Klin Chir 26:427–436
33. Graedel E, Wolff G, Kellerhals B, Allgoewer M (1970) Akute Trachealstenose im Bifurkationsbereich: Autoplastik mit Hilfe des extrakorporalen Kreislaufes. Thoraxchir 18:420–422
34. Grillo HC (1970) Surgery of the trachea. Curr Probl Surg 111:3–59
35. Grillo HC (1978) Tracheal tumors: surgical management. Ann Thorac Surg 26:112–125
36. Grillo HC (1979) Surgical treatment of postintubation tracheal injuries. J Thorac Cardiovasc Surg 78:860–875

37. Halsband H, Valesky A (1984) Tracheakontinuitätsresektion im frühen Kindesalter bei Trachealstenose. Tagungsband der 32. Tagung der Süddeutschen Gesellschaft für Kinderheilkunde. Alete Wissenschaftl Dienst, München 1984
38. Harkness RD (1961) Biological functions of collagen. Biol Rev 36:399–463
39. Hayek H von (1970) Die menschliche Lunge, 2. Aufl. Springer, Berlin Heidelberg New York, S 51–71
40. Heberer G, Schildberg FW, Valesky A, Stelter WJ (1980) Trachea-Rekonstruktionen bei entzündlichen Stenosen und Tumoren. Chirurg 51:283–290
41. Hernandèz-Richter HJ (1970) Die Wundheilung. Thieme, Stuttgart, S 94
42. Herrmann JB (1973) Changes in tensile strength and knot security of surgical sutures in vivo. Arch Surg 106:707–710
43. Lanz T von, Wachsmuth W (1955) Praktische Anatomie, Bd 1, Teil 2: Hals. Springer, Berlin Göttingen Heidelberg, S 340
44. Lee P, English IC (1974) Management of anaesthesia during tracheal resection. Anaesthesia 29:305–306
45. Lindner R, Huber P (1973) Biochemische und morphologische Grundlagen der Wundheilung und ihrer Beeinflussung. Med Welt 24:897–901
46. Lounsbury BF (1951) Strength of healing in tendons of denervated muscles. Q Bull Northwest Univ Med Sch 25:47–50
47. Macnaughton FI (1975) Catheter inflation ventilation in tracheal stenosis. Br J Anaesth 47:1225–1227
48. Madden JW, Peacock EE Jr (1968) Studies on the biology of collagen during wound healing – I, rate of collagen synthesis and deposition in cutaneous wounds of the rat. Surgery 64:288–294
49. Maeda M, Grillo HC (1973) Effect of tension on tracheal growth after resection and anastomosis in puppies. J Thorac Cardiovasc Surg 65:658–668
50. Maisel B, Dingwall JA (1950) Primary suture of the devided cervical trachea. Preliminary experimental study. Surgery 27:726–729
51. Mason ML, Allen HS (1941) The rate of healing of tendons. Ann Surg 113:424–459
52. Mathey J, Binet JP, Galey JJ, Evrard C, Lemoine G, Denis B (1966) Tracheal and tracheobronchial resections; technique and results in 20 cases. J Thorac Cardiovasc Surg 51:1–13
53. Meyers AD, Bishop HE (1978) Biomechanical characteristics of the canine trachea. Ann Otol Rhinol Laryngol 87:538–543
54. Michelson E, Solomon R, Maun L, Ramirez J (1961) Experiments in tracheal reconstruction. J Thorac Cardiovasc Surg 41:748–759
55. Milch RA (1965) Tensile strength of surgical wounds. J Surg Res 5:377–380
56. Miura T, Grillo HC (1966) The contribution of the inferior thyroid artery to the blood supply of the human trachea. Surg Gynecol Obstet 123:99–102
57. Montgomery WW (1965) T-tube tracheal stent. Arch Otolaryngol 82:320–321
58. Montgomery WW (1974a) Suprahyoid release for tracheal anastomosis. Arch Otolaryngol 99:255–260
59. Montgomery WW (1974b) Silicone tracheal T-tube. Ann Otol Rhinol Laryngol 83:71–75
60. Mulliken JB, Grillo HC (1968) The limits of tracheal resection with primary anastomosis: Further anatomical studies in man. J Thorac Cardiovasc Surg 55:418–421
61. Naef AP (1969) Tracheobronchiale Rekonstruktion nach ausgedehnter Trachearesektion. Thoraxchir 17:503–508
62. Naumann HH (1974) Rekonstruktive Möglichkeiten bei laryngo-trachealen Stenosen. MMW 116:465–472
63. Neville WE, Hamouda F, Andersen J, Dwan FM (1972) Replacement of the intrathoracic trachea and both stem bronchi with a molded silastic prosthesis. J Thorac Cardiovasc Surg 63:569–576
64. Nissen R (1961) Extrakorporelle Zirkulation für langdauernde (30 Min.) Atemunterbrechung zur Operation bifurkationsnaher Trachealgeschwülste. Schweiz Med Wochenschr 91:957–960
65. Ordman LJ, Gillman T (1966) Studies in the healing of cutaneous wounds. Arch Surg 93:857–887
66. Pearson FG, Cooper JD, Nelems JM, Nostrand AW van (1975) Primary tracheal anastomosis after resection of the cricoid cartilage with preservation of recurrent laryngeal nerves. J Thorac Cardiovasc Surg 70:806–816

67. Pech A, Cannoni M, Adul S, Thomassin JM, Zanaret M (1978) Le traitement des sténoses sous-glotto-trachéales. J Fr Otorhinolaryngol 27:457–463
68. Petrowskij BW, Perelman MI (1968) Wiederherstellende und rekonstruktive Operationen am Thorakalabschnitt von Trachea und Bronchien. Langenbecks Arch Chir 322:859–868
69. Rohen JW (1977) Funktionelle Anatomie des Menschen. Schattauer, Stuttgart New York, S 185–186
70. Saegesser F, Borgeaud J (1974) Résection trachéale segmentaire. J Fr Otorhinolaryngol 23: 397–399
71. Salassa JR, Pearson BW, Payne WS (1977) Gross and microscopical blood supply of the trachea. Ann Thorac Surg 24:100–107
72. Sandberg N, Zederfeldt B (1963) The tensile strength of healing wounds and collagen formation in rats and rabbits. Acta Chir Scand 126:187–196
73. Selli M, Angeletti CA (1970) Carcinome de la trachée thoracique traité par résection circulaire suivie d'anastomose bout a bout. Ann Chir Thorac Cardiovasc 9:95–99
74. Soehendra N, Rehnder M, Neuerburg J (1973) Die sogenannte Fadenkrankheit im operierten Magen. MMW 115:1845–1850
75. Stutz E (1949) Bronchographische Beiträge zur normalen und pathologischen Physiologie der Lungen. Fortschr Geb Rontgenstr 72:129–143
76. Thorngate S, Ferguson DJ (1958) Effect of tension on healing of aponeurotic wounds. Surgery 44:619–624
77. Valesky A (1980) Die Kontinuitätsresektion der Trachea. Ein experimenteller Beitrag zur Behandlung obstruierender Trachealerkrankungen. Habilitationsschrift, Universität Lübeck
78. Valesky A, Lehnhardt FJ, Schildberg FW (1981a) Wundheilung von Trachealanastomosen. Chirurg 52:648–653
79. Valesky A, Werner HH, Schildberg FW (1981b) Zugfestigkeit und morphologische Befunde von Trachealanastomosen in Abhängigkeit von Zeit, Anastomosenspannung und Nahtmaterial. Langenbecks Arch Chir [Suppl] 23–26
80. Valesky A, Hohlbach G, Schildberg FW (1983) Wertigkeit unterschiedlicher Maßnahmen zur Minderung der Anastomosenspannung nach Kontinuitätsresektion der Trachea. Langenbecks Arch Chir 360:59–69
81. Vermaak JC, Swierenga J, Brom AG (1974) The surgical treatment of non-tumorous tracheal stenoses. Bronches 24:301–308
82. Weerda H, Grüntjens L, Petersen-Mahrt I (1974) Die Naht am Tracheobronchialbaum. Langenbecks Arch Chir 336:91–102

5. Gastroenterologie

3. Gastroenterologie

Interaktion chirurgisch-gastroenterologischer Forschung: Entwicklung der Theoretischen Chirurgie*

W. Lorenz, H.-D. Röher, K. Thon und C. Ohmann

Einleitung

Das Marburger Experiment für chirurgische Forschung [9] und seine Fortentwicklung zur Theoretischen Chirurgie [6, 8] prüfen ein Modell der Interaktion chirurgisch-theoretischer Forschung, das heute in der BRD neben den klassischen Vorstellungen von experimenteller Chirurgie [1] und eigenständiger chirurgischer Forschung [4] besteht. Schlaglichtartig spiegeln sich diese Entwicklungen in der Marburger Chirurgie wider (Tabelle 1).

In der experimentellen Chirurgie beschäftigten sich Bretschneider, Brendel, Schmier und Isselhard mit der physiologischen Seite der Interaktion klinisch-theoretischer Forschung, Heberer, Zenker und Linder mit dem chirurgischen Gegenpart.

Ähnlich wie Schwaiger in Marburg entwickeln noch heute klinisch tätige Chirurgen ihre eigenen Forschungsschwerpunkte, müssen sich dabei aber, wenn sie aus zeitlichen Gründen erfolgreich mithalten wollen, auf wenige Fragestellungen begrenzen [2]. Außerdem benötigen sie von Fall zu Fall den Beistand der Theoretiker, was wir als „occasional team" bezeichnen wollen.

Interaktionen eines wissenschaftlich tätigen Chirurgen: Integration mit dem Theoretischen Chirurgen

Die große Fülle an Interaktionen, denen sich heute ein wissenschaftlich tätiger Chirurg gegenübersieht (Abb. 1), macht deutlich, wie schwer er an ihnen trägt. Störungen sind darin vorprogrammiert
– durch Sprachprobleme mit dem Ausland,
– durch Wiederholung „alter Hüte" mit der Geschichte,

Tabelle 1. Lehrstuhlinhaber für Chirurgie in Marburg (1950–1985) und Merkmale ihrer chirurgischen Forschung

Lehrstuhl-inhaber	Zeit ihres Wirkens	Merkmale der chirurgischen Forschung
Zenker	1951–1958	Experimentelle Chirurgie
Schwaiger	1959–1968	Eigenständige Onkologie
Hamelmann	1969–1977	Marburger Experiment
Röher	1979–heute	Theoretische Chirurgie

* Mit Unterstützung durch die Deutsche Forschungsgemeinschaft (Lo 199/12-5)

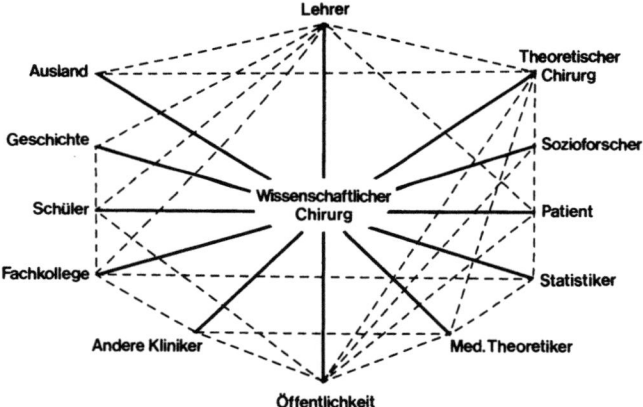

Abb. 1. Kommunikationsnetz für die Wechselbeziehung zwischen einem wissenschaftlich tätigen Chirurgen und seinen verschiedenen Ansprechpartnern. (Nach Lorenz und Röher [8])

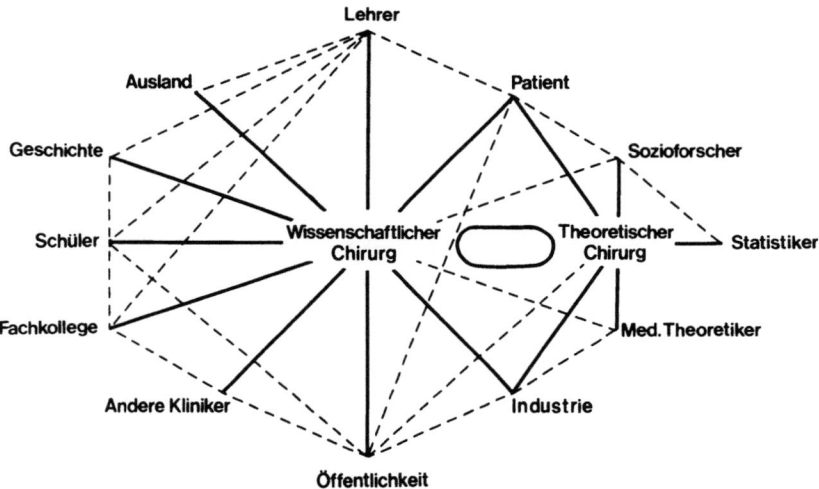

Abb. 2. Änderungen im Kommunikationsnetz für die Wechselbeziehung zwischen einem wissenschaftlich tätigen Chirurgen und seinen Ansprechpartnern in Marburg. (Nach Lorenz [6])

- durch riesige Studentenzahlen, Verschulung, Dienstzeitregelung und Aggressivität mit dem Schüler,
- durch Ideologien mit den Sozioforschern,
- durch isolierende Fragestellung und Sprache mit den medizinischen Theoretikern [8].

Zur Überwindung der komplexen Kommunikationsstörung wurde deshalb über verschiedene Schritte das Marburger Experiment und unter Einschluß *mittelbarer* Krankenversorgung die Theoretische Chirurgie entwickelt, deren Konsequenzen für den wissenschaftlich tätigen Chirurgen in einem zweiten operationalen Netzwerk veranschaulicht werden (Abb. 2). Statt einer *einzigen* Beziehung zum experimentellen bzw. theoretischen Chirurgen verdeutlicht die Schleife *Integration*, nicht nur Kooperation. Der theoretische Chirurg übernimmt weitgehend die Verbindung zu den anderen Theoretikern und bringt die Ergebnisse aus diesen Beziehungen voll in die Partnerschaft ein. Dafür ermöglicht der Kliniker dem theoretischen Chirurgen den *gemeinsamen* Zugang zum Patienten, wobei die Verantwortung und Entscheidung für den einzelnen Patienten voll beim Kliniker verbleibt. Bis heute verblieben die einzelnen Chirurgen in gemeinsamen Arbeitsgruppen 5–11 Jahre, im Median von 10 Kollegen 7 Jahre. Dies entspricht in etwa einer Chirurgengeneration an einer Universitätsklinik. Aus dem „occasional team" wird damit das „permanent team."

Aufgaben und strukturelle Teilgebiete in der Theoretischen Chirurgie

In der Interaktion chirurgisch-theoretischer Forschung und Krankenversorgung in Marburg erhält der theoretische Chirurg neue Aufgaben (Tabelle 2). Wegen ihres Bezugs zur Krankenversorgung sind sie aber nur wirksam, sinnvoll und nützlich für den Patienten und das Gesundheitswesen, wenn sie in der klinischen Chirurgie integriert sind. Dies stellt große Anforderungen an den *Kommunikationswillen*, aber auch an die *Kommunikationsfähigkeit* von beiden Seiten. Dabei hat es sich als notwendig erwiesen, Strukturen für die regelmäßige Begegnung zu schaffen, z.B. die kleine Arbeitsgruppe, Dienstleistungsaufgaben innerhalb des operativen Zentrums und gemeinsame, regelmäßige Fortbildungsveranstaltungen und Kolloquien [6, 8].

Tabelle 2. Aufgaben des theoretischen Chirurgen

Aufgaben	Beispiele
Beiträge zur chirurgischen Entscheidungsfindung	Computerunterstützte Diagnose- und Prognosestellung
Beiträge zu klinischen Studien	Planung, Koordinierung, Auswertung
Grundlagenforschung in der Chirurgie	Anwendung von Methoden und Wissen theoretischer Fächer, mit Absicht und damit *Planung,* der Chirurgie zu nutzen
Beiträge zur Philosophie der Chirurgie (Metachirurgie)	Langfristige Bearbeitung von wissenschaftstheoretischen, ethischen und gesellschaftlichen Fragen

Tabelle 3. Abdeckung verschiedener theoretischer Teilgebiete (Stand 1985)

Fachgebiet	Personen
Statistik und Informatik	1 Mathematiker (Dr. rer. nat., cand. med.), 1 Programmierer
Biochemie	2 Chemiker (Dr. rer. nat., P. J. und cand. med.)
Klinische Chemie	1 klinischer Chemiker (PD, Anerkenntnis)
Klinische Pharmakologie	1 Arzt mit Weiterbildungsermächtigung
Zellbiologie	1 Chemiker (Ph.D.)
Versuchstierkunde	1 Tierarzt

Zur Erfüllung der in Tabelle 2 dargestellten Aufgaben muß aber eine theoretisch-chirurgische Abteilung anders strukturiert sein als die klassischen Einheiten für chirurgische Forschung (Tabelle 3). In Marburg zeigen dies die Fachkräfte in den Positionen 1, 3 und 4 von Tabelle 3 an, die neben den Forschungsaufgaben auch dafür ausgebildet sind, Aufgaben in der mittelbaren Krankenversorgung zu übernehmen. Beispiele hierfür sind die computerunterstützte Dokumentation in der chirurgischen Endoskopie, das computerunterstützte Monitoring auf der Intensivstation für die Rezidivblutung nach oberer gastrointestinaler Blutung, die klinisch-chemische Qualitätssicherung im Magenlabor der chirurgischen Klinik und die Beratung über Nebenwirkungen von in der Chirurgie verwendeten Arzneimitteln.

Nachweis der Funktionsfähigkeit der Interaktion chirurgisch-theoretischer Forschung am Beispiel des chronischen Ulcus duodeni

Wie erfüllt die im vorhergehenden Abschnitt geschilderte Interaktion chirurgisch-theoretischer Forschung auf dem Gebiet der chirurgischen Gastroenterologie ihre Aufgaben? Nach 15jähriger integrierter Zusammenarbeit auf dem Gebiet des chronischen Ulcus duodeni läßt sich dies an diesem Beispiel am besten demonstrieren.

Aufgabe 3 in Tabelle 2 betraf die Grundlagenforschung in der Chirurgie, mit der wir beginnen wollen. Hier dominieren zunächst die Theoretiker.

In der Pathogenese des chronischen Ulcus duodeni ist die Rolle der vermehrten Säuresekretion und die „Dysbalance" aggressiver und defensiver Faktoren als erste Kausalfront unbestritten. Aber bereits in der zweiten Front, nämlich bei den Verursachern der beiden genannten Faktoren, toben die Richtungskämpfe. Grund hierfür sind völlig unterschiedliche Ergebnisse bei der Messung gastrointestinaler Hormone (Tabelle 4). So ist der Histaminspiegel in der Korpusschleimhaut beim Patienten mit chronischem Ulcus duodeni gegenüber gesunden Kontrollpersonen nach Domschke et al. [3] erhöht, nach Peden und Wormsley et al. [13] gleich, nach Troidl et al. [15] und Man et al. [12] dagegen erniedrigt. Letzterer Befund wurde aber bisher mehrfach reproduziert [14] und anhand von Tierversuchen als *Histaminfreisetzung* gedeutet [10]. Dieselbe Variabilität in den Aussagen gilt für Gastrin, Somatostatin und Prostaglandin E_2 (Tabelle 4). Aber nur für Histamin wurden diese Widersprüche

Tabelle 4. Widersprüchliche Befunde über Spiegel oder Synthese aktiver Substanzen in der menschlichen Magenmukosa beim Vergleich von Ulkus-duodeni-Patienten mit gesunden Kontrollpersonen (Literaturzitate zu diesen Namen s. Thon et al. [14])

Aktive Substanzen	Spiegel oder Synthese bei Ulcus-duodeni-Patienten		
	erhöht	gleich	vermindert
Histamin	Domschke	Peden	Troidl, Man
Gastrin (G 17 und G 34)	Creutzfeldt, Sumii	Hughes	Malmstrom, Barbara
Somatostatin	McIntosh	Creutzfeldt	Chayrialle, Sumii
Prostaglandin E_2	Aly	Schlegel	Konturek

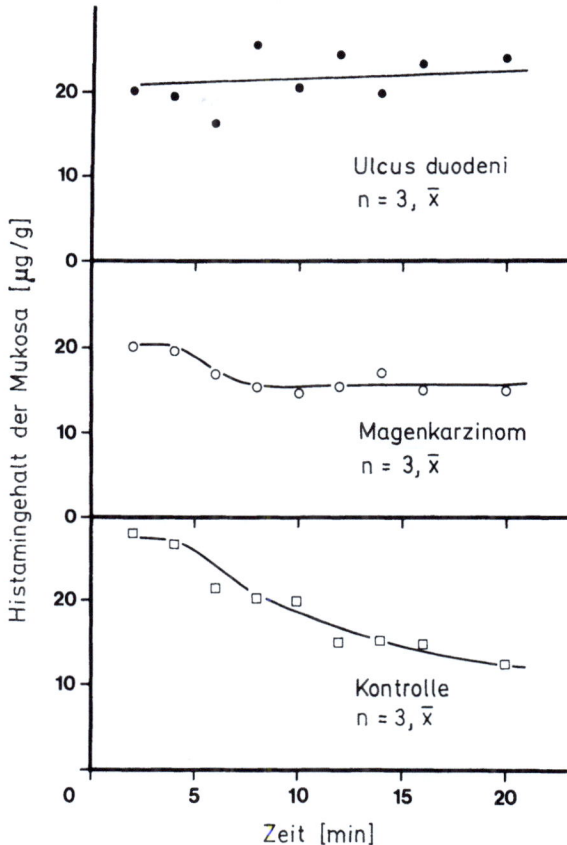

Abb. 3. Abnahme des Histamingehalts in der Magenschleimhaut nach Probennahme in Abhängigkeit von der kalten Ischämiezeit und von der Art der Krankheit. Mittelwert von 3 Personen in jeder Patientengruppe. (Aus Thon et al. [14])

analysiert und beseitigt [10, 14]. Meßtechnische Fehler waren hierfür verantwortlich, von denen nur einer hier demonstriert werden soll. Er bestand aus einem sog. systematischen Irrtum (Bias) bei der Probennahme. Nach Entfernen der Biopsie mit der Endoskopiezange blieb der Histamingehalt in der Korpusschleimhaut unter Raumtemperaturbedingungen beim Ulkuskranken konstant, nahm aber beim Karzinomkranken und v. a. bei gesunden Kontrollpersonen innerhalb weniger Minuten dramatisch ab (Abb. 3).

Eine Analyse der vorher genannten Studien zur Pathogenese des chronischen Ulcus duodeni unter Mithilfe der dabei aufgeführten Autoren ergab, daß sich aus diesem systematischen Fehler alle 3 Studienergebnisse (erhöht, gleich, erniedrigt) problemlos erklären ließen (Abb. 4). Überprüfung und Sicherstellung der Meßtechnik ist damit eine wesentliche Aufgabe in der chirurgischen Grundlagenforschung, und hierin dominieren in der Regel die Theoretiker.

Aufgabe 2 in Tabelle 2 war die Durchführung von kontrollierten klinischen Studien. Eine solche Studie wurde erstmals zur Pathogenese des chronischen Ulcus duodeni für einen der bisher vorgeschlagenen Mediatoren durchgeführt [14]. Hierfür wurden aus 256 Patienten in der chirurgischen Endoskopie 24 Patienten durch Randomisierung streng zufällig ausgewählt (3 Behandlungsgruppen):

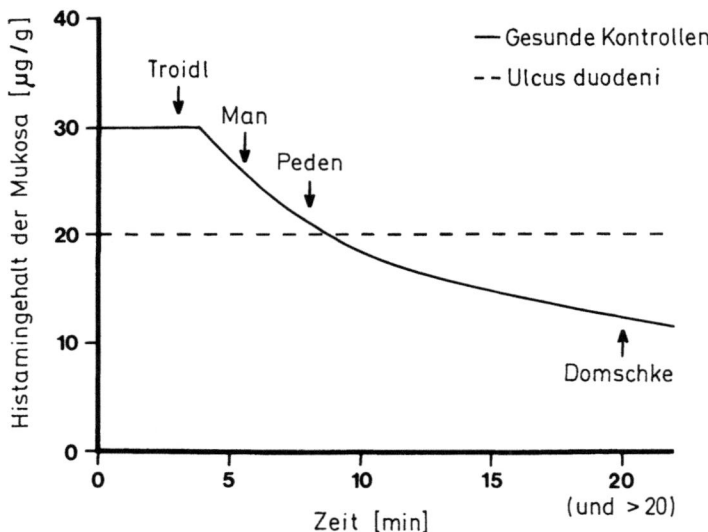

Abb. 4. Unterschiede in den Histaminspiegeln der Magenschleimhaut zwischen Ulcus-duodeni-Patienten und gesunden Kontrollpersonen aus verschiedenen Studien und erklärt durch unterschiedliche Probennahme (Zeit der kalten Ischämie). Der zeitliche Verlauf wurde nach Abb. 3 konstruiert, die Unterschiede zwischen Ulcus-duodeni-Patienten und Kontrollpersonen (in Prozent) wurden aus den Publikationen in Tabelle 4 entnommen. (Aus Thon et al. [14])

- gesunde Kontrollpersonen, bei denen durch die Endoskopie eine Krankheit des oberen Gastrointestinaltrakts ausgeschlossen wurde,
- Ulcus-duodeni-Kranke,
- Patienten 6–12 Monate nach selektiver proximaler Vagotomie ohne Pyloroplastik.

Durch die gewählte Methode der randomisierten Studie trennten sich die Ergebnisse bei den 3 Patientengruppen in eindrucksvoller Weise auf (Abb. 5). Beim Ulkuskranken waren die Histaminspiegel im Magen und Duodenum signifikant erniedrigt, was vermehrter Histaminfreisetzung entsprach. Nach Vagotomie waren die Histaminspiegel über die Norm erhöht, was einer Blockade der Histaminfreisetzung und als deren Folge einer verminderten Säurestimulierung entsprach.

Die kontrollierte klinische Studie ist eine wichtige Aufgabe der chirurgischen Forschung [5]. In Planung, Durchführung und detaillierter Auswertung dieser Studien sind in der Regel die Gewichte zwischen Kliniker und Theoretiker gleichmäßig verteilt.

Aufgabe 1 in Tabelle 2 war die chirurgische Entscheidungsfindung. Hier sind die Kliniker in ihrer Entscheidungskunst, v. a. beim schwierigen Fall, ganz unter sich. In der *systematischen Entscheidungsanalyse* mit Entscheidungsbäumen und anderen Verfahren mathematischer Entscheidungstheorie [7] sind die Kliniker dominant, doch kann die Interaktion mit dem Theoretiker wertvolle Hilfe bringen.

Am Beispiel der Behandlung des chronischen Ulcus duodeni wird ein Entscheidungsbaum interpretiert (Abb. 6). Entscheidet man sich für eine unwirksame Therapie, z. B. Rollkuren oder niedrig dosierte Antazida, so wird die Prognose Tod oder Überleben allein vom *natürlichen Verlauf der Ulkuskrankheit* entschieden. Diese errechnet sich aus der Rate der Rezidive, der Rate der Komplikationen bei den Rezi-

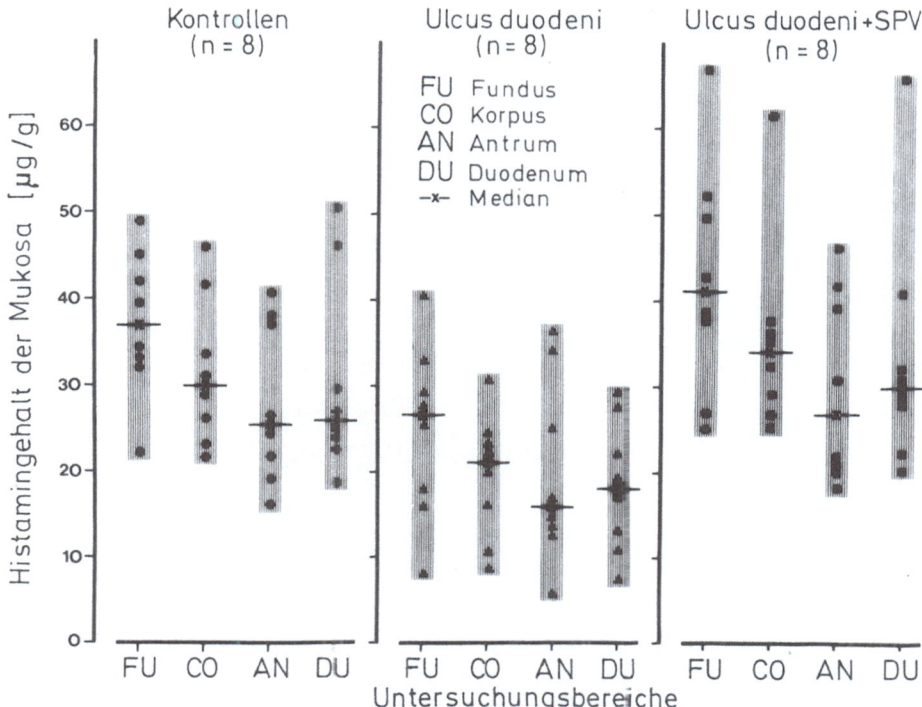

Abb. 5. Histamingehalte in der Magenschleimhaut verschiedener Magenregionen und des Duodenums von Kontrollpersonen, Ulcus-duodeni-Patienten und Patienten 6–12 Monate nach selektiver proximaler Vagotomie *(SPV)* ohne Pyloroplastik wegen Ulcus duodeni. Die einzelnen Werte in der Abbildung sind Mittelwerte aus 3 Bestimmungen an 3 verschiedenen Biopsien. Statistische Signifikanzberechnung mit Hilfe der zweifaktoriellen Varianzanalyse: Faktor A: regionale Verteilung, $p<0,01$; Faktor B: Krankheit, $p<0,05$. (Aus Thon et al. [14]

diven und der Letalität der Komplikationen [11]. Jeder der 3 oberen Werte in jedem Entscheidungsabschnitt wird miteinander multipliziert und ergibt als gewichtetes Mittel die Gesamtletalität für diese Entscheidung, 0,016 bzw. *1,6%*. Diese Gesamtletalität bezieht sich auf einen Zeitraum von 5 Jahren.

Heute hat es der Chirurg im wesentlichen mit 3 Entscheidungen zu tun: unwirksame Therapie, wirksame konservative Therapie mit Histamin-H_2-Rezeptorantagonisten [z. B. Cimetidin (Tagamet)] und wirksame, risikoarme chirurgische Therapie mit selektiver proximaler Vagotomie ohne Pyloroplastik. Das Kriterium Letalität favorisiert über 5 Jahre die Vagotomie, da die internistische Therapie über diesen Zeitraum 1% Letalität, die Vagotomie nur 0,7% Letalität *im Durchschnitt* aufweist [11].

Der naheliegende Schluß, die chirurgische Therapie deshalb der internistischen Therapie und Dauerprophylaxe grundsätzlich vorzuziehen, wäre aber voreilig. Die Krankenhausletalität der selektiven proximalen Vagotomie (SPV) von durchschnittlich 0,3% ereignet sich *sofort*, bei der konservativen Therapie aber erst im Laufe der Zeit. Der Zeitpunkt läßt sich errechnen, an dem die chirurgische Therapie und die

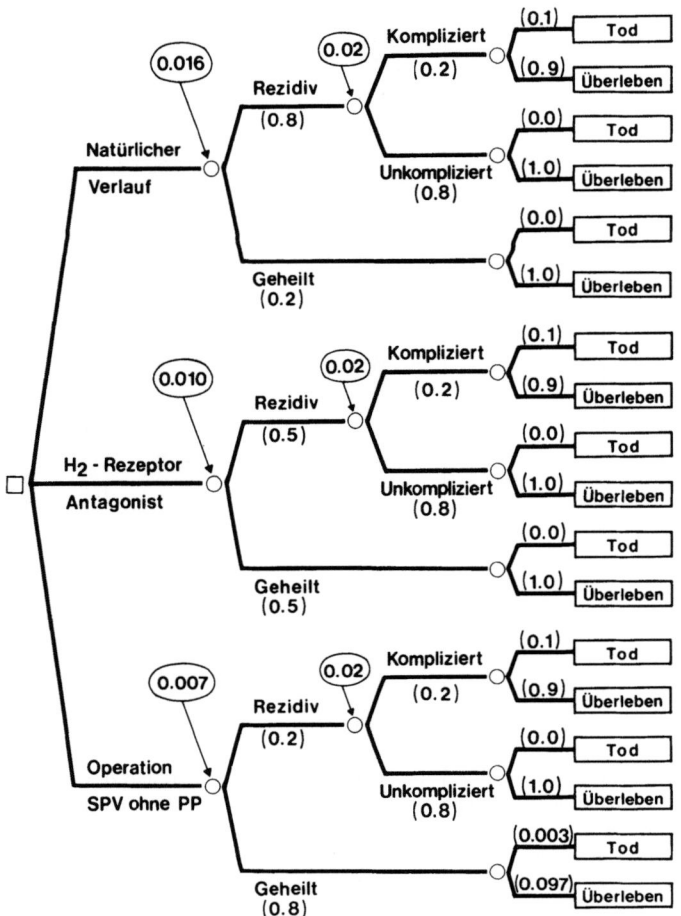

Abb. 6. Entscheidungsbaum mit eingezeichneten Raten (Wahrscheinlichkeiten) von guten und schlechten Behandlungsergebnissen bei unwirksamer, wirksamer internistischer und wirksamer chirurgischer Therapie (selektiver proximaler Vagotomie, *SPV*) des chronischen Ulcus duodeni. *PP* Pyloroplastik. Das prognostisch relevanteste Endergebnis, das hier herangezogen wurde, ist die Letalität in einem Zeitraum von 5 Jahren nach Diagnose und Erstbehandlung eines chronischen Ulcus duodeni. Die konsequente Erstbehandlung erfolgt im Mittel 5 Jahre nach Beginn der Ulkuskrankheit (erste nachweisbare Ulkusbeschwerden). 1,0 entspricht 100%, entsprechend ist 0,016 = 1,6% der Wert der Letalität für den natürlichen Verlauf. (Sonstige Bedingungen s. Lorenz et al. [11])

konservative Therapie hinsichtlich Letalität sich gleichen und von dem an die konservative Therapie für den Patienten gefährlicher wird als die chirurgische. Dies ist der Fall nach 1–2 Jahren konservativer Therapie, auf die eine Dauertherapie mit H_2-Rezeptorblockern deshalb begrenzt werden soll. Es muß noch einmal betont werden, daß es sich hierbei um *Durchschnittswerte* handelt. Eine schlechtere Arzneimitteleinnahme bei insuffizienter internistischer Therapie oder ein Chirurg mit schlechten Vagotomieergebnissen verändern die dargestellten Bedingungen und können deshalb *lokal* auch zu anderen Entscheidungen führen [11].

Die systematische Entscheidungsanalyse ist damit eine Aufgabe der Interaktion klinisch-theoretischer Forschung, in der der Kliniker eindeutig dominiert.

Zusammenfassung

1) Die Interaktion chirurgisch-theoretischer Forschung in Marburg hat zur Entwicklung der Theoretischen Chirurgie geführt — mit neuen Aufgaben und einer neuen Organisationsstruktur für einen theoretischen Chirurger.

2) Am Beispiel des chronischen Ulcus duodeni und der Ulkuschirurgie werden 3 Aufgaben, nämlich Grundlagenforschung in der Chirurgie, kontrollierte klinische Studien und systematische Entscheidungsanalyse, erläutert.

3) Durch *Integration* versucht diese Interaktion zwischen klinischer und theoretischer Chirurgie Kommunikationsstörungen zu überwinden. Sie soll eine zeitgemäße Methodologie und Originalität bei wissenschaftlichen Aussagen in der Chirurgie [8] sichern oder — wenn nötig — wiederherstellen.

Literatur

1. Brendel W (1983) Experimentelle Chirurgie. In: Schreiber HW, Carstensen G (Hrsg) Chirurgie im Wandel der Zeit 1945–1983. Springer, Berlin Heidelberg New York Tokyo, S 40–45
2. Bücherl ES (1974) Das Dilemma der chirurgischen Forschung. Chirurg 45:485–490
3. Domschke W, Subramanian M, Mitznegg P, Baenkler HW, Domschke S, Wünsch E (1978) Gastric mucosal histamine in duodenal ulcer patients: release by secretion. Acta Hepatogastroenterol 24:444–446
4. Heberer G, Brendel W, Schildberg FW, Feifel G (1974) Aufgabe und Organisation chirurgisch-klinischer Forschung. Chirurg 45:490–494
5. Lindenschmidt TO, Beger HG, Lorenz W (1981) Kontrollierte klinische Studien: Ja oder Nein? Aufgaben und Grenzen kontrollierter klinischer Studien (KS) aus der Sicht des Chirurgen. Chirurg 52:281–288
6. Lorenz W (1983) Modell in der Chirurgie: Das Marburger Experiment der chirurgischen Forschung. In: Gross R (Hrsg) Modell und Realitäten in der Medizin. Schattauer, Stuttgart New York, S 25–41
7. Lorenz W (1984) Der chirurgische Entscheidungsprozeß. Langenbecks Arch Chir 364:403–405
8. Lorenz W, Röher HD (1983) Entwicklung wissenschaftlicher Aussagen. In: Schreiber HW, Carstensen G (Hrsg) Chirurgie im Wandel der Zeit 1945–1983. Springer, Berlin Heidelberg New York Tokyo, S 28–35
9. Lorenz W, Hamelmann H, Troidl H (1976) Marburg experiment on surgical research: a five-year experience on the cooperation between clinical and theoretical surgeons. Klin Wochenschr 54:927–936
10. Lorenz W, Troidl H, Barth H, Rohde H (1978) Histamine, gastric secretion and peptic ulcer disease: an attempt to define special sources of error and problemes in clinical-biochemical trials. In: Creutzfeldt W (ed) Cimetidine. Excerpta Medica, Amsterdam Oxford, pp 10–36
11. Lorenz W, Thon K, Ohmann C, Röher HD (1985) Symptomloses und kompliziertes Ulkus peptikum als extreme Erscheinungsform der Ulkuskrankheit: Konsequenzen für die Wahl zwischen konservativer und chirurgischer Therapie. Langenbecks Arch Chir 366:69–79
12. Man WK, Saunders JH, Ingoldby C, Spencer J (1981) Effect of cimetidine on the amounts of histamine in the gastric mucosa of patients with gastric or duodenal ulcers. Gut 22:923–926
13. Peden NR, Boyd EJS, Shepherd DM, Wormsley KG (1982) Histamine, gastric secretion and duodenal ulcer. Hepatogastroenterology 29:88–88
14. Thon K, Lorenz W, Ohmann C, Weber D, Rohde H, Röher HD (1985) Sample-taking problems in measuring actual histamine levels of human gastroduodenal mucosa: specific and general relevance in clinical trials on peptic ulcer pathogenesis and selective proximal vagotomy. Gut 26:1165–1178
15. Troidl H, Lorenz W, Rohde H, Häfner G, Ronzheimer M (1976) Histamine and peptic ulcer: a prospective study of mucosal histamine concentration in duodenal ulcer patients and in control subjects suffering from various gastrointestinal diseases. Klin Wochenschr 54:947–956

Neue Entwicklung in der gastrointestinalen Endokrinologie

J. C. Thompson

Substanzen, die wir gastrointestinale Hormone nennen, wirken nicht immer in typisch endokrinologischer Weise, d. h. die aktiven Peptide werden nicht immer in den Blutstrom freigesetzt, um an einer entfernten Stelle zu wirken. Manchmal werden sie freigesetzt und wirken örtlich in einer „parakrinen Art". Sie können auch als Transmittersubstanzen für Nervenimpulse dienen oder nach Stimulation der Nerven in einer „neuroendokrinen Art" in den Blutstrom freigesetzt werden. Tatsächlich schließt das Gebiet der Endokrinologie alle diese Funktionen ein, und nicht immer wissen wir, noch kann mit den gängigen Methoden ermittelt werden, wann eine Substanz sowohl örtlich als auch an einer entfernten Stelle wirkt. Dies führt dazu, daß manche unserer Beobachtungen in gewisser Weise unzuverlässig sind. Wenn wir erhöhte Konzentrationen eines Peptids im Blut messen, nehmen wir an, daß irgendeine beobachtete Aktivität Folge der Wirkung dieser Substanz sein könnte. In Wirklichkeit wirken manche Substanzen, besonders Somatostatin und Prostaglandine, örtlich, und die Konzentrationen im Blut repräsentieren lediglich ein Überfließen und zeigen nur zeitweise geringe Beziehungen zu ihrer physiologischen Aktivität [2, 4, 16].

Obwohl die Endokrinologen es nur widerstrebend zugeben, gewann man die ersten Erkenntnisse der Endokrinologie an Darmhormonen. Es begann damit, daß am Nachmittag des 16. Januar 1902 Bayliss und Starling am University College Hospital in London zeigten, daß die Gabe von Salzsäure in eine denervierte Dünndarmschlinge eine lebhafte Sekretion von Pankreassaft bewirkte. Im Gegensatz zu den meisten derartigen Ereignissen verstanden sie die Bedeutung dieser Beobachtung sofort und nahmen an, daß ein nicht identifizierter, durch das Blut transportierter chemischer Messenger von dem angesäuerten Dünndarm freigesetzt wurde und diese Antwort bewirkte. Drei Wochen später präsentierten sie ihre Untersuchungen bereits bei der Royal Society. Um diesen chemischen Messenger zu beschreiben, prägte Starling das Wort Hormon, das von dem griechischen Wort „hormao" stammt, was soviel bedeutet wie „ich wecke Aktivität".

Drei Jahre später, 1905, stellte Edkins am St. Bartholomew's Hospital in London Extrakte von Antrummukosa her, die, bei Katzen injiziert, die Magensäuresekretion stimulierten. Edkins nannte diese Aktivität Gastrin. Der physiologische Beweis, daß Gastrin durch Dehnung der Antrumwand freigesetzt wird, wurde durch Dragstedt und Woodward geliefert. Sie zeigten auch, daß die Freisetzung von Gastrin durch Ansäuerung des Antrums unterdrückt wird und nahmen deshalb einen biologischen Feedbackmechanismus an. So wurde dieses klassische endokrine Phänomen erstmals als Teilkontrolle der Magensekretion angesehen [10].

1960 versuchte Gregory in Liverpool einige Gastrinformen mit den damals existierenden Methoden darzustellen. Er wollte die Magensekretion stimulieren und dann auf Enterogastronaktivität untersuchen. Zusammen mit seiner Kollegin Tracy gelang ihm in 4jähriger Arbeit die Isolation, chemische Charakterisierung und Synthese von reinem Gastrin. Dies setzte 1964 die biochemische Ära der gastrointestinalen Endokrinologie in Gang.

Yalow und Berson lernten, unendlich kleine Mengen von Peptiden zu messen, die alle diese Aktivitäten bewirken. Sie schufen die Technik des Radioimmunoassay, der uns erlaubt, femtomolare Mengen zirkulierender Peptide zu messen. Ein Femtomol ist der billiardeste Teil des Molekulargewichts in Gramm. Nach dem Tode von Berson empfing Yalow den Nobel-Preis für die Entwicklung der Radioimmunoassaymethode.

Magensekretion: Modell einer neuroendokrinen Kontrolle

1892 teilte Pawlov die Mechanismen für die Stimulation der Säuresekretion des Magens in 3 sog. Phasen ein, die zephale, gastrale und intestinale Phase. Wenn wir eine Mahlzeit zunächst sehen und dann kauen und schlucken, senden die vagalen Nuclei in der Medulla efferente Impulse entlang der peripheren Vagi aus, die in der Freisetzung von Azetylcholin resultieren, von dem einiges in der Magenwand frei wird und so Parietalzellen zur Säuresekretion anregt. Die Dehnung des Magens nach einer Mahlzeit setzt Histamin und der Kontakt des Speisenbreis mit der Mukosa Gastrin frei. Gastrin, Azetylcholin und Histamin stimulieren die Parietalzelle, Säure zu sezernieren. Wenn die Säure abwärts fließt, die Wand des Antrums benetzt und den luminalen pH unter 3,5 fallen läßt, wird die Freisetzung von Gastrin vermindert und bei einem pH von 1,5 vollständig eingestellt. Dieser Feedbackmechanismus kann unter einer typischen endokrinen geschlossenen Schleifenbeziehung zwischen Gastrin und Säure zusammengefaßt werden. Der angesäuerte Speisenbrei passiert den Pylorus und stimuliert die Freisetzung von Sekretin, das seinerseits aus dem Pankreas Bikarbonat mobilisiert. Darüber hinaus gibt es noch eine andere Gruppe von Hormonen im Bereich des proximalen Duodenums und Dünndarms.

Gastrointestinale Hormone

Die Hormone des Gastrointestinaltrakts bestehen aus 2 Gruppen: die Gastrin-Cholezystokinin-Gruppe und die Sekretin-Glukagon-Gruppe, zu der auch das „gastric inhibitory polypeptide" (GIP) und das „vasoactive intestinal peptide" (VIP) gehören. Diese Hormongruppen sind wegen der Ähnlichkeit ihrer Aminosäurenzusammensetzung und einiger ihrer Wirkungen so zusammengefaßt. Es gibt außerdem eine Gruppe neuerer Substanzen, die ungeduldig die Anerkennung und Adoption als echte Gastrointestinalhormone erwarten.

Wir wissen jetzt, daß Gastrin und vielleicht alle Peptidhormone in verschiedenen molekularen Formen vorliegen. Diese scheinen alle eine kleine aktive Form und eine oder mehrere große Formen einzuschließen, die das kleine Molekül sowie einige zusätzliche Extrapeptide enthalten, deren Funktion aber noch unbekannt ist. Möglicherweise dienen sie zum Schutz der kleinen aktiven Form vor schneller kataboler Zerstörung.

Gastrin

Gastrin ist ein lineares Peptid, dessen Aminosäuren konventionell in einer geraden Linie von links nach rechts aufgelistet werden, d. h. vom sog. N-terminalen zum sog. C-terminalen Ende. Die C-terminalen 4 Aminosäuren bilden das Polypeptid Tetragastrin. Dieses Peptid, bestehend aus Tryptophan, Methionin, Aspartat und Phenylalanin, besitzt alle Eigenschaften und Aktivitäten des gesamten Gastrinmoleküls. Alle Aminosäuren darüber hinaus scheinen dazu zu dienen, dieses C-terminale Peptidsegment zu schützen. Dieses Fragment ist biologisch besonders wichtig, da es ebenso die C-terminale Tetrapeptideinheit von Cholezystokinin darstellt und dies manche der Ähnlichkeiten erklärt, die wir zwischen Gastrin und Cholezystokinin finden.

Die erste Form von Gastrin, die von Gregory und Tracy isoliert wurde, hatte 17 Aminosäuren und wird jetzt „little gastrine" genannt. Es gibt darüber hinaus noch ein Minigastrin mit 14 Aminosäuren, ein „big gastrine" mit 34 Aminosäuren und eine Intermediärform, die Component I heißt. Yalow isolierte außerdem eine Form in der Größe des Albumins, die er „big big gastrine" nannte. Nach jetzigem Wissensstand wird Gastrin in spezifischen Gastrin- oder G-Zellen in der Mukosa des Antrums und des oberen Dünndarms gebildet und auch gespeichert.

Obwohl fast 3 Dutzend Wirkungen bisher beschrieben wurden, ist sicherlich der wichtigste Effekt des Gastrins die Stimulation der Säuresekretion aus den Parietalzellen. Gastrin setzt auch Pepsin frei und erhöht die Durchblutung der Magenschleimhaut. Es hat eine sehr wichtige Funktion als indirektes Wachstumshormon für die Magenmukosa, die Mukosa des oberen Dünndarms und des Pankreas. Es stimuliert das Wachstum der Antrummukosa jedoch nicht direkt [10]. Als Kliniker sind wir an Gastrin interessiert, da es ein Hauptstimulans der normalen Säuresekretion und der ätiologische Faktor des Zollinger-Ellison-Syndroms ist. Da die Duodenalulkusdiathese mit einer erhöhten Sekretion von Säure assoziiert ist, hat man Gastrin auch in Beziehung zum peptischen Ulkus gesetzt.

Vermutet man ein Zollinger-Ellison-Syndrom, sollte man das Serumgastrin bestimmen. Ich glaube, diese Bestimmung sollte an jedem Patienten vorgenommen werden, der ein Duodenalulkus hat, das so ausgeprägt ist, daß es eine Operation benötigt, und sicherlich auch bei jedem Patienten, dessen Ulkus nach einer Operation rezidiviert. Patienten mit chronischer Diarrhoe, verbunden mit Säurehypersekretion sollten ebenfalls Gastrinbestimmungen unterzogen werden, da viele Patienten mit einem Zollinger-Ellison-Syndrom zunächst sich nur über Diarrhoe beklagen. Patienten mit Duodenalulkus und einer Hyperkalzämie müßten ebenfalls untersucht werden, um die Möglichkeit eines multiplen endokrinen Neoplasiesyndroms auszuschließen.

Es gibt viele Ursachen für erhöhte Gastrinspiegel. Eine Hypergastrinämie kann verursacht sein durch gesteigerte Stimulation der Gastrinfreisetzung, durch verminderte Hemmung der Gastrinfreisetzung und aus unbekannten Gründen. Die wichtigste all dieser Ursachen natürlich ist das Gastrinom, das von allen anderen Ursachen sorgfältig unterschieden werden sollte. Die antrale G-Zellhyperplasie ist so selten, daß ich sie nie gesehen habe. Patienten mit Pylorusstenose können hier Verwirrung stiften. Ebenso sind einige Patienten nach der Vagotomie problematisch. Auch nach einer Vagotomie steigen die Gastrinspiegel offensichtlich. Der Schlüssel zur Diagnose in unserer Hand ist die Sekretinbelastung, die fast immer erfolgreich Patienten mit dem Zollinger-Ellison-Syndrom, der schwersten gastrointestinalen Endokrinopathie, erkennen läßt [19].

Cholezystokinin

1928 berichtete Ivy, daß Fett im Dünndarm die Freisetzung einer Substanz förderte, die zur Kontraktion der Gallenblase führte. Er nannte dieses Hormon Cholezystokinin. Später fanden Harper und Raper in England 1947, daß ein Hormon, das vom Duodenum freigesetzt wurde, die Sekretion von Enzymen aus dem Pankreas stimulierte. Sie nannten diese Aktivität Pankreozymin. In der frühen 60er Jahren fanden Mutt und Jorpes am Karolinska-Institut, daß die beiden Substanzen identisch sind. Wir nennen dieses Peptid jetzt Cholezystokinin oder CCK, da dies der erste Name war. CCK wird bei Kontakt der spezifischen Cholezystokininzellen in der Mukosa des oberen Dünndarms mit Amino- und Fettsäuren freigesetzt. Wie Gastrin zirkuliert CCK in verschiedenen molekularen Formen, die eine Kette von 8–59 Aminosäuren besitzen. Vermutlich gibt es auch Intermediärformen. Die kleinen Formen haben die gleiche Aktivität wie die größeren Formen. Die ursprünglich isolierte Form hatte 33 Aminosäuren. CCK 8 (CCK-Oktapeptid) war in hohen Konzentrationen auch im Gehirn gefunden worden, wo es als Neurotransmitter wirkt. Diese Aktivität ist offensichtlich wichtig für die Funktion bestimmter Hirnzellen und Funktionskreise. CCK wirkt möglicherweise als ein Appetithemmer. Caerulein ist ein Analog von CCK mit 10 Aminosäuren, das in der Haut des europäischen blauen Frosches Hyla caerulea gefunden wurde. CCK ist ein starkes Stimulans für die Kontraktion der Gallenblase und die Freisetzung von Verdauungsenzymen aus dem Pankreas. Vor kurzem konnte ebenfalls eine starke stimulatorische Wirkung auf die Dünndarmmotilität nachgewiesen werden [12].

In den letzten Jahren konnten wir zeigen, daß intraduodenal appliziertes Maisöl sowohl zu einem CCK-Anstieg im Serum als auch zu einer sonographisch nachweisbaren Kontraktion der Gallenblase führte. Der gleiche Effekt trat bei der intravenösen Gabe von CCK ein [7, 20]. Um die Zusammenhänge zwischen CCK-Metabolismus und der Pathogenese von Gallensteinen zu prüfen, untersuchten wir die Gallenblasenkontraktionen bei 24 Patienten. Bei 14 Patienten kontrahierten sich die Gallenblasen normal, bei 6 Patienten zeigten normalgroße Gallenblasen keine Kontraktion, und 4 Patienten hatten einen großen Hydrops mit nicht kontraktionsfähigen Gallenblasen. Die Freisetzung von CCK bei 12 normalen Freiwilligen zeigte, daß Gallensteinpatienten weniger als die Hälfte an CCK freisetzten. Die Auswertung aller Ergebnisse ergab, daß bei einer bestimmten Dosis von CCK sich die erkrankten Gallenblasen weniger kontrahierten als gesunde. Die verminderte Freisetzung von CCK und die erhöhte Sensibilität der Gallenblase auf CCK bei Gallensteinpatienten beweisen, daß hier eine Abnormität vorliegt. Nach Durchsicht unserer Daten nahmen wir an, daß es 2 separate Gruppen von Gallensteinpatienten gibt. Bei den einen ist die Gallenblasenmotilität vermindert, so daß eine Stase als Hauptfaktor für die Pathogenese der Gallensteine vorliegt. In der anderen Gruppe ist die Gallenblasenmotilität normal, aber die Freisetzung von CCK vermindert und die Gallenblasensensibilität erhöht [18]. Ob diese letztere Situation die Pathogenese von Gallensteinen fördert, wissen wir nicht.

Sekretin

Sekretin entsteht in den im Duodenum, Jejunum und Ileum verstreuten „S-Zellen". Die Verteilung der Sekretinbildung ist ein Rätsel, da der Reiz für die Freisetzung von Sekretin eine Säuerung ist. Eine ausreichende Säurekonzentration wird jedoch, soweit wir wissen, nur im proximalen Duodenum erreicht. Das heißt, der intraduodenale pH muß auf Werte unter 4 und ggf. auf weniger als 2 fallen, um eine signifikante Freisetzung von Sekretin zu bewirken. Es ist nicht bekannt, was das übrige gebildete Sekretin bewirkt, wie es in den tieferen Darmabschnitten freigesetzt und warum es dort gebildet wird.

Obwohl die Sekretinaktivität 1902 von Bayliss und Starling entdeckt wurde, dauerte es bis 1966, als Mutt und Jorpes die Aminosäurensequenz beschreiben konnten. Die wichtigste Wirkung von Sekretin ist die Stimulation der Wasser- und Bikarbonatsekretion aus dem Pankreas. Die Bikarbonatsekretion ist ungefähr gleich der Menge an Säure, die im Magen sezerniert wird, so daß Sekretin als ein *natürliches* Antazidum wirkt. Sekretin stimuliert ebenso die Gallesekretion, es vermindert die Darmmotilität, vermindert die Säuresekretion durch den Magen und hemmt die speiseninduzierte Freisetzung von Gastrin. Klinisch wird Sekretin benutzt als Standardstimulans der Pankreasfunktion und als ein wichtiger Unterscheidungstest für das Zollinger-Ellinson-Syndrom, da Sekretin die einzigartige Eigenschaft besitzt, schnell Gastrin aus Zollinger-Ellison-Tumoren freizusetzen [5].

Pankreassekretion

Untersuchungen zur endokrinen Kontrolle des Pankreas dienten als Prototyp für die Forschungen der Darmhormone. Wenn durch eine Mahlzeit stimulierte Säure in das Duodenum fließt, bewirkt sie einen Abfall des duodenalen pH und Sekretin wird freigesetzt. Dieses wird durch den Blutstrom zum Pankreas transportiert, wo es die Pankreasgangzellen stimuliert, Bikarbonat freizusetzen. Das Bikarbonat fließt in das Duodenum und neutralisiert die Magensäure. Steigt der intraduodenale pH über 4, wird die weitere Sekretinfreisetzung gestoppt. Dies kann zusammengefaßt werden in der typischen endokrinen geschlossenen Schleifenbildung zwischen Sekretin und Bikarbonat. Der Mechanismus für die Freisetzung von CCK über gewisse Aminosäuren im Duodenum ist bekannt, ein Feedbackmechanismus jedoch bisher nicht [11].

Zwei verschiedene Arten einer exokrinen Sekretion werden im Pankreas bewirkt. Die Bauchspeicheldrüse setzt eine Flüssigkeit frei mit hoher Enzymkonzentration, die ein geringes Volumen und eine geringe Bikarbonatkonzentration besitzt. Die duktalen oder tubulären Zellen des Pankreas sezernieren eine Flüssigkeit mit geringer Enzymkonzentration, die jedoch ein großes Volumen und eine hohe Bikarbonatkonzentration besitzen. Der nach einer Mahlzeit gebildete Pankreassaft ist natürlich eine Mischung dieser beiden Sekrete.

Die Pankreasdrüse wird primär von CCK und Gastrin zur Sekretion angeregt und wahrscheinlich auch durch vagales Azetylcholin, obwohl dies außerordentlich schwierig zu beweisen ist. Das wichtigste Hormon für die Stimulation der duktalen Zellen ist jedoch Sekretin. Es gibt auch Hinweise, daß das Peptidhormon Somatostatin auf 2 Wegen die Verminderung der Pankreassekretion bewirkt. Es hemmt direkt die Sekretion der Pankreaszellen und unterdrückt die Freisetzung von CCK und Sekretin. Pankreatisches Polypeptid (PP) wird im Pankreas freigesetzt durch vagale Stimulation und durch CCK. Es ist ein starker Inhibitor der Wirkung von CCK und Sekretin auf die Stimulation der Pankreassekretion, seine physiologische Bedeutung ist jedoch noch unbekannt [8].

Kürzlich konnte gezeigt werden, daß im Tierexperiment bei Hunden die kleine Form CCK 8 bei der Passage durch die Leber metabolisiert wurde, eine größere Form, CCK 33, dagegen gegen den Katabolismus durch die Leber geschützt war [14].

Glukagon

Pankreatisches Glukagon ist das Hormon der Energiefreisetzung, wie Insulin das Hormon der Energiespeicherung ist. Es gibt auch ein Peptidhormon, genannt Darmglukagon, im Intestinaltrakt von Menschen und Tieren, das identisch ist mit pankreatischem Glukagon. Darüber hinaus gibt es ein kleineres Darmpeptid, das mit spezifischen Glukagonantiseren kreuzreagiert. Glukagon ist ein starker Inhibitor der Darmmotilität und wird klinisch bei Röntgenuntersuchungen für die hypotone Duodenographie benutzt. Eine, beide oder manchmal alle 3 Formen des Hormons können von endokrinen Tumoren des Darms sezerniert werden, was jedoch außerordentlich selten ist.

Das klinische Syndrom eines Glukagonoms wird charakterisiert durch eine schwere, oftmals generalisierte ekzematoide Dermatitis. Die meisten Patienten werden dem Chirurgen durch den Dermatologen überwiesen. Sie zeigen eine spezifische Hautläsion, die sich nekrolytisches wanderndes Erythem nennt. Bei einer solchen Patientin wurde kürzlich ein Serumglukagonspiegel von fast 3000 pg/ml gefunden (die obere Normgrenze beträgt 200 pg/ml). Bei der Patientin fand sich im abdominalen Computertomogramm ein Tumor im Pankreasschwanz. Sie wurde durch Exzision des Tumors geheilt. Nach der Exzision fielen die Glukagonspiegel auf 120 pg/ml ab.

GIP („gastric inhibitory polypeptide")

GIP wurde zuerst aus Duodenalschleimhaut 1969 isoliert. Nach einer Mahlzeit gibt es eine frühe Phase der Freisetzung, hervorgerufen durch Glukose, und eine späte durch Fett. Anfangs glaubte man, die Hauptwirkung des GIP sei Hemmung der Gastrinsekretion [3]. Kürzlich konnte jedoch gezeigt werden, daß es an der physiologischen Freisetzung von Insulin beteiligt ist, sicherlich seine wichtigste Wirkung. In einer Serie interessanter Untersuchungen zeigte Anderson, daß GIP auch eine wesentliche Rolle im Leberstoffwechsel der Glukose spielt.

VIP („vasoaktive intestinal peptide")

VIP wurde erst 1972 von Said und Mutt aus der Dünndarmmukosa isoliert. VIP hat viele wichtige und starke metabolische Wirkungen, seine physiologische Rolle jedoch ist noch ein Geheimnis. Die Mechanismen für seine Freisetzung sind bisher nicht gut geklärt. Es wird wohl durch Dehnung des Darms freigesetzt. Untersuchungen in unserem Labor zeigten, daß es ebenso durch Ischämie des Darms freigesetzt werden kann. VIP ist der ätiologische Faktor für das Verner-Morrison-Syndrom. Diese Erkrankung, die wässrige Diarrhoe, wird durch einen Non-beta-Tumor des Pankreas verursacht und kann durch die Exzision dieses Tumors geheilt werden [13].

PP („pancreatic polypeptide")

PP wird hauptsächlich im Pankreas gefunden. Es wird durch vagale Stimulation und durch CCK freigesetzt. Es schränkt die Pankreassekretion von Wasser, Bikarbonat und Enzymen deutlich ein. Seine physiologischen Wirkungen sind keineswegs eindeutig. Da die PP-Spiegel bei einigen Patienten mit Pankreastumoren erhöht sind, haben viele Untersucher angenommen, daß PP als Marker für Pankreastumoren wichtig ist [8].

Hormonkandidaten

Es gibt eine zusätzliche Gruppe von Hormonkandidaten, die darauf warten, zu den gastrointestinalen Hormonen gezählt zu werden. Ein echtes Hormon sollte 3 Kriterien erfüllen:
1) Die Substanz sollte in endokrinen Zellen vorhanden sein.
2) Sie sollte durch Mahlzeiten oder andere physiologische Stimuli freigesetzt werden und ihre charakteristische biologische Wirkung erzeugen.
3) Ihre Wirkung sollte durch Infusion des exogenen Peptids bei vergleichbaren Serumkonzentrationen mit endogener Freisetzung reproduziert werden können.

Wir nehmen heute an, daß es lokale Substanzen gibt, die, unmittelbar neben den meisten endokrinen Zellen gelegen, als Ein- und Ausschalter für die Freisetzung dieser Hormone wirken. So wissen wir jetzt, daß Somatostatin ein solcher Ausschalter für fast alle Darmhormone ist und Bombesin oder das gastrinfreisetzende Peptid wie ein Schalter für Gastrin, CCK, PP, GIP, Insulin, Glukagon und Neurotensin wirkt [1]. Nach unseren Erfahrungen setzt Bombesin Sekretin nicht frei, und seine Wirkungen auf Somatostatin selbst und auf VIP sind bisher unbekannt.

Sehr interessant scheint Neurotensin, ein kleines Peptid mit 13 Aminosäuren und einem Molekulargewicht von 1600, zu sein. Es ist sowohl im Gehirn als auch im Darm beobachtet worden, wobei ungefähr 90% aus der Dünndarmmukosa stammen, insbesondere derjenigen des distalen Darms. Es wird durch eine fettreiche Mahlzeit freigesetzt, durch Bombesin und durch das gastrinfreisetzende Peptid. Seine Hauptaktionen scheinen in Vasodilatation, Stimulation der Pankreassekretion von Wasser und Bikarbonat und Verminderung der Darmmotilität zu bestehen. Es stimuliert die Gallenblase nicht und ist deshalb ein Beispiel für einen endokrinen Nonparallelismus. Das heißt, es zeigt einige Wirkungen von CCK, aber nicht alle. Neurotensin ist ein potenter Inhibitor der gastrinstimulierten Magensekretion, wurde bei vielen Patienten mit Verner-Morrison-Syndrom beobachtet und wird bei Patienten mit Dumpingsyndrom freigesetzt. Nach Injektion vermag es jedoch selbst kein Dumpingsyndrom zu erzeugen.

Als weitere vielversprechende Hormonkandidaten, von denen einige nicht einmal Peptide sind, bieten sich Chymodenin, die Enkephaline und Endomorphine, das intestinale Phasenhormon (Entero-Oxyntin), Motilin, Neuromedin B, Neuromedin

C, Peptid YY und die Prostaglandine, Serotonin, Somatostatin und die Substanz P an.

Gehirn-Darm-Achse

Eine der aufsehenerregendsten Entdeckungen im letzten Jahrzehnt war, daß einige Darmpeptide in hohen Konzentrationen im zentralen Nervensystem, besonders im Gehirn, vorhanden sind. Zu diesen Peptiden gehören Gastrin, CCK, Sekretin, Glukagon, VIP, Neurotensin, Somatostatin und viele andere [6]. Die intraventrikuläre Injektion von Darmhormonen löst periphere Wirkungen aus. Erst kürzlich konnte gezeigt werden, daß CCK und Gastrin jedoch die Blut-Hirn-Schranke nicht passieren. Intraventrikuläre Injektionen von Bombesin oder BBS verursachten einen Anstieg der Plasmagastrinkonzentration, führten jedoch nicht zu einer erhöhten Konzentration von Gastrin im Liquor. Die Injektion von CCK 8 in den Liquor bedingte einen Anstieg von PP im peripheren Plasma, der andererseits durch Vagotomie verhindert werden konnte. Offenbar verursacht die Injektion von CCK in die Hirnventrikel eine vagale Stimulation. Zahlreiche dieser Substanzen wirken als Neurotransmitter, und CCK vermag den Appetit zu unterdrücken [9].

Gastrointestinale Hormone und Kalzium

Wir konnten zeigen, daß Kalzium Gastrin und später CCK freisetzt. Kalzium stimuliert Kalzitonin, das seinerseits die Aufnahme von Kalzium durch den Knochen fördert, und Parathormon steigert die Resorption aus dem Knochen. Kalzium steigert nicht nur die Freisetzung von CCK, sein Vorhandensein ist ebenso eine Voraussetzung für die Enzymsekretion aus dem Pankreas. Kalzitonin und Somatostatin hemmen die Gallenblasenfunktion und Enzymsekretion des Pankreas. Kalzium stimuliert die Freisetzung von Gastrin, während Kalzitonin diese hemmt. Gastrin fördert die Freisetzung von Kalzitonin, eine Wirkung, die benutzt wird zum Pentagastrininfusionstest bei medullärem Schilddrüsenkarzinom. Es wurde auch berichtet, daß ein neues Peptid aus dem Fundus des Magens die Freisetzung von Parathormon stimuliert und daß die Langzeitapplikation von Sekretin ebenso die Freisetzung von Parathormon anregt. Wir untersuchten kürzlich die Wirkung der intraduodenalen Instillation der zweiwertigen Kationen Magnesium und Zink und auch Kalzium auf den Ausstoß von PP, Gastrin, CCK und Protein aus dem Pankreas. Alle 3 Kationen, Magnesium, Zink und Kalzium, stimulierten alle 3 Substanzen und darüber hinaus auch die Freisetzung von Enzymen aus dem Pankreas.

Klinische Bedeutung der gastrointestinalen Hormone

CCK und seine Analoge, Caerulein und CCK 8, sind erfolgreich bei der Behandlung des Ileus angewandt worden. Sie wurden darüber hinaus auch für die Behandlung der Fettsucht vorgeschlagen, wobei die vorläufigen Ergebnisse hierfür jedoch entmutigend sind. Somatostatin wurde für eine Anzahl ernster Erkrankungen, wie bei

Patienten mit gastrointestinaler Blutung, dem Verner-Morrison-Syndrom und dem Karzinoidsyndrom, angewandt [1]. Die meisten Arbeiten berichten zwar über Einzelfälle, sind jedoch ermutigend. Wir selbst haben die Hypothese aufgestellt, daß Gastrin als ein Wachstumshormon für den proximalen Dünndarm bei Patienten mit dem Short-Bowel-Syndrom angewandt werden könnte, besonders bei Kindern mit Volvulus des Mitteldarms. Die Stimulation der Säuresekretion bei diesen Patienten könnte durch Cimetidin unterdrückt werden. Darüber hinaus gibt es verschiedene Syndrome, die mit gastrointestinalen Hormonen assoziiert sind. Prototyp ist das Zollinger-Ellison-Syndrom, das durch Gastrin verursacht wird. Das Verner-Morrison-Syndrom der wässrigen Diarrhoe wird durch das VIP hervorgerufen. Das Karzinoidsyndrom ist verbunden mit 5-Hydroxytryptamin und Substanz P. Die exzessive Sekretion von Glukagon durch Pankreastumoren verursacht das Glukagonomsyndrom. Verschiedene Untersuchungen zeigen niedrige Werte von CCK und Sekretin bei Patienten mit chronischer Pankreatitis und Sprue. Bisher sind keine Syndrome bekannt, die durch exzessive Sekretion von Sekretin, CCK oder GIP hervorgerufen werden.

Die Beziehung der Darmhormone zu Krebs sind kürzlich einer sorgfältigen Überprüfung unterzogen worden. Wenn der epidermale Wachstumsfaktor, ein Darmhormon, entfernt wird, kommt es zu einer Steigerung der Karzinomrate bei Mäusen durch exogene Karzinogene. Wir konnten zeigen, daß menschliche Kolon- und Magenkarzinomzellen Rezeptoren für Gastrin und VIP tragen. Ebenso trägt das Pankreaskarzinom des Menschen Rezeptoren für Sekretin. Durch die Gabe von Sekretin und Caerulein ließ sich sowohl das Gewicht als auch der DNS-Gehalt des Hamsterpankreaskarzinoms steigern.

Literatur

1. Bethge N, Diel F, Usadel KH (1982) Somatostatin: A regulatory peptide of clinical importance. J Clin Chem Clin Biochem 20:603–613
2. Bloom SR, Pola JM (eds) (1981) *Gut Hormones.* Churchill Livingstone, New York
3. Brown JC, Dryburgh JR, Ross SA et al. (1975) Identification and actions of GIP. Rec Prog Horm Res 31:487–532
4. Grossmann M, Speranza V, Basso N et al. (eds) (1978) *Gastrointestinal hormones and pathology of the digestive system.* Plenum, New York
5. Hacki WH (1980) Secretin. Clin Gastroenterol 9:609–632
6. Krieger DT (1983) Brain peptides: What, where and why? Science 222:975–985
7. Lilja P, Fagan CJ, Wiener I, Inoue K, Watson LC, Rayford PL, Thompson JC (1982) Infusion of pure cholecystokinin in humans. Correlation between plasma concentrations of cholecystokinin and gallbladder size. Gastroenterology 83:256–261
8. Lonovics J, Devitt P, Watson LC et al. (1981) Pancreatic polypeptide: A review. Arch Surg 116:1256–1264
9. Morley JE (1982) The ascent of cholecystokinin (CCK): From gut to brain. Life Sci 30:479–493
10. Rayford PL, Thompson JC (1977) Gastrin. Surgery 145:257–268
11. Rayford PL, Miller TA, Thompson JC (1976) Secretin, cholecystokinin and newer gastrointestinal hormones. N Engl J Med 295:1093–1101
12. Rehfeld JF (1980) Cholecystokinin. Clin Gastroenterol 9:593–607
13. Said SI (ed) (1982) *Vasoactive intestinal peptide.* Raven, New York
14. Sakamoto T, Fujimura M, Newman J, Zhu X-G, Greely GH jun, Thompson JC (1985) A comparison of hepatic elimination of different forms of cholecystokinin in dogs. Bioassay and radioimmunoassay comparison of CCK-8 and CCK-33. J Clin Invest 75:280–285

15. Schwartz TW (1983) Pancreatic polypeptide: A hormone under vagal control. Gastroenterology 85:1411–1425
16. Thompson JC (ed) (1975) *Gastrointestinal hormones*. University of Texas Press, Austin
17. Thompson JC, Marx M (1984) Gastrointestinal hormones. Curr Probl Surg 21:1–80
18. Thompson JC, Fried GM, Ogden WD, Fagan CJ, Inoue K, Wiener I, Watson LC (1982) Correlation between release of cholecystokinin and contraction of the gallbladder in patients with gallstones. Ann Surg 295:670–676
19. Walsh JH, Lam SK (1980) Physiology and pathology of gastrin. Clin Gastroenterol 9:567–591
20. Wiener I, Inoue K, Fagan CJ, Lilja P, Watson LC, Thompson JC (1981) Release of contraction. Ann Surg 194:321–327

Chirurgische Ulkustherapie im Wandel der Zeit

H.-J. Peiper, F. E. Lüdtke, L. F. Hollender und J. Bahnini

Die chirurgische Therapie von Magen- und Duodenalulzera resultiert aus den Erkenntnissen der Forschungstätigkeit vieler Generationen. Die scheinbare Einfachheit und Klarheit der heutigen Ulcus-duodeni-Behandlung lassen nichts vermuten von dem langen Weg bis zum heutigen, ätiopathogenetisch fundierten Therapiekonzept. Am Wandel der Ulkustherapie läßt sich exemplarisch nachvollziehen, wie ein Krankheitsbild und seine chirurgische Therapie durch sukzessive Erforschung der physiologischen Grundlagen sowie durch die Weiterentwicklung diesbezüglich adaptierter Operationsverfahren verändert wird.

Die Voraussetzungen für die heutige effektive Ulkuschirurgie wurden zum einen durch die Ergebnisse der physiologischen und pathophysiologischen Grundlagenforschung ermöglicht. Hieraus resultierte, wie in Abb. 1 gezeigt ist, die Entwicklung der modernen konservativen Ulkustherapie mittels H^2-Rezeptorantagonisten, ebenso

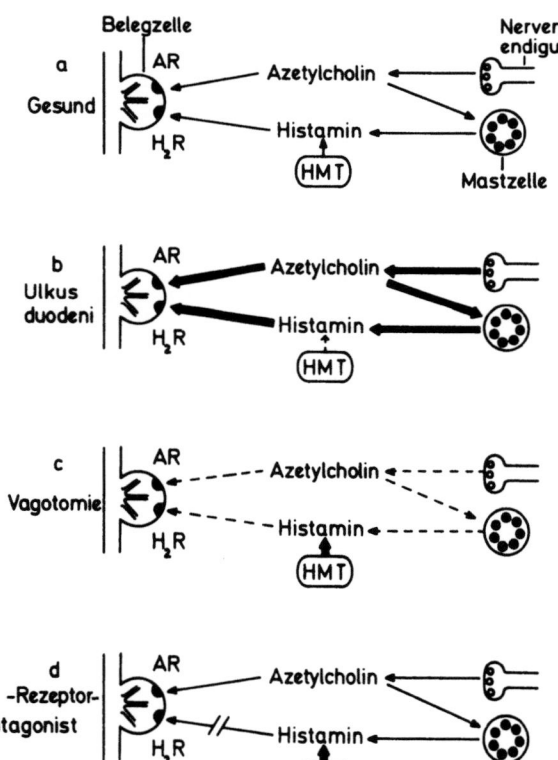

Abb. 1a–d. Schema der Wirkung von Vagus und Histamin bei der Stimulierung der Magensaftsekretion. **a** Gesund. **b** Ulcus duodeni. **c** Vagotomie (selektive Vagotomie mit Pyloroplastik und selektivproximale Vagotomie ohne Pyloroplastik). **d** Therapie mit dem H_2-Rezeptorantagonisten Cimetidin. *HMT* Histaminmethyltransferase, *AR* Azetylcholinrezeptor, H_2R Histamin-H_2-Rezeptor, ⟵ normale Wirkung, ⟵ verstärkte Wirkung, ⟵--- abgeschwächte Wirkung, ⇐ Säurekanälchen in Belegzelle, ○ Bläschen mit Azetylcholin, ● Granula mit Histamin. Azetylcholin wirkt am Azetylcholinrezeptor und an der Mastzelle durch Histaminfreisetzung. Histamin wird aus der Mastzelle freigesetzt und wirkt am H_2-Rezeptor. Histaminmethyltransferase inaktiviert Histamin. (Nach Lorenz et al. [24])

Stand und Gegenstand chirurgischer Forschung
Herausgegeben von F. W. Eigler, H.-J. Peiper,
F. W. Schildberg, J. Witte und V. Zumtobel
© Springer-Verlag Berlin Heidelberg 1986

wie die Therapie des Ulcus duodeni durch Vagotomie. Die Ähnlichkeit beider Therapieformen schlägt sich auch in der Art ihrer Erfolge und ihrer Versager nieder.

Die Entwicklung operationstechnischer Voraussetzungen schuf die Grundlagen für die noch heute durchgeführte resezierende Ulkustherapie, die weiterhin eine wichtige Alternative zur konservativen Behandlung und zu den einzelnen Vagotomieformen darstellt.

Durch die Einführung kontrollierter Studien wurde eine Überprüfbarkeit der einzelnen Therapieformen möglich. Letalität, Mortalität und Morbidität, die sich in der Rezidivrate und in der Häufigkeit von postoperativen Folgekrankheiten ausdrücken, werden dadurch bei den einzelnen Therapieformen objektivierbar. Dies hilft bei der Verfahrenswahl.

All das darf jedoch nicht darüber hinwegtäuschen, daß unsere Kenntnis über die Ulkusentstehung auch heute noch unvollständig ist. Obgleich sich eine unübersehbare Literatur seit den Zeiten von Courvoisier und Virchow mit zahlreichen Theorien und Einzelaspekten der Ulkusentstehung auseinandergesetzt hat, ist der Pathomechanismus dieser Erkrankung noch immer nicht ausreichend geklärt. Eine kausale Therapie oder wirksame Rezidivprophylaxe des peptischen Ulkus steht daher nicht zur Verfügung. Genetische und ätiologische Heterogenität könnte dennoch für die Therapieversager verantwortlich sein. Zahlreiche Befunde sprechen dafür, daß für die Entstehung des Ulcus duodeni und des Ulcus ventriculi unterschiedliche Faktoren verantwortlich sind. Pathogenetisches Bindeglied für beide Geschwürsarten ist die Säure, ohne die ein peptisches Geschwür nicht entstehen kann, wie dies in der knappen Vereinfachung „ohne Säure kein Ulkus" bereits 1910 von Schwartz [29] formuliert worden ist.

Nach Johnson [18] unterscheidet man heute 3 Typen des eigentlichen Magengeschwürs und stellt sie dem Duodenalulkus gegenüber. Sie sind in Abb. 2. schematisch dargestellt. Die präpylorischen Ulzera sind 0,5–2,0 cm proximal des Pylorus lokalisiert. Sorgfältige Analysen dieser präpylorischen Ulzera zeigen, daß die Säuresekretion hierbei weniger ausgeprägt als bei Duodenalulzera, aber dennoch hyperazid ist, und zugleich eine verzögerte Magenentleerung besteht. Aus diesem Grund sollten sie als eigenständige Einheit betrachtet werden (Typ 3).

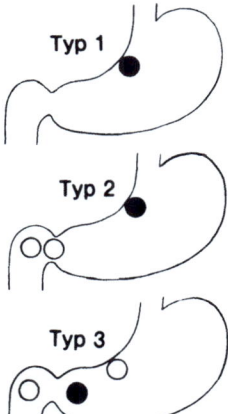

Abb. 2. Schematische Darstellung der Klassifikation des Ulcus ventriculi nach Johnson (1965). ● Ulkus, ○ Ulkus oder Narbe. Typ 1: Lokalisation des Ulkus an der kleinen Kurvatur, Magensaft subazid. Typ 2: Ulcus ventriculi und Ulcus duodeni, Magensaft hyperazid. Typ 3: präpylorisches Ulkus, Magensaft hyperazid

Tabelle 1. Entwicklung operationstechnischer Voraussetzungen (Resektionsverfahren)

Jahr	Person	Beschreibung
1613	Donatus	Erstmalige anatomische Beschreibung eines Magenulkus
1826	Lembert	Seroseröse Naht
1841	Jackson	Längerdauernde Schmerzbekämpfung
1847	Semmelweis	Antiseptische Wundbehandlung
1874	Billroth, Gussenbauer und v. Winiwarter	Antrum- und Pylorusresektion im Tierexperiment
1878	Péan	Erste publizierte Magenresektion
1881	Billroth	Erste erfolgreiche Magenresektion bei Karzinom (B I)
1881	Rydygier	Erste erfolgreiche Magenresektion bei Magengeschwür
1881	Wölfler	Erste vordere Gastroenterostomie
1885	Billroth	Erstmalige Ausführung des B-II-Verfahrens
1886	Heinicke	Pyloroplastik
1887	Mikulicz	Pyloroplastik
1892	Jaboulay	Pyloroplastik
1892	Braun	Braun-Anastomose
1893	Roux	Roux-Y-Verfahren
1902	Finney	Pyloroplastik

Welch weiter Weg liegt zwischen dieser, auf pathophysiologischer Grundlagenforschung beruhenden Einteilung und der ersten anatomischen Beschreibung des einfachen Magenulkus durch Donatus (1613, zit. nach [14]).

Vergegenwärtigen wir uns zunächst die rasante Entwicklung der operationstechnischen Voraussetzungen an Hand der Tabelle 1, auf der Pionierleistungen, geniale Gedanken und operative Verfahren, die bis heute ihren festen Platz in der Ulkustherapie haben, aufgeführt sind.

Den ersten Ansatz zur chirurgischen Therapie des Magengeschwürs machte Rydygier. 1882 berichtete er hierüber im *Zentralblatt für Chirurgie* in einer Arbeit mit dem Titel „Die erste Magenresektion beim Magengeschwür" [28]. Die Redaktion versah damals seine Veröffentlichung mit der bekannten Fußnote „hoffentlich auch die letzte". Diese für uns heute unverständliche Fehleinschätzung ist kein Einzelfall in der Geschichte der Chirurgie. Die operative Behandlung des Magenulkus war jedoch dadurch nicht aufzuhalten.

Die Entwicklung der Magenresektion ist letztlich, auch unter Berücksichtigung der teilweise bedeutungsvollen Arbeiten zahlreicher Chirurgen, das Verdienst eines Mannes, nämlich Theodor Billroths (Abb. 3). Selten ist einer methodischen Entdeckung der Chirurgie soviel Bedeutung zugekommen, wie den Operationsverfahren nach Billroth, die keineswegs zufällig entstanden sind, sondern infolge einer jahrelangen, systematischen Forschung, die moderner wissenschaftlicher Arbeit bereits sehr nahe kam.

1874 beauftragte Billroth seine Assistenten Gussenbauer und v. Winiwarter, eine geeignete Operationsmethode für eine Antrum- bzw. Pylorusresektion im Tierexperiment zu entwickeln. Zu diesem Zeitpunkt waren wesentliche Voraussetzungen, das Problem der Magenresektion beim Menschen zu lösen, entwickelt worden: die seroseröse Naht, die antiseptische Wundbehandlung und die längerdauernde Schmerz-

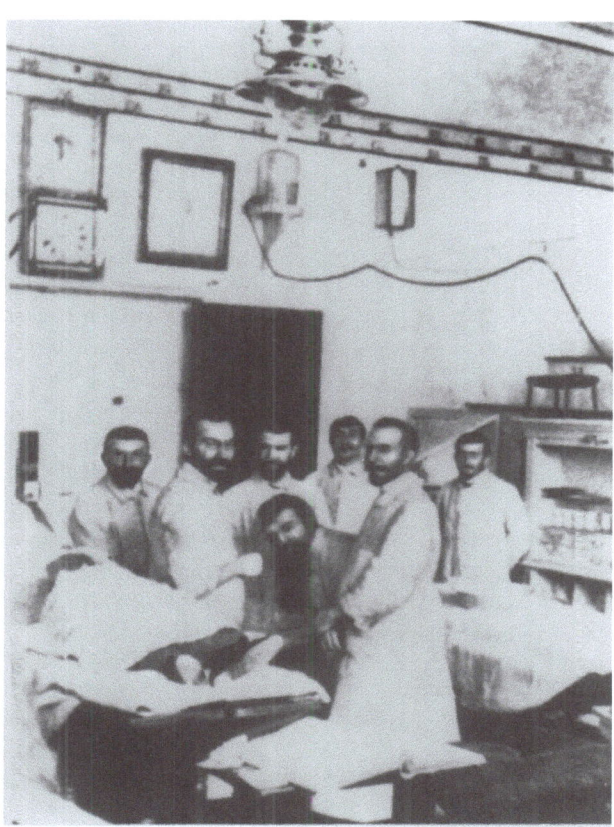

Abb. 3. Operation in der Klinik Billroths

bekämpfung. Für Billroth kam damals allerdings als Indikation für eine Magenresektion nur eine Magenausgangsstenose beim pylorusnahen Karzinom in Betracht, welche er erstmals mit Erfolg am 19.01.1881 durchführte.

Von den benignen Erkrankungen war es dann zunächst nur die Magenausgangsstenose, die operativ angegangen wurde. Aber bereits 1882 forderte Rydygier darüber hinaus die Operation für die unstillbare Ulkusblutung und das perforierte Ulkus. Allerdings wurden nur wenige Magenulzera operiert und diese meist in sehr späten Stadien. Die uns gut vertrauten Verfahren der verschiedenen Pyloroplastiken entstanden, und die Resektionsverfahren wurden durch Entwicklung der Braun-Anastomose bzw. des Vorgehens nach Roux weiter verbessert.

All diese Operationstechniken sollten Standardverfahren werden und sind es heute noch. Außerdem gewinnen heute Methoden, wie die Ulkusexzision und Pyloroplastik, allerdings in Kombination mit der Vagotomie, erneut an Bedeutung.

Die zuvor dargestellten Leistungen auf dem Gebiet der Entwicklung von Magenresektionen waren eine Voraussetzung für die heute durchgeführte Ulkustherapie. Die physiologische und pathophysiologische Grundlagenforschung zur Bedeutung des N. vagus führte zu einem weiteren epochalen Prinzip für die operative Ulkustherapie. Die historische Entwicklung der Vagotomie ist in Tabelle 2 dargestellt.

Tabelle 2. Physiologische und pathophysiologische Grundlagenforschung zur Bedeutung des N. vagus und Entwicklung der Vagotomie

1543	Vesalius	Anatomiebeschreibung des N. vagus
1764	von Haller	Beschreibung des Nervensystems des Magens
1783–1862	Brodie	Einfluß des N. vagus auf die Magensekretion
1831	Tiedemann u. Gmelin	Bedeutung der vagalen Innervation für die Magensekretion und Motorik des Magens
1836	Magendi	Erste thorakale Vagotomie
1878	Richet	Zephale Phase der Magensekretion beim Menschen
1898	Pawlov	Systematische Aufarbeitung der Wechselbeziehung zwischen N. vagus und Magensekretion
1901	van Yzeren	Bedeutung des N. vagus beim Ulkus
1921	Borchers	⎫
1922	Latarjet	⎬ Erste Vagotomien bei Ulkuspatienten
1931	Bircher	⎭
1933	Straaten	Wechselbeziehung zwischen N. vagus und Gastrin
1943	Uvnäs	Nachweis eines humoralen Überträgermechanismus
1943	Dragstedt	Erste subdiaphragmale, trunkuläre Vagotomie
1943	Dragstedt	Kombination aus trunkulärer Vagotomie und Gastroenterostomie postuliert
1948	Jackson u. Frankson	Entwicklung der Technik der selektiv-gastralen Vagotomie (SGV)
1956	Weinberg et al.	Vagotomie und Pyloroplastik
1960	Griffith	Einführung der SGV in die Therapie des Ulcus duodeni
1967	Holle et al.	⎫
1967	Johnston et al.	⎬ Einführung der selektiv-proximalen Vagotomie (SPV)
1969	Amdrup	⎭

Vor allem die in den letzten Jahrzehnten erarbeiteten Erkenntnisse über die Magenphysiologie haben zum Überdenken einiger althergebrachter therapeutischer Vorstellungen geführt. So wurde die Einführung der Vagotomie in die Chirurgie des Gastroduodenalgeschwürs zu einem Meilenstein in der chirurgischen Entwicklung der letzten 40 Jahre.

Von der ersten anatomischen Beschreibung des N. vagus bis zu den plastischen Scheinfütterungsexperimenten von Pawlov vergingen rund 350 Jahre. Pawlov (Abb. 4) nahm als erster eine wirklich systematische Bearbeitung der Wechselbeziehung zwischen N. vagus und Magenresektion vor [27].

Nach Fütterung eines ösophagotomierten und gastrotomierten Hundes, bei dem die Fleischbrocken aus der Ösophagusfistel herausfielen und wiederum verschluckt wurden (Abb. 5), resultierte nach einer Latenzzeit von 5–7 min eine kräftige Magensekretion. Diese hielt auch nach Beendigung der Scheinfütterung für lange Zeit an. Nach Durchtrennung der beiden Nn. vagi im Halsbereich sistierte die durch die Scheinfütterung induzierte Säuresekretion. Eine elektrische Stimulation der distalen Vagusstümpfe am Hals führte hingegen zu einer der Scheinfütterung vergleichbaren Säuresekretion. Jürgens, der als Doktorand im Pawlovschen Labor arbeitete, erzielte identische Befunde nach subdiaphragmaler Duchtrennung der Vagusstämme.

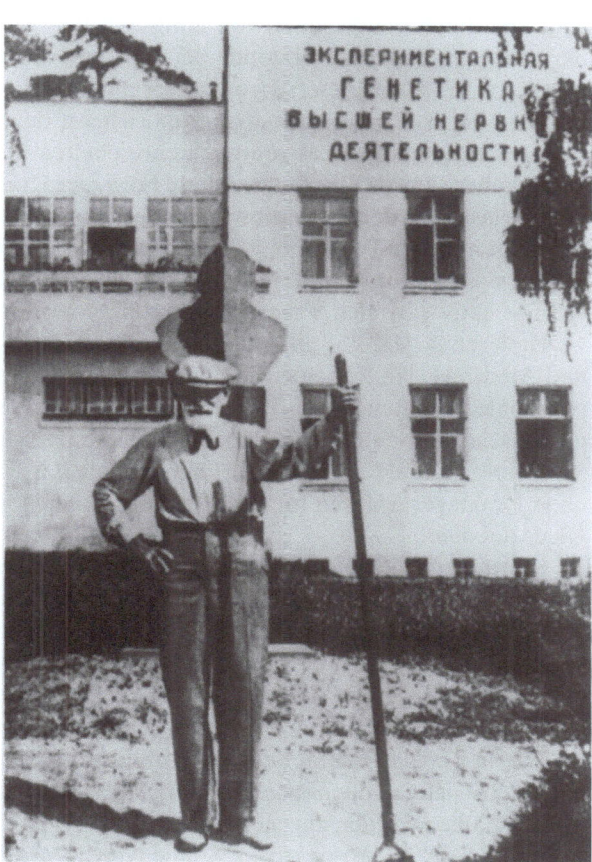

Abb. 4. I. P. Pawlov (1849–1936)

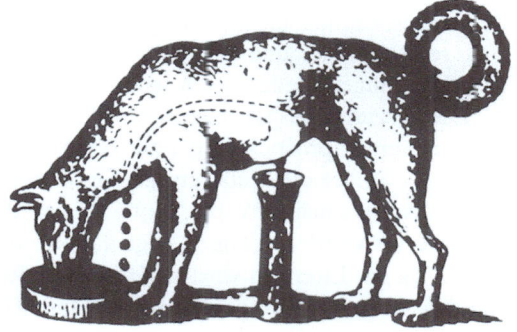

Abb. 5. Pawlovs Darstellung der Scheinfütterungsexperimente beim Hund

Viele Jahrzehnte verstrichen bis zur Einführung der Vagotomie in die chirurgische Behandlung des Gastroduodenalulkus. Bircher [4] berichtete 1931 auf der 55. Tagung der Deutschen Gesellschaft für Chirurgie über seine Erfahrung bei 150 vagotomierten Patienten. Er konnte bei allen Patienten eine deutliche Reduktion der Säuresekretion und eine Hypermotilität des Ulkusmagens beobachten.

Eine wirkliche Verbreitung erlebte die Vagotomie in der Behandlung des Ulkus aber erst durch die Arbeiten von Dragstedt [6, 7], der 1943 als erster eine subdiaphragmale trunkuläre Vagotomie bei 2 Ulcus-duodeni-Patienten durchführte. 1946 postulierte er die bei dieser Vagotomieform notwendige zusätzliche Drainageoperation im Sinne einer Gastrojejunostomie, da sich auf dem Boden der reaktiven Pylorusstenose regelmäßig Ulcera ventriculi entwickelten.

Weinberg et al. [30] ersetzten diese Form der Drainageoperation 1956 durch eine Pyloroplastik. In der Folgezeit wurde bei einem Teil der Patienten ein sog. Postvagotomiesyndrom als Folge der völligen vagalen Denervierung des Intestinums beobachtet, was Jackson [15], Frankson [8] und Griffith [11] zur Entwicklung der Technik einer selektiv-gastralen Vagotomie führte.

Holle et al. [12, 13] im deutschsprachigen Raum, sowie Johnston [19] in Leeds und Amdrup [1] in Kopenhagen, inaugurierten dann in den 60er Jahren die selektivproximale Vagotomie (SPV) beim Menschen – mit und ohne Drainageverfahren – als logische Konsequenz zur Behebung unnötiger Denervierungsfolgen.

Heute, 15 Jahre nach der Veröffentlichung der Arbeit von Johnston, ist die SPV ohne Drainageverfahren für viele die auserwählte Operation beim unkomplizierten Ulcus duodeni.

Kontrovers blieb bisher die von Holle mit Vehemenz und guten Argumenten vertretene Notwendigkeit einer Kombination von SPV und Pyloroplastik.

Generell bieten Langzeitstudien im Sinne kontrollierter randomisierter Untersuchungen eine gute Überprüfbarkeit und gute Vergleichsmöglichkeiten all dieser operativen Verfahren. Dabei werden Letalität, Rezidivrate und Morbidität als wesentliche Kriterien der Beurteilung herangezogen.

Wie in Tabelle 3 dargestellt, liegt in der Literatur die Rezidivrate beim unkomplizierten Ulcus duodeni nach SPV um 10%, aber auch wesentlich niedrigere und höhere Zahlen wurden angegeben [5, 10, 16, 17, 20, 22, 23]. In der Göttinger Klinik wurden in einer prospektiven Studie von 1973–1982 8,4% Rezidive gefunden (H. Börger 1985: „Der Einfluß der Vagotomie auf die Säuresekretion des Magens und die Freisetzung von Gastrin", unveröffentlicht). Dabei entwickelten nur 3,2% der in dieser Studie erfaßten Frauen postoperativ ein Rezidiv. Der Grund für die geringere Rezidivneigung bei weiblichen Patienten ist unbekannt, obwohl dies in der Literatur immer wieder beschrieben wird.

Die Rezidivrate bei männlichen Patienten betrug an unserer Klinik 9,3%. Im Rahmen einer prospektiven kontrollierten Multizenterstudie [25] – Europäische Studie –, an der die Hebererersche Klinik maßgeblich beteiligt ist, liegt die Fünfjahresrezidivrate nach SPV bei 13,9%. Auch die Zehnjahresergebnisse sind kürzlich ausgewertet worden: danach liegt die Rezidivrate in der Europäischen Studie bei 25,3%. In der Literatur wird als Grund der Rezidivrate im wesentlichen eine unvollständige Vagotomie angegeben. Die Durchführung einer intraoperativen Vollständigkeitskontrolle durch einen vagomotorischen Elektrotest (Burge-Test) kann das langfristige, klinische und sekretorische Ergebnis verbessern und wird deshalb als fester Bestandteil der Vagotomietechnik von verschiedenen Autoren propagiert [9, 25, 26].

Wegen der insgesamt guten Ergebnisse der SPV bei der Behandlung des Ulcus duodeni wurde die SPV auch bei den präpylorischen Ulzera vom Typ Johnson 3 eingesetzt. Die Ergebnisse waren enttäuschend (Tabelle 4)!

Tabelle 3. Rezidivrate nach SPV aus Langzeitstudien

	[%]
Johnston (1980)	8
De Miguel (1981)	10
Liavag u. Roland (1979)	9
Kennedy et al. (1975)	12
Jensen u. Amdrup (1978)	9
Goligher (1978)	4,3
Liedberg et al. (1973)	22
Europäische Studie (1985)	13,9
Allgemeinchirurgische Klinik Göttingen (1985)	8,4
(Männer	9,3)
(Frauen	3,2)

Tabelle 4. Rezidivrate nach SPV bei primär präpylorischem Ulkus

	[%]
Amdrup (1981)	33
Andersen et al. (1980)	22
Europäische Studie (1985)	28,5
Allgemeinchirurgische Klinik Göttingen (1985)	29

Tabelle 5. Verfahrenswahl beim Ulkus ventriculi und duodeni. (Nach Heberer 1985, unveröffentlicht)

Typ	Verfahren
Johnson Typ 1	B I oder B II
Johnson Typ 2 und 3	Antrektomie und SGV oder B I
Ulcus duodeni	SPV ohne Pyloroplastik

Die Rezidivraten nach 5 Jahren bei primär-präpylorischer Ulkuslokalisation lagen zwischen 20 und 30% [3, 18]. An unserer Klinik fanden wir 29% Rezidive (H. Börger 1985, unveröffentlicht). Die Fünfjahresrezidivrate in der zuvor erwähnten Europäischen Studie [25] zeigte beim präpylorischen Ulkus 28,5% Rezidive.

So berechtigt das Verfahren der SPV für das Ulcus duodeni bleibt, vor allem, da es gegenüber den resezierenden Verfahren eine sehr geringe Letalität von 0,2–0,3% aufweist, so skeptisch muß der Einsatz der SPV beim präpylorischen Ulkus heute beurteilt werden.

Wir befürworten insgesamt die von Heberer vorgeschlagene Verfahrenswahl (Tabelle 5): beim präpylorischen Ulkus die Antrektomie in Kombination mit der selektiv-gastralen Vagotomie oder eine B-I-Resektion!

Für das eigentliche Ulcus ventriculi (Typ 1) kommen eine B-I- bzw. B-II-Resektion in Frage, wenn auch manche Autoren (Holle, Johnston, Allgöwer) die Vagotomie favorisieren.

Für das Ulcus duodeni bleibt die SPV die Methode der Wahl.

Nach Magenresektionen stellt die Auswahl der Drainageform eine derzeit ungeklärte Problematik dar und bedarf weiterer experimenteller und klinischer Forschungsarbeit. Dem Konzept nach Münster [21], welches als Drainage bei der resezierenden Therapie des Magenulkus die Roux-Y-Anastomose vorsieht, werden in jüngster Zeit der hohe Restsäuregehalt im Magenstumpf und die daraus resultierende höhere Ulkusrezidivquote entgegengehalten.

Demgegenüber stehen jedoch Überlegungen, daß ein Karzinom bei der Roux-Y-Anastomose nicht so häufig auftritt wie nach B-I- und B-II-Resektionen.

Dies alles läßt vermuten, daß trotz der großen Fortschritte während der letzten 100 Jahre die Geschichte der Ulkustherapie im Wandel der Zeit noch längst nicht abgeschlossen ist, sondern die Zeit noch manchen Wandel mit sich bringt.

Literatur

1. Amdrup BM, Griffith CA (1969) Selective vagotomy of the parietal cell mass. Ann Surg 170: 207
2. Amdrup E (1981) Recurrent ulcer. Br J Surg 68:679–681
3. Andersen D, Amdrup E, Hoestrup H, Soerensen FH (1980) The Aarhus country vagotomy trial. Five-year recurrence rate after PGV and SGV. Hepatogastroenterology 27:344
4. Bircher E (1931) Die Behandlung gastrischer Affektionen durch Eingriffe am N. vagus und N. sympaticus. Langenbecks Arch Klin Chir 167:643
5. De Miguel J (1981) Selective gastric vagotomy and drainage, and highly selective (proximal-gastric) vagotomy for duodenal ulcer. Comparative long term results. In: Baron JH, Alexander-Williams J, Allgöwer M, Müller C, Spencer J (eds) Vagotomie in modern surgical practice. Proceedings of the symposium "Verdict on Vagotomy". Butterworth, London, pp 155–158
6. Dragstedt LR (1945) Vagotomy for gastroduodenal ulcer. Ann Surg 122:973
7. Dragstedt LR, Owens FM (1943) Subdiaphragmatic section of vagus nerves in treatment of duodenal ulcer. Proc Soc Exp Biol Med 53:152
8. Frankson C (1948) Selectiv abdominal vagotomy. Acta Chir Scand 96:409
9. Frede KE, Müller C (1982) Art und Häufigkeit des Ulcusrezidivs nach proximal-selektiver Vagotomie. In: Bünte H, Langhans P (Hrsg) 100 Jahre Ulcus-Chirurgie. Urban & Schwarzenberg, München Wien Baltimore
10. Goligher JC, Hill GL, Kenny TE, Nutter E (1978) Proximal gastric vagotomy without drainage for duodenal ulcer: Results after 5–8 years. Br J Surg 65:145–151
11. Griffith CA (1960) Gastric vagotomy versus total abdominal vagotomy. Arch Surg 81:781
12. Holle F (1968) Magenchirurgie. Springer, Berlin Heidelberg New York
13. Holle F, Hart W (1967) Neue Wege der Chirurgie des Gastroduodenalulcus. Med Klin 62:441–450N
14. Hüsen P (1936) Die Geschichte des Magengeschwürs. Diss. Wilhelm Postberg, Bottrop
15. Jackson RG (1948) Anatomic study on the vagus nerves: with a technic of transabdominal selective gastric vagus resektion. Arch Surg 57:333
16. Jensen HE, Amdrup E (1978) Follow-up of 100 patients five to eight years after parietal cell vagotomy. World J Surg 2:525–532
17. Johnson AE (1980) The contribution of the Grassi-Test to the technique of vagotomy. Int Surg 65:297–299
18. Johnson HD (1965) Gastric ulcer: Classification, blood group characteristics, secretion patterns and pathogenesis. Ann Surg 162:996–1004

19. Johnston D, Wilkinson AR (1970) Highly selective vagotomy without a drainage procedure in the treatment of duodenal ulcer. Br J Surg 57:289
20. Kennedy T, Johnston GW, Mac Rae KD, Spencer EFA (1975) Proximal gastric vagotomy: Interim results of a controlled randomized trial. Br Med J 11:301–303
21. Langhans P (1982) Das Münster'sche Konzept in der Wahl resezierender und nicht resezierender Operationen. In: Bünte H, Langhans P (Hrsg) 100 Jahre Ulcus-Chirurgie. Urban & Schwarzenberg, München Wien Baltimore
22. Liavag I, Roland M (1979) A seven-year follow-up of proximal gastric vagotomy. Clinical results. Scand J Gastroenterol 14:49–56
23. Liedberg G, Oscarsson J (1973) Selective proximal vagotomy – a short term follow-up of 80 patients. Scand J Gastroenterol [Suppl 20] 8:12
24. Lorenz W, Troidl H, Barth H, Rohde H (1978) Histamine, gastric secretion and peptic ulcer disease: An attempt to define special sources of error and problems in clinical-biochemical trials. In: Creutzfeldt W (ed) Cimetidine. Excerpta Medica, Amsterdam Oxford, pp 10–36
25. Müller C, Martinoli S (1985) Die proximal-selective Vagotomie in der Behandlung der gastroduodenalen Ulcuskrankheit. Springer, Berlin Heidelberg New York Tokyo
26. Müller C, Martinoli S, Allgöwer M (1981) The intraoperative vagomotor electrotest (Burge-Test). Verdict on vagotomy, Proceedings. Butterworth, London
27. Pawlov IP (1898) Die Arbeit der Verdauungsdrüse. Bergmann, Wiesbaden
28. Rydygier L (1882) Die erste Magenresektion beim Magengeschwür. Zentralbl Chir 9:198
29. Schwartz K (1910) Über penetrierende Magen- und Jejunalgeschwüre. Beitr Klin Chir 67:96–128
30. Weinberg JA, Stempien SJ, Movins HJ, Dragadi AE (1956) Vagotomy and pyloroplasty in the treatment of duodenal ulcer. Am J Surg 92:202–207

Forschungsstand beim peptischen Ulkus

R. K. Teichmann und H.-J. Krämling

In den letzten Jahren haben sich zweifelsohne in der medikamentösen wie operativen Behandlung des gastroduodenalen Ulkusleidens Fortschritte eingestellt. Bei der medikamentösen Behandlung war es die Einführung der Histamin-H_2-Rezeptorenblocker, deren erster, das Burimamid, 1972 definiert [8] und klinisch angewandt wurde [78]. 1975 erfolgte die Beschreibung des Cimetidins [9], des bisher am häufigsten applizierten Histamin-H_2-Antagonisten. Bei der chirurgischen Therapie basierten die Fortschritte auf der Entwicklung der Vagotomieverfahren. Jaboulay dürfte die erste trunkuläre Vagotomie beim Menschen 1901 in Lyon ausgeführt haben [26]. Über die trunkuläre Vagotomie und Drainageoperation durch Dragstedt 1947 [12] und die selektiv-gastrale Vagotomie nach Jackson [29] sowie Franckson [16] 1948 verlief die Entwicklung zur selektiv-proximalen Vagotomie zunächst mit Pyloroplastik durch Holle u. Hart 1967 [25] und zur proximal-selektiven Vagotomie ohne Drainageoperation 1969 durch Johnston u. Wilkinson [32] in England, Amdrup u. Griffith [1] in Dänemark, Hedenstedt [22] in Schweden und Grassi [18] in Italien.

Die bisher in der Klinik in großem Umfang durchgeführten konservativen und operativen Maßnahmen basierten pathophysiologisch eigentlich nur auf einem Ziel: der Säurereduktion. Erst mit der Entdeckung des sog. zytoprotektiven Effekts des Prostaglandins durch Robert [54] vor 10 Jahren scheinen sich neue Aspekte zu Pathogenese und Therapie der Ulkuskrankheit aufzutun. Die Säure als ein pathogenetischer Faktor bei der Ulkuskrankheit zieht sich auch wie ein roter Faden durch die Geschichte der Ulkusforschung. So schrieb etwa 30 oder 35 n. Chr. [24] in der Schrift *De medicina* [10] Celsus: „Wenn der Magen von einem Ulcus geplagt ist, muß leichte und klebrige Nahrung verwandt werden. Alles Scharfe und Saure muß vermieden werden."

Steht uns heute also ein großes Spektrum therapeutischer Möglichkeiten zur Beeinflussung der Säuresekretion zur Verfügung, so ist die vermehrte Säureproduktion ursächlich bisher nur für 2 Ulkusleiden verantwortlich: das Gastrinom (Zollinger-Ellison-Syndrom) und die Gastrinzellüberfunktion (Pseudo-Zollinger-Ellison-Syndrom).

Für das chronische Ulkusleiden hat die Feststellung von Schwarz 1910 [62] „ohne sauren Magensaft kein peptisches Geschwür" heute noch Gültigkeit. Seine Theorie, daß das „Magengeschwür nur ein Folgezustand des Mißverhältnisses zwischen der selbstverdauenden Kraft des Magensaftes und den gegenwirksamen Schutzkräften der Magenschleimhaut ist", beschreibt jedoch nur einen Zustand der Schleimhautverhältnisse bzw. der pathophysiologischen Veränderungen im Magen oder Duodenum. Die Ursache der Störung bleibt ungeklärt.

In der vorliegenden Arbeit sollen pathophysiologische und pathogenetische Veränderungen beim chronischen Ulcus duodeni und ventriculi unter Ausklammerung der Streß- und Medikamentenulzera dargelegt werden.

Gastrinom (Zollinger-Ellison-Syndrom)

Bei dem von Zollinger u. Ellison 1955 [80] beschriebenen Syndrom handelt es sich um einen gastrinproduzierenden Tumor, der meist im Pankreas lokalisiert ist und durch Freisetzung von Gastrin zu einer dauernden Stimulation der Säure und schließlich zum Ulkusleiden führt. Der Tumor ist bei Erstdiagnose in 60–100% der Fälle bereits maligne und in bis zu 70% multipel [13, 75].

Die Häufigkeit des Gastrinoms im Rahmen der Ulkuskrankheit beträgt etwa 1 Patient auf 1000 [70]. Die Diagnosesicherung durch Gastrinbestimmungen wurde mit der Isolierung und Charakterisierung des Hormons Gastrin 1964 durch Gregory u. Tracy [19] ermöglicht.

Gastrinzellüberfunktion (Pseudo-Zollinger-Ellison-Syndrom

Polak et al. [51] wiesen 1972 darauf hin, daß es 2 Arten des Zollinger-Ellison-Syndroms gibt, wobei neben dem klassischen Syndrom mit Vorhandensein eines Tumors erhöhte Gastrinkonzentrationen ohne Tumornachweis nachweisbar sind. Deshalb wurde dieses Syndrom Pseudo-Zollinger-Ellison-Syndrom genannt und als Ursache eine Vermehrung der gastrinbildenden Zellen im Antrum des Magens beschrieben. Die quantitative Bestimmung der gastrinproduzierenden Zellen ist technisch jedoch schwierig und aus Biopsiematerial problematisch. Dennoch herrscht heute die Meinung vor, daß es eine Hyperplasie der Gastrinzellen im Antrum gibt [5]; daneben scheint aber bei einer Gruppe von Patienten eine erhöhte basale und nahrungsstimulierte Gastrinfreisetzung und konsekutive Säuresekretion ohne Gastrinzellvermehrung zu bestehen [5]. Deshalb wird generell von einer Gastrinzellüberfunktion mit oder ohne Gastrinzellvermehrung gesprochen. Diese Patienten weisen weiter eine hohe basale und pentagastrinstimulierte Säuresekretion auf, die im Mittel signifikant höher liegt als bei Patienten mit Ulcus duodeni ohne Gastrin-(G-)Zellüberfunktion [5]. Aufgrund dieser Tatsache könnte bei der G-Zellüberfunktion die erhöhte Säuresekretion als pathogenetisches Wirkprinzip angesehen werden.

Die G-Zellüberfunktion ist eine seltene Ursache für die Ulkuskrankheit [6]. Neuere Daten jedoch von prospektiven Untersuchungen in Japan [4] ergaben eine Häufigkeit von 10%, präoperativ diagnostiziert. An unserer Klinik fanden sich bei 100 konsekutiven Patienten, die zu einer elektiven Ulcus-duodeni-Operation eingewiesen worden waren, 6 Patienten mit G-Zellüberfunktion.

Erhöhter Vagotonus bei Ulcus dodeni

Der Begriff eines erhöhten Vagotonus beim Vorliegen eines Ulcus duodeni ist stark strapaziert worden. Dabei beruhen diese Daten nur auf indirekten Hinweisen, da bis jetzt keine Möglichkeit besteht, die elektrische Aktivität im N. vagus bei Patienten zu messen. In einem Editorial weist Isenberg [27] ausdrücklich darauf hin, daß bisher vorliegende Untersuchungen von Feldman et al. [15] sowie Knutson u. Olbe [36] nicht nur widersprüchlich sind, sondern keinerlei Schlüsse erlauben. Feldman et al. [15] berichteten, daß 4 von 29 Ulcus-duodeni-Patienten einen erhöhten Vagotonus besitzen, da das Verhältnis von basaler zu pentagastrinstimulierter Säuremenge hoch war (0,3 oder größer), und daß die Säuresekretion sich nach einer Scheinfütterung nicht weiter erhöhte. Knutson u. Olbe [36] zeigten, daß bei 7 der 20 untersuchten Ulcus-duodeni-Patienten das Verhältnis von basaler zu pentagastrinstimulierter Säuresekretion ebenfalls 0,3 oder größer war. Allerdings war bei diesen 7 Patienten genauso wie bei den übrigen 13 Patienten ein Anstieg der Säuresekretion nach Scheinfütterung festzustellen. Obwohl die Methode von Knutson u. Olbe von der von Feldman et al. differierte, so wird doch von Isenberg [27] gefragt, inwieweit die Patienten in Dallas sich von jenen in Schweden unterscheiden. Ferner wird kritisch angemerkt, daß je größer bei erhöhtem Vagotonus die basale Sekretion, ausgedrückt als Prozent der maximalen pentagastrinstimulierten Säuresekretion, ist, desto geringer die Antwort nach Scheinfütterung minus des Basalwertes sein sollte. Eine derartige Korrelation wurde jedoch bei keiner Gruppe von Ulkuspatienten beobachtet. Weiter wird kritisiert, daß bei Anwendung des exakten Fischer-Tests für statistische Signifikanzen keine signifkanten Unterschiede zwischen der Gruppe der Ulkuspatienten und der der Normalpersonen bestanden. Ebenso könnte man daraus folgern, daß die meisten Ulcus-duodeni-Patienten keinen erhöhten Vagotonus besitzen. Prospektive Untersuchungen seien notwendig, um diese wichtige Frage weiter zu klären. Vielleicht lassen sich dann Subpopulationen von Ulkuspatienten identifizieren, die einen erhöhten Vagotonus aufweisen.

Fakultative pathophysiologische Veränderungen bei „einfachem" chronischem Ulcus duodeni

Eine Vielzahl fakultativer pathophysiologischer Veränderungen sind im Rahmen des chronischen Ulcus-duodeni-Leidens beschrieben worden. In Tabelle 1 sind diese Veränderungen von Säure- und Pepsinsekretion, Schleimsekretion, Histaminstoffwechsel sowie Hormon- bzw. Peptidsekretion aufgelistet. Dabei ist hervorzuheben, daß diese Veränderungen keineswegs bei allen Patienten mit Ulcus duodeni vorhanden sind. Eine einzelne pathophysiologische Veränderung kommt oft nur bei einem geringen Prozentsatz der Ulkuspatienten vor. Selbst die Veränderungen der Säure- und Pepsinsekretion sind nur bei 20–50% aller Patienten nachweisbar [20].

Säure- und Pepsinsekretion

Die basale und stimulierte Säuresekretion ist bei großen Patientenkollektiven von Ulcus-duodeni-Patienten gegenüber Kontrollpersonen erhöht [35]. Dabei ist jedoch zu vermerken, daß die Mehrzahl, d.h. etwa 70% der Patienten mit Ulcus duodeni, normale Werte aufweisen. Aufgrund dieser Daten scheint das Vorkommen eines Ulcus duodeni an eine maximale Säuresekretion von über 10 mmol/h gebunden zu sein [20]. Diese Säuresekretionsleistung entspricht etwa 500 Mio. Parietalzellen. Entsprechend ist bei Ulcus-duodeni-Patienten im Mittel die Zahl der Parietalzellen erhöht. Auch hier gilt aber die gleichgroße Überlappung, da Parietalzellzahl und Säuresekretion korreliert sind [20]. Weiter ist festzustellen, daß die einzelne Parietalzelle empfindlicher auf einen hormonellen Stimulus von Pentagastrin oder Gastrin zu reagieren scheint [28]. Dies drückt sich dadurch aus, daß eine geringere Dosis von

Tabelle 1. Fakultative pathophysiologische Veränderungen bei „einfachem" Ulcus duodeni

Funktionen	Veränderungen
Säure- und Pepsinsekretion	
Basale und stimulierte Säure	↑
Parietalzellmasse	↑
Sensitivität der Parietalzelle auf Gastrin	?
Pepsin	↑
Pepsinogen I	↑
Säure- und Pepsinmenge im Duodenum	↑
Magenentleerung	↑
(Vagotonus)	?
Hemmung von Gastrin durch Säure	↓
Wirkung des „epidermal growth factor" auf Säure	↓
Wirkung von Somatostatin auf Säure	↓
Wirkung antraler Dehnung auf Säure	↓
Schleimsekretion	
Niedermolekulares Glykoprotein	↑
Histaminstoffwechsel	↑
Hormon- bzw. Peptidsekretion	
Gastrin (nahrungsstimuliert)	↑
Sekretin	↑
GIP („gastric inhibitory polypeptide")	↑
Antrales Somatostatin	?

Pentagastrin oder Gastrin notwendig ist, um eine halbmaximale Reaktion bei Ulcusduodeni-Patienten im Vergleich zu Kontrollpersonen auszulösen [28]. Neue Untersuchungen widersprechen diesem Befund [23].

Parallel zu der erhöhten Säuresekretionsleistung findet sich eine vermehrte Freisetzung von Pepsin und auch eine entsprechende Vergrößerung der Anzahl pepsinogenproduzierender Zellen [20], was sich in erhöhten Pepsinogen-I-Konzentrationen im Plasma ausdrückt [59].

Diese erhöhte Säure- und Pepsinmenge findet sich auch im Duodenum wieder [20]. Dies ist nicht zuletzt bedingt durch eine raschere Magenentleerung bei unverhältnismäßig langer postprandialer Magensekretion [43]. Hierbei ist zu erwähnen, daß zwar ein erhöhter Anfall von Säure im Duodenum bei Ulcus-duodeni-Patienten möglich sein kann, dies jedoch nicht einhergeht mit einem Defekt an duodenalen Neutralisationsmechanismen, d.h. zumindest der Freisetzung von Sekretin und Bikarbonat [20].

Die meisten Ulcus-duodeni-Patienten besitzen eine Störung in der Hemmung der Gastrinfreisetzung durch Säure [74]. Dieser Defekt im negativen Rückkopplungsmechanismus bewirkt, daß bei saurem Magen-pH die Gastrinfreisetzung bei diesen Patienten erhöht ist.

Die hemmende Wirkung des „epidermal growth factor" [37] und des Somatostatins [38] auf die Säuresekretion scheint bei Ulcus-duodeni-Patienten geringer zu sein als bei Kontrollpersonen. Dehnung des Antrums bewirkt ebenfalls eine Reduzierung der Säuresekretion [60]. Auch dieser Mechanismus scheint bei manchen Ulcus-duodeni-Patienten vermindert.

Schleimsekretion

In der Pathogenese des Ulkusleidens scheint zytoprotektiven Elementen Bedeutung zuzukommen, wenn auch für das Ulcus duodeni noch keine überzeugende Befunde vorliegen. Über einen Hinweis für eine gestörte Struktur des Schleims wird von Younan et al. [79] berichtet, die zeigen konnten, daß es bei Patienten mit Ulcus duodeni, aber insbesondere bei jenen mit Magenulkus zu einer Zunahme des niedermolekularen Glykoproteins im Schleim kommt. Dies bewirkt eine schwächere Schleimschicht und damit eine verstärkte Rückdiffusion von H^+-Ionen [79]. Inwieweit die Schleimsekretion des Magens bei der Zytoprotektion des Duodenums von Bedeutung ist, bleibt unbekannt.

Histamin

Übereinstimmende Befunde liegen für die Beteiligung des Histamins bei der Ulcusduodeni-Pathogenese vor. So besteht eine Abnahme des Histamingehalts in der Korpusmukosa [48, 71] sowie eine Abnahme der Histaminmethyltransferaseaktivität bei Patienten mit chronischem Ulcus duodeni [7, 71]. Diese Daten weisen auf eine Störung der Histaminspeicherung und des -stoffwechsels der beim Menschen vorherrschenden atypischen Mastzelle als Histaminspeicher in der Magenmukosa hin [42].

Hormon- bzw. Peptidsekretion

Es scheint bestätigt, daß eine erhöhte nahrungsstimulierte Gastrinfreisetzung bei Ulcus-duodeni-Patienten vorliegt [5]. Von pathophysiologischer Überlegung her wäre es vorstellbar, daß eine gering erhöhte Stimulation von Gastrin und folglich von Säure letztlich zur Ausbildung eines Ulkus führt. Aber es lassen sich noch keine Schlußfolgerungen aus den derzeit verfügbaren Daten über die antrale Gastrinkonzentration und Gastrinzellmasse bei Patienten mit Ulcus duodeni ziehen [5]. Würde man der ersten Theorie folgen, könnte die G-Zellüberfunktion als eine extreme Variante dieser Erkrankung angesehen werden.

Bereits erwähnt ist eine erhöhte Sekretinfreisetzung, wohl als Folge des erhöhten Säureanfalls im Duodenum [11, 20]. Die vermehrte Stimulation von „gastric inhibitory polypeptide" (GIP) wird mit der gesteigerten Magenentleerung zu erklären versucht [5]. Die Hauptwirkung des GIP ist nicht wie ursprünglich angenommen eine Hemmung der Säuresekretion, sondern die Stimulation des endokrinen Pankreas [2].

Widersprüchlich sind Befunde über antrale Somatostatinkonzentrationen bei Ulcus-duodeni-Patienten [5]. Somatostatin ist ein starker Hemmer der Säure- und Gastrinfreisetzung, so daß eine mangelnde Freisetzung bei Ulcus-duodeni-Patienten theoretisch die mangelhafte Hemmung der Gastrin- und Säurefreisetzung erklären könnte.

Forschungsstand beim peptischen Ulkus

Tabelle 2. Fakultative pathophysiologische Veränderungen, Morphologie und Auftreten von Mikroorganismen bei Ulcus ventriculi (Typ I nach Johnson). (Nach [31])

Funktionen	Veränderungen, Morphologie, Mikroorganismen
Säuresekretion	
Stimulierte Sekretion	↓
Morphologie	
Chronisch-atrophische Gastritis	+
Antrum- und Fundus-Korpus-Region in wechselndem Ausmaß	+
Antropylorische Wandhypertrophie	+
Duodenogastraler Reflux	
Pylorusdruck basal und stimuliert	↓
Schleimsekretion	
Niedermolekulares Glykoprotein	↑
Durchblutung	
Korpus-Antrum-Grenze?	?
Prostaglandin	
bei atrophischer Gastritis	↓
Hormon	
Gastrin	↑
Mikroorganismen	
Campylobacter	+

Fakultative pathophysiologische Veränderungen bei Ulcus ventriculi (Typ I nach Johnson [31])

Die Tabelle 2 listet Veränderungen auf, die bei Ulcus ventriculi Typ I, dem meist subkardial an der kleinen Kurvatur gelegenen Magenulkus, beobachtet wurden. Für das Ulcus ventriculi Typ II, d. h. das kombinierte Magen-Duodenal-Ulkus, und Typ III, das präpylorische Ulkus, sind keine vergleichbaren Daten zur Analyse vorhanden.

Säuresekretion

Im Rahmen des Ulcus ventriculi Typ I nach Johnson besteht eine verminderte stimulierte Säuresekretion [31]. Ursächlich für diese verminderte Sekretionsleistung des Magens wird die chronisch-atrophische Gastritis angesehen, die typischerweise im Antrum vorhanden ist, aber auch in wechselndem Ausmaß die Fundus-Korpus-Region befällt [20]. Parallel zur Zunahme der atrophischen Gastritis im säureproduzierenden Teil des Magens resultiert die verminderte Sekretionsleistung.

Aus der Morphologie ist lange bekannt, daß das Ulcus ventriculi Typ I meist in nichtsäureproduzierender Schleimhaut an der Grenzzone zur säureproduzierenden Mukosa auftritt [47].

Gleichfalls wird eine Verdickung der Magenwand im Antrum-Pylorus beschrieben, die sowohl in der Muskularis wie in der Submukosa und Mukosa nachweisbar ist [41].

An funktionellen Störungen ist bei der Mehrzahl der Patienten mit Ulcus ventriculi Typ I ein erhöhter duodenogastraler Reflux nachgewiesen worden [20, 43, 61]. Ursächlich hierfür scheint ein verminderter Ruhedruck im Bereich des Sphincter pylori zu sein [20]. Normalerweise wird bei Vorhandensein von Säure und Fett im Duodenum der Druck im Sphinkter erhöht. Bei Patienten mit Magenulkus bleibt diese Stimulation aus, und damit wird der duodenogastrale Reflux begünstigt [20]. Gallensalze und Lysolezithin sind als schädigende Substanzen der Magenschleimhaut bekannt. Die Schädigung betrifft die Schleimbarriere, so daß die Rückdivson von H^+-Ionen erhöht ist und so eine akute Oberflächengastritis entstehen kann [20]. Spekulativ ist jedoch, inwieweit eine chronische Irritation der Magenschleimhaut durch duodenogastralen Reflux schließlich über die Oberflächengastritis in die chronisch-atrophische Gastritis bis hin zum Ulkus einmündet. Eine chronisch-atrophische Gastritis ist auch bei 40% der Patienten über 50 Jahre vorhanden [20].

Zytoprotektion

Dieser Begriff [54] beinhaltet die für die Integrität einer normalen Schleimhaut notwendigen Mechanismen, wie oberflächlicher Schleim, Mukosazellschicht, Durchblutung und lokale Bikarbonatfreisetzung.

Als ein wesentlicher Faktor bei der Beurteilung des Schleims wird das niedermolekulare Glykoprotein angesehen, das eine schwächere Schleimschicht bedingt. Bei Patienten mit Ulcus ventriculi ist eine Zunahme dieses niedermolekularen Glykoproteins nachgewiesen worden [60].

Durchblutung

Die Ausbildung eines Ulcus ventriculi mit einer lokalen Ischämie zu erklären, wird bereits von Virchow 1853 diskutiert [72]. Lokale Wandspannungen sollen dabei die Durchblutung in der Mukosa herabsetzen. In neueren Arbeiten [52] wird darauf wieder Bezug genommen, und in experimentellen Untersuchungen der Schleimhautdurchblutung soll es bei einer pentagastrinstimulierten Magendurchblutung postprandial zu einer Stimulation der Durchblutung im Korpus, aber zu einer Abnahme im Antrum, speziell im Antrum-Korpus-Grenzareal an der kleinen Kurvatur, kommen [52]. Diese Durchblutungsmessungen wurden mit der Mikrosphärentechnik am Hund durchgeführt. Die Größe der Sphären betrug 9 µm. Andererseits ist bekannt, daß kleinere Partikel als 12 µm eher über arteriovenöse Anastomosen abfließen können [46]. Gerade im Bereich der Magenstraße an der kleinen Kurvatur bestehen aber kräftige Arterien im submukösen Plexus [53]. Deshalb könnte es hier leicht bei Verwendung von Mikrosphären mit einem Durchmesser von 9 µm zu einem Abstrom der Partikel aus diesem Plexus kommen, und es könnte damit eine Verminderung der Durchblutung vorgetäuscht werden.

Unbestritten scheint jedoch die Bedeutung einer reduzierten Durchblutung bei der Ausbildung von Streßerosionen zu sein [21].

Prostaglandine

Prostaglandine zeigen eine wirksame Hemmung der Magensäuresekretion [54] und stimulieren die Schleimproduktion [57]. Ein zytoprotektiver Effekt gegen verschiedene Schleimhautnoxen wurde experimentell aber auch bei Dosen beobachtet, die nicht antisekretorisch waren [55]. Bei Patienten mit Ulcus ventriculi hat sich gezeigt, daß in den Arealen des Magens, in denen eine chronisch-atrophische Gastritis vorliegt, eine verminderte Konzentration von Prostaglandin E gemessen werden kann [77]. Umgekehrt finden sich in normaler Mukosa auch Prostaglandin-E-Konzentrationen ähnlich wie bei Normalpersonen [77]. Im Bereich des Ulkusrandes konnte eine erhöhte Konzentration an Prostaglandin E festgestellt werden, so daß vermutet wird, daß Prostaglandin E beim Heilungsprozeß eines Ulkus beteiligt ist [77]. Somit kann generell nicht von einem Defekt im Prostaglandinstoffwechsel bei Ulcus ventriculi gesprochen werden. Verminderte muköse Prostaglandinkonzentrationen scheinen korreliert zu sein mit der Ausprägung einer chronisch-atrophischen Gastritis und stellen möglicherweise ein Epiphänomen dar.

Gastrin

Bei Patienten mit Ulcus ventriculi Typ I finden sich gering erhöhte Gastrinkonzentrationen basal und stimuliert [20]. Der Grund hierfür dürfte in der verminderten Säuresekretion liegen und damit sekundär in der verminderten Hemmung der Gastrinfreisetzung im Antrum [20].

Mikroorganismen

1984 beschrieben Marshall u. Warren [54] das Vorhandensein von gramnegativen Flagellaten, die Campylobacter ähneln, bei fast allen Patienten mit chronischer Gastritis, Ulcus duodeni oder Magenulkus. Allerdings schränken die Autoren ein, daß Ursache und Wirkung bisher nicht auseinanderzuhalten sind. Ähnliche Organismen sind auch bei gesunden Patienten gefunden worden. Spezifische Antikörper der IgG-Gruppe sind im Plasma nachgewiesen worden [33]. Patienten mit Ulkuskrankheit zeigten signifikant höhere Antikörpertiter gegen Campylobacter pyloridis. Es soll nicht unerwähnt bleiben, daß Marshall im Selbstversuch Campylobacter geschluckt hat [45]. Nach 10 Tagen wurde im Magen histologisch eine Gastritis bestätigt, die begleitet war von Symptomen wie Hunger, Reizbarkeit und Kopfschmerzen. Diese Symptome verschwanden innerhalb 24 h nach Einnahme von Tinidazol. Andererseits bleibt noch spekulativ, ob es bis zur Ausbildung eines Ulkus kommen kann.

Nikotin und Ulkus

Unbestritten scheint Rauchen ein Risikofaktor für das Auftreten von Ulzera zu sein [17]. Es ist ferner gezeigt worden, daß die Abheilung von Ulzera bei Rauchern verzögert ist [50]. Ursächlich wird eine Hemmung der Bikarbonatfreisetzung im Pankreassaft diskutiert sowie eine Verminderung des Tonus am Pylorussphinkter [20], so daß es zu einem verstärkten duodenogastralen Reflux kommen kann. Ein Faktor könnte auch sein, daß bei Rauchern der Histamingehalt in der Fundusmukosa signifikant geringer ist als bei Nichtrauchern und vermutlich eine erhöhte Freisetzung von Histamin aus den Mastzellen widerspiegelt [48].

Ulkus und Psyche

Es gibt Hinweise, daß Situationen, die Angst hervorrufen, zu einer erhöhten Säure- und Pepsinsekretion führen und daß eine prolongierte Hypersekretion bei gefühlsbetonten Streßzuständen vorkommt [76]. Experimentelle Untersuchungen zeigten, daß Patienten mit Ulcus duodeni bei einer Diskussion über Themen, die Unsicherheit, Ärger oder Unmut hervorrufen, eine stärkere und länger andauernde Säuresekretion als Gesunde zeigten [76]. Andererseits gibt es bis heute keine schlüssigen Beweise dafür, daß es eine spezielle Ulkuspersönlichkeit gibt [20, 76]. Einschränkend muß jedoch gesagt werden, daß die bisherigen psychologischen Tests nicht überzeugend fähig sind, derartige Persönlichkeitsstrukturen zu unterscheiden. Auf der Basis von psychoanalytischen Daten ergab sich, daß Patienten mit Ulkus einen ständigen „Hunger" nach Beachtung und Unterstützung aufwiesen, einen mehr oder weniger nicht stillbaren Hunger, der nie ganz zufriedengestellt werden kann [76].

Immunologische Gesichtspunkte

Experimentell läßt sich durch lokale anaphylaktische Reaktion an der Magenschleimhaut ein Ulkus erzeugen [63]. Klinische Hinweise für die Theorie einer allergischen Reaktion bei Magenerosionen und Ulkus gaben Biopsien aus dem Rand von Magen- und Duodenalulzera sowie der sog. varioliformen Gastritis. Es fand sich eine deutliche Vermehrung der IgE-Zellen [3]. Weitere Hinweise für eine mögliche immunologische Beteiligung an einem Ulkusleiden könnte die Beobachtung sein, daß bei Ulkuspatienten allergische Erkrankungen der Atemwege gehäuft auftreten und eine Familienanamnese einer Allergie nicht ungewöhnlich ist [64].

Eigene Untersuchungen konnten erstmals zeigen, daß das Magenantrum nach vorausgegangener Sensibilisierung luminale Antigene erkennen kann und zu einer Freisetzung von Gastrin und einer lokalen Steigerung der Schleimsekretion und Durchblutung führt [68, 69].

Ernährung

Ein interessanter Aspekt wurde von Rydning et al. publiziert [58]. Sie berichten, daß die Rezidivrate bei Ulcus duodeni in der Gruppe der Patienten mit faserreicher Diät signifikant geringer war als in der Gruppe mit faserarmer Diät.

Genetik

Eine Vielzahl von pathophysiologischen Veränderungen im Rahmen des gastroduodenalen Ulkusleidens läßt sich somit aufzeigen. Es ist zu betonen, daß es sich hierbei um fakultative Veränderungen handelt, d. h. bei einem einzelnen Ulkuskranken ein und mehrere oder sogar keine der beschriebenen Veränderungen nachweisbar ist. Diese Tatsache führte mit dazu, daß heute nicht von einer Ulkuskrankheit gesprochen wird, sondern von einer *Heterogenität* des gastroduodenalen Ulkusleidens [56]. Dabei hat sich in den letzten Jahren herauskristallisiert, daß die Heterogenität im Rahmen der Ulkuskrankheit genetische Ursachen haben könnte. Die Übersicht, modifiziert nach Rotter [56], gibt einen Überblick über die genetische Vielfalt:
1) Ulkus vergesellschaftet mit seltenen genetischen Syndromen
   Multiple endokrine Adenomatose Typ I (Gastrinom)
   Systemische Mastozytose
   Tremor-Nystagmus-Ulkus-Syndrom
2) Ulcus ventriculi
3) Kombiniertes Magen- und Duodenalulkus
4) Ulcus duodeni mit Hyperpepsinogenämie I
   Ohne postprandiale Hypergastrinämie
   Mit postprandialer Hypergastrinämie
5) Ulcus duodeni mit Normopepsinogenämie I
   Ohne rasche Magenentleerung
   Mit rascher Magenentleerung
6) Ulcus duodeni im Kindesalter (vorläufige Untergruppe)
7) Immunologische Form des Ulcus duodeni (vorläufige Untergruppe)
8) Ulkus vergesellschaftet mit anderen chronischen Krankheiten (vorläufige Untergruppe)
   Ulkus und chronische Lungenkrankheiten
   Ulcus duodeni und Nierensteine (ohne Hyperparathyreoidismus)
   Ulcus duodeni und koronare Herzkrankheiten

Unter den seltenen Syndromen wird die multiple endokrine Adenomatose Typ I, wobei als Pankreasadenom ein Gastrinom vorkommen kann, dominant vererbt. Bei der systemischen Mastozytose handelt es sich um eine exzessive Histaminfreisetzung. Der Erbgang ist dominant oder rezessiv. Auch die häufigsten gastroduodenalen Ulkusleiden, das „einfache" Ulcus duodeni oder ventriculi, lassen sich genetisch in verschiedene Krankheiten trennen. So kann das klassische Ulcus ventriculi Typ I nach Johnson als eigenständige genetisch determinierte Krankheit angesehen werden, ebenso die kombinierten Ulzera (Typ II nach Johnson). Mit der Bestimmung des Gastrins [19] sowie des Pepsinogen I [59] sind im Blut Indikatoren meßbar, die eine Unterscheidung genetisch determinierter Untergruppen bei Ulcus duodeni ermöglichen. Ulcus-duodeni-Patienten mit Hyperpepsinogenämie I können weiter klassifiziert werden, entsprechend dem postprandialen Anstieg des Serumgastrins. Dieser ist in einer Untergruppe deutlich erhöht und entspricht der antralen Gastrinzellüberfunktion [5, 51]. Umgekehrt lassen sich Patienten mit normalen Konzentrationen an Pepsinogen I im Serum weiter unterteilen in solche, die eine beschleunigte, und solche, die eine normale Magenentleerung aufweisen. Neben den bereits angesprochenen Möglichkeiten einer immunologischen Ulkusgenese sind Patienten mit Ulcera duodeni beschrieben worden, die Antikörper gegen sekretorische IgA bzw. säurestimulierende Antikörper aufweisen [70]. Weiter findet sich bei Ulcusduodeni-Patienten eine Assoziation mit HLA-B5-Antigen [56], die sich in neueren Untersuchungen aber nicht bestätigen läßt [34]. Andererseits ist das Ulcus duodeni häufiger mit der Blutgruppe 0 vergesellschaftet. Somit scheint eine genetische Disposition zur Ulkuskrankheit vorhanden zu sein.

Epidemiologie

Neben pathophysiologischen und genetischen Veränderungen ist auch die Epidemiologie des Ulkusleidens zu berücksichtigen, ist die Ulkuskrankheit doch unter den chronischen Krankheiten mit einer lebenslänglichen Prävalenz von etwa 8–10% in Europa und Nordamerika vorherrschend [49]. Dabei betrug während der letzten 100 Jahre die Inzidenz des Ulcus duodeni gegenüber der des Ulcus ventriculi 6:1 (73). Im 19. Jahrhundert dagegen war das Magenulkus vorherrschend [73]. In den USA ist die Zahl der Krankenhauseinweisungen wegen Ulcus duodeni im Zeitraum von 1970–1978, d.h. also noch vor Einführung der H_2-Rezeptorenblocker, deutlich rückläufig, wohingegen sich ein derartiger Trend beim Magenulkus nicht feststellen läßt [30]. Die Sterblichkeit wegen Ulkusleiden ging ebenfalls zwischen den Jahren 1955 und 1975 von 5,9 auf 3,2 pro 100000 Einwohner deutlich zurück [14]. Dieser Trend hat sich auch 1975 fortgesetzt [40]. In Deutschland ist jedoch die Sterblichkeit wegen Ulkusleiden ziemlich konstant geblieben bzw. nur geringfügig gesunken von 7 pro 100000 Einwohner im Jahr 1952 auf 6 im Jahre 1980 [66]. Die Zahl der Krankenhauseinweisungen blieb ebenfalls konstant und ist damit deutlich unterschiedlich von den USA. Die Ursache hierfür ist unbekannt, ebenso unbekannt sind Ursachen für Cohortphänomene, wie sie aus der Schweiz [65] und England [67] berichtet werden. In diesem Zusammenhang ist interessant, daß in den USA 1979 erstmals ein Anstieg der Sterblichkeit wegen Ulkusleidens auftrat von 2,5 pro 100000 Einwohner 1978 auf 2,7 pro 100000 1979 [39]. Für 1982 wurde eine geschätzte Sterblichkeit von 3 pro 100000 angegeben. Zusätzlich scheinen erstmals mehr Frauen als Männer an Ulkuskrankheit zu leiden.

Die Ulkuskrankheit stellt nicht zuletzt auch einen wesentlichen Kostenfaktor dar. So betragen in den USA, Niederlanden, Italien und Schweden die Gesamtausgaben für Ulkuskranke, d.h. einschließlich des Arbeitsausfalls, etwa 1% der jeweiligen nationalen jährlichen Ausgaben im Gesundheitswesen [30].

Um so mehr ist es notwendig, weiter nach den Ursachen des gastroduodenalen Ulkusleidens zu suchen, um das Mosaik der vielfältigen pathophysiologischen Veränderungen vielleicht weiter zusammenfügen zu können.

Literatur

1. Amdrup BM, Griffith CA (1969) Selective vagotomy of the parietal cell mass, part I: With preservation of the innervated antrum and glioms. Ann Surg 170:207
2. Andersen DK (1981) Physiological effect of GIP in man. In: Bloom SR, Polak JM (eds) Gut Hormones. Churchill Livingstone, Edinburgh London Melbourne New York, p 256

3. André C, Moulinier B, André F, Daniere S (1983) Evidence for anaphylactic reactions in peptic ulcer and varioliform gastritis. Allergy 51:325
4. Aoki T, Kushida M, Akimoto H, Suda T, Moriya S, Kashiwagi H, Takayama S, Takenouchi T, Yamazaki Y, Nagao F (1982) Pathophysiology of hypersecretion in duodenal ulcer disease: indications for proximal gastric vagotomy. In: Baron JH, Alexander-Williams J, Allgöwer M, Muller C, Spencer J (eds) Vagotomy in modern surgical practice. Butterworths, London Boston Durban Singapore Sydney Toronto Wellington, p 29
5. Arnold R, Koop H, Creutzfeldt W (1981) Endokrinologische Aspekte der Ulcuspathogenese. In: Holtermüller K-H, Malagelada J-R, Herzog P (Hrsg) Pathogenese und Therapie der Ulcuserkrankung. Excerpta Medica, Amsterdam Oxford Princeton, S 147
6. Baron JH (1981) When should a clinician perform gastric analysis? J Clin Gastroenterol 1:88
7. Barth H, Troidl H, Lorenz W, Rohde H, Glass R (1977) Histamine and peptic ulcer disease: Histamine methyltransferase activity in gastric mucosa of control subjects and duodenal ulcer patients before and after surgical treatment. Agents Actions 7:75
8. Black JW, Duncan WAM, Durant GJ, Ganellin CR, Parsons ME (1972 Definition and antagonism of histamine H_2-receptors. Nature 236:385
9. Brimblecombe RW, Duncan WAM, Durant GJ, Emmett JC, Ganellin CR, Parsous ME (1975) Cimetidine-a non-thiourea H_2-receptor antagonist. J Int Med Res 3:86
10. Celsus AC (1756) Of the disorders of the stomach and their Cure. De Medicina IV, 5. Translated by Greive. London, pp 196
11. Chey WY, Lee YH, Hendricks JG (1978) Plasma secretin concentrations in fasting and postprandial state in man. Am J Dig Dis 23:981
12. Dragstedt LR (1947) Section of the vagus nerves to the stomach in the treatment of peptic ulcer. Ann Surg 126:687
13. Edis AJ, Grant C, Egdahl RH (1984) Manual of endocrine surgery. Springer, Berlin Heidelberg New York Tokyo
14. Elashoff JD, Grossman MJ (1980) Trends in hospital admissions and death rates for peptic ulcer in the United States from 1970 to 1978. Gastroenterology 78:280
15. Feldman M, Richardson CT, Fordtran JS (1980) Effect of sham feeding on gastric acid secretion in healthy subjects and duodenal ulcer patients: evidence for increased basal tone in some ulcer patients. Gastroenterology 79:796
16. Franckson C (1948) Selective abdominal vagotomy. Acta Chir Scand 96:409
17. Friedman GD, Seiglaub AB, Seltzer CC (1974) Cigarettes, alcohol, coffee and peptic ulcer. N Engl J Med 290:469
18. Grassi G, Orecchia G (1974) A comparison of intraoperative tests of completeness of vagal section. Surgery 75:155
19. Gregory RA, Tracy HJ (1964) The constitution and properties of two gastrins extracted from dog gastral mucosa. Gut 5:103
20. Grossmann MJ (ed) (1981) Peptic ulcer. Year Book Medical Publishers, Chicago London, p 42
21. Guth PH (1981) Die Bedeutung der Magenschleimhautdurchblutung für die Resistenz der Mukosa. In: Holtermüller K-H. Malagelada J-R, Herzog P (Hrsg) Pathogenese und Therapie der Ulkuserkrankung. Excerpta Medica, Amsterdam Oxford Princeton, S 72
22. Hedenstedt S, Moberg S (1971) Selective proximal vagotomy with and without pyloroplasty in the treatment of duodenal ulcer Acta Chir Scand 137:547
23. Hirschowitz BJ (1984) Apparent and intrinisic sensitivity to pentagastrin of acid and pepsin secretion in peptic ulcer. Gastroenterology 86:843
24. Historia Medicinae. Heilkunde im Wandel der Zeit (1983) Deutsche Bearbeitung. Andreas Verlag, S 392
25. Holle F, Hart W (1967) Neue Wege der Chirurgie des gastroduodenalen Ulcus. Med Klin 62:441
26. Hollender LF, Marrie A (1978) Die selektiv proximale Vagotomie. Springer, Berlin Heidelberg New York, S 3
27. Isenberg JI (1980) „Vagal Tone" in duodenal ulcer and sham feeding as a test for completeness of vagotomy: Another point of view. Gastroenterology 79:952
28. Isenberg JI, Grossman MI, Maxwell V, Walsh JH (1975) Increased sensitivity to stimulation of acid secretion by pentagastrin in duodenal ulcer. J Clin Invest 55:330

29. Jackson RC (1948) Anatomic study of the vagus nerves with a technique of transabdominal selective gastric resection. Arch Surg 57:333
30. Jensen DM (1984) Health and economic aspects of peptic ulcer disease. Am J Med [Suppl 5B] 77:8
31. Johnson HD, Love AHG, Rogers NC, Wyatt AP (1964) Gastric ulcers, blood groups and acid secretion. Gut 5:402
32. Johnston D, Wilkinson AR (1969) Selective vagotomy with innervated antrum without drainage procedure for duodenal ulcer. Br J Surg 56:626
33. Kaldor J, Tee W, McCarthy PI, Watson J, Dwyer B (1985) Immune response to campylobacter pyloridis in patients with peptic ulceration. Lancet I:921
34. Kang JY, Doran T, Crampton R, McClenehan W, Piper DW (1983) HLA antigens and peptic ulcer disease. Digestion 26:99
35. Kirkpatrick JR, Lawrie JH, Forrest APM, Campbell H (1969) The short pentagastrin test in the investigation of gastric disease. Gut 10:760
36. Knutson U, Olbe L (1974) Gastric acid response to sham feeding before and after resection of antrum and duodenal bulb in duodenal ulcer patients. Scand J Gastroenterol 9:191
37. Koffman CG, Elder JB, Ganguli PC, Gillespie IE, Gregory H, Geary C (1977) The effect of urogastrone on gastric secretion and serum gastrin concentration in duodenal ulcer patients. Gastroenterology 72:1082
38. Konturek SJ, Swierczek J, Kwiecień N, Mikoś E, Oleksy J (1977) Effect of somatostatin on meal-induced gastric secretion in duodenal ulcer patients. Gastroenterology 72:818
39. Kurata JH (1983) What in the world is happening to ulcers? Gastroenterology 84:1623
40. Kurata JH, Honda GD, Frankl H (1982) Hospitalization and mortality rates for peptic ulcers: A comparision of large Health Maintenance Organization and United States Data. Gastroenterology 83:1008
41. Liebermann-Meffert D, Allgöwer M (1977) the morphology of the antrum and pylorus in gastric ulcer disease. Prog Surg 15:109
42. Lorenz W, Mohri K, Reimann HJ, Troidl H, Rohde H, Barth H (1981) Intramuköse Mechanismen. Die Bedeutung der Mastzelltheorie. In: Holtermüller K-H, Malagelada J-R, Herzog P (Hrsg) Pathogenese und Therapie der Ulcuserkrankung. Excerpta Medica, Amsterdam Oxford Princeton, p 125
43. Malagelada J-R, Larach J-R (1981) Magenmotorik bei Ulcuserkrankungen. In: Holtermüller K-H, Malagelada J-R, Herzog P (Hrsg) Pathogenese und Therapie der Ulcuserkrankung. Excerpta Medica, Amsterdam Oxford Princeton, S 180
44. Marshall BJ, Warren JR (1984) Unidentified curved bacilli in the stomach of patients with gastritis and peptic ulceration. Lancet 1311
45. Marshall BJ, Armstrong JA, McGechic DB, Glancy RJ (1985) Attempt to fulfil Koch's postulates for pyloric campylobacter. Med J Aust 142:436
46. Maxwell LC, Shepherd AP, Riedel GL, Morris MD (1981) Effect of microsphere size on apparent intramural distribution of intestinal blood flow. Am J Physiol 241:H 408
47. Oi M, Ito Y, Kumagai F, Yoshida K, Tanaka Y, Yoshikawa K, Miho O, Kijima M (1969) A possible dual control mechanism in the origin of peptic ulcer: A study on ulcer location as affected by mucosa and musculature. Gastroenterology 57:280
48. Peden NR, Callachan H, Shepherd DM, Wormsley KG (1982) Gastric mucosal histamine and histamine methyltransferase in patients with duodenal ulcer. Gut 23:58
49. Petersen GM, Rotter JI (1983) Genetic and evolutionary implications in peptic ulcer disease. Am J Phys Anthropol 62:71
50. Peterson WL, Sturdevant RAL, Frankl HD, Richardson CT, Isenberg JI, Elashoff JD, Sones JQ, Gross RA, McCallum RW, Fordtran IS (1977) Healing of duodenal ulcer with an antacid regimen. N Engl J Med 297:341
51. Polak JM, Stagg B, Pearse AGE (1972) Two types of Zollinger-Ellison syndrome: Immunofluorescent, cytochemical and ultrastructural studies of the antral and pancreatic gastrin cells in different clincal states. Gut 13:50
52. Rau W (1985) Vaskuläre Ulkuspathogenese. In: Schweiberer L, Eitel F (Hrsg) 20 Jahre nichtresezierende Ulkuschirurgie. Zuckschwerdt München Bern Wien, S 51
53. Reeves TB (1920) A study of the arteries supplying the stomach and the duodenum and their relation to ulcer. Surg Gynec Obstet 30:374

54. Robert A (1976) antisecretory, antiulcer, cytoprotective and diarrheogenic properties of prostaglandins. Prostaglandin Thromboxane II:507
55. Robert A, Nezamis JE, Lancaster C, Hanchar AJ (1979) Cytoprotection by prostaglandins in rats: prevention of gastric necrosis produced by alcohol, HCl, NaOH, hypertonic NaCl and thermal injury. Gastroenterology 77:433
56. Rotter JI (1981) Heterogenity of ulcer disease. Ann Intern Med 95:609
57. Ruppin H, Person B, robert A, Domschke W (1979) Gastric cytoprotection by prostaglandins (PG): possible mediation by mucus secretion. Physiologist 22:110
58. Rydning A, Berstad A, Aadland E, Ødegaard B (1982) Prophylactic effect of dietary fibre in duodenal ulcer disease. Lancet 736
59. Samloff JM, Liebmann WM, Panitek NM (1975) Serum group I pepsinogens by radioimmunoassay in control subjects and patients with peptic ulcer. Gastroenterology 69:83
60. Schöön J-M, Bergegardh S, Grötzinger U, Olbe L (1978) Evidence for a defective inhibition of pentagastrin-stimulated gastric acid secretion by antral distension in the duodenal ulcer patient. Gastroenterology 75:363
61. Schumpelick V, Begemann F, Werner B (1979) Refluxkrankheit des Magens. Enke, Stuttgart
62. Schwarz K (1910) Über penetrierende Magen- und Jejunalgeschwüre. Beitr Klin Chir 67:96
63. Shapiro PF, Ivy AC (1926) Experimental production of gastric ulcer by local anaphylaxis. Arch Int Med 38:237
64. Siegel J (1977) Immunologic approach to the treatment and prevention of gastrointestinal ulcers. Ann Allergy 38:27
65. Sonnenberg A (1984) Occurrence of a Cohort phenomenon in peptic ulcer mortality from Switzerland. Gastroenterology 86:398
66. Sonnenberg A, Fritsch A (1983) Changing mortality of peptic ulcer disease in Germany. Gastroenterology 84:1553
67. Susser M, Stein Z (1962) Civilisation and peptic ulcer. Lancet I:115
68. Teichmann RK (1983) Vagale und immunologische Stimulation gastraler Funktionen. Habilitationsschrift, Ludwig-Maximilians-Universität, München
69. Teichmann RK, Andress HJ, Liebich H, Seifert J, Brendel W (1984) Die Bedeutung immunkompetenter Zellen im Antrum bei der Stimulation von Verdauungsprozessen. Langenbecks Arch Chir [Suppl] 151–154
70. Thompson JC, Marx M (1984) gastrointestinal hormones. Curr Probl Surg XXI 6:58
71. Troidl H, Lorenz W, Rohde H, Häfner G, Ronzheimer M (1976) Histamine and peptic ulcer: a prospective study of mucosal histamine concentration in duodenal ulcer patients and in control subjects suffering from various gastrointestinal diseases. Klin Wochenschr 54:947
72. Virchow R (1853) Historisches, Kritisches und Positives zur Lehre der Unterleibsaffektionen. Arch Pathol Anat 5:362
73. Voirin J (1984) Drug therapy for peptic ulcer disease. AFP Pract Ther 30:154
74. Walsh JH, Richardson CT, Fordtran JS (1975) pH dependence of acid secretion and gastrin release in normal and ulcer subjects. J Clin Invest 55:462
75. Welbourn RB, Wood SM, Polak JM, Bloom SR (1981) Pancreatic endocrine tumors. In: Bloom SR, Polak JM (eds) Gut hormones, 2nd edn. Churchill Livingstone, Edinburgh London Melbourne New York, p 547
76. Wolf S (1982) Peptic ulcer: Psychosomatic illness review. Psychosomatics 23/11:1101
77. Wright JP, Young GO, Klaff JL, Weers LA, Price KS, Marks IN (1982) Gastric mucosal prostaglandin E levels in patients with gastric ulcer disease and carcinoma. Gastroenterology 82:263
78. Wyllie JH, Hesselbo T, Black JW (1972) Effects in man of histamine H_2-receptor blockade by burimamide. Lancet II:1117
79. Younan F, Pearson J, Allen A, Venables C (1982) Changes in the structure of the mucous gel on the mucosal surface of the stomach in association with peptic ulcer disease. Gastroenterology 82:827
80. Zollinger RM, Ellison EH (1955) Primary peptic ulcerations of the jejunum associated with islet cell tumors of the pancreas. Ann Surg 142:709

Dumpingsyndrom und gastrointestinale Hormone

H. D. BECKER

Die klinische Symptomatik des Dumpingsyndroms nach resezierenden Eingriffen am Magen setzt sich aus gastrointestinalen und kardiovaskulären vasomotorischen Symptomen zusammen. Beim Frühdumpingsyndrom treten die Symptome in charakteristischer Reihenfolge auf:

Vasomotorische und kardiovaskuläre Symptome stehen zunächst im Vordergrund. Innerhalb von 5–10 min nach Nahrungsaufnahme klagen die Patienten über ein Völlegefühl im Epigastrium, gefolgt von einem charakteristischen Flush, einer ausgeprägten Blässe, Schwitzen und einem Schwächegefühl. Sind die vasomotorischen Symptome nach ca. 20–30 min weitgehend abgeklungen, überwiegt die gastrointestinale Symptomatik mit Übelkeit, Erbrechen und Diarrhöen. Bei Patienten mit Spätdumpingsyndrom tritt 2–3 h nach einer Mahlzeit ein Symptomenkomplex auf, der Schwäche, Hungergefühl und profuses Schwitzen beinhaltet. Die Symptome des Spätdumpingsyndroms ähneln sehr den vasomotorischen Symptomen einer Hypoglykämie.

Die Symptomatik des Früh- und Spätdumpingsyndroms wird hervorgerufen durch die Aufnahme freier Zucker und leicht aufschließbarer Kohlenhydrate wie Disacharide etc. Der Patient mit einer Spätdumpingsymptomatik hat i. allg. weniger Probleme bei der Kalorienzufuhr und weist aus diesem Grunde meist einen besseren Ernährungszustand auf. Bei Frühdumpingpatienten sind die Symptome nach dem Frühstück am heftigsten, während bei der Abendmahlzeit meist nur über geringe Beschwerden geklagt werden.

Ätiologie des Frühdumpingsyndroms

Die Frühdumpingsymptomatik tritt am häufigsten nach Billroth-II-Resektionen bei Ulcus-duodeni-Patienten auf, während Patienten mit primärem Magenulkus oder Magenkarzinom sehr viel seltener postoperativ über Beschwerden klagen. Bei einem Teil der Ulcus-duodeni-Patienten läßt sich vor der Operation durch Einbringen von hypertonen Lösungen in das Duodenum eine Dumpingsymptomatik hervorrufen [1, 3, 9].

Verschiedene pathogenetische Mechanismen scheinen für das Auftreten der Dumpingsymptomatik von Bedeutung zu sein: Die Distension des Jejunums durch Nahrungsbestandteile scheint ein nicht unwesentlicher Faktor bei entsprechender Veranlagung zu sein, da ein Teil der Symptome bereits durch Distension des Jejunums mit einem Ballon hervorgerufen werden kann. Die vasomotorischen Symptome, die meist dem gastrointestinalen Symptomenkomplex vorausgehen, lassen sich durch die Distension allein jedoch nicht erklären. Ein massiver Abfall des Plasmavolumens mit einem begleitenden Anstieg des Hämatokrits ist bei nahezu allen

Patienten mit Dumpingsymptomatik nachweisbar. Trotz Substitution des Plasmavolumens ist bei empfindlichen Patienten eine Dumpingsymptomatik hervorzurufen.

Gastrointestinale Hormone und Dumpingsyndrom

Als weiterer pathogenetischer Faktor für das Auftreten des Dumpingsyndroms sind verschiedene gastrointestinale Hormone, Polypeptide und biogene Amine in den letzten Jahren diskutiert worden. Nach der Entwicklung spezifischer hochempfindlicher radioimmunologischer Bestimmungsmethoden zur Messung der Plasma- und Gewebekonzentration der gastrointestinalen Hormone und Polypeptide besteht jetzt die Möglichkeit, die Bedeutung der gastrointestinalen Hormone für das Auftreten der Dumpingsymptomenkomplexe zu untersuchen.

Glukosehomöostase bei Patienten mit Frühdumpingsymptomatik

Verschiedene gastrointestinale Hormone sind an der Regulation der Glukosehomöostase beteiligt. Vor allem Insulin und „gastric inhibitory polypeptide" (GIP) scheinen wesentliche Faktoren für eine Glukosehomöostase darzustellen.

GIP und Insulin

Der motorische Effekt von Insulin auf den Gastrointestinaltrakt ist vorwiegend bedingt durch die induzierte Hypoglykämie. Aus diesem Grund läßt sich die gastrointestinale Motilität nur bei einem intakten Vagusnerv durch Insulin beeinflussen. Des weiteren muß bedacht werden, daß die Vagusstimulation durch eine insulininduzierte Hypoglykämie zur Freisetzung zahlreicher anderer Hormone und Peptide führt, wie Gastrin, GIP, Somatostatin, Glukagon, pankreatisches Polypeptid (PP) und vielleicht Sekretin. Aus diesen Überlegungen heraus ist es verständlich, daß der endgültige Effekt der Insulinwirkung auf den Gastrointestinaltrakt lediglich die Summe zahlreicher Effekte darstellt.

Das GIP ist ein Hormon, das in Abhängigkeit von der Blutglukosekonzentration die Insulinfreisetzung aus dem Pankreas reguliert und wenig Einfluß hat auf die gastrointestinale Motilität. In Tierexperimenten konnte gezeigt werden, daß GIP den unteren Ösophagussphinkter (LES) und den intragastralen Druck senkt, zu einer Erniedrigung der antralen motorischen Aktivität führt und der intraluminale Druck des Duodenums abfällt.

Seit mehreren Jahren ist bekannt, daß bei Patienten mit Billroth-II-Resektion die postprandialen Blutglukosespiegel deutlich erhöht sind (Abb. 1 und 2). Des weiteren konnten Roth u. Meade [16] zeigen, daß es bei Billroth-II-Patienten nach Nahrungsaufnahme zu einem sehr starken, frühen Anstieg der Seruminsulinkonzentration im Plasma kommt. Diese Befunde sind mittlerweile von zahlreichen anderen Gruppen bestätigt worden. Der Anstieg der Insulinsekretion ließ sich deutlich senken, wenn der Nahrung Pektin beigemischt wurde, so daß es zu einer deutlichen Verlangsamung der Magenentleerung kam. Diese Befunde deuten darauf hin, daß die intestinale Transitzeit für die Freisetzung von gastrointestinalen Hormonen von Bedeutung ist.

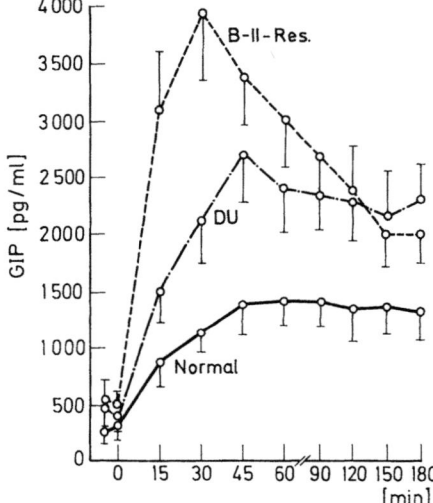

Abb. 1. Postprandiale Serum-GIP-Spiegel bei Normalpersonen *(Normal)*, Ulcus-duodeni-Patienten *(DU)* und Patienten mit Billroth-II-Resektion *(B-II-Res.)*

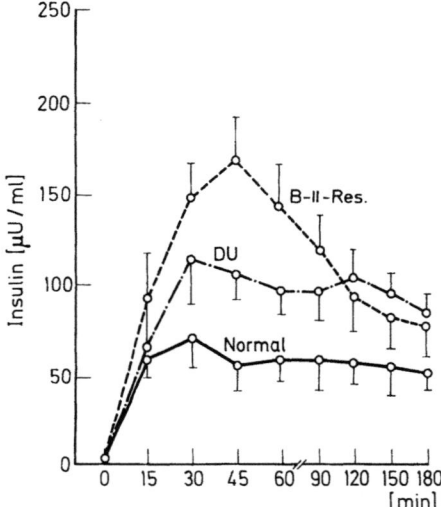

Abb. 2. Postprandiale Seruminsulinspiegel bei Normalpersonen *(Normal)*, Ulcus-duodeni-Patienten *(DU)* und Patienten mit Billroth-II-Resektion *(B-II-Res.)*

In früheren Untersuchungen konnten wir zeigen, daß es bei Billroth-II-Patienten nach Nahrungsaufnahme zu einer deutlich höheren Gipfelkonzentration der Insulin- und GIP-Sekretion kam als bei Patienten mit erhaltener Duodenalpassage (Billroth I [2]) (Abb. 1, 2 und 3). In weiteren Untersuchungen haben wir Patienten mit Billroth-II-Resektion mit und ohne Dumpingsymptomatik untersucht. Bei Patienten mit schwerer Dumpingsymptomatik wurde die Duodenalpassage durch eine jejunale Interposition (Verfahren nach Biebl-Henley-Soupault) wiederhergestellt, was zu einer deutlichen Reduktion der Dumpingsymptomatik führte. Die basalen und postprandialen Serum-GIP-Spiegel bei Patienten mit und ohne Dumpingsymptomatik nach Billroth-II-Resektion unterschieden sich nicht. Die postprandialen Seruminsulinspiegel waren bei Patienten mit Dumpingsymptomatik jedoch deutlich höher

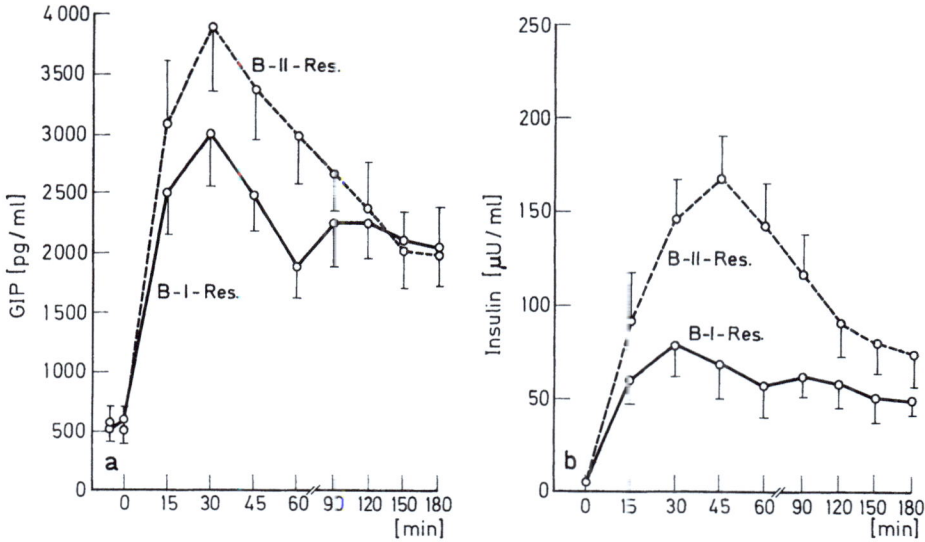

Abb. 3 a, b. Postprandiale Serum-GIP- (a) und Seruminsulinspiegel (b) bei Patienten mit *(B-I-Res.)* und ohne Duodenalpassage *(B-II-Res.)*

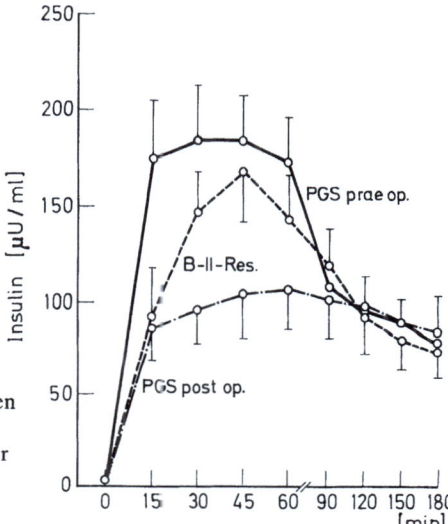

Abb. 4. Postprandiale Seruminsulinkonzentrationen bei Billroth-II-Patienten ohne *(B-II-Res.)* und mit Dumpingsymptomatik *(PGS prae op.)*. Einfluß der Duodenalpassage *(PGS post op.)*

als bei Patienten ohne Dumpingsymptomatik (Abb. 4). Die postprandiale Blutglukosekonzentration war höher bei Patienten mit Dumpingsymptomatik. Nach Wiederherstellung der Duodenalpassage trat ein erheblicher Abfall der postprandial erhöhten Serum-GIP- und Seruminsulinspiegel auf, und die pathologische Blutglukosekurve näherte sich einer normalen Konfiguration.

McLoughlin et al. [14] beobachteten einen Abfall der erhöhten Plasma-GIP- und Plasmainsulinspiegel bei Patienten mit Dumpingsymptomatik, nachdem ein Glykosidhydrolyseinhibitor verabreicht wurde, der den Abbau von Stärke und langkettigen Zuckern im Gastrointestinaltrakt verhinderte. Da die Magenentleerung durch den Inhibitor nicht beeinflußt wurde, muß der Abfall der gastrointestinalen Hormonspiegel durch eine geringere Absorption der Zuckersubstanzen bedingt sein, welcher parallel ging mit einer deutlichen Verbesserung der Symptomatik.

Die beobachteten pathologischen Profile in der Freisetzung von GIP und Insulin erklären nicht die Dumpingsymptomatik, sondern sind Zeichen einer beschleunigten Entleerung aus dem Magen, einer verkürzten Transitzeit durch das Intestinum und einer erhöhten Absorption von Nahrungsbestandteilen aus dem Darm.

Andere gastrointestinale Hormone

Vasoaktives intestinales Polypeptid

Obwohl das vasoaktive intestinale Polypeptid (VIP) heute vorwiegend als Neurotransmitter betrachtet werden muß, finden sich VIP-Konzentrationen auch in einigen intestinalen Zellen. VIP ist sehr aktiv an den motorischen Elementen des Gastrointestinaltraktes: Es bewirkt eine Relaxation des LES, der Muskulatur des Magenfundus und des Clons. Bedeutsam für die Pathogenese des Dumpingsyndroms könnte die VIP-induzierte Stimulation der Wasser- und Junsekretion vom Intestinum sein.

Sagor et al. [17] fanden bei Patienten mit Magenresektion nach oralem Glukosetoleranztest deutliche erhöhte VIP-Spiegel, während nichtoperierte Patienten keine Veränderungen der basalen VIP-Konzentrationen im Plasma aufwiesen. Bei Patienten mit Dumpingsymptomatik lagen die Plasma-VIP-Spiegel deutlich höher als bei magenresezierten Patienten ohne Dumpingsymptomatik. Da die intravenöse Infusion von VIP ähnliche Symptome wie das Dumpingsyndrom hervorruft (Anstieg der Pulsfrequenz, Abfall des systolischen Blutdrucks, Diarrhöe etc.), wurde von verschiedenen Seiten die Bedeutung des VIP für die Pathogenese des Dumpingsyndroms angenommen. Es bedarf jedoch weiterer Untersuchungen, um diese Befunde zu erhärten.

Enteroglukagon

Unger et al. [18] extrahierten aus der Dünndarmschleimhaut eine Substanz, die dem pankreatischen Glukagon sehr ähnlich ist und als Enteroglukagon bezeichnet wird. Obwohl bisher sehr wenig Informationen über die physiologische Bedeutung dieser Substanz vorliegen, wurde von einigen Autoren vermutet, daß beim Dumpingsyndrom Enteroglukagon eine pathogenetische Rolle spielen könnte [3]. So konnte mehrfach nachgewiesen werden, daß bei Billroth-II-resezierten Patienten nach oraler Glukosebelastung deutlich höhere Plasmaenteroglukagonspiegel auftraten als bei nichtresezierten Patienten. Bloom et al. [5] beschrieben außerdem einen deutlich höheren Plasmaenteroglukagonanstieg nach Nahrungsaufnahme bei Dumpingpatienten, verglichen mit Billroth-II-Patienten ohne Dumpingsymptomatik. Da die biologische Wirksamkeit des Enteroglukagons bisher nicht endgültig abgeklärt werden konnte, bedarf es weiterer Experimente.

Neurotensin

Neurotensin ist ein Tridekapeptid, das zunächst aus dem Hypothalamus extrahiert werden konnte und starke vasoaktive Wirksamkeiten aufweist. Es gibt deutliche

Hinweise, daß Neurotensin neben seiner Lokalisation in endokrinen Zellen des unteren Dünndarms v. a. auch als Neurotransmitter wirksam ist. Mehrere Gruppen fanden einen Anstieg der Plasmaneurotensinimmunoreaktivität (NLI) nach einer fettreichen Mahlzeit oder nach Infusion von Nahrungsbestandteilen in den Dünndarm [3, 4, 6].

Blackburn et al. [4] und Bloom et al. [6] untersuchten Ulcus-duodeni-Patienten vor und nach Magenresektion. Bei Patienten mit und ohne Dumpingsymptomatik wurde ein oraler Glukosetoleranztest durchgeführt und die Plasmaneurotensinspiegel bestimmt. Bei Patienten mit Dumpingsymptomatik trat ein sehr frühzeitiger und deutlich höherer Anstieg der Plasmaneurotensinspiegel auf als bei Nichtdumpingpatienten. Diese Untersuchungen konnten mittlerweile von unserer Gruppe [3] bestätigt werden. Wir fanden außerdem, daß nach Wiederherstellung der Duodenalpassage bei Dumpingpatienten ein deutlicher Abfall der postprandialen Neurotensinspiegel auftrat.

Motilin

Motilin ist ein Peptid, bestehend aus 22 Aminosäuren, das aus Extrakten der Duodenal- und Jejunumschleimhaut isoliert wurde. Die physiologische Bedeutung von Motilin ist weitgehend ungeklärt; in pharmakologischen Dosen wirkt Motilin v. a. an der Muskulatur des Intestinaltrakts.

Lawaetz et al. [11, 12] untersuchten den Plasmamotilinspiegel nach oralem Glukosetoleranztest bei nichtoperierten Patienten und bei Patienten mit distaler Magenresektion mit und ohne Dumpingsymptomatik. Bei allen 3 Gruppen ließ sich kein Unterschied in der Plasmamotilinkonzentration nachweisen.

Gastrin

Nach der Entwicklung verläßlicher radioimunologischer Bestimmungsmethoden zur Messung des antralen Hormons Gastrin sind zahlreiche Untersuchungen mit dieser Substanz durchgeführt worden. Es existieren jedoch nur sehr wenig Daten über die Serumgastrinspiegel beim Dumpingsyndrom. In früheren Untersuchungen haben wir zeigen können, daß ein Unterschied in der basalen und postprandialen Serumgastrinkonzentration bei Patienten mit Billroth-II-Resektion mit oder ohne Dumpingsymptomatik besteht [2, 3]. Nach Wiederherstellung der Duodenalpassage durch eine Biebl-Henley-Soupault-Jejunuminterposition kam es zu einem geringgradigen, jedoch signifikanten Anstieg der basalen Serumgastrinspiegel, begleitet von einem deutlichen Anstieg der postprandialen Serumgastrinkonzentrationen. In weiteren Untersuchungen haben wir keine Korrelation zwischen Schweregrad der Dumpingsymptomatik und Serumgastrinkonzentrationen feststellen können.

Cholezystokinin

Cholezystokinin (CCK), das in verschiedenen Molekülgrößen beim Menschen vorkommt, wird in großen Quantitäten in das Blut sezerniert. Bei Patienten mit Billroth-I- oder Billroth-II-Resektion fanden wir normale basale CCK-Konzentrationen im Plasma. Unmittelbar nach Nahrungsaufnahme stiegen bei magenresezierten Patienten die Plasmaspiegel sehr viel höher an als bei Normalpersonen. Die Plasma-

CCK-Spiegel bei Patienten mit Billroth-II-Resektion mit und ohne Dumpingsymptomatik unterschieden sich nicht.

Biogene Amine und ähnliche Substanzen

Serotonin (5-Hydroxytryptamin) wird in den enterochromaffinen Zellen des Gastrointestinaltrakts gespeichert und übt zahlreiche Wirkungen auf die gastrointestinale Muskulatur aus. Die Infusion von Serotonin bewirkt Übelkkeit, abdominelle Krämpfe und Durchfälle. Schon relativ früh wurde dem Serotonin eine entscheidende Rolle für die Pathogenese des Dumpingsyndroms zugesprochen [8, 10, 20].

Drapanas et al. [8] konnten erstmals zeigen, daß eine Infusion einer hypertonen Lösung in den proximalen Dünndarm zu einem Anstieg der Serumserotoninspiegel führte. McDonald et al. [13] untersuchten die Blutserotoninkonzentrationen und die Urinspiegel von Hydroxyindolessigsäure bei magenresezierten Patienten mit und ohne Dumpingsymptomatik: Nach oraler Glukosebelastung stiegen die Blutserotoninspiegel signifikant bei Dumpingpatienten an, während alle anderen Patientengruppen Normalwerte aufwiesen. Andere Untersucher konnten diese Korrelation zwischen Dumpingsymptomatik und Serotoninspiegel nicht nachweisen. Des weiteren ist es sehr schwierig, die gastrointestinalen Symptome der Serotoninfreisetzung zuzuordnen, da Serotonin bei der Passage durch die Lunge abgebaut wird.

Zeitlin u. Smith [20] postulierten daher, daß ein Plasmakinin für die Dumpingsymptomatik verantwortlich sein müsse. Diese Autoren beobachteten die Freisetzung einer bradykininähnlichen Substanz bei Dumpingpatienten nach Nahrungsaufnahme. In der Folgezeit wurden von verschiedenen Gruppen erhöhte Kininspiegel nach Magenresektion beschrieben [7, 10, 19]. Des weiteren konnte eine gute Korrelation zwischen dem Abfall des Blutdrucks und der Plasmabradykininkonzentrationen bei Dumpingpatienten fetgestellt werden.

Die regulatorische Bedeutung der Duodenalpassage für die Kininfreisetzung konnte von Cuschieri et al. [7] bei Patienten mit Dumpingsymptomatik nachgewiesen werden: Bei 17 Patienten mit schwerer Dumpingsymptomatik nach distaler Magenresektion wurde die Plasmakininkonzentration vor und nach jejunaler Interpositionsoperation gemessen. Bei Patienten mit deutlicher Besserung der klinischen Symptomatik nach chirurgischer Wiederherstellung der Duodenalpassage fielen die postoperativen Kininwerte auf Normalbereiche ab.

McDonald et al. [13] untersuchten die Freisetzung von Serotonin und Kinin nach Verabreichung einer intraduodenalen hypertonen Lösung bei nichtanästhesierten Hunden. Der Anstieg der Serotoninspiegel begann 15 min nach Verabreichung des Dumpingstimulus, während der Bradykininspiegel unmittelbar nach Verabreichung der hypertonen Lösung anstieg. Daher wurde von diesen Autoren postuliert, daß Bradykinin für die frühen vasomotorischen Symptome verantwortlich ist, während Serotonin die später auftretenden gastrointestinalen Beschwerden verursache.

Substanz P

Die Substanz P wird im Gastrointestinaltrakt sowohl in endokrinen Zellen (zusammen mit Serotonin) als auch in Nervenplexus angetroffen, so daß sowohl ein endokriner (parakriner) Mechanismus als auch eine Funktion als Neurotransmitter vermutet werden können. Die Substanz P stimuliert glatte Muskulatur in sehr niedrigen

Konzentrationen. Pernow u. Wallenstein [15] konnten in Tierexperimenten nachweisen, daß die intrajejunale Instillation von Glukose zu einer starken Freisetzung der Substanz P führt. Daher wurde von verschiedenen Autoren vermutet, daß diese Substanz beim Auftreten der Dumpingsymptomatik eine gewisse Bedeutung habe.

Synopsis

Das Frühdumpingsyndrom wird vorwiegend bei Ulcus-duodeni-Patienten nach distaler Magenresektion und Wiederherstellung der Intestinalpassage durch eine Billroth-II-Gastrojejunostomie beobachtet. Die Symptomatik ist charakterisiert durch kardiovaskuläre und gastrointestinale Symptome. Da im Gastrointestinaltrakt eine große Anzahl von biogenen Aminen, Hormonen und Peptiden vorhanden ist und freigesetzt wird, die verschiedene Symptome des Dumpingsyndromkomplexes induzieren können, muß angenommen werden, daß diese Substanzen Bedeutung bei der Pathogenese des Dumpingsyndroms haben.

Die große Anzahl der plausiblen Theorien für die Entstehung des Dumpingsyndroms reflektiert die Möglichkeit, daß nicht alle Symptome durch die gleichen Ursachen bedingt sind. Obwohl die biogenen Amine und einige Peptide bzw. Hormone wesentlich zu der sehr variablen Symptomatologie beim einzelnen Patienten beitragen können, dürfte das autonome und das zentrale Nervensystem von gleicher Bedeutung sein, da neurale und humorale regulatorische Mechanismen, wie wir heute wissen, sehr eng miteinander verbunden sind.

Literatur

1. Andrup E (1966) Postgastrectomy syndromes. Am J Dig Dis 11:432
2. Becker HD (1980) Hormonal changes after gastric surgery. Clin Gastroenterol 9:755
3. Becker HD (1984) Dumping syndrome and hormones. In: Akkermanns MA, Johnson AG, Read NW (eds) Gastric and gastroduodenal motility. Praeger, New York, pp 263–281
4. Blackburn AM, Christofides ND, Ghatei A, Sarson DL, Ebeid FH, Ralphs DNL, Bloom SR (1980) Evaluation of plasma neurotensin in dumping syndrome. Clin Sci 59:237
5. Bloom SR, Royston CMS, Thompson JPS (1972) Enteroglucagon release with dumping syndrome. Lancet II:789
6. Bloom SR, Blackburn AM, Ebeid FH, Ralphs DNL (1978) Neurotensin and the dumping syndrome. Gastroenterology 74:1010
7. Cuschieri A, Onalbanja OA (1971) Kinin release after gastric surgery. Br Med J II:565
8. Drapanas T, McDonald JC, Stewart JD (1962) Serotonin release following instillation of hypertonic glucose into the proximal intestine. Ann Surg 156:528
9. Fenger HD (1965) the dumping disposition in normal persons. Acta Chir Scand 129:201
10. Johnson LP, Jesseph JE (1969) Evidence of humoral etiology of the dumping syndrome. Am J Surg 117:204
11. Lawaetz O, Blackburn AM, Bloom SR, Aritas Y, Ralphs DNL (1983) Gut hormone profile and gastric emptying in the dumping syndrome. Scand J Gastroenterol 18:73
12. Lawaetz O, Blackburn AM, Bloom SR, Aritas Y, Ralphs DNL (1985) Effect of pectin on gastric emptying and gut hormone release in the dumping syndrome. Scand J Gastroenterol 18:327
13. McDonald JM, Webster MM, Tennyson CH, Drapanas T (1969) Serotonin and bradykinin in the dumping syndrome. Am J Surg 117:204
14. McLoughlin JC, Buchanan KD, Alan MJ (1979) A glycoside-hydrolyse inhibitor in treatment of dumping-syndrome. Lancet II:603

15. Pernow B, Wallenstein S (1964) The dumping syndrome IV. The relationship between substance P and the motility of the small intestine with special reference to the dumping syndrome. Acta Chir Scand 128:530
16. Roth DA, Meade RC (1965) Hyperinsulin-Hypoglycemia in postgastrectomy patients. Diabetes 14:526
17. Sagor GR, Bryant MG, Ghatei MA, Kirk RM, Bloom SR (1981) Release of vasoactive intestinal peptide in the dumping syndrome. Br Med J 282:507
18. Unger RH, Orei L (1976) Physiology and pathophysiology of glucagon. Physiol Rev 56:778
19. Wong PY, Talamo RC, Babier BM, Raymond GG, Colman RW (1974) Kallikrein-Kininsystem in postgastrectomy dumping syndrome. Ann Intern Med 80:577
20. Zeitlin IJ, Smith AA (1966) 5-hydroxyindoles and kinins in the carcinoid and dumping syndrome. Lancet II:986

Entzündliche Darmerkrankungen: Aktueller Stand der chirurgischen Therapie

H. Denecke

Die klinische Inzidenz der entzündlichen Darmerkrankungen Colitis ulcerosa, Morbus Crohn und Divertikulitis ist von derjenigen der Tumoren im vergleichbaren Darmabschnitt deutlich verschieden. Im Berichtszeitraum von 1973 bis 1984 wurden 1940 Patienten wegen Karzinomen gegenüber 270 Patienten mit entzündlichen Erkrankungen behandelt (Tabelle 1). Mit Ausnahme der Eingriffe wegen Colitis ulcerosa stiegen in allen Patientengruppen die Behandlungszahlen in den letzten 5 Jahren an (Abb. 1).

Colitis ulcerosa

Im jüngeren Schrifttum weisen nur noch 15% aller Erkrankten einen Befall des gesamten Kolons bzw. 70–80% einen Befall nur der distalen Kolonabschnitte mit blan-

Tabelle 1. Eingriffe wegen karzinomatöser und entzündlicher Dickdarmerkrankungen. Chirurgische Klinik und Poliklinik der Universität München 1973–1978, Klinikum Großhadern 1978–1985 (Dir.: Prof. Dr. G. Heberer)

Tumoren	n	Entzündungen	n
Kolonkarzinom	773	Colitis ulcerosa	47
Rektumkarzinom	994	Morbus Crohn	117
Villöses Rektumadenom	171	Divertikulitis	115

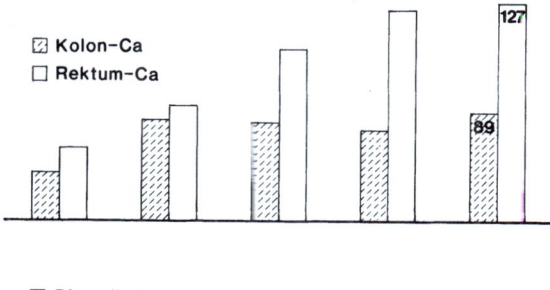
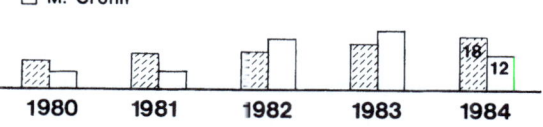

Abb. 1. Häufigkeit der Eingriffe wegen kolorektalem Karzinom, Divertikulitis und Morbus Crohn [Chirurgische Klinik und Poliklinik der Universität München (Direktor Prof. Dr. G. Heberer), Klinikum Großhadern (1980–1984)]

Stand und Gegenstand chirurgischer Forschung
Herausgegeben von F. W. Eigler, H.-J. Peiper,
F. W. Schildberg, J. Witte und V. Zumtobel
© Springer-Verlag Berlin Heidelberg 1986

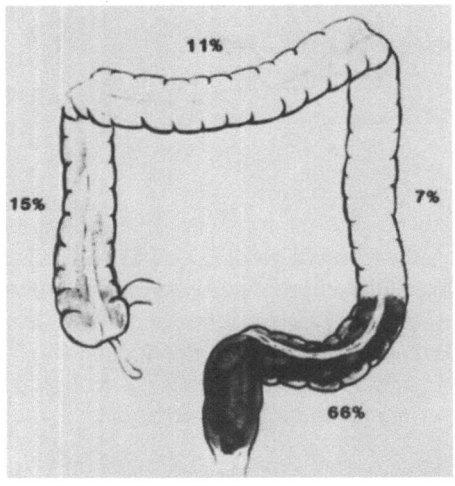

Abb. 2. Lokalisationsverteilung der Colitis ulcerosa (269 Patienten). (Nach [18, 25])

Tabelle 2. Einjähriger Therapieverlauf bei 44 Patienten mit Colitis ulcerosa. (Nach Theuer [25])

	[%]
Ambulant	84
Stationär	16
Blutung, Ileus, Perforation, toxisches Megakolon	—
Operation	—

deren Verläufen auf (Abb. 2). Noch wesentlicher fällt ins Gewicht, daß die Erkrankung unter der modernen internistischen Therapie offensichtlich ungefährlicher verläuft. Eine ambulante Therapie ist zu einem hohen Prozentsatz möglich, akute Schübe sind besser beherrschbar, Komplikationen und notwendige Operationen sind seltener geworden (Tabelle 2).

Im Vordergrund des chirurgischen Interesses steht deshalb heute nicht mehr in solchem Maße die Frage, wann und wie in akuten Situationen eingegriffen werden soll, sondern die Frage, wie die anale Kontinenz erhalten werden kann. Parks et al. [17], Utsonomiya et al. [27] und Fonkalsrud [8] haben Verfahren zur Schaffung eines ileoanalen Pouch vorgeschlagen. Als ein Nachteil hat sich der von Parks zunächst relativ lange, später verkürzte Ileumauslaß erwiesen, dessen Propulsionen die Kontraktionskraft des an und für sich intakt gebliebenen Sphinkterapparates überspielen (Abb. 3). Dies ist ein Problem, das auch nach tiefer, z. B. peranaler Rektumresektion auftreten und manometrisch gut verifiziert werden kann, wenn das zur Anastomose herabgeführte Kolon muskelstark und leicht irritabel ist. Bei dem von Utsonomiya et al. [26] angegebenen Pouch liegt das geschaffene Reservoir dem analen Sphinkter direkt an und ersetzt mit seiner Compliance die Funktion der Rektumampulle besser (Abb. 3).

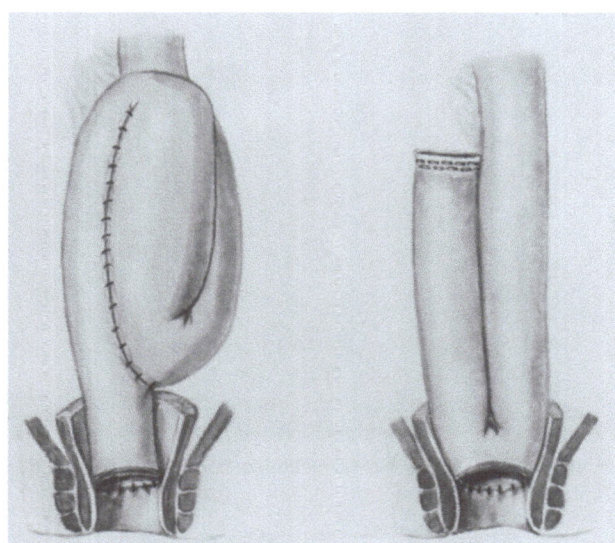

Abb. 3. Ileoanale Taschen
(Nach [17, 26])

Tabelle 3. Spätergebnisse nach Anlegen einer ileoanalen Tasche (J-Form) (113 Patienten). (Nach Taylor et al. [24])

Funktion	[%]
Spontandefäkation möglich	100
Völlig kontinent	66
Partiell inkontinent (davon 20% nachts)	31
Inkontinent	3
Mittlere Stuhlfrequenz	6/Tag

Taylor et al. überblicken das größte Krankengut nach Anlage einer ileoanalen Tasche [25]. Sie wenden die J-Form an. Bei allen ihren Patienten war postoperativ die Spontandefäkation möglich, 66% von ihnen waren völlig kontinent, davon tagsüber sogar 86%. Eine Teilinkontinenz bestand bei 31%, die bei 20% nur nachts auftrat, und inkontinent waren 3 Patienten. Die mittlere Stuhlfrequenz lag bei 6/Tag (Tabelle 3). Aufgrund dieser Ergebnisse, die allerdings an einem einzelnen Zentrum erarbeitet wurden, scheint derzeit die J-Tasche anderen Verfahren überlegen zu sein.

Morbus Crohn

Von der Colitis ulcerosa ist heute das Erscheinungsbild des Morbus Crohn sowohl histologisch als auch durch den klinischen Verlauf besser abgrenzbar geworden. Beispielsweise lassen sich selbst große Pseudopolypen, die früher als sicheres makroskopisches Zeichen einer Colitis ulcerosa angesehen wurden, gelegentlich einem

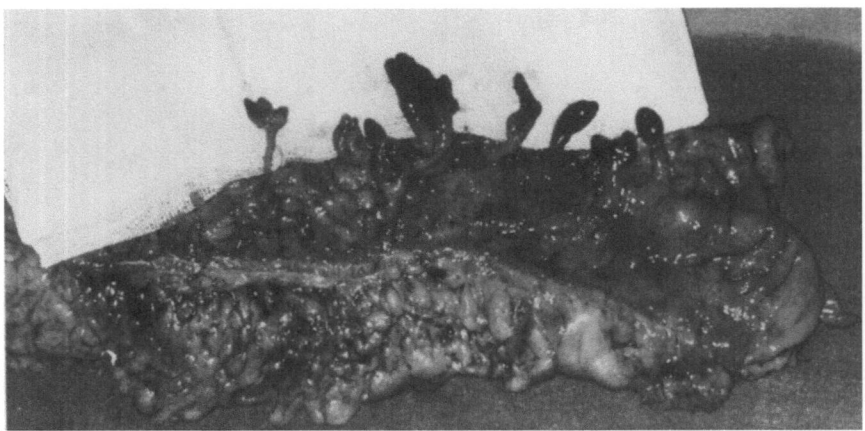

Abb. 4. Pseudopolyposis bei segmentalem Morbus Crohn des Sigmas (Patient W. M., männlich, 38 Jahre)

Tabelle 4. Morbus Crohn: Operationsletalität 1954–1985 (eigenes Krankengut)

Zeitraum	Patienten	Operationsletalität	
		n	[%]
1954–1972	62	9	14,5
1973–1978	40	3	7,5
1979–1985	77	2	2,6

Morbus Crohn zuordnen [10, 21]. Auch das Operationspräparat eines 38jährigen Patienten (Abb. 4) wäre früher wegen der Pseudopolypen einer Colitis ulcerosa zugeordnet worden. Die Histologie, der segmentale Befall und die Aussparung des Rektums ließen aber einen Morbus Crohn sichern.

Entsprechend einem allgemeinen Trend in der gastrointestinalen Chirurgie ist auch bei der Erkrankung Morbus Crohn die Operationsletalität deutlich gesunken. Im eigenen Krankengut betrug sie im letzten Sechsjahreszeitraum noch 2,6% (Tabelle 4). Fast 70% unserer Kranken wurden wegen Fisteln oder Abszessen operiert, zweithäufigste Indikation war die akute oder chronische Obstruktion (Tabelle 5).

Für die chirurgische Sanierung eines Fistelgebietes ist das postakute Stadium günstiger, auch wenn durch narbige Stenosierung eine chronische Darmdilatation in Kauf genommen werden muß. In der Regel erlaubt es der Verlauf des Morbus Crohn, den Rückgang der akuten Phase evtl. nach Inzision und Drainage eines Abszesses abzuwarten.

Den Nachweis einer blinden Fistel, zu 90% von einer Stenose im ileozökalen Bereich ausgehend, sehen wir grundsätzlich als Operationsindikation an.

Für die Wahl des Operationszeitpunktes ist die Beurteilung der entzündlichen Aktivität zwar nicht entscheidend, aber wichtig (Tabelle 6). Dabei soll auf die Bestimmung der Blutsenkung als einfacher, aber aussagekräftiger und billiger Para-

Tabelle 5. Morbus Crohn: Operationsindikation im eigenen Krankengut

Indikation	Patienten	
	n	[%]
Paralytischer Ileus	6	5,1
(Perforation, toxische Ileokolitis, Peritonitis)		
Abszesse, Fisteln	53	45,3
Obstruktion/Fisteln	23	19,7
Obstruktion	18	15,4
Sonstige (Therapieresistenz, Blutung u. a.)	17	14,5
Gesamt	117	100

Tabelle 6. Morbus Crohn: Beurteilungsmöglichkeit der entzündlichen Aktivität

Kriterien	Entzündlich	„Narbig"
BKS	Hoch	Niedrig
α_2-Globulin	Hoch	Niedrig
Albumin	Niedrig	Normal
CDA-Index	> 150	< 150
Endoskopisch	Z. B. Ulzera	Narbige Stenosen
Bildgebend	Ulzera, Abszeß	Narbige Stenosen

Tabelle 7. Morbus Crohn: Ergebnisse nach Operation wegen intestinaler Fisteln (eigenes Krankengut, mittlere Beobachtungszeit 3,5 Jahre)

Fisteltyp	Fisteln n	Patienten n	Operationsletalität [%]	Symptomfrei [%]	Rezidiv [%]
Solitär	55	45	4,4	70	3
Komplex	78	30	6,7	41	12

meter hingewiesen werden. Der von Best [2] 1976 eingeführte CDA-Index („Crohns-disease activity index") hat größeren Nutzen für die Evaluierung des internistischen Therapieerfolges als zur Abgrenzung der Operationsindikation. Andere laborchemische sowie bildgebende Verfahren geben selbstverständlich ebenfalls Hinweise auf die entzündliche Aktivität, beispielsweise durch den Nachweis von Abszessen, und erleichtern die Operationstaktik [9].

Im eigenen Krankengut wurden 45 Patienten wegen solitärer und 30 wegen komplexer intestinaler Fisteln operiert (Tabelle 7). Alle wurden nachbeobachtet, im Mittel über 3,5 Jahre. 70% der Patienten mit solitären und <1% mit komplexen Fisteln blieben im Beobachtungszeitraum völlig symptomfrei. Leichte bis mäßige Beschwerden wiesen 30 bzw. 59% der Kranken auf, so daß eine Restaktivität des Morbus

Tabelle 8. Komplikationen nach einreihiger und zweireihiger Naht einer Anastomose bei Morbus Crohn (eigenes Krankengut, 106 Patienten)

Indikation	Einreihige Naht			Zweireihige Naht		
	Anastomosen n	Nahtinsuffizienz Postoperative Stuhlfistel		Anastomosen n	Nahtinsuffizienz Postoperative Stuhlfistel	
		n	[%]		n	[%]
Ileus/chronische Obstruktion	36	3	8,3	15	3	20,0
Übrige	42	2	4,8	13	3	23,1
Gesamt	78	5	6,4	28	6	21,4

Crohn vorhanden oder möglich war. 3% bzw. 12% hatten im Beobachtungszeitraum Fistelrezidive.

Wir wenden als Nahttechnik eine einreihige seromuskuläre Naht mit spät resorbierbarem Material an, beim Stich wird die Mukosa ausgespart [4]. Die Insuffizienzrate liegt nach einer solchen Naht am dilatierten Darm bei 8,3%, sonst bei 4,8% (Tabelle 8). Es soll erwähnt sein, daß bei 75% dieser Patienten im „infizierten" Gebiet durch das Vorliegen von Fisteln und Abszessen operiert werden mußte. Eine echte vergleichende Beurteilung mit der zweireihigen Naht darf in den vorliegenden Ergebnissen aber nicht angestellt werden, denn es handelt sich um einen historischen Vergleich mit dieser Gruppe.

Divertikulitis

Die Divertikulose gilt heute als erworben [1, 11]. Bei derjenigen Form, die das ganze Kolon betrifft, wird eine Gewebeschwäche als prädisponierender Faktor angenommen [20]. Sie führt seltener zu entzündlichen Komplikationen und eher zur Blutung. Für die linksseitige Divertikulose scheint die Muskelhypertrophie und die Erhöhung des intraluminären Drucks, möglicherweise auch eine unkoordinierte Spastik, ausschlaggebend zu sein [1, 20, 23]. Für die Resektionsbehandlung gilt, daß die Entfernung des Sigmas und des rektosigmoidalen Übergangs genügt, auch wenn weiter nach proximal noch Divertikel vorhanden sind. Häufig ist das obere Rektum im kleinen Becken verklebt. Es ist wichtig, diese Adhäsionen auf jeden Fall zu lösen, da sich hiermit oft genug eine gute Streckung des Rektums nach oben erzielen läßt, so daß eine spannungsfreie Anastomose gewährleistet wird.

Auch bei der Divertikulitis besteht der Trend zur verringerten Operationsletalität (Tabelle 9). Im zweiten Berichtszeitraum 1973-1985 verstarben im eigenen Krankengut 6 von 115 Patienten, das bedeutet eine Operationsletalität von 5,2% (Tabelle 10). Alle diese Patienten verstarben, nachdem sie im Stadium der abzedierten Perforation (1 Patient) mit Unterbauchperitonitis oder diffuser Peritonitis (5 Patienten) operiert worden waren. Für die Wahl des Operationsverfahrens besteht Einigkeit, bei der unkomplizierten Divertikulitis, bei mäßiggradiger Obstruktion, bei Blutung oder bei Fisteln die einzeitige Resektion durchzuführen [3, 5, 12, 14, 15]. Für das Stadium der Perforation ist die Meinung bezüglich eines zwei- oder dreizeitigen Vor-

Tabelle 9. Divertikulitis: Operationsletalität 1965–1985 (eigenes Krankengut)

Beobachtungszeitraum	Unkompliziert		Kompliziert		
	n	Operationsletalität	n	Operationsletalität	
		n [%]		n	[%]
1965–1972	10	— —	60	16	26,7
1973–1985	11	— —	104	6	5,8

Tabelle 10. Divertikulitis: Komplikationen und Operationsletalität 1973–1985 (eigenes Krankengut)

Erkrankung		n	Operationsletalität	
			n	[%]
Unkomplizierte Divertikulitis		11	—	
Komplizierte Divertikulitis:	Blutung	6	—	
	Stenose/Ileus	10	—	
	Perforation	76	6	7,9
	Fistel	12	—	
Gesamt		115	6	5,2

Tabelle 11. Komplizierte Divertikulitis mit Peritonitis: Operationsletalität der primär resezierenden Verfahren (einzeitige Resektion, Resektion und Schutzanus, Operation nach Hartmann) und der primär nichtresezierenden Verfahren (Anus praeter, Drainage mit und ohne Anlage eines Anus praeter). Sammelstatistik

Autor		Operationsverfahren			
		Primär resezierend		Primär nichtresezierend	
		n	Operationsletalität	n	Operationsletalität
Smiley	(1966) [22]	3	—	16	9
Tagart	(1974) [24]	16	—	13	3
Endrey-Walder	(1973) [6]	6	2	22	8
Ryan	(1974) [19]	12	—	3	—
Hollender et al.	(1974) [14]	32	10	32	11
Kümmerle u. Proß	(1974) [15]	2	2	11	7
Hinchey et al.	(1978) [13]	8	1	20	4
Eisenstat et al.	(1983) [5]	25	2	3	—
Eigenes Krankengut	(1985)	8	3	25	10
Gesamt		112	20 (17,9%)	145	52 (35,8%)

gehens noch kontrovers. Zunehmend wird betont, daß bereits bei der Erstoperation das Sigma als Sepsisherd entfernt werden sollte. Nach der Resektion entscheidet in diesem Fall das Ausmaß der Peritonitis darüber, ob eine primäre Anastomosierung, ggf. unter dem Schutz eines Anus praeter, durchgeführt werden kann oder ob die Operation nach Hartmann notwendig ist.

Für einen Vergleich mit primär nicht resezierenden, i. allg. dreizeitigen Operationsverfahren wurden die Ergebnise von 9 Autoren zusammengestellt (Tabelle 11). Alle Autoren haben, allerdings mit historischen Unterschieden und nicht randomisiert, sowohl resezierende wie nichtresezierende Eingriffe durchgeführt. Erfaßt wurden nur Patienten mit Perforation und Peritonitis. Nach diesen Zahlen sind die Verfahren mit primärer Entfernung des Sigmas denjenigen überlegen, die das Sigma bei der Erstoperation belassen. Ryan konstatiert 1984, die ungünstigsten Ergebnisse der resezierenden Verfahren seien besser als die günstigsten der nichtresezierenden [20]. Allerdings bleibt bei dem schweren Krankheitsbild der perforierten Divertikulitis mit Peritonitis auch unter dieser Therapie immer noch eine hohe Letalität.

Zusammenfassung

Die Ätiologie der entzündlichen Dickdarmerkrankungen Colitis ulcerosa und Morbus Crohn ist nach wie vor ungeklärt. Damit fehlen auch die entscheidenden Voraussetzungen für eine prophylaktische Behandlung, für die sich Ansätze lediglich bei der Divertikulitis zeigen. Die Erfolge der konservativen Behandlung haben bei der *Colitis ulcerosa* das chirurgische Augenmerk auf die Frage der Kontinenzerhaltung gelenkt. Die chirurgische Therapie des *Morbus Crohn* ist nach wie vor eine symptomatische, die aber bei gesenktem Therapierisiko früh eingesetzt werden sollte. Die Prognose der perforierten *Divertikulitis* ist nach wie vor bei den überwiegend älteren Patienten ernst. Die Entfernung des perforationstragenden Sigmas wird in der Literatur zunehmend bereits beim Ersteingriff gefordert. Verbesserte Behandlungsergebnisse und sinkende Operationsletalität kennzeichnen die Trends in der Chirurgie der entzündlichen Darmerkrankungen.

Literatur

1. Arfwidsson S (1964) Pathogenesis of multiple diverticula of the sigmoid colon in diverticular disease. Acta Chir Scand [Suppl] 342:1
2. Best W, Becktel JM, Singleton JW, Kern F (1976) Development of a Crohn's disease activity index. National cooperative Crohn's disease study. Gastroenterology 70:439
3. Denecke H, Utz F (1985) Die akute kolorektale Blutung. In: Encke A, Heberer G, Hernandez-Richter J, Kümmerle F, Schildberg FW, Witte J (Hrsg) Chirurgische Intensivmedizin. Urban & Schwarzenberg, München Berlin Baltimore, S 166
4. Denecke H, Wirsching R (1984) Colorectale Anastomosen. Chirurg 55:638
5. Eisenstat TE, Rubin RJ, Salvati EP (1983) Surgical management of diverticulitis. The role of Hartmann procedure. Dis Colon Rectum 26:429
6. Endrey-Walder P, Judd ES (1973) Acute perforating diverticulitis. Minn Med 56:27
7. Eng K, Ranson JH, Localio SA (1977) Resection of the perforated segment: A signifikant advance in treatment of diverticulitis with free perforation or abszess. Am J Surg 133:67
8. Fonkalsrud EW (1981) Endorectal ileal pull-through with lateral ileal reservoir for benign colorectal disease. Ann Surg 194:761
9. Givel JC, Hawker PC, Keighley MRB, Allan RN, Alexander-Williams J (1982) Assessment and management of fistulae in Crohn's disease. In: Heberer G, Denecke H (eds) Colorectal surgery. Springer, Berlin Heidelberg New York, p 199
10. Grüner PN, Refsum S, Fausa O, Hognestad J (1978) Giant pseudopolyposis causing colonic obstipation. Scand J Gastroenterol 13:65
11. Heberer G (1973) Divertikulitis des Dünn- und Dickdarms. Langenbecks Arch 334:117

12. Heberer G, Hoffmann K, Bary S von (1976) Operative Behandlung entzündlicher Dickdarmerkrankungen: Colitis ulzerosa, Morbus Crohn, Divertikulitis. Dtsch Med Wochenschr 101:1
13. Hinchey EJ, Schaal PGH, Richards GK (1978) Treatment of perforated diverticular disease of the colon. Adv Surg 12:85
14. Hollender LF, Meyer C, Bur F, Marrie A (1974) Plädoyer für die Frühresektion der Sigma-Divertikulitis. In: Reifferscheid M (Hrsg) Colondivertikulitis. Thieme, Stuttgart, S 72
15. Kümmerle F, Proß E (1974) Ein- oder mehrzeitiges Vorgehen bei der komplizierten Divertikulitis. In: Reifferscheid M (Hrsg) Colondivertikulitis. Thieme, Stuttgart, S 61
16. Munro A (1982) The course and prognosis of idiopathic distal proctocolitis. In: Heberer G, Denecke H (eds) Colorectal surgery. Springer, Berlin Heidelberg New York, p 185
17. Parks AG, Nicholls RJ, Belliveau P (1980) Proctocolectomy with ileal reservoir and anal anastomosis. Br J Surg 67:533
18. Ritchie JK, Powell-Tuck J, Lennard-Jones JE (1978) Clinical outcome of the first ten years of ulcerative colitis and proctitis. Lancet 1140
19. Ryan P (1974) Emergency resection and anastomosis for perforated sigmoid diverticulitis. Aust NZ J Surg 44:16
20. Ryan P (1983) Changing concepts in diverticular disease. Dis Colon Rectum 26:12
21. Schneider R, Dickersin GR, Patterson JF (1973) Localized giant pseudopolyposis. Dig Dis Sci 18:265
22. Smiley DF (1966) Perforated sigmoid diverticulitis with spreading peritonitis. Am J Surg 11:431
23. Stelzner F (1976) Ursache und Therapie der Divertikelkrankheit des Dickdarms. Med Welt 27:2407
24. Tagart REB (1974) General peritonitis and hemorrhage complicating colonic diverticular disease. Ann R Coll Surg Engl 55:175
25. Taylor BM, Beart RW, Dozois RR, Kelly KA, Wolff BG, Ilstrup DM (1984) The endorectal ileal pouch-anal anastomosis. Dis Colon Rectum 27:347
26. Theuer D, Theuer EEA (1981) Zur ambulanten Diagnostik und Therapie der Colitis ulzerosa. Fortschr MEd 99:1434
27. Utsonomiya J, Iwama T, Imajo M (1980) Total colectomy, mucosal proctectomy, and ileoanal anastomosis. Dis Colon Rectum 23:459

Anastomosentechniken im Gastrointestinaltrakt

TH. JUNGINGER und S. WALGENBACH

Manuelle Nahttechniken am Gastrointestinaltrakt sind vielfältig und mit Namen wie Albert, Lembert, Wölfler, Gambee und vielen mehr verbunden.

In jüngster Zeit haben sich die Nahtmaterialien geändert. Auch wurden maschinelle Klammernahtgeräte weiterentwickelt und perfektioniert, die Alternativen zu den herkömmlichen Techniken darstellen.

Im folgenden sollen die Anastomosentechniken sowie deren Anwendung im Gastrointestinaltrakt dargestellt werden.

Allgemeine Voraussetzungen der Anastomosenheilung

Unabhängig von der Anastomosentechnik sind Voraussetzungen für das Gelingen einer Anastomose
- die gute Durchblutung der Darmenden − dies beinhaltet die gewebeschonende Präparation −,
- die spannungsfreie, sichere Adaptation der Darmenden und
- die primär wasserdichte Anastomosierung.

Anastomosenheilung

Die Anastomosenheilung im Darm verläuft nach den Regeln der allgemeinen Wundheilung. Auf die Phase der Exsudation folgen Gefäßproliferation, Bildung von Granulationsgewebe und Narbenbildung [30].

Dem Kollagenstoffwechsel in der Submukosa kommt entscheidende Bedeutung zu, da die Haltbarkeit der Darmnaht zum größten Teil von der Festigkeit der Submukosa abhängt [16]. Aufgrund der zunächst einsetzenden Kollagenolyse mit konsekutivem Kollagenabbau nimmt die Belastbarkeit der Anastomose bis zum 4.–5. Tag nach ihrer Fertigung ab, um dann entsprechend der Kollagenbildung in der Submukosa zuzunehmen und nach ca. 14 Tagen in der Reißfestigkeit nicht mehr von normaler Darmwand unterschieden zu sein [19]. Die Naht sollte somit lediglich in der ersten postoperativen Phase die Anastomose sichern. Die Kollagenaseaktivität der Darmwand variiert in den einzelnen Darmabschnitten, und bedingt durch ihre höhere Aktivität im Kolon ist die Dickdarmanastomose problematischer als die Dünndarmnaht. Von zusätzlicher Bedeutung sind die bakterielle Dickdarmflora sowie die Darmgasbildung mit Erhöhung des intraluminären Drucks [30]. Infektionen in der Anastomosenregion wirken sich über einen Kollagenaseanstieg negativ auf die Heilung aus [11]. Die erfolgreiche Anwendung eines Kollagenaseinhibitors im Tierexperiment [49] fand im klinischen Einsatz keine Bestätigung. In einer prospektiv randomisierten Doppelblindstudie wiesen im Vergleich zur Placebogruppe Kolon- und Kolorektalanastomosen nach systemischer Aprotininapplikation keine statistisch signifikant niedrigere Insuffizienzrate auf [50]. Auch die Fadenführung beeinflußt den Kollagengehalt des Anastomosenbereichs. Tierexperimentell konnte am Kolon nach fortlaufender Naht im Vergleich zur Einzelknopfnaht eine stärkere Alteration der Kollagensynthese nachgewiesen werden [51]. Ebenfalls im Tierexperiment konnte der Faktor XIII die Anastomosenheilung positiv beeinflussen [31].

Steroide, Zytostatika und Bestrahlung beeinträchtigen die Mikrozirkulation und stellen ebenso Risikofaktoren dar wie Protein- und Plasmaalbuminerniedrigungen. Fehlen Durchblutungs- und Stoffwechselstörungen, ist die Anastomosenheilung unabhängig vom Patientenalter [30]. Generell wird die Durchblutung der Anastomose durch die Nahtspannung, weniger durch die Anzahl der genähten Schichten beeinflußt. Eine spannungsfreie Naht bei der Rattendickdarmanastomose verbessert die Wundfestigkeit [47]. Ziel muß die Adaptation der Darmwände ohne Strangulation des Gewebes sein.

Anastomosentechnik

Manuelle Anastomosen

Manuelle Anastomosen werden in der Regel invertierend oder durch Naht auf Stoß gefertigt. Evertierende Anastomosen haben im Gastrointestinaltrakt keine klinische Bedeutung erlangt.

Die Anastomosen können ein- oder mehrschichtig und 1-, 2- oder 3reihig genäht werden, wobei diese Verfahren individuell zwischen den einzelnen Operateuren variieren. Am weitesten verbreitet ist die 2reihige Nahttechnik, ohne daß sich ihre eindeutige Überlegenheit gegenüber der einreihigen Naht nachweisen ließ [33, 48]. Auch die einschichtige Naht ist praktikabel; tierexperimentell konnten durch die alleinige Vereinigung der Submukosa suffiziente Kolonanastomosen erzielt werden [24]. Wir selbst bevorzugen in der Regel die 2reihige Technik (fortlaufende Mukosanaht, seromuskuläre Einzelknopfnaht).

Die Fadenführung kann fortlaufend sein oder in Einzelknopftechnik erfolgen. Vorteil der fortlaufenden Naht ist die allseitige Blutstillung. Aufgrund ihrer potentiellen Stenosierungsgefahr durch zirkuläre Narbenbildung sollte sie auf breite Anastomosen beschränkt werden. Die Einzelknopfnaht beugt insbesondere bei einreihiger Anwendung Stenosen vor, und bei 3–4 mm Nahtabstand wird eine ausreichende Dichtigkeit der Anastomose erzielt, ohne daß sich die Nahtspannung mit dem Füllungszustand der Anastomosenregion ändert.

Maschinelle Anastomosen

Klammernahtgeräte kommen mit gerader und zirkulärer Klammeranordnung zur Anwendung.

Gerade Geräte gehen in ihrer Entwicklung auf ein 1908 von Hültl und Fischer vorgestelltes „chirurgisches Nahtinstrument für Magen- und Darmnaht" zurück [18] und wurden 1924 von von Petz weiterentwickelt [37]. Heute stehen die modernen Geräte

GIA und TA zur Verfügung („gastrointestinal" anastomosis, „thoracoabdominal stapling instrument"). Beide Geräte sind zum mehrfachen Gebrauch vorgesehen mit austauschbaren Magazinen, die gebrauchsfertig sterilisiert in das Gerät einzulegen oder auch als Einmalartikel erhältlich sind. Die in geschlossenem Zustand B-förmigen Metallklammern führen zu einer evertierenden, 2reihigen Allschichtennaht mit Adaptation der Mukosa, wobei die Klammerreihen zur Vermeidung von Durchblutungsstörungen gegeneinander versetzt sind [42].

Beim TA als nicht selbstschneidendem Gerät ist die Kontinuitätsunterbrechung des geklammerten Magens bzw. Darms mit Skalpell oder Schere erforderlich, wobei eines der Lumina offen bleibt. Das GIA klammert und schneidet in einem Arbeitsgang zwischen 2 Doppelklammerreihen, so daß beide Lumina verschlossen werden.

Indikationen für diese Geräte sind der partielle Magenverschluß, Darmblindverschlüsse sowie Seit-zu-Seit- und End-zu-End-Anastomosen. Zur Fertigung der Anastomosen sind mehrere Klammervorgänge erforderlich, was die Indikation einengt.

Zirkuläre Klammernahtgeräte mit variablem Kopfdurchmesser, wie das 1977 zur Anwendung gebrachte EEA („end enteric anastomosis") oder das ILS („intraluminar stapling"), basieren als amerikanische Weiterentwicklungen auf russischen Prototypen der frühen 60er Jahre [23] und sind heutzutage auch als Einmalgeräte im Handel. Sie erstellen invertierende, 2reihige, allschichtige End-zu-End-Anastomosen mit ebenfalls versetzten Klammerreihen. Die Zweireihigkeit unterscheidet sie vom sowjetischen Modell (SPTU) mit einreihiger Nahttechnik.

Die Anastomosenheilung erfolgt über ein Stadium der Granulationsgewebebildung mit langsamerer Reepithelialisierung als nach Handnaht [8]. Tierexperimentell war die Belastbarkeit maschineller Dickdarmanastomosen den handgenähten überlegen [14].

Zirkuläre Klammernahtgeräte sollen eine hohe reproduzierbare Nahtsicherheit gewährleisten und gering gewebetraumatisierend sein. Die Zeitspanne mit intraoperativ eröffnetem Darmlumen wird verkürzt und damit die bakterielle Kontamination verringert. Eine wesentliche Verkürzung der Operationszeit ist nicht zu erwarten [3]. Die Hauptindikation der Anwendung zirkulärer Geräte besteht bei Anastomosen an nicht serosagedeckten Darmabschnitten wie Kardia und Rektum.

Die Kombination gerader und zirkulärer Geräte ist möglich. Durch TA- oder GIA-Nahtreihen kann mit dem EEA problemlos anastomosiert werden (Double-Stapling-Technik). Dabei verbiegen sich gewöhnlich die Klammern oder werden gelegentlich durchtrennt, ohne daß postoperative Komplikationen zu erwarten wären [20, 26].

Nahtmaterial

Aufgrund der raschen Konsolidierung der Anastomose ist unter bestimmten Voraussetzungen resorbierbares Nahtmaterial ausreichend. Experimentell ließen sich keine Nachteile bezüglich Reißfestigkeit der Naht und Zugfestigkeit der Anastomose gegenüber nichtresorbierbaren Fäden nachweisen [34, 39]. Die Forderungen nach hoher Reißfestigkeit und Resorption ohne schwere Entzündungs- sowie Fremdkörperreaktion erfüllen Fäden auf Polyglaktin- bzw. Polyglykolsäurebasis, die hydrolytisch abgebaut werden. Polydioxanon als monofiler Faden zeigt hier möglicherweise noch bessere Eigenschaften [28].

Fremdkörperreaktionen und Abszedierungen im Bereich des Nahtmaterials sind bei den neuen resorbierbaren Fäden deutlich geringer ausgeprägt als bei nichtresorbierbaren.

Die in den Klammernahtgeräten eingesetzten inerten Metallklammern heilen weitgehend reizlos ein. Angestrebt wird ihr Ersatz durch resorbierbares Material. Erste klinische Erfahrungen mit resorbierbaren Klammern liegen vor.

Fibrinklebung

Die Anastomosierung mit biogenen Gewebeklebstoffen ist klinisch nicht relevant. Als adjuvante Maßnahme beschränkt sich ihr Einsatz auf die Nahtsicherung [38] und soll hier nicht weiter abgehandelt werden.

Ösophagusanastomosen

Die am häufigsten nach Tumorresektionen durchgeführten Ösophagusanastomosen mit Jejunum oder Magen haben sich in ihrer Höhe nach der Tumorlokalisation, dessen Ausdehnung, anatomischen, physiologischen und onkologischen Gesichtspunkten zu richten. Den Radikalitätsprinzipien der Tumorchirurgie kommt dabei die relativ bessere Ösophagusdurchblutung oral der V. azygos entgegen.

Als haltbarste Struktur des Ösophagus gilt die Schleimhaut, deren exakte Adaptation für eine primäre Anastomosenheilung wesentlich ist [36].

Bewährte manuelle Nahttechniken sind die einreihige Allschichtennaht auf Stoß, die eine besonders günstige Durchblutung der Anastomose gewährleisten soll bei geringer Strikturbildung [6], oder die von japanischen Chirurgen bevorzugte 2reihige, schichtweise Naht (Mukosa, seromuskulär) [1]. Die genannten Nähte werden in Einzelknopftechnik vorgenommen. Bei fortlaufender Fadenführung besteht die Gefahr der Stenosierung, so daß von amerikanischen Chirurgen auch eine Drahtnaht der Stärke 5/0 verwendet wird [36]. Bei handgenähten Ösophagusanastomosen bevorzugen wir die 2reihige Naht mit resorbierbaren Fäden der Stärke 4/0 für die Mukosa und 2/0 für die 2. Schicht. Alternative bei der Anastomosierung einzelner Abschnitte des Ösophagus ist die zirkuläre Klammeranastomose.

Zervikaler Ösophagus

Kollare Ösophagusanastomosen sind aufgrund der derzeitig bevorzugten stumpfen Dissektion bei der Behandlung des Ösophaguskarzinoms häufig.

Die Insuffizienz einer zervikalen Anastomose ist klinisch weniger belangvoll als die intrathorakaler oder intraabdomineller Anastomosen. Auch weist eine kollare Ösophagogastrostomie gegenüber der intrathorakalen Lage den Vorteil des geringeren Refluxes auf, da sie nicht wie ein partiell intrathorakal verlagerter Magen 2 differenten Druckzonen ausgesetzt ist [36].

Zervikale Ösophagusanastomosen mit Magen, Jejunum oder Kolon sind bei guter Übersicht mit ausreichender Sicherheit manuell erstellbar [15]. Die alternativ empfohlene maschinelle Anastomose mittels peroral eingeführtem, gebogenem EEA [43] hat sich bei uns und anderen nicht bewährt, da der Ösophaguseingang unter der zur Einführung des Gerätes notwendigen Gewalt bersten kann [25]. Seit-

Tabelle 1. Vergleich zwischen maschinellen und manuellen Anastomosen an Ösophagus und Rektum

		Maschinell		Manuell	
		Letalität [%]	Insuffizienz [%]	Letalität [%]	Insuffizienz [%]
Ösophagus					
Intrathorakal	[13]	13,3	3,3	25,0	12,5
Distal	[22]	3,6	12,9	25,8	29,0
Rektum					
Tiefe anteriore Resektion	[4]	2,8	7,5	3,9	5,4

zu-Seit-Anastomosen zwischen Ösophagus und Jejunum bzw. Kolon unter Verwendung linearer Nähapparate sind ebenso wie maschinelle Verbindungen zwischen Magen und hochgezogenem Kolon beschrieben [40], ohne daß Vorteile gegenüber manuellen Techniken erkennbar wären.

Intrathorakaler Ösophagus

Intrathorakale Ösophagogastrostomien sind ebenso wie Ösophagojejunostomien bei abdominothorakalen Eingriffen sowohl manuell als auch maschinell praktikabel. Die Insuffizienzrate intrathorakaler Anastomosen konnte durch die Klammernaht auf 3,3% − verglichen mit 12,5% bei manueller Naht − gesenkt werden. Die Mortalität der Ösophagogastrektomie ging von 25% auf 13,3% zurück (Tabelle 1) [13].

Distaler Ösophagus

Als gute Indikation für zirkuläre Klammeranastomosen hat sich die Ösophagojejunostomie nach Gastrektomie erwiesen. Dabei wird von den meisten Autoren das EEA gegenüber dem SPTU bevorzugt.

Im historischen Vergleich des eigenen Krankenguts erhöhte sich durch das EEA die Sicherheit der Anastomose gegenüber der manuellen Naht [22]. Die Letalität der Gastrektomie sank von 25,8% auf 3,6% (Tabelle 1). Neben anderen Kliniken [15] greifen wir seit 1980 ausschließlich auf das EEA zurück, nachdem anfängliche technische Probleme überwunden wurden. Sehr bewährt haben sich bei uns in die Tabaksbeutelnaht des Ösophagus temporär eingelegte Fäden, mit denen das Ösophaguslumen zur Einführung des Gerätekopfes aufgehalten werden kann [46].

Aufgrund der technischen Vorzüge des Geräts kann die Anastomose höher am Ösophagus angelegt und bei kardianahen Tumoren u. U. ein Zweihöhleneingriff vermieden werden. Die transdiaphragmale Resektion ermöglicht intrathorakale Anastomosen auf Höhe der Tracheabifurkation [45].

Im eigenen Vorgehen bevorzugen wir die End-zu-End-Ösophagojejunostomie unter Verzicht auf eine Nahtdeckung mit dem blinden Schlingenende, wie dies End-zu-Seit-Verbindungen ermöglichen und es u. a. von Befürwortern manueller Nahttechniken angewendet wird [12]. Die Stenosierungsrate der Anastomosen ist gering. Unter 53 nachuntersuchten abdominellen Ösophagojejunostomien bei Magenkarzinom registrierten wir nur eine nicht tumorbedingte Stenose (Abb. 1 und 2).

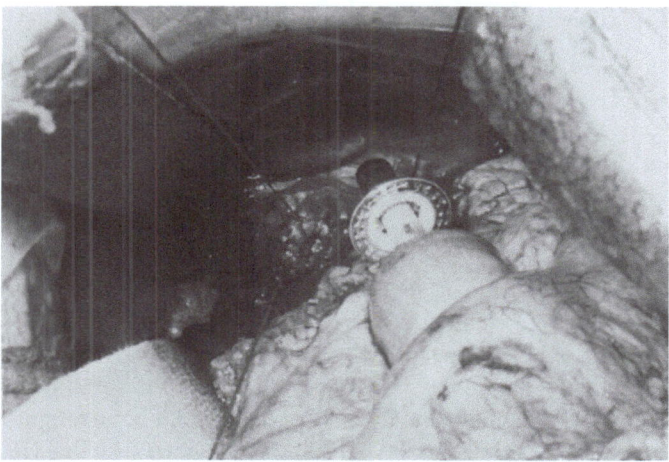

Abb. 1. Ösophagojejunostomie nach Gastrektomie mit dem zirkulären Klammergerät. Das Ösophagusende wird durch Haltefäden offengehalten

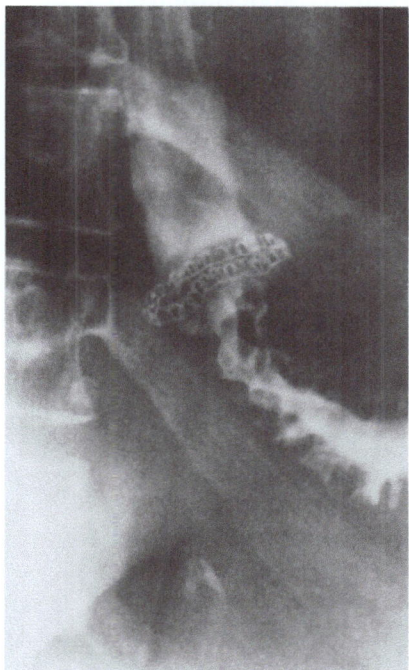

Abb. 2. Ösophagojejunostomie mit dem Klammergerät

Gastrointestinale Anastomosen

Nahtlager am Magen und Dünndarm sind Submukosa und Muskularis. Entsprechend werden diese Schichten bei den gebräuchlichen 1- bzw. 2reihigen manuellen Nähten miteinbezogen. Zur Vermeidung unerwünschter Blutungen — in erster Linie aus der Magenwand — kann zusätzlich die präliminäre Umstechung submuköser Gefäße (von Haberer) durchgeführt werden, wie auch wir dies handhaben. In der Regel handelt es sich um breite Anastomosen ohne Gefahr der Stenosierung, so daß neben der Einzelknopftechnik auch die fortlaufende Fadenführung möglich ist. Manuelle Anastomosen sind in der Regel sicher und problemlos anwendbar. Gerade Klammernahtgeräte allein oder in Kombination mit zirkulären Geräten können gleichfalls eingesetzt werden, wobei viele Techniken beschrieben sind [32, 40]. Ihr Vorteil liegt in der Schnelligkeit und Sauberkeit des Anastomosierungsvorgangs. Dem stehen die hohen Kosten entgegen, die — auch im eigenen Krankengut — häufiger beobachtete Nachblutung aus arteriellen, anastomosennahen Gefäßen [10] und die Problemlosigkeit manueller Verbindungen, die auch dem jungen Chirurgen das Erlernen manueller Anastomosentechniken ermöglicht.

Dünndarmanastomosen

Die Problemlosigkeit manueller Dünndarmanastomosen steht der breiten Anwendung maschineller Anastomosen entgegen. Anzustreben ist die End-zu-End-Anastomose zur Vermeidung von Blindsäcken. Mittels gerader Klammernahtgeräte sind Seit-zu-Seit-Anastomosen mit der nachteiligen Blindsackbildung und der bereits erwähnten Nachblutungsgefahr aus anastomosennahen Gefäßen [10] einfach zu erstellen. Die Formierung von End-zu-End-Anastomosen nach der Triangulationsmethode [40] ist aufwendiger und erfordert mehrfache Klammervorgänge. Ebenso aufwendig ist die Präparation bei Einsatz eines zirkulären Klammernahtgerätes zur Erstellung einer End-zu-End-Anastomose. Sie bringt u. E. keine Vorteile verglichen mit der manuellen Naht. Die zur Einführung des Gerätes nötige Darminzision birgt ein zusätzliches Risiko der Insuffizienz, wie wir sie einmal bei einer Jejunotomie beobachteten, die zur Erstellung einer maschinellen Ösophagojejunostomie angelegt wurde [46].

Kolon- und Rektumanastomosen

Kolon- und Rektumanastomosen sind aufgrund des geringeren Kollagengehaltes der Darmwand, höherer Kollagenaseaktivität, geringerer Kollateralisierung, z. T. fehlenden Serosaüberzugs und bakterieller Kontamination mit einer höheren Komplikationsrate behaftet als die übrigen gastrointestinalen Anastomosen.

Neben den generell gültigen Regeln der Anastomosierung tragen zusätzliche Maßnahmen zur Senkung der allgemeinen Komplikationsrate bei. Zu nennen sind hier die sorgfältige, präoperative Darmreinigung durch orthograde Spülung, die perioperative Antibiotikaprophylaxe und intraoperative, lokale, antiseptische Maßnahmen.

Kolon

Das im Abschnitt über Dünndarmanastomosen Gesagte ist prinzipiell übertragbar. Wesentliche Vorteile maschineller Anastomosen bestehen nicht. Wir verwenden hier die 2reihige Nahttechnik (Mukosa 4/0, seromuskulär 2/0 resorbierbarer Faden).

Intraperitoneales Rektum

Technische Schwierigkeiten aufgrund der lokalen anatomischen Situation sind nicht zu erwarten, so daß in hohen Rektumabschnitten wie am Kolon 1- oder 2reihige Nähte zur Anwendung kommen. Zu nennen sind die Allschichtennaht in der Modifikation nach Gambee oder die von uns bevorzugte 2reihige Naht, die durch fortlaufende Mukosanaht die Dichtigkeit der Schleimhaut mit der durchblutungsschonenden seromuskulären Einzelknopfnaht kombiniert (modifizierte Wölfler-Naht).

Manuelle und maschinelle Rektumanastomosen des mittleren Drittels weisen in kontrollierten Studien keine signifikant differenten Komplikationsraten auf [5, 7, 17].

Extraperitoneales Rektum

Weniger als 10 cm vom Analkanal entfernte Anastomosen stellen eine gute Indikation für maschinelle Anastomosen dar, und entsprechend haben hier zirkuläre Geräte eine weite Verbreitung gefunden (Abb. 3).

Die Indikation zur tiefen anterioren Resektion konnte durch die technischen Vorzüge der Geräte erweitert und in bis zu 1/3 der Fälle eine abdominoperineale Amputation vermieden werden [2, 5, 21]. Behindert die Beckenanatomie eine manuelle Tabaksbeutelnaht, ist der temporäre Blindverschluß des Rektumstumpfes mittels linearer Klammerreihe hilfreich. Die Reanastomosierung der Darmenden kann dann mit einem zirkulären Gerät problemlos durch die gerade Klammernaht

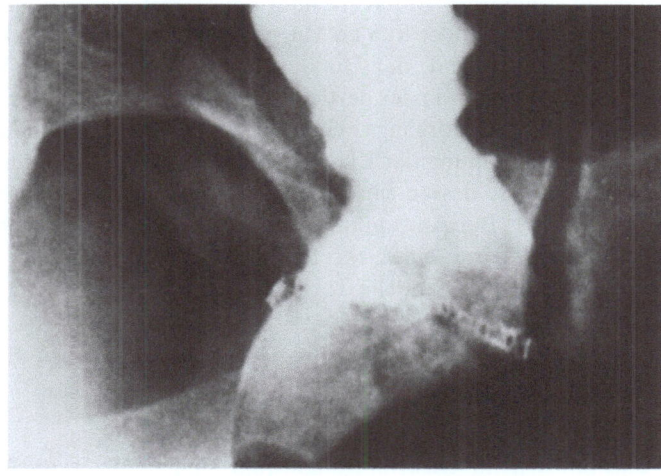

Abb. 3. Tiefe Rektumanastomose mit dem zirkulären Klammergerät

erfolgen [20, 26]. Werden die Radikalitätsprinzipien der Tumorchirurgie eingehalten, ist die Inzidenz der Lokalrezidive durch die Einführung der Nähapparate nicht angestiegen und auch trotz sehr tiefer Resektion nicht höher als nach Rektumexstirpation [27, 29]. Die Anwendung des Nähapparates beeinflußt die Kontinenz nicht. Diese hängt ausschließlich von der Anastomosenhöhe ab. Kommt die Anastomose auf Höhe der Linea dentata zu liegen, ist deren Erstellung nur noch von perineal, manuell oder maschinell, möglich [9, 35].

In prospektiven und retrospektiven Studien betrug die Rate klinisch relevanter Nahtinsuffizienzen der tiefen anterioren Resektion nach Klammernaht 7,5% bzw. 8%. Im Vergleich zur manuellen Anastomose war diese gering erhöht (prospektiv 5,4%). Die Gesamtletalität jedoch war nach maschinellen Anastomosen niedriger (2,8% zu 3,9% prospektiv, 2,3% zu 3,7% retrospektiv) [4, 5, 7] (Tabelle 1). Eine Insuffizienz nach Klammernaht kann relativ spät auftreten und symptomarm verlaufen, was in einem unterschiedlichen Heilungsprozeß bei Hand- und maschinellen Nähten begründet sein könnte. Die nach maschineller Anastomose häufiger beobachteten Stenosen sind postoperativ gut bougierbar [12]. Ein vorgeschaltetes Coecostoma nach Klammeranastomose hat die Komplikationsrate nicht gesenkt; darüber hinaus verhindert die Stuhlpassage möglicherweise eine Stenosierung der Anastomose [41].

Eine Alternative am Rektum zu den herkömmlichen zirkulären Klammernahtgeräten wurde unlängst vorgestellt (AKA-2-Gerät). Die Anastomosierung erfolgt durch 2 intraluminal eingebrachte Kompressionsringe. Mit der Zeit wird das zwischen den Ringen befindliche Gewebe nekrotisch. Die Ringe werden abgestoßen und nach Konsolidierung der Anastomose ausgeschieden. Die breite klinische Anwendung und vergleichende Untersuchungen stehen noch aus [44].

Darmblindverschlüsse

Häufige Indikationen für gerade Klammernahtgeräte am Gastrointestinaltrakt stellen der temporäre oder definitive Magen- und Darmverschluß dar. Zu erwähnen sind der temporäre Blindverschluß bei Darmteilresektionen und von Darmteilen, die bei partiellen oder totalen Magen- bzw. Ösophagusresektionen zur Rekonstruktion vorgesehen sind, der Duodenalstumpfverschluß, der Rektumstumpfverschluß nach Hartmann sowie der partielle Magenstumpfverschluß. Auch hier imponiert die Schnelligkeit des Vorgangs bei geringst möglicher Kontamination.

Eine Übernähung der Klammerreihe ist nicht erforderlich. Hiervon nehmen wir das Kolon aus, dessen überstehende, bakteriell besiedelte Schleimhaut übernäht werden sollte. Bei Anwendung des TA ist das Gewebe dicht an der Klammerreihe abzutrennen, damit eine Sekretion aus z.B. überstehender Magenschleimhaut vermieden wird [10]. Manuelle Techniken sind als gleichwertig anzusehen.

Zusammenfassung

Anastomosen im Gastrointestinaltrakt sind heute weitgehend standardisiert. Die Techniken jedoch variieren und sind von der Einstellung und Erfahrung des Operateurs beeinflußt. Als Nahtmaterial hat sich weitgehend resorbierbarer Faden auf Polyglykolsäurebasis durchsetzen können. Auch Polydioxanon als monofiler Faden hat sich etabliert. Manuelle Techniken werden sinnvoll ergänzt durch lineare und zirkuläre Klammernahtgeräte, die ihren allgemein anerkannten Stellenwert bei Darmblindverschlüssen und End-zu-End-Anastomosen nicht serosagedeckter Darmabschnitte wie intrathorakaler Ösophagus, Kardia und distales Rektum haben.

Literatur

1. Akiyama H, Tsurumaru M, Watanabe G, Ono Y, Udagawa H, Suzuki M (1984) Development of surgery for carcinoma of the esophagus. Am J Surg 147:9–16
2. Athanasiadis T, Lufti T, Stahlnecker E, Barry BA, Girona J (1982) Erfahrungen mit dem sowjetischen Klammernahtgerät SPTU in der Kolon- und Rektumchirurgie. Zentralbl Chir 107:711–717
3. Athanasiadis S, Girona J, Grandji D, Gerlach F (1983) Langzeit-„Follow up" von maschinellen Anastomosen in der Dickdarmchirurgie. Zentralbl Chir 108:1502–1514
4. Ballantyne GH, Beart RW Jr (1985) Maschinelle Anastomosen in der colorectalen Chirurgie. Indikationen und Ergebnisse. Chirurg 56:223–226
5. Beart RW, Kelly KA (1981) Randomized prospective evaluation of the EEA stapler for colorectal anastomoses. Am J Surg 141:143–147
6. Becker HD, Schafmayer A, Peiper H-J (1984) Ösophagointestinale Anastomosen. Chirurg 55:613–622
7. Brennan SS, Pickford JR, Evans M, Pollock AV (1982) Staples or sutures for colonic anastomoses – a controlled clinical trial. Br J Surg 69:722–724
8. Bubrick MP, Lundeen JW, Hitchcock CR (1981) A comparative radiographic study of low anterior colon anastomoses in dogs. Surgery 89:454–459
9. Deneke H, Wirsching R (1984) Colorectale Anastomosen. Chirurg 55:638–644
10. Dinstl K (1984) Diskussionsforum. Automatische Nähapparate: Vorteile und Indikationen in der gastrointestinalen Chirurgie. Langenbecks Arch Chir 362:139–150
11. Dunphy JE (1970) The cut gut. Am J Surg 119:1–8
12. Farthmann EH (1984) Diskussionsforum. Automatische Nähapparate: Vorteile und Indikationen in der gastrointestinalen Chirurgie. Langenbecks Arch Chir 362:139–150
13. Fekete F, Breil P, Ronsse H, Tossen JC, Langonnet F (1981) EEA Stapler and omental graft in esophagogastrectomy. Am Surg 193:825–830
14. Greenstein A, Rogers P, Moss G (1978) Doubled fourthday colorectal anastomotic strength with complete retenton of intestinal mature wound collagen and accelerated deposition following immediate full enteral nutrtion. Surg Forum 29:78–81
15. Günther B, Koller J (1985) Indikation und Stellenwert maschineller Anastomosen am oberen Gastrointestinaltrakt. Chirurg 56:216–222
16. Halsted WS (1887) Circular suture of the intestines. An experimental study. Am J Med Sci 94:436–461
17. Hamelmann H, Thiede A (1984) Diskussionsforum. Automatische Nähapparate: Vorteile und Indikationen in der gastrointestinalen Chirurgie. Langenbecks Arch Chir 362:139–150
18. Hültl H (1909) II. Kongreß der Ungarischen Gesellschaft für Chirurgie Budapest 1908. Pester Med Chir Presse 45:108–110, 121–122
19. Jönsson K, Jiborn H, Zederfeldt B (1982) Mechanische Belastbarkeit von Dünndarmanastomosen mit und ohne Fäden. In: Thiede A, Hamelmann H (Hrsg) Moderne Nahtmaterialien und Nahttechniken in der Chirurgie. Springer, Berlin Heidelberg New York, S 145–150
20. Julian TB, Ravitch MM (1984) Evaluation of the safety of end-to-end (EEA) stapling anastomoses across linear stapled closure. Surg Clin North Am 64:567–577
21. Junginger T, Pichlmaier H (1982) Nahtmaterialien und Nahttechniken in der Kolonchirurgie. In: Thiede A, Hamelmann H (Hrsg) Moderne Nahtmaterialien und Nahttechniken in der Chirurgie. Springer, Berlin Heidelberg New York, S 288–295

22. Junginger T, Walgenbach S, Pichlmaier H (1983) Die zirkuläre Klammeranastomose (EEA) nach Gastrektomie. Chirurg 54:161–165
23. Kalinina TV (1964) The use of the apparatuses PKS 25 and SK in the clinic. In: Mechanical sutures in surgery of the gastrointestinal tract. MIR, Moskau
24. Kerscher P, Wünsch HP, Lehmann L, Eich J (1982) Ist die alleinige Naht der Submukosa eine Alternative zu den bisherigen Nahttechniken? In: Thiede A, Hamelmann H (Hrsg) Moderne Nahtmaterialien und Nahttechniken in der Chirurgie. Springer, Berlin Heidelberg New York, S 135–144
25. Kremer K, Ulrich B (1984) Diskussionsforum. Automatische Nähapparate: Vorteile und Indikationen in der gastrointestinalen Chirurgie. Langenbecks Arch Chir 362:139–150
26. Kreisköther E, Arbogast R, Wasmer HP (1985) Die bimaschinelle Rektumanastomose („Double-stapling-Technik"). Chirurg 56:179–182
27. Lasson ALL, Ekelund GR, Lindström CG (1984) Recurrence risk after stapled anastomosis for rectal carcinoma. Acta Chir Scand 150:85–89
28. Lünstedt B, Thiede A (1983) Polydioxanon (PDS) – ein neues monofiles synthetisches absorbierbares Nahtmaterial. Chirurg 54:103–107
29. Luke M, Kirkegaard P, Lendorf A, Christiansen J (1983) Pelvic recurrence rate after abdominoperineal resection and low anterior resection for rectal cancer before and after introduction of the stapling technique. World J Surg 7:616–619
30. Merkle P (1984) Entero-enterale Anastomosen. Chirurg 55:632–637
31. Merkle P, Striebel NW (1984) Beeinflussung der Wundheilung durch Faktor XIII unter normalen und pathophysiologischen Bedingungen. Langenbecks Arch Chir [Suppl]:43–47
32. Mittal VK, Cortez JA (1980) New techniques of gastrointestinal anastomoses using the EEA stapler. Surgery 88:715–718
33. Motson RW, Bolwell JS, Heath AL, Makin CA, Sawaf H al (1984) One-layer colonic anastomosis with polyglycolic acid (Dexon) suture: a 3-year-prospective audit. Ann R Coll Surg Engl 66:19–21
34. Nöthiger F (1982) Vergleichende Untersuchungen zur Wertigkeit des Nahtmaterials bei der Dickdarmanastomose. In: Thiede A, Hamelmann H (Hrsg) Moderne Nahtmaterialien und Nahttechniken in der Chirurgie. Springer, Berlin Heidelberg New York, S 122–127
35. Parks AG (1984) Transanal technique in low rectal anastomosis. Proc R Soc 65:975–976
36. Peiper H-J, Siewert JR (1982) Anatomische und funktionelle Grundlagen für die Wahl von Nahtmitteln und Nahttechniken in der Ösophaguschirurgie. Thiele A, Hamelmann H (Hrsg) Moderne Nahttechniken und Nahtmaterialien in der Chirurgie. Springer, Berlin Heidelberg New York, S 256–266
37. Petz A von (1924) Zur Technik der Magenresektion. Ein neuer Magen-Darmnähapparat. Zentralbl Chir 51:179–188
38. Probst M (1985) Zum Einsatz von Fibrinkleber in der Chirurgie. Med. Verlagsges., Marburg (Die gelben Hefte 25, S 33–36)
39. Raab M, Junginger T, Schüchen H, Pichlmaier H (1980) Auswirkung verschiedener Nahtmaterialien und Nahttechniken auf die Belastbarkeit von Gastrostomien. Therapiewoche 30:1705–1709
40. Ravitch MM, Steichen FM (1972) Technics of staple suturing in the gastrointestinal tract. Ann Surg 175:815–837
41. Sailer R (1981) Klammernahtgeräte bei Eingriffen am Dickdarm. Langenbecks Arch Chir 355:471–474
42. Smith CR, Cokelet GR, Adams JT (1981) Vascularity of gastrointestinal staple lines demonstrated with silicone rubber injection. Am J Surg 142:563–566
43. Tanaka T, Sato H, Sakabe T (1984) Antesternal pharyngogastrostomy by oral insertion of a stapler. Jpn J Surg 14:104–109
44. Tanos G, Gewalt R (1985) Colon-Anastomose ohne Naht- und Fremdmaterial. Chirurg 56:284–289
45. Ulrich B, Winter J, Kremer K (1984) Zur Technik der transdiaphragmalen Klammernahtanastomose nach Resektion des distalen Ösophagus beim Kardiakarzinom. Chirurg 55:291–293
46. Walgenbach S, Junginger T, Muschong N, Pichlmaier H (1983/84) Die maschinelle Ösophagojejunostomie mit dem zirkulären Klammernahtgerät (EEA) nach abdomineller Gastrektomie wegen Magenmalignom. Chir Praxis 32:637–645

47. Waninger J, Buchgeister C (1982) Der Einfluß der Nahtspannung auf die Wundfestigkeit der Dickdarmanastomose. In: Thiede A, Hamelmann H (Hrsg) Moderne Nahtmaterialien und Nahttechniken in der Chirurgie. Springer, Berlin Heidelberg New York, S 128–134
48. Wayand W, Rieger R, Umlauft M (1984) Ein- oder zweireihig? Eine kontrollierte prospektive Studie zum Vergleich zweier Nahttechniken bei gastrointestinalen Anastomosen. Chirurg 55:650–652
49. Young HL, Wheeler MH (1983) Effect of intravenous Aprotinin (Trasylol) on the healing of experimental colonic anastomoses in the rabbit. Eur Surg Res 15:18–23
50. Young HL, Wheeler MH (1984) Results of a prospective randomized double-blind trial of Aprotinin in colonic surgery. World J Surg 8:367–373
51. Zederfeldt B, Jiborn H, Blomquist P (1982) Effects of different suture techniques an healing of experimental colonic anastomosis. In: Thiede A, Hamelmann H (Hrsg) Moderne Nahtmaterialien und Nahttechniken in der Chirurgie. Springer, Berlin Heidelberg New York, S 110–121

Funktionsstörungen des Gastrointestinaltrakts

J. WITTE, R. WIRSCHING und N. DEMMEL

Funktionsstörungen des Gastrointestinaltrakts können dank vielseitiger Diagnostik heute weitgehend erfaßt werden. Voraussetzung zur Therapie der Funktionsstörungen ist die pathophysiologische Kenntnis und Erfassung gestörter Funktionsabläufe, um hier gezielt therapeutische Konsequenzen ziehen zu können.

Ösophagus

Zenker-Divertikel

Dieses zervikale Divertikel stellt ein typisches Pulsionsdivertikel dar, entstanden durch Pulsionskräfte von innen auf dem Boden eines Überdrucks im Hypopharynx durch eine Funktionsstörung des oberen Ösophagussphinkters. Es entsteht fast immer an der pharyngealen Hinterwand im Bereich der dreieckigen Killian-Muskellücke oberhalb der Pars inferior des M. cricopharyngeus. Die manometrisch faßbaren Funktionsstörungen (Abb. 1) bestehen gelegentlich aus einer unvollständigen oder ausbleibenden schluckreflektorischen Erschlaffung des oberen Sphinkters (Abb. 1b); in der überwiegenden Mehrzahl der Patienten bestehen Koordinationsstörungen zwischen Sphinkterschluß und Pharynxentleerung. Dabei kommt es zu einem vorzeitigen Sphinkterschluß, bevor die Kontraktion des Pharynx und damit dessen Entleerung beendet ist [25]. Diese ursächlich verantwortlichen, manometrisch faßbaren Veränderungen wurden auch im eigenen Krankengut bestätigt [29].

Die chirurgische Behandlung hat 2 Ziele: die Abtragung des Divertikels mit Ösophaguswandverschluß sowie die Myotomie des immer am aboralen Teil des Divertikelhalses gelegenen oberen Ösophagussphinkters auf eine Länge von etwa 3–4 cm [7, 13, 20, 21]. Diese Forderung ist zwar in der Literatur nicht unwidersprochen [9, 10], die Mehrheit der Autoren plädiert jedoch auf dem Boden der bisher bekannten

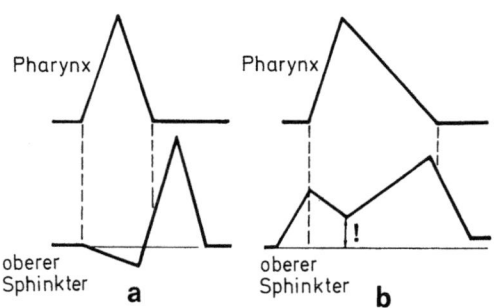

Abb. 1 a, b. Schematische Darstellung der Schluckkoordination. **a** Normalpersonen. **b** Patienten mit Zenker-Divertikel

Tabelle 1. Komplikationen und Ergebnisse nach Operation eines Zenker-Divertikels (eigenes Krankengut: 93 Patienten, 01.01.1963 –28.02.1985)

	Patienten n
Komplikationen	
Nahtinsuffizienz	4
Horner-Trias (temporär)	1
Rekurrensparese (temporär)	5
Ergebnisse	
Nachuntersuchung (6 Monate–7 Jahre postoperativ)	61
Leichte Schluckbeschwerden	19
Refluxbeschwerden	12

Manometrieergebnisse für dieses Vorgehen. Auch das eigene Krankengut stützt diese Forderung nach einer grundsätzlichen Myotomie, da Patienten mit einem Rezidiv ausschließlich in einem Zeitraum operiert wurden, in dem diese Myotomie des oberen Ösophagussphinkters noch nicht systematisch durchgeführt wurde [29]. Als Folge dieser fehlenden Myotomie fanden sich bei diesen Patienten vermehrt leichte Schluckbeschwerden, die aus Tabelle 1 (Ergebnisse) hervorgehen.

Mit abnehmender Häufigkeit traten postoperativ folgende Komplikationen auf: temporäre Rekurrensparesen, Nahtinsuffizienzen (die immer konservativ durch einfache Drainage abheilten) und bei einem Patienten eine vorübergehende Horner-Trias (Tabelle 1).

Das Therapiekonzept besteht somit aus einer Freilegung des Divertikels, einer etwa 3–4 cm langen Myotomie des unteren Ösophagussphinkters, der stets aboral des Divertikelhalses liegt, sowie einer Abtragung des Divertikelsacks mit zweireihigem Verschluß der Ösophaguswand (fortlaufende Schleimhautnaht, Einzelknopfnaht der Wand, resorbierbares Nahtmaterial 3/0).

Diffuser Ösophagusspasmus

Es handelt sich um eine benigne Ösophguserkrankung mit Dysphagie und anfallsartigen retrosternalen Schmerzen. Manometrisch zeigen sich lang anhaltende und abnorm starke Ösophaguskontraktionen im tubulären Ösophagus sowie ein meist normotoner unterer Ösophagussphinkter mit stets kompletter schluckreflektorischer Erschlaffung [6, 24]. Die Reaktion des Ösophagussphinkters ist somit gegensätzlich zur Achalasie, obwohl sich im tubulären Ösophagus pharmakologische Hinweise für eine Denervierung der Ösophagusmuskulatur finden.

So besteht wie bei der Achalasie eine Überempfindlichkeit, z.B. auf Mecholyl und Gastrin [6]. Dabei kommt es zu massiver Spontanaktivität der Speiseröhre mit Anhebung des Ruhedrucks und retrosternalen Schmerzen, welche durch Anticholinergika, Nitroglyzerin oder Kalziumantagonisten beseitigt werden können [6, 11]. Anders als bei der Achalasie ist jedoch die Zahl der intramuralen Ganglienzellen nicht vermehrt [6]. Diagnostisch unerläßlich bei Auftreten der Leitsymptome Dysphagie und retrosternale Schmerzen, die gelegentlich tagelang als Dauerschmerzen anhalten, sind der Ösophagusbreischluck und die Manometrie. Therapeutisch können Schmerzanfälle mit Spasmolytika oder Nitrolingual kupiert werden [6, 11]. Die früher von angloamerikanischen Autoren empfohlene lange extrasphinktäre Myotomie [12, 18] wird von der Mehrheit jedoch abgelehnt [6, 11], da die Resultate der Operation fragwürdig sind und ein Eingriff dieser Größe für eine mit konservativen Mitteln positiv zu beeinflussende Erkrankung aus grundsätzlichen indikatorischen Überlegungen abgelehnt wird [6].

Achalasie

Die Ätiologie der primären Form der Achalasie ist nach wie vor unbekannt, sekundäre Formen, z.B. im Rahmen der Chagas-Krankheit, kommen im wesentlichen in Südamerika vor. Achalasieähnliche Veränderungen werden auch beim Kardiakarzinom beobachtet [6]. Epidemiologisch gesehen ist die Achalasie eine seltene Erkrankung; in Europa und Nordamerika wird mit einer jährlichen Neuerkrankung pro 100000 Personen gerechnet. Die Erkrankung kann bereits im Säuglingsalter auftreten (5% des Gesamtkrankengutes), wird jedoch meist erst im Erwachsenenalter oder sogar erst im hohen Alter manifest.

Leitsymptom ist die Dysphagie. Bei starker Speiseröhrendilatation kommt es nachts zu einer passiven Regurgitation von Speisen und Nahrungsresten. Meist verschlechtern sich die Symptome im Verlauf von Monaten bis Jahren, wobei eine Kachexie sehr selten beobachtet wird.

Diagnostisch steht die Radiologie im Vordergrund, die Diagnosesicherung erfolgt manometrisch. Das uncharakteristische manometrische Korrelat besteht in einer nichtpropulsiven Peristaltik im tubulären Ösophagus und in einer im Gegensatz zum Gesunden nur unvollständigen schluckreflektorischen Erschlaffung des unteren Ösophagussphinkters (UÖS) [6, 24] (Abb. 2). Vor therapeutischen Eingriffen muß endoskopisch eine organische Erkrankung, insbesondere ein Malignom, ausgeschlossen werden.

Ziel der Achalasiebehandlung ist die dosierte Reduktion der Druckbarriere am ösophagogastralen Übergang zur Besserung der Ösophagusentleerung [28]. Als Therapieverfahren konkurrieren die Dilatation und die operative Ösophagokardiomyotomie.

Um ggf. die Entscheidung für eine der Methoden zu stützen, werden im folgenden Dilatation und Myotomie vergleichend beurteilt. Dieser Gegenüberstellung liegen die eigenen Erfahrungen bei 41 dilatierten und 31 myotomierten Achalasiepatienten seit 1973 zugrunde, wobei die pneumatische Dilatation seit 1980 ausschließlich auf endoskopischem Wege durchgeführt wird. Die Myotomie wurde 18mal mit einer Fundoplicatio nach Nissen kombiniert. Kriterien zur Bewertung des Behandlungsverfahrens sind die dosierte Senkung des Tonus im unteren Ösophagussphinkter und die Beseitigung des beim Schlucken verbleibenden Residualdrucks, die Besserung der Kardiapassage und Ösophagusentleerung sowie die Reduktion der Ösophagusdilatation, die einfache Durchführbarkeit, die allgemeine Anwendbarkeit und die Invasivität, die Frühkomplikationen sowie die Letalität, die Spätkomplikationen und die Rezidive sowie die Langzeitergebnisse. Die dosierende

Funktionsstörungen des Gastrointestinaltrakts

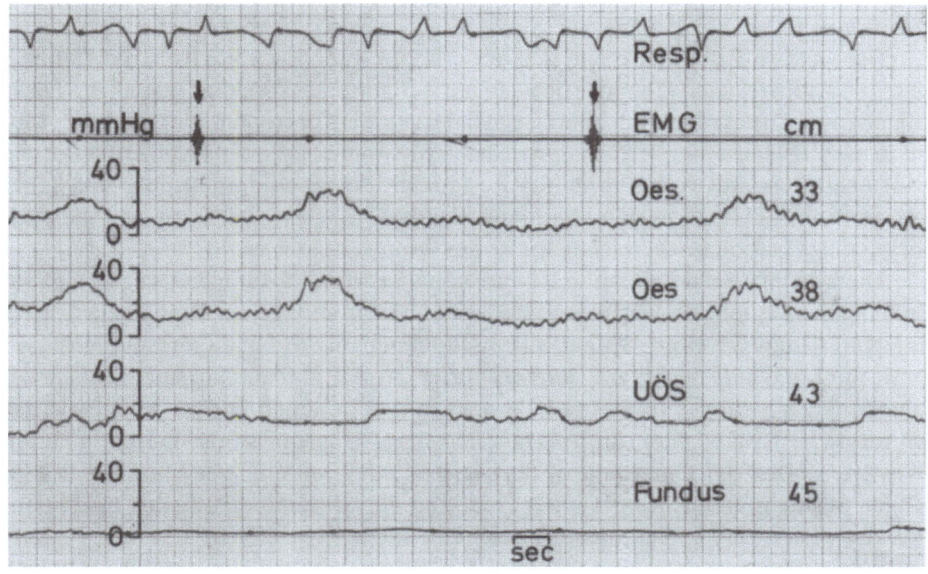

Abb. 2. Manometrische Originalkurve eines Achalasiepatienten

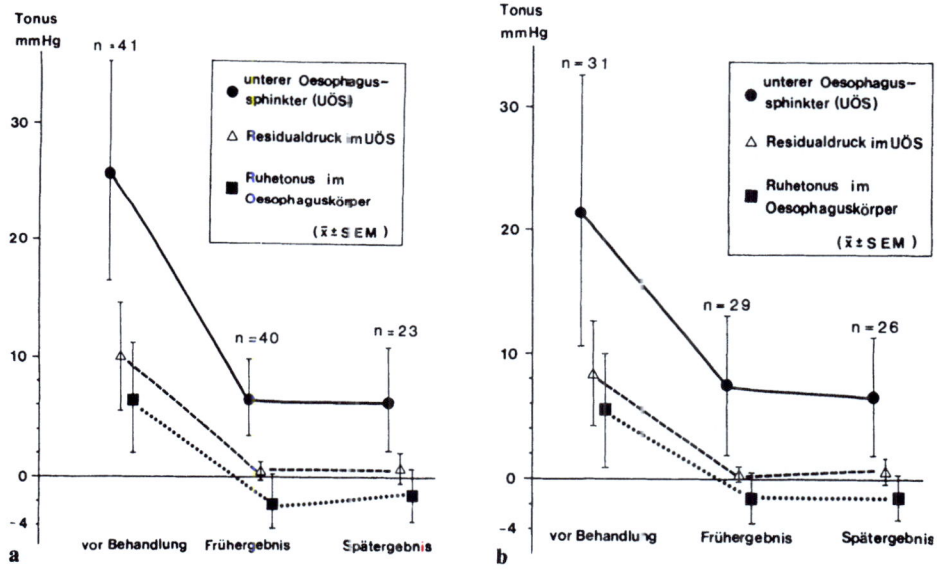

Abb. 3. a Therapieergebnisse nach Dilatation einer Achalasie (eigenes Krankengut, n = 41, 01.04.1973–28.02.1985). Nachbeobachtung nach 1–6 Monaten *(Frühergebnis)* bzw. 45,3 Monaten *(Spätergebnis)*. **b** Therapieergebnisse nach Myotomie einer Achalasie (eigenes Krankengut, n = 31, 01.04.1973–28.02.1985). Nachbeobachtung nach 1–6 Monaten *(Frühergebnis)* bzw. 64,3 Monaten *(Spätergebnis)*

Schwächung des unteren Ösophagussphinkters erreichen Dilatation (Abb. 3a) und Myotomie (Abb. 3b) gleichartig [28].

Bei unseren Patienten zeigte sich der erhöhte Ruhedruck bei früheren Kontrollen 1–6 Monate nach Therapie jeweils auf subnormale Werte abgesunken. Diese signifikante Druckreduktion bleibt auch bei späteren Kontrollen, im Mittel 45,3 Monate nach Dilatation bzw. 52,6 Monate nach Myotomie, erhalten (Abb. 3). Auch die Normalisierung des vorher erhöhten Residualdrucks im unteren Ösophagussphinkter wird nach Dilatation und Myotomie identisch. Ebenso gleichartig war die Aufhebung des pathologischen Ruhedrucks am Ösophaguskörper.

Die pneumatische Dilatation ist nur ausnahmsweise, dann meist wegen Siphonbildung des Ösophagus, nicht anwendbar (1 Patient im eigenen Krankengut). Hier erleichtert und erweitert die endoskopisch-pneumatische Dilatation, die technisch einfach, rasch und ambulant durchzuführen ist, die Behandlungsmöglichkeit bei gleichzeitiger geringer Invasivität. Demgegenüber bestehen bei der Myotomie das chirurgische Risiko, die erforderliche mehrtägige Hospitalisation und die höheren Kosten. Vorteil der Operation ist die sichere Durchtrennung der Muskelfasern im engen Segment an der Kardia unter Sicht und die Anwendbarkeit auch bei Patienten, bei denen eine Dilatation technisch nicht möglich ist.

Folgenschwerste Frühkomplikation der Achalasiebehandlung ist die iatrogene Ösophagusperforation. Bei 41 dilatierten Patienten entstand bei 5 eine Perforation; 3 heilten konservativ aus. 2 Patienten kamen trotz sofortiger chirurgischer Intervention nach dem Perforationsereignis in der Frühphase der pneumatischen Dilatation (bei Rezidiven nach vorausgegangener Kardiasprengung mit dem Starck-Dilatator) ad exitum letalem. Danach blieben aufgrund strenger Indikationsstellung und entsprechender Erfahrung, insbesondere seit Einführung der endoskopisch-pneumatischen Dilatation, schwere Komplikationen aus. In einer Literaturübersicht von 2895 Patienten betrug die Perforationsrate nach Dilatation 0–3,2%, die Letalität 0–0,79%; bei 1906 Patienten nach Myotomie traten Perforationen bei 1,7% der Patienten auf; die Letalität betrug 1,4% (Literatur bei [28]).

Wichtigste Spätkomplikation nach Achalasiebehandlung ist der gastroösophageale Reflux. Meßbaren Reflux fanden wir nach Dilatation bei 6,3%, nach Operation im Mittel bei 25% der behandelten Patienten. Der Reflux war nach alleiniger Myotomie bei 45,5% der Patienten deutlich häufiger als nach Myotomie mit Fundoplicatio bei nur 7,1%. Klinische Refluxbeschwerden sowie eine Refluxösophagitis waren jeweils selten (Tabelle 2). Die Notwendigkeit einer Antirefluxplastik bleibt wegen möglicher Ösophagusentleerungsstörungen jedoch umstritten und scheint Patienten mit einer Frühform der Achalasie (hypermotiler Ösophagus mit ausreichend kräftiger Ösophagusperistaltik) indikatorisch vorbehalten zu bleiben.

Frühkontrollen der Ergebnisse ergeben unabhängig vom Behandlungsverfahren bei über 90% der Patienten eine deutliche Besserung. Bei späteren Nachuntersuchungen fanden wir sehr gute und gute Resultate nach Dilatation bei 75% der Patienten, nach Operation bei 83,5%. Wesentlich für Vergleiche der Langzeitergebnisse ist nicht nur die subjektive Besserung, sondern auch die Häufigkeit und Dauer von Restbeschwerden, Reflux- und Gewichtsveränderungen (Tabelle 3).

Ein Literaturüberblick ergibt für 1021 Patienten in 79–95% gute Ergebnisse (im Mittel 85%) nach Myotomie gegenüber 65–84% (im Mittel 69,7%) bei 1620 Patienten nach Dilatation (Literatur bei [28]).

Tabelle 2. Häufigkeit eines gastroösophagealen Refluxes nach Therapie einer Achalasie (eigenes Krankengut, 49 Patienten, 01.04.1973–28.02.1985)

	Pneumatische Dilatation	Myotomie	Myotomie mit Fundoplicatio
n	23	11	15
Monate posttherapeutisch ($\bar{x}$)	45,3	64,3	32,7
Reflux manometrisch [%]	6,3	45,5	7,1
Reflux klinisch [%]	6,3	36,4	0
Ösophagitis (Stadium III und IV) [%]	6,3	27,3	0

Tabelle 3. Subjektive Behandlungsspätergebnisse von Achalasiepatienten (eigenes Krankengut, 49 Patienten, 01.04.1973–28.04.1985)

	Patienten n	Mittlere Nachbeobachtungszeit (Monate)	Ergebnis			
			Sehr gut [%]	Gut [%]	Befriedigend [%]	Schlecht [%]
Dilatation	23	45,3 (12–82)	25,0	50,0	18,8	6,2
Operation	26	52,6 (12–100)	25,0	58,3	12,5	4,1

Zusammenfassend ergibt sich nach Wertung der eigenen Ergebnisse folgendes Therapiekonzept bei der Achalasie:

Die Dilatation wird durchgeführt als Initialtherapie bei erwachsenen, nicht vorbehandelten Patienten, unabhängig vom Achalasiestadium. Bevorzugt gedehnt werden ältere Patienten und solche mit allgemein erhöhtem Risiko. Kontraindikation zur endoskopisch-pneumatischen Dehnung sind Rezidive, insbesondere nach Kardiasprengung mit dem Starck-Dilatator. Die Indikation zur Myotomie wird gestellt nach erfolgloser Dilatation oder nach technischen Schwierigkeiten beim Versuch einer Dehnung.

Operiert wird grundsätzlich bei nicht sicher auszuschließendem Ösophaguskarzinom, anderen organischen Stenosen oder gleichzeitig bestehenden epiphrenalen Divertikeln, ebenso bei unklaren intraabdominellen Erkrankungen. Bevorzugt operiert werden junge Patienten, aber auch solche mit fehlender Kooperation zur Dilatation. Vorzugsweise führen wir die Myotomie mit gleichzeitiger Fundoplicatio nur bei der hypermotilen Form (Frühform) der Achalasie durch. Bei völligem Fehlen einer Ösophagusperistaltik wird wegen der möglichen Ösophagusentleerungsstörung auf eine Antirefluxplastik verzichtet.

Refluxerkrankung der Speiseröhre

Die entscheidende Funktion der Kardia besteht im gastroösophagealen Verschluß, der nach heutigen Erkenntnissen in erster Linie durch den unteren Ösophagussphinkter (UÖS) erreicht wird. Diese sich nur schluckreflektorisch öffnende Hochdruckzone am distalen Ende der Speiseröhre wirkt als funktionelles Ventil zwischen

2 Abschnitten des Gastrointestinaltrakts. Eine Inkompetenz dieses digestiven Sphinkters stellt eine Kardiainsuffizienz dar. Diese Insuffizienz führt zum pathologischen gastroösophagealen Reflux und ist die Ursache der primären Refluxerkrankung. Die sekundäre Refluxerkrankung ist Folge einer anderen organischen Störung der Speiseröhre, wie z. B. der Sklerodermie, Kollagenosen, Polyneuropathien oder nach operativen Eingriffen wie Kardiomyotomie oder Gastrektomien [4, 5, 17]. Die Reaktion des Ösophagus auf den unphysiologisch häufigen und langen Kontakt mit zurückgeflossenem Gastrointestinalinhalt besteht entweder in nur funktionellen Refluxbeschwerden und Störungen der Speiseröhrenmotorik oder auch in morphologischen Veränderungen mit der Ausbildung einer Refluxösophagitis. Mit einer Prävalenz von 15–18% in Westeuropa und Nordamerika ist die Refluxkrankheit heute eine der häufigsten gastrointestinalen Störungen [4, 5].

Die Refluxerkrankung wird an Hand des endoskopischen Befundes unterteilt in eine funktionelle Form ohne Ösophagitis und ohne Epitheldefekte sowie in die Refluxösophagitis mit 4 Schweregraden. Dabei werden solitäre Epitheldefekte als Grad I, mehr konfluierende als Grad II, zirkuläre, den ganzen Ösophagusumfang ergreifende Läsionen als Grad III und Läsionen jeglichen Ausmaßes mit Komplikationen, wie Ulzera, peptischer Stenose, Zylinderepithelmetaplasie bzw. Brachyösophagus als Grad IV klassifiziert [4, 7, 23]. Die peptischen ösophagitischen Läsionen bilden sich bevorzugt am Ort der maximalen Säureeinwirkung, dicht oberhalb des unteren Ösophagussphinkters aus. Bei 5–10% der Fälle heilen diese Läsionen durch eine Zylinderepithelmetaplasie ab. Bedeckt dieses Epithel die gesamte Zirkumferenz, so spricht man von einem Endobrachyösophagus bzw. von einem Barrett-Syndrom. Dieses Zylinderepithel besitzt eine hohe Potenz zur malignen Entartung; die Rate für die Entwicklung eines Adenokarzinoms wird mit etwa 10% angegeben [4, 5].

Kennzeichnende sowie häufigste Symptome der Refluxkrankheit sind epigastrisches und retrosternales, z. T. auch aufsteigendes Brennen, saures Aufstoßen sowie verstärkte Beschwerden im Liegen und postprandial. Der klinische Verlauf zeigt nur selten ein Durchlaufen von nur funktionellen Beschwerden bis hin zum Stadium IV. Viel häufiger ist ein Eintritt in ein Stadium und die Beibehaltung desselben über längere Zeit. Die Erkrankungsdauer ist unabhängig vom Stadium der Ösophagitis; Anamnesedauern bis zu 20 Jahren sind beschrieben worden [4, 23].

Die diagnostischen Maßnahmen müssen klären, ob eine Kardiainsuffizienz mit Reflux besteht und ob dieser Reflux die Ösophaguswand geschädigt hat. Geeignete Untersuchungen zum Nachweis von Reflux und Kardiainsuffizienz sind die Ösophagusmanometrie, die Langzeit-pH-Metrie und die Szintimetrie [4, 16, 17, 23]. Weniger sensitiv ist die radiologische Diagnostik; sie dient jedoch der Dokumentation, insbesondere bei peptischen Stenosen oder einem Brachyösophagus.

Zwischen der radiologisch häufig feststellbaren Hiatushernie und einer Kardiainsuffizienz besteht kausal kein Zusammenhang [4]. Refluxbedingte Schäden am Ösophagus und damit auch die Stadieneinteilung werden durch die obligate endoskopische Diagnostik am sichersten erfaßt. Die zusätzliche Biopsie klärt zwar eine evtl. mögliche maligne Entartung, ist der makroskopischen Ösophagitisbeurteilung jedoch unterlegen. Histologisch spricht man von einer Ösophagitis bei Infiltration der Lamina propria durch neutrophile Granulozyten; dieser Bereich wird jedoch bei der üblichen Biopsie nur selten sicher erfaßt [5].

Funktionsstörungen des Gastrointestinaltrakts 331

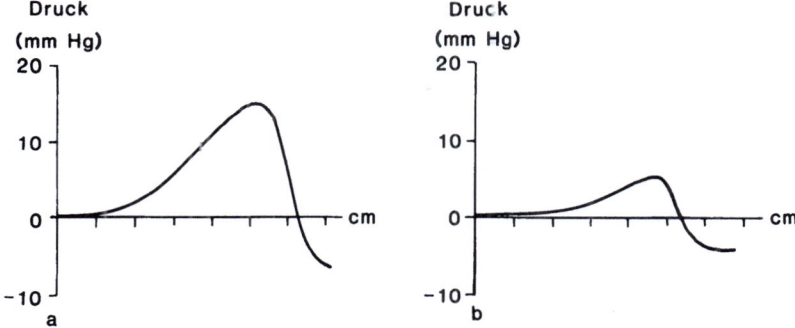

Abb. 4. Ruhetonus im unteren Ösophagussphinkter (UÖS). **a** Gesunder Proband. **b** Refluxkranker (Durchzugsmanometrie)

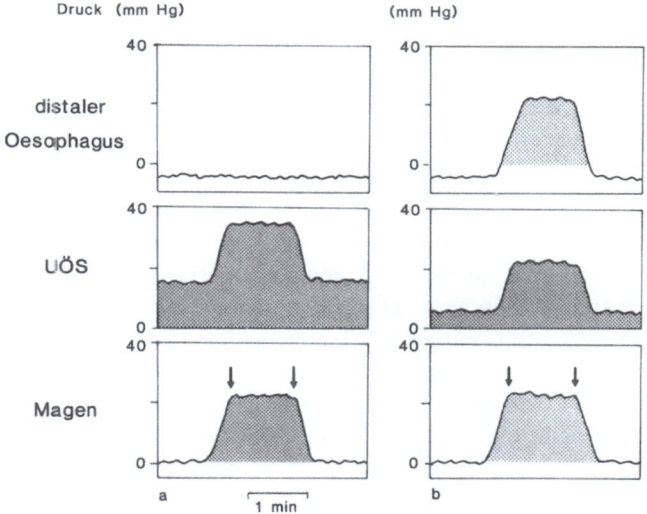

Abb. 5. Refluxprovokation durch Abdominalkompression. (Mehrpunktmanometrie). **a** Gesunder Proband. **b** Refluxkranker

Eine quantitative Abklärung von Kardia sowie tubulärem Ösophagus ermöglicht die manometrische Funktionsuntersuchung. (Sie wurde in unserer Klinik seit 1974 bei bislang 735 Patienten durchgeführt.) Beim Refluxkranken zeigt sich meist ein reduzierter Ruhetonus im unteren Ösophagussphinkter (Normbereich im eigenen Krankengut: $13,0 \pm 3$ mm Hg) (Abb. 4) sowie bei Abdominalkompression (Refluxprovokation) ein fehlender Druckanstieg im Sphinkterbereich (UÖS) und eine pathologische Weiterleitung der Druckwelle in den unteren Ösophagus (Abb. 5).

Der Stimulationstest mit Pentagastrin (Pharmakomanometrie) prüft die Leistungsreserve des Sphinkters und ermöglicht eine Differenzierung in eine kompensierte (Druckanstieg) und eine dekompensierte (kein Druckanstieg) Kardiainsuffizienz. Im tubulären Ösophagus findet man oft eine gestörte Peristaltik, insbesondere

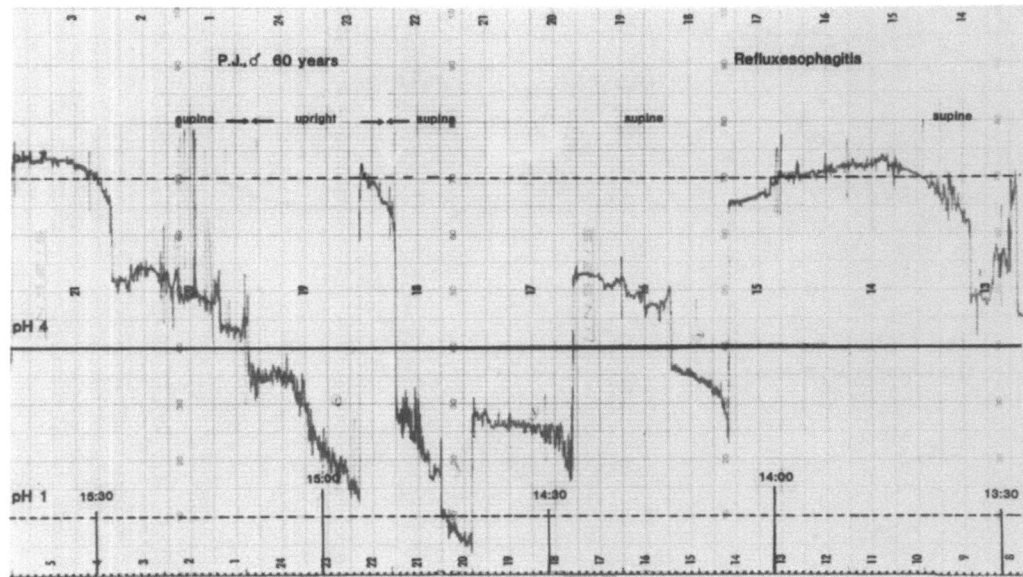

Abb. 6. Ausschnitt aus einer 25-h-Langzeit-pH-Metrie bei einem Patienten mit Refluxerkrankung und endoskopischer Ösophagitis Grad III

mit tertiären, nichtpropulsiven Kontraktionen; beides sind Zeichen einer gestörten Ösophagusclearance. Die Radiomanometrie, d. h. die manometrische Lokalisation des Sphinkters mit anschließender radiologischer Lagekontrolle, ist z. B. präoperativ beim Vorliegen eines Endobrachyösophagus unerläßlich [4, 23]. Die aussagekräftigste Refluxuntersuchung mit der besten Korrelation zur endoskopisch faßbaren Ösophagitis ist die Langzeit-pH-Metrie (24 h) [5, 16]. Häufigkeit und Dauer von Refluxepisoden werden dabei direkt über eine im distalen Ösophagus plazierte Minielektrode registriert; als Reflux gilt dabei jeder pH-Wert unter 4,0. Eindeutig pathologisch sind mehr als 2% Reflux im Liegen, mehr als 6% in aufrechter Position (jeweils von der Registrierungszeit) sowie mehr als 3 Episoden von über 5 min Dauer pro 24 h Meßzeit (vgl. Abb. 6). Mit einer Langzeit-pH-Metrie werden auch die besonders schwerwiegenden nächtlichen Refluxepisoden (fehlende willkürliche Schluckakte, verminderte Peristaltik) sicher erfaßt [16]. Insgesamt wiegen multiple kurze Refluxepisoden weniger schwer als einige lange Refluxphasen. Die Rate falsch-positiver, wie auch falsch-negativer Ergebnisse der Langzeit-pH-Metrie in bezug auf die endoskopisch erfaßbare Refluxösophagitis liegt bei weniger als 10% [5]. Nach eigenen Erfahrungen mit bislang 105 Patienten ist die Langzeit-pH-Metrie bei Verwendung tragbarer Meßgeräte mit Festspeicher für den Kranken wenig belastend und einfach durchzuführen. Auch szintigraphisch ist nach oraler Gabe einer radioaktiv markierten Lösung ein Reflux mit der Gammakamera als Refluxindex quantitativ nachweisbar; bei Achlorhydrie bzw. nach einer ausgedehnten Magenresektion oder Gastrektomie ist die Szintimetrie sogar anstelle der pH-Metrie absolut erforderlich. Insgesamt erreicht diese Untersuchung nahezu die Spezifität und Sensitivität der Langzeit-pH-Metrie [5, 16, 23].

Da die Aussagekraft der einzelnen Tests im Einzelfall mitunter beschränkt sein kann, wird eine relevante, sichere Refluxdiagnostik erst durch mehrere bzw. eine Kombination verschiedener Tests erreicht [4].

Behandlungsziele bei der Refluxerkrankung sind sowohl die subjektiven Beschwerden als auch die Refluxfolgen am Ösophagus [2, 3, 4, 5]. Die Therapie richtet sich vornehmlich nach dem endoskopischen Befund. Bei Ösophagitis Grad I und II sowie bei Refluxbeschwerden ohne endoskopisch faßbare Veränderungen wird erfolgreich konservativ mit H_2-Rezeptorantagonisten sowie mit symptomatischen Maßnahmen (günstige Beeinflussung des Regurgitats durch Antazida, Vermeidung von Nikotin, Alkohol oder fettreicher Nahrung, Gewichtsreduktion, Erhöhung des Kopfendes im Schlaf) behandelt. Bei Refluxkranken mit normalem endoskopischem Befund ist auch eine symptomatische medikamentöse Therapie mit Gaviscon (Alginsäure + Antazidum), Metoclopramid bzw. Domperidon indiziert. Bei der Refluxösophagitis Grad I und II ist eine konservative konsequente Therapie mit Cimetidin (4mal 400 mg pro Tag) über 8–12 Wochen empfehlenswert; der Behandlungserfolg ist durch eine Endoskopie zu prüfen. Insgesamt umfassen Refluxerkrankungen ohne endoskopische Veränderungen sowie eine Ösophagitis Grad I und II mehr als 90% aller Refluxpatienten [4, 5]. Bei Ösophagitis Grad III und IV (ca. 5–10% aller Refluxpatienten) ist die chirurgische Intervention indiziert. Die konservative Therapie ist hier nur in weniger als 10% der Fälle erfolgreich [2, 3, 5]. Absolute Operationsindikation sind schwere Refluxkomplikationen, wie nekrotisierende Ösophagitis, blutende oder perforierende Ulzera sowie hochgradige peptische Stenosen. Relative Indikationen sind die Ösophagitis Grad III oder der Endobrachyösophagus ohne floride Entzündung. Hier kann in Abhängigkeit von Beschwerdedauer, Leidensdruck, Operationsrisiko und reversiblen exogenen Noxen auch ein konservativer Behandlungsversuch vorgenommen werden [5].

Ein Endobrachyösophagus findet sich nur bei weniger als 10% aller Patienten mit Refluxösophagitis.

Insgesamt werden nach konservativer Therapie (über 6–24 Wochen) mehr als 80% der Patienten mit Refluxerkrankung ohne endoskopische Veränderungen beschwerdefrei; bei Grad I und II heilen 44%, bei Grad III 22% und bei Grad IV nur 6% der behandelten Patienten [5].

Weltweit bevorzugtes Operationsprinzip sind heute Valvuloplastiken, d.h. Verfahren, die zur Wiederherstellung bzw. Stärkung des unteren Ösophagussphinkters eine Manschette mit der Magenfunduswand um den terminalen Ösophagus bilden [2, 3, 5]. Verbreitete Methoden sind die (transabdominale) Fundoplicatio nach Nissen-Rossetti sowie die Operationen nach Belsey Mark 4 (transthorakal) und nach Hill (transabdominal).

Die verwendete Magenfundusvorderwand reagiert dabei myogen, nerval und humoral sehr ähnlich wie die terminale Ösophagusmuskulatur im Sphinkterbereich. Operationsverfahren, die allein anatomisch eine Hiatushernie beseitigen (z.B. nach Ellison oder Effler), sowie Verfahren mit Rekonstruktion des Hiss-Winkels und Fundopexie (Lortat-Jakob) oder die sog. Gastroplastik (Collis) sind pathophysiologisch weniger begründbar und klinisch wenig erfolgreich [2, 3]. Mit der Fundoplicatio werden heute in mehr als 80% der Fälle ein klinisch gutes Ergebnis sowie eine sichere Refluxverhütung bei einer Operationsletalität von unter 1% erreicht [2, 5]. In unserer Klinik wurde seit 1973 die Fundoplicatio nach Nissen als Antirefluxoperation bei bislang 103 Patienten angewandt. Refluxrezidive nach Fundoplicatio findet man bei 6–10% der Patienten; die postoperative Morbidität (Dysphagie, Superkontinenz, Gas-bloat-Syndrom, denervierungsbedingte Magendilatation, Teleskopphänomen) beträgt rund 15%. Eine andersartige, risikoarme Refluxoperation ist die Siliconprothese nach Angelchik u. Cohen [1], die als daumendicker zirkulärer Schlauch außen um die Kardia befestigt wird. Der therapeutische Effekt scheint klinisch und neuerdings auch experimentell gesichert; nach weiterer Prüfung ergibt sich möglicherweise eine Behandlungsalternative.

Peptische Stenosen finden sich bei rund 5–10% aller Patienten mit refluxbedingter Ösophagitis. Die Veränderungen liegen meistens deutlich oberhalb der Kardia und gehen fast stets mit einem Endobrachyösophagus einher. Die chirurgische Behandlung besteht in der Refluxbeseitigung durch Fundoplicatio (bzw. durch eine andere Valvuloplastik) und in der intraoperativen Bougierung der Stenose (bis zu einer Weite von etwa 40 Charr). Dadurch wird bei floriden Stenosen (mit frischer, erosiver Ösophagitis oral der Stenose) bei 70–80% der Fälle ein guter Therapieerfolg, d. h. eine Rückbildung von Dysphagie und Refluxsymptomen, erreicht; bei der älteren narbigen Stenose gelingt dies nur bei 30–40% der Fälle. Bei mehr als 75% der Patienten reicht die einmalige intraoperative Bougierung aus; die anderen benötigen eine oder mehrere weitere postoperative Aufdehnungen [5].

Resezierende Eingriffe an Stenosen sind äußerst komplikationsträchtig und werden wegen der hohen Letalität (bis zu 20%) bei den meist älteren Menschen heute kaum noch durchgeführt [3, 4, 5].

Nach Behandlung der Refluxkrankheit, insbesondere nach chirurgischer Therapie, sind regelmäßige Therapiekontrollen wünschenswert, da die Schwere der Ösophagitis nicht mit den subjektiven Beschwerden korreliert. Das zuverlässigste Erfolgskriterium ist dabei die Endoskopie [4, 23]. Allgemein wird der Behandlungserfolg klassifiziert in Kategorie I (keine Beschwerden, keine makroskopischen Ösophagusveränderungen) bis Stadium IV (starke andauernde Beschwerden, persistierende Refluxfolgen am Ösophagus) [5].

Anorektum

Anorektale Kontinenz: Anatomie und Physiologie

Den Abschluß des Gastrointestinaltrakts bildet kein einfacher Schnürring, sondern die komplexe Leistung eines anorektalen Kontinenzorgans [8, 14, 15, 19, 26]. Bei diesem lassen sich anatomisch 3 ineinander liegende Rohrsysteme abgrenzen (Abb. 7):
das innere Rohr, bestehend aus dem Epithel des Analkanals und der Rektummukosa, das mittlere Rohr, bestehend aus der glatten Muskulatur des Rektums und des Sphincter ani internus, sowie das äußere Rohr, bestehend aus Sphincter ani externus und Levator ani.

Weitere wesentliche Komponenten sind das Corpus cavernosum recti sowie das Nervensystem [26]. Der 3–5 cm lange Analkanal beginnt an der Linea anocutanea und reicht kranial bis zur Linea anorectalis. An der Linea anocutanea geht die perineale Haut mit ihrem verhornten Plattenepithel über in das hoch sensible unver-

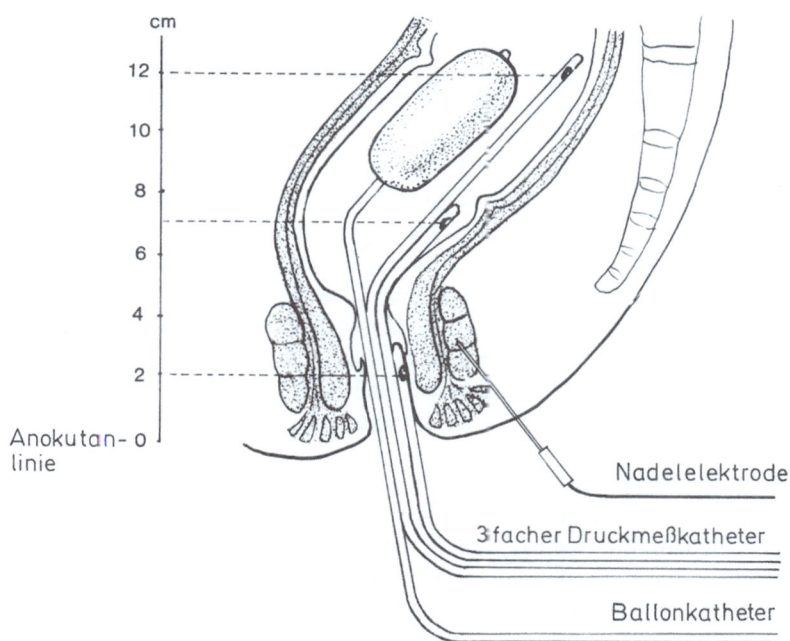

Abb. 7. Meßanordnung bei der Rektummanometrie: schematische Darstellung

hornte Plattenepithel des Analkanals. Im oberen Analkanal finden sich als zirkuläre kleine Taschen die Analkrypten, deren wellenförmiger Rand Linea dentata bzw. Pectinata genannt wird. Nach kranial schließt sich zuerst eine etwa 1 cm breite Übergangszone mit modifiziertem Epithel und mehreren Längsfalten, den Columnae rectales, an; an diese wiederum grenzt kranial die Rektummukosa. In die Krypten münden die Proktodealdrüsen, die den Sphincter internus durchdringen und sich dann oft verzweigen. Infektionen in diesem Bereich können Ursache der Fistelkrankheit sein [8, 19, 26].

Als Fortsetzung der Ringmuskulatur des Darmes umgibt der Sphincter ani internus als kräftiger, bis 5 mm dicker Muskelwulst den Analkanal. Aufgrund des Fehlens intramuraler Ganglienzellen besteht eine nahezu andauernde Kontraktion, die er als glatter Muskel ermüdungsfrei aufrecht erhalten kann (sein Anteil an der Abschlußkraft des Analkanals beträgt rund 75%). Die Fasern der Dickdarmlängsmuskulatur ziehen zwischen Sphincter ani internus und externus bis zur Anal- und Perianalhaut. Im oberen Analkanal, im Bereich der Linea anorectalis, befindet sich submukös ein arteriovenöses Schwammwerk, das als Plexus haemorrhoidalis internus bzw. als Corpus cavernosum recti bezeichnet wird und wesentlich ist für den Feinabschluß des Analkanals. Ein kleines perianales Venengeflecht wird Plexus haemorrhoidalis externus bezeichnet. Der quergestreifte Sphincter ani externus besteht aus dem kranialen Sphincter profundus, dem besonders kräftigen Sphincter superficialis und dem mehr flachen Sphincter subcutaneus. Beim Mann ist dieser Muskelzylinder auf der gesamten Zirkumferenz kräftig, bei der Frau dagegen ventral wesentlich schwächer ausgebildet [14, 19, 22]. Die Funktion des Sphincter externus besteht in der willkürlichen Kontraktion und Kontinenzverstärkung. Über besondere Dehnungsrezeptoren und spinale Eigenreflexbögen wird auch in Ruhe eine Dauerkontraktion aufrecht erhalten. Druckerhöhungen im Bauchraum, wie z. B. Husten, führen reflektorisch zur weiteren Tonuserhöhung [22].

Tragender Abschluß des Beckenbodens ist die Levatorplatte, die aus den quergestreiften Muskeln M. puborectalis, M. pubococcygeus, M. ileo- und M. ischeococcygeus gebildet wird. Der M. puborectalis ist eine entscheidende Komponente des Kontinenzorgans; er zieht vom Os pubis schlingenförmig dorsal um den oberen Analkanal und besitzt ebenfalls eine Ruheaktivität und Dauerkontraktion. Durch Zug dieses Muskels entsteht zwischen Analkanal und Rektum ein scharfer Knick, der sog. anorektale Winkel. Druckerhöhungen in der Rektumampulle bzw. im Bauchraum bewirken reflektorisch eine Kontraktionsverstärkung; dadurch wird der anorektale Winkel spitzer, die Abschnürung stärker und das Kontinenzvermögen erhöht.

Die Kompression des kranialen horizontalen Rektumschenkels verbessert zusätzlich wie ein Klappenmechanismus den Darmabschluß [8, 19, 22]. Wesentliche Kontinenzfunktionen hat auch die Rektumampulle durch Wahrnehmung des Völlegefühls, durch die Fähigkeit zur Erweiterung und plastischen Adaptation sowie durch die Steuerung der Sphinktermuskulatur [22, 27]. Sämtliche Funktionsabläufe im Kontinenzorgan werden vom Nervensystem in Regelkreisen gesteuert und z.T. von übergeordneten Zentren beeinflußt.

Wichtig für die Beurteilung anorektaler Erkrankungen ist die Kenntnis der wichtigsten Kontinenzreaktionen. Gelangt Stuhl in das Rektum, kommt es durch dessen plastische Adaptation nach kurzem Druckanstieg wieder zu einer Drucksenkung. Dies wird als Anpassungsreflex bezeichnet. Die Rektumfüllung führt außerdem über den rektosphinktären Reflex zu einer Internusrelaxation. Damit gelangen Stuhlpartikel in den oberen, sensiblen Analkanal, werden dadurch bewußt registriert und als fest, flüssig bzw. gasförmig differenziert. Die nachfolgende reflektorische Kontraktion des Sphincter externus und M. puborectalis drängt den Stuhl wieder nach kranial und verschließt den Analkanal. Diese Reaktion wird als Kontinenzreflex bezeichnet. Zusätzlich kann die Kontraktion von M. externus und M. puborectalis noch willkürlich verstärkt werden [14, 15, 22].

Bei Maximalfüllung der Rektumampulle ist die Defäkation nicht mehr zu umgehen; es kommt zur reflektorischen Hemmung von Sphincter internus, Sphincter externus und M. puborectalis, Streckung des anorektalen Winkels und Entleerung des Darms durch Massenbewegung von Rektum und distalem Kolon.

Anorektale Kontinenz: Diagnostik

Zur Funktionsprüfung des Anorektums ist in den meisten Fällen in der Praxis eine exakte Anamnese, die digitale Untersuchung und die klinische Kontinenzbeurteilung ausreichend. Die Kontinenzbeurteilung kann mit einem standardisierten Schema (wir verwenden einen modifizierten Fragebogen nach Kelly) durchgeführt werden. Damit ist eine Beurteilung der Kontinenz an Hand einer Punkteskala von 0–20 Punkten und eine Klassifizierung in gut kontinent, eingeschränkt kontinent sowie inkontinent möglich [14].

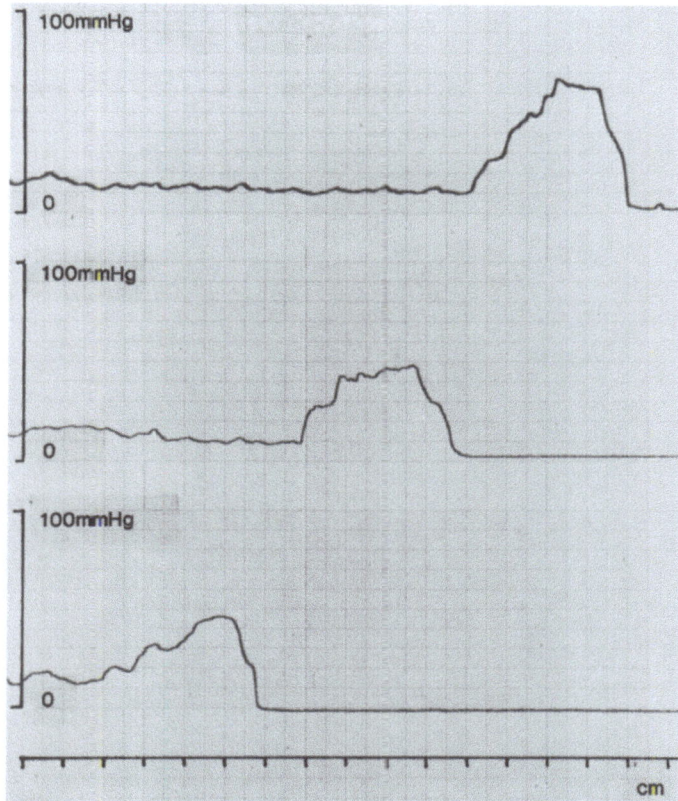

Abb. 8. Originalkurve einer Rektummanometrie: Durchzugsmanometrie; Normalperson

Dia Diagnostik der Kontinenz wird jedoch vertieft und wesentlich erweitert durch die Elektromanometrie, die funktionelle Besonderheiten, Anomalien oder neurologische Störungen als objektives, reproduzierbares Meßergebnis erkennen läßt. Die manometrische Diagnostik kann durch eine simultane Elektromyographie erweitert werden, die durch eine in den Sphincter ani transkutan eingestochene Nadelelektrode die Muskelaktivität erfaßt [14, 15, 22].

Das manometrische System besteht in unserer Klinik aus 3 perfundierten Meßkathetern, deren Öffnungen im Analkanal bei etwa 2 cm, im Rektum bei 7 und 12 cm plaziert werden. Zusätzlich befindet sich im Rektum ein mit Luft füllbarer Ballon, dessen Innendruck registriert wird. Sämtliche Drucke sowie das EMG werden über einen Mehrkanalschreiber simultan aufgezeichnet (Abb. 7). Die einfachste Untersuchung ist die Messung des anorektalen Ruhedruckprofils mit der Durchzugsmanometrie (Abb. 8). Bei gesunden Probanden findet man eine Sphinkterlänge von 3,5–4 cm und einen maximalen Tonus von 50–70 mm Hg. Tonus und Länge des Sphinkters sind bei Frauen geringer als bei Männern. Die simultane Messung der Drücke in Analkanal und Rektum zeigt im Normalfall einen deutlich über dem Rektumtonus liegenden Ruhedruck im Analkanal (Abb. 9). Diese üblicherweise 20–40 mm Hg be-

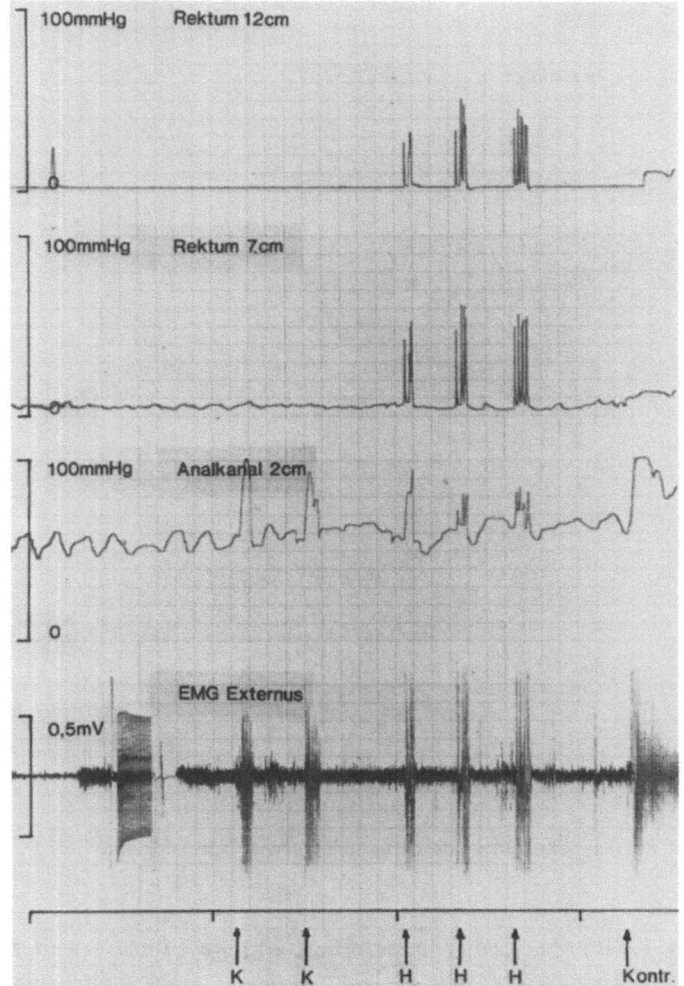

Abb. 9. Originalkurve einer Rektummanometrie: Ruhetonus, Hustenreflex *(H)*, Willkürkontraktion *(K)* und EMG; Normalperson

tragende Druckdifferenz zwischen Analkanal und Rektum ist bei bestimmten Formen der Inkontinenz sowie oft auch bei älteren Menschen reduziert.

Das Elektromyogramm des regelrecht funktionierenden Sphincter ani externus zeigt bereits in Ruhe eine elektrische Aktivität von über 150–200 µV, entsprechend dem Dauertonus dieses Muskels.

Beim Husten, Pressen oder intraabdomineller Druckerhöhung steigt reflektorisch der Druck im Analkanal deutlich über den Druck im Rektum an. je größer dieser Druckunterschied ist, desto größer ist die Kontinenzreserve. Die dafür verantwortliche Tonussteigerung der Externusmuskulatur zeigt sich in einer Aktivitätsvermehrung im Sphinkter-EMG. Vermindert sich diese anorektale Druckdifferenz oder

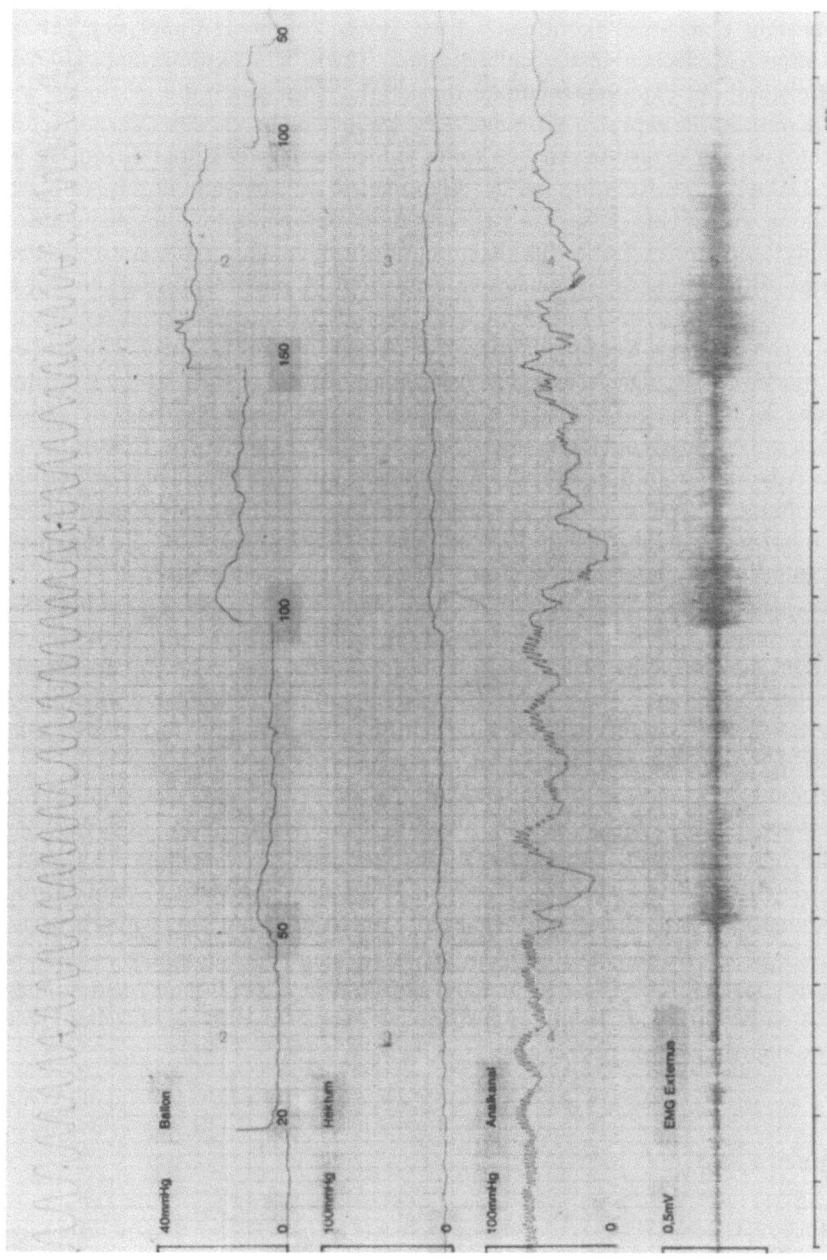

Abb. 10. Originalkurve einer Rektummanometrie: Internusrelaxation (Analkanal) nach Luftinsufflation in Rektum (Ballon: 50, 100, 150 ml), Rektumcompliance (Ballonvolumen/Rektumdruck dV/dP) und EMG; Normalperson

übersteigt der Rektumdruck sogar den Druck im Analkanal bei Husten oder Pressen, so besteht eine Streßinkontinenz. Eine Streßinkontinenz findet sich gehäuft auch bei älteren Menschen, insbesondere Frauen, sowie bei Rektumprolaps [19, 26].

Die Leistung der externen Sphinktermuskulatur wird durch die maximale willkürliche Kontraktion geprüft. Normalerweise gelingt mehr als eine Verdoppelung des Ruhetonus; der erreichte Anstieg sollte jedoch mindestens über 30 mm Hg liegen. Die Dehnung des Rektums bei der Manometrie, nachgeahmt durch Aufblasen eines Ballons, zeigte eine passagere Relaxation des Sphincter ani internus, den sog. rektosphinktären Reflex (Abb. 10). Kompensatorisch zu dieser Internusrelaxation erfolgt eine Aktivierung der Sphincter externus und M. puborectalis (erkennbar an gesteigerter EMG-Aktivität) mit einem nachfolgenden Tonusanstieg im Analkanal. Dieser Vorgang wird als Kontinenzreflex bezeichnet; er ist normal auch während des Schlafes nachweisbar. Die plastische Adaptation des Rektums ist eine weitere wesentliche Kontinenzreaktion, die z. B. durch Aufdehnung des Ballons geprüft wird. Nach kürzerem, deutlichem, aber passagerem Druckanstieg im Rektum findet sich eine Adaptation an das veränderte Volumen mit verbleibender, nur geringer Tonuserhöhung. Erst durch weitere, schrittweise Ballonfüllung erreicht man schließlich einen normal zwischen 200 und 400 ml liegenden Schwellenwert, die sog. maximale Rektumfüllung, bei der der Ballon schließlich ausgestoßen wird.

Durch gleichzeitige Messung von Ballonvolumen und zugehörigem Rektumdruck läßt sich ein Druck-Volumen-Diagramm erstellen, das die Rektumcompliance, d. h. die Dehnbarkeit und somit ein Maß für die Reservoirfunktion angibt. Eine erhöhte Compliance findet sich z. B. beim idiopathischen Megakolon, eine verminderte beim Morbus Hirschsprung oder häufig nach anteriorer Rektumresektion mit Ersatz der Ampulla recti durch ein Kolonsegment [14, 23, 26, 27].

Insgesamt ermöglicht die Rektummanometrie mit Myographie eine objektive reproduzierbare Untersuchung und ergibt somit eine Beurteilungs- und Entscheidungshilfe bei zahlreichen anorektalen Erkrankungen. Wir erachten die Elektromanometrie für erforderlich bei anorektalen Mißbildungen, Verdacht auf Morbus Hirschsprung oder idiopathischem Megakolon. Sie ist daneben stets wünschenswert bei allen klinischen Kontinenzstörungen, bei ausgedehnten anorektalen Fisteln, vor Sphinkterrekonstruktionen sowie vor tiefen anterioren Resektionen (insbesondere bei bereits eingeschränkter Kontinenz) sowie zur Abklärung bei chronischer Obstipation und neurologischen Störungen.

Literatur

1. Angelchik JP, Cohen R (1979) A new surgical procedure for the treatment of gastrooesophageal reflux and hiatal hernia. Surg Gynecol Obstet 148:246
2. Behar J (1979) Surgical treatment of reflux esophagitis: How well does is work? Gastroenterology 77:183
3. Behar J, Sheahan DG, Biancini P, Spiro HM, Storer EH (1975) Medical and surgical management of reflux esophagitis. N Engl J Med 293:263
4. Blum AL, Siewert R (1976) Pathogenese, Diagnostik und konservative Therapie der Refluxkrankheit. In: Siewert JR, Blum AL, Waldeck F (Hrsg) Funktionsstörungen der Speiseröhre. Springer, Berlin Heidelberg New York, S 202
5. Blum AL, Siewert JR (1981) Refluxtherapie. Springer, Berlin Heidelberg New York

6. Blum AL, Siewert JR (1981) Funktionsstörungen des Oesophagus. In: Allgöwer M, Harder F, Hollender LF, Peiper H-J, Siewert JR (Hrsg) Chirurgische Gastroenterologie, Bd 1. Springer, Berlin Heidelberg New York, S 328
7. Dodds WJ, Stef JJ, Hogan WJ, Hoke SE, Stewart ET, Arndorfer RC (1975) Radial distribution of esophageal peristaltiv pressure in normal subjects and patients with esophageal diverticulum. Gastroenterology 69:584
8. Duthie HL (1984) Surgical anatomy and physiology of the anus, rectum and colon. In: Goligher JC (ed) Surgery of the anus, rectum and colon. Baillière Tindall, London
9. Ellis F (1971) Upper esophageal sphincter in health and disease. Surg Clin North Am 51:553
10. Gall FP (1981) Oesophaguserkrankungen (Verletzungen, Divertikel, Achalasie, Verätzungen, Fremdkörper). In: Heberer G, Schweiberer L (Hrsg) Indikation zur Operation. Springer, Berlin Heidelberg New York, S 402
11. Heitmann P (1971) Der idiopathische diffuse Oesophagospasmus. Dtsch Med Wochenschr 96:1668
12. Henderson RD, Davidson JW (1974) Primary disordered motor activity of the esophagus (diffuse spasm). Ann Thorac Surg 18:327
13. Henderson RD, Marryatt G (1971) Cricopharyngeal myotomy as a method of treatring cricopharyngeal dysphagia secondary to gastroesophageal reflux. J Thorac Cardiovasc Surg 74:721
14. Holschneider A (1976) Elektromanometrie des Enddarms. Urban & Schwarzenberg, München
15. Ihre T (1974) Studies on anal function in continent and incontinent patients. Scand J Gastroenterol [Suppl 25] 9:1-80
16. Johnson LF, De Master TR (1974) Twenty-four-hour pH monitoring of the distal esophagus. A quantitative measure of gastroesophageal reflux. Am J Gastroenterol 62:325
17. Leisner B, Witte J, Kiefhaber P, Eder M, Pfeifer J, Lang G, Mayr B (1978) Nuklearmedizinische Diagnostik des gastrooesophagealen Refluxes. Z Gastroenterol 16:235
18. Leonardi HK, Shea JA, Grozier RE, Ellis FH (1977) Diffuse spasm of the esophagus. J Thorac Cardiovasc Surg 74:736
19. Parks AG (1975) Anorectal incontinence. Proc R Soc Med 68:681-709
20. Pedersen SA, Hansen JB, Alstrup P (1973) Pharyngo-esophageal diverticula. Scand J Thorac Cardiovasc Surg 7:87
21. Scheurer M (1976) Das Zenker'sche Divertikel. Schweiz Rundsch Med 65:1195
22. Schweiger M (1982) Funktionelle Analsphinkteruntersuchungen. Springer, Berlin Heidelberg New York
23. Seifert E (1984) Diagnostik der Refluxkrankheit der Speiseröhre. Chirurg 55:361
24. Siewert JR (1982) Aktuelle Aspekte in der Therapie der Achalasie des Oesophagus. Langenbecks Arch Chir 356:151
25. Siewert JR, Blum AC (1982) Divertikel. In: Allgöwer M, Harder F, Hollender LF, Peiper H-J, Siewert JR (Hrsg) Chirurgische Gastroenterologie, Bd 1. Springer, Berlin Heidelberg New York, S 338
26. Stelzner F, Baumgartner HG, Holstein AF (1974) Die Bedeutung des Sphinkter ani internus für die Kontinenz und Superkontinenz. Langenbecks Arch Chir 336:35-55
27. Suzuki H, Matsumoto K, Amano S, Fojioka M, Honzumi M (1980) Anorectal pressure and rectal compliance after low anterior resection. Br J Surg 67:655-657
28. Wirsching R, Witte J, Sauerbruch T, Zumtobel V, Heberer G (1982) Therapie der Achalasie – Dilatation oder Operation? In: Häring R (Hrsg) Oesophaguschirurgie. Edition Medizin, Weinheim Deerfield Beach Basel, S 47
29. Ziegler P (1975) Klinische, röntgenologische und manometrische Ergebnisse nach Operationen von Achalasie und Divertikeln der Speiseröhre. Inaugural-Dissertation, Ludwig-Maximilians-Universität München

6. Traumatologie, plastische Chirurgie

Operative versus konservative Knochenbruchbehandlung

J. BÖHLER

Sieht man sich die Literatur der letzten Jahre an, so befaßt sich diese fast ausschließlich mit der operativen Frakturenbehandlung, und man hat den Eindruck, als wäre die konservative Behandlung weitgehend verdrängt worden. Die wesentlichsten Impulse hat die operative Knochenbruchbehandlung 1940 durch Küntscher [13] erhalten, der damals beim Deutschen Chirurgenkongreß seine Marknagelung vorstellte. Von den Diskussionsrednern wurde diese weitgehend abgelehnt; nur Küntschers Chef A. W. Fischer hatte ihn unterstützt. Trotzdem hat die Marknagelung ihren weltweiten Siegeszug angetreten. Auch L. Böhler, der i. allg. als Vertreter der konservativen Knochenbruchbehandlung gilt, nahm sofort die Marknagelung auf – ebenso wie er der erste in Europa war, der die Schenkelhalsnagelung von Smith-Peterson durchführte. Schon 1944 erschien sein Buch über die Marknagelung nach Küntscher [2]. Später hat er aber die Marknagelung nur noch am Oberschenkel und ab Mitte der 50er Jahre auch wieder am Unterschenkel verwendet.

Plattenosteosynthesen waren zu dieser Zeit wenig geschätzt, obwohl sie in Belgien durch Lambotte [14] und in England durch Lane [15] schon seit der Jahrhundertwende eingeführt worden waren. Der Belgier Danis [6] hat das Prinzip der Kompressionsplatte entwickelt. M. Müller hat dieses Prinzip weiter entwickelt und zusammen mit einer Gruppe Schweizer Chirurgen – der Arbeitsgemeinschaft für Osteosynthesefragen – das erste vollständige und wirklich brauchbare System zur Osteosynthese geschaffen. Zusätzlich wurde auch die entsprechende Grundlagenforschung betrieben [17].

Damit waren die Voraussetzungen für die weltweite Zunahme der Osteosynthese gegeben. Der Grund dafür ist, daß operativ eine exakte Reposition und eine Stabilisierung der Fragmente möglich ist, die keine äußere Ruhigstellung benötigt und die ein sofortiges Bewegen aller Gelenke erlaubt. Auch Lorenz Böhler schreibt: „Ich bin überzeugt, daß die operative Behandlung bei vielen Knochenbrüchen noch eine große Zukunft hat, wenn ... Technik und Hilfsmittel weiter ausgebaut sind." An einer anderen Stelle heißt es: „Theoretisch ist die operative Behandlung die beste, denn die Bruchstücke werden genau eingerichtet und durch innere Verbindungsmittel festgehalten." Gleichzeitig warnte er aber eindringlich vor den Gefahren der operativen Behandlung: „Die verhängnisvollste Neuerung ... ist die grundsätzliche operative Einrichtung ... besonders wenn sie von Ungeübten ohne entsprechende Indikation, bei schlechter Asepsis und mit mangelnden Hilfsmitteln ausgeführt wird." Solche mißglückten Fälle hat er oft und ausführlich angeprangert [1–5].

Obwohl sich die Hilfsmittel mit der Marknagelung und dem Instrumentarium der Arbeitsgemeinschaft für Osteosynthesefragen und auch die Asepsis wesentlich gebessert haben, hat diese Feststellung von L. Böhler noch immer Gültigkeit. Das Hauptgegenargument gegen die Osteosynthese, die Infektion, ist auch durch die Antibiotika nur verringert, aber nicht ausgeschaltet worden. Nach wie vor bleiben die Argumente des ungeübten Operateurs, der schlechten Indikation und der schlechten Asepsis weiter bestehen. Die meisten fehlgeschlagenen Osteosynthesen beruhen auf diesen Fehlern. Es werden deshalb immer mehr Stimmen laut, die der konservativen Knochenbruchbehandlung vermehrt das Wort reden.

Entscheidend ist aber nicht so sehr die Frage, ob konservative oder operative Knochenbruchbehandlung, sondern daß Unterricht und Organisation der Unfallbehandlung entsprechend sind. L. Böhler hat daher immer selbständige Unfallabteilungen, Unfallkrankenhäuser und Universitätskliniken für Unfallchirurgie gefordert [5] und ist damit besonders in Deutschland auf heftigsten Widerstand gestoßen. Trotzdem gibt es jetzt aber auch in der BRD immer mehr Lehrstühle für Unfallchirurgie und selbständige Unfallabteilungen. Auch in den USA entstehen zunehmend multidisziplinäre Trauma Centers. In Österreich sind seine Forderungen weitgehend erfüllt worden: 3 Universitätskliniken für Unfallchirurgie, 9 selbständige Unfallkrankenhäuser und 27 selbständige Unfallabteilungen mit insgesamt über 3500 Unfallbetten stehen zur spezialisierten Behandlung zur Verfügung. In diesen Einrichtungen wird sowohl die operative als auch die konservative Frakturenbehandlung gelehrt. Beide Methoden müssen beherrscht werden, da beide zu Recht nebeneinander bestehen. Beide Verfahren sind jetzt weitestgehend standardisiert, und bei richtiger Anwendung sind gute Ergebnisse zu erwarten. Die konservativen Behandlungsrichtlinien von L. Böhler [3, 5] haben auch jetzt noch, nach Jahrzehnten, so sehr grundsätzliche Gültigkeit, daß man sie lediglich ohne Einschränkungen anwenden muß, um ein gutes Ergebnis zu erzielen. Die operative Behandlung ist durch die Arbeiten der Arbeitsgemeinschaft für Osteosynthesefragen und durch Küntscher und seine Schüler ebenso genau festgelegt [6, 13, 17].

Allerdings werden bei beiden Methoden viele Fehler gemacht, und man kann sich des Eindrucks nicht erwehren, daß vielerorts die Prinzipien und die Technik der konservativen Behandlung nicht mehr bekannt sind und daß deshalb operativ behandelt wird.

L. Böhler unterscheidet bei der Indikationsstellung zur Operation Brüche, bei denen die operative Behandlung unumgänglich, wünschenswert, möglich oder aber schlecht ist [2, 3]. Daneben sind bei der Indikationsstellung auch äußere Umstände zu beachten. Neben dem Wissensstand des Behandlers und den technischen Voraussetzungen sind es auch wirtschaftliche Überlegungen, wie z. B. der Zeitfaktor, die eine Rolle spielen können. Durch die Zunahme der Unfälle sowie infolge der Überalterung der Bevölkerung besteht vielerorts ein Bettenmangel. Die notwendige Dauer des stationären Aufenthalts ist aber bei der konservativen Behandlung länger. Die Verkürzung des Krankenhausaufenthalts zeigt sich z. B. in Österreich, einem Land der Skifahrer, bei der Behandlung der Unterschenkeldrehbrüche. Die konservative Behandlung mit Extension und Gips erfordert einen ca. 4wöchigen Krankenhausaufenthalt, während die perkutane Drahtumschlingung nach Goetze [8] mit einem Gipsverband am nächsten Tag die Entlassung bereits am 2. oder 3. Tag möglich macht (Abb. 1). Patienten mit pertrochantären Frakturen, die in Extension behandelt werden, müssen in der Regel 3–4 Monate im Krankenhaus bleiben, während nach unseren Erfahrungen mit der Ender-Nagelung der durchschnittliche Krankenhausaufenthalt 18 Tage beträgt.

Das Risiko der konservativen Behandlung ist i. allg. geringer. Die gefürchteten postoperativen Knocheninfektionen mit jahrelangem Siechtum kommen bei ge-

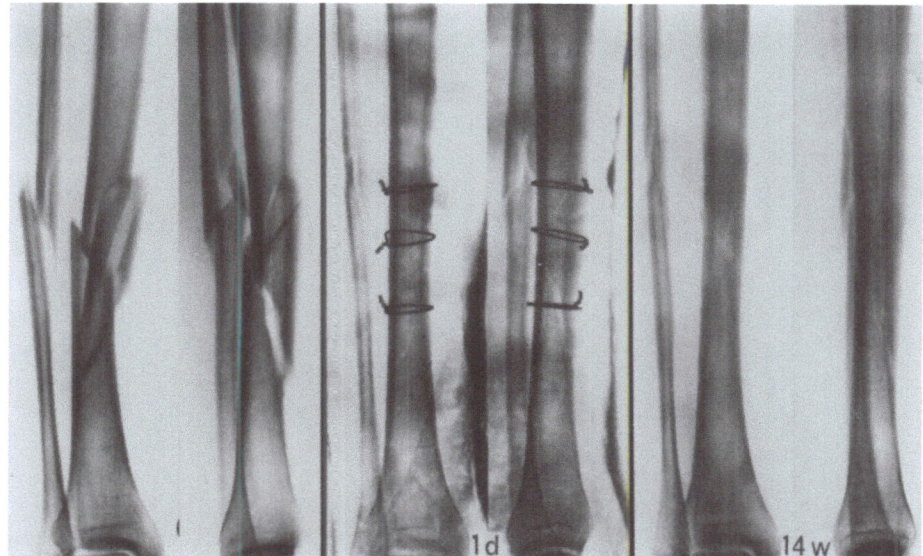

Abb. 1. Mit Drahtcerclagen versorgter Schienbeinbruch mit großem Biegungskeil

schlossenen Frakturen nicht vor. Der Materialaufwand und die damit verbundenen Kosten sind um ein Vielfaches geringer. Die konservative Behandlung – v.a. im höheren Alter – ist aber mit einer größeren Morbidität durch thromboembolische und pulmonale Komplikationen belastet. Die konservative Behandlung erfordert ebenso wie die operative eine genaue Kenntnis der Methode, technisches und räumliches Einfühlungsvermögen und, viel mehr als die operative Behandlung, eine laufende Kontrolle und sorgfältige Pflege mit ausgefeilter Übungs- und Nachbehandlung, wie sie mancherorts nicht mehr zu finden sind.

Im allgemeinen sind die Kosten der operativen Behandlung und damit die Tageskosten deutlich höher. Die beim konservativen Vorgehen erforderliche längere stationäre Behandlung erhöht aber meist die Gesamtkosten des Einzelfalles [5].

Jahna hat sich besonders mit der konservativen Behandlung befaßt (s. auch *Konservative Methoden in der Frakturenbehandlung* [10, 11, 12]). Er und seine Mitarbeiter haben genaue Nachuntersuchungsergebnisse großer Serien konservativ behandelter Frakturen veröffentlicht. Vergleichbare, ebenso sorgfältig ausgewertete Serien liegen von verschiedenen AO-Kliniken vor.

Ganz allgemein kann gesagt werden: Je schwieriger und zertrümmerter eine Fraktur ist, um so mehr erreicht sie die Grenzen der operativen Frakturenbehandlung. Konservativ lassen sich Trümmerbrüche sehr gut behandeln, sofern belastungstragende Gelenkflächen intakt sind oder durch eine Minimalosteosynthese rekonstruiert wurden. Eine anatomische Wiederherstellung verworfener Gelenkflächen ist meist nur operativ zu erreichen.

Die Abb. 2 zeigt einen schweren supra- und diakondylären Trümmerbruch bei einem 25jährigen Mann. Nach 1 Jahr sieht man eine befriedigende Gesamtachse bei

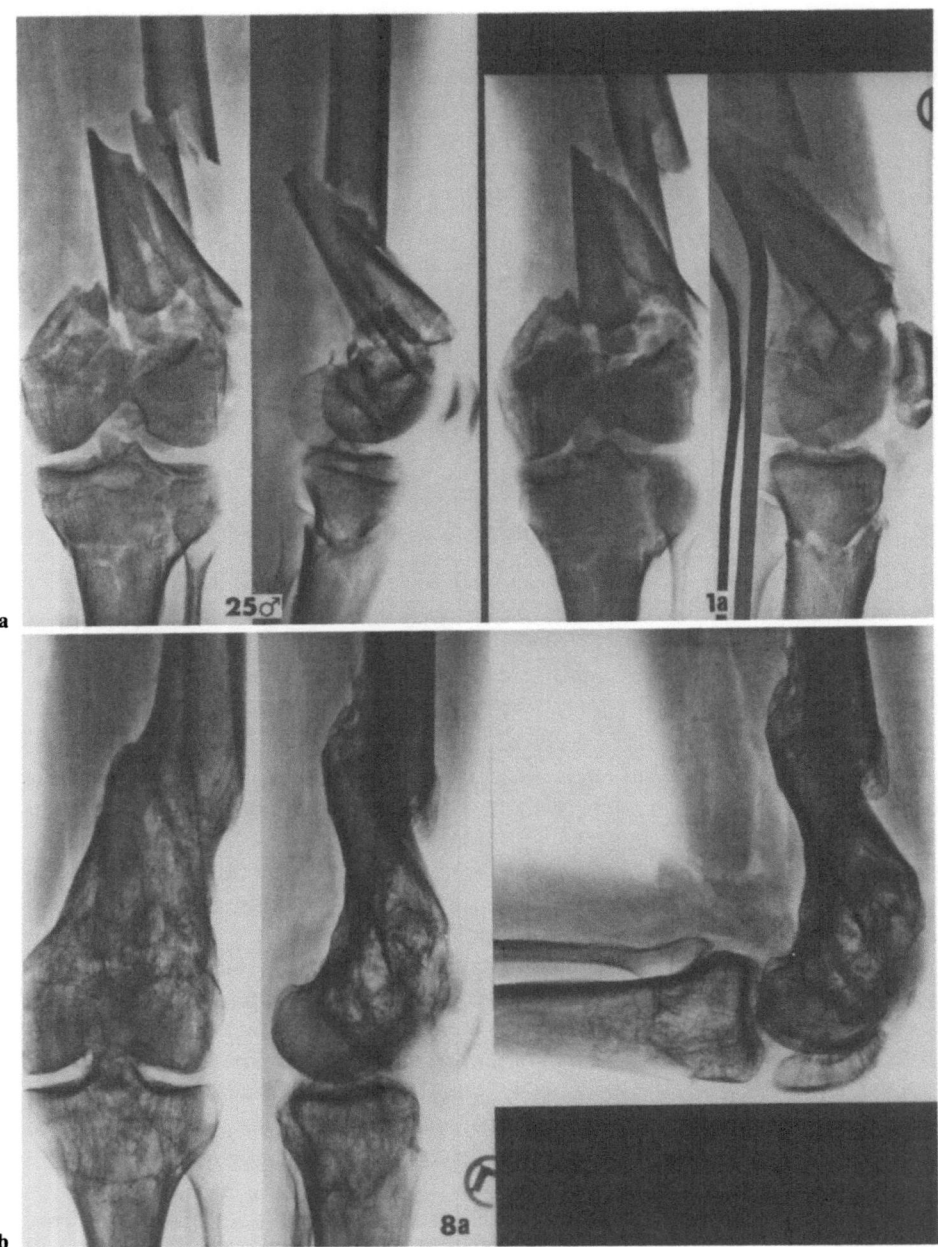

Abb. 2 a, b. Schwerer supra- und diakondylärer Oberschenkeltrümmerbruch bei einem 25jährigen Mann. **a** Unfallbild und Ergebnis 1 Jahr und **b** 8 Jahre nach konservativer Behandlung

Tabelle 1. Behandlungsergebnisse nach konservativer oder operativer Versorgung intraartikulärer Stauchungsbrüche der Tibia nach Jahna [12] und Rüedi [18]

Distale Tibiafrakturen	Konservativ oder Minimalosteosynthese Jahna: $n = 316$	AO/Rüedi $n = 80$
Infekt	11 (3,6%/76% offen)	3 (3,75%)
Arthrodese	11 (3,5%)	7 (8,75%)
Hinken	36 (11,4%)	13 (16,2%)
Sport	109 (34,5%)	53 (66,0%)
Beschwerdefrei	77 (24,4%)	23 (28,7%)
Zufrieden	285 (90,0%)	65 (81,0%)
Schlecht	28 (8,9%)	12 (15,0%)

verkipptem intermediärem Fragment. Nach 8 Jahren war die volle Streckung des Kniegelenks und Beugung bis zum rechten Winkel möglich.

Eine Gegenindikation gegen die operative Behandlung ist der schwere Weichteilschaden, der die konservative Behandlung oder zumindest die stark verzögerte Osteosynthese notwendig macht.

So mußte ein 24jähriger mit ausgedehntem offenem Trümmerbruch des Unterschenkels und schwerem Weichteilschaden nach einer Explosionsverletzung konservativ mit 8 Wochen Extension und anschließend 20 Wochen im Gehgips behandelt werden. Auch überzeugte Anhänger der Osteosynthese hätten bei dieser Fraktur, auch abgesehen vom Weichteilschaden, Schwierigkeiten bei der Indikationsstellung gehabt. Das funktionelle Ergebnis ist durchaus zufriedenstellend. Die Fraktur ist achsengerecht mit minimaler Verkürzung und ausreichender Gelenkfunktion geheilt.

Auch bei intraartikulären Frakturen der Tibia kann man mit der konservativen Behandlung befriedigende Ergebnisse erzielen. Jahna [12] bringt in einer ausführlichen Monographie die Ergebnisse von 583 distalen intraartikulären Stauchungsbrüchen der Tibia, die entweder nur konservativ oder z.T. mit Minimalosteosynthese behandelt wurden. Zum Vergleich eine Statistik von Jahna [12] über 316 nur schwere Fälle und von Rüedi [18] über 80 Fälle, die in Tabelle 1 zusammengestellt sind.

Dazu ein Beispiel:

Ein 56jähriger Mann erlitt bei einem Leitersturz einen distalen Tibiatrümmerbruch. Die Behandlung erfolgte mit Reposition, Extension für 5 Wochen und Oberschenkelgehgipsverband für 8 Wochen. Nach 17 Jahren war das obere Sprunggelenk 10° behindert, das untere Sprunggelenk 1/4 eingeschränkt. Die geringe Arthrose nach 2 Jahren hat in den folgenden 15 Jahren nicht weiter zugenommen (Abb. 3).

An der Wirbelsäule wird zunehmend die operative Behandlung empfohlen. An der Halswirbelsäule, v.a. bei den rein diskoligamentären Luxationen, sind die Vorteile der operativen Behandlung unbestritten. An der Thorakolumbalgrenze konnten vielfach die ausgezeichneten Ergebnisse der konservativen Behandlung von L. Böhler nicht nachvollzogen werden, und deshalb wird die operative Behandlung empfohlen, die aber technisch besonders schwierig ist.

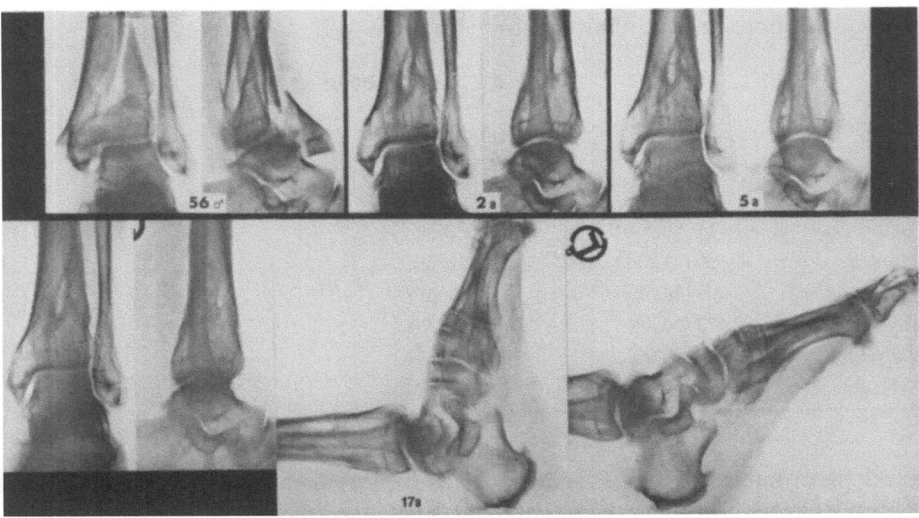

Abb. 3. Distaler Tibiatrümmerbruch nach Leitersturz bei einem 56jährigen Mann. Unfallbild und Ergebnis 2,5 und 17 Jahre nach konservativer Behandlung

Tabelle 2. Behandlungsergebnisse nach konservativer oder operativer Versorgung von Schienbeinkopfbrüchen nach Jahna [11] und Muggler [16]

Tibiakopffrakturen	Nur schwere, konservativ oder Minimalosteosynthese Jahna $n = 86$ [%]	AO – a Jüngere Operateure Muggler $n = 127$ [%]	AO – b Erfahrene Operateure Muggler $n = 151$ [%]
Infekt	1,16 (primär schwer offen)	15,0	0,7
Achsenknick	15,0	26,9	15,9
Streckausfall > 5°	14,0	15,3	10,9
Beugung > 90°	95,4	83,1 (> 100°)	92,5 (> 100°)

Wie wichtig die richtige Technik bei der Anwendung beider Behandlungsmethoden ist, zeigt eine Dissertationsarbeit von Groh [9] aus der Anfangszeit der Osteosynthese aus dem Zeitraum 1963–1966 über 48 Brüche der langen Röhrenknochen, die „nach der AO-Methode" versorgt wurden. Bei 22 Fällen kam es zum Mißerfolg. Darunter waren 37 Unterschenkelbrüche, bei denen es 17mal zum Mißerfolg kam.

Muggler [16] hat 278 Fälle von Schienbeinkopfbrüchen aus AO-Kliniken nachuntersucht und diese in 2 Gruppen unterteilt: a) aus Häusern, in denen weniger erfahrene, b) aus Häusern, in denen erfahrene Chirurgen die Osteosynthese durchgeführt haben. Zum Vergleich dient eine Zusammenstellung von Jahna [11] über 86 nur stark verschobene Schienbeinkopfbrüche, die konservativ oder mit Minimalosteosynthese behandelt und die nach 5–19 Jahren nachuntersucht wurden (Tabelle 2).

In 2 Kliniken aus der Gruppe a lag die Infektrate sogar bei 25%.

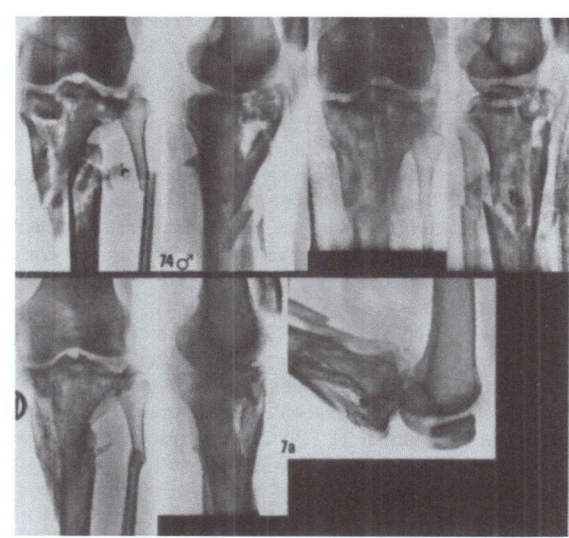

Abb. 4. 74jähriger Mann mit konservativ behandeltem bikondylärem Trümmerbruch des Schienbeinkopfes. Unfallbild, Gipsruhigstellung nach Reposition, Spätergebnis nach 7 Jahren. (Für die Abb. 2, 3 und 4 danke ich H. Prim. Dr. Jahna vom Unfallkrankenhaus Wien XII)

Als Ergebnis guter konservativer Behandlung wird ein 75jähriger mit schwerstem bikondylärem Trümmerbruch des Schienbeinkopfes gezeigt, bei dem eine stabile Osteosynthese kaum möglich gewesen wäre. Nach 7 Jahren besteht achsengerechte Stellung mit freier Streckung und mit Beugung des Kniegelenks bis 140° (Abb. 4).

Giebel [7] berichtet über 219 aseptische Heilungsstörungen nach Frakturen und nach Osteotomien, die in Hannover zur Behandlung kamen. 68 Fälle waren konservativ, 219 operativ vorbehandelt worden. Bei der konservativen Behandlung war v. a. eine falsche Indikationsstellung die Ursache der Fehlergebnisse; bei den Osteosynthesen waren es v. a. operationstechnische Fehler und verbliebene Defekte.

Der Titel dieses Beitrages sollte also nicht „Operative versus konservative Knochenbruchbehandlung", sondern „Operative *und* konservative Knochenbruchbehandlung" heißen. Beide Verfahren haben ihre Indikationsbereiche und bestehen zu Recht, mag auch das Pendel in den letzten Jahren allzusehr zugunsten der operativen Behandlung ausgeschlagen haben. Die Entscheidung, welches Verfahren gewählt wird, muß in Abhängigkeit von Lokalisation und Art der Fraktur, vom Ausmaß des Weichteilschadens und nicht zuletzt von den technischen Voraussetzungen und dem manuellen Geschick und dem Ausbildungsstand des Behandlers getroffen werden. Dabei verlangt die konservative Knochenbruchbehandlung aber nicht weniger Kenntnisse und Sorgfalt als die operative Behandlung. Sie ist jedoch v. a. nicht mit einem Infektionsrisiko belastet, und die Ergebnisse einer Fehlbehandlung sind nie so gravierend wie bei der operativen Behandlung. Ein schlechtes Ergebnis nach konservativer Behandlung ist meist leichter zu korrigieren als das nach einer mißglückten operativen Behandlung.

Das Wesentliche bei der Frakturenbehandlung ist also die schon immer von L. Böhler geforderte Organisation der Behandlungsstätten und der entsprechende Unterricht [4]. Sind diese beiden Grundvoraussetzungen gegeben, so wird mit einer differenzierten Indikationsstellung jeweils die günstigere der beiden Behandlungsmethoden in technisch richtiger Weise durchgeführt werden.

Literatur

1. Böhler L (1942) Unfallkrankenhäuser, Unfallabteilungen, Unfallkliniken. Arch Orthop Unfallchir 42:5–23
2. Böhler L (1944) Die Technik der Knochenbruchbehandlung, Bd 3. Die Marknagelung nach Küntscher. Maudrich, Wien
3. Böhler L (1951) Die Technik der Knochenbruchbehandlung, 12.–13. Aufl. Maudrich, Wien
4. Böhler L (1951) Unterricht und Organisation der Unfallchirurgie und ihrer volkswirtschaftlichen Bedeutung. Anhang zu: Die Technik der Knochenbruchbehandlung. Maudrich, Wien
5. Böhler L (1961) Der Weg zum Erfolg in der Unfallchirurgie. Münch Med Wochenschr 103:1478–1485
6. Danis R (1949) Théorie et pratique de l'ostéosynthèse. Masson, Paris
7. Giebel G (1984) Fraktur und Osteotomie: Heilungsstörungen. Chirurg 55:725–730
8. Goetze O (1933) Subcutane Drahtnaht bei Tibiaschrägfrakturen. Arch Klin Chir 177:445
9. Groh P (1968) Die Behandlung von Frakturen langer Röhrenknochen mit der AO-Osteosynthesemethode und ihre Ergebnisse. Inaugural-Dissertation, Universität Saarland
10. Jahna H, Wittich H (1984) Konservative Methoden der Frakturenbehandlung. Urban & Schwarzenberg, München Wien Baltimore
11. Jahna H, Vlasich E, Zifko B (1979) Spätergebnisse von primär stark verschobenen Schienbeinkopfbrüchen. Hefte Unfallheilkd 126:299–310
12. Jahna H, Wittich H, Hartenstein H (1979) Der distale Stauchungsbruch der Tibia. Ergebnisse von 583 frischen Fällen. Springer, Berlin Heidelberg New York (Hefte zur Unfallheilkunde, Heft 137)
13. Küntscher G (1940) Die Marknagelung von Knochenbrüchen. Langenbecks Arch Klin Chir 200:443–455
14. Lambotte A (1913) Chirurgie opératoire des fractures. Masson, Paris
15. Lane WA (1914) The operative treatment of fractures. Medical, London
16. Muggler E, Bartzke G, Burri C (1958) Die Tibiakopffraktur. Problematik, operative Therapie und Resultate. Unfallchirurgie 4:157–178
17. Müller ME, Allgöwer M, Schneider R, Willenegger H (1977) Manual der Osteosynthese, 2. Aufl. Springer, Berlin Heidelberg New York
18. Rüedi T, Matter P (1958) Die intraartikulären Frakturen des distalen Unterschenkelendes. Helv Chir Acta 35:556–582

Klassifikation und therapeutische Prioritäten beim Polytrauma

L. LAUTERJUNG

Die Klassifikation der Schwere einer Verletzung bei polytraumatisierten Patienten setzt eine Definition des Begriffs „Polytrauma" voraus. Der Begriff „Polytrauma" bezeichnet zunächst nur gleichzeitig entstandene Verletzungen mehrerer Körperhöhlen bzw. -regionen und Organe. Eine Aussage über die Prognose dieser Verletzungen — ihre Gefährlichkeit — ist in diesem Begriff zunächst nicht enthalten. So könnte der Leichtverletzte mit mehreren Frakturen an verschiedenen Extremitäten als Polytraumatisierter angesehen werden, obwohl seine Prognose besser ist als die eines Patienten mit einer schweren isolierten Beckenfraktur. Es ist daher sinnfällig, wenn zusätzlich zum Kriterium der multilokulären Verletzung das Kriterium der Gefährlichkeit dieser Verletzungen Eingang in die Definition „Polytrauma" gefunden hat. Nach Muhr u. Tscherne [14] wird daher das Polytrauma als eine gleichzeitig entstandene Verletzung mehrerer Körperregionen definiert, von denen eine oder die Summe aller lebensbedrohlich ist. Obwohl die „Gefährlichkeit" einer Verletzung an sich kein eindeutig objektivierbarer Parameter ist, hat diese Definition im deutschen Sprachraum die weiteste Verbreitung erlangt. Wolff et al. [20] sehen in der uniformen pathophysiologischen Reaktion auf mehrere „wesentliche" Verletzungen das typische Merkmal des Polytraumas, obwohl z. B. die pathophysiologischen Reaktionen auf ein Schädel-Hirn-Trauma nicht mit denen eines schweren Weichteiltraumas vergleichbar sind. Auch das Kriterium einer postoperativen Behandlung auf einer Intensivstation ist als Definitionsgrundlage herangezogen worden [7, 18], obwohl die Entscheidung zu einer solchen Behandlung sowohl von subjektiven Bewertungen des Zustands des Patienten als auch von der apparativen Ausstattung und dem ärztlichen Können des Behandelnden abhängig ist. Diese Schwierigkeiten, den Begriff „Polytrauma" eindeutig zu definieren, spiegelt sich auch in dem Umfrageergebnis an 6 operativen Zentren wider. Es ergab 6 verschiedene Definitionen [16]. In diesen Definitionen wird deutlich, daß es nicht möglich ist, den Zustand Schwerverletzter als ein eigenständiges Krankheitsbild, als pathophysiologische Entität „Polytrauma" auszudrücken.

Mit der Einführung von Bewertungssystemen für Schwere und Kombinationen von Verletzungen wird die Unmöglichkeit, „Polytrauma" zu definieren, scheinbar umgangen. Durch diese Bewertungssysteme und Verletzungsschlüssel („scales", „scores") soll mittels eines Zahlenwertes Anzahl und Schwere der Verletzungen ausgedrückt werden. Wurden diese Verletzungsschlüssel auch für verschiedene Zwecke konstruiert, wie für die Unfallepidemiologie [1, 4, 5, 11], zur qualitativen Erfassung der Morbidität oder einer Kosten-Nutzen-Analyse [3, 6, 10, 17], so sollen sie v. a. Aufschluß über die Prognose des Schwerverletzten geben (Deutsche Forschungsgemeinschaft 1982, unveröffentlicht; [15]).

Neben der Ungenauigkeit, mit den bisherigen Bewertungssystemen prognostische Aussagen über den Schwerverletzten machen zu können, ist die Anwendung solcher Systeme prinzipiell zu kritisieren. Ist schon der Begriff „Polytrauma" wegen unterschiedlicher Verletzungen mit unterschiedlich daraufolgenden pathophysiologischen Reaktionen irreführend, so ist erst recht die Subsummierung der Verletzungen verschiedener Organsysteme unter einen Zahlenwert pathophysiologisch fragwürdig.

Von einer globalen Einteilung des Schwerverletzten in bestimmte Schweregrade haben wir daher für die in unserer Klinik behandelten Patienten Abstand genommen. Um die Schwere der Verletzung und das Verletzungsmuster zu beschreiben, wurden für jede Organgruppe (Skelett, Abdomen, Thorax) 3 Schweregrade mit den Indizes 0–3 angegeben. Zusätzlich wurde in dieser Beschreibung mit I und II der traumatisch-hämorrhagische Schock beschrieben; das Vorliegen eines Schädel-Hirn-Traumas kennzeichneten die Indizes 0, a und b:

Übersicht: Klassifizierung der Schwere der Verletzung verschiedener Körperregionen (SAT-Schema)

S_1: Eine Femurfraktur oder leichtere Skelettverletzung.
   (Als Äquivalent für eine Femurfraktur gelten: 2 Unterschenkelfrakturen, eine vordere Beckenringfraktur ohne grobe Dislokation, Frakturen beider oberer Extremitäten)
S_2: Bis zu 2 Femurfrakturen oder deren Äquivalente.
S_2: Mehr als S_2 (Frakturen des Handgelenks und Sprunggelenks und distal davon werden vernachlässigt).
A_1: Kleiner Leberriß oder Milzruptur, Nierenpolruptur.
A_2: Kleinere Leberverletzung mit Milzruptur oder größere Leberverletzung allein oder Äquivalent, Nierenzertrümmerung.
A_3: Schwere Verletzung von 3 Oberbauchorganen oder Hohlorganeröffnung mit Kontamination der Bauchhöhle.
T_1: Einseitige Rippenfrakturen (>2), auch Rippenserienfrakturen (RSF), Hämothorax oder Pneumothorax ohne Lungenkontusion.
T_2: Beiderseitige Rippenfrakturen und/oder Lungenkontusion, Herzkontusion.
T_3: Schwerer als T_2, z. B. RSF mit schweren Lungenkontusionen beiderseits und alle Thoraxverletzungen, die eine Thorakotomie erforderlich machen.
0: Keine Schädel-Hirn-Verletzung,
a: Leichtes Schädel-Hirn-Trauma, Bewußtlosigkeit unter 6 h, mehr als 6 Punkte nach der Glasgow-coma-scale (GCS).
b: Schweres Schädel-Hirn-Trauma, Bewußtlosigkeit über 6 h, GCS unter 6.
I: Keine Schockzeichen.
II: Traumatisch-hämorrhagischer Schock.

Als Schwerverletzte im Sinne eines Polytraumas wurden nur solche Patienten gewertet, die eine gleichzeitig entstandene Verletzung mehrerer Körperregionen erlitten hatten, wobei im Bewertungsschema mindestens 2 Organgruppen den Index 1 erreichten oder in einer Organgruppe der Index 1 zusammen mit einem Schädel-Hirn-Trauma vergesellschaftet sein mußte. Patienten mit multiplen Frakturen, aber ohne weitere Verletzungen anderer Organgruppen wurden ebenfalls dann gewertet, wenn die Verletzung über das Ausmaß einer beiderseitigen Oberschenkeltrümmerfraktur hinausging.

Vom 1.1.1978 bis 31.12.1984 wurden 718 Schwerverletzte, die die o. g. Kriterien erfüllten und nicht innerhalb der ersten 2 h trotz Reanimationsbemühungen starben, gewertet. Die Altersverteilung mit 3 Gipfeln spiegelt das Unfallgeschehen wider: Waren 82% der Schwerverletzten Opfer von Verkehrsunfällen, so repräsentierten

Klassifikation und therapeutische Prioritäten beim Polytrauma

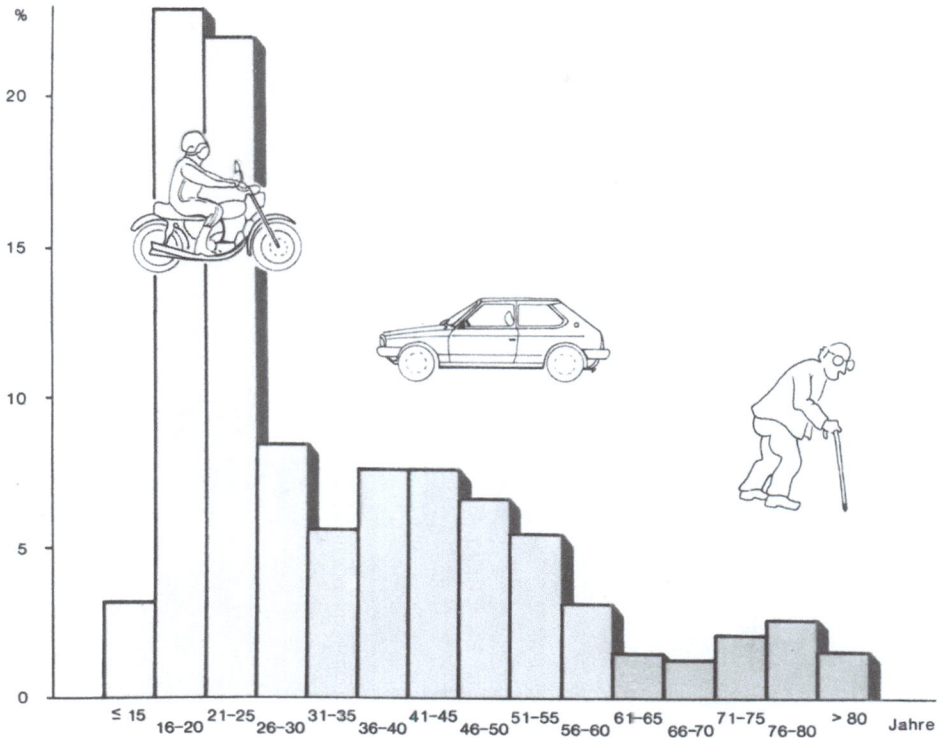

Abb. 1. Altersverteilung von 718 schwerverletzten Patienten (Chirurgische Klinik, Klinikum Großhadern, 1.1.1978–31.12.1984)

die jüngeren Schwerverletzten die Motorradfahrer, die Patienten im mittleren Lebensalter die Autofahrer und die im höheren Lebensalter vorwiegend in Verkehrsunfälle verwickelte Fußgänger (Abb. 1).

Die Häufigkeitsverteilung der Verletzungsmuster zeigte eine Verschiebung zu multiplen Verletzungen mehrerer Organsysteme hin (Abb. 2).

Betrug die Gesamtletalität 18,2%, so lagen Kombinationsverletzungen aller 4 Organgruppen (Schädel-Hirn, Thorax, Abdomen, Skelett) mit 44% an der Spitze, gefolgt von Abdominaltraumen in Kombination mit Skelettverletzungen und Schädel-Hirn-Traumen. Auch die Kombination von Schädel-Hirn-Trauma und Thoraxverletzung lag hinsichtlich der Letalität noch über dem Durchschnitt (Abb. 3).

Die herausragende Bedeutung des Schädel-Hirn-Traumas für die Prognose des Verletzten ergibt sich aus der Gegenüberstellung vergleichbarer Kombinationsverletzungen *mit* und *ohne* Schädel-Hirn-Trauma. Vergleichbare Verletzungen *ohne* Schädel-Hirn-Trauma zeigten eine signifikant niedrigere Letalität als solche *mit* einem Schädel-Hirn-Trauma (Abb. 4).

Neben dem Schädel-Hirn-Trauma, das zu 50% die Todesursache bei den 131 gestorbenen Schwerverletzten ausmachte, war die zweithäufigste Todesursache das Versagen eines Organs (Lunge) oder mehrerer Organe (Tabelle 1). Geht man davon aus, daß Störungen der Mikrozirkulation als Folge eines durchgemachten trauma-

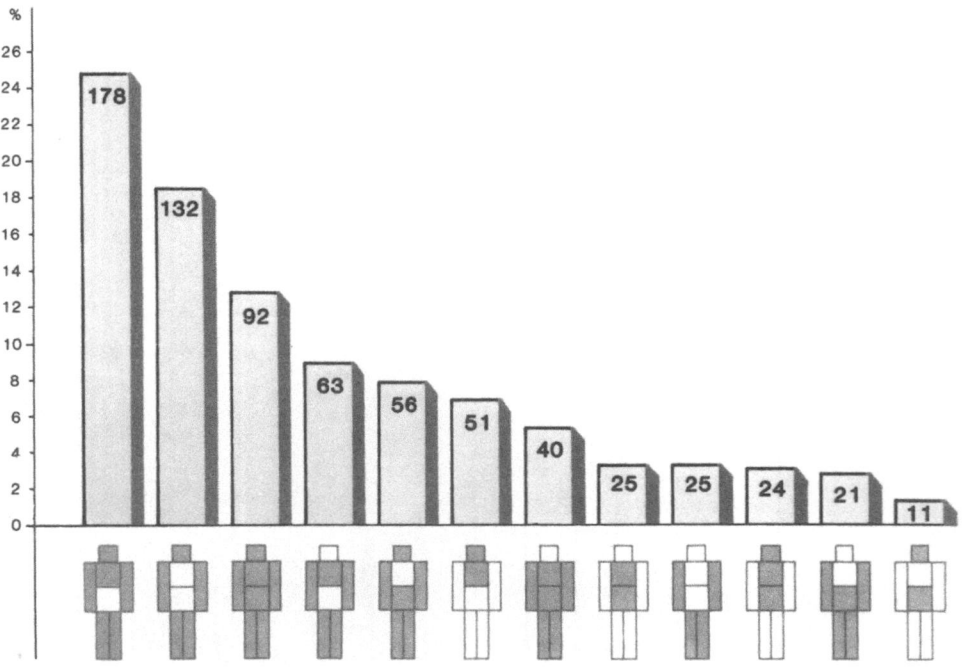

Abb. 2. Häufigkeitsverteilung der Verletzungsmuster

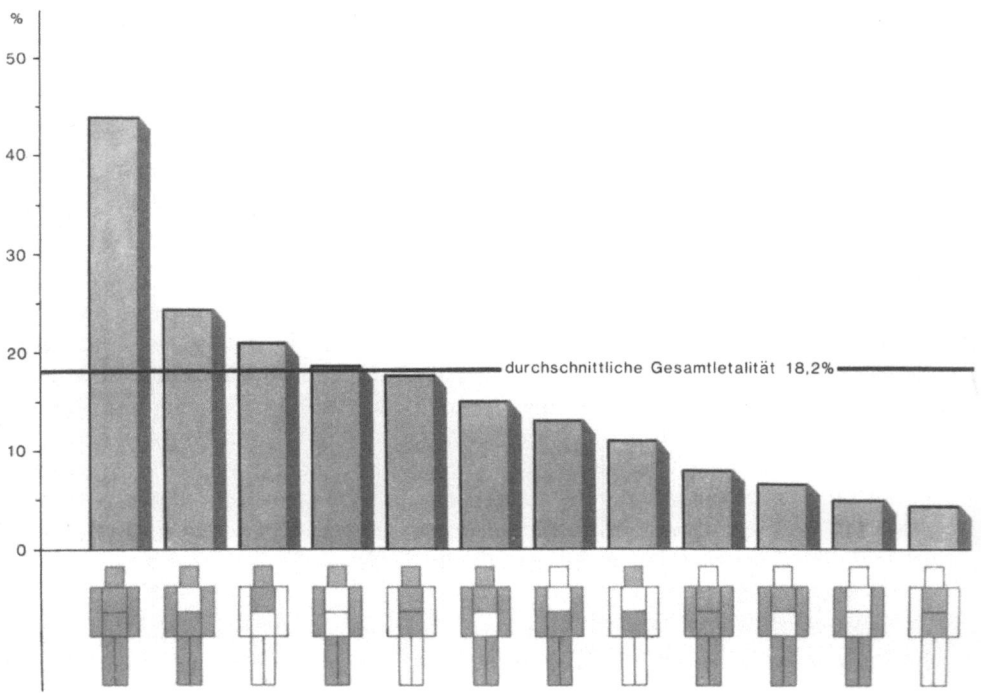

Abb. 3. Verletzungsmuster und Letalität

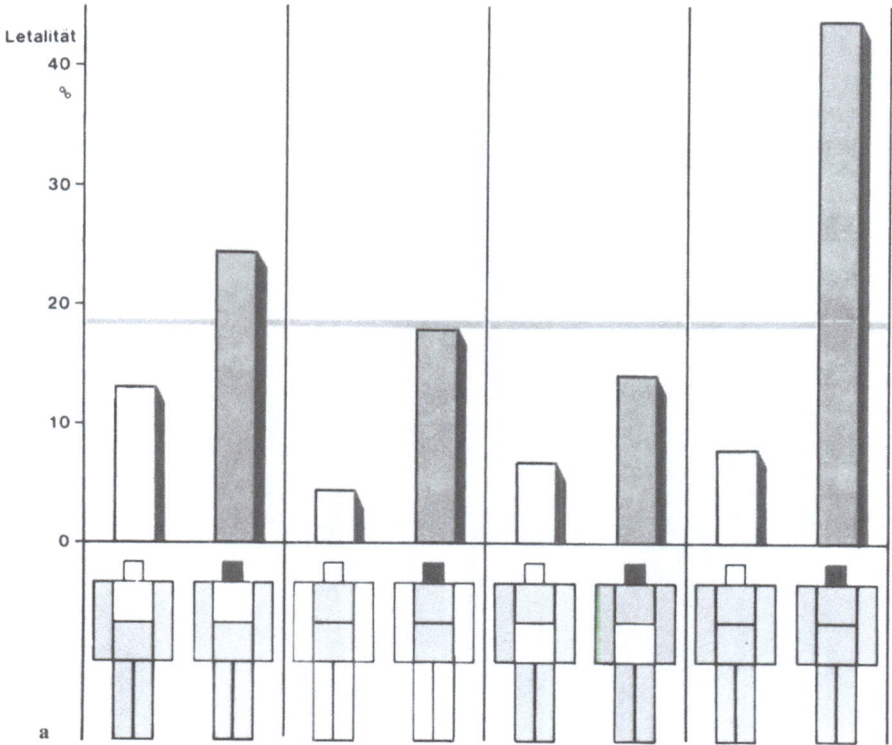

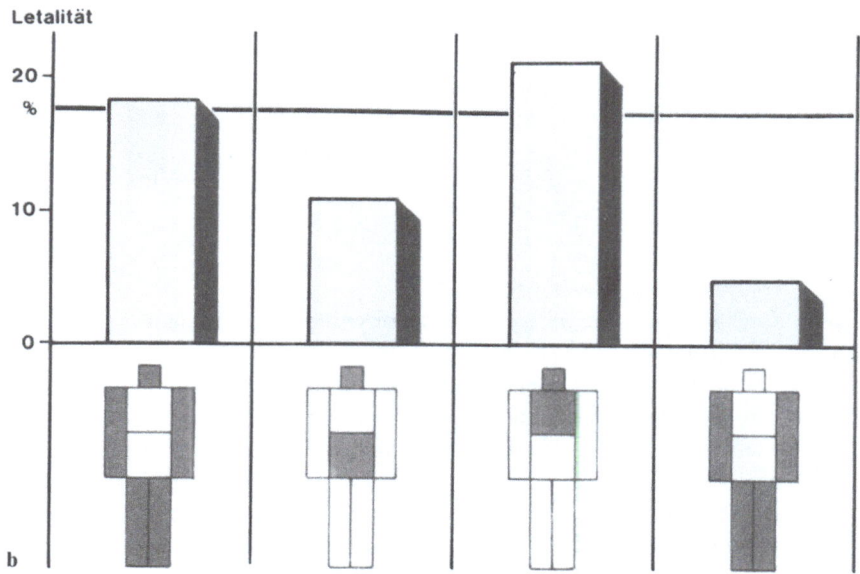

Abb. 4 a,b. Schädel-Hirn-Trauma und Letalität

Tabelle 1. Todesursache bei 131 Schwerverletzten

	[%]
Schädel-Hirn-Trauma	50
Versagen mehrerer Organe	20
Versagen eines einzelnen Organs	16
Sonstige	14

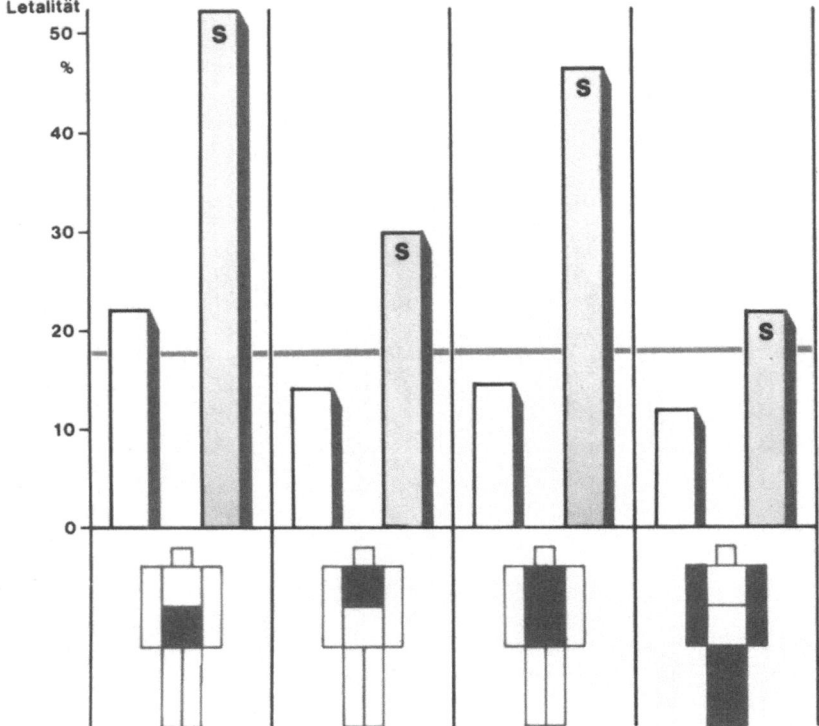

Abb. 5. Schock und Letalität

tisch-hämorrhagischen Schocks eine pathophysiologische Bedeutung für die Entwicklung des Organversagens haben, so sollte das konkomitierende Auftreten eines Schocks bei Schwerverletzten mit einer höheren Letalität einhergehen [2, 12, 13]. Wurden vergleichbare Verletzungsmuster unabhängig vom Vorliegen eines Schädel-Hirn-Traumas mit oder ohne Schock miteinander verglichen, so zeigte sich, daß das Vorliegen eines traumatisch-hämorrhagischen Schocks eine statistisch signifikant höhere Letalität bedingte (Abb. 5). Gleichzeitig wird ersichtlich, daß Abdominal- und Thoraxverletzungen mit Schock eine höhere Letalität besaßen als schwerste Skelettverletzungen mit Schock. Diese Ergebnisse rechtfertigen die Prioritäten bei der Behandlung Schwerverletzter, wie sie auch von Wolff et al. [20] in einem Fünf-

Tabelle 2. Mitbehandlung und Operation durch andere Fachdisziplinen

Mitbehandlung	Patienten	Operationen	Patienten
Neurochirurgie	349	Osteosynthese	747
HNO	164	Laparotomie	225
Neurologie	135	Bandnaht	57
Kieferchirurgie	71	Gefäß	51
Ophthalmologie	64	Thorakotomie	35
Urologie	64		
Innere Medizin	25	Neurochirurgie	104
Orthopädie	18	HNO – Kiefer	98
Psychiatrie	5	Urologie	47
Gynäkologie	4		
Dermatologie	2		
Herzchirurgie	2		

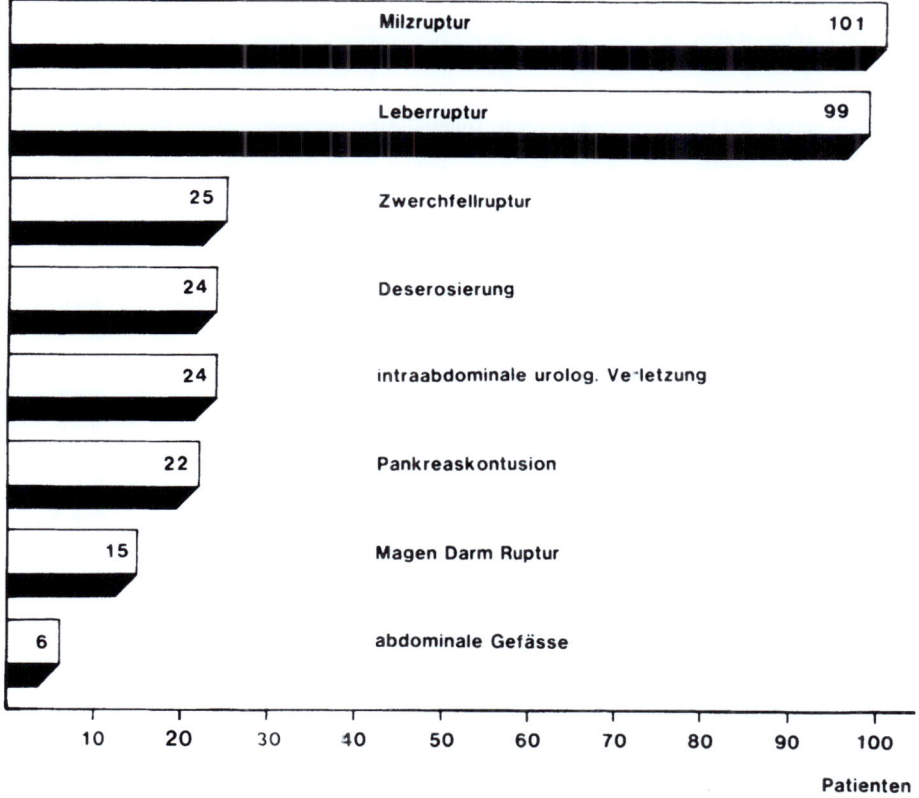

Abb. 6. Häufigkeit von Abdominalverletzungen

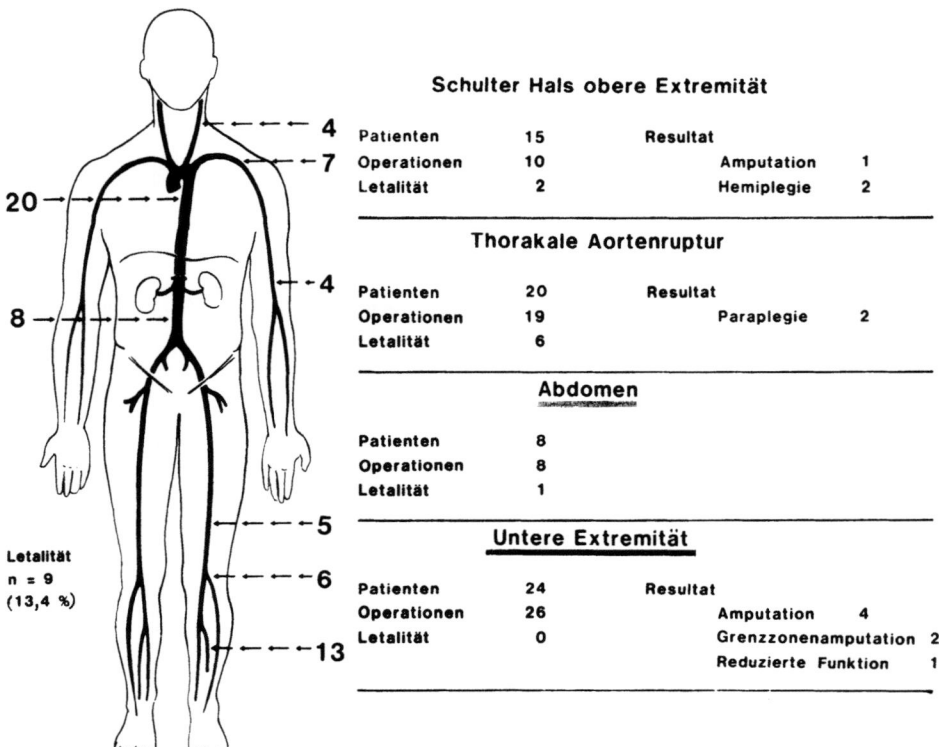

Abb. 7a,b. Anzahl der Patienten, Operationen, Todesfälle und der verschiedenen Resultate bei verschiedenen Gefäßverletzungen

phasenplan dargestellt wurden. In der ersten Phase, der Reanimationsphase, sollten so früh wie möglich Atmung und Kreislauf sichergestellt werden. Volumenersatz, Beatmung und u. U. bei Verdacht auf Spannungspneumothorax die Drainage des Thorax sind die Mittel der Wahl. Vor der zweiten Phase, der ersten Operationsphase, in der akut lebensrettende Operationen durchzuführen sind, muß durch schnelle und treffsichere diagnostische Maßnahmen die Indikation zur Operation gestellt werden. Dazu gehören das kraniale Computertomogramm zum Ausschluß der Schädel-Hirn-Verletzung, gleichzeitig die diagnostische Peritoneallavage zur Diagnose einer intraabdominalen Blutung und die Thoraxaufnahme zur Beurteilung von Lunge und Mediastinum. Erst sekundär ist die röntgenologische Diagnose von Skelettverletzungen durchzuführen, da diese Verletzungen hinsichtlich ihrer Prognose von geringerer Gefährlichkeit sind. Die Prioritäten der Erstbehandlung drücken sich in der Häufigkeit der Mitbehandlung anderer Fachdisziplinen innerhalb der ersten 48 h aus. Bei 484 Patienten war wegen eines Schädel-Hirn-Traumas die Konsultation eines Neurochirurgen oder Neurologen notwendig, die dann bei 104 Patienten wegen intrakranieller Drucksteigerung zur Operation führte (Tabelle 2). Da der intraabdominalen Blutung mit konsekutivem hämorrhagischem Schock ebenfalls eine hohe Dringlichkeit der Diagnose und Therapie beigemessen werden muß, wurde bei allen Schwerverletzten mit Verdacht auf ein stumpfes Bauchtrauma und bei allen bewußtlosen Patienten eine diagnostische Peritoneallavage durchgeführt,

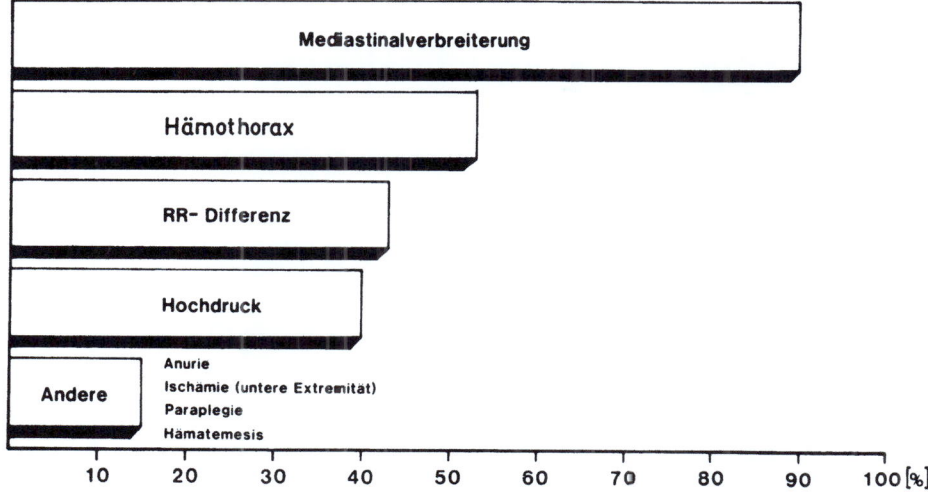

Abb. 8. Prozentuale Häufigkeit der Leitsymptome der thorakalen Aortenruptur

bei Patienten mit Verdacht auf ein Schädel-Hirn-Trauma vor oder während der neurologischen bzw. computertomographischen Diagnostik. Bei 225 Patienten führte die positive Lavage zur Laparotomie, u. U. simultan zu einem notwendigen neurochirurgischen Eingriff. Ursache der intraabdominalen Blutung war in den meisten Fällen eine Milz- oder/und eine Leberruptur (Abb. 6).

Obwohl nur 9,3% aller Schwerverletzten eine gleichzeitige Mitverletzung von Gefäßen aufwiesen, erforderten die Symptome der Gefäßverletzung wegen der ischämischen Toleranzzeit und des Blutverlustes erhöhte Aufmerksamkeit. Falls wegen der Dringlichkeit eine Angiographie ohne große Zeitverzögerung nicht möglich war, wurde besonders bei Verletzungen peripherer Gefäße eine chirurgische Exploration der Gefäßverletzung mit einer intraoperativen Angiographie durchgeführt. Trotz der dadurch möglichen schnellen Erkennung und operativen Therapie war die Prognose der Gefäßverletzung ungünstig, da sie meist mit schweren Extremitätenverletzungen vergesellschaftet war. Auch wenn eine Amputation vermieden werden konnte, verblieben im eigenen Krankengut Dauerschäden in Form eines Postischämiesyndroms und Grenzzonenamputationen (Abb. 7).

Die klassische Gefäßverletzung des Schwerverletzten ist die thorakale Aortenruptur. Wegen der nach dem Unfall zeitlich exponentiell abfallenden Überlebenswahrscheinlichkeit ist die thorakale Aortenruptur sobald wie möglich zu operieren. Leitsymptome der Ruptur waren im eigenen Krankengut meist eine Mediastinalverbreiterung in der Röntgenaufnahme des Thorax und ein Hämothorax (Abb. 8). Das thorakale Computertomogramm mit Kontrastmittel, bei Unklarheit des Befundes ein Aortenbogenangiogramm, sicherten die Diagnose. Bestand neben der Diagnose der thorakalen Aortenruptur gleichzeitig der Verdacht auf eine intraabdominale Blutung, so besaß die chirurgische Therapie der intraabdominalen Blutung Priorität vor der Operation der Aortenruptur.

Im eigenen Krankengut hat es sich als vorteilhaft erwiesen, den Zeitpunkt der operativen Behandlung der weiteren, den Schwerverletzten nicht akut bedrohenden

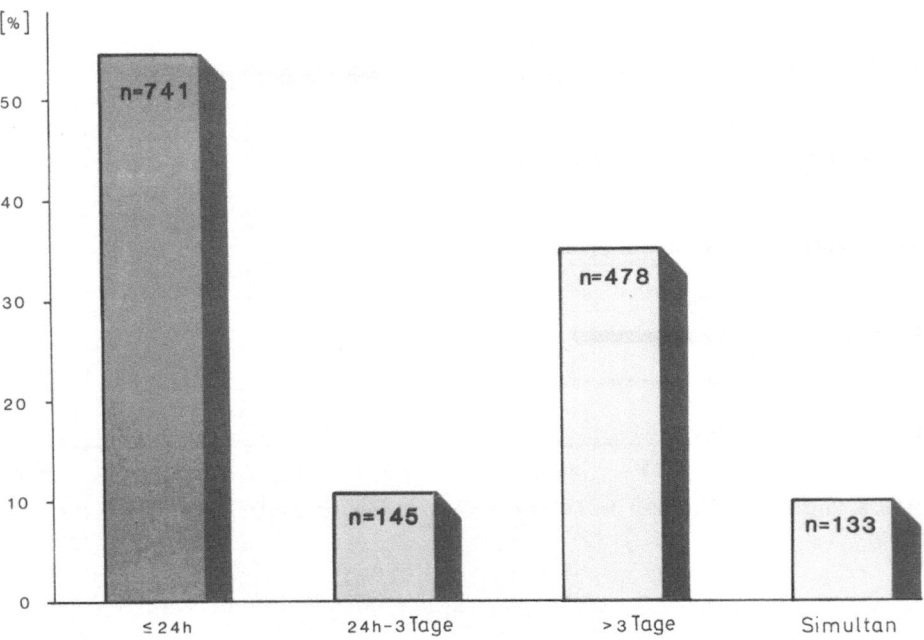

Abb. 9. Prozentuale Verteilung des Zeitpunkts der operativen Versorgung

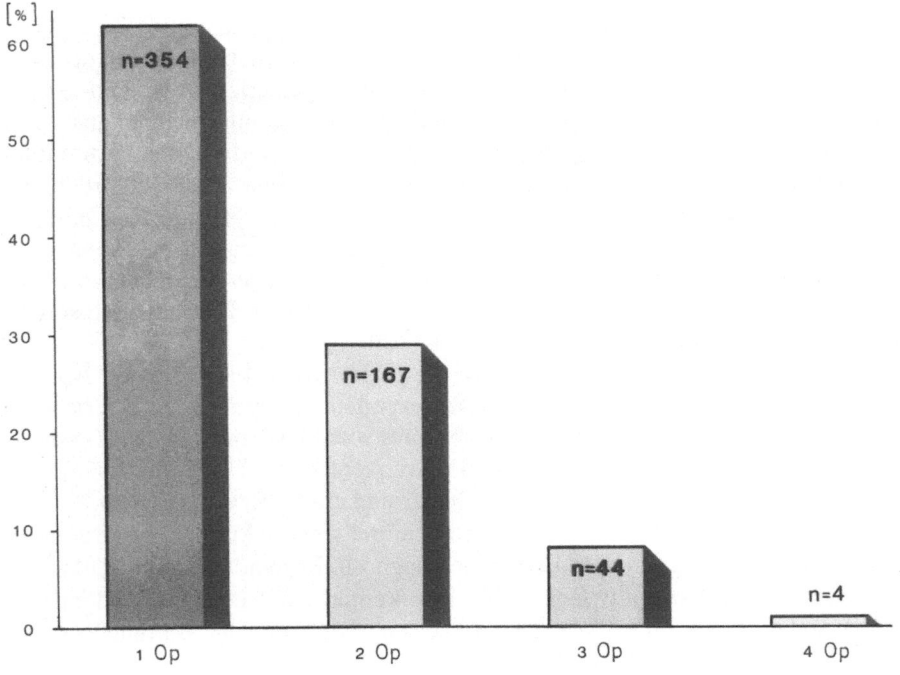

Abb. 10. Prozentuale Verteilung der Anzahl der Operationen pro Patient bis zur endgültigen Versorgung.

Verletzungen anhand des Therapiekonzepts von Wolff [19] zu wählen. Nach diesem Konzept sollte die zweite Operationsphase, in der die definitive chirurgische Versorgung durchgeführt wird, erst nach einer Stabilisierungsphase erfolgen. In dieser Stabilisierungsphase soll durch aggressive Intensivtherapie die Operabilität hergestellt werden. Grundsätzlich strebten wir die primäre chirurgische Versorgung aller Verletzungen zum frühestmöglichen Zeitpunkt an, sofern die Operabilität durch aggressive Substitution und Korrektur der relevanten pathologisch veränderten physiologischen Parameter durch intensive interdisziplinäre Zusammenarbeit v. a. mit Kollegen der Anästhesie gegeben war (Abb. 9) [9]. Neben dem Zweck, durch dieses Vorgehen die Anzahl der Operationen bis zur endgültigen Versorgung zu verringern, sollte dadurch auch die Inzidenz der respiratorischen Insuffizienz und die Letalität reduziert werden können [8] (Abb. 10).

Aus der Behandlung und den Behandlungsergebnissen von 718 Schwerverletzten, die im Zeitraum vom 1.1.1978 bis 31.12.1984 in unserer Klinik behandelt wurden, konnten folgende Erkenntnisse gewonnen werden:
Die schwere Mehrfachverletzung sollte nicht als eine pathophysiologische Entität „Polytrauma" angesehen werden. Schädel-Hirn-Trauma, Schock, respiratorische Insuffizienz und die Schwere der Einzelverletzung bestimmen die Prognose des Schwerverletzten und nicht eine allen Schwerverletzten gemeinsame pathophysiologische Reaktion auf das vielgestaltige Verletzungsmuster. Gemeinsamkeiten sind dagegen in der zeitlichen Abfolge von Diagnose und Therapie und der notwendigen interdisziplinären Behandlung des Schwerverletzten zu erkennen.

Literatur

1. American College of Surgeons (1980) The hospital trauma index. Bull Am Coll Surg 2:33
2. Baue AE (1975) Multiple, progressive or sequential systems failure. A syndrome of the 70's. Arch Surg 110:779
3. Champion HR, Sacco WJ, Long W, Nyikos P, Smith H, Howley RA, Gill W (1974) Indications for early hemodialysis in multiple trauma. Lancet I:1125
4. Champion HR, Sacco WJ, Lepper RL, Atzinger EM, Copes WS, Prall RH (1980) An anatomic index of injury severity. J Trauma 20:197
5. Commitee on medical aspects on automotive safety (1971) Rating the severity of tissue damage. 1. The abbreviated scale. JAMA 215:227
6. Cullen DJ, Civetta JM, Briggs BA, Ferrara LC (1974) Therapeutic intervention scoring system: A method of quantitative comparison of patient care. Crit Care Med 2:57
7. Glinz W (1976) Besondere Probleme in der Intensivpflege des Polytraumatisierten. Langenbecks Arch Chir 342:359
8. Goris RJA, Gimbrére JSF, van Niekerk JLM, Schoots FJ, Booy LDH (1982) Improved survival of multiply injured patients by early internal fixation and prophylactic mechanical ventilation. Injury 12:39
9. Hassett J, La Duca J, Seibel R, Border JR (1982) Priorities in multiple injuries: A brief review. Injury 14:12
10. Knaus WA, Zimmerman JE, Wagner DP, Draper EA, Lawrence DE (1981) APACHE – Acute physiology and health education, a physiology based classification system. Crit Care Med 9:591
11. Merkler J (1978) PEBL a code for penetrating and blunt trauma, based on the H – ICDA index. Technical report ARCSC-TR 78054. CSL, Aberdeen proving ground Maryland October 1978
12. Mittermayer C, Ostendorf P, Riede U (1977) Pathologisch-anatomische Untersuchungen in der respiratorischen Insuffizienz durch Schock I. Intensivmed Prax 14:252

13. Messmer KFW (1983) Traumatic shock in polytrauma, circulatory parameters, biochemistry and resuscitation. World J Surg 7:26
14. Muhr G, Tscherne H (1978) Bergung und Erstversorgung beim Schwerverletzten. Chirurg 49:593
15. Oestern HJ, Sturm JA, Tscherne H (1983) Die Klassifizierung der Verletzungsschwere. Hefte Unfallheilkd 156:171
16. Olerud S, Allgöwer M (1983) Evaluation and management of the polytraumatized patient in various centers. World J Surg 7:143
17. Sacco WJ, Champion HR (1981) Use of glyphs in tracking patients. Proceedings of the Fourteenth Hawaii International Conference on System Science University of Hawaii
18. Tempel G (1978) Fortschritte in der Intensivbehandlung polytraumatisierter Patienten. Fortschr Med 96:2101
19. Wolff G (1979) Intensivmedizin für Mehrfachverletzte – Möglichkeiten und Grenzen. Schweiz Rundsch Med 86:35
20. Wolff G, Dittmann H, Frede KE (1978) Klinische Versorgung des Polytraumatisierten – Indikationsprioritäten und Therapieplan. Chirurg 49:137

Verletzungen des Schultereckgelenks
Ein Beitrag zur funktionellen Anatomie, Pathologie und operativen Versorgung

G. HOHLBACH, H. WENK, E. THIES, H. G. RAU und F. W. SCHILDBERG

Einleitung

Das Schultereckgelenk stellt funktionell ein Kugelgelenk dar. Deshalb sind prinzipiell Luxationen in allen 4 Hauptrichtungen des Körpers möglich. Die von Hippokrates zuerst beschriebene Luxation der Klavikula nach kranial – die Luxatio supraacromialis – ist jedoch weitaus am häufigsten [6, 16, 23]. Klinisch imponiert diese seltene Verletzung, die nur 3,5–4% aller Luxationsformen des menschlichen Körpers ausmacht und pro Klinik ca. 5 bis 8mal pro Jahr gesehen wird, durch das typische Klaviertastenphänomen.

Das Akromioklavikulargelenk stellt als Kraftüberträger vom Rumpf zur Schulter einen integrierenden Bestandteil für die Beweglichkeit des Schultergürtels dar. Luxationen im Akromioklavikulargelenk führen deshalb durch relative Verlagerung der Muskelansätze zu einem gestörten Zusammenspiel zwischen Protagonisten und Antagonisten und damit zu einer Beeinträchtigung der Schulterbeweglichkeit.

Zur Beurteilung des Schweregrades einer Schultereckgelenkverletzung hat sich das diagnostische Vorgehen und die Einteilung nach Tossy bewährt. Bei kompletten Schultereckgelenksprengungen vom Typ Tossy III liegt bei einer Gewichtsbelastung von 10 kp am hängenden Arm eine Dislokation der Klavikula nach kranial um Schaftbreite vor [21, 24].

Pathologisch-anatomisch besteht eine Zerreißung der akromioklavikularen und korakoklavikularen Bänder. Nur in seltenen Fällen ereignet sich anstelle der Ruptur der korakoklavikularen Bänder eine Fraktur des Processus coracoideus [9].

Das therapeutische Ziel besteht in der Wiederherstellung der verletzten Bandstrukturen. Mit konservativen Verfahren kann eine dauerhafte Retention der leicht zu reponierenden Klavikula – wie eine Fülle von angegebenen Behandlungsverfahren vermuten läßt – nur selten erreicht werden, so daß in den letzten Jahren in zunehmendem Maße operative Verfahren in den Vordergrund des therapeutischen Bemühens getreten sind [12, 19].

Fragestellung

Funktionelle Anatomie

Aus den umfangreichen, deskriptiven anatomischen Untersuchungen von von Lanz und Wachsmuth kennen wir die Eigenbewegungen im Akromioklavikulargelenk, die sich aus Dreh- und Kippbewegungen der Skapula und Rotation der Klavikula um die Längsachse zusammensetzen, sowie den Bewegungsumfang in der Horizontal- und Frontalebene, der jeweils 60° beträgt [10]. Über die funktionelle Anatomie der akromioklavikularen und korakoklavikularen Bänder bei der Koordination der Relativbewegungen zwischen Skapula und Klavikula liegen bisher keine Untersuchungen vor. Diese Frage, die durch eine Kraft-Weg-Analyse zu prüfen war, stellt den Gegenstand der ersten Untersuchung dar.

Reißfestigkeit

Die in der Literatur zitierten Reißfestigkeiten, die für das akromioklavikulare Band mit 40 kp, für das korakoklavikulare Band mit 80 kp angegeben werden, sind durch publizierte experimentelle Untersuchungen nicht belegt [16, 17]. Die letzte Originalmitteilung zu dieser Frage geht auf Fessler zurück, der im Jahr 1894 in einer statischen Prüfmontage die Reißkraft für das gesamte Schultereckgelenk in axialer Richtung gemessen hat [3]. Eine Überprüfung der vorgelegten Zahlen mit dynamischen Krafteinwirkungen unter Bedingungen, wie sie dem Verletzungsablauf entsprechen, erschien uns deshalb sinnvoll.

Festigkeit verschiedener Montageformen zur operativen Versorgung

In der operativen Behandlung haben sich in den letzten Jahren mehrere Verfahren zur Rekonstruktion des Schultereckgelenks etabliert. Zu den bekanntesten Verfahren zählt die akromioklavikulare Zuggurtung, die Hakenplatte nach Balser, die Schultereckgelenkplatte nach Rahmanzadeh, die Schraubenfixation nach Bosworth und die Kombination der akromioklavikularen Zuggurtung mit der Schraubenfixation [1, 13, 20]. Für einen Teil dieser operativen Verfahren wird die gleichzeitige Naht der gerissenen Bänder gefordert, bei anderen soll die Heilung der Bänder durch Adaptation der zerrissenen Bandstümpfe erreicht werden. Es war die Festigkeit verschiedener Montageformen zur operativen Versorgung zu prüfen, mit denen die geringste Dislokation im Akromioklavikulargelenk als Voraussetzung für eine ungestörte Bandheilung zu erzielen war.

Klinische Untersuchung des eigenen Krankengutes

Anhand einer Übersicht über die Literatur und durch klinische Untersuchung des eigenen Krankengutes sollte die Bedeutung der experimentell gewonnenen Erkenntnisse auf ihre klinische Wertigkeit überprüft werden.

Material und Methode

Untersuchungen zur funktionellen Anatomie der Bänder des Schultereckgelenks

An einem anatomischen Präparat wurden folgende Kraft-Weg-Beziehungen gemessen:
1) Kraniale Dislokation des akromioklavikularen Bandes in der Frontalebene vor und nach Durchtrennung des umgebenden Muskelmantels.
2) Dorsale und ventrale Dislokation der Pars trapezoidea des Lig. coracoclaviculare in der Horizontalebene.
3) Dorsale und ventrale Dislokation der Pars conoidea des Lig. coracoclaviculare in der Horizontalebene.

Verletzungen des Schultergelenks

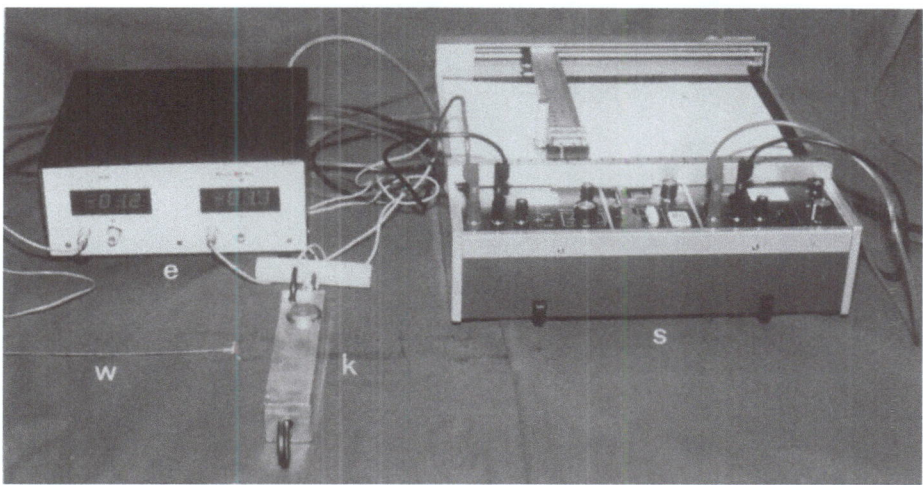

Abb. 1. Meßeinrichtung zur Untersuchung der Kraft-Weg-Beziehung der Bänder und operativer Stabilisierungsverfahren am Schultereckgelenk. *w* Wegaufnehmer, *k* Kraftaufnehmer, *e* elektronischer Verarbeitungsteil mit Digitalanzeigen, *s* Zweikoordinatenschreiber zur graphischen Darstellung der Kraft-Weg-Beziehung

Zur Messung der Bandwege und deren Verlängerung unter bestimmten Zugbelastungen diente ein elektrischer Wegaufnehmer, der aus einem mechanischen Kopplungsteil mit einem Potentiometer bestand; die Zugkräfte wurden über einen Dehnungsmeßstreifen, der in einem Gehäuse mit Handgriff und Zughaken montiert war (Kraftaufnehmer), gemessen. Die beiden elektrischen Signale wurden über ein elektronisches Verarbeitungsteil digital aufgezeigt und über einen Zweikoordinatenschreiber als Kraft-Weg-Diagramm graphisch aufgezeichnet (Fa. BMTL, Lübeck) (Abb. 1). Die Ausübung der dislozierenden Kraft erfolgte am lateralen Klavikulaende durch Zug an einer in 15 mm Abstand vom Klavikulaende eingebrachten Schraube, die über eine Drahtcerclage mit dem Kraftaufnehmer verbunden war. Die dislozierende Kraft wurde durch Handzug kontinuierlich bis maximal 30 kp gesteigert. Die Skapula war dabei fixiert. Der Wegaufnehmer war an 3 verschiedenen Orten mit Hilfe von Kirschner-Drähten befestigt (Abb. 2).

Montageform 1 zur Messung der Kraft-Weg-Beziehung auf Strecke 1:
Kirschner-Drahtfixation des Wegaufnehmers zwischen lateralem Klavikulaende und Akromion in der Frontalebene, Zugrichtung nach kranial.
Montageform 2 zur Messung der Kraft-Weg-Beziehung auf Strecke 2:
Kirschner-Drahtfixation des Wegaufnehmers zwischen Processus coracoideus und Linea trapezoidea claviculae im Verlauf der ventralen Fasern der Pars trapezoidea des Lig. coracoclaviculare, Zugrichtung nach ventral und dorsal.
Montageform 3 zur Messung der Kraft-Weg-Beziehung auf Strecke 3:
Kirschner-Drahtfixation des Wegaufnehmers zwischen der Basis des Processus coracoideus und dem Tuberculum conoideum claviculae im Verlauf der mittelständigen Fasern der Pars conoidea des Lig. coracoclaviculare, Zugrichtung nach ventral und dorsal.

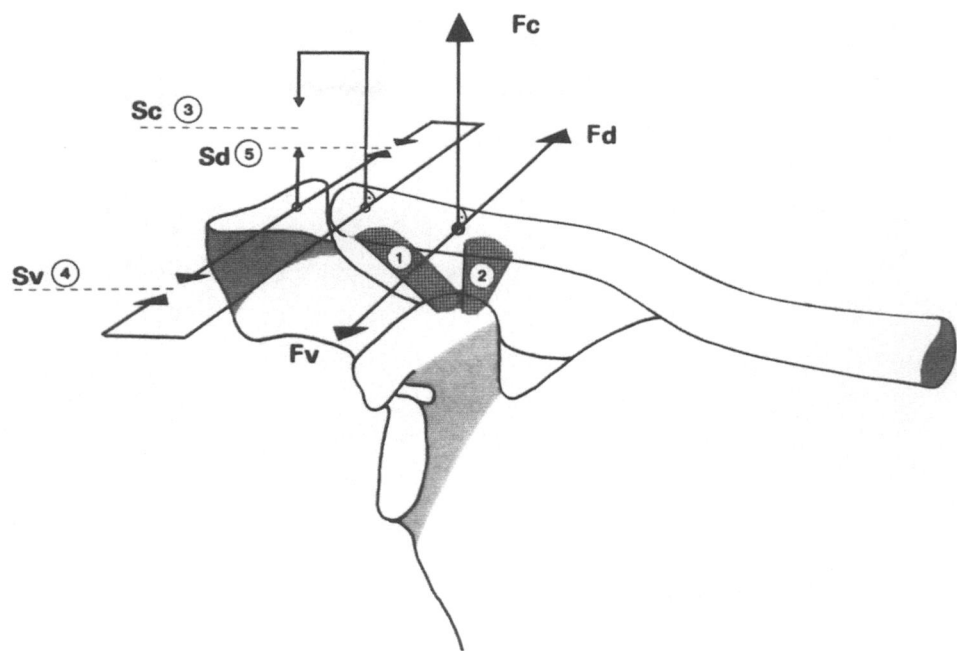

Abb. 2. Schematische Darstellung der Meßstrecken und Zugrichtungen zur Untersuchung der Kraft-Weg-Beziehungen der Bänder und operativer Stabilisierungsverfahren am Schultereckgelenk (weitere Erläuterungen im Text). *Sc* Weg kranial, *Sv* Weg ventral, *Sd* Weg dorsal, *Fc* Kraft kranial, *Fv* Kraft ventral, *Fd* Kraft dorsal

Untersuchungen zur Reißfestigkeit der Bandverbindungen im Schultereckgelenk

Die Untersuchungen wurden an 20 Schultereckgelenken durchgeführt, die pathologisch-anatomischen Präparaten entnommen worden waren. Die Aufarbeitung erfolgte für das akromioklavikulare und das korakoklavikulare Band getrennt. Dazu wurde die Klavikula lateral des Ansatzes der Pars trapezoidea durchtrennt und das Akromion sowie die laterale Klavikula in einem Schrauben-Knochenzement-Verbund so fixiert, daß die Bänder bei der Zerreißung auf Scherung, wie es dem natürlichen Unfallhergang entspricht, belastet wurden (Abb. 3). Die Prüfung der korakoklavikularen Bänder erfolgte auf Zug, einmal unter maximaler Innenrotation des Processus coracoideus zur Klavikula, um die Pars trapezoidea vorzuspannen, und in Außenrotationsstellung zur Entspannung der Pars trapezoidea. Die Fixation der Klavikula und des Processus coracoideus erfolgte ebenfalls in einem Schrauben-Knochenzement-Verbund.

Die Untersuchungen wurden mit einer Universalprüfmaschine (Fa. Nene) durchgeführt. Die Berechnung der Reißkräfte erfolgte über ein spezielles Rechenprogramm auf einem Commodore-CBM-4032-Computer. Die dynamische Reißgeschwindigkeit betrug 850 mm/min. Die zur Zerreißung aufgewendeten Kräfte und die dazugehörigen Längenänderungen der geprüften Bänder wurden als Kraft-Weg-Beziehung auf einem Zweikoordinatenschreiber (Fa. Rikadenki) aufgezeichnet (Abb. 4).

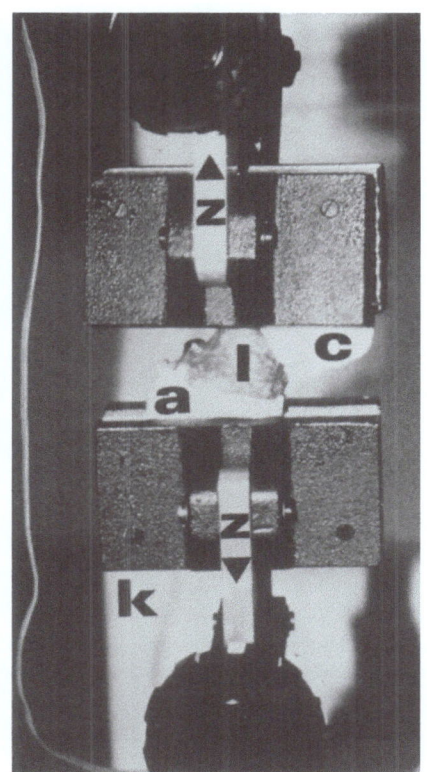

Abb. 3. Montage für die Zerreißung des Lig. acromioclaviculare. *a* Akromion im Knochenzementverbund, *c* Klavikula im Knochenzementverbund, *l* akromioklavikulares Band, *z* Zugrichtung, *k* Klemmbacken

Untersuchungen zur Festigkeit verschiedener Montageformen zur operativen Versorgung der Schultereckgelenksprengung

An 5 anatomischen Präparaten wurden in situ 5 verschiedene Operationsverfahren durchgeführt (Abb. 5):

1) korakoklavikulare Aufhängung mit der Bosworth-Schraube,
2) akromioklavikulare Zuggurtung,
3) akromioklavikulare Zuggurtung mit der Bosworth-Schraube,
4) akromioklavikulare Aufhängung mit der Hakenplatte nach Balser,
5) akromioklavikulare Fixation mit der Gelenkplatte nach Rahmanzadeh.

Vor den Montagen waren sämtliche Bandverbindungen des Schultereckgelenks durchtrennt worden. Die Anbringung der Kraftaufnehmer war identisch mit der oben beschriebenen Montageform 1. Zusätzlich wurde die Kraft-Weg-Beziehung noch in der Horizontalebene geprüft (Strecke 4 in Abb. 2).

Der Wegaufnehmer war zwischen lateralem Klavikulaende und Akromion zwischen Kirschner-Drähten so fixiert, daß die Dislokationen im Kranialzug in der Frontalebene und im Dorsal- und Ventralzug in der Horizontalebene gemessen werden konnten.

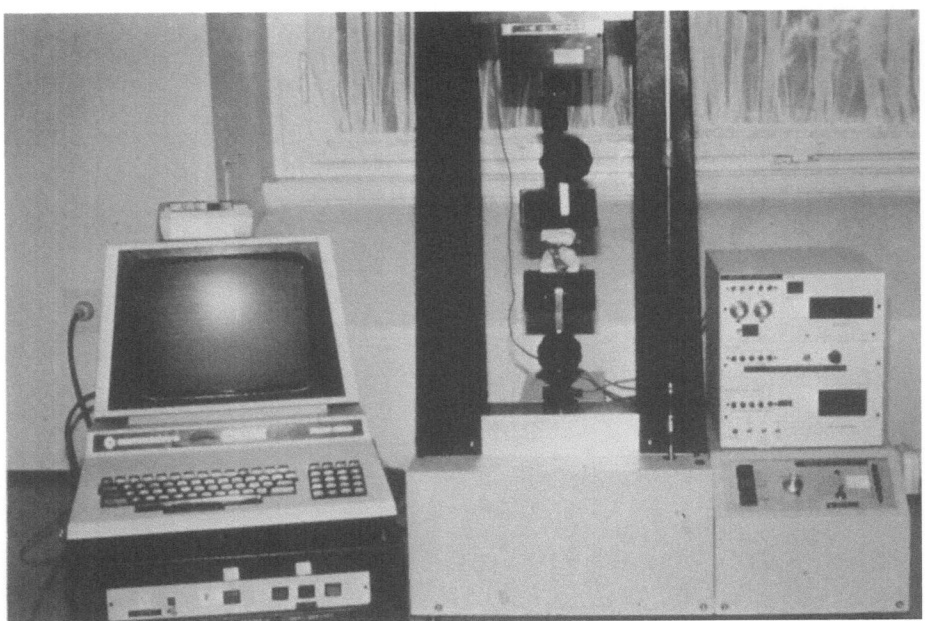

Abb. 4. Universalprüfmaschine mit Rechner. Eingespannt in die Klemmbacken ist der Processus coracoideus und die Klavikula zur Prüfung der Reißfestigkeit des Lig. coracoclaviculare

Es erfolgte eine kontinuierliche Kraftanwendung von 0–20 kp in allen beschriebenen Ebenen. Die Verarbeitung und Darstellung der Meßwerte erfolgte mit der auf S. 367 angegebenen Meßvorrichtung zur Analyse der Kraft-Weg-Beziehung.

Untersuchungen am eigenen Krankengut

Es wird über 72 Patienten berichtet, die an der Klinik für Chirurgie der Medizinischen Hochschule Lübeck nach kompletten Schultereckgelenksprengungen vom Typ Tossy III operativ nach der Bosworth-Methode behandelt wurden. Es handelte sich um 65 Männer und 7 Frauen im Alter von 16–66 Jahren; das Durchschnittsalter betrug 38,9 Jahre. Nach einer kurzfristigen postoperativen Ruhigstellung von 5 Tagen waren diese Patienten frühfunktionell nachbehandelt worden. Die Metallentfernung erfolgte in der Regel 6 Wochen nach der Operation.

Zur Beurteilung der Behandlungsergebnisse wurden in Anlehnung an andere Autoren folgende Bewertungskriterien erstellt:

Gut: Subjektiv beschwerdefrei, keine Funktionseinschränkung, keine Stufenbildung unter Belastung.
Befriedigend: Geringe Beschwerden, Einschränkung der Abduktion unter 20°, Stufenbildung von 5 mm unter Belastung.
Schlecht: Erhebliche Beschwerden, Einschränkung der Abduktion über 20°, Stufenbildung von mehr als Klavikulaschaftbreite unter Belastung.

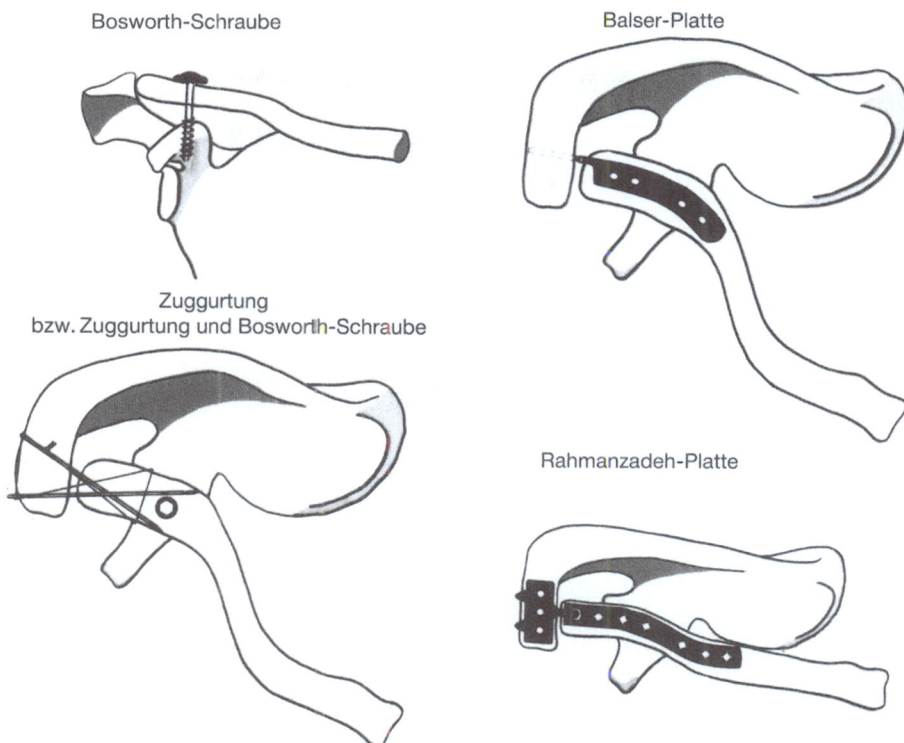

Abb. 5. Schematische Darstellung der verwendeten operativen Verfahren zur Stabilisierung im Schultereckgelenk (weitere Erläuterungen im Text)

Ergebnisse

Zur funktionellen Anatomie des Schultereckgelenks

Akromioklavikulares Band

Bei Zug nach kranial zeigt sich initial bei geringer dislozierender Kraft bis 10 kp eine Verschiebung im Akromioklavikulargelenk in der Frontalebene von 1,7 mm, die bei weiterer Kraftanstrengung nur noch wenig zunahm (Abb. 6). Bei 30 kp Zugkraft betrug die Dislokation im Akromioklavikulargelenk 3 mm.

Nach Durchtrennung der klavikularen Anteile des M. trapezius und des M. deltoideus wurde für die gleiche Verschiebung im Akromioklavikulargelenk nur 27 kp Kraft benötigt. Bei einer Kraftanwendung von 20 kp war nach Durchtrennung des Muskelmantels nur eine geringfügige größere Verschiebung im Akromioklavikulargelenk von 0,2 mm möglich.

Korakoklavikulares Band

Pars trapezoidea. Die Pars trapezoidea zeigte bei ventralem Zug eine nahezu ohne Kraft erfolgende ventrale Dislokation von 0,8 mm. Von diesem Punkt an waren

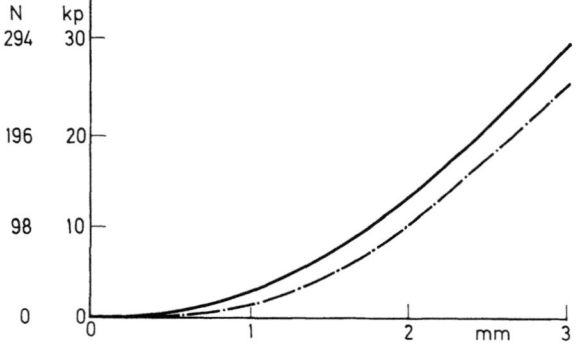

Abb. 6 Kraft-Weg-Beziehung des Lig. acromioclaviculare unter Zugbelastungen in Frontalebene.
——, vor Durchtrennung von M. deltoideus und M. trapezius.
—·—·—·—, nach Durchtrennung der Muskulatur

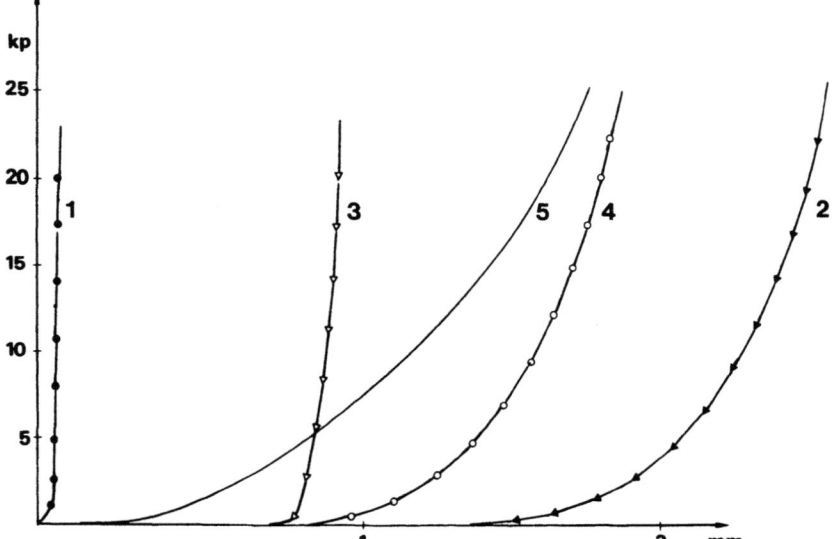

Abb. 7. Kraft-Weg-Beziehung des Lig. coracoclaviculare unter Zugbelastungen in Horizontalebene. *Kurve 1:* Lig. coracoclaviculare, Pars conoidea, Zug nach dorsal. *Kurve 2:* Lig. coracoclaviculare, Pars conoidea, Zug nach ventral. *Kurve 3:* Lig. coracoclaviculare, Pars trapezoidea, Zug nach ventral. *Kurve 4:* Lig. coracovlaviculare, Pars trapezoidea, Zug nach ventral nach Durchtrennung des Lig. acromioclaviculare. *Kurve 5:* Lig. coracoclaviculare, Pars trapezoidea, Zug nach dorsal

selbst bei großer Kraftanwendung bis 15 kp keine weiteren Dislokationen mehr möglich. Nach Durchtrennung des Lig. acromioclaviculare war bis 1 mm eine nahezu kraftlose Ventraldislokation möglich; mit ansteigender Zugkraft stieg die Ventraldislokation weiter an und betrug bei 20 kp 1,75 mm, bei 25 kp 2 mm. Bei Dorsalzug betrug die Dislokation bei 20 kp 1,5 mm; selbst bei geringer dorsaler Dislokation mußten bereits größere Kräfte aufgewendet werden als beim Ventralzug.

Pars conoidea. Die Pars conoidea war bis zu einer Längenzunahme von 2 mm ventral fast kraftlos dislozierbar; weitere geringere Dislokationen konnten von diesem Punkt an nur mit großen Kraftaufwendungen durchgeführt werden. Beim Zug nach dorsal war bereits nach 0,05 mm ein abrupter Anschlag der Bänder festzustellen, der selbst mit großen Zugkräften eine weitere Dislozierbarkeit nicht zuließ (Abb. 7).

Aus diesen Ergebnissen zur funktionellen Anatomie der Bänder läßt sich folgendes ableiten:

1) Die Verschiebung der Klavikula im Bereich des Schultereckgelenks nach kranial wird durch das akromioklavikulare Band verhindert. Die in diesem Bereich inserierende Muskulatur hat nur eine geringe statische Haltefunktion.
2) Die Ventralbewegungen der Klavikula gegen den Processus coracoideus und das Akromion wird zuerst vom Lig. acromioclaviculare und nach dessen Durchtrennung von der Pars trapezoidea des Lig. coracoclaviculare gehemmt, die Dorsalbewegung ausschließlich von der Pars conoidea.

Zur Reißfestigkeit der Bandverbindungen im Schultereckgelenk

Lig. acromioclaviculare

Die Reißkraft des Lig. acromioclaviculare betrug 39 kp bei einer durchschnittlichen Dehnung von 6,8 mm. Der Kurvenverlauf ist im linken Anteil steil, d. h. daß erst bei hoher Reißkraft, aber dann abrupt, ein großer Anteil der Bandfasern reißt. Der Verlauf des Kraft-Weg-Diagramms ist monophasisch und zeigt ein kontinuierliches und simultanes Einreißen aller Bandfasern.

Lig. coracoclaviculare

Die Reißkraft der Pars conoidea betrug 32 kp bei einer durchschnittlichen Dehnung von 7 mm; die Pars trapezoidea riß bei einer mittleren Kraftanwendung von 44 kp bei einer Längendehnung von 8 mm. Der Kurvenverlauf der Kraft-Weg-Beziehung war zweigipfelig. Dies kam durch das in zeitlich unterschiedlicher Folge auftretende Auseinanderreißen der Pars conoidea und der Pars trapezoidea zustande. Bei Innenrotation riß die Pars trapezoidea zuerst, bei Außenrotation die Pars conoidea, da hierbei die Fasern der Pars trapezoidea so lange entspannt waren, bis die Pars conoidea zerrissen war.

Der kleinste Gipfel kennzeichnet die Ruptur der Pars conoidea, der größte Gipfel diejenige der Pars trapezoidea.

Die Gipfelpunkte der Kraft-Weg-Beziehung in den Diagrammen kennzeichnen den Punkt, in dem die Hauptmasse aller Fasern zerrissen war; die Endpunkte den Bereich, in dem auch die letzte Bandfaser zerrissen war. Die durchschnittliche Dehnung war als der Bereich vom Einsetzen der Kraft bis zum Gipfelpunkt definiert (Abb. 8 und Tabelle 1).

Aus den Ergebnissen zur Reißfestigkeit der einzelnen Bandstrukturen konnte zusammenfassend festgestellt werden:
1) Die Reißfestigkeit des akromioklavikularen Bandes übertrifft die des korakoklavikularen nur geringfügig um 7 kp. Die durchschnittliche Dehnung des akromioklavikularen Bandes ist am geringsten.
2) Das akromioklavikulare Band zerreißt im gesamten Faserverlauf simultan, das korakoklavikulare Band entsprechend seinem zweigegliederten anatomischen Aufbau sequentiell.

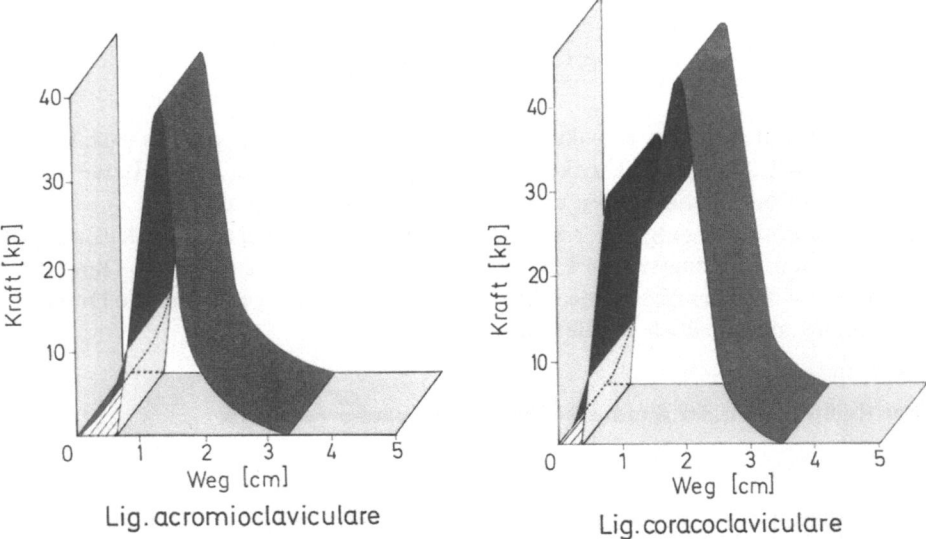

Abb. 8. Reißfestigkeit der Bänder des Schultereckgelenks, dargestellt im Kraft-Weg-Diagramm (Erläuterung im Text)

Tabelle 1. Reißfestigkeit der Bandverbindungen im Schultereckgelenk ($n = 20$)

	Reißkraft (kp)			Dehnung (cm)		
	$\bar{x} \pm s_{\bar{x}}$	Maximum	Minimum	$\bar{x} \pm s_{\bar{x}}$	Maximum	Minimum
Lig. acromioclaviculare	39,1 ± 3,05	67,8	19,2	0,68 ± 0,04	1,00	0,43
Lig. coracoclaviculare						
Pars trapezoidea	44,0 ± 3,42	66,5	27,1	0,86 ± 0,07	1,37	0,50
Pars conoidea	31,7 ± 3,37	62,0	13,1	0,70 ± 0,19	1,56	0,31

3) Die Pars conoidea des korakoklavikularen Bandes ist das schwächste Band von allen; es zerreißt bei einer durchschnittlichen Reißkraft von 32 kp.

Zur Festigkeit verschiedener Montageformen zur operativen Versorgung der Schultereckgelenksprengung

Die Dislokation nach kranial in der Frontalebene betrug bei einer Kraftanwendung von 20 kp bei Implantation der Bosworth-Schraube im Mittel 0,85 mm; bei der Kombination der Bosworth-Schraube mit einer Zuggurtung war keine Dislokation feststellbar. Die Zuggurtung allein zeigte eine minimale Dislokation von 0,03 mm. Die Balser-Platte erlaubte 3,3 mm, die Rahmanzadeh-Platte 0,62 mm.

Nach ventral war eine Dislokation von 3,13 mm nach Implantation der Bosworth-Schraube zu verzeichnen. Die Zuggurtung allein oder in Kombination mit der Bosworth-Schraube erlaubte eine Minimaldislokation von 0,04 bzw. 0,03 mm. Die

Verletzungen des Schultergelenks

Tabelle 2. Dislozierbarkeit im Akromioklavikulargelenk aus der Neutralstellung ($n = 5$). Angewendete Kraft 20 kp

	Kranial (mm) $\bar{x} \pm s_{\bar{x}}$	Ventral (mm) $\bar{x} \pm s_{\bar{x}}$	Dorsal (mm) $\bar{x} \pm s_{\bar{x}}$
Bosworth-Schraube	0,85 ± 0,36	3,13 ± 0,58	2,59 ± 0,58
Bosworth-Schraube und Zuggurtung	0,00 ± 0,00	0,04 ± 0,15	0,03 ± 0,13
Zuggurtung	0,03 ± 0,15	0,03 ± 0,27	0,04 ± 0,29
Hakenplatte nach Balser	3,30 ± 1,45	8,87 ± 1,02	5,54 ± 0,26
Schultereckgelenkplatte nach Rahmanzadeh	0,62 ± 0,29	0,97 ± 0,21	0,54 ± 0,19

Tabelle 3. Dislozierbarkeit im Akromioklavikulargelenk aus der Neutralstellung ($n = 5$). Angewendete Kraft 20 kp, * statistisch signifikant

	$\bar{x} \pm s_{\bar{x}}$ (mm)	Rahmanzadeh-Platte	Balser-Platte	Zuggurtung	Bosworth-Schraube mit Zuggurtung
Nach kranial					
Bosworth-Schraube	0,85 ± 0,36	∅	*	*	*
Bosworth-Schraube mit Zuggurtung	0,00 ± 0,00	*	*	∅	
Zuggurtung	0,03 ± 0,15	*	*		
Hakenplatte nach Balser	3,30 ± 1,45	*			
Schultereckgelenkplatte nach Rahmanzadeh	0,62 ± 0,29				
Nach ventral					
Bosworth-Schraube	3,13 ± 0,58	*	*	*	*
Bosworth-Schraube mit Zuggurtung	0,04 ± 0,15	*	*	∅	
Zuggurtung	0,03 ± 0,27	*	*		
Hakenplatte nach Balser	8,87 ± 1,02	*			
Schultereckgelenkplatte nach Rahmanzadeh	0,97 ± 0,21				
Nach dorsal					
Bosworth-Schraube	2,59 ± 0,58	*	*	*	*
Bosworth-Schraube mit Zuggurtung	0,03 ± 0,13	*	*	∅	
Zuggurtung	0,04 ± 0,29	*	*		
Hakenplatte nach Balser	5,54 ± 0,26	*			
Schultereckgelenkplatte nach Rahmanzadeh	0,54 ± 0,19				

Balser-Platte wich um 8,87 mm, die Rahmanzadeh-Platte um 0,97 mm aus der Neutralstellung ab.

Die dorsale Dislokation lag bei 2,59 mm nach Implantation der Bosworth-Schraube. Die Zuggurtung allein und in Kombination mit der Bosworth-Schraube zeigte eine geringe Dislokation von 0,04 mm und 0,03 mm. Die Balser-Platte dislozierte 5,54 mm, die Rahmanzadeh-Platte 0,54 mm bei Zug nach dorsal (Tabelle 2).

Die Vergleiche der Dislokationen untereinander, die alle unter 1 cm waren, erwiesen sich als statistisch signifikant unterschiedlich. Lediglich der Vergleich Zuggurtung vs. Zuggurtung in Kombination mit der Bosworth-Schraube zeigte keinen signifikanten Unterschied auf dem 5-%-Niveau (t-Test). Der Unterschied in der Dislozierbarkeit nach cranial zeigte im Vergleich der Bosworth-Schraube gegen die Rahmanzadeh-Platte ebenfalls keine statistisch signifikanten Unterschiede (Tabelle 3).

Zusammenfassend läßt sich aus den Messungen zur Festigkeit unterschiedlicher Montageformen festhalten:
1) Die akromioklavikulare Zuggurtung mit und ohne Bosworth-Schraube ist die stabilste Montage in allen Ebenen.
2) Von den übrigen Montageformen zeigt die Balser-Platte die größte Dislokation nach allen Richtungen, die Rahmanzadeh-Platte die geringste; die Festigkeit der Bosworth-Schraube nimmt eine Mittelstellung ein.

Zur klinischen Untersuchung des eigenen Krankengutes

Von den 72 Patienten, die an unserer Klinik mit einer Bosworth-Schraube versorgt worden waren, konnten 61 (85%) nachuntersucht werden. Der Nachuntersuchungszeitraum betrug 8 Jahre bis 6 Monate und durchschnittlich 1,5 Jahre.

Funktionell hatten 93% der Nachuntersuchten keine Einschränkung der Beweglichkeit. Belastungsabhängige Schmerzen wurden von 14% der Patienten angegeben; die übrigen 86% waren sowohl in Ruhe als auch unter körperlicher Arbeit schmerzfrei. Dislokationen im Schultereckgelenk unter Gewichtsbelastung mit 10 kp bestanden bei der Kontrolluntersuchung bei 14% der Patienten: 2,1% wiesen eine Reluxation auf, 83% hatten radiologisch ein stabiles Schultergelenk. Komplikationen traten in 11% aller operierten Fälle auf; 4mal hatte sich eine Schraube vorzeitig gelockert, eine Schraube brach in der Nachbehandlungsphase, ein Wundinfekt heilte per secundam ohne Knochenbeteiligung aus.

88% aller Schwerarbeiter konnten anschließend ihrem vorher ausgeübten Beruf nachgehen. Einmal mußte eine Zeitrente und einmal wegen gleichzeitiger Oberarmfraktur eine Dauerrente von 10% gewährt werden. Insgesamt zeigten nach den eingangs erstellten Bewertungskriterien 82,9% aller Patienten ein gutes, 12,8% ein befriedigendes und 4,3% ein schlechtes Behandlungsergebnis. Über die Behandlungs-

Tabelle 4. Behandlungsergebnisse verschiedener Methoden zur operativen Versorgung von Schultereckgelenksprengungen

Methode	Autor	Jahr	Fallzahl	Nachuntersucht [%]	Beschwerdefrei [%]	Bewegungseinschränkung [%]	Stufe [%]	Bandverkalkung [%]	Komplikationen [%]
Zuggurtung	Meeder	1980	33	100	?	6	3	50–80	?
Sammelstatistik AO	Thelen	1976	85	100	87	6,6	25	53	10
Hakenplatte	Schmittinger	1983	13	92	100	0	0	58	8,3
Akromioklavikularplatte	Tiedtke	1984	19	100	84	15	0	0	?
Bosworth-Schraube	Eigene Ergebnisse	1983	72	85	86	8,1	14	93	11,5

ergebnisse mit anderen operativen Verfahren gibt Tabelle 4 Auskunft. In der Sammelstatistik der AO, die in Tabelle 4 dargestellt ist, wurden folgende unterschiedliche Verfahren angewendet: Zuggurtung mit transartikulären Spickdrähten, Verschraubung nach Bosworth, Verschraubung nach Bosworth mit transartikulärem Spickdraht, Zuggurtung und Drahtschlinge um Korakoid, Verschraubung nach Bosworth und Zuggurtung, transartikuläre Fixation mit Spickdraht oder Rushpin, Osteosynthese mit zusätzlicher Bandnaht [19].

Diskussion

Die systematische Einteilung des Schweregrades einer Akromioklavikularverletzung wurde von Tossy erarbeitet [21]. Beim Tossy I liegt nur eine Zerrung des Akromioklavikulargelenks und des gelenküberbrückenden Bandes vor, beim Tossy II besteht eine inkomplette Luxation mit Zerreißung des akromioklavikularen Bandes und Teilruptur des korakoklavikularen Bandes, und beim Tossy III liegt eine vollständige Luxation mit Zerreißung aller Bänder vor. Verletzungen des Schultereckgelenks entstehen meistens durch indirekte Krafteinwirkung, wenn z. B. beim Sturz auf die Schulter diese abrupt abgebremst wird, während die Klavikula mit dem verzögert abgebremsten Thorax mitgeführt wird und Scherkräfte auf das Schultereckgelenk einwirken, die die Belastbarkeit der Bänder überschreiten.

Aus unseren Untersuchungen zur funktionellen Anatomie geht hervor, daß sowohl die Kranialdislokation als auch die Ventraldislokation der Klavikula zuerst vom Lig. acromioclaviculare gehemmt wird. Aus dieser Funktion heraus ist auch verständlich, daß dieses Band gesetzmäßig, wie von Tossy bereits beschrieben wurde, immer zuerst zerreißen muß. Ist dieses Band zerrissen, so kann das Akromion unter die Klavikula treten und bei weiter einwirkender Kraft der Skapula nach innen rotieren. Dadurch wird die Pars trapezoidea gespannt und schließlich, da nur sie die weitere Ventralisierung der Klavikula verhindern kann, zerrissen. Die Pars conoidea ist in dieser Situation funktionell nicht beansprucht, sondern gelangt erst unter Krafteinwirkung, wenn auch die Pars trapezoidea gerissen ist. Die Bänder des Schultereckgelenks bilden hier sozusagen eine dreigegliederte Pufferzone, deren erstes Glied das akromioklavikulare Band und deren letztes Glied die Pars conoidea darstellt. In Abhängigkeit von der Größe der einwirkenden Kraft werden so viele Bänder verletzt, bis die zerstörende Kraft „verbraucht" ist.

Die von manchen Autoren [16, 17] angestellte Überlegung, das akromioklavikulare Band müßte zuerst zerreißen, da es das schwächste von allen sei, muß aus mehreren Gründen zurückgewiesen werden:

Aus unseren Messungen zur Reißfestigkeit der Bänder geht hervor, daß die Reißkraft des akromioklavikularen Bandes nur geringfügig geringer als die der Pars trapezoidea, aber höher als die der Pars conoidea ist. Von Fessler wurden höhere Reißkräfte von 76–131 kp angegeben [3]. Seine Messungen erfolgten jedoch nur für das gesamte Schultergelenk in axialer Richtung mit statischen Kräften. Da diese Bedingungen dem natürlichen Verletzungsablauf nicht entsprechen, sind die damit gewonnenen Ergebnisse nicht ohne Einschränkung auf die Klinik übertragbar.

Würden allein die Reißkräfte für das Verletzungsausmaß ausschlaggebend sein, so müßten die Bänder in der Reihenfolge Pars trapezoidea, Lig. acromioclaviculare,

Pars conoidea einreißen. Dies entspricht aber nicht den in der Klinik festzustellenden Verletzungsfolgen. Eine Ruptur der Pars conoidea vor der Ruptur der Pars trapezoidea, die theoretisch aus unseren Versuchen dann denkbar wäre, wenn durch Außenrotation des Processus coracoideus die Pars trapezoidea entspannt ist, kommt nicht vor. Im natürlichen Verletzungsablauf erfolgt nach der Ruptur des Lig. acromioclaviculare eine nach ventrokaudal gerichtete Innenrotation der Skapula mit Anspannung der Pars trapezoidea. Die Reihenfolge der Bandzerreißung ist deshalb ausschließlich aus der funktionellen Anatomie und nicht aus der Reißfestigkeit der einzelnen Bänder abzuleiten.

Daraus folgt zwanglos, daß die Wiederherstellung der Integrität eines verletzten Schultereckgelenks nur durch eine anatomische Heilung der Bänder und hier zuerst des Lig. acromioclaviculare zu erreichen ist. Zahlreiche operative Methoden, die seit der Jahrhundertwende entwickelt wurden, sind Ausdruck dieses therapeutischen Bemühens [1, 2, 5, 8, 18, 19, 22, 23]. Im wesentlichen lassen sich diese Verfahren in 2 Hauptgruppen zusammenfassen:

Direkte Verfahren zur Rekonstruktion der akromioklavikularen Verbindung, wie z. B. die Zuggurtung [13], die Hakenplatte nach Balser [5, 14] und die Schultereckgelenkplatte nach Rahmanzadeh [20], indirekte Verfahren, wie die korakoklavikulare Verschraubung nach Bosworth, und kombinierte Verfahren, wie die Zuggurtung in Kombination mit der Bosworth-Schraube [12, 19].

Mit diesen Verfahren soll eine anatomische Adaptation der Bänder bis zu deren Heilung oder eine Sicherung der genähten Bänder erreicht werden. Außerdem sollten diese Verfahren eine funktionelle Nachbehandlung ermöglichen, um vorzeitigen Einsteifungen der Schulter vorzubeugen, ohne daß die Bandheilung gefährdet ist. Bei allen getesteten Verfahren – mit Ausnahme der Hakenplatte – liegen die Verschiebungen im Akromioklavikulargelenk in der Frontalebene bei einer Gewichtsbelastung von 20 kp unter 1 mm; für die Hakenplatte beträgt die Verschiebung 3 mm. Der natürliche Bewegungsspielraum für das akromioklavikulare Band beträgt bei Gewichtsbelastung von 10 kp – dies entspricht etwa dem Gewicht eines hängenden Armes – 1,7 mm. Daraus folgt, daß die genannten Verfahren mit Ausnahme der Hakenplatte in der Frontalebene Dislokationen gestatten, die sich innerhalb des physiologischen Bewegungsspielraums befinden, so daß eine primäre Heilung des akromioklavikularen Bandes möglich ist. Bezogen auf das korakoklavikulare Band scheinen alle Montageformen ausreichende Stabilität zu geben.

In der Ventral- und Dorsalverschiebung geben die Bosworth-Schraube und die Hakenplatte die geringste Stabilität. Theoretisch ist durch diese Montageformen zumindest die Heilung der korakoklavikularen Bandstrukturen nicht gesichert.

Die Frage nach der klinischen Relevanz dieser experimentell gewonnenen Ergebnisse kann nur aus den bislang vorliegenden, meist retrospektiv gewonnenen Untersuchungsergebnissen zu den einzelnen operativen Verfahren beantwortet werden.

Stufenbildungen im Akromioklavikulargelenk unter Belastung werden für die Bosworth-Schraube in 15–17%, für die Zuggurtung in 3–7,6% der Fälle angegeben. Die Hakenplatte und die Rahmanzadeh-Platte führen nach ersten Untersuchungen zu keiner sekundären Stufenbildung, jedoch liegen Ergebnisse aus größeren Statistiken noch nicht vor [11, 14, 19, 20].

Bandverkalkungen kommen unabhängig vom operativen Verfahren in 50–93% der Fälle vor; dabei scheint die Wiederherstellung der Bänder durch primäre Naht, wie sie von einigen Autoren gefordert wird [11, 14], oder durch Adaptation keinen Einfluß zu haben [1, 4, 23, 25].

Vom funktionellen Aspekt sind in 87–94% der Fälle gute Ergebnisse zu erwarten; Bewegungseinschränkungen im Schultergelenk von mehr als 10–20° in einer Ebene unabhängig vom Operationsverfahren werden in etwa 10% der Fälle angegeben; die Komplikationshäufigkeiten sind weniger vom Verfahren als von der Art der Nachbehandlung abhängig [2, 7, 11, 15, 23].

Die Zuggurtung scheint unter dem Aspekt der Verhinderung einer sekundären Dislokation im Akromioklavikulargelenk das sicherste Verfahren zu sein; die Bosworth-Schraube hat den Vorteil des einfachen technischen Vorgehens bei guten Ergebnissen.

Die Hakenplatte und die Rahmanzadeh-Platte können wegen der wenigen Mitteilungen noch nicht schlüssig beurteilt werden. Alle Verfahren bieten aber den Vorteil der frühfunktionellen Nachbehandlung.

Zusammenfassung

1) Die Relativbewegungen im Schultereckgelenk zwischen Akromion und Klavikula werden hauptsächlich durch das akromioklavikulare Band festgelegt. Bei Verletzungen wird zuerst der funktionelle Grenzbereich dieses Bandes überschritten.
2) Die Reißfestigkeiten der Bänder des Schultereckgelenks unterscheiden sich nicht wesentlich. Das kräftigste Band ist die Pars trapezoidea, das schwächste die Pars conoidea des Lig. coracoclaviculare.
3) Die akromioklavikulare Zuggurtung mit und ohne Bosworth-Schraube stellte das stabilste Fixationsverfahren in der operativen Behandlung der Schultereckgelenkverletzung dar.
4) Die klinischen Ergebnisse sind mit den vorgestellten Operationsverfahren in 75–94% der Fälle gut. Sekundäre Dislokationen im Akromioklavikulargelenk treten mit der Zuggurtung, Hakenplatte und Schultereckgelenkplatte in der geringsten Häufigkeit auf.

Literatur

1. Bosworth GM (1941) Acromioclavicular separation. New method of repair. Surg Gynecol Obstet 73: 866
2. Ender HG, König M (1976) Verrenkung im Acromioclaviculargelenk. Ergebnisse mit perkutaner Bohrdrahtfixation. Unfallchirurgie 2: 64
3. Fessler J (1894) Festigkeit der menschlichen Gelenke. Habilitationsschrift. Universität München
4. Heitzeberg H, Reiner-Theisen I (1978) Die Ossifikation der Korako-Klavikularbänder. Röntgenblätter 31: 512–515
5. Helwing E, Otten G (1978) Behandlung der acromioclaviculären Luxation. Chir Prax 24: 275
6. Hippokrates. Sämtliche Werke 1895–1900, Übers. Komm. von Robert Fuchs. München Lüneburg

7. Hohlbach G, Vatankhah M, Naser M (1983) Die operative Behandlung der frischen Acromioclavicularluxation mit der Bosworth-Schraube. Unfallchirurgie 9:6–13
8. Kleinfeld F, Pensel W (1980) Primärer Ersatz mit autologen Korium in der operativen Behandlung der Schultereckgelenkzerreißung. Aktuel Traumatol 10:15
9. Lasda NA, Murray DG (1978) Fracture separation of the coracoid process associated with AC-dislocation: conservative treatment. Clin Orthop 154:222–224
10. Lanz T v, Wachsmuth W (1959) Praktische Anatomie. Bd 1, Teil 3, 2. Aufl. Springer, Berlin Göttingen Heidelberg
11. Meeder PJ, Wentzesen A, Weise K (1980) Die operative Behandlung der frischen acromio-claviculären Luxation (Tossy III) durch Naht der Ligamente und Kirschner-Drahtzuggurtung. Langenbecks Arch Chir 350:169
12. Naser M (1982) Die Ergebnisse der operativen Versorgung nach Bosworth bei der Behandlung der kompletten Acromioclavicularluxation. Dissertation, Med. Hochschule, Lübeck
13. Rehn J, Pringel P, Hierholzer G (1970) Zur operativen Behandlung der Verrenkung im Schultereckgelenk. Acta Chir Austriaca 1:30–37
14. Schmittinger K, Sikorski A (1983) Erfahrungen mit der Balser-Platte bei Sprengung des Acromioclaviculargelenkes und lateralen Clavicularfrakturen. Aktuel Traumatol 13:190–193
15. Schmülling F, Wissing H (1980) Die Verletzung des Acromioclaviculargelenkes. Unfallchirurgie 6:213
16. Schweiberer L, Klapp F, Eitel F (1972) Die Luxation des Schultereckgelenkes. Hefte Unfallheilkd 110:294
17. Sommer R (1928) Die traumatischen Verrenkungen der Gelenke. N Dtsch Chir 41:73–84
18. Stock H, Friese H (1980) Schultereckgelenksverrenkungen. Unfallheilkunde 83:586
19. Thelen E, Rehn J (1976) Acromioclavicularsprengungen – Ergebnisse nach operativer und konservativer Versorgung in 162 Fällen. Unfallheilkunde 79:417
20. Tiedtke R, Rahmanzadeh R, Faensen M (1983) Die Entwicklung eines neuen Implantates zur Behandlung der Schultereckgelenkssprengung. Hefte Unfallheilkd 165:270–273
21. Tossy JD, Meed NC, Sigmond HM (1963) Acromioclavicular separations: useful and practical classification for treatment. Clin Orthop 28:111–119
22. Urist R (1959) The treatment of dislocations of the AC-joint. Am J Surg 98:423–431
23. Usadel G (1940a) Die Behandlung der Schultereckgelenksverrenkung mit Kopfwärtsverlagerung des Schlüsselbeines. Ergeb Chir Orthop 33:387–476
24. Usadel G (1940b) Die Belastungsprüfung des Schultereckgelenkes bei Untersuchungsverfahren zur Feststellung des Grades der Schultereckgelenksverrenkung. Chirurg 12:285–293
25. Weitzmann G (1967) Treatment of acute acromioclavicular joint dislocation by a modified Bosworth-method. J Bone Joint Surg [Am] 49A:1167

Die wissenschaftliche Basis einer „aggressiven Traumatologie" bzw. der frühen Totalversorgung Verletzter

M. ALLGÖWER

Die letzten 2 Jahrzehnte haben 5 wesentliche Fortschritte bzw. Erkenntnisse gebracht, welche für das pathophysiologische Verständnis wie auch für die Behandlung des Schwerverletzten von Bedeutung sind, nämlich:
1) Die Vermeidung der sog. „Frakturkrankheit".
2) Der Beweis, daß kortikaler Knochen hohe Kompressionskräfte aufnehmen kann, ohne daß es zur Drucknekrose kommt, während Mikrobewegungen zwischen Knochenenden unvermeidlich zu Resorptionsvorgängen führen.
3) Es konnte gezeigt werden, daß eine Druckfixation von Kortikalisfragmenten bei erhaltener Vaskularität zu einer direkten (angiogenen) Überbrückung der Frakturflächen mittels Haver-Umbau führt.
4) Eine frühe adäquate Osteosynthese mit Sofortmobilisation der verletzten Extremität hat die Invaliditätshäufigkeit und Invaliditätshöhe nach Extremitätenverletzungen nachweislich reduziert.
5) Die sofortige Totalversorgung des Schwerverletzten mit Einschluß der frühen Fixation der rumpfnahen diaphysären Skelettanteile – insbesondere des Femurs – hat die Schwere und Anzahl kardiopulmonärer Komplikationen wesentlich verringert. Es ließ sich auch zeigen, daß diese Verfahrensweise die Verweildauer solcher Patienten am Respirator und in der Intensivpflege sowie die Dauer der Hospitalisierung deutlich verkürzen läßt. Als sozial günstiger und wichtiger Nebeneffekt resultiert ein geringer Kostenaufwand.

Die Frakturkrankheit

Permanente, invalidisierende Schäden sind häufiger durch Folgen der Frakturkrankheit als durch mangelhafte Knochenheilung verursacht. Die Frakturkrankheit ist charakterisiert durch Schmerzzustände, Ödembildung und fleckige Osteoporose. Zwei pathogenetische Faktoren stehen im Vordergrund. Zum einen ist dies der Schmerz mit seinen vegetativen Auswirkungen und zum anderen ist es das Fehlen des physiologischen Stimulus auf die benachbarten Muskeln, Gelenke und Knochen. Als Folge der Krankheit stellt sich eine intermuskuläre und intraartikuläre Fibrose ein sowie eine Schädigung des Knorpels wegen Fehlens der bewegungsabhängigen Knorpelernährung durch die Gelenkflüssigkeit. Die Frakturkrankheit ist damit nicht eine unvermeidliche Folge der anfänglichen Verletzung, sondern wird oft erst durch die Art der Behandlung ausgelöst, d. h. durch die längerdauernde Immobilisierung in Extension oder Gips unter Fehlen der postoperativen, aktiven Bewegung und dem Vermeiden jeder Belastung. Die sog. Sudeck-Dystrophie – früher recht häufig nach Frakturen im Bereich der unteren, vielmehr noch im Bereich der oberen Extremität – ist heute glücklicherweise sehr selten geworden sofern sofortige Fixation der Fraktur und frühe aktive Bewegung als Behandlungsprinzip angewendet werden (s. auch Abschn. „Dauerschäden").

Die Resistenz kortikalen Knochens gegenüber statischer Last (Kompression)

Die grundlegenden Arbeiten von Perren et al. [8], haben klar bewiesen, daß vaskularisierte Knochenenden, die unter einer Vorlast von 100–180 kp zusammengepreßt werden, diesen Druck nur sehr langsam abbauen, wobei allerdings eine kurze erste Phase rascheren Druckabbaus auf die viskoelastischen Eigenschaften des Knochens zurückzuführen ist, wie sie auch am toten Knochen beobachtet werden. Der langsame Abbau des anfänglich gesetzten Drucks geschieht parallel zum Haver-Umbau des osteotomierten oder gebrochenen Knochens. Die Versuche von Perren et al. [8] waren so angelegt, daß eine Knochenresorption von 8 µm (dem Durchmesser eines Erythrozyten entsprechend!) zu einem sofortigen Druckabfall führen würde. Daß dieser plötzliche Abfall nicht eintritt, beweist ohne Zweifel, daß statischer Druck bis zum Auftreten von Mikrofrakturen im Bereich der Kontaktflächen nicht zu einer Drucknekrose der Kortikalis führt. Im Hinblick auf diese Tatsache kann die Osteosynthese die mechanisch günstigen Prinzipien der Druckfixation ausnutzen. Sobald jedoch die dynamische Last resp. Beanspruchung die mechanische Vorlast überschreitet, kann es zu Mikrobewegungen zwischen den Fragmenten kommen und damit auch zur bewegungsinduzierten Knochenresorption.

„Primäre Knochenheilung" in stabil fixierten Osteotomien und Frakturen

Die klassischen Experimente von Schenk u. Willenegger [9] an der stabil fixierten Osteotomie des Radius des Hundes haben den eindeutigen Beweis einer direkten Überbrückung des präzis adaptierten Frakturspalts durch die Osteone des regenerierenden Haver-Systems ergeben. Perren et al. [8] haben diese Osteogenese an Osteotomien bei der Ratte, beim Kaninchen, beim Schaf und auch beim Hund nachgewiesen. Schenk u. Willenegger [9] konnten schließlich bei einer menschlichen Fraktur 3 Monate nach Osteosynthese den gleichen kortikalen Heilungsverlauf nachweisen. Eine primäre Knochenbildung, aber mit etwas weniger optimaler Architektur der Osteone, zeigen denn auch stabil fixierte, schmale Frakturspalten.

Die Plattenosteosynthese verursacht im Plattenbett – sowohl bei experimenteller Verplattung intakter Knochen wie auch bei Verplattung osteotomierter wie frakturierter Knochen – eine osteoporotische Kortikalisveränderung, die weitgehend einem Spiegelbild der Platte zu entsprechen scheint. Während längerer Zeit hat man geglaubt, daß diese „Plattenosteoporose" die Folge einer Streßprotektion sei, weil die Platte einerseits dem Knochen eine vermehrte Rigidität verleihe und andererseits der Kraftfluß des Gewichttragens und der Bewegung zum großen Teil über die Platte laufe und nicht mehr im Knochen.

Streßprotektion als pathogenetischer Erklärungsversuch für die Plattenosteoporose hat den Ruf nach „elastischer Fixation" bewirkt, weil man damit eine physiologischere Osteosynthese zu erreichen hoffte. Nachdem die AO-Gruppe den Ausdruck der Streßprotektion geschaffen hatte, oblag es ihr, dies auch entsprechend experimentell abzuklären. Dies ist in der Zwischenzeit im Laboratorium für experimentelle Chirurgie in Davos geschehen. Es ließ sich sehr klar zeigen, daß vermehrte Elastizität der Platte nicht weniger, sondern eher mehr Osteoporose bewirkt [4]. Sodann ließ sich nachweisen, daß die Osteoporose sich nur in den Gebieten entwickelt, welche durch die Osteosynthese während einiger Zeit ihrer Vaskularität beraubt waren. Dies ist bei der Verplattung das Plattenlager und bei der Marknagelung die endostale Kortikalis. Damit ist gezeigt, daß der Erklärungsversuch der Plattenosteoporose durch „Streßprotektion" falsch war und daß eine eigentliche Streßprotektion lediglich für die oben beschriebene Frakturkrankheit als pathogenetisches Moment in Betracht kommt. Der „Schrei" nach elastischen Platten ist deshalb mit Vorsicht zu genießen. Es ist allerdings möglich, auch mit elastischen Platten eine vollständige Stabilität kompressionsfixierter Frakturen zu erzielen, aber eine sekundäre Lockerung mit konsekutiver Resorption an den Frakturenden ist schwerer zu vermeiden.

Die Plattenosteoporose ist ein vollständig reversibler Vorgang. Bei verplatteten Frakturen verläuft diese Osteoporose parallel mit der Kortikalisregeneration der Frakturheilung. Metallentfernungen sind deshalb erst nach Abschluß dieser Phänomene durchzuführen — sie bedeuten natürlich eine gewisse Stabilitätsverminderung des Knochens.

Heilvorgänge, wie sie nach Marknagelung oder nach Verwendung des äußeren Festhalters beobachtet werden, dürfen nicht denen nach Zugschraubenfixation oder Kompressionsplattenverwendung gleichgesetzt werden. Diese beiden Behandlungsmethoden stützen sich zu einem guten Teil auf das Heilmuster konservativer Frakturbehandlung. Die Tatsache bedeutet kein Werturteil, sondern weist darauf hin, daß bei entsprechender Indikation die Verfahren weitgehend komplementär sind.

Dauerschäden nach Extremitätenverletzungen

1945 überwog in der Schweiz die konservative Frakturbehandlung bei weitem, und die Schweizerische Unfallversicherungs-Anstalt (SUVA) registrierte für die Tibiafrakturen eine 37%ige Inzidenz von Dauerschäden und eine fast 100%ige Inzidenz nach Femurfrakturen oder nach Gelenkfrakturen. Die zunehmende Verbreitung der 4 wichtigen Prinzipien einer adäquaten Osteosynthese — anatomische Reduktion,

Tabelle 1. Reduzierung der Renten bei verschiedenen Knochenbrüchen 1945–1975 (Schweizerische Unfallversicherungs-Anstalt). (Nach Morscher [7])

	[%]
Humerus	49
Radius/Ulna	28
Femur	34
Patella	20
Tibia/Fibula	45
Malleolen	31
Metatarsus	17

stabile Fixation, sorgfältige Weichteiltechnik und sofortige postoperative, aktive Mobilisierung – ging mit einer signifikanten Verminderung von Inzidenz und Höhe der permanenten Schäden nach Extremitätenverletzung bei der gleichen Versicherung einher (Tabelle 1) [7].

Diese Verbesserung entspricht einem Landesdurchschnitt und beinhaltet auch eine Reihe bedauerlicher und eigentlich vermeidbarer „Osteosynthesekatastrophen". Solche Katastrophen – dies gilt nach wie vor – sollen uns daran erinnern, daß die Osteosynthese ein schwieriges Verfahren ist und nur dann in Betracht kommt, wenn die notwendige Ausbildung, das adäquate Instrumentarium und eine strikte Asepsis gewährleistet sind.

Die sofortige „Totalversorgung" des mehrfach Verletzten

Unsere Erfahrung der letzten 20 Jahre [1, 10] hat gezeigt, daß die Totalversorgung unter Einschluß der körpernahen langen Diaphysenfrakturen gefürchtete kardiorespiratorische Traumafolgen deutlich reduziert. Sorgfältige Analyse zweier Patientenkollektive durch Border [2, 3], das eine mit und das andere ohne Frühosteosynthese bei sonst gleichem Verletzungsmuster, hat eindeutig belegt, daß die Anzahl der Komplikationen, die Tage am Respirator, die Tage auf der Intensivpflege, die Tage mit erhöhter Temperatur und mit metabolischer Störung alle signifikant vermindert waren bei den Patienten, die neben der operativen Versorgung der Körperhöhlen auch die frühe Osteosynthese ihrer körpernahen Diaphysenfrakturen erhielten, wobei die Versorgung des Femurs sich als besonders wichtig erwies. Beide Gruppen von Patienten wurden auf der gleichen Intensivpflegestation nach gleichen Behandlungskriterien gepflegt. Goris [5] in Nijmegen und kürzlich Johnson et al. [6] in Dallas konnten über analoge und gut dokumentierte Erfahrungen berichten.

Diese gut belegten Beobachtungen zeigen eindeutig, daß manche Traumakomplikationen nicht den anfänglichen Verletzungen zur Last gelegt werden können, sondern Behandlungsfolgen darstellen. Dabei spielt die Rückenlage mit Infusionsleitungen an beiden Armen – oft auch als „Kreuzigungsstellung" bezeichnet – eine sehr ungünstige Rolle. Sie ist aber fast unvermeidlich, wenn man insbesondere die Femurfraktur, aber auch die Tibiafraktur in Extension behandelt. Damit erhebt sich die eindeutige Forderung, daß die Notfallbehandlung des Mehrfachverletzten – bei aller Priorität der Verletzungen im Bereich der Körperhöhlen – auch die frühe Stabilisierung der Frakturen im Diaphysenbereich, oft auch im Beckenbereich, mit einschließen muß. Von Bedeutung ist dabei weniger das gewählte Osteosyntheseverfahren als die Ermöglichung guter Intensivpflege mit häufigen Stellungswechseln.

Zusammenfassung

Zusammenfassend kann festgehalten werden, daß die 5 Grundlagen einer „aggressiven Traumabehandlung" für den Patienten wie auch für die Gesellschaft wesentliche Fortschritte mit sich bringen, indem einerseits durch die frühe Fixierung und die sofortige aktive Mobilisierung Lokalschäden weitgehend vermieden werden und darüber hinaus die Totalversorgung allgemeine Traumafolgen – insbesondere septische Spätkomplikationen und multiples Organversagen – weitgehend verhindert.

Literatur

1. Allgöwer M, Border JR (1983) Advances in the care of multiple trauma patient – introduction. World J Surg 7:1
2. Border JR (1984) Advances in the care of the patient with blunt multiple trauma. Am Coll Surg 69/10
3. Border JR (im Druck) Ann Surg
4. Gautier E, Cordey I, Mathys R, Rahn BA, Perren SM (1984) Porosity and remodelling of plated bone after internal fixation: Result of stress shielding or vascular damage? In: Ducheyne, van der Perre, Obert AE (eds) Biomaterials and biomechanics 1983. Elsevier, Amsterdam, p 195
5. Goris RJA (1983) The injury severity score. World J Surg 7:12
6. Johnson KD, Cadambi A, Seibert GB (1985) Incidence of adult respiratory distress syndrome in patients with multiple musculoskeletal injuries: Effekt of early operative stabilization of fractures. J Trauma 25:375
7. Morscher E (1985) Ist unser Gesundheitswesen wirklich so teuer? Schweiz Aerztez 66:1708
8. Perren SM et al. (1969) The reation of cortical bone to compression. Acta Orthop Scand [Suppl] 125
9. Schenk RK, Willenegger H (1964) Histologie der primären Knochenheilung. Langenbecks Arch Klin Chir 308:440
10. Wolff G, Dittmann M, Rüedi T, Buchmann B, Allgöwer M (1978) Koordination von Chirurgie und Intensivmedizin zur Vermeidung posttraumatischer respiratorischer Insuffizienz. Unfallheilkunde 81:425

Biomechanik – Knochenbruchheilung – Biomaterialien: Ein aktuelles Therapiekonzept

W. REICHMANN und J. EITENMÜLLER

Einleitung

Der Knochen als stabile Säule, Spanngerüst und Hebelarm für die Muskeln ist das wichtigste Glied des Bewegungsapparates. Der Knochenbruch stört, ja zerstört die Harmonie dieser biomechanischen Bau- und Funktionseinheit nachhaltig. Zunehmendes Interesse widmete die Medizin dem Knochen erst, als man erkannt hatte, daß er nicht nur ein starres mineralisches Gebilde ist, sondern aufgrund einer enormen Zellaktivität lebt und unter bestimmten, in erster Linie mechanischen Bedingungen in Form und Funktion anpassungsfähig ist [34, 51]. Insbesondere Meyer folgerte aus seinen Feststellungen über die feinstrukturelle Architektonik der Spongiosa, daß es eine direkte Beziehung zur jeweiligen statisch-dynamischen Beanspruchung gebe. Damit war der Weg gewiesen für eine biomechanische Betrachtungsweise zum Verständnis der Form- und Funktionsstörungen des Knochenskeletts. Erst sehr viel später in der aseptischen Ära fand dies auch in der Therapie, insbesondere in der operativen Chirurgie und Orthopädie des Bewegungsapparates, seinen Niederschlag.

Biomechanik und Knochenbruchheilung unter konservativer Behandlung

Aufgrund seines Mineralgehaltes besitzt der Knochen die größte Festigkeit von allen Geweben des Stützapparates. So wird die maximale Zugbelastbarkeit von Röhrenknochen mit 80–150 MN/m^2 angegeben [47]. Sogenannter allgemeiner Baustahl nach DIN 17100 Typ USt 37–2 hat zum Vergleich eine maximale Zugfestigkeit von 340 MN/m^2 [3]. Wesentlich geringer ist die Festigkeit des spongiösen Knochens, bei dem allerdings je nach Beanspruchungsort, -art und -richtung erhebliche Unterschiede in Abhängigkeit von der Feinstruktur bestehen (z.B. Trajektorienarchitektur der Trochanterzone).

Weiterhin ist die Festigkeit abhängig vom Mineralgehalt (Dichte) und vom Alter und der Gesundheit des Individuums. Weiterhin ergeben sich u.U. sogar individuell unterschiedliche Dichteverteilungen im Knochen aufgrund seiner Fähigkeit, auf mechanische Beanspruchungen mit An- oder Abbauvorgängen zu reagieren. Die Verhaltensweise des Knochens ist mit einem technischen Regelsystem vergleichbar, wobei die Regelgröße die jeweilige mechanische Beanspruchung darstellt, die auf einem Sollwert gehalten wird. Übersteigt die aktuelle Spannung diesen Sollwert, so führt sie zu einer unphysiologischen elastischen Verformung der Knochengrundsubstanz. Die außerordentlich potenten Knochenzellen werden hierdurch zu einer Gewebeneubildung und damit zu einer Vermehrung der tragenden Knochensubstanz angeregt. Bleibt die äußere beanspruchende Kraft gleich, führt dies zu einem Spannungsabfall im Knochen. Dabei kann die aktuelle Spannung den Sollwert unterschreiten. In diesem Fall wird die verminderte elastische Verformung einen überwiegenden Gewebeabbau zur Folge haben, der wiederum einen Spannungsanstieg nach sich zieht [31].. Diese schon im vorigen Jahrhundert [34, 51] gemachten Entdeckungen erlebten dann in den systematischen Arbeiten von F. Pauwels [42] Mitte dieses Jahrhunderts eine Renaissance und haben bis auf den heutigen Tag alle Therapieplanungen, z.B. die aller Verletzungen und Erkrankungen in der Hüftgelenkzone, richtungsweisend beeinflußt.

Die quantitative mechanische Analyse der funktionellen Bauweise des Skeletts lehrt, daß den Prinzipien einer Leichtbauweise Rechnung getragen wird. Hier sind die Konstruktionsprinzipien verankert, welche bei Belastung durch das Körpergewicht und die Gegenkräfte der Muskulatur hohe Spannungsspitzen aus der Biegung v. a. in den Diaphysen der Röhrenknochen möglichst kleinhalten. Dies erreicht die Natur durch die richtige Wahl der Querschnittsform und der Dichte, durch die Länge des Knochens, eine zweckentsprechende trajektorielle Architektur der Spongiosa und die lamelläre Osteonenstruktur der Kortikalis. Hierdurch ist der größtmögliche Widerstand bei höchstem ökonomischem Materialaufwand gegen Biegung gewährleistet [1, 2, 4, 27, 31, 40, 42].

Das klassische Beispiel für dieses funktionelle Bauprinzip stellt das Hüftgelenk des Menschen dar. In der Standbeinphase ist die Summe aller Kräfte, die auf das Gelenk einwirken, gleich Null. Die jeweilige Größe der Gesamtbelastung ist bei gleichbleibender Tragflächengröße des Gelenks vom Längenverhältnis des Lastarms des Körpergewichts zum Kraftarm der Abduktoren abhängig.

Grundsätzlich ist der Organismus imstande, aufgrund einer osteogenen Gewebepotenz im Frakturbereich (Periost, Endost, Knorpel, omnipotentes Bindegewebe) auch ohne therapeutische Maßnahmen wieder Knochengewebe, und zwar auch funktionell hochwertig strukturierte Spongiosa, wie Lamellenknochen, aufzubauen. Krompecher hat in den 30er Jahren diese spezifische Regenerationsleistung der Osteoblasten ausführlich beschrieben und hierbei die entscheidende Rolle des Blutgefäßsystems hervorgehoben [28]. Bei ausreichendem Kontakt der Bruchflächen, unter statischen oder dynamischen Ruhebedingungen, kommt es regelhaft zur Bildung von Kallus, einem relativ wenig strukturierten Geflechtknochen, der erst nach Abschluß des stabilen Durchbaus der Röhre weitgehend wieder abgebaut wird. Bei der Heilung von Brüchen im spongiösen Knochen entsteht in der Regel kein Kallus. Dieser wunderbare Autoregulationsmechanismus, dessen verschiedene Steuerungsphasen auch heute noch nicht bis in alle Einzelheiten geklärt sind, bedarf in vielen Fällen lediglich einer an den biomechanischen Erfordernissen orientierten Richtungsgebung, um innerhalb weniger Wochen die Belastbarkeit des Skelettknochens wiederherzustellen. Dies wird angestrebt durch Maßnahmen der nichtoperativen (konservativen) Frakturenbehandlung. Nach der Reposition erfolgt auf passive Weise die äußere Schienung, auf aktiv-passive Weise die Anwendung von Zug- bzw. dynamischen Halteapparaturen, nur sehr begrenzt operativ die Montage eines Fixateur externe oder die perkutane Spickdrahtosteosynthese

Ihre Anfänge reichen weit zurück in die Medizingeschichte, ja Vorgeschichte, aus der eine Fülle von Beispielen unterschiedlicher Methoden überliefert worden ist. Um den Rahmen dieser Darstellung nicht zu sprengen, sei hier lediglich an einige markante Fakten und Namen erinnert: die Einführung des Gipsverbandes durch den Holländer Mathysen, das Prinzip der Reposition und dynamischen Schienenretentionsbehandlung von Thomas [46] und schließlich die Ausarbeitung der nunmehr klassischen Methodik von Böhler [6], der in diesem Jahre ebenso wie Pauwels 100 Jahre alt geworden wäre [6, 33]. Auch heute noch werden in den von Böhler inaugurierten Unfallkrankenhäusern unübertroffene Ergebnisse erzielt. Dies aber nicht zuletzt deshalb, weil Böhlers Lehre keine starre Dogmatik darstellt, sondern nach dem Prinzip des „sowohl als auch" bei gegebener Indikation aus klinischer oder biomechanischer Abwägung auch operativen Maßnahmen genügend Raum läßt. Dieses segensreiche Prinzip des „sowohl als auch" bei Ausübung der Knochenbruchbehandlung hat auch anderen wie Charnley und Willenegger Glaubwürdigkeit und weltweite Anerkennung verschafft [8]. Eine von den klassischen Regeln nach Böhler abweichende Schulmeinung aus dem konservativen Lager ist uns erst vor wenigen Jahren aus China bekannt geworden. Hier wird die Ruhigstellung in Funktionsstellung nicht mit Gips, sondern mit verschieden geformten Brettchen, Papierpolstern und Bindenverbänden *ohne Fixierung der frakturnahen Gelenke* vorgenommen mit nachweislich sehr guten Ergebnissen [29]. Seit den 50er Jahren hat nun ein unverkennbarer Trend zur operativen Frakturenbehandlung eingesetzt. Die Gründe hierfür waren multifaktoriell. Zweifellos den wichtigsten Anstoß hierzu hat schon Küntscher in den 40er Jahren und später Herzog durch die Entwicklung der Marknagelung gegeben, später war von Danis die innere Plattenfixierung zur Erzielung anatomiegerechter Ergebnisse hinzugekommen [12, 22, 30].

Biomechanik und operative Knochenbruchbehandlung

Ende der 50er Jahre war es die Arbeitsgemeinschaft für Osteosynthesefragen in der Schweiz, die in interdisziplinärer Zusammenarbeit zwischen Chirurgen, Orthopäden, Metallurgen, Technikern, Biologen, Anatomen und Biochemikern ein bis dahin noch nicht dagewesenes perfektes Konzept zur operativen Knochenbruchbehandlung erarbeitet hat. Dieses Konzept basiert auf den Arbeiten Krompechers [28]. Es strebt die kallusfreie Knochenbruchheilung unter Kompression in anatomiegerechter Stellung an und umfaßt ein Gesamtsystem biomechanischer Prinzipien, das jeweils an Lokalisation und Frakturtyp orientiert ist, um so eine mindestens übungsstabile Osteosynthese zu erreichen. Seine erfolgreiche und v. a. komplikationsarme Anwendung setzt jedoch einen hohen Stand an Wissen, Können und Erfahrung des Chirurgen voraus, wie die Initiatoren selbst warnend geäußert haben. Nur dann kann von dieser Methode ein Minimum an Komplikationen, eine frühzeitige Mobilisation der Gliedmaße, eine Vermeidung von Gelenksteifen und Atrophien der Weichgewebe, sowie letztlich eine wesentliche Verkürzung der Hospitalzeit erwartet werden.

Die anzuwendenden biomechanischen Prinzipien lassen sich in 3 wesentliche Gruppen unterteilen:
1) Die interfragmentäre Kompression
   a) Statisch
   b) Dynamisch
2) Die Schienung
   a) Intramedullär

b) Extramedullär
c) Perkutan (fixateur externe)
3) Die Adaptation (Neutralisationsosteosynthese)

Zu 1: Unter interfragmentärer Kompression versteht man die Anwendung von Druckkräften, mit denen man die einzelnen Fragmente dauerhaft aufeinanderpreßt und dadurch ein möglichst stabiles System erzeugt und lange genug aufrechterhält.
 Am einfachsten läßt sich diese Kompression mit einer Zug- oder Kompressionsschraube erreichen. Voraussetzung für die Wirksamkeit einer solchen Kompression ist das Gleitprinzip der Schraube in der dem Schraubenkopf zugewandten Kortikalis und die Aufrechterhaltung der Kompression durch den dauerhaft festen Sitz der Schraube in der gegenüberliegenden Kortikalis. Der unterschiedlichen Härte und Widerstandsfähigkeit im kortikalen oder spongiösen Knochen wird durch unterschiedliche Schraubentypen Rechnung getragen. Bei der Verwendung von Plattenosteosynthesen läßt sich der interfragmentäre Druck mit Hilfe eines Spanninstruments oder durch Verwendung von Platten mit ovaler Form des Schraubenlochs (dynamische Kompressionsplatte) erreichen. Zur Gruppe der interfragmentären Kompressionsosteosynthesen ist auch der fixateur externe zu zählen, soweit durch äußere Kompression auf die Frakturfläche ein konstanter Druck ausgeübt wird. Diese Methode erfreut sich mit Recht einer zunehmenden Anwendung bei zweit- und drittgradig offenen Frakturen sowie für Arthrodesen oder Korrekturosteotomien. Ein dynamischer interfragmentärer Druck läßt sich auch mit Hilfe des Zuggurtungsprinzip erzeugen. Hierfür geeignet sind sog. Traktionsfrakturen und Biegungsfrakturen, wobei meist Kirschner-Drähte und Drahtschlingen zur Anwendung kommen. Entsprechend dem Auftreten von Zug- und Biegungskräften an der äußeren Konvexität des Knochens muß das stabilisierende System so angewendet werden, daß es diese Kräfte in der Mobilisationsphase neutralisiert (geeignete Beispiele: Patellaquerbruch, Olekranonabrißfraktur).

Zu 2: Eine stabile Osteosynthese kann auch durch eine interfragmentäre Schienung mit einem tragfähigen Kraftträger entweder im Knocheninneren (intramedullär) oder auf der Kortikalis außen (extramedullär) mit Hilfe einer Platte, schließlich auch per- bzw. extrakutan mit Hilfe eines Fixateur externe durchgeführt werden. Der intramedulläre Kraftträger (Marknagel) erzeugt nur dann eine konstante interfragmentäre Kompression, wenn er klemmstabil sitzt und frühzeitig axial belastet wird. Hierbei kann aber nur eine begrenzte Stabilität erreicht werden, was in aller Regel durch eine örtliche Kallusreaktion im Verlauf der Knochenbruchheilung erkennbar wird. Eine hinsichtlich Stabilität und interfragmentärer Kompression annähernde Gleichwertigkeit zur Kompressionsplatte läßt sich mit Hilfe eines Fixateur externe als äußerer Spanner erreichen.

Zu 3: Zu dieser Gruppe zählt die Anwendung von interfragmentären Platten ohne Erzeugung von Kompression (Neutralisationsplatte) oder die Verwendung von Kirschner-Drähten bzw. einzelner Schrauben, Knochendrahtnähten bzw. Drahtcerclagen, um lediglich das Repositionsergebnis lagerungsstabil zu halten. Solche „minimierte" Osteosynthesen können natürlich nicht als funktionsstabil bezeichnet werden, sind jedoch im Kindesalter häufiger indiziert. Ein zusätzlicher äußerer Schienenverband ist hier meist obligatorisch.

In neuerer Zeit hat sich als Weiterentwicklung der Marknagelung die Verwendung von Verriegelungsnägeln, und zwar mit proximaler und distaler Verriegelung als statische und mit nur einseitiger Verriegelung als dynamische und damit belastbare Osteosyntheseform, bewährt [36]. Besonders geeignet ist das Verfahren zur Behandlung von Trümmerfrakturen bzw. bei gelenknahen Frakturen des Femurs und der Tibia.

Ein nicht unwesentlicher Nachteil in der Verwendung rigider Metallplatten zur Durchführung von Osteosynthesen besteht jedoch darin, daß während der Verweildauer des Osteosynthesematerials infolge des wesentlich höheren Elastizitätsmoduls der Platte gegenüber dem Knochen jegliche Belastung dieses Knochenabschnitts verhindert wird. Dem Knochen fehlt hiermit der funktionelle Reiz zur Erhaltung seiner Mineralsubstanz, da der Belastungssollwert hierbei weit unterschritten wird. Man beobachtet daher besonders bei langer Verweildauer der Platten nicht selten eine z. T. erhebliche Demineralisierung des Knochens mit daraus resultierendem Verlust an mechanischer Festigkeit (Spongiosierung) [26, 48]. Aus diesem Grunde werden z. Z. Platten geringerer Rigidität experimentell und auch klinisch angewendet [10, 20, 23]. Diese Entwicklung geht in die Richtung der zukünftigen Verwendung vollresorbierbarer Implantate (z. B. aus Polylaktid) mit reduzierter Rigidität und dem Knochen angepaßter Elastizität, um die sog. „Streßprotektion" mit dem konsekutiven Knochenabbau zu vermindern und um letztlich auch den Patienten dann den Zweiteingriff der Materialentfernung zu ersparen.

Biomaterialien

Die Chirurgie am Bewegungsapparat heute, sei es auf unfallchirurgischem oder orthopädischem Gebiet, ist kaum mehr vorstellbar ohne den Einsatz von körperfremden Materialien aus den verschiedensten Stoffgebieten. Die Anfänge reichen zurück bis in den Beginn der aseptischen Ära. Eine sprunghafte Entwicklung setzte jedoch erst ein, nachdem Küntscher seinen Marknagel erfolgreich in die Behandlung der Frakturen langer Röhrenknochen eingeführt hatte [30]. Seit langem war zwar bekannt, daß metallische Fremdkörper glatt einheilen und auch auf Dauer vom Körper toleriert werden können. Bis zur planmäßigen dauerhaften Implantation von Fremdkörpermaterial zur Defektausfüllung war jedoch ein langer Weg zu beschreiten, dessen Ende auch heute noch nicht abzusehen ist. Selbst bei zeitlich nur begrenzter Implantationsdauer, z. B. bei Osteosynthesen, muß sowohl das Material als auch die operative Technik hohen Ansprüchen genügen, besonders am Bewegungsapparat, wo der ständige Einfluß mechanischer Kräfte zu berücksichtigen ist. Gerade in diesem Punkt ist das Studium der biomechanischen Gegebenheiten bezüglich Bau und Funktion bis in die feinstrukturellen Details des Knochens notwendig, zumal auf diesem Gebiet Analogversuche bei Tieren nur begrenzt aussagekräftig sind.

Unter Biomaterialien versteht man resorbierbare oder nichtresorbierbare Dauerimplantate. Infolge einer ständig wachsenden Zahl neuer Materialentwicklungen auf verschiedensten Gebieten (Chemie, keramische Industrie, Metallurgie) erschließen sich der Medizin immer neue Möglichkeiten, in begründeten Bedarfssituationen solche Ersatzmaterialien in die Therapie einzuführen.

Das gesamte Spektrum der Biomaterialien ist sehr weit und reicht auf der einen Seite von hochfesten extrem verschleißarmen Materialien als Gelenkersatz über die verschiedensten in der klinischen Routine längst bewährten Formen der Gefäßprothesen, Herzklappen usw. bis hin zu neuentwickelten resorbierbaren Osteosyntheseplatten.

Eine vollständige Aufzählung aller Biomaterialien kann nicht Sinn dieses Beitrags sein.

Im wesentlichen müssen 2 Hauptbedingungen erfüllt werden: Einerseits muß der gewünschte therapeutische Effekt erzielt werden können, andererseits müssen toxische oder auch nur lokal störende Einflüsse auf das Gewebe ausgeschlossen sein. Hinsichtlich der zuerst genannten Qualitätsforderung lassen sich aufgrund der Vielfalt der Anwendungsgebiete und Indikationen keine allgemeingültigen Regeln aufstellen. Zur Sicherstellung der zweiten Bedingung jedoch konnte zumindest für die endossalen Implantate eine weitgehend akzeptierte Gruppeneinteilung getroffen werden:

1) Biotolerante Stoffe, z.B. Stahllegierungen, Acrylat und andere, die von einer funktionell minderwertigen fibrösen Narbe demarkiert werden. Die in der Nähe stattfindende Knochenneubildung wird als Distanzosteoneogenese bezeichnet [41].
2) Bioinerte Stoffe, z.B. Titan, Kohlenstoffe, Al_2O_3-Keramik, die zu keiner Irritation des umgebenden Gewebes, vielmehr zu direktem Knochenkontakt zwischen Implantat und Implantatlager führen. Die Knochenneubildung in der Umgebung dieser Implantate wird als Kontaktosteoneogenese bezeichnet [41].
3) Bioaktive Stoffe, z.B. Trikalziumphosphat, gesintertes Hydroxylapatit oder Bioglas, welche einen physiologischen Knochenverbund eingehen sollen, der als Grundlage der nachgewiesenen Haftung im Implantatlager diskutiert wird. Die an der Grenze dieser Implantate stattfindende Knochenneubildung wird als Verbundosteoneogenese bezeichnet [41]. Hiermit wird ein hohes Maß an mechanischer Belastbarkeit erreicht.

Im Gegensatz zu den fabrikationstechnischen Belangen gibt es für die biologische Erprobung noch keine allgemein anerkannten und verbindlichen Richtlinien. 1955 konnte Nothdurft nachweisen, daß nicht nur die Art der chemischen Zusammensetzung, sondern auch Form und Größe des Implantats einen ganz wesentlichen Einfluß auf die lokale Gewebereaktion haben und evtl. sogar als Tumornoxe zu diskutieren sind [39].

So ruft z.B. mechanische Unruhe zwischen Implantat und Lager eine verstärkte bindegewebige Reaktion hervor, was u.a. von Heimke nachgewiesen wurde [21]. Um die inzwischen entstandene Vielfalt von Testmethoden zu vereinheitlichen, hat der Arbeitskreis Biomaterial der Deutschen Gesellschaft für Orthopädie und Traumatologie (DGOT) es sich zur Aufgabe gemacht, Empfehlungen aufzustellen, nach denen Implantatwerkstoffe biologisch getestet werden können, um Aufschlüsse über deren Körperverträglichkeit und Beständigkeit zu erhalten.

Voraussetzung für solche biologische Tests ist, daß der Werkstoff bereits in chemischer und physikalischer (insbesondere mechanischer) Hinsicht werkstoff- und einsatzspezifisch geprüft ist und daß die Materialkennwerte deklariert sind [49]. In diesen Empfehlungen werden z.B. die Art der biologischen Tests, die Gestalt und Größe der Implantate, die Wahl des Testmilieus, die Implantationsdauer und die zu fordernden statistischen Werte näher bestimmt.

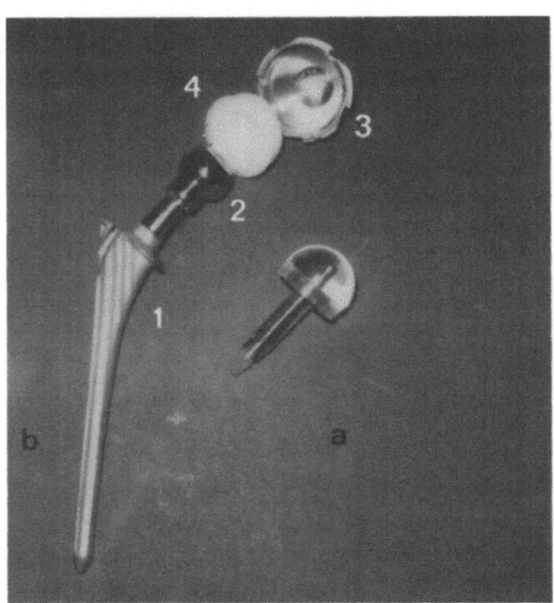

Abb. 1. a Prototyp einer der ersten von R. Judet entwickelten Acrylharzhüftkopfendoprothesen [25]. **b** Neuentwicklung einer zementfreien TEP. *1* Prothesenschaft aus einer Titanlegierung, *2* Steckkugel aus einer Kobalt-Chrom-Molybdän-Legierung mit variabler Halslänge zum Aufstecken auf den Schaftkonus, *3* Titanschraubpfanne mit zentralem Imbus für Dreikantschlüssel, *4* im Pfannenkavum arretierbarer Polyäthyleneinsatz

Die Vorgeschichte, der derzeitige Stand und die Trendentwicklung sollen kurz am Beispiel der häufig indizierten Alloarthroplastik des Hüftgelenks dargestellt werden. Als erster hatte Judet damit begonnen, mittels einer Acrylharzprothese einen künstlichen Hüftgelenkteilersatz zu erzielen (Abb. 1a), jedoch führte die mangelnde Verschleißfestigkeit des Materials schon frühzeitig zu Fehlschlägen [37]. Erst nachdem 1957 Wilste selbstpolymerisierendes Polymethylmethacrylat als Fixationsmaterial in die orthopädische Chirurgie einführte und 1960 Charnley diesen Knochenzement definitiv zur Fixation von Totalendoprothesen verwendete, konnten über viele Jahre hin gute Behandlungsergebnisse erzielt werden [8, 50]. Es gibt inzwischen weit über 100 unterschiedliche Modelle allein für das Hüftgelenk! Es steht außer Zweifel, daß erst nach Einführung von Methylmethacrylatzement in Chirurgie und Orthopädie die enorme Verbreitung der Totalendoprothesenarthroplastik möglich wurde.

Inzwischen steht jedoch außer Zweifel, daß die Verwendung von Knochenzement als Kittsubstanz auch Nachteile hat. Zwar sind die Primärresultate, v. a. die fast immer erreichbare Sofortbelastbarkeit, zufriedenstellend, die Langzeitresultate stehen jedoch immer häufiger im Zeichen einer schmerzbegleiteten Lockerung des Verbundsystems der Totalendoprothese.

Nun war es wiederum Judet, der durch die Entwicklung einer zementfreien Totalendoprothese eine weitere Pionierleistung erbrachte (Abb. 1b). Während durch diese und weitere zementfreie Prothesenmodelle eine Verbesserung des Lockerungsverhaltens erreicht werden konnte, wurde nunmehr auch hinsichtlich des bisher zu hohen Materialverschleißes im Kunstgelenk ein bedeutender Fortschritt durch die Verwendung von hochwertigen Keramiken erzielt [35].

Nachdem in umfangreichen, vergleichenden tierexperimentellen Untersuchungen das positive Kontaktverhalten von Knochen an der Oberfläche von Hydroxylapatit nachgewiesen werden konnte und die Beschichtung von Metall mit Hydroxylapatit in jüngster Zeit möglich wurde, zeichnen sich neue Möglichkeiten für den Gelenkersatz wie für die Endoprothetik insgesamt ab. Auch erscheint jetzt die Hoffnung begründet, daß durch eine an der Knochenoberfläche auf Dauer haftende Endoprothese mit niedrigem (also knochenähnlichem) Elastizitätsmodul die bisher fast regelmäßig beobachtete Spongiosierung (und damit Schwächung) der Kortikalis ausbleibt [15].

Neue Biomaterialien, deren medzinische Indikation noch nicht fest umrissen ist, sind z. B. Kalziumphosphatkeramiken: Nachdem in ersten Arbeiten von Cutright und Getter auf die gute Verträglichkeit, die Resorbierbarkeit und das gute Haftungsverhalten von Kalziumphosphatkeramiken am Knochen hingewiesen wurde, war es de Groot, der viel zur Klärung der Eigenschaften und der Herstellungsmethoden dieser Materialien beigetragen hat [11, 16, 17, 43]. Inzwischen wird in der Literatur über die klinische Verwendung dieses Knochenersatzmaterials, z.B. bei Fusionen von Wirbelkörpern nach Frakturen, zur Auffüllung von Knochenzysten und Kieferdefekten und als Ersatz für Mittelohrknochen berichtet [19, 32, 45, 52].

So ist Hydroxylapatitgranulat zur Implantation zwecks Anhebung atrophischer Kieferkämme in der Zahnprothetik unter dem Namen Calcitite im Handel, und es konnte bereits eine größere Zahl von Patienten auf diese Weise in verschiedenen Ländern der Welt operiert werden (Jarcho 1981). Andererseits konnte dieses hochporöse Material, angereichert mit Antibiotika in Form von Pellets, sowohl tierexperimentell als auch in der Klinik zur Behandlung von floriden osteomyelitischen Herden eingesetzt werden. Das operative Procedere besteht hier in einem gründlichen Débridement und Auffüllung der Knochenhöhle mit diesem Granulat, ggf. zusätzlich mit autologer Spongiosa in einer Sitzung [14].

Es besteht berechtigter Grund zu der Annahme, daß die Entwicklung weiterer Biomaterialien auf den verschiedenen Gebieten der rekonstruktiven Chirurgie weitergehen wird. Ausgehend von den guten Erfahrungen mit vollständig resorbierbaren Nahtmaterialien in der Chirurgie sind inzwischen auch Versuche mit vollständig resorbierbaren Osteosynthesematerialien (Platten, Schrauben und Nägel) im Gange. Ähnliche Entwicklungen sind auch auf anderen Fachgebieten zu erwarten. Dies wäre zu begrüßen, wenn die folgenden Voraussetzungen erfüllt werden:
1) Selbstkritische kontrollierbare Zurückhaltung in der Auswahl der Mittel nach strengen klinischen und wissenschaftlichen Gesichtspunkten.
2) Die Nutzen-Aufwands-Relationen müssen im Gleichgewicht bleiben bei minimaler vertretbarer Komplikationsrate.
3) Die körpereigene Substanz wie die Selbstheilungskräfte müssen im Behandlungsplan stets Vorrang behalten, und der Einbau von Fremdmaterial muß auf *die Indikationen* beschränkt bleiben, bei denen sich keine bessere Alternative bietet.

Literatur

1. Ackermann D, Catel W, Hörmann P, Kern H (1972) Experimentelle Untersuchungen über das Konstruktionsprinzip des menschlichen Femurs. Z Zellforsch 124:12–38
2. Amtmann E (1968) Die Bruchfestigkeitsverteilung im menschlichen Femurschaft. Naturwissenschaften 55:392–393

3. Berns H, Scheer B (1980) Was ist Stahl – eine Stahlkunde für jedermann, 15. Aufl. Springer, Berlin Heidelberg New York, S 48
4. Blaimont P, Halleux P (1968) Distribution of bony restrints in the femur. Chir Orthop 54:303–319
5. Blaimont P, Halleux P (1972) Un paradoxe des contraintes osseuses. Rôle du remaissiement haversien dans l'adaptation de l'os à sa fonction de soutien. Acta Orthop Belg 38:163–177
6. Böhler L (1957) Die Technik der Knochenbruchbehandlung. Maudrich, Wien
7. Catel W (1970) Ergebnisse der anatomischen Entwicklungsgeschichte. Gefügekundliche Untersuchungen über Struktur und Funktion des coxalen Femurendes des Menschen, Bd 43. Springer, Berlin Heidelberg New York, S 3–102
8. Charnley J (1960) Anchorage of the femoral head prosthesis to the shaft of the femur. J Bone Joint Surg [Br] 42:28
9. Charnley J (1968) Die konservative Therapie der Extremitätenfrakturen. Übersetzt von R. Bimler. Springer, Berlin Heidelberg New York
10. Cläs L, Burri C, Kinzel L, Fitzer E, Hüttner W (1980) Less rigid fixation with carbon fibre-reinforced materials: mechanical characteristics and behavior in vivo. Springer, Berlin Heidelberg New York, S 156–164
11. Cutright DE, Bhaskar SN et al. (1972) Reaction of bone to tricalcium phosphate ceramic pellets. J Oral Maxillofac Surg 33:850–856
12. Danis R (1947) Théorie et pratique de l'osteosynthèse. Masson, Paris
13. Eitenmüller J, Schmickal T, Schmidt KH, Gellissen G, Reichmann W (1985a) Die mechanische Belastbarkeit der Knochen-Implantat-Grenzschicht unter Verwendung von Implantaten aus Methyl-Methacrylat, kohlenstoffverstärktem Kunststoff, Reintitan, Titan-Eisenlegierung (TiAlFe), Aluminiumoxyd-Keramik und Hydroxylapatit. Langenbecks Arch Chir 85:19–24
14. Eitenmüller J, Schmidt KH, Peters G, Gellissen G, Weltin R, Reichmann W (1985b) Experimental and preliminary clinical experience with absorbable calcium phosphate granules containing an antibiotic or antiseptic for the local treatment of osteomyelitis. J Hosp Infect 6:177–184
15. Gächter A (1983) Die Knochenzementmanschette: Untersuchung an 80 Autopsiepräparaten mit Hüftendoprothesen. In: Morscher E (Hrsg) Springer, Berlin Heidelberg New York Tokyo, S 9–15
16. Getter I, Bhaskar SN, Cutright DE (1972) Three biodegradable calcium phosphate slurry implants in bone. J Oral Maxillofac Surg 30:263–268
17. Groot K de (1980) Bioceramics consisting of calcium phosphate salts. Biomaterials 1:47
18. Groot K de (1983) Bioceramics of calcium phosphate. De Groot CRC, Boca Raton Florida, pp 133–141
19. Grote I, Kuypers W, Groot K de (1981) Use of sintered hydroxylapatite in middle ear surgery. J Oto Rhino Laryngol. Its Borderl., Bd. 43, S. 248
20. Hastings GW, Than Thuy NG (1976) Biomechanically compatible materials. Carbonfibre reinforced plastics in biocompatibility of implant materials. Weley, London, pp 134–140
21. Heimke G, Griss P, Werner E, Jentschura G (1981) The effects of mechanical factors on BIOcompatibility tests. J Biomed Eng 3:209–213
22. Herzog K (1953) Nagelung der Tibiaschaftbrüche mit einem starren Nagel. Dtsch Z Chir 276:227–229
23. Hutschenreuter P, Mathys R, Walk H, Brümmer H (1980) Polyacetal plates with a metal core. Springer, Berlin Heidelberg New York, S 149–155
24. Jarcho M (1981) Calcium phosphate ceramics as hard tissue prosthesis. Clin Orthop 157:259–277
25. Judet R, Siguier M, Brumpt B, Judet T (1977) Vollständige Hüftprothese aus Porometall ohne Zement. Sofcot-Kongreß Paris 1977
26. McKibbin B (1978) The biology of fracture healing in long bones. J Bone Joint Surg [Br]:150–162
27. Konermann H (1975) „Aequidensitometrie" Dichtemessung und Materialverteilung im Knochen. Z Orthop 113:734
28. Krompecher S (1934) Die Entwicklung der Knochenzellen und die Bildung der Knochengrundsubtanz bei der knorpelig und bindegewebig vorgebildeten sowie der primären reinen Knochenbildung. Verh Anat Ges 43:34–51

29. Krösl W, Chao-Lai Meng A (1982) Die konservative chinesische Frakturenbehandlung. Enke, Stuttgart (Bücherei des Orthopäden, 31)
30. Küntscher G (1962) Die Marknagelung. Springer, Berlin Göttingen Heidelberg
31. Kummer B (1967) Die physikalischen Grundlagen der Skelettstatik. Urban & Schwarzenberg, München Berlin Wien (Handbuch der vergleichenden Anatomie der Wirbeltiere, Bd VIII/VI)
32. Leonard RB, Sauer BW, Hulbert SF (1973) Use of porous ceramics to obliterate mastoid cavities. J Biomed Mater Res 4:85
33. Mathysen A (1956) in Valentin, B. Die Geschichte des Gipsverbandes. Z Orthop (Beilageheft) 87
34. Meyer H (1867) Die Architektur der Spongiosa. Reichert's & Du Bois-Reymond's Archiv, Berlin
35. Mittelmeier H (1983) Keramikhüftgelenkprothesen mit zementfreier Verankerung. In: Morscher E (Hrsg) Die zementlose Fixation von Hüftendoprothesen. Springer, Berlin Heidelberg New York, S 231–249
36. Mockwitz J, Contzen H (1982) Die Verriegelungsnagelung. Springer, Berlin Heidelberg New York (Hefte zur Unfallheilkunde, Bd 161)
37. Müller ME (1962) Die Verwendung von Kunstharzen in der Knochenchirurgie. Arch Orthop Unfallchir 45:513–522
38. Müller ME, Allgöwer M, Willenegger H (1963) Technik der operativen Frakturenbehandlung. Springer, Berlin Göttingen Heidelberg
39. Nothdurft H (1956) Experimentelle Sarkomauslösung durch eingeheilte Fremdkörper. Strahlentherapie 100:192–210
40. Oberländer W (1975) Spontanfraktur des Femurs nach Läsion des Tractus ilio-tibialis. Ein klinischer Beweis für die Zuggurtungswirkung. Z Orthop 113:46–50
41. Osborne IF, Kovacs E, Kallenberger A (1980) Hydroxylapatit-Keramik – Entwicklung eines neuen Biowerkstoffs und erste tierexperimentelle Ergebnisse. Dtsch Zahnarztl Z 35:54
42. Pauwels F (1976) Biomechanics of the normal and diseased hip. Springer, Berlin Heidelberg New York
43. Peelen IGI, Rejda BV, Groot K de (1978) Preparation and properties of sintered hydroxylapatite. Ceramurgia international, vol 4, 2
44. Swart IGN, Groot K de (1980) Clinical experiences with sintered calciumphosphate as oral implant material. In: Heimke G (ed) Dental implants. München
45. Swart IGN, Feenstra L, Ponssen H, Groot K de (1979) Preliminary clinical experience with sintered hydroxylapatite as a substitute for bone: Ned Tijdschr Geneeskd 123:1421
46. Thomas HO (1881) The treatment of fractures of the lower jaw. In: Contributiones to Surgery and Medicine, part IV. Lewis, London
47. Tonino AJ, Davidson CL, Klopper PJ, Linclaa LA (1976) Protection from stress in bone and its effects. J Bone Joint Surg [Br] 58/1:107–113
48. Uhthoff HK, Dubuc FL (1971) Bone structure changes in the dog under rigid internal fixation. Clin Orthop 81:165–170
49. Weller S (1981) Biomechanische Prinzipien der operativen Knochenbruchbehandlung. Aktuel Traumatol 11/6:195–202
50. Willert H, Buchborn G (1979) Biologische Testung von Biomaterial (Empfehlungen des Arbeitskreises Biomaterial der DGOT). Z Orthop 117:671–673
51. Wilste LL, Hall RH, Stenekjim IC (1957) Experimental studies regarding the possible use of selfcuring acrylic in orthopaedic surgery. J Bone Joint Surg [Am] 29:961–972
52. Wolff J (1870) Über die innere Architektur der Knochen und ihre Bedeutung für die Frage von Knochenwachstum. Virchows Arch [Physiol] 50:389–450
53. Zöllner C, Strutz J, Bech C, Buring IM, Jahnke K, Heimke G (1981) Verödung des Warzenfortsatzes mit poröser Trikalziumphosphat-Keramik. Z Laryngol Rhinol Otol 60:85

Neuentwicklungen in der plastischen Chirurgie für die Rekonstruktion traumatischer Defekte

H. Bohmert und R. G. H. Baumeister

Schon seit der Einführung des Rundstiellappens wurde unermüdlich nach sicheren und zuverlässigen Hautlappen zur Rekonstruktion von traumatischen Defekten geforscht. Erst in den letzten 15 Jahren ist es jedoch gelungen, wirklich bedeutende Fortschritte zu erzielen.

Bakamjian [1] erreichte 1969 mit eindrucksvollen Ergebnissen nach Verwendung seines Deltopektorallappens den Durchbruch zur allgemeinen Anerkennung. Die Idee, ein axial verlaufendes Gefäß zur Ernährung des Lappens einzubeziehen, war schon früher sporadisch praktiziert worden. Er war jedoch der erste, der Wert und Bedeutung der direkten eigenen Gefäßversorgung herausgestellt hat.

McGregor [7] entwickelte auf demselben Prinzip der direkten Gefäßversorgung 1973 den Leistenlappen und prägte den Begriff des axial versorgten und des begrenzt versorgten Lappens („axial and random pattern flap").

In Ergänzung dazu wurde von McCraw [6] der Begriff der „vascular territories", der Gefäßzonen, eingeführt. Dadurch ist der direkt gefäßversorgte Bezirk zusammen mit seinem aufgrund klinischer Erfahrung noch ausreichend ernährten Randbezirk, der nur indirekt versorgt wird, definiert.

Eingehende anatomische Studien über die Gefäßversorgung der Haut durch kutane axial verlaufende Gefäße und durch die Muskulatur perforierende Gefäße während des letzten Jahrzehnts bilden heute die Grundlage einer jeden Lappenplastik. Dies gilt nicht nur für die ortsständige Lappentransposition, sondern auch für den freien Lappentransfer mit mikrochirurgischer Anastomosierung.

Axial versorgte Lappen

Als Beispiel eines axial versorgten Lappens sei auf den von uns 1974 [2] entwickelten thorakoepigastrischen Lappen eingegangen. In Abb. 1a sind die axial verlaufenden Gefäße dargestellt, die von ihrem Ursprung am Abgang der A. epigastrica superior bis zur vorderen Axillarlinie nachweisbar sind. Eingehende anatomische Studien durch Präparation, Angiographien, Injektionen mit Vitalblau und Technovit sowie Ausgußpräparationen konnten den relativ konstanten Verlauf der Gefäße in der Achse des Lappens und in seiner Ausdehnung bis zur vorderen Axillarlinie beweisen.

Auf der Basis dieser Hautlappentransposition wurde das Konzept der Hautmuskellappentransposition entwickelt, mit der ein Mastektomiedefekt der Gegenseite rekonstruiert werden kann (Abb. 1b,c). Die Anwendungsmöglichkeit dieses Lappens zeigt Abb. 2 an einer 40jährigen Patientin.

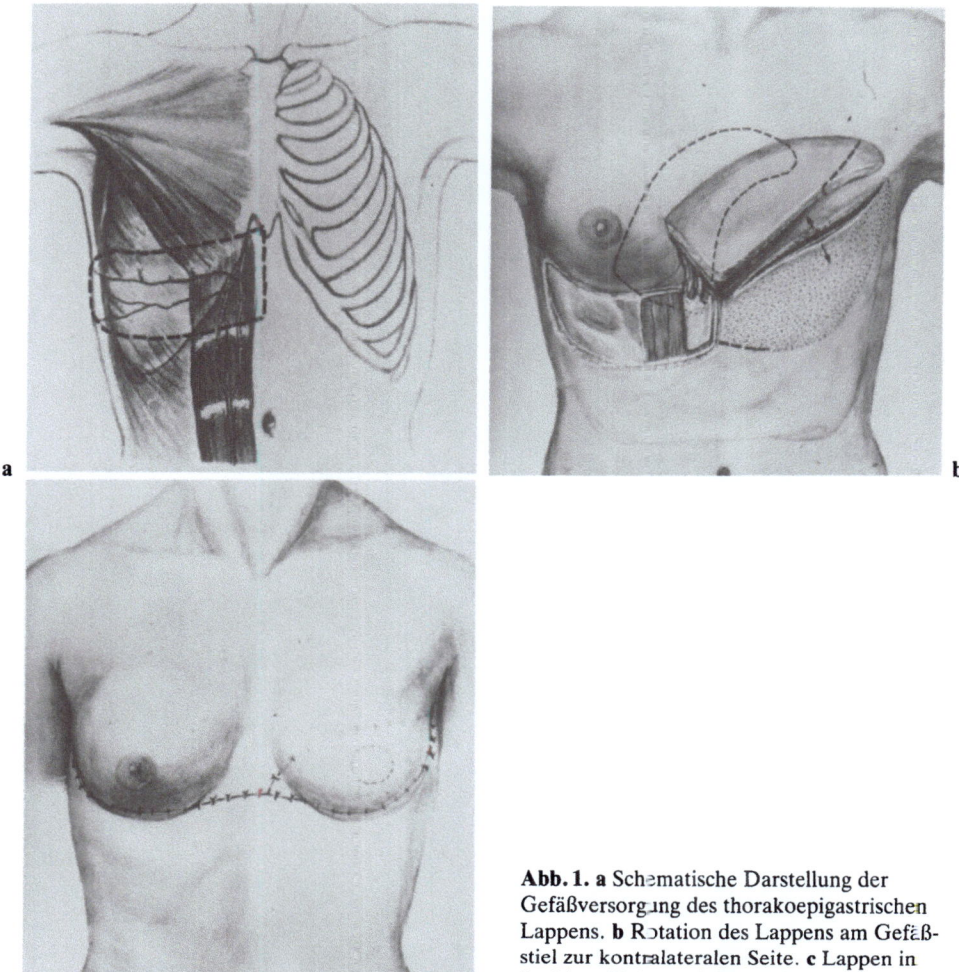

Abb. 1. a Schematische Darstellung der Gefäßversorgung des thorakoepigastrischen Lappens. **b** Rotation des Lappens am Gefäßstiel zur kontralateralen Seite. **c** Lappen in Position, Hebungsdefekt sofort verschlossen

Hautmuskellappenplastik

Die erste bedeutungsvolle Hautmuskellappenplastik, auf deren Prinzip zahlreiche andere Verfahren aufbauen, wurde 1976 von Olivari [8] mit der Verwendung des M. latissimus dorsi entwickelt. Das Verfahren war schon 1906 von Tansini [10] beschrieben worden, aber in Vergessenheit geraten. Erst in neuerer Zeit hat dieses Operationsverfahren große Bedeutung erlangt. Es wird für die Rekonstruktion von Thoraxwanddefekten, von Mastektomiedefekten, aber auch als freie mikrovaskuläre Lappen zur Deckung von Defekten am Unterschenkel verwendet.

Die besonders gute Blutversorgung dieses Lappens durch die außerordentlich kräftige A. thoracodorsalis gewährleistet eine absolut sichere Rekonstruktion von Defekten am Thorax, selbst nach ausgedehnten Rippenresektionen. Diese kräftigen

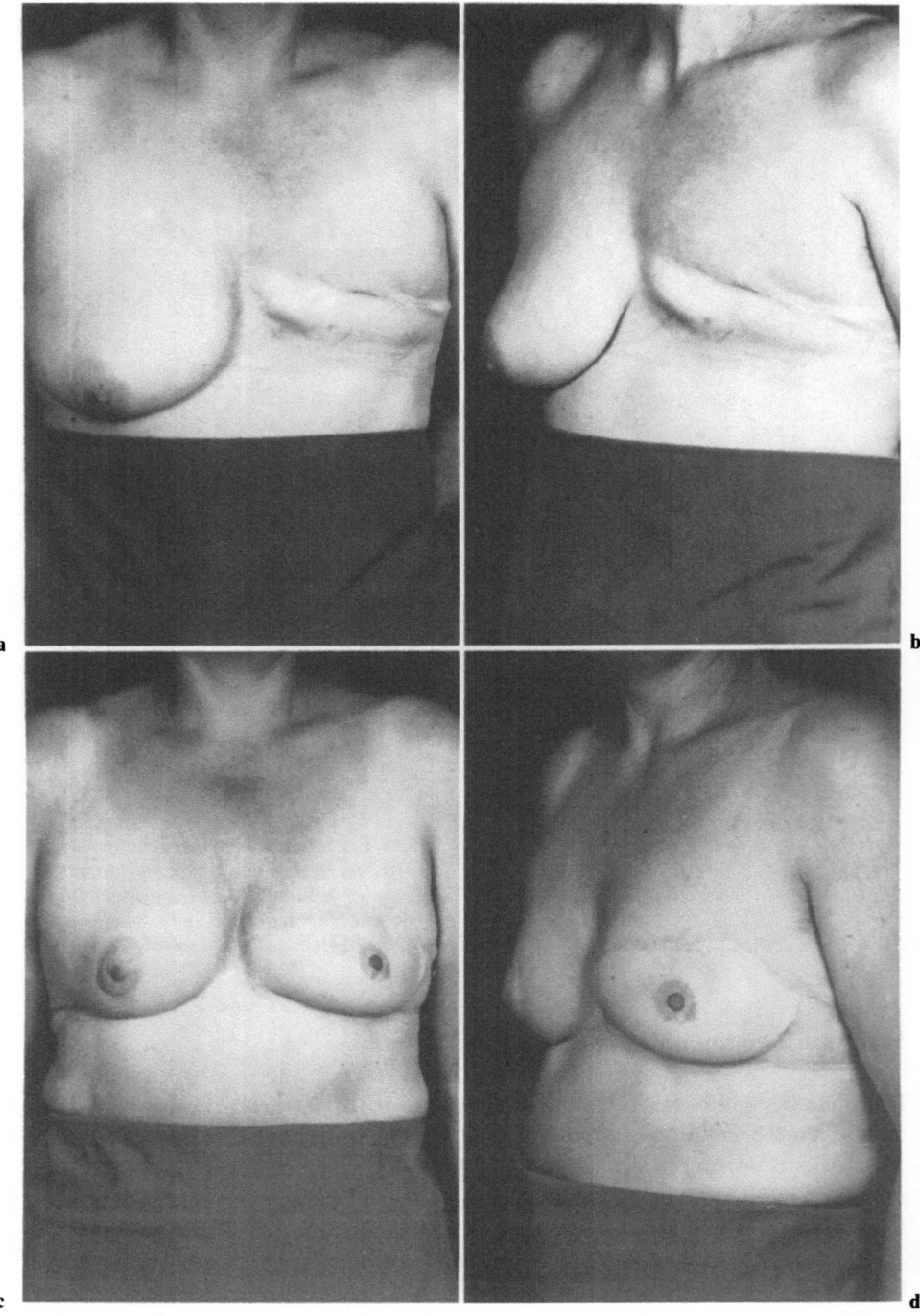

Abb. 2. a, b. 40jährige Patientin nach modifizierter radikaler Mastektomie. **c, d** 1 Jahr nach Wiederaufbau der Brust mit dem kontralateralen thorakoepigastrischen Lappen und Mamillenrekonstruktion

Gefäße bieten andererseits die besten Voraussetzungen für den freien Lappentransfer mit mikrochirurgischen Gefäßanastomosen zur Rekonstruktion von Defekten am Unterschenkel.

Freie Lappenplastiken mit mikrovaskulärem Anschluß

Eine weitere wichtige Neuerung bei der plastisch-chirurgischen Versorgung traumatischer Weichteildefekte besteht in der Anwendung freier mikrovaskulärer Gewebeübertragungen. Dadurch läßt sich sowohl Haut- und Subkutangewebe mit und ohne neuralen sensiblen Anschluß übertragen. Zusätzlich können auch kombinierte freie Gewebeübertragungen mit Muskel- und Knochenanteilen durchgeführt werden.

Im Gegensatz zu früheren Fernlappenplastiken handelt es sich um ein einzeitiges Verfahren. Bei intakten Anastomosen steht auf diese Weise hervorragend durchblutetes Gewebe zur Verfügung, das auch für eine Therapie einer Osteitis und die Anheilung von Spongiosa von entscheidender Bedeutung ist.

Mit diesen Methoden entfallen längere Gelenkimmobilisationen, wie sie bei Fernlappenplastiken herkömmlicher Art notwendig waren. Ein Nachteil der mikro-

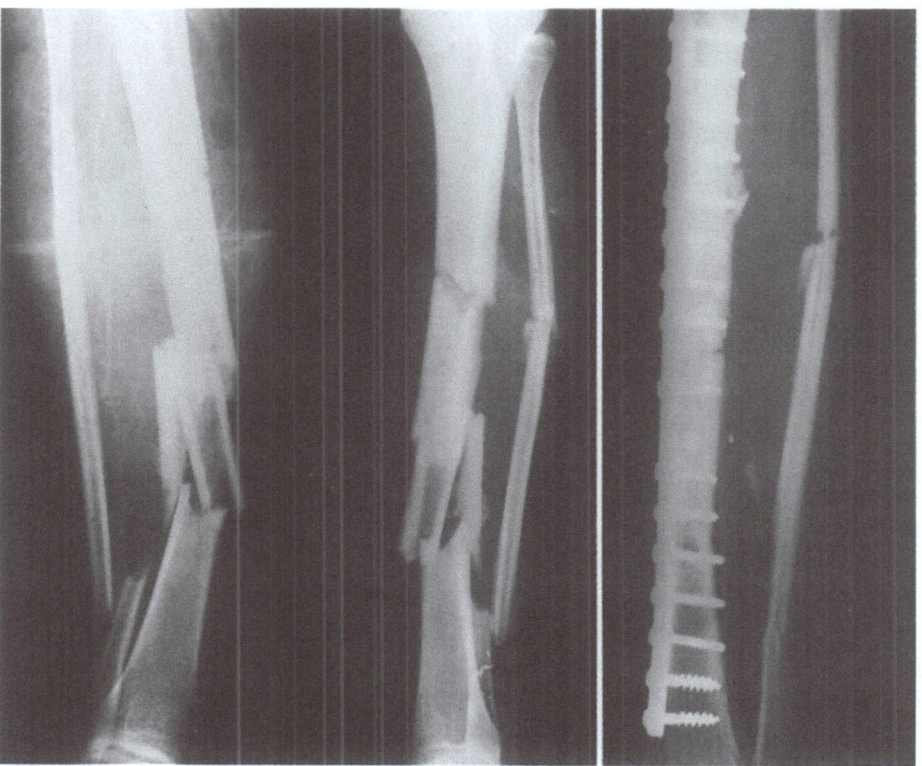

Abb. 3. a Offene Mehretagenfraktur des linken Unterschenkels bei einer 24jährigen Patientin. **b** Überdimensionierte auswärtige Plattenosteosynthese

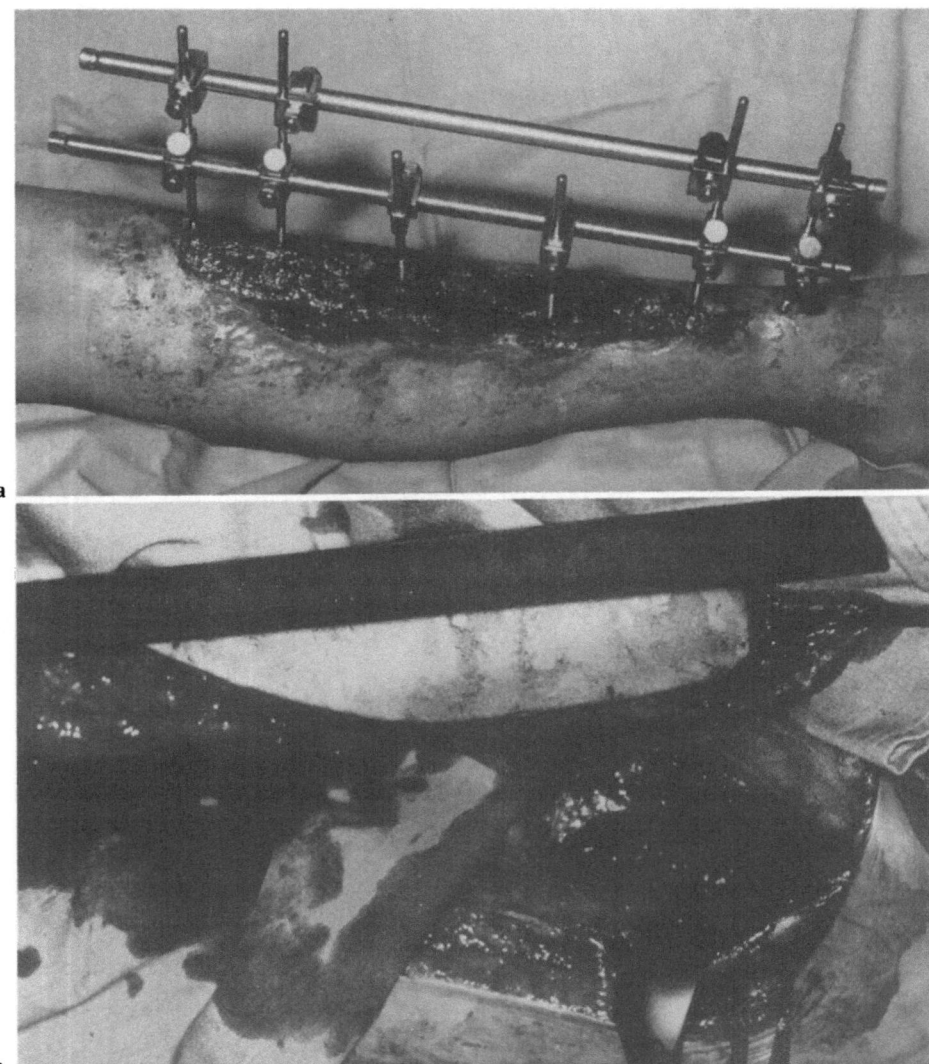

Abb. 4. a Langstreckiger Weichteildefekt mit Knochendefekten an der Vorderseite des Unterschenkels. **b** Ein myokutaner Grazilislappen der gleichen Seite wird für die freie mikrovaskuläre Übertragung gehoben

vaskulären freien Lappenübertragung ist in der längeren Operationszeit im Vergleich zu herkömmlichen Lappenplastiken zu sehen. Beim simultanen Vorgehen zweier Operationsteams kann der Zeitaufwand jedoch deutlich reduziert werden. Voraussetzung für eine freie mikrovaskuläre Gewebeverpflanzung ist in jedem Fall das Vorhandensein einer arteriellen und venösen Anschlußmöglichkeit. Durch die Verwendung von Veneninterponaten ist jedoch auch diese Problematik fast immer zu lösen. Fast alle Regionen des Körpers wurden als Spenderbezirk für mikrovasku-

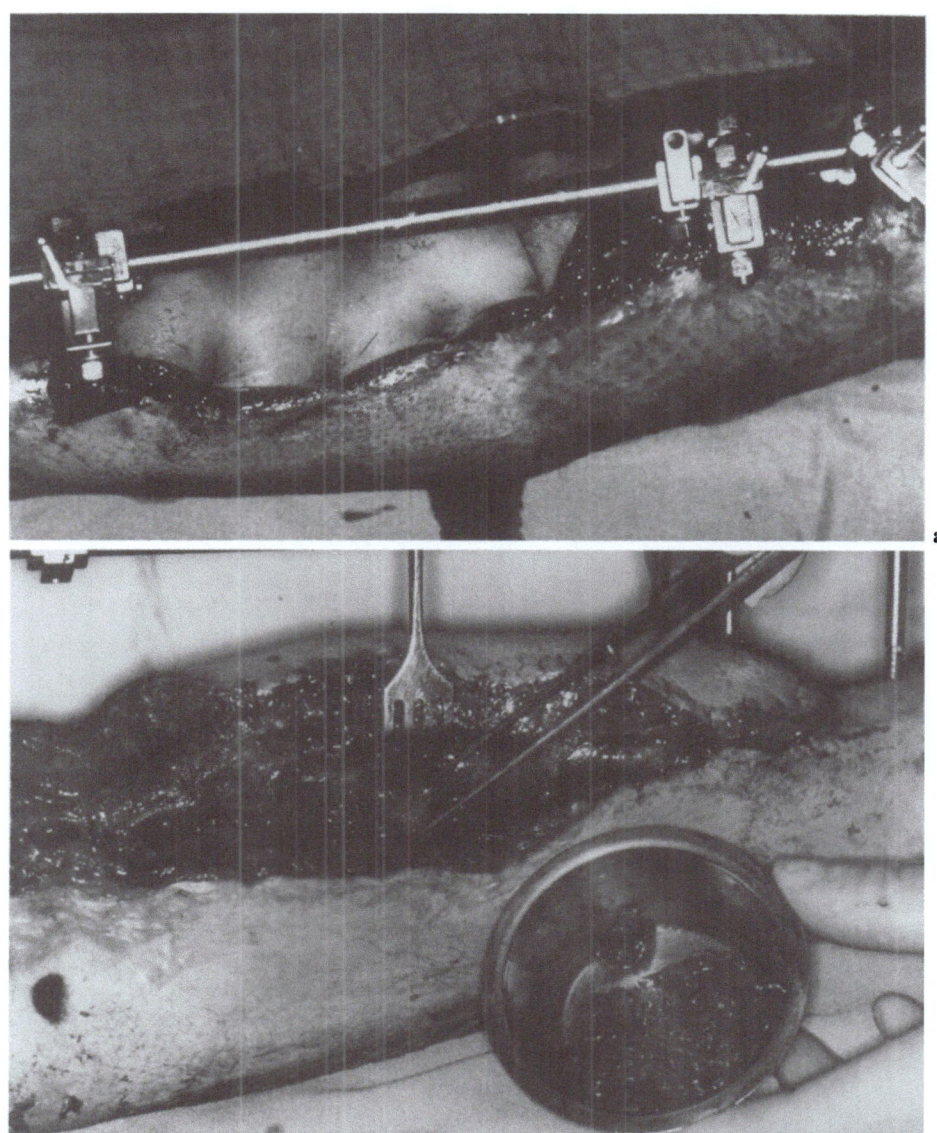

Abb. 5. a Der Lappen ist mikrovaskulär an der A. tibialis anterior und der Begleitvene angeschlossen. **b** In das gute Transplantatlager ist eine Spongiosaplastik mit guter Einheilungstendenz möglich

läre Transplante zur Defektdeckung erprobt. Entscheidend ist die Frage nach der funktionellen Beanspruchung des übertragenen Gewebes am Empfängerort. Aus der großen Zahl seien einige Beispiele angeführt: Ist ein dickes Weichteilpolster erwünscht, so bietet sich ein freier myokutaner Lappen, wie der myokutane Latissimus-dorsi-Lappen oder bei länglichen Defekten der myokutane Grazilislappen, an [5].

Auch eine isolierte Muskelübertragung mit simultaner Spalthauttransplantation ist möglich. Ein relativ dickes subkutanes Polster besitzt der Leistenlappen. In ihm können auch Teile des Beckenkamms inkorporiert werden [3]. Ein reiner Lappen aus Haut und Subkutangewebe ist der freie Skapularlappen, welcher durch die exakte anatomische Lage der ernährenden Gefäße zunehmende Bedeutung gewinnt [4]. Ein dünner Lappen, welcher auch mit sensiblem Anschluß übertragen werden kann, ist der Dorsalis-pedis-Lappen wie auch der Vorderarmlappen [6].

Als klinisches Beispiel zeigt Abb. 3 eine 27jährige Patientin, die auswärts nach einer Unterschenkelmehretagenfraktur mit einer überdimensionierten Plattenosteosynthese versorgt wurde. Es resultierte ein langstreckiger Haut-Weichteil-Defekt mit Knochendefekten. Nach Anlage eines Fixateur externe wurde zur Defektdeckung und zur Bildung eines gut durchbluteten Transplantatlagers ein freier mikrovaskulärer myokutaner Grazilislappen gehoben (Abb. 4). Dadurch ließ sich der Defekt mühelos decken und Spongiosa in ein gut durchblutetes Umgebungsgewebe einbringen (Abb. 5). Der Lappen heilte gut ein. Der größte Teil des Defekts wurde durch die mitverpflanzte Haut des myokutanen Lappens, ein kleinerer Teil durch den mit zusätzlicher freier Spalthaut gedeckten M. gracilis verschlossen (Abb. 6).

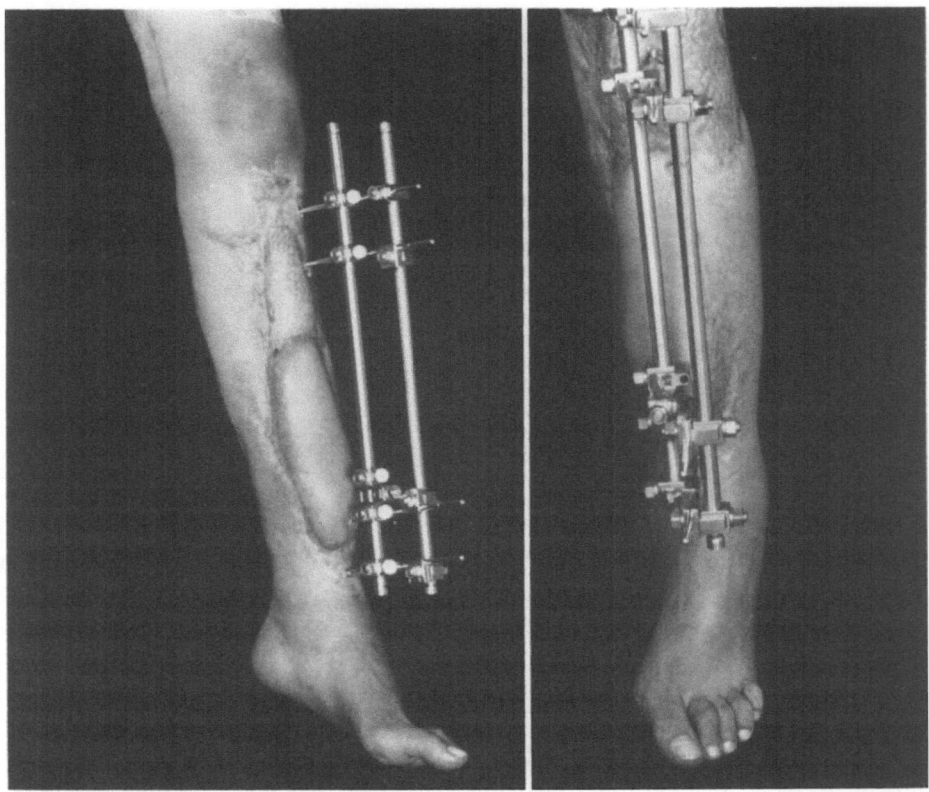

Abb. 6a, b. Mit dem mikrovaskulären myokutanen Grazilislappen ist der Defekt vollständig gedeckt. Im proximalen Anteil wurde der M. gracilis mit Spalthautnetztransplantaten gedeckt.

Fasziokutane Lappen

Für die Rekonstruktion traumatischer Defekte hat auch die Verwendung eines fasziokutanen Lappens in den letzten Jahren zunehmend große Bedeutung erlangt. Die Idee der Einbeziehung der Faszie in die Hautfettgewebelappen ist nicht neu, aber erst in neuerer Zeit wurden eingehende anatomische Untersuchungen über die Gefäßversorgung durchgeführt. Es zeigt sich, daß ein dichtes Gefäßnetz im Bereich der Faszie vorhanden ist und zur besseren Ernährung des Lappens beitragen kann. Es konnte der Nachweis erbracht werden, daß bei Einbeziehung der Faszie in den Lappen dieser deutlich länger gewählt werden kann [9].

Die Rekonstruktion von traumatischen Defekten konnte in den letzten Jahren durch umfassende anatomische Studien auf eine wissenschaftliche Basis gestellt werden. Durch Beachtung einer axialen Durchblutung eines Lappens, durch Ausnutzung eines kombinierten myokutanen Gewebetransfers oder durch Einbeziehung von Faszie in den Lappen und v. a. durch die Entwicklung eines freien mikrochirurgischen Gewebetransfers steht heute eine breite Palette verschiedenartiger plastisch-chirurgischer Deckungsmöglichkeiten für die Rekonstruktion traumatischer Defekte zur Verfügung.

Literatur

1. Bakamjian VY, Culf NK, Bales HW (1969) Versality of the celtopectoral flap in reconstructions, following head and neck cancer surgery. Transactions on the Fourth International Congress of Plastic and Reconstructive Surgery. Excerpta Medica Foundation, Amsterdam, pp 808–815
2. Bohmert H (1975) Eine neue Methode zur Rekonstruktion der weiblichen Brust nach radikaler Mastektomie. In: Bohmert H (Hrsg) Plastische Chirurgie des Kopf- und Halsbereiches und der weiblichen Brust. Thieme, Stuttgart
3. Daniel RK, Taylor GI (1973) Distant transfer of an island flap by microvascular anastomoses. Plast Reconstr Surg 52:111
4. Dos Santos LF (1980) Detalho escapular: Um novo retalho livre microsurgico. Rev Bras Chir 70:133
5. Harrii K, Ohmori K, Torii S (1976) Free gracilis muscle transplantation with microneurovascular anastomoses for the treatment of facial paralysis. Plast Reconstr Surg 57:133
6. McCraw JB, Furlow LT (1975) The dorsalis pedis arterialized flap. Plast Reconstr Surg 55:177
7. McGregor IA, Jackson IT (1972) The groin flap. Br J Surg 25:3
8. Olivari N (1976) The latissimus flap. Br J Plast Surg 29:126–128
9. Ponten B (1981) The fascio-cutaneous flap: its use in soft tissue defects of the lower leg. Br J Plast Surg 34:215
10. Tansini I (1906) Sopra il mio nuovo processo di amputatione della mamella. Riforma Med 757

Down-Syndrom:
8 Jahre plastisch-chirurgische Korrektureingriffe im mongoloiden Gesicht – cui bono?

R. R. OLBRISCH

Einleitung

In der Bundesrepublik Deutschland werden in jedem Jahr 900 Kinder mit Down-Syndrom geboren. Ihre geistige Behinderung verhindert die normale Integration in eine normale Umgebung: Sie bleiben zeitlebens Menschen, die einer Betreuung durch andere bedürfen und sind damit auf das Wohlwollen und die Zuneigung ihrer Umgebung angewiesen.

Während früher Kinder mit einem Down-Syndrom fast ausnahmslos der Heimbetreuung überlassen wurden, hat man inzwischen erkannt, daß die günstigste Entwicklung bei diesen Kindern durch eine Frühförderung im Rahmen der Familie erreicht werden kann. Die familiäre Gemeinschaft mit dem geistig behinderten Mitglied wird jedoch stark durch die Tatsache belastet, daß die Menschen in der Umgebung, Außenstehende und Fremde vor dem Kind mit Down-Syndrom ängstlich und verunsichert zurückweichen, weil sie oftmals durch ein häßliches Gesicht er-

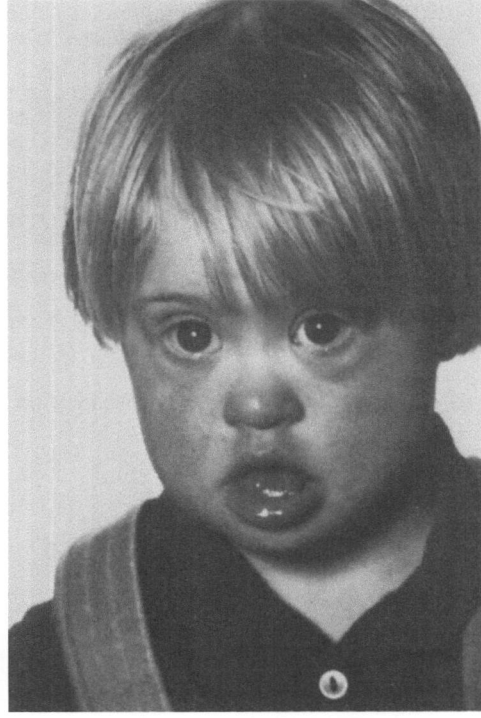

Abb. 1. 3jähriges Mädchen mit den typischen Gesichtszeichen des Down-Syndroms mit hypoplastischem Nasenbein und offenem Mund mit hervordrängender Zunge und verstärktem Speichelfluß

schreckt werden (Abb. 1): Der Mund steht offen, die Zunge drängt sich hervor und Speichel rinnt über entzündlich vernarbte Lippen. Diese Stigmata prägen den Gesichtsausdruck, so daß Menschen mit Down-Syndrom folglich doppelt belastet sind: Zur geistigen kommt noch die körperliche Behinderung.

Der unterschiedlich ausgeprägte Schwachsinn beim Down-Syndrom ist nicht heilbar, aber die trennende Stigmatisierung des Gesichts ist behandelbar. Plastisch-chirurgische Maßnahmen sollen somit die Annahme und die Integration dieser Menschen in die Familie und die Umgebung erleichtern und fördern [2–5].

Seit 1978, anfangs in der Abteilung für Plastische Chirurgie (Vorsteherin Prof. Dr. med. Ursula Schmidt-Tintemann) am Klinikum rechts der Isar der Technischen Universität, seit 1982 an der Klinik für Plastische Chirurgie (Leiter Priv.-Doz. Dr. Rolf R. Olbrisch) des Diakoniekrankenhauses in Düsseldorf-Kaiserswerth, wurden fast 300 Kinder mit Down-Syndrom operiert. Die 216 in den ersten 5 Jahren operierten Kinder wurden mit einem Zeitabstand von mindestens 1 bis längstens 5 Jahren zur Nachuntersuchung einbestellt. Wenn dieses nicht möglich war, wurde versucht, die Kinder mit einem Fragebogen zu erreichen, in welchem mit über 100 Antworten zur Entwicklung der Kinder Stellung genommen werden konnte. Schließlich wurden 185 der operierten Kinder erreicht. Die im folgenden angegebenen Prozentzahlen beziehen sich auf 185 operierte Kinder mit Down-Syndrom.

Klinische Zeichen des Down-Syndroms

Neben dem Schwachsinn, der in unterschiedlicher Ausprägung in jedem Fall vorhanden ist und die größte Herausforderung an die Eltern bedeutet, finden sich weitere 49 Zeichen, die in unterschiedlicher Häufigkeit nachgewiesen werden können. Die bei 40% der Kinder vorkommenden Herzfehler wie Trikuspidalatresie, Ventrikelseptumdefekt, offener Ductus arteriosus, Vorhofseptumdefekt, Fallot-Tetralogie usw. werden heute, wenn notwendig und möglich, operativ korrigiert [6], wie das bei 9% unserer Kinder der Fall war. Dadurch konnten inzwischen die Lebenserwartungen dieser Patientengruppe so weit verbessert werden, daß durchschnittlich das 55. Lebensjahr erreicht wird.

Andere Veränderungen, die einer Behandlung bedürfen, sind das Schielen bei 33% der Kinder und seltener die Duodenalatresie, die sich bei Down-Kindern 3mal häufiger als bei normalen Kindern findet.

Einige der klinischen Zeichen finden sich im Gesicht und führen, weil sie für jeden erkennbar sind, zur Stigmatisierung der Down-Kinder. Dazu gehören ein *hypoplastisches Nasenbein* mit dadurch bedingten ausgeprägten *Epikanthusfalten* bei *schräger Lidachse* und ein ständig *offen getragener Mund* mit einer *großen, hervordrängenden Zunge* auf zerfurchten, *entzündeten Lippen*.

Behandlung und Betreuung der Kinder mit Down-Syndrom

Fehlbildungen wie Herzfehler oder Darmmißbildungen zwingen zur Operation. Bei 35% der Kinder wurden außerdem Tonsillektomien und Adenotomien durchgeführt – ein Hinweis auf die erhöhte Racheninfektionsrate, die wir insbesondere auf die überwiegende Mundatmung zurückführen. Eine internistische Betreuung ist nur ausnahmsweise notwendig.

Um die Gesamtsituation der Kinder mit dem unterschiedlich stark ausgeprägten Schwachsinn zu verbessern, hat sich die Frühförderung als günstig erwiesen, wie sie bei 70% der Kinder wahrgenommen wurde. Dazu gehört u. a. eine intensive gymnastische Betreuung, z. B. nach Vojta [7] oder Bobath [1], die bei 54% der Kinder durchgeführt wurde, um die typische Muskelhypotonie zu überwinden. Information und Hilfe erfuhren die Eltern dabei nur bei 20% der Kinder von Kinder- und Jugendpsychiatern, jedoch bei 65% als Mitglied der „Lebenshilfe-Vereinigung für das behinderte Kind". Wohl um jede, wenn auch fragliche Möglichkeit zur Verbesserung der Gesamtsituation des Kindes zu nutzen, erhielten 17% der Kinder regelmäßig Spurenelemente, und mehr als 33% der Kinder mit Down-Syndrom hatten regelmäßig eine Trockenzell- oder Frischzelltherapie erhalten, deren Wirksamkeit bislang nicht nachgewiesen werden konnte.

Zu den Frühfördermaßnahmen gehörte auch die Betreuung durch einen Zahnarzt bei 85% der Kinder, weil 50% der Kinder eine Fehlstellung oder Fehlbildung zeigten, die dementsprechend bei 48% zu einer behandlungsbedürftigen Karies führten.

Nur 27% der Kinder besuchten einen normalen Kindergarten, während 63% in einen Behindertenkindergarten gebracht wurden, wo die Relation der Zahl der Betreuer zu der Zahl der Kinder günstiger ist.

Zu den nicht unbedingt behandlungsbedürftigen, aber die Situation der Kinder u. U. sehr stark beeinflussenden klinischen Zeichen gehören auch die Stigmata im Gesicht, verursacht durch das in der Kindheit hypoplastische Nasenbein, und die bei 57% der Kinder beim Down-Syndrom vorkommende Makroglossie.

Das stark *hypoplastische Nasenbein* zwischen enger als normal gestellten Augenhöhlen läßt die Hautpartie zwischen beiden Augen auseinandergleiten, was zur Ausprägung des Epikanthus führt.

Makroglossie beim Down-Syndrom heißt, daß die Zunge für den Mund zu groß ist, nicht locker hinter den unteren Schneidezähnen gehalten werden kann, sich im offenen Mund hervordrängt und auf der Unterlippe liegt.

Die durch das zu flach angelegte Nasenbein verursachten, fälschlicherweise Mongolenfalten genannten Hautfalten über den inneren Augenwinkeln bei schräger Lidachse und die aus dem offenen Mund hervordrängende übergroße Zunge bedingen im unterschiedlichen Ausmaß bei fast allen Kindern mit ausgeprägtem Down-Syndrom den sog. „blöden" Gesichtsausdruck, der die Ursache für das Distanzverhalten der gesellschaftlichen Umgebung der betroffenen Kinder ist. Hier sieht die plastische Chirurgie ihre Aufgabe, durch Milderung der Stigmata die Integrierung der Kinder mit Down-Syndrom in ihrer Umgebung zu erleichtern.

Plastisch-chirurgische Behandlungsmöglichkeiten

Nach unserer Auffassung steht die Behandlungsnotwendigkeit der Makroglossie im Vordergrund, die bei allen Kindern durchgeführt wurde. Bei 36% der Kinder wurde gleichzeitig wegen einer hypoplastischen Nase der Nasenrücken angehoben. Weitere Korrekturen, wie z. B. die Verschmälerung der verbreiterten Unterlippe, eine Kinn-

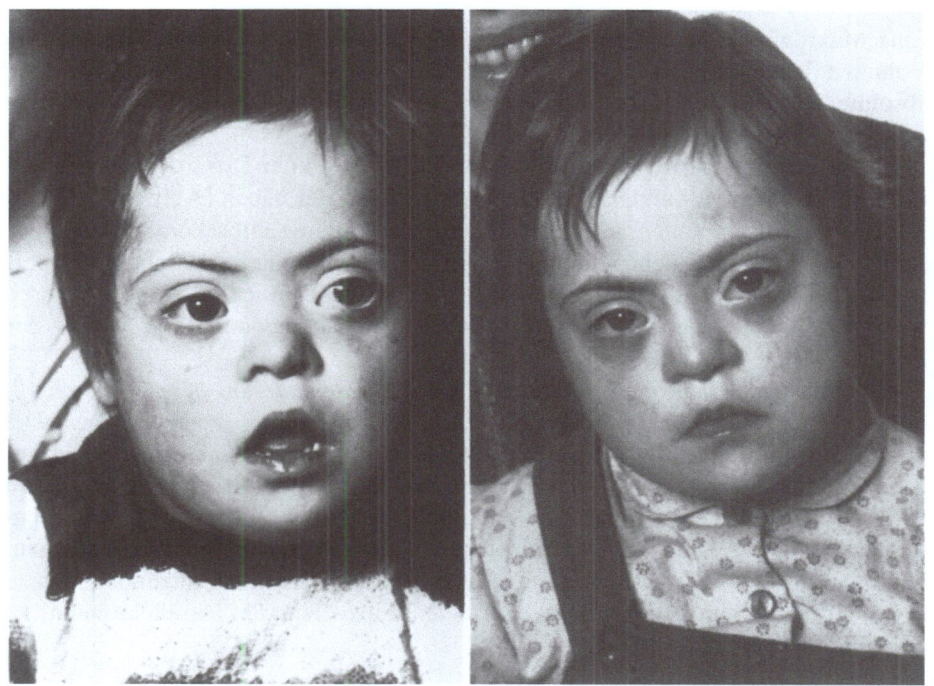

Abb. 2a, b. 3jähriges Mädchen vor und nach der Nasenrückenanhebung und Zungenverkleinerung: „Normalisierung" der Nasen- und Augenpartie und Mundschluß

augmentation, eine Ohranlegeplastik oder eine Halsfettausräumung, wurden bei weiteren 4% durchgeführt.

Daraus kann abgelesen werden, daß von den ratsuchenden Eltern die Partie um die Augen bzw. um die Nase und die übergroße Zunge als die wichtigsten Deformierungen bei ihren Kindern mit Down-Syndrom gesehen wurden.

Hypoplastische Nase

Der zu flach ausgebildete knöcherne Nasenrücken wird durch Implantation eines Cialit-konservierten Knorpelspans augmentiert. Dieser wird über einen einseitigen Naseneingangsrandschnitt eingeführt, nachdem er passend zugeschnitten wurde. Das Knorpelimplantat wird nicht fixiert und verwächst beweglich (Abb. 2).

Ergebnisse der Rhinoplastik

86% der Eltern von Kindern mit Down-Syndrom, bei welchen die Nasenaugmentation durchgeführt wurde, waren erfreut über die Verbesserung des Gesichtsausdrucks, verursacht durch das Verschwinden der Epikarthusfalten. Bei 7,5% der Kinder wurde im Laufe der Jahre eine Nachoperation notwendig, weil der Knorpelspan z. T. oder ganz resorbiert worden war.

Makroglossie

Eine Makroglossie liegt dann vor, wenn das Verhältnis des Zungenvolumens zum Volumen der geschlossenen Mundhöhle größer als 1 ist, was bedeutet, daß nicht die absolute Zungengröße maßgeblich ist, sondern ihr Verhältnis zum in der Mundhöhle zur Verfügung stehenden Raum.

Diese Definition trifft insbesondere für die Situation der Down-Kinder zu, welche fast alle einen verkürzten und schmaleren Oberkiefer haben (Abb. 3).

95% der Eltern gaben an, daß die Zunge bei ihrem Kind schon im Säuglingsstadium übergroß aus dem Mund herausgetreten sei mit einer erkennbaren Hypertrophie der Papillen, die insbesondere im 2. Lebensjahr deutlich wurde. Mit 4 Jahren wurde die Fissurierung der Zunge erkennbar mit zunehmender Vergröberung der Zungenoberfläche (Abb. 4).

Die Folgen der Makroglossie zeigen sich in einer *Behinderung beim Mundschluß*, bei der *Nahrungsaufnahme*, beim *Kauen und Schlucken* sowie beim *Sprechen*. Die den Mund aufdrängende bzw. offenhaltende große Zunge führt gleichzeitig zur Mundatmung, wodurch der vorwärmende und reinigende Nasenfilter umgangen wird, mit der Folge einer signifikant höheren Infektionsrate im Nasen- und Rachenbereich bei diesen Kindern. Dementsprechend sind die Rachen- und Gaumenmandeln bei den Down-Kindern häufiger vergrößert und chronisch entzündet, was zu den überdurchschnittlich häufigen operativen Eingriffen (52 Tonsillektomien, 14 Adenotomien) zwingt.

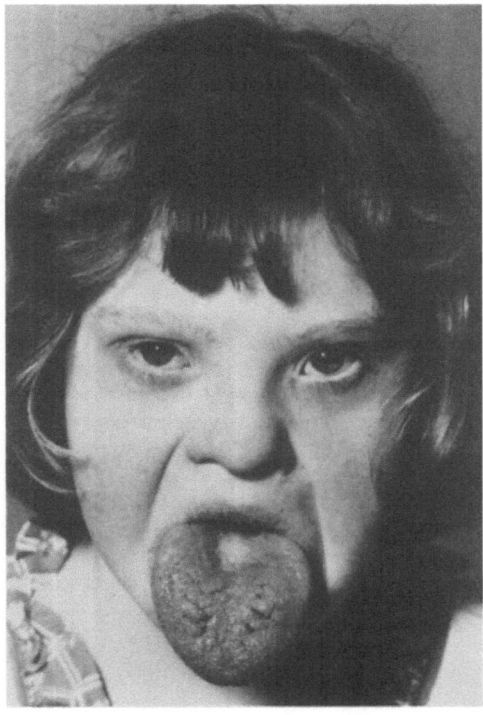

Abb. 3. 13jähriges Mädchen mit altersentsprechender Makroglossie

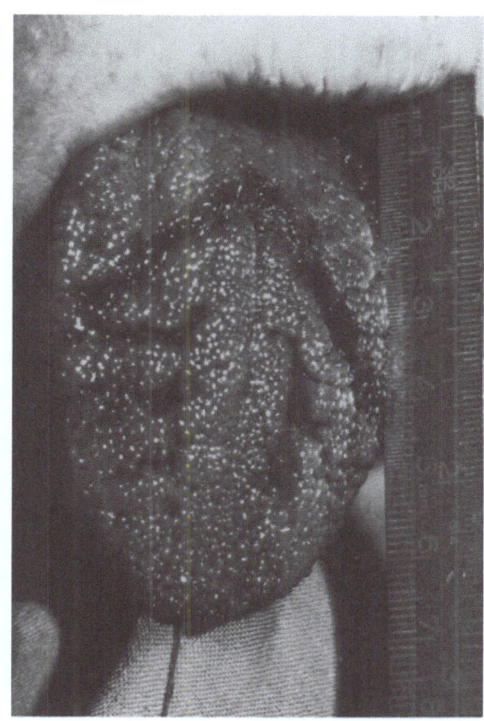

Abb. 4. Typische Makroglossie beim Down-Syndrom mit hyperplastischen, sehr derben Papillen und tiefen Furchen

Die Makroglossie ist außerdem Ursache für *Sprechschwierigkeiten* nicht nur in der ersten Artikulationszone (M, B, BL usw), sondern auch für den Stigmatismus (Lispeln). Es muß deswegen bei der Arbeit der Logopäden mit den Down-Kindern nicht nur die Hypotonie der Zunge und deren eingeschränkte feinmotorische Steuerung überwunden werden, sondern auch die Behinderung durch die übergroße Muskelmasse, die zwischen die Zähne drängt.

Des weiteren führt die übergroße Zunge über den fehlenden Mundschluß zum *vermehrten Speichelfluß* nach außen, was nicht nur den ungünstigen Gesichtsausdruck verstärkt, sondern v. a. auch zu einer unregelmäßigen, überstarken Befeuchtung und Wiederaustrocknung der Lippen führt. Dieser Wechsel verursacht schließlich über gehäufte Entzündungen und Vernarbungen der Lippen sekundär die typischen Furchen und Fissuren der Lippen.

Bei der *operativen Behandlung der Makroglossie* wird durch entsprechende Schnittführung auf die Anatomie und Physiologie der Zunge durch eine schräg-keilförmige Schnittführung im vorderen Zungenbereich Rücksicht genommen (Abb. 5–8), bei welcher von der Unterseite der Zunge mehr belassen und aus der Muskelmasse der oberen Zungenhälfte vermehrt Gewebe entnommen wird. Dadurch werden die auf der Unterseite der Zunge laufenden Gefäße und Nerven so weit wie möglich belassen, während gleichzeitig die übergroße Muskelmasse deutlich verkleinert werden kann (Abb. 9).

145 *Zungenpräparate* wurden im Institut für allgemeine Pathologie des Klinikums rechts der Isar (Direktor Prof. Dr. W. Gössner) untersucht, außerdem im Institut für

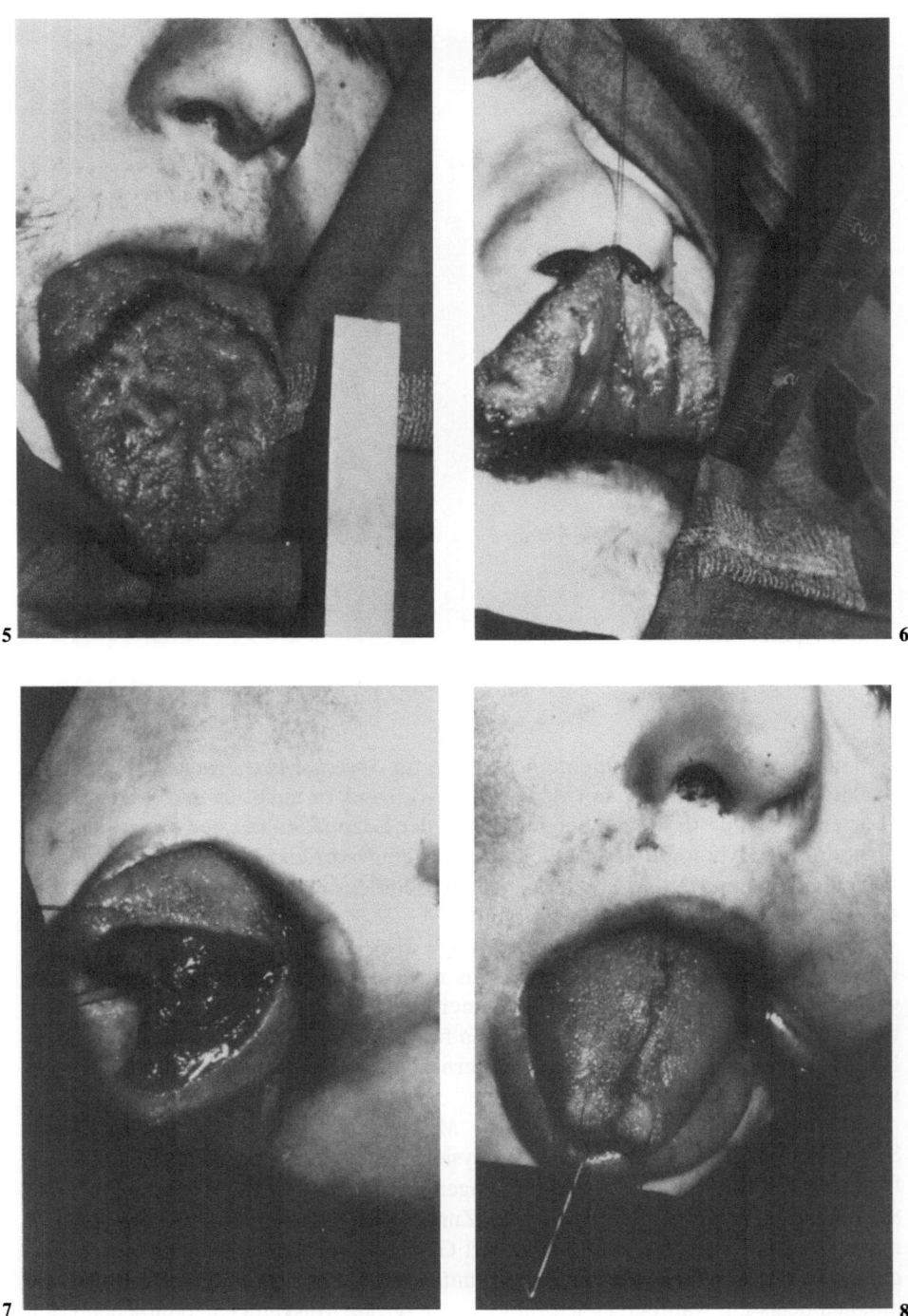

Abb. 5. 14jähriger Junge mit Makroglossie intraoperativ mit angezeichneter keilförmiger Resektionslinie auf der Oberseite der Zunge

Abb. 6. Auf der Unterseite der Zunge verläuft die Resektionslinie quer

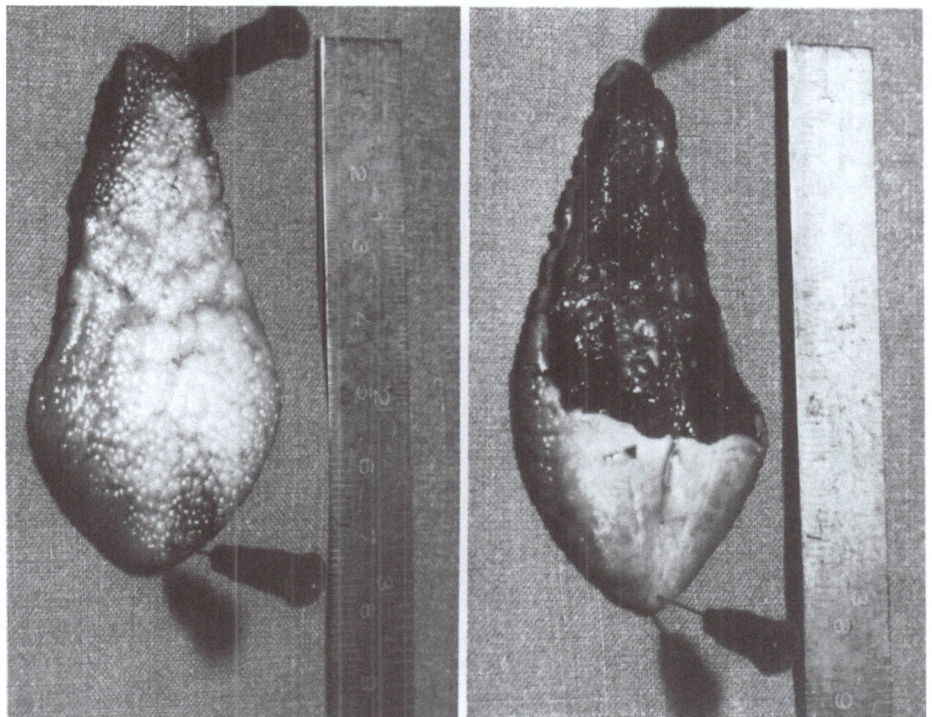

Abb. 9 a,b. Zungenresektat eines 14jährigen Jungen mit 7 cm langer resezierter Zungenoberfläche und 3 cm langer resezierter Zungenunterfläche

experimentelle Chirurgie (Direktor Prof. Dr. Blüml). Dabei fanden sich in fast allen Fällen am Zungenrücken ziemlich dichtliegende, dabei z. T. verlängerte und sekundär verzweigte Zungenpapillen. Das Epithel wies eine Basalzellenhyperplasie auf, stellenweise eine Akanthose und dichtliegende schmale basale Zapfen. In der Zungenaponeurose fanden sich oft reichliche ektatische Lymphspalten und im subepithelialen Bereich geringe chronisch-entzündliche Infiltrate. Eine Ursache für die tiefen Furchen, die sich ohne reproduzierbare Musteranordnung auf dem Zungenrücken entwickeln, konnte nicht erkannt werden (Abb. 10).

Die *Geschmackssinneszellen* auf der Zungenoberfläche finden sich in den Geschmacksknospen im Epithel der Zungenpapillen. Die regionale Vorzugsempfindlichkeit für verschiedene Geschmacksqualitäten wird zwar immer wieder beschrieben, die meisten Patienten jedoch, die einen größeren Anteil Geschmackszellen tragender Zungenanteile verloren haben, sind sich eines postoperativen Geschmacksverlustes nicht bewußt. Dieses liegt daran, daß die Geschmackssinneszellen sowohl im Bereich des harten und weichen Gaumens als auch in der Schleimhaut des

Abb. 7. Zunge nach schräg-keilförmiger Resektion und den ersten muskeladaptierenden Nähten mit Vicryl

Abb. 8. Zunge nach Abschluß der intraepithelialen Wundnaht mit resorbierbarem Nahtmaterial

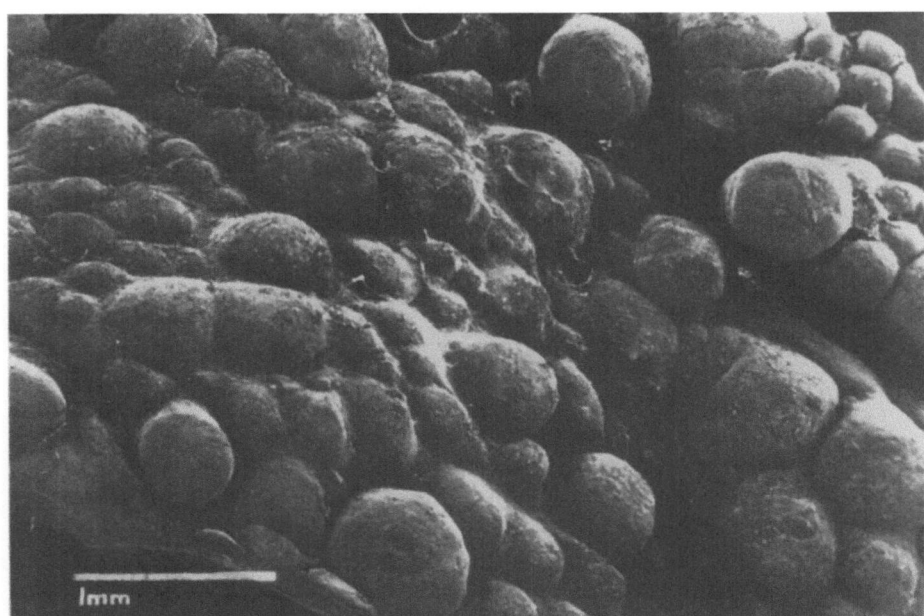

Abb. 10. Rasterelektronenmikroskopische Aufnahme eines Zungenresektats: deutliche Unterschiede in Größe und Form der Sekundärpapillen

Pharynx gelegen sind und auf diese Weise einen Verlust von Zungenteilen kompensieren können.

Ergebnisse der partiellen Glossektomie

Vor der Zungenteilresektion zeigen 92% der Kinder eine offen Mundhaltung, während seit der Operation 74% der Kinder überwiegend den Mund geschlossen tragen. Bei 95% der Kinder liegt die Zunge nach der Operation hinter den Schneidezähnen, was auch bei offener Mundhaltung nicht mehr den Gesichtsausdruck negativ belastet. Präoperativ bei 39% der Kinder vorhandene Essens- und Trinkprobleme wegen der übergroßen Zunge waren postoperativ bei 94% überwunden. Nur 10% der Eltern meinten, daß ihre Kinder eine Geschmacksveränderung zeigten.

Durch die auf die Normalgröße gebrachte Zunge und die verbesserte Mundhaltung soll sich bei 93% der Kinder der Speichelfluß normalisiert haben, was bei 89% der Kinder zu einem Ausheilen der Lippen und der häufig irritierten Wangen führte (Abb. 11).

79% der Kinder sollen nach Angaben der Eltern überwiegend präoperativ über den Mund geatmet haben, während es postoperativ nur noch 25% waren. In der Folge gaben 68% der Eltern an, daß sich Infektionen im Bereich des Nasen- und Rachenraumes vermindert haben.

Die Beweglichkeit der Zunge wurde durch die narbige Veränderung als Operationfolge nur bei 14% der Kinder ungünstig beeinflußt, eine unverändert gute Beweglichkeit blieb bei 32%, während bei 48% die Zunge beweglicher geworden sein

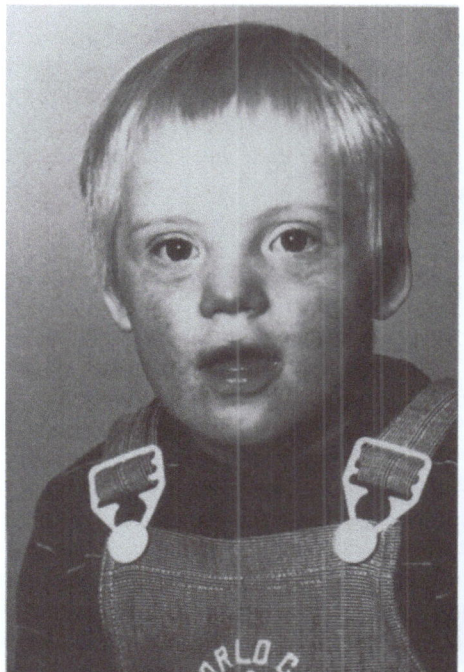 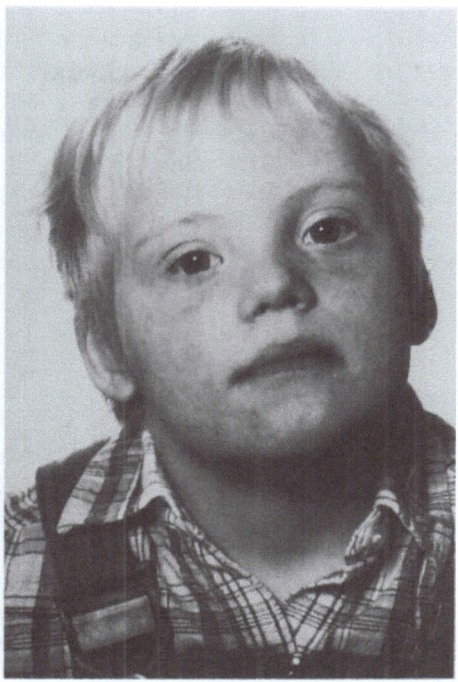

Abb. 11. a 6jähriger Junge präoperativ mit chronisch entzündeten Lippen und Wangen um den ständig offen getragenen Mund. **b** 2 Monate nach der Zungenteilresektion: durch ständigen Mundschluß abgeheilte, zarte Lippen und reizlose Wangenhaut

soll. Hier liegt der Ansatz für den Einfluß der Zungenverkleinerung auf das Sprechvermögen, welches insbesondere die Arbeit der Logopäden betrifft:

Von 66 befragten Logopäden bestätigten 57% postoperativ einen günstigen Einfluß auf die Sprache. Leider waren nur 63% der Kinder in logopädischer Betreuung, die auch im Rahmen des Kindergarten- oder Schulbesuches nur bei 42% durchgeführt wurde.

Von allen befragten Eltern gaben 56% an, daß ihr Kind seit der Operation einen vermehrten Drang zum Sprechen haben und 58% gaben an, daß es auch deutlicher spräche.

77% der Kinder sollen postoperativ weniger gelispelt haben, so daß auch für fremde Personen bei 60% die Aussprache des Kindes nach der Zungenoperation deutlicher und verständlicher geworden sein soll. Aus diesem Grunde sind 92% der Eltern mit der Zungenverkleinerungsoperation zufrieden.

Bei 15% der Kinder trat im Anschluß an die Zungenoperation eine Wundheilungsstörung auf, die jedoch nur bei 7% zu einer Nachoperation zwang. Dies stellt insbesondere für die betroffenen Eltern ein sehr belastendes Erlebnis dar, weil sich in diesen Fällen ein Schuldgefühl bei den Eltern entwickelt, die, wie sie meinen, das Kind ohne zwingenden Grund einer Operation zugeführt haben. Diese Eltern haben verständlicherweise schließlich eine negative Einstellung zur operativen Behandlung.

Ergebnisse zur Gesamtsituation der operierten Kinder

Nie darf die besondere Notsituation der Eltern eines nicht nur geistig behinderten, sondern gleichzeitig auch durch Fehlbildungen im Bereich des Gesichtes stigmatisierten Kindes unterschätzt werden. 93% der Eltern hielten deswegen ihren Entschluß, ihr Kind operieren zu lassen, immer noch für richtig, weil sie darin eine Verbesserung der Gesamtsituation für das Kind erkannten. Immerhin 88% der Eltern hielten ihr Kind selbst für auffällig und 83% bezeichneten es nach den Korrekturen im Bereich des Gesichts als unauffälliger (Abb. 2b und 11b). 31% der Eltern beschrieben außerdem, daß fremde Personen seit der Operation freundlicher und unvoreingenommener ihrem Kind gegenüberträten, und 36% meinten, daß sie seit der Operation weniger auf ihr Kind angesprochen worden wären. 48% behaupteten, daß ihr Kind seit der Operation weniger von Fremden angestarrt würde, und 39% sagten, daß ihr Kind nach der Operation freier und fröhlicher in seinem Verhalten sei und im gleichen Maße über mehr Mut und Selbstvertrauen verfüge. 25% gaben an, daß ihr Kind seit der Operation über einen größeren Bekanntenkreis verfüge, und 26% meinten, daß das Kind beliebter bei den Nachbarskindern und Schulkameraden geworden sei.

Bemerkungen der Eltern über ihr Kind wie „lebhafter, selbstbewußter, selbstsicherer, aufgeschlossener, lustiger, freundlicher und freier" beschreiben sicher in gleichem Maße die Verhaltensänderung auf Seiten der Eltern, die nicht nur glücklich über den guten Ausgang der Operation waren, sondern insbesondere die Milderung der Stigmata im Gesicht der Kinder als Entlastung empfinden mußten. Die Frage nach dem „cui bono?" der plastisch-chirurgischen Eingriffe im Gesicht von Kindern mit Down-Syndrom darf deswegen wie folgt beantwortet werden: Zum Wohle der Kinder *und* der Eltern!

Information der Eltern

Wenn man diese positive Beurteilung der großen Mehrzahl der Eltern erfährt, dann muß man bedauern, daß die Informationen über plastisch-chirurgische Behandlungsmöglichkeiten bei Kindern mit Down-Syndrom nur bei 9% durch den Hausarzt und bei 12% durch den Kinderarzt kamen. Bei 27% der Eltern waren Freunde und andere betroffene Eltern mit dem Rat hilfreich, während 60% der Eltern ihre Erstinformation über die Laienmedien erhielten. Stand, Gegenstand und Fortschritte der chirurgischen Forschung und Therapie sind somit zum Wohle unserer Patienten in den Laienmedien gut aufgehoben, wenn gleichzeitig verhindert werden kann, daß falsche Erwartungen und Hoffnungen geweckt werden.

Indikationen zu plastisch-chirurgischen Korrektureingriffen

Die Indikationen zur plastisch-chirurgischen Korrektur sind ästhetische, soweit es sich um die Korrektur im Bereich von Nasen, Augen oder z. B. Ohren handelt.

Dagegen ist die Indikation zur Korrektur der Makroglossie eine medizinische, weil die Makroglossie neben dem ungünstigen bzw. negativen Einfluß auf die Ästhetik des Gesichts außerdem in mehrfacher Beziehung eine Behinderung darstellt.

Dies war auch in allen Fällen die Begründung für die Übernahme der Behandlungskosten durch die entsprechenden Versicherungsträger, die wie die betreuenden Ärzte und die Eltern der Meinung waren, daß die Gesamtsituation der Kinder durch diese Eingriffe verbessert werden konnte.

Literatur

1. Bobath K, Bobath B (1964) Grundgedanken zur Behandlung der cerebralen Kinderlähmung. Beitr Orthop Traum 11
2. Höhler H (1977) Changes in facial expression as a result of plastic surgery in mongoloid children. Aesthetic Plast Surg 1:245–250
3. Olbrisch RR (1979) Plastische Chirurgie bei mongoloiden Kindern. Fortschr Med 97–1477
4. Olbrisch RR (1980) Plastische Chirurgie bei Kindern mit Down-Syndrom? Pädiatr Prax 23:29–36
5. Olbrisch RR, Mallinckrodt G von, Herndl E (1982) Plastische Chirurgie beim Down-Syndrom. Med Klin 77:721–723
6. Seybold-Epting W, Hoffmeister H, Stunkat R (1976) Palliative und korrektive Herzchirurgie bei Morbus Down. Thoraxchirurgie 24:424–430
7. Vojta V (1981) Die zerebralen Bewegungsstörungen im Säuglingsalter: Frühdiagnose und Frühtherapie. Enke, Stuttgart

7. Onkologie

7. Onkologie

Der Stellenwert ultraradikaler Operationen in der Onkologie

R. E. HERMANN

Der Stellenwert ultraradikaler Operationen in der Onkologie ist für mich deshalb ein so interessantes Thema, weil ich meine Ausbildung in der Medizin und als Chirurg zu einer Zeit erhielt, vor 25–30 Jahren, während der die Chirurgen zunehmend kühner und radikaler im Kampf gegen Krebs und andere maligne Erkrankungen wurden [2, 25, 26, 31]. Technische Fortschritte innerhalb der vergangenen 100 Jahre ermöglichten diese radikale Einstellung, und die damaligen Helden waren jene Chirurgen, die in der Lage waren, radikale Karzinomchirurgie durchzuführen. Je größer die „En-bloc-Resektion" war, desto größer war die Wahrscheinlichkeit, auch die letzte Krebszelle zu entfernen. Lassen Sie mich kurz die historischen Aspekte dieser Philosophie der Karzinomchirurgie aufzeigen.

Das Karzinom oder die maligne Erkrankung wurde erstmals von Hippokrates erkannt, etwa 400 Jahre v. Chr. Er prägte das Wort „carcinoma", um damit eine spezielle Form des sich ausbreitenden, infiltrierenden Tumors zu beschreiben. Ungefähr 200 Jahre n. Chr. unterschied Galen die verschiedenen beobachteten Tumortypen, betrachtete sie aber als mögliche systemische Läsionen und brachte sie in Verbindung mit den verschiedenen Körpersäften [1, 9, 10, 11].

Es dauerte schließlich bis in das frühe 17. Jahrhundert, bis Valsalva als erster den Krebs als einen lokalisierten Tumor erkannte, der an Ort und Stelle wuchs und irgendwann im Laufe der Zeit über das Lymphgefäßsystem sich auszubreiten begann. Als diese Theorie während der folgenden Jahre durch Beiträge anderer Chirurgen, Physiologen und Pathologen sich weiter entwickelte, wurde fest daran geglaubt, daß die Lymphknoten als eine Barriere bei der Ausbreitung des Krebses fungierten. Man dachte damals, daß Krebs durch die Chirurgie geheilt werden könnte. Unglücklicherweise wurde während dieser Jahre nur selten eine elektive Chirurgie durchgeführt wegen der begleitenden Schmerzen, der hohen Infektionsrate und der hohen Letalität, die jeder Art radikalen operativen Vorgehens anhaftete.

Elektiv geplante operative Eingriffe wurden schließlich nach Einverständnis des Patienten Mitte des 19. und Anfang des 20. Jahrhunderts nach Entdeckung der Anästhesie im Jahre 1846 entwickelt, die eine schmerzfreie elektive Chirurgie ermöglichte. Hinzu kam die Entwicklung der Antisepsis 1867 durch Pasteur, Semmelweis und Lister zur Kontrolle der Infektionen, die Entwicklung der Flüssigkeitstherapie und des Blutersatzes Anfang dieses Jahrhunderts und schließlich die Einführung der Antibiotika in den 40er Jahren.

Alle diese Neuerungen trugen dazu bei, daß radikale oder ausgedehnte operative Eingriffe bei relativer Schmerzfreiheit und Sicherheit durchgeführt werden konnten.

Parallel zu diesen Entwicklungen wurden radikale Operationsverfahren zur Behandlung von bösartigen Erkrankungen verschiedener Organsysteme durch Chirurgen, deren Namen uns allen bekannt sind, eingeführt: Billroth, Kocher, Sauerbruch, Czerny, Miles, Halsted, Graham, Crile, Pack, Brunschwig, Wangensteen, Hayes-Martin und viele andere.

Als mehr und mehr radikale Verfahren zur Behandlung maligner Läsionen entwickelt worden waren, begann den Chirurgen klar zu werden, daß nur eine lokalisierte, auf eine bestimmte Region beschränkte Erkrankung effektiv behandelt werden konnte und daß chirurgische Verfahren bei Systemerkrankungen nicht effektiv waren. Es wurden Systeme zur Stadieneinteilung entwickelt, um jene malignen Tumoren herauszufinden und zu definieren, die der Chirurgie zugänglich waren. Die Tumoren wurden nach Stadien klassifiziert, die auf Größe und lokalen Charakteristika, dem Vorhandensein oder Fehlen von Lymphknotenmetastasen und Fernmetastasen basierten.

Die Biologie des Tumors während dieser Ära war klar und beruhte auf den Erkenntnissen der Physiologie, wie sie nun seit fast 300 Jahren bestanden hatte, daß nämlich Tumoren sich in einer genau definierten Weise ausbreiten. Tumorzellen durchwandern die Lymphgefäße bis zu den Lymphknoten durch direkte Ausbreitung, was die Theorie der „En-bloc-Resektion" unterstützte. Regionale Lymphknoten wurden als Barrieren für Tumorzellen verstanden und waren von anatomischer Wichtigkeit. Das Blut ist als Ausbreitungsweg von untergeordneter Bedeutung. Ein Tumor ist autonom, d.h. unabhängig vom Wirt. Ein operabler Tumor stellt eine lokal-regionale Erkrankung dar. Die Ausdehnung der Operation stellt den wesentlichen Faktor für die Prognose des Patienten dar [6].

Aufgrund dieser Erkenntnisse der Tumorbiologie begannen sich radikale und ultraradikale Operationsverfahren für Karzinome, Sarkome und Lymphome zu entwickeln. Im Laufe der Zeit wurden diese weniger radikalen Operationsmethoden gegenübergestellt und mit ihnen verglichen. Nach Billroths erster erfolgreicher Magenresektion zur Behandlung des Magenkarzinoms wurden mehr und mehr radikale subtotale Resektionen und ggf. Gastrektomien zur Behandlung des Magenkarzinoms durchgeführt. Es kamen Argumente auf, ob die Gastrektomie bei Gallenpatienten mit Magenkarzinom durchgeführt werden sollte oder nicht. Die Bedeutung der Splenektomie und der radikalen Lymphknotendissektion für die Heilung der Erkrankung wurde zunehmend diskutiert und blieb widersprüchlich bis zum heutigen Tag. Hatte sich der Tumor auf andere Organe ausgedehnt, wurde auch eine distale Pankreasresektion, eine Teilresektion des Diaphragmas oder eine Kolonresektion durchgeführt. Die Bedeutung dieser Maßnahmen wurde zur Diskussion gestellt. Nach fast 100 Jahren von Analysen und Vergleichen zwischen verschiedenen operativen Verfahren ergaben jetzt die meisten Studien, daß die Überlebenszeiten nach Magenresektion primär vom Stadium der Erkrankung abhängen, von der Größe und der Ausdehnung des Tumors, aber nicht vom Ausmaß der Operation. Konservative Operationsverfahren, wie die subtotale Magenresektion, erscheinen der Gastrektomie gleichbedeutend, wenn immer adäquate Tumorabstände durch die kleineren Operationen erreicht werden können.

Nach der ersten Pneumonektomie im Jahre 1933 durch Graham erfolgte eine Serie radikaler Pneumonektomien und Lobektomien zur Behandlung der verschiedenen Formen des Bronchialkarzinoms [17]. Weiter wurde der Wert einer zusätzlichen präoperativen oder postoperativen Bestrahlung evaluiert. Als schließlich die Ergebnisse der verschiedenen operativen Verfahren verglichen wurden, zeigte sich, daß die Überlebensrate vom Stadium der Erkrankung und der Größe und Lokalisation des Tumors und seiner Histologie abhing, aber nicht vom Ausmaß des operativen Eingriffs [17, 19, 20]. Lobektomien ergaben gegenüber Pneumonektomien die gleiche Überlebensrate bei kleinen und peripheren Tumoren. Wiederum war das Hauptprinzip der Operation, das Segment oder den Lappen der Lunge zu entfernen, der den Tumor trägt, einschließlich der regionalen Lymphknoten.

Halsted in Baltimore und Willy Meyer in New York begannen 1890 die radikale Mastektomie zur Behandlung des Mammakarzinoms auszuführen. Zu jener Zeit waren diese Operationen gewiß angemessen, zumal die Chirurgen große Tumoren sahen, die häufig bereits regionale und supraklavikuläre Lymphknotenmetastasen aufwiesen. In den 40er Jahren dieses Jahrhunderts begannen Urban und andere, die ausgedehnte radikale Mastektomie durchzuführen und die mediastinale Lymphknotenkette mit zu entfernen [25, 26]. Andere Chirurgen und Radiologen untersuchten die Bedeutung der Strahlentherapie. Mittlerweile fiel Chirurgen in England, Skandinavien und in USA auf, daß sie jetzt mehr kleinere Tumoren sahen und behandeln konnten als 40 oder 50 Jahre früher, und sie fingen an, konservative Operationsverfahren beim Mammakarzinom zu untersuchen: Mastektomie und Bestrahlung, die Mastektomie und Entfernung der axillären Lymphknoten allein und die segmentale Mastektomie mit oder ohne Bestrahlung [12, 14, 15, 18, 29, 30]. Dies stellte einen dramatischen Wandel in der Behandlung dar, der von vielen Chirurgen nicht akzeptiert wurde. Die Analysen und Vergleiche dauerten 20 Jahre, um wiederum erkennen zu müssen, daß die Überlebenszeit abhängig ist vom Stadium der Erkrankung, der Größe des Tumors, seiner Histologie und nicht vom Ausmaß der durchgeführten Operation [15].

Die chirurgische Behandlung des Kolonkarzinoms war ähnlich kontrovers. Seit der frühen Entwicklung der Kolektomie bei der Behandlung des Kolonkarzinoms wurden Argumente gesammelt und Vergleiche angestellt zwischen segmentaler Kolonresektion, subtotaler Kolonresektion mit ileorektaler Anastomose oder sogar Kolektomie zur Behandlung dieser Erkrankung. Vergleiche zwischen abdominoperitonealer Exstirpation nach Miles und der Rolle der rektumerhaltenden Resektionen sowie der Rolle der Bestrahlung bei der Behandlung des Rektumkarzinoms werden immer noch evaluiert. In den 40er Jahren stellte Wangensteen das Konzept der „Second-look-Operation" auf, bei der der Patient alle 6 Monate reoperiert wurde. Jeder verbliebene Tumor oder jedes Tumorrezidiv wurde reseziert, bis eine Karzinomfreiheit bei einer nachfolgenden Operation gefunden wurde [31]. Die Klassifikation nach Dukes zur Stadieneinteilung des Kolonkarzinoms wurde in den 40er Jahren entwickelt und erwies sich als festes Kriterium zur Beschreibung der Ausdehnung der Operation und als wichtigster Parameter der Überlebensrate. Nachdem alle Statistiken über das Kolonkarzinom analysiert worden waren, stellte sich wiederum heraus, daß die Überlebenszeit weitgehend vom Stadium der Erkrankung und der Lokalisation des Tumors abhängig ist, aber nicht vom Ausmaß der Operation [3, 8, 24].

Im Jahre 1933 entwickelte Whipple die subtotale Pankreasresektion, die pankreatikoduodenale Resektion zur Behandlung des periampullären Karzinoms. Die Langzeitergebnisse von Patienten mit Pankreaskarzinom nach dieser Operation waren enttäuschend. Deshalb wurden in den 60er und 70er Jahren die Pankreatektomie und dann die regionale Pankreatektomie als ultraradikale Operationsverfahren zur Behandlung des Pankreaskarzinoms eingeführt. Nach Analyse der Ergebnisse scheint die Überlebensrate vom Stadium der Erkrankung, der Größe des Tumors, nicht aber vom Ausmaß der Operation abhängig zu sein [10, 13, 16, 27, 28].

In den 90er Jahren des letzten Jahrhunderts sowie in den frühen Jahren unseres Jahrhunderts trugen Kocher in Bern, Schweiz, und Halsted in Baltimore dazu bei, die Thyreoidektomie zur Behandlung des Schilddrüsenkarzinoms zu entwickeln. Lahey in Boston, Crile in Cleveland and andere führten große Serien von Thyreoidektomien bei benignen und malignen Erkrankungen durch. Im Verlauf der Jahre kamen Zweifel auf, ob die Thyreoidektomie, die subtotale Thyreoidektomie oder eine Lobektomie der Schilddrüse die besten Ergebnisse und Überlebensraten bei der Behandlung des Schilddrüsenkarzinoms ergäben [4, 5, 7, 23], eine Entwicklung also, wie sie bei anderen malignen Erkrankungen auch auftrat. Es wurde die Bedeutung der radikalen Lymphknotendissektion gegenüber einer selektiven Entfernung von Lymphknoten untersucht und die Einteilung der Schilddrüsentumoren in papilläre, follikuläre und andere Typen durchgeführt. Nach Auswertung von Verlaufsergebnissen innerhalb der letzten 80 Jahre ergab sich, daß die Langzeitüberlebensrate primär von der Histologie des Tumors, seiner Größe und dem Stadium der Erkrankung, aber wiederum nicht vom Ausmaß der Operation abhängig war [4, 7].

In den 40er Jahren entwickelte Pack am Memorial Hospital in New York eine Reihe ultraradikaler Operationen zur Behandlung einer Vielzahl von Weichteilsarkomen der Extremitäten und des Stamms. Die radikale Behandlung einschließlich Amputation, Exartikulationen an Gesäß und Schulter sowie Hemikorporektomie wurde bei Sarkomen durchgeführt. Dann wurde nach Entdeckung kleinerer Tumoren die weite lokale und/oder regionale Exstirpation des Tumors mit anschließender Bestrahlung und/oder Chemotherapie entwickelt. Sie zeigte ähnliche Ergebnisse wie die mehr radikalen Verfahren [21, 22]. Somit ergab sich, daß auch bei der Behandlung von Sarkomen die Überlebensrate abhängt von dem Typ des Tumors, seiner Lokalisation, der Histologie, der Größe und dem Stadium der Erkrankung, aber nicht vom Ausmaß der durchgeführten Operation.

Schließlich wurden die Chirurgen bei der Behandlung von Metastasen aggressiver. Über viele Jahre hinweg war es ein Standardverfahren, die regionalen Lymphknoten zur Stadieneinteilung, aber auch zur Behandlung der Lymphknotenmetastasen zu entfernen. Wann immer möglich sollten die regionalen Lymphknoten zusammen mit dem Primärtumor zur Stadieneinteilung und zur Therapie entfernt werden. Kürzlich wurde damit begonnen, im Rahmen der systemischen Behandlung bestimmter Karzinome, z. B. Kolon- oder Nierenkarzinome, solitäre Fernmetastasen, speziell solche in Leber und Lunge, zu entfernen. Eine Bestrahlung wird oft durchgeführt bei lokalisierten Metastasen des Mammkarzinoms, des Prostatakarzinoms und anderen. Chemotherapie und hormonelle Therapie werden heutzutage selektiv zur Behandlung einer systemischen Ausbreitung des Tumors durchgeführt. Der radikale Gebrauch der Chemotherapie wurde jedoch in den 80er Jahren ebenso kontrovers beurteilt wie die radikale Chirurgie in den 60er Jahren. Nur die Zeit und die Analyse der gegenwärtigen Ergebnisse wird Licht in das Dunkel dieser Probleme werfen und letztlich den geeigneten Stellenwert einer ultraradikalen Bestrahlung und Chemotherapie für die Zukunft bestimmen.

Was haben wir in den letzten 20 Jahren über die Biologie maligner Erkrankungen gelernt? Wir haben gelernt, daß es kein geregeltes Muster einer Tumorausbreitung gibt. Tumorzellen durchwandern Lymphgefäße durch Embolisation und stellen damit den Wert einer En-Bloc-Dissektion in Frage [6]. Ein positiver Lymphknoten stellt einen Indikator einer Tumor-Wirt-Beziehung dar, die eher die Entwicklung von lokalen Metastasen erlaubt als von Fernmetastasen. Das Blutgefäßsystem ist von besonderer Bedeutung bei der Ausbreitung des Tumors. Komplexe Tumor-Wirt-Beziehungen beeinflussen jede Phase der Erkrankung. Ein operables Karzinom ist bereits potentiell eine systemische Erkrankung. Variationen bei der lokal-regionalen Behandlung scheinen keinen substantiellen Einfluß auf die Überlebensraten zu besitzen.

Heutzutage wissen wir, daß die Parameter der Langzeitüberlebensraten den Typ der Erkrankung Karzinom/Sarkom oder Lymphom beinhalten, die Histologie des Tumors, seine zellulären Charakteristika und seine Differenzierung, das Stadium der Erkrankung, die Größe des Tumors, das involvierte Organsystem – jedes für sich ist etwas Selbständiges und besitzt seine eigenen Wachstumscharakteristika –, die Lokalisation des Tumors innerhalb des Organsystems distal, zentral oder proximal, daß eine Verzögerung in der Diagnose und Behandlung ein weiteres Wachstum des Tumors und die Entwicklung von Metastasen begünstigt und daß Alter des Patienten, Geschlecht und hormoneller Status eine bedeutende Rolle beim Tumorwachstum spielen können. Variationen in der Behandlung, im Ausmaß des chirurgischen Eingriffs und der Rolle der adjuvanten Therapie sind bedeutsam, jedoch von wesentlich geringerer Wichtigkeit als die eben genannten Faktoren. Schließlich können viele solitäre Metastasen durch einen chirurgischen Eingriff oder durch Chemotherapie behandelt werden.

Was heißt nun optimale Behandlung einer malignen Erkrankung in den 80er Jahren? Dazu gehört:
– eine exakte klinische Stadieneinteilung, eine großzügige lokal-regionale Exstirpation des Tumors, wobei soweit wie möglich die Funktion, aber auch das Aussehen des Patienten gewahrt bleiben müssen,
– die zusätzliche Entfernung der regionalen Lymphknoten zum Nutzen einer Stadieneinteilung wie auch zur Therapie (obwohl der Nutzen für die letztere immer noch fraglich ist),
– die adjuvante Bestrahlung, Chemotherapie und hormonelle Therapie jedoch ausschließlich für jene Patienten, bei denen eine Kombinationsbehandlung bisher Hinweise auf einen zusätzlichen Effekt ergeben hat.

Der Stellenwert ultraradikaler Operationen in der Onkologie ist durch die Tatsache in Frage gestellt worden, daß wir heutzutage Tumoren sehen, die kleiner sind und ein frühes und günstigeres Stadium der Erkrankung darstellen. Viele Tumoren können heute durch eine großzügige lokal-regionale Exstirpation im Gesunden komplett entfernt werden. Der moderne Chirurg muß die Tumorbiologie bei der Planung des operativen Eingriffs kennen und berücksichtigen.

Literatur

1. Byrne J (1983) A history of surgery, chapt 1. In: Goldsmith HS (ed) Practice of surgery. Harper & Row, New York, pp 1–60
2. Churchill ED, Sweet RH, Southern L, Scannell JG (1950) The surgical management of carcinoma of the lung. J Thorac Surg 30:349
3. Corman ML (ed) (1984) Carcinoma of the colon. In: Colon and rectal surgery. Lippincott, Philadelphia, pp 267–328
4. Crile G jun (1980) Controversies in thyroid surgery. NY State J Med 80:1832–1835
5. Farrar WB, Cooperman M, James AG (1980) Surgical management of papillary and follicular carcinoma of the thyroid. Ann Surg 192:701–704

6. Fisher B, Redmond ScD, Fisher ER (1980) The contribution of recent NSABP clinical trials of primary breast cancer therapy to an understanding of tumor biology – An overview of findings. Cancer 46:1009–1025
7. Foster RS jun (1978) Morbidity and mortality after thyroidectomy. Surg Gynecol Obstet 146:423–429
8. Grinnel RS (1958) The rationale of subtotal and total colectomy in the treatment of cancer and multiple polyps of the colon. Surg Gynecol Obstet 106:288–292
9. Hayward OS (1965) The history of oncology, I: Early oncology and the literature of discovery. Surgery 58:460–468
10. Hayward OS (1965) The history of oncology, II: The society for investigating cancer. Surgery 58:586–599
11. Hayward OS (1965) The history of oncology, III: America and cancer lectures of Nathan Smith. Surgery 58:745–757
12. Henderson IC, Canellos GP (1980) Cancer of the breast: The past decade. N Engl J Med 302:17–30
13. Hermann RE, Cooperman AM (1979) Cancer of the pancreas. N Engl J Med 301:482–485
14. Hermann RE, Esselstyn CB jun, Crile G jun (1978) Conservative surgical treatment of potentially curable breast cancer. In: Gallager S, Leis HP jun, Snyderman RK, Urban JA (eds) The breast. Mosby, St. Louis, pp 219–231
15. Hermann RE, Esselstyn CB jun, Crile G jun, Cooperman AM, Antunez AR, Hoerr SO (1985) Results of conservative operations for breast cancer. Arch Surg 120:746–751
16. Herter FP, Cooperman AM, Ahlborn TN, Aninori C (1982) Surgical experience with pancreatic and periampullary cancer. Ann Surg 195:274–281
17. Lawrence GH, Walker JH, Pinkers L (1960) Extended resection of bronchogenic carcinoma: A reappraisal and suggested plan of management. N Engl J Med 263:615
18. Leis HP jun (1978) Selective moderate surgical approach for potentially curable breast cancer. In: Gallager S, Leis HP jun, Snyderman RK, Urban JA (eds) The breast. Mosby, St. Louis, pp 232–247
19. Martini N, Flehinger BJ, Zaman MB (1980) Prospective study of 445 lung carcinoma with mediastinal lymph node metastases. J Thorac Cardiovasc Surg 80:390–399
20. Paulson DL, Reisch JS (1976) Long-term survival after resection for bronchogenic carcinoma. Ann Surg 184:324
21. Rosenberg SA, Teppes J, Glatstein E et al. (1982) The treatment of soft-tissue sarcomas of the extremities. Ann Surg 196:305–315
22. Shin MH, Hajdu SI (1981) Management of soft-tissue sarcoma of the extremity. Semin Oncol 8:172–179
23. Thompson NW, Nishiyama RH, Harness JK (1978) Thyroid carcinoma: current controversies. Curr Probl Surg 15:1–67
24. Turnbull RB jun, Kyle K, Watson FR et al. (1967) Cancer of the colon: the influence of the no-touch isolation technic in survival rates. Ann Surg 166:420–427
25. Urban JA (1976) Changing patterns of breast cancer. Cancer 37:111–117
26. Urban JA (1978) Selective radicacal surgical treatment for primary breast cancer. In: Gallager S, Leis HP jun, Snyderman RK, Urban JA (eds) The breast. Mosby, St. Louis, pp 248–270
27. Van Heerden JA, Heath PM, Alden CR (1980) Biliary bypass for ductal adenocarcinoma of the pancreas. Mayo Clinic experience, 1970–1975. Mayo Clin Proc 55:537–540
28. Van Heerden JA, ReMine WH, Weiland LH, McIllrath DC, Ilstrup DM (1981) Total pancreatectomy for ductal adenocarcinoma of the pancreas. Mayo Clinic experience. Am J Surg 142:308–311
29. Veronesi U, Valagussa P (1981) Inefficacy of internal mammary nodes dissection in breast cancer surgery. Cancer 47:170–175
30. Veronesi U, Saccozzi R, DelVechio M et al. (1981) Comparing radical mastectomy with quadrantectomy, axillary dissection and radiotherapy in patients with small cancers of the breast. N Engl J Med 305:6–11
31. Wangensteen OH (1949) Cancer of the colon and rectum: with special reference to (1) earlier recognition of alimentary tract malignancy, (2) secondary delayed re-entry of the abdomen in patients exhibiting lymph node involvement; (3) subtotal primary excision of the colon; (4) operation in obstruction. Wis Med J 48:591–597

Gesichertes und Ungesichertes zur Einschränkung der Radikalität in der Krebschirurgie

Ch. Herfarth

„Die Wahrheit liegt nicht in den Extremen, die Klugheit liegt in deren Vermeidung. Sein Operieren kennzeichnet im Chirurgen den Techniker, seine Anzeigenstellung im Chirurgen den Arzt."

Dieses Zitat von K. H. Bauer hat gerade in der Karzinomchirurgie vornehmste Bedeutung. Die Frage nach der erforderlichen operativen Radikalität und deren möglichst sukzessiven Einschränkung bleibt die Kernfrage bei der Behandlungsplanung bösartiger Tumoren. Verstümmelnde Eingriffe zu vermeiden, ohne die Prognose zu verschlechtern, ist ein wesentliches Problem der klinischen Forschung in der chirurgischen Onkologie.

Definition der Radikalität

Der Radikalitätsbegriff in der Karzinomchirurgie wechselt. Ein „zu viel" oder ein „zu wenig" in der chirurgischen Therapie eines bösartigen Tumors wurde historisch gesehen ganz unterschiedlich beurteilt. Nicht immer ist diese Entwicklung konsequent, sondern sie unterliegt fördernden und hemmenden Einflüssen. Als Grund kann ein sich wandelndes biologisches Verständnis der Tumorerkrankung gesehen werden [14, 15]. Basis für die chirurgische Therapiekonzeption muß aber die Kenntnis über die Ausbreitungsmechanismen der Erkrankung und deren natürlicher Verlauf sein. Der wesentliche Schlüssel bleibt die kritische klinische Beurteilung unter Einbeziehung pathoanatomischer Fakten, biochemischer Daten und immunologischer Beobachtungen im weitesten Sinne. Schließlich geht es um die Einbeziehung anderer, nichtchirurgischer Therapieverfahren.

Ein klassisches Beispiel für die Veränderung des Radikalitätsbegriffs ist die unterschiedliche Auffassung der kurativen Zielsetzung in der Mammakarzinomchirurgie. Während bis zu den 60er Jahren die Halsted-Operation als das Verfahren der Wahl galt, um ausreichend radikal zu sein, änderte sich diese Meinung in den 70er Jahren entscheidend zugunsten der modifiziert radikalen Mastektomie. In jüngster Zeit stehen nun lokale Verfahren im Vordergrund. Die Zusammenstellung von Wilson et al. [35] über die Eingriffsarten in den USA oder die Dokumentation in der Südwestdeutschen Mammakarzinomstudie [11] demonstrieren diese Entwicklungstendenzen (Abb. 1 und 2).

Während sich so der chirurgische Radikalitätsbegriff verändert, muß von der Ausbreitung des Karzinoms die Bezeichnung der Radikalität auf das Karzinom tragende Organ und das abhängige drainierende Lymphabfluß- bzw. Lymphknotengebiet bezogen werden. Da mit „Radikalität" nur die morphologische Dimension des chirurgischen Eingriffs erfaßt wird, hat sich in der Klinik mehr und mehr die Bezeichnung des „kurativen" chirurgischen Eingriffs durchgesetzt. Radikalität und

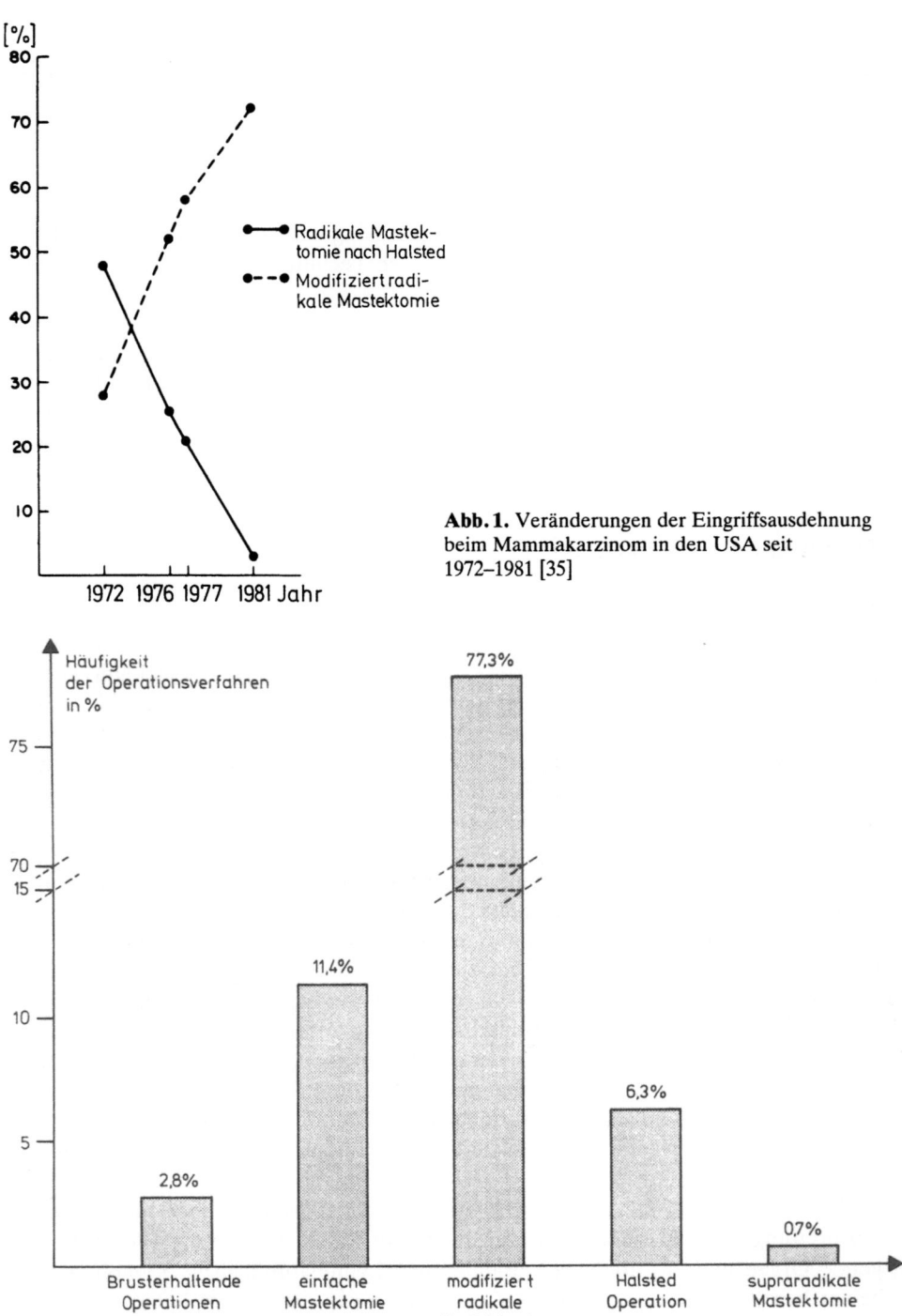

Abb. 1. Veränderungen der Eingriffsausdehnung beim Mammakarzinom in den USA seit 1972–1981 [35]

Abb. 2. Häufigkeit der einzelnen Operationsarten beim Mammakarzinom im Rahmen der Südwestdeutschen Mammakarzinomstudie 1971–1975 ($n = 1642$) [11]

Kuration kommen dann zur Deckung, wenn mit dem chirurgischen Eingriff das den Tumor tragende Organ oder zumindest ein wesentlicher Teil des Organs zusammen mit dem Lymphabflußgebiet exstirpiert wird [14].

Schlüssig und logisch ist dieses chirurgisch-onkologische Konzept für Lymphabflußgebiete als „Einbahnstraßen", die mit dem operativen Eingriff gut erfaßt werden können. Dies gilt für das Hauptabstromgebiet des Rektumkarzinoms. Die Problematik wird beim Pankreaskarzinom evident, da der Lymphabfluß einem stark verzweigten, Sprünge erlaubenden Drainagesystem folgt.

Trotzdem muß angenommen werden, daß mit einer gezielten Lymphknotenchirurgie eine bessere Kuration erreicht wird. Bezogen auf Tumor und Lymphknoten muß der Chirurg seine Möglichkeiten wahrnehmen. Die systemische Ausbreitung durch weitere Metastasierung entzieht sich dem chirurgischen Eingriff fast ausschließlich. Die extremen chirurgischen Eingriffe mit supraradikaler Ausräumung der Lymphknotenregion haben auch die in sie gesetzten Erwartungen nicht erfüllt. Als Beispiel können die Ergebnisse der erweiterten supraradikalen Mastektomie oder der regionalen Pankreatektomie jeweils mit ihrer höheren Morbidität und Letalität herangezogen werden.

Klassische radikale Eingriffe

Typische chirurgisch radikale Eingriffe, die sich z. Z. in ihrer Konzeption sicherlich nicht ändern werden, da sie mit einer hohen potentiellen Kuration einhergehen, sind die Eingriffe am Organ und Lymphabflußgebiet beim Kolon- bzw. Rektumkarzinom und Magenkarzinom. Die Analyse der Überlebenszahlen bei den distalen Kolon- bzw. Rektumeingriffen mit hoher oder tiefer A.-mesenterica-Ligatur, d. h. radikaler oder nicht ausreichender Lymphknotenausräumung, unterstreicht, daß bei Tumoren mit kolonnahen Lymphknotenmetastasen die Überlebenszeit deutlich verbessert werden kann [25] (Tabelle 1). Auch für das Magenfrühkarzinom gibt es ähnliche Beobachtungen mit einer günstigeren Überlebensquote bei Primärchirurgie mit Lymphadenektomie gegenüber nicht ausreichender Lymphknotenoperation entsprechend der traditionellen Ulkuschirurgie [27] (Abb. 3).

In einer eigenen Beobachtungsstudie zusammen mit der Chirurgischen Universitätsklinik Mannheim fanden wir äußerst günstige Fünfjahresüberlebensquoten im Vergleich zu anderen Daten [6], die wir auf die im Therapieprotokoll festgehaltene systemische Lymphadenektomie zurückführen. Die Überlebensraten im Stadium II

Tabelle 1. Überlebensrate nach hoher und tiefer Ligatur der A. mesenterica inferior mit entsprechender Lymphknotenausräumung [25]

Ligatur der A. mesenterica inferior	Fünfjahresüberlebensrate (Stadium C_1 nach Dukes) [%]	
Hoch	65,5	$(p < 0,001)$
Tief	46,7	

Keine Differenz bei Stadium A, B und C_2 nach Dukes.

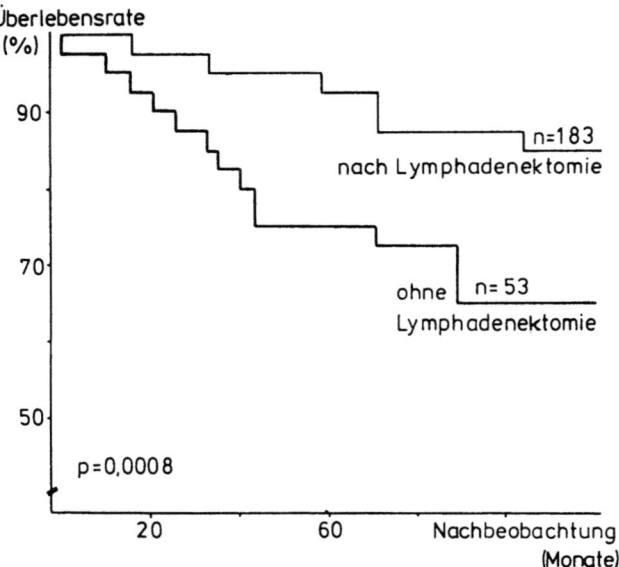

Abb. 3. Überlebenszeit bei Patienten mit einem Magenfrühkarzinom ($n = 236$). 53 Patienten ohne Lymphadenektomie zeigten einen signifikant schlechteren Verlauf [27]

und III der Erkrankung sind nahezu doppelt so hoch wie bei den traditionell erreichten Ergebnissen (Abb. 4 und 5).

Einschränkung der Radikalität

Das Kriterium für Einschränkung der Radikalität ist Tumorgröße, Tumorlokalisation und im weitesten Sinne Tumorbiologie, d. h. Kenntnisse über die Tumorklassifikation, den Malignitätsgrad und den natürlichen Verlauf der Erkrankung. Für eine Einschränkung der Radikalität lassen sich mehrere Ansätze finden:

1) *Die Radikalität des Eingriffs wird für das Organ selbst reduziert, sie bleibt jedoch für das Lymphabflußgebiet unverändert.* Basis für die Überlegung ist, daß multizentrisches oder diskontinuierliches Wachstum des Tumors im Organ selbst keine Rolle spielt und die örtliche Infiltration auch mit einer Teilorganentfernung beherrscht wird. Das Lymphabflußgebiet wird aus Gründen der Stadiendefinition oder auch mit dem Ziel einer chirurgischen Kuration entfernt.

Für das Mammakarzinom liegen heute 4 prospektive kontrollierte randomisierte Studien vor [8, 13, 30, 36], die nachweisen, daß bei kleinen Tumoren der Mamma die Fünfjahresüberlebensquote durch eine lokale Tumorentfernung oder Segmentresektion der Brust in Kombination mit einer Strahlentherapie nicht negativ beeinflußt wird. Dies gilt auch für das krankheitsfreie Intervall und die lokale Rezidivrate. Die lokale Rückfallinzidenz steigt an, wenn auf eine Strahlentherapie verzichtet wird. Ein Einfluß auf das Überleben durch diese vermehrte örtliche Tumorkontrolle ist nicht erwiesen (Abb. 6).

Gesichertes und Ungesichertes zur Einschränkung der Radikalität in der Krebschirurgie 429

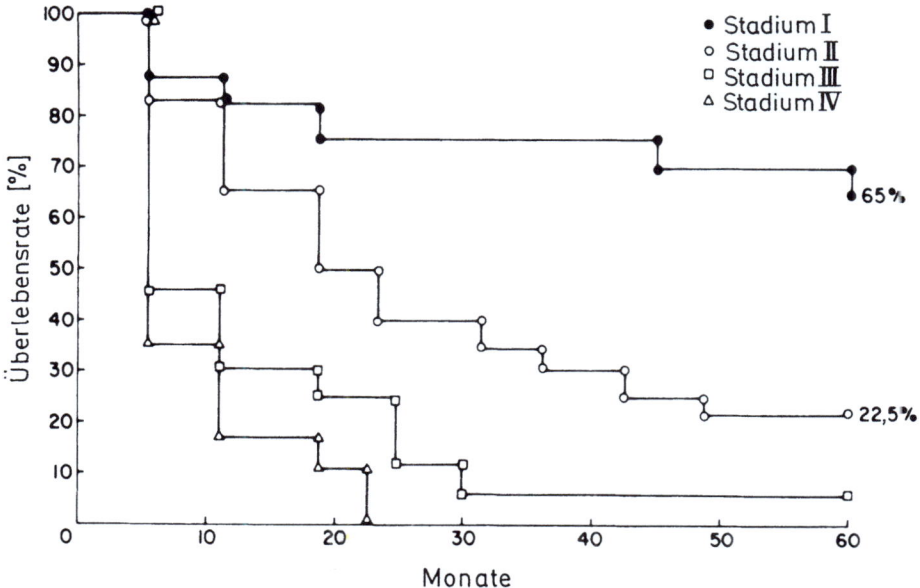

Abb. 4. Fünfjahresüberlebensraten beim Magenkarzinom in Abhängigkeit vom Stadium. Ergebnisse der Cleveland-Clinic [6]

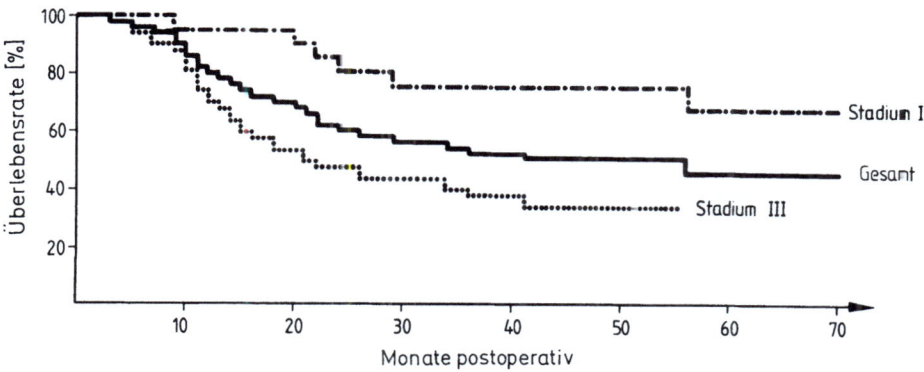

Abb. 5. Fünfjahresüberlebensraten in Abhängigkeit vom Stadium im Rahmen einer prospektiv kontrollierten Studie (Gastrektomie und Resektion beim Magenkarzinom jeweils mit Lymphadenektomie) (16 und unpublizierte Daten)

Ungesichert bleibt die Frage über den Langzeitverlauf bei Mammakarzinompatientinnen mit diesem Therapieverfahren. In Verbindung mit den jüngsten Untersuchungen von Brinkley u. Haybittle [2] wissen wir, daß auch noch nach 30 Jahren die Überlebensquote beim kleinen Mammakarzinom im Sinne einer früheren Absterberate beeinflußt wird (Abb. 7). Weiterhin ist nichts bekannt über die sekundären Folgen der Strahlentherapie der Brust, es fehlen Daten über Folgekarzinome und ausreichend lange Erfahrungsberichte über die Beurteilbarkeit der bestrahlten Mamma.

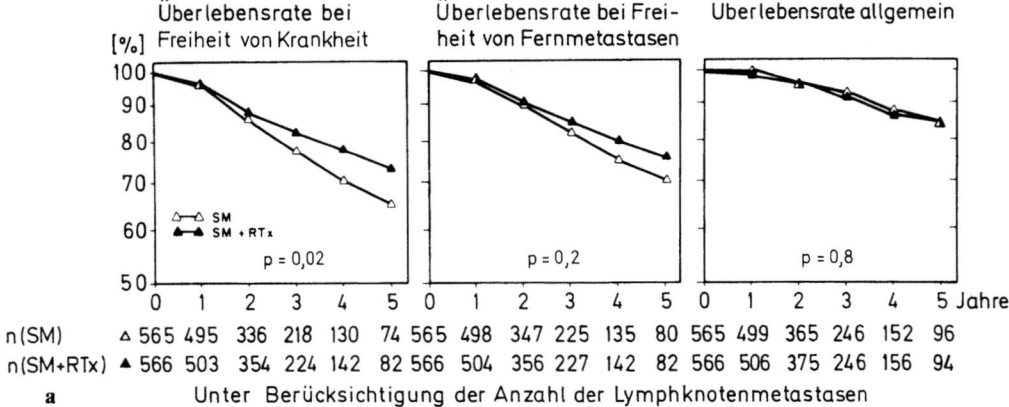

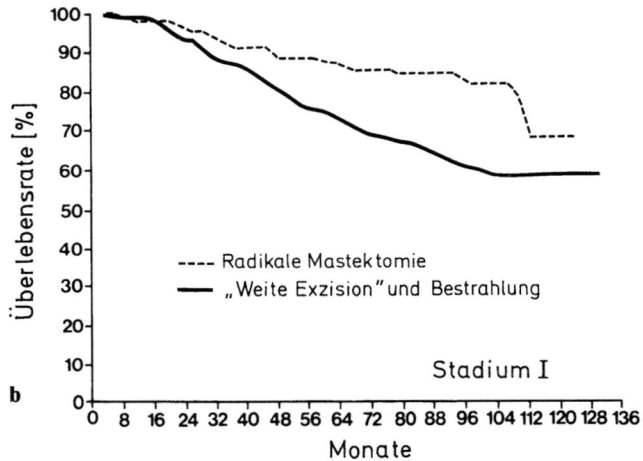

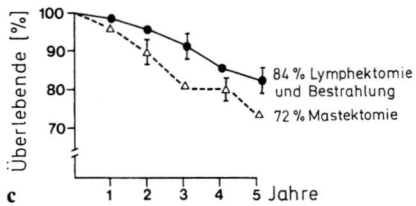

Abb. 6a–d. Ergebnisse von 4 prospektiven Studien zur organerhaltenden Therapie beim Mammakarzinom. **a** NSABI-Studie. Die Überlebensrate nach segmentaler Mastektomie *(SM)* und segmentaler Mastektomie mit Strahlentherapie *(SM+RT×)* ist identisch. Es findet sich tendenziell ein gewisser Unterschied hinsichtlich krankheitsfreiem Intervall [7, 8]. **b** Guy's-Hospital-Studie. Im Stadium I finden sich keine Differenzen zwischen radikaler Mastektomie und weiter Exzision mit Bestrahlung [13]. **c** Sarrazin-Studie: Die Ergebnisse nach lokalem Verfahren mit Bestrahlung zeigen etwas günstigere Überlebensraten nach 5 Jahren beim Mammakarzinom im Stadium pT_1N_{0-1} [30]. **d** Mailänder Studie: Es findet sich kein Unterschied in der Überlebensrate nach Quadrantenexstirpation mit Bestrahlung oder nach radikaler Mammaamputation nach Halsted über 6 Jahre [36]

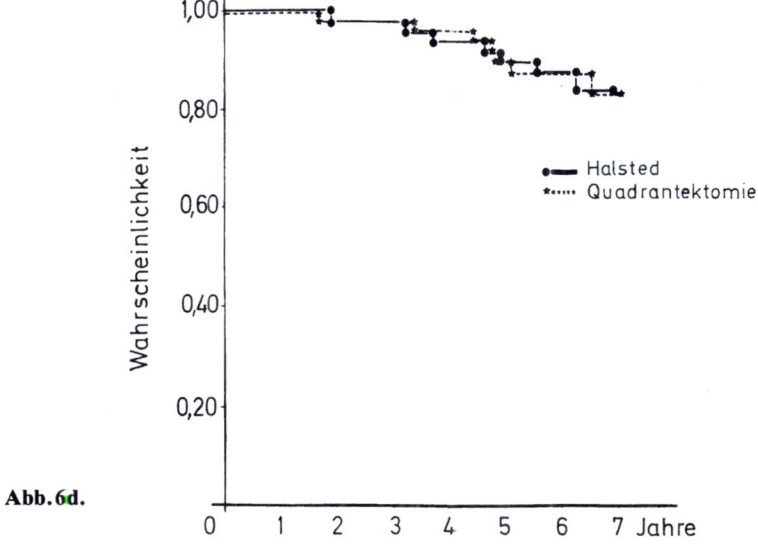

Abb. 6d.

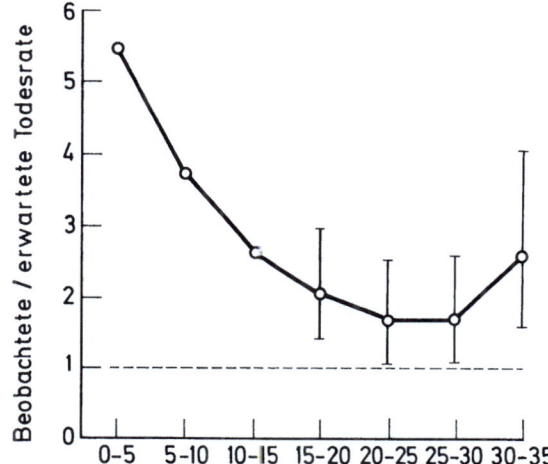

Abb. 7. Verhältnis zwischen erwarteter bzw. errechneter Todesrate und beobachteter Todesrate nach Mammakarzinomoperation in Fünfjahresabständen [2]

Für die Therapie des Magenkarzinoms wird in der Regel die Gastrektomie als Verfahren der Wahl empfohlen, um das Lymphabflußgebiet ausreichend zu berücksichtigen und kontinuierliches bzw. diskontinuierliches Wachstum des Tumors in der Magenwand miteinzubeziehen. Die Ansichten über die Ausdehnung des Eingriffs beim Antrumkarzinom gehen jedoch auseinander [16]. Die Gastrektomie als Regeleingriff wird von der einen Seite gefordert und von anderer Seite allein die subtotale Resektion mit Lymphadenektomie. Ergebnisse einer eigenen prospektiv kontrollierten Beobachtungsstudie zeigen nach jetzt mehr als 5 Jahren Beobachtungszeit identische Überlebensraten nach Gastrektomie und subtotaler Magenresektion jeweils mit

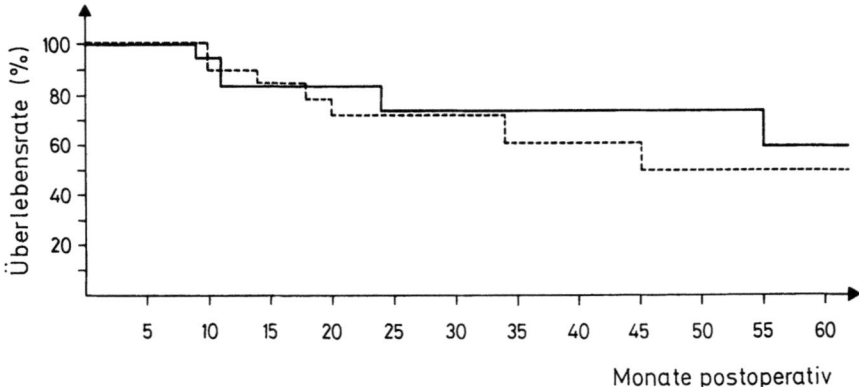

Abb. 8. Eigene prospektive kontrollierte Studie zur chirurgischen Therapie bei Patienten mit einem Antrumkarzinom. ──── Überlebensrate bei Gastrektomie, ─ ─ ─ Überlebensrate bei subtotaler Resektion, jeweils mit Lymphadenektomie

Lymphadenektomie beim Magenkarzinom (Abb. 8). Eine Einschränkung der Radikalität bezogen auf das Organ „Magen" kann somit beim Antrumkarzinom des Magens empfohlen werden.

Unsicher bleibt bei dieser Analyse der Einfluß des Tumortyps auf die Überlebensrate. Obwohl multizentrisches Wachstum eine Rolle zu spielen scheint, ist sein Einfluß ungeklärt. Eine eigene Untersuchung an 110 Patienten mit einem Magenfrühkarzinom zeigte, daß immerhin bei 15% der Patienten ein multizentrisches Wachstum zu verzeichnen war [32].

2) *Die Einschränkung der Radikalität bezieht sich auf Organ und Lymphknotenabflußgebiet.* Basis hierfür sind die tumorbiologischen Kenntnisse und Daten zum natürlichen Verlauf der Erkrankung.

Das Verfahren der Wahl beim differenzierten Schilddrüsenkarzinom ist die Thyreoidektomie mit modifizierter Lymphknotenausräumung des Halses bei befallenen Lymphknoten. Schon in den 60er Jahren haben aber eine Reihe von Autoren (Tabelle 2) darauf hingewiesen, daß beim papillären Schilddrüsenkarzinom eine Lobektomie mit subtotaler Resektion kontralateral ausreicht. Diese Daten wurden in unser Schrifttum nicht allgemein übernommen. Grund hierfür ist v. a. die Überlegung, daß die Daten aus nordamerikanischen Bereichen nicht den epidemiologischen Bedingungen unserer Region zu entsprechen brauchen. Die Analyse des eigenen Krankengutes [23] zeigt nun, daß auch für das im Vergleich zum amerikanischen Krankengut epidemiologisch differente Schilddrüsenkarzinom ähnliche Überlebensquoten über 10 und mehr Jahre bestehen (Abb. 9).

Weniger radikales Vorgehen beeinflußt nicht die Überlebensrate, die lokale Rezidivfrequenz steigt jedoch an [23]. Es ist hervorzuheben, daß auch bei einer Beobachtungszeit von 15 Jahren die Häufigkeit der Lokalrezidive bzw. die damit verbundene sekundäre Therapie keinen Einfluß auf die Überlebenszahlen hat. Weiterhin unsicher ist der Einfluß des Alters auf die therapeutischen Vorstellungen, da der Alterssprung zwischen 40 und 50 nicht allgemein beobachtet wird.

Tabelle 2. Prognose nach Operation eines papillären Schilddrüsenkarzinoms

Autor/Jahr	n	Nach-untersuchung [Jahre]	Operationsverfahren	Rezidiv-rate [%]	Über-lebensrate [%]
Woolner 1969					
Okkultes Karzinom	240	25	Subtotale Resektion/ Lobektomie	Nicht angegeben	68
Intrathyreoidales Karzinom	348	25	Subtotale Resektion/ Lobektomie	Nicht angegeben	62
Cady 1978					
Intrathyreoidales Karzinom	437	15	Subtotale Resektion/ Lobektomie	12	94,5
Hubert 1980					
Okkultes Karzinom	137	25	Subtotale Resektion/ Lobektomie	10	99
McConahey 1981	820	25	Subtotale Resektion/ Lobektomie	Nicht angegeben	86
Mazzaferri 1981					
Alle papillären Karzinome	576	10	Subtotale Resektion/ Lobektomie	19 / 11	98,5 / 99
Nur okkultes Karzinom	153		Thyreoidektomie	5	100

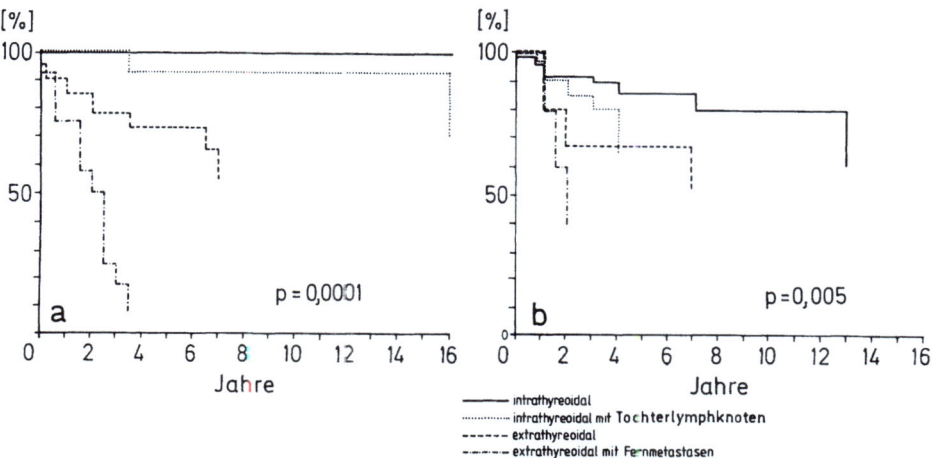

Abb. 9a,b. Retrospektive Analyse der papillären Schilddrüsenkarzinome (Chirurgische Universitätsklinik Heidelberg). **a** Abhängigkeit des Überlebens, **b** des rezidivfreien Intervalls vom Tumorstadium (u = 110) [23]

Das lokale Vorgehen beim Rektumkarzinom bedeutet gleichzeitig Verzicht auf Lymphbahn- und Lymphknotenchirurgie. Die Analyse des Krankengutes des St. Marks-Hospitals durch Morson gab die entscheidenden Impulse [24]. Voraussetzung ist eine klare klinische Stadiendefinition, wie sie Mason beschrieben hat. Unsicher ist der Einfluß des Tumorgradings auf lokale Rückfallhäufigkeit und Über-

Tabelle 3. Daten zur lokalen Exzision beim Rektumkarzinom

Autor/Jahr	n		Lokalrezidive [%]	Fünfjahresüberlebensrate [%]	Tod durch Karzinom [%]
Deddish 1974	86			84	
Morson 1977 Hawley 1980	119		8,3	82	5,5
Hermanek 1980	⎫ <71	Niederes Risiko	10 / 15	83	6
Scheele 1985	⎭ <117	Hohes Risiko	43 / 32		32

Tabelle 4. Vergleich der Fünfjahresüberlebensrate beim Rektumkarzinom in Bezug auf lokales und radikales Vorgehen (typische Karzinomoperation) (Chirurgische Universitätsklinik Heidelberg)

	Lokal	Radikal
Mittlere postoperative Beobachtungszeit (Monate)	38	43
Fünfjahresüberlebensrate (Life-table-Analyse) [%]	95,5	93,2

Tabelle 5. Daten zur Elektrokoagulation des Rektumkarzinoms

Autor/Jahr	n	Lokalrezidive [%]	Fünfjahresüberlebensrate [%]	Tumorfreie Fünfjahresüberlebensrate [%]
Madden 1979	175	23	70	53
Crile 1972	62	13	68	60
Van Slooten 1980	80	18	72	66

lebensrate. Eine Zusammenstellung über die größeren Untersuchungen zu dieser Frage zeigt ausgezeichnete Heilungs- und Überlebensquoten (Tabelle 3). Ähnliche Erfahrungen sind am eigenen Krankengut zu registrieren. Bei Rektumkarzinomen (Stadien C_1 und C_2 nach Mason) traten keine Differenzen in der Überlebensrate zwischen Patienten mit lokaler Exzision oder typischer radikaler Karzinomoperation auf (Tabelle 4).

Während bei dem lokalen Verfahren der Exzision der Tumor zumindest als Ganzes entfernt wird, verdienen die anderen Methoden besondere Beachtung, da die Geschwulst nur örtlich zerstört wird: die Elektrokoagulation und die lokale Bestrahlung. Die Resultate der Elektrokoagulation liegen verhältnismäßig ungünstig (Tabelle 5). Eine Selektion beeinflußt wohl diese recht ungünstigen Erfahrungen der lokalen Tumorzerstörung. Inwieweit die günstigen Erfahrungen von Papillon bei einer Bestrahlung [28, 29] auch durch eine Auswahl der Patienten verursacht werden, bleibt unklar (Tabelle 6). Allerdings hat Papillon das Protokoll der intrakavitä-

Tabelle 6. Daten zur Bestrahlung des Rektumkarzinoms

Autor/Jahr	n	Ausdehnung und Art	Lokal-rezidive [%]	Fünfjahres-überlebensrate [%]	Tod durch Karzinom [%]
Papillon 1975 u. 1982	280	<3 cm	4,6	80	6
		>3 cm	7	58	23
		Ulzerös	10	70	12
		Polypös	4	73	10

Tabelle 7. Daten zur Operation von Lebermetastasen (Überlebensraten)

Autor/Jahr		n	Überlebensrate (%) nach		
			2 Jahren	3 Jahren	5 Jahren
Iwatsuki u. Starzl 1983	Anatomische Lappenresektion	43		70	53
Fortner 1984	Anatomische Lappenresektion	27		67	
	Keilresektion	10		66	
Foster 1981	Anatomische Lappenresektion	46			13
	Keilresektion	94			24
Attiyeh 1978	Keilresektion	19		56	
Eigene Ergebnisse 1985		37	58		

ren Bestrahlung ausgeweitet. Während er in den 70er Jahren allein die polypoiden Tumoren bestrahlte, bezog er in jüngster Zeit auch die exulzerierten Geschwülste unter zusätzlicher interstitieller Therapie in das Konzept mit ein.

3) *Metastasenchirurgie ist per definitonem eine Chirurgie eingeschränkter Radikalität.* Metastasen wachsen örtlich infiltrierend oder expansiv, sie breiten sich in der Regel nicht lymphogen aus, sieht man von der lymphogenen Metastasierung ab. So wird sich die Chirurgie einer Metastase immer auf den Tumor tragenden Organteil beschränken, ausgedehntere Resektionen wären fehlindiziert. Es erübrigt sich beispielsweise eine Diskussion über die richtige Form der Leberresektion bei Lebermetastasen. Eine grundsätzliche Hemihepatektomie bei Lebermetastasen wäre nicht logisch. Die Daten der Überlebensraten nach Hemihepatektomie oder kleineren Resektionen im Bereich der Leber, seien es Segmentresektionen oder allein Metastasenentfernungen als Keilexzisionen, sind daher gleich (Tabelle 7). Einzig die Zahlen der Arbeitsgruppe um Starzl [19] weisen auf günstigere Überlebensergebnisse nach ausgedehnten anatomischen Resektionen bei Lebermetastasen hin [19]. Bei diesem Krankengut handelt es sich jedoch um Patienten mit großen solitären Leberabsiedlungen, so daß man auf ein stark selektioniertes Krankengut schließen muß. Hervorzuheben ist die Tatsache, daß prognostisch keine Unterschiede nach Operation synchroner oder metachroner Lebermetastasen nachzuweisen sind.

Unstrittig bleibt, daß Lebermetastasen nur dann chirurgisch entfernt werden sollten, wenn sie solitär oder singulär auftreten. Bei bis zu 4–5 Metastasen finden sich dann auch keine wesentlichen prognostischen Unterschiede. Unbeantwortet ist die

Frage nach dem Einfluß des TNM-Stadiums des Primärtumors auf die Form der Metastasierung. Ungeklärt ist auch die Stadiendefinition bei Lebermetastasen, um zu einer sauberen Therapie und Erfolgsbeurteilung zu kommen. So bleibt letzthin die Definition der Patientengruppe bisher nicht befriedigend, die sich am ehesten für eine Metastasenentfernung eignet. Die Erfahrung zeigt jedoch, daß nur die Entfernung von Metastasen kolorektaler Karzinome Erfolg verspricht.

4) *Einschränkung der Radikalität gelingt dann, wenn durch additive Maßnahmen wie Strahlentherapie und Chemotherapie der Tumor komplett beseitigt oder erheblich verkleinert wird.* Die isolierte Extremitätenperfusion bei Weichteiltumoren mit konsekutiver, vollkommener Rückbildung der Geschwulst wäre hierfür ein Beispiel. Dem entsprechen auch die Erfahrungen einer kombinierten Radio- und Chemotherapie beim Anal- und kloakogenen Karzinom [26]. Unter dieser Behandlung verbleibt vom Tumor möglicherweise nur noch eine Narbe. Auch im Narbengewebe lassen sich vitale Tumorzellen mit den üblichen histologischen Methoden nicht nachweisen. Eigene Erfahrungen zeigen jedoch, daß durch Aufarbeitung mit immunhistochemischer Färbung kleine Tumorreste doch noch in dem stark sklerosierten Gebiet aufzuweisen sind. Es muß offen bleiben, inwieweit diese Tumorzellnester noch vital sind und ihre biologische, d. h. maligne Potenz behalten haben.

Schlußfolgerung

Überlegungen über die noch notwendige Radikalität bzw. ihre Begrenzung gehören zu den Kernfragen der chirurgischen Therapieplanung bösartiger Tumoren. Sie zeichnen die chirurgische Onkologie aus. Verfahren mit eingeschränkter örtlicher Radikalität dürfen nicht intuitiv versucht werden, da sie im einzelnen Fall zur Katastrophe führen können, denn nach wie vor bleibt der kurative Effekt des Primäreingriffs entscheidend. So bedeutet Abkehr von dem Radikalitätsprinzip potentielle Gefährdung des Patienten. Für eine Änderung der Radikalität des Vorgehens müssen ausreichend wissenschaftliche Daten über Morbidität, krankheitsfreies Intervall und Überleben und auch befriedigende Kenntnisse über den natürlichen Verlauf vorliegen. Voraussetzung für eine Einschränkung der Radikalität ist daher die prospektive kontrollierte klinische Untersuchung oder die paradigmatische klinische Beobachtung mit dem Versuch der wissenschaftlichen Analyse.

Literatur

1. Attiyeh FF, Wanebo HJ, Stearns WM (1978) Hepatic resection for metastasis from colorectal cancer. Dis Colon Rect 21:160
2. Brinkley D, Haybittle JL (1984) Long-term survival of women with breast cancer. Lancet II:1118
3. Cady B, Sedgwick CE, Meissner WA, Wool MS, Salzmann FA, Werber J (1978) Risk factor analysis in differentiated thyroid cancer. Cancer 43:810
4. Crile G, Turnbull RB (1972) The role of electrocoagulation in the treatment of carcinoma of the rectum. Surg Gynecol Obstet 135:391
5. Deddish NR (1974) Local excision. Surg Clin North Am 54:877

6. Diehl JT, Hermann RE, Cooperman AM, Hoerr SO (1983) Gastric carcinoma. Ann Surg 198:9
7. Fischer B, Montague E, Redmond C et al. (1977) Comparison of radical mastectomy with alternative treatments for primary breast cancer: a first report of results form a prospective randomized clinical trial. Cancer 39:2827
8. Fischer B, Bauer M, Margelesie R et al. (1985) Five-year results of a randomized clinical trial comparing total mastectomy and segmental mastectomy with of without radiation in the treatment of breast cancer. N Engl J Med 312:165
9. Fortner JG, Silva JS, Golbey RB, Cox EB, McLean BJ (1984) Multivariate analysis of a personal series of 247 consecutive patients with liver metastases from colorectal cancer. 1. Treatment by hepatic resection. Ann Surg 199(3):357
10. Foster JH, Lundy J (1981) Liver metastases. Curr Probl Surg 13:157
11. Friedl W, Henningsen B, Reichel R, Häring R (1985) Überlebens- und Rezidivraten des Mamma-Karzinoms unter Berücksichtigung der Radikalität der primär operativen Behandlung. 10-Jahresergebnisse der Südwestdeutschen Mamma-Karzinom-Studie. Langenbecks Arch Chir (Kongreßband 1985)
12. Hawley PR, Ritschie JK (1980) Indication, technique and results of transanal tumour excision in cases of lower rectal carcinoma. In: Reifferscheid M, Langer S (Hrsg) Der Mastdarmkrebs. Thieme, Stuttgart, S 46
13. Hayward J (1981) The surgeons rule in primary cancer. Breast Cancer Res Treat 1:27
14. Herfarth C (1982) Die Bedeutung der Radikalität für die operative Therapie des Mammakarzinoms. In: Frischbier HJ (Hrsg) Die Erkrankung der weiblichen Brustdrüse. Thieme, Stuttgart, S 180
15. Herfarth C (1985) Chirurgische Prophylaxe bei Präkanzerosen und nichtinvasiven Karzinomen der Mamma. Langenbecks Arch Chir (Kongreßband 1985)
16. Herfarth C, Merkle P, Schlag P (1981) Das Magencarcinom. Chirurg 52:193
17. Hermanek P, Altendorf A, Gunselmann W (1980) Photomorphologische Aspekte zu kontinenzerhaltenden Therapieverfahren bei Mastdarmkrebs. In: Reifferscheid M, Langer S (Hrsg) Der Mastdarmkrebs. Thieme, Stuttgart, S 1
18. Hubert JP, Kiernan PO, Beahrs OH, McConahey WM, Woolner LB (1980) Occult papillary carcinoma of the thyroid. Arch Surg 115:395
19. Iwatsuki S, Shaw BW, Starzl TE (1983) Experience with 150 liver resections. Ann Surg 197(3):247
20. Madden JL (1979) L'electrocoagulation dans le traitement du cancer du rectum. Chirurg 105:15
21. Mazzaferri EL, Young RL (1981) Papillary thyroid carcinoma: a 10 years follow-up report of the impact of therapy in 576 patients. JAMA 70:511
22. McConahey WM, Taylor WF, Gorman CA, Woolner LB (1981) Retrospective study of 820 patients treated for papillary carcinoma of the thyroid at the Mayo Clinic between 1946 and 1971. In: Andreoli M, Monew F, Robbings J (eds) Advances in thyroid neoplasia. Field Educational Italia Rome
23. Meybier H, Herfarth C, Wahl RA, Abel U, Tschahargane C (1983) Retrospektive klinische Studien als Basis für die Therapiewahl beim Schilddrüsencarcinom. Chirurg 54:203
24. Morson BC, Bussey HJ, Samoorian S (1977) Policy of local excision for early cancer of the colorectum. Gut 18:1045
25. Nicholls RJ (1982) Surgery colorectal cancer. Springer, Berlin Heidelberg New York (Recent results in cancer research, vol 83, p 101)
26. Nigro ND (1984) An evaluation of combined therapy for squeameous cell cancer of the anal canal. Dis Rectum Colon 28:783
27. Ostertag H, Choritz H, Georgii A (1984) Lymphadenektomie und Überlebenszeit beim Frühkarzinom des Magens. In: Rohde H, Troidl H (Hrsg) Das Magenkarzinom. Thieme, Stuttgart, S 170
28. Papillon J (1975) Intracavitary irradiation of early rectal cancers for cure. A series of 186 cases. Cancer 36:696
29. Papillon J (1982) Rectal and anal cancers. Springer, Berlin Heidelberg New York
30. Sarrazin D, Lê MH, Fontaine MF, Arriagade R (1983) Conservative treatment versus mastectomy in T_1 or small T_2 breast cancer – a randomized clinical trial. In: Harries JR, Hellmann S, Sieln W (eds) Conservative management of breast cancer. Lippincott, Philadelphia, p 101
31. Scheele J, Gall FP, Hermanek P (1985) Lokale Tumorentfernung beim Rektumkarzinom. In: Winkler R (Hrsg) Anorektale Kontinenz. Zuckschwerdt, München, S 116

32. Schlag P, Meister H, Merkle P, Herfarth C (1981) Chirurgische Aspekte des Magenfrühkarzinoms. Chirurg 52:462
33. Slooten EA van, Dobbenburgh OA van (1980) Electrofulguration for rectal cancer. In: Welvaart K (ed) Colorectal cancer. Leiden University Press, The Hague, p 175
34. Veronesi U, Saccozzi R, Del Vechio M et al. (1981) Comparing radical mastectomy with quadrantectomy, axillary dissection and radiotherapy in patients with small cancers of the breast. N Engl J Med 305:6
35. Wilson RE, Donegan WL, Mettlin C (1984) The 1982 national survey of carcinoma of the breast in the Unites States by the American College of Surgeons. Surg Gynecol Obstet 159:309
36. Woolner LB, Beahrs OH, Block BM, McConahey WM, Keatins FR (1969) Long-term survival rates. In: Hedinger CE (ed) Thyroid cancer. Springer, Berlin Heidelberg New York

Wertigkeit der Lymphknotendissektion bei Tumoren des oberen Gastrointestinaltrakts

Y. Mishima

Es ist schon mehr als ein Jahrhundert vergangen, seit im Jahre 1881 dem großen Chirurgen Prof. Theodor Billroth die erste chirurgische Behandlung des Magenkrebses gelang. Seither hat die Therapie des Magenkrebses auch in Japan große Fortschritte gemacht.

Die Statistik des japanischen Gesundheitsministeriums zeigt einen Wechsel bei den Todesursachen in Japan auf. In der ersten Hälfte des 20. Jahrhunderts waren Infektionen die häufigste Todesursache. Nach dem raschen Rückgang der Infektionskrankheiten traten bei uns „Erwachsenenkrankheiten" wie zerebrale Angiopathien, maligne Neoplasien, Herzkrankheiten u. a. in den Vordergrund. Im Jahre 1980 nahmen maligne Neoplasien die erste Stelle unter den Todesursachen ein. 170130 Patienten starben daran, d. h., die Karzinomsterbefälle machten 23,9% der Gesamttodesursachen aus. Außerdem traten 144,2 bösartige Neuerkrankungen pro 100000 der Bevölkerung auf.

Wenn man die Krebsmortalität in Japan mit der in anderen Ländern vergleicht, so ist festzustellen, daß in den anderen Ländern bei Männern der Lungenkrebs die häufigste Todesursache ist und bei Frauen das Mammakarzinom.

In Japan dagegen ist nach Lokalisationen aufgeschlüsselt der Magenkrebs unter den Malignomen für beide Geschlechter die häufigste Todesursache. Er macht bei den Männern 30,3% und bei den Frauen 26,7% der Krebstodesfälle aus.

Es ist daher nur zu verständlich, daß wir dem Studium des Magenkrebses besondere Aufmerksamkeit schenken.

Für den Magenkrebs gibt es verschiedene histologische Klassifikationen. Für den Kliniker ist eine Klassifikation wünschenswert, die den Wachstums- und Metastasierungstyp des Krebses sowie gleichzeitig seine postoperative Prognose widerspiegelt. Histologisch läßt sich der Magenkrebs grob in 2 Hauptgruppen einteilen: die Gruppe, in der die Krebszellen keine Drüsengänge bilden und damit zerstreut oder strangartig vorliegen, wird als undifferenziertes Adenokarzinom bezeichnet; die Gruppe, in der die Krebszellen Gänge ausbilden, als differenziertes Adenokarzinom.

Im folgenden wird gezeigt, wie diese Klassifikation den Entwicklungstyp und die Prognose des Magenkrebses exakt widerspiegelt [5].

Man bezeichnet den Magenkrebs, der nur bis zur Submukosa reicht, als frühen Magenkrebs, und den, der die Submukosa durchbrochen hat, als fortgeschrittenen Magenkrebs. Der frühe Magenkrebs läßt sich weiter unterteilen in einen solchen mit erhabener Schleimhautoberfläche und in einen mit eingesenkter Schleimhautoberfläche. Im folgenden soll der Zusammenhang zwischen der oben erwähnten histologischen Klassifikation und dem makroskopischen Befund des Frühmagenkrebses erläutert werden.

Stand und Gegenstand chirurgischer Forschung
Herausgegeben von F. W. Eigler, H.-J. Peiper,
F. W. Schildberg, J. Witte und V. Zumtobel
© Springer-Verlag Berlin Heidelberg 1986

Tabelle 1. Histologische Typisierung und makroskopischer Befund des frühen Magenkarzinoms (210 Patienten mit 218 Läsionen)

Makroskopischer Befund	Histologische Typisierung		
	Undifferenziertes Karzinom	Differenziertes Karzinom	n
Vorgewölbter, erhabener Typ	6,8% (n = 6)	46,9% (n = 61)	67
Flacher Typ	3,4% (n = 3)	1,5% (n = 2)	5
Ulzerierter Typ	89,8% (n = 79)	51,6% (n = 67)	146
	100%	100%	

Bei 210 Fällen mit frühem Magenkrebs (218 Veränderungen) handelte es sich histologisch in 130 Fällen um ein differenziertes Adenokarzinom und in 88 Fällen um ein undifferenziertes Adenokarzinom. Beim differenzierten Adenokarzinom war die eine Hälfte vom erhabenen und die andere Hälfte vom eingesenkten Typ. Die große Mehrheit der Magenkrebse, die histologisch als undifferenzierte Adenokarzinome klassifiziert wurden, war vom eingesenkten Typ (Tabelle 1).

Wenn man den eingesenkten Typ des frühen Magenkrebses genauer betrachtet, kann man 2 verschiedene Arten unterscheiden: den deutlich demarkierten und den nur unscharf abgrenzbaren Krebs mit unregelmäßig zusammenlaufenden Schleimhautfalten. Der erste Typ stellt histologisch das differenzierte Adenokarzinom und der letztere das undifferenzierte Adenokarzinom dar. Wie schon erwähnt, handelt es sich beim erhabenen Typ um das differenzierte Adenokarzinom.

In Japan wird der fortgeschrittene Magenkrebs makroskopisch nach Borrmann eingeteilt. Die histologische Klassifikation des Magenkrebses und die makroskopische Einteilung nach Borrmann sind dabei in gewisser Weise korreliert. Die Mehrzahl der differenzierten Adenokarzinome zeigt ein expansives Wachstum (Typ I und II nach Borrmann), das undifferenzierte Adenokarzinom zeigt dagegen ein invasives Wachstum (Typ III und IV nach Borrmann) (Abb. 1). Beim Magenkrebs bestimmt das histologische Bild des Primärtumors auch die jeweilige Metastasierungsform.

Die Sektionsbefunde der Fälle, bei denen der Primärtumor inoperabel war, ließen in den meisten Fällen einen Rückschluß auf das histologische Bild der schließlich aufgetretenen Metastasen zu. Bei 173 derartigen Fällen habe ich den Zusammenhang zwischen dem histologischen Bild des Primärtumors und dem der Metastase untersucht.

Lebermetastasen finden sich signifikant mehr beim differenzierten Adenokarzinom. Lebermetastasen von differenzierten Adenokarzinomen entstehen auf portalhämatogenem Wege, wobei gewöhnlich mehrere tuberöse Metastasenherde von verschiedener Größe zu finden sind. Beim undifferenzierten Adenokarzinom entstehen Lebermetastasen gewöhnlich auf lymphogenem Wege, wobei der Trend zu beobachten ist, daß die Metastasen von der Porta hepatica bis hin zur Glisson-Kapsel diffus infiltrieren. Dabei entstehen gewöhnlich nur wenige tuberöse Metastasen.

Peritonealmetastasen finden sich signifikant mehr beim undifferenzierten Adenokarzinom. Beim undifferenzierten Adenokarzinom bilden sich an der Oberfläche des Peritoneums zahllose miliare Metastasenherde. Auf dem Peritoneum findet sich

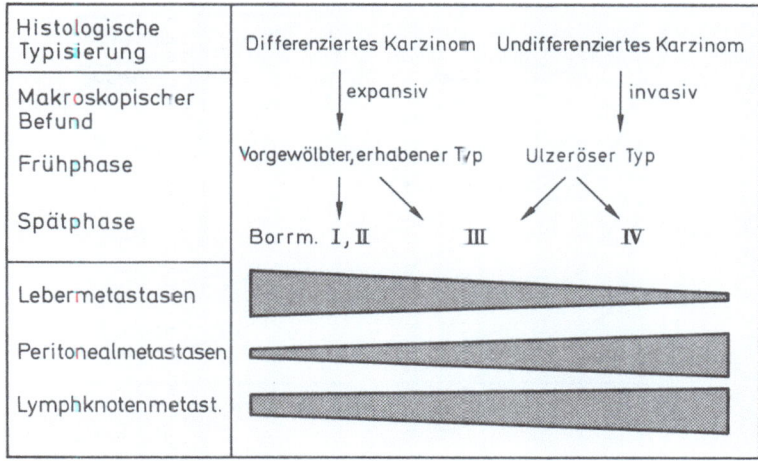

Abb. 1. Metastasierungsverhalten des Magenkarzinoms in Abhängigkeit von der Tumorklassifikation

ein weißes Netzmuster infolge einer Lymphangitis carcinomatosa. Das differenzierte Adenokarzinom, das das Peritoneum befällt, ist meistens von retroperitonealen oder mesenterialen Lymphknotenschwellungen begleitet. Der Befall des Peritoneums ist vermutlich auf eine retrograde Lymphknotenmetastasierung zurückzuführen. Lymphknotenmetastasen finden sich signifikant häufiger beim undifferenzierten Adenokarzinom.

Grob zusammengefaßt heißt dies: Der Magenkrebs wird histologisch in das differenzierte und in das undifferenzierte Adenokarzinom eingeteilt. Dadurch wird die expansive oder invasive Wachstumsform des Primärtumors bestimmt. Diese Klassifikation korreliert gut mit den makroskopischen Befunden des frühen und des fortgeschrittenen Magenkrebses. Darüber hinaus bestimmt diese histologische Klassifikation im wesentlichen die Metastasierung in die Leber, in das Peritoneum oder in die Lymphknoten und dies sowohl in quantitativer als auch in qualitativer Hinsicht.

Für die Therapie des Magenkrebses gilt daher: Beim differenzierten Adenokarzinom ist intraoperativ zur Verhütung einer hämatogenen Metastasierung die vollständige Unterbindung der Zirkulation vordringlich. Postoperativ ist besonders auf die Früherkennung von Lebermetastasen zu achten. Beim undifferenzierten Adenokarzinom ist ein genügender Abstand der Magenresektionslinie zum Krebs einzuhalten. Intraoperativ ist zur Prophylaxe einer peritonealen Aussaat eine radikale Lymphknotenentfernung und eine Präventivbehandlung der postoperativen Peritonitis carcinomatosa vorzunehmen.

Chirurgische Behandlung des Magenkrebses in Japan

Aus Abb. 2 ist der gegenwärtige Stand der Magenkrebstherapie zu entnehmen. Links sind die Daten aus dem Birmingham Cancer Registry [1] und rechts die Statistik der japanischen Arbeitsgemeinschaft für Magenkrebs [3] dargestellt. Beide Daten wurden nach der TNM-Klassifikation der UICC standardisiert. Dabei be-

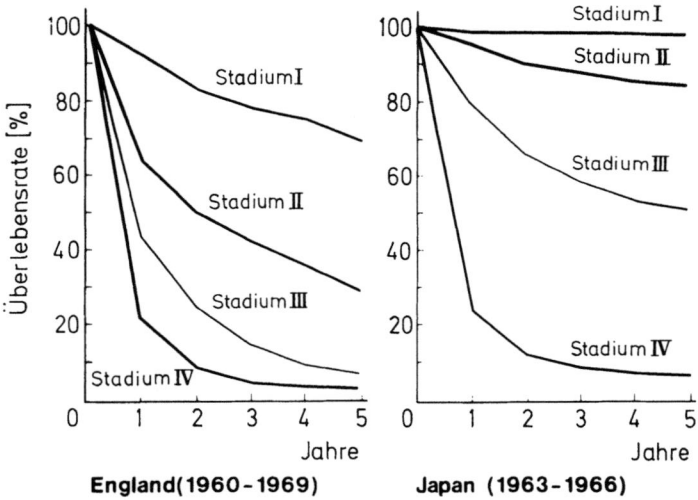

Abb. 2. Überlebensraten bei Patienten mit Magenkarzinom nach unterschiedlich radikalen Operationsverfahren in England und Japan [1, 3]

trugen die Fälle des Stadiums I 0,7% in England und 15,5% in Japan. Dies zeigt deutlich, daß in Japan, wo Reihenuntersuchungen üblich sind, der Magenkrebs häufig bereits im Frühstadium erkannt wurde. Kurative Operationen wurden in 17,7% in England und in 62,2% in Japan durchgeführt; palliative Resektionen in 6,2% in England und in 22,6% in Japan. Eine konservative Behandlung erfolgte in 76,1% in England und nur in 16,1% in Japan.

In Japan wird vorzugsweise die Resektionsbehandlung des Magenkrebses angestrebt. Die Kurven zeigen die postoperativen Überlebenszeiten in derartigen Fällen. Wenn man Fünfjahresergebnisse vergleicht, so ist festzustellen, daß Patienten des Stadiums I zu 70% in England und zu 98% in Japan überleben, Patienten des Stadiums II zu 30% in England und zu 85% in Japan, Patienten des Stadiums III zu 7% in England und 52% in Japan. In England gilt bereits ein Fall, bei dem das Krebsgewebe makroskopisch zu beseitigen war, als eine kurative Operation. Man erwähnt auch noch, daß keine zusätzliche Lymphonodektomie durchgeführt wird. In Japan wird dagegen allgemein eine R_2-Operation durchgeführt, bei der die Lymphknoten bis auf die Gruppe II, N_2-Nodi, völlig entfernt werden. Dies dürfte zur erhöhten Überlebensrate beitragen.

Wie Abb. 3 zeigt, werden in Japan regionale Lymphknoten des Magens detailliert klassifiziert und einzeln mit Ziffern bezeichnet [2]. Wir nennen die Lymphknoten, die in nächster Nähe des Magenkrebses vorhanden sind, Gruppe I (N_1-Nodi), die mittelnahen Lymphknoten Gruppe II (N_2) und die entfernten Lymphknoten Gruppe III (N_3). Die Lokalisation des Magenkrebses (oberer, mittlerer und unterer Abschnitt des Magens) bestimmt die Gruppe, zu der die Lymphknoten gehören. Dabei sind die Gruppen I, II und III anatomische Bezeichnungen der Lymphknoten und weisen nicht immer auf eine Ordnung der „Metastasierungsanfälligkeit" wie primäre, sekundäre und tertiäre Lymphknoten hin. Man bezeichnet die Operation, bei der N_1-Nodi völlig entfernt werden, als R_1-Operation; die Operation, bei der N_2-

Wertigkeit der Lymphknotendissektion bei Tumoren des oberen Gastrointestinaltrakts 443

1 Rechte Kardialymphknoten
2 Linke Kardialymphknoten
3 Lymphknoten der kleinen Kurvatur
4 Lymphknoten der großen Kurvatur
4s Lymphknoten linke A. gastroepiploica und Aa. gastriae breves *(linke Gruppe)*
4d Lymphknoten an der rechten A. gastroepiploica *(rechte Gruppe)*
5 Suprapylorische Lymphknoten
6 Infrapylorische Lymphknoten
7 Lymphknoten an der A. gastrica sinistra
8 Lymphknoten an der A. hepatica communis
9 Lymphknoten am Truncus coeliacus
10 Lymphknoten am Milzhilus
11 Lymphknoten an der A. lienalis
12 Lymphknoten im Lig. hepatoduodenale
13 Lymphknoten an der Dorsalseite des Pankreas
14 Lymphknoten an der Mesenterialwurzel
15 Periphere Mesenteriallymphknoten
16 Paraaortale Lymphknoten

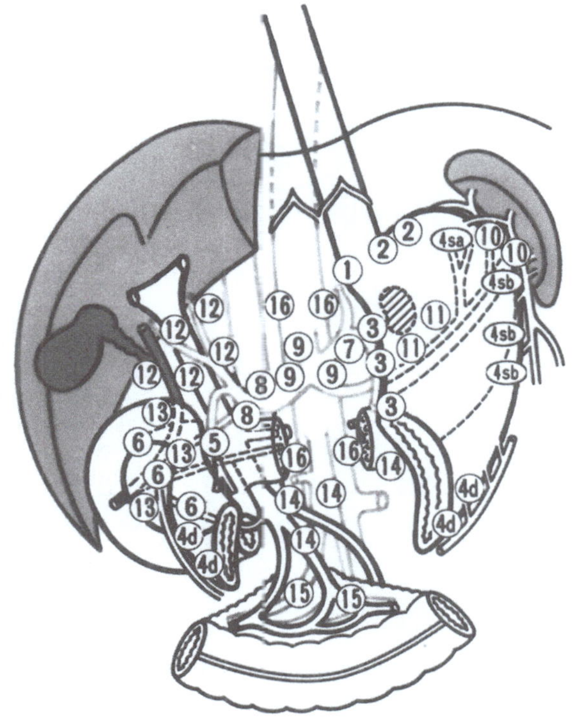

Abb. 3. In Japan übliche Einteilung und Benennung der regionalen Lymphknoten des Magens

Nodi vollständig entfernt werden, als R_2-Operation. In Japan ist diese Operation die Standardmethode zur Lymphknotenausräumung beim Magenkrebs. Entsprechend dem Stadium des Magenkrebses wird auch eine R_3-Operation ausgeführt [4].

Die Kurve in Abb. 4 zeigt die Überlebenszeiten der Patienten mit Magentotalexstirpation unserer Klinik, die meine Vorgänger behandelt haben. Damals nahmen die Radikaloperationen ständig zu. In fast allen Fällen wurde eine R_2-Operation ausgeführt. Die untere Linie zeigt das statistische Ergebnis aus ganz Japan. Es gab nicht wenige fortgeschrittene Fälle. Die schweren Fälle, in denen andere Organe infiltriert waren, betrugen ca. 40%. Eine Lymphknotenmetastasierung, die die Gruppe II überschritt, war in ca. 60% der Fälle zu finden. Dies waren Befunde, die eine kombinierte Resektion und eine umfangreiche Lymphknotenausräumung erforderten.

Bei der Untersuchung der Sektionsbefunde der 45 Patienten (31 Männer, 14 Frauen), die nach den kurativen Operationen an Rezidiven starben, war festzustellen, daß 41 Patienten lokale Rezidive aufwiesen, wobei 25mal perigastrische Rezidive vorlagen, die als Wiederaufflackern der in den perigastrischen Lymphknoten und Geweben verbliebenen Krebsherde gelten konnten. Dies veranlaßte uns, die Unvollkommenheit der damaligen Operationsverfahren neu zu überdenken und bei der Operation eine geeignete Lymphknotenausräumung sowie eine kombinierte Resektion anzuwenden.

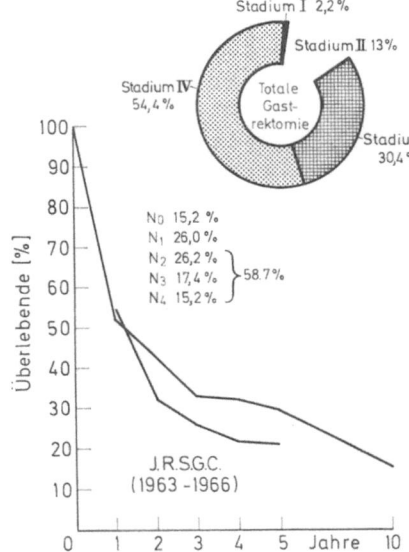

Abb. 4. Prozentuale Stadienverteilung, Lymphknotenbefall und Überlebensrate beim Magenkarzinom im Krankengut des 2. Departements für Chirurgie der Universität Tokio *(obere lange Kurve)* im Vergleich zu den Ergebnissen der Japanese Research Society for Gastric Cancer [2] aus ganz Japan *(untere kurze Kurve)*

In den letzten 3 Jahren wurden an unserer Klinik 105 fortgeschrittene Magenkrebsfälle sorgfältig operativ behandelt. Anhand dieser Fälle habe ich die Beziehung zwischen der Lokalisation des Magenkrebses und der Lymphknotenmetastasierungsrate untersucht (Tabelle 2). Bei 35 Patienten war der untere Abschnitt des Magens befallen. Von diesen hatten einige nicht nur bis zu N_1 und N_2, sondern auch bis zu N_3 (Lymphknoten der Mesenterialwurzel, des Pankreashinterteils, des Truncus arteriosus peritonealis u. a.) metastasiert.

Bei 13 Patienten war der mittlere Teil des Magens befallen, wobei einige bereits bis zu N_3 (Lig. hepatoduodenale, Pankreashinterteil und Mesenterialwurzel) metastasiert hatten. Bei 57 Patienten wurde der Magen total reseziert. Bei ihnen war der Oberteil des Magens oder der ganze Magen vom Krebs befallen, wobei die Metastasierungsrate in die N_3-Nodi ebenfalls hoch war. Entlang der A. gastrica sinistra an der kleinen Kurvatur des Magenoberteils, entlang der A. lienalis an der großen Kurvatur des Magens, entlang der A. hepatica communis am Magenunterteil und gegen den Truncus arteriosus peritonealis hin waren in allen Lymphgefäßsystemen Metastasen zu finden. Außerdem fanden sich in den Lymphknoten in der Nähe der A. hepatica propria retrograde Metastasen. Vom Magenunterteil über den Truncus gastrocolicus zur Mesenterialwurzel war das Lymphgefäßsystem ebenfalls von Metastasen befallen. In diesen Fällen wurde unter Berücksichtigung einer eventuellen Lebermetastasierung oder einer peritonealen Aussaat eine radikalere Lymphknotenausräumung vorgenommen.

In den letzten Jahren ist ein Trend zu beobachten, der in Erwartung eines Antitumoreffekts der Immunantwort empfiehlt, die Lymphknotenausräumungen in den regionalen Lymphknoten einzuschränken. Wir untersuchten T-Zell-Subpopulationen für metastasierte Krebszellen in den regionalen Lymphknoten des Magenkrebses mit Hilfe monoklonaler Antikörper. Meistens wurden die Lymphknoten je-

Tabelle 2. Häufigkeit positiver Lymphknoten bei fortgeschrittenem Magenkarzinom (eigenes Krankengut). ①–⑮ Lymphknotengruppen aus Abb. 3

	Lokalisation des Magenkarzinoms			
	Gesamter Magen [%]	Unteres Drittel [%]	Mittleres Drittel [%]	Oberes Drittel [%]
N_1	① 11,7		① 12,2	① 31,3
	② 11,4			② 11,8
	③ 43,5	③ 48,8	③ 50,9	③ 40,9
	④ 34,6	④ 47,3	④ 41,3	④ 21,6
	⑤ 27,9	⑤ 21,0	⑤ 15,7	
	⑥ 45,0	⑥ 44,9	⑥ 26,4	
N_2		① 12,7		
			② 5,3	
				④d —
				⑤ 5,5
				⑥ 6,9
	⑦ 21,8	⑦ 8,5	⑦ 17,5	⑦ 26,0
	⑧ 28,9	⑧ 31,4	⑧ 19,6	⑧ 16,4
	⑨ 22,3	⑨ 17,3	⑨ 12,1	⑨ 12,1
	⑩ 18,5		⑩ 11,2	⑩ 18,7
	⑪ 20,9		⑪ 8,0	⑪ 12,2
N_3		⑪ 8,3		
	⑫ 18,7	⑫ 28,1	⑫ 16,3	⑫ 16,1
	⑬ 12,4	⑬ 4,8	⑬ 4,7	⑬ 4,2
	⑭ 22,3	⑭ 12,2	⑭ 12,6	⑭ 4,8
		⑮ 11,0	⑮ 5,2	⑮ 3,3

doch vom Krebs zerstört. Eine aktive Immunantwort gegen den Krebs dürfte daher kaum von T-Zellen zu erwarten sein. Diese Befunde unterstützen unsere Meinung, daß man aktive Lymphknotenausräumungen durchführen soll.

Man darf sagen, daß für Radikaloperationen des Krebses Erkenntnisse über „seröse Häute" und „Faszien" die Basis für Abtragungs- und Ausräumungstechniken sind. Das Lymphgefäßsystem des Magen-Darm-Trakts verläuft dicht an den Gefäßnerven innerhalb des Gastromesenteriums, dieses aber wandelt sich im Verlauf der Ontogenese erheblich und daher ist die perigastrische Faszienstruktur bei Erwachsenen kompliziert.

Vissali [6] hat darauf hingewiesen, daß bei der Krebsoperation eine Ablation entgegen dem Ablauf der Ontogenese (redevelop) retrograd ausgeführt werden soll. Wir verfolgten den Ablauf der Bildung der perigastrischen Faszien an Feten in allen Stadien von einer CL-Länge von 25 mm bis zur perinatalen Periode und wendeten die dabei gewonnenen Erkenntnisse auf die Magenkrebsoperation an.

Die Totalexstirpation des Magens beginnt mit der Ablation des großen Netzes vom Mesocolon transversum. Das große Netz wird gemeinsam mit dem Vorderblatt des Mesokolons total reseziert. Wenn man am Pankreaskopf die ventrale seröse Haut und am Pankreasschwanz die Serosa zwischen der Taldt-Faszie und der Nierenfaszie absetzt, ist der Pankreasmittelteil und der Schwanz zusammen mit den Blutgefäßen und allen Lymphgefäßen komplett herauszunehmen. Man führt dann eine kombinierte Pankreasmittelteil-Schwanz-Milz-Resektion und eine Totalbursektomie aus. Wenn die abgesetzte Schicht fixiert wird, treten keine Blutungen auf und die oben genannten Behandlungen sind leicht durchzuführen.

Der Magenoberteil wird von der A. gastrica sinistra ernährt. Das Lymphgefäßsystem entlang dieser Arterie verläuft innerhalb der gastropankreatischen Falte. Wenn diese Falte total exstirpiert wird, gelingt es, das Lymphgefäßsystem völlig auszuräumen. Die A. gastrica sinistra wird an der Wurzel durchtrennt und sorgfältig freipräpariert, damit die Vorderseite vom Truncus arteriosus peritonealis bis zum Hiatus aorticus des Zwerchfells freiliegt. Der Unterteil des Magens und der Bereich Duodenum und Pankreaskopf werden von der A. hepatica communis versorgt. In dieser Region wird zuerst die duodenale C-Schleife und der Pankreaskopf herausgelöst, bis die Aorta sichtbar wird. Die Ablationsschicht liegt dabei zwischen der Treitz-Faszie und der Nierenfaszie.

Nach genügender Erweiterung des Foramen Winslowii wird die dorsale Kapsel des Pankreaskopfes zusammen mit den Lymphknoten ausgeräumt. Außerdem werden auch alle hepatoduodenalen Ligamente reseziert, ausgenommen der Hauptgallengang, die A. hepatica propria und die Pfortader. Auch die hepatopankreatischen Falten werden ausgeräumt, ausgenommen die A. hepatica communis.

Obwohl das „redevelop" des Gastromesenteriums am unteren Rand des Pankreasmittelteils, wo die A. und V. mesenterica superior sichtbar werden, etwas kompliziert ist, werden die Lymphknoten entlang des Truncus gastrocolicus total ausgeräumt. In der Umgebung der Aorta finden sich durch die Nierenfaszien N_4-Nodi wie präaortale Lymphknoten, aortokavale Lymphknoten, paraaortale Lymphknoten u. a. Wir räumen auch diese Lymphknoten prophylaktisch gründlich aus.

Leider gibt es noch immer keine radikale Therapie für den Magenkrebs, die die Operation ersetzen kann. Unsere Therapieergebnisse sollten anhand von Fünf- oder Zehnjahresergebnissen diskutiert werden. Betrachtet man die Einjahresergebnisse, so ist festzustellen, daß bei der Totalexstirpation des Magens Patienten in ca. 70% überlebten. Damit scheint eine leise Hoffnung gegeben.

Literatur

1. Fielding JWL, Roginski C, Ellis DJ, Jones BG, Powell J, Waterhouse JA, Brookes VS (1984) Clinicopathological staging of gastric cancer. Br J Surg 71:677–680
2. Japanese Research Society for Gastric Cancer (1985) The general rules for the gastric cancer study in surgery and pathology, 2nd edn. Kanahara Shuppan, Tokyo
3. Kajitani T, Miwa K (1979) WHO-CC Monograph No. 2. Treatment result of stomach carcinoma in Japan. National Cancer Center Press, Tokyo
4. Nakajima T, Kajitani T (1980) Surgical treatment of gastric cancer with special reference to lymphnode dissection. Proceeding of an International Congress of diagnosis and treatment of upper gastrointestinal tumors. Excerpta Medica, Amsterdam, pp 207–223
5. Nakamura K (1982) Structure of the gastric cancer. Igaku Shoin, Tokyo
6. Vissali JA, Grimes OF (1971) An embryological and anatomical approach to the treatment of gastric cancer. Surg Gynecol Obstet 103:154–159

Chirurgische Onkologie des unteren Gastrointestinaltrakts

F. W. Eigler und E. Gross

Die Zunahme des kolorektalen Karzinoms in den Industrieländern westlicher Zivilisation macht die Anstrengungen verständlich, die Prophylaxe und Therapie dieser Erkrankung zu verbessern. Dabei konnten bisher keine entscheidenden Fortschritte in den Langzeitbehandlungsergebnissen erreicht werden. Wie auch bei anderen Krebsarten scheinen aber schrittweise Verbesserungen möglich. In diesem Sinne sollten 3 Gesichtspunkte diskutiert werden:
1) prophylaktische Möglichkeiten,
2) intraoperatives Vorgehen,
3) Verbesserung sowie Individualisierung von Zusatztherapien.

Fragen prophylaktischer Möglichkeiten

Cholezystektomie und Kolonkarzinogenese

Nach epidemiologischen Studien spielt die Ernährung bei der Entstehung des kolorektalen Karzinoms eine wesentliche Rolle [8, 26, 34, 63]. Dabei hat der Nachweis von karzinogenen Metaboliten des Gallensäurenstoffwechsels und der kokarzinogenen Wirkung der primären und sekundären Gallensäuren [46, 51, 52] die Aufmerksamkeit auf diese Substanzen hingelenkt. Ihr Stoffwechsel wird durch die Ernährung beeinflußt und könnte somit ein wichtiger Faktor bei der Kolonkarzinogenese sein. Beobachtungen einer Zunahme des Kolonkarzinoms nach Cholezystektomie wurden im gleichen Sinne damit erklärt, daß mit Wegfall des Gallensäurenreservoirs eine Dauerexkretion der Gallensäuren in den Darm erfolgen müsse [48, 55].

Unter bakteriellem Einfluß könnten dann ständig Kokarzinogene aus den Gallensäuren entstehen und insbesondere bei verlangsamter Passage auf die Dickdarmschleimhaut einwirken. Die Klärung dieser Frage ist deshalb von besonderer Bedeutung, weil Konsequenzen für die chirurgische Behandlung der Cholelithiasis möglich wären. Bei sonst unauffälliger Gallenblase könnte bei der chirurgischen Behandlung der Cholelithiasis anstelle der Cholezystektomie wieder die Cholezystotomie mit Steinausräumung treten.

Tatsächlich schienen klinische Beobachtungen über eine Kolonkarzinomzunahme nach Cholezystektomie durch Experimente an der Maus bestätigt zu werden. So fanden Werner et al. [74] bei 70% der cholezystektomierten Tiere ein Kolonkarzinom, während in der Kontrollgruppe nur bei 16% Karzinome auftraten. Diese Befunde konnten allerdings von anderen Untersuchern nicht bestätigt werden [37, 58]. Zahlreiche klinische Studien brachten sehr widersprechende Ergebnisse [13, 39, 67, 70, 71 73]. Im eigenen Krankengut konnte Littmann [37] keine sicheren Unter-

Tabelle 1. Errechnete und tatsächlich gefundene Inzidenz kolorektaler Karzinome in Abhängigkeit vom Gallensteinleiden. (Nach Littmann [37])

Gruppe		Anzahl	Erwartete Inzidenz A	Gefundene Inzidenz B	Verhältnis B/A
Lebende	♀	303	2,24	3	1,3
Lebende und Verstorbene	♀	410	3,93	6	1,6
Lebende	♂	396	4	4	1
Lebende und Verstorbene	♂	573	6,8	7	1

Tabelle 2. Lokalisationsverschiebung des kolorektalen Karzinoms bei Patienten mit Gallensteinleiden. (Nach Littmann [37])

	Patienten mit kolorektalem Karzinom n	(Karzinome) (n)	Lokalisation der Karzinome	
			im Rektum und Sigma	im übrigen Kolon
Ohne Gallensteinleiden	374	(380)	287 (75,5%)	93 (24,5%)
Mit Gallensteinleiden bzw. nach Cholezystektomie	69	(70)	41 (58,6%)	29 (41,4%)

schiede finden (Tabelle 1). Neuere Studien stimmen darin überein, daß ein Einfluß der Cholezystektomie auf die Entstehung des Dickdarmkrebses derzeit nicht zu sichern ist. Deshalb darf die Möglichkeit einer Dickdarmkarzinomgefährdung bei der Indikationsstellung zur Cholezystektomie unberücksichtigt bleiben. Allerdings fand sich im eigenen Krankengut (Tabelle 2) eine Zunahme der höher gelegenen Karzinome nach Cholezystektomie bzw. bei Gallensteinleiden im Vergleich zu Gallenblasengesunden. Dieser Zusammenhang wurde auch von anderen Untersuchern festgestellt [3, 36, 47, 67, 70].

Prophylaxe des Kolonkarzinoms durch Polypektomie

Morson [43] hat darauf hingewiesen, daß die klinische Bezeichnung „Polyp" vieldeutig ist und immer eine histologische Spezifizierung erfordert. Der morphologische Zusammenhang zwischen adenomatösem Polyp und Karzinom ist gesichert [16, 43]. Etwa 4% der Adenome entarten. Diese insgesamt niedrigere Entartungsfrequenz spricht nicht gegen die Polyp-Karzinom-Sequenz, wirft aber die derzeit noch offene Frage auf, unter welchen Bedingungen aus Adenomen Karzinome entstehen. An der Sequenz adenomatöser Polyp-Karzinom besteht aber kein Zweifel mehr. Belegt wird sie u.a. durch die zunehmende Koinzidenz von Polypen und Karzinomen mit steigender Polypenzahl (Tabelle 3). In diesem Sinne stellt die Polyposis coli aufgrund der großen Zahl möglicher Entartungsorte eine besondere Gefährdung für den Träger dar, nicht aber die Tatsache einer möglichen Heredität. Aus allem ergibt sich die allgemein akzeptierte Konsequenz, Polypen grundsätzlich aus prophylaktischen Gründen zu entfernen. Der prophylaktische Wert der Polypektomie wurde

Tabelle 3. Anzahl von Patienten mit adenomatösen Polypen und mit gleichzeitigem Karzinom. (Nach Bussey [9])

Zahl gefundener adenomatöser Polypen	Patienten (n)	Mit Karzinom [%]
1	1331	29,7
2	296	51,7
3	83	51,6
4	40	50,0
5	13	76,9
6–48	25	80,0
Über 100	58	39,7
Symptomatisch	31	61,3
Asymptomatisch	27	14,8

von Gilbertsen [20] an einem großen Kollektiv durch einen 80%igen Rückgang der Karzinominzidenz nachgewiesen.

Bei der Polyposis coli muß unabhängig von der Frage nach der Heredität die totale oder mindestens subtotale Kolektomie erfolgen. Bei nachgewiesener Polyposis, d.h. bei über 100 Polypen im Dickdarm, sollten allerdings Familienangehörige mituntersucht werden, damit die familiäre Form erfaßt bzw. ausgeschlossen werden kann. Selbstverständlich muß bei der Bestätigung der Heredität eine entsprechende Vorsorge eingeleitet werden.

Karzinomentstehung bei chronisch entzündlichen Dickdarmerkrankungen

Entsprechend den grundsätzlichen Vorstellungen wiederkehrender Irritationen als Mitursache einer Karzinomentstehung stellen chronische Entzündungen des Dickdarms potentielle Gefährdungen dar. Für die Colitis ulcerosa ist die erhöhte Karzinominzidenz erwiesen. Das Risiko der Karzinomentstehung wird aber unterschiedlich eingeschätzt. So variieren die Angaben über die Höhe des kumulativen Risikos der Karzinomentstehung bei einer Krankheitsdauer von 25–30 Jahren zwischen 10 und 40% [11, 31, 32, 35]. Die unterschiedlichen Zahlen basieren u.a. auf erheblichen Unterschieden der beobachteten Kollektive hinsichtlich des Alters der Patienten, der Ausdehnung, Dauer und Ausprägung der Kolitis sowie der Behandlung. Übereinstimmend wird aber eine Abhängigkeit des Karzinomrisikos von der Krankheitsdauer, der Ausdehnung und der Aktivität der Kolitis und dem Manifestationsalter gesehen [13, 14, 28, 40]. Die Konsequenz dieser Befunde besteht in der besonders aufmerksamen Betreuung des betreffenden Personenkreises.

Zahlreiche Veröffentlichungen [27, 30, 33, 54, 56] befassen sich mit dem Wert kolorektaler Biopsien zur Abschätzung des individuellen Risikos für den jeweiligen Patienten. Dysplasien [33, 44] bei wiederholten Biopsien und villöse Formationen [54, 56] sollen eine Gefährdung signalisieren. Im unterschiedlichen Ausmaß konnte eine Karzinomentstehung tatsächlich dokumentiert werden. Die Schwierigkeit liegt aber offenbar darin, die Kriterien der relevanten histologischen Veränderungen eindeutig zu definieren. Der Nachweis von aneuploiden Zellinien durch die flußzytophotometrische Bestimmung des DNS-Gehaltes scheint eine sicherere Erfassung gefährdeter Patienten zuzulassen [27]. Insgesamt bieten die genannten Methoden die Möglichkeit, Risikogruppen aus der größeren Zahl erkrankter Patienten herauszufinden.

Während die Problematik der Karzinomentstehung bei der Colitis ulcerosa im allgemeinen Bewußtsein eher zu stark verankert ist, sind die Probleme beim Morbus Crohn weniger diskutiert worden. Aufgrund der Beobachtungen im angelsächsischen Raum muß aber unter bestimmten Bedingungen ebenfalls ein erhöhtes Krebsrisiko angenommen werden [22, 25, 61, 71]: Bei ausgedehnter Kolitis, einer Anamnesedauer von mehr als 7 Jahren und nach Bypassoperationen soll es um das 8- bis 20fache gegenüber der Normalbevölkerung erhöht sein [25, 71]. Ausdrücklich muß betont werden, daß die Gefährdung nur bei langdauerndem Befall des Dickdarms gegeben ist [61].

Angesichts der Tatsache, daß, wie wir kürzlich nachweisen konnten, die chirurgische im Vergleich zur konservativen Therapie einen längeren rezidivfreien Verlauf bei der Kolitis Crohn ermöglicht, sollte der prophylaktische Gesichtspunkt für die Operationsindikation bei länger bestehendem Dickdarmbefall mitberücksichtigt werden [15].

Operative Möglichkeiten beim Vorliegen eines kolorektalen Karzinoms

Das Vorgehen bei kurativer Resektion des Dickdarmkarzinoms ist weitgehend standardisiert. Angesichts der Behauptung über eine Stagnation chirurgischer Therapieverbesserungen soll aber festgehalten werden, daß die Letalität beim elektiven Dickdarmeingriff durch verbesserte darmreinigende Vorbehandlung und perioperative Antibiotikaprophylaxe und nicht zuletzt rationalem Einsatz der parenteralen Ernährung um mindestens die Hälfte zurückgegangen ist. Bei der Diskussion um das Ausmaß der notwendigen Resektion sollte für Vergleiche beachtet werden, daß die Rezidivrate auch vom primären Sitz des Karzinoms abhängt [10, 45, 62, 64, 77]. Im übrigen muß das Ausmaß der Resektion von der typischen Tumorausbreitung ausgehen. Das Dickdarmkarzinom wächst in der Darmwand nur selten über den makroskopisch sichtbaren Tumorrand hinaus und metastasiert nur in sehr fortgeschrittenen Stadien in retrograd gelegene Lymphknoten [6, 7, 50, 75, 76]. Somit besteht bei sparsamer Resektion weniger die Gefahr, makroskopisch nicht sichtbare, aber okkult vorhandene Tumorresiduen in der Darmwand zu belassen, als daß die abführenden Lymphwege mit okkulten Tumorzellen nicht ausreichend reseziert werden.

So ist wahrscheinlich das „No-touch"-Vorgehen nach Turnbull in diesem Sinne verdienstvoller als für die Verhinderung der intramuralen und intravasalen Tumorzellausschwemmung. Das Turnbull-Verfahren und die Anwendung zytozider Lösungen hat dazu einen unbestreitbaren Wert in der Vermeidung der Tumorzellverschleppung im Darmlumen. Die intraluminäre Tumorzellverschleppung und Zellimplantation spielen wahrscheinlich nach einer eigenen klinischen Studie über den Einfluß bestimmter Tumormerkmale auf die Anastomosenrezidivrate [22] und nach Befunden aus der Literatur über die Inzidenz von abgeschilferten Tumorzellen im Darmlumen [41, 49] sowie über die Lebensfähigkeit dieser Zellen [57, 69] eine we-

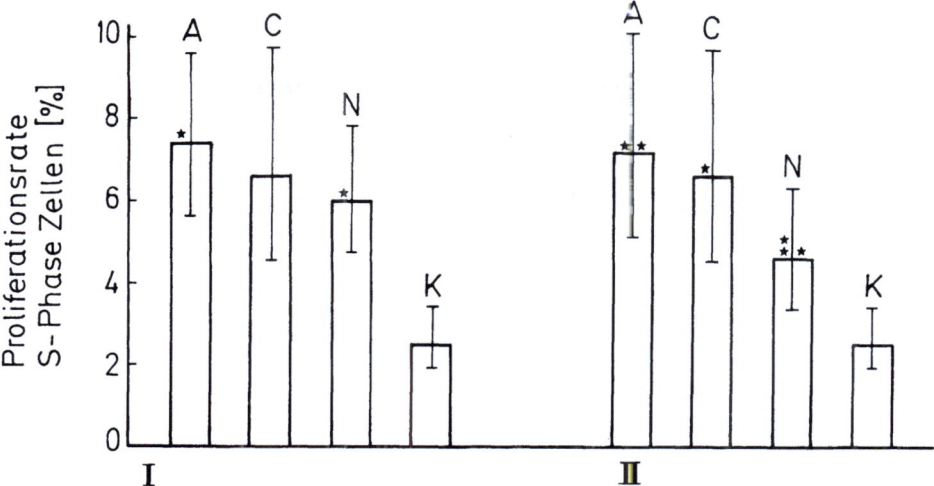

Abb. 1. Epithelzellproliferation in der Anastomosenregion nach Anastomosierung mit unterschiedlich traumatisierender Technik. Die Proliferationsraten der S-Phase-Zellen (in Prozent) wurden flußzytophotometrisch bestimmt. Dargestellt sind die geometrischen Mittel aus Meßwerten an verschiedenen postoperativen Tagen (2., 7., 21., 42. und 90. Tag). *I*, mit Berücksichtigung des 2. postoperativen Tages; *II*, ohne Berücksichtigung des 2. postoperativen Tages; *A*, Albert-Technik; *C*, Czerny-Technik; *N*, nahtlose Technik; *K*, Kontrolle; **, $p < 0,05$; *, $p < 0,1$

sentliche Rolle bei der Entstehung von Anastomosenrezidiven. In diesem Sinne sind auch die kürzlich mitgeteilten Ergebnisse des operativen Vorgehens bei lokal fortgeschrittenen Tumoren ohne Lymphknotenmetastasierung (T4N0M0) zu sehen. Danach wird die Prognose wesentlich verbessert, wenn adhärente Nachbarorgane (Dünndarm, Blase etc.) ohne primäres Ablösen und ohne vorausgehenden histologischen Nachweis eines Tumorbefalls en bloc im Gesunden mitreseziert werden [18].

Bei der Anastomosierung haben sich in letzter Zeit Klammernahtgeräte vielerorts durchgesetzt, ohne daß sich damit prinzipiell ein Fortschritt hinsichtlich der Komplikationsrate oder tumorbiologischer Gesichtspunkte ergibt, wenn man diese Verfahren mit den konventionell handgenähten Anastomosen vergleicht.

Im Versuch an der Ratte konnte unser Arbeitskreis nachweisen, daß prinzipiell eine nahtlose Anastomose möglich ist [24]. Die Tragweite dieses Befundes kann hier nicht weiter ausgeführt werden. Man sollte aber bedenken, daß die Argumentation für viele Nahtformen aus Versuchen an der Ratte stammen. Im hier gegebenen Zusammenhang ist es nun wichtig, daß gezeigt werden konnte, daß die nahtlose Anastomose gegenüber anderen Anastomosenarten die geringste Steigerung der Epithelproliferation in der Anastomosenregion aufweist (Abb. 1).

Die klinische Bedeutung des Anastomosenrezidivs ergibt sich aus seiner z. T. hohen Inzidenz [12, 17, 23, 60] und aus der prinzipiellen Möglichkeit der erneuten kurativen Operation, wenn das Rezidiv auf die Anastomose beschränkt ist. Bei der Entstehung des Rezidivs werden langdauernde starke Steigerungen der Epithelzellproliferation im Zusammenhang mit einer erhöhten Konzentration an Wachstumsfaktoren [2] für das Angehen abgeschilferter Tumorzellen oder für das Einwachsen im Nachbarbereich bestehender kleinster Metastasen diskutiert.

Die Problematik der Anastomosenart geht aus neueren Mitteilungen hervor, in denen eine erhöhte Rate an Anastomosenrezidiven im Zusammenhang mit der maschinellen Anastomosierung mitgeteilt wird [4, 29, 42]. An Gründen dafür lassen sich zu geringer Sicherheitsabstand, eine Vernachlässigung rezidivprophylaktischer Maßnahmen, aber auch die besondere Traumatisierung mit dieser Methode anführen. Die Ausweitung der Resektionsgrenze nach kaudal allein dürfte jedenfalls die erhöhte Rate an Anastomosenrezidiven nicht erklären. Da in den vorhandenen kontrollierten Studien eine Überlegenheit der maschinellen Anastomose gegenüber der handgenähten nicht erwiesen ist [5, 53, 59], müssen weitere Verbesserungen gesucht werden.

Aufgrund der bleibenden Disposition der Kolonschleimhaut zur Karzinomentstehung auch nach der operativen Entfernung des Primärtumors und des Promotoreffekts der Proliferationssteigerung ist auch ein Einfluß der Anastomosierungsart auf die Entstehung metachroner Karzinome in Erwägung zu ziehen. Der Anteil der Zweitkarzinome in der Anastomosenregion an der Gesamtzahl der Karzinome und Rezidive in der Anastomose ist bei etwa 5–10% anzusetzen [21, 23, 38, 68].

Wenn nun die Irritationen an der Anastomose für das lokale Rezidiv bzw. für das Zweitkarzinom in der Anastomose eine Rolle spielen, dann sind alle Nahtformen mit längeren Gewebereaktionen ungünstig.

Während der Planung entsprechender Methoden für den Menschen wurde uns das russische AKA-2-Gerät zugänglich. Die ersten Anwendungen bei uns waren komplikationslos. Langzeitbeobachtungen liegen aber nicht vor, s. dazu Chirurg (1986) 57:230–235. Die Diskussion um dieses Verfahren sollte aber u. a. wesentlich einbeziehen, daß die zu erwartende weitgehend reaktionslose Anastomose unter onkologischen Gesichtspunkten einen möglichen Vorteil darstellt.

Möglichkeiten gezielter adjuvanter Therapie

Die Chemotherapie kolorektaler Tumoren hat bisher enttäuscht. Monoklonale Antikörper befinden sich derzeit in der Testung. Der Wert der Strahlentherapie in Form des präoperativen Vorgehens ist noch umstritten. Bisherige Ergebnisse lassen aber eine Verbesserung hinsichtlich der lokalen Rezidive erwarten [19]. Insbesondere besteht aber bei der präoperativen Strahlentherapie die Gefahr der Übertherapie, einmal durch Bestrahlung von Tumoren im frühen Stadium und zum anderen von Karzinomen, die nicht auf die Bestrahlung ansprechen. Über das bisher mögliche Staging und Grading hinaus ist deshalb die Suche nach weiteren Tumormerkmalen sinnvoll, die eine individuellere Aussage zur Prognose und zur Ansprechbarkeit auf die adjuvante Strahlentherapie zulassen. In diesem Sinne sind Untersuchungen von zellbiologischen Parametern zu sehen [65], die das Wachstumsverhalten der jeweiligen Tumoren individueller kennzeichnen als Staging und Grading und darüber hinaus Rückschlüsse auf die Ansprechbarkeit der Radiotherapie ermöglichen.

Der flußzytophotometrisch bestimmte Ploidiegrad (relativer DNS-Gehalt) hat nach eigenen klinischen Verlaufskontrollen [65] in Übereinstimmung mit Mitteilungen aus der Literatur [66, 78] prognostische Bedeutung.

Der Zellumsatz, ermittelt aus dem Anteil der proliferierenden Zellen (S-Phasezellen) und dem Zellverlust, kennzeichnet das Wachstumsverhalten jedes Tumors individuell und stellt damit ebenfalls ein prognostisches Kriterium dar (Abb. 2).

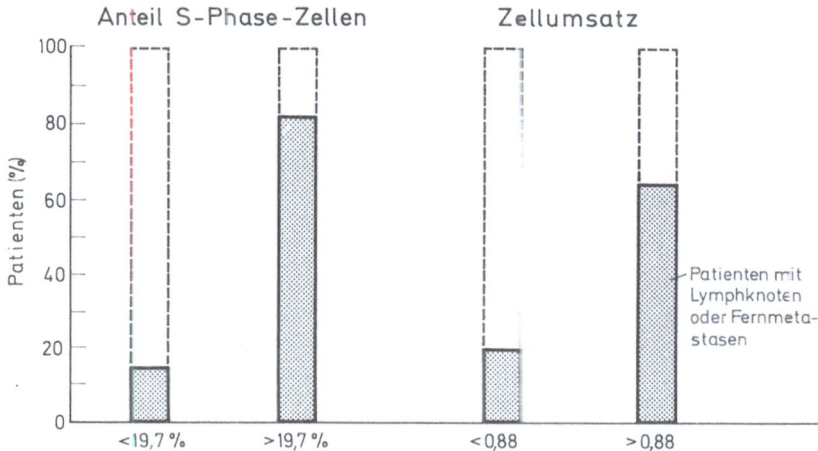

Abb. 2. Proliferationsrate (Anteil der S-Phase-Zellen in Prozent), Zellumsatz und Tumorstadium bei 81 Patienten mit Rektumkarzinomen. Der Anteil der S-Phase-Zellen wurde flußzytophotometrisch gemessen. Der Zellverlust wurde mit dem Mikronukleustest bestimmt. Der Quotient S-Phase-Zellen/Zellen mit Mikronukleusbildung gibt den Zellumsatz wieder. Die Patienten wurden in Gruppen eingeteilt: Proliferationsrate ober- bzw. unterhalb des Mittelwertes von 19,7% und Quotient S-Phase-Zellen/Mikronukleusbildung ober- bzw. unterhalb des Mittelwertes 0,88 [65]

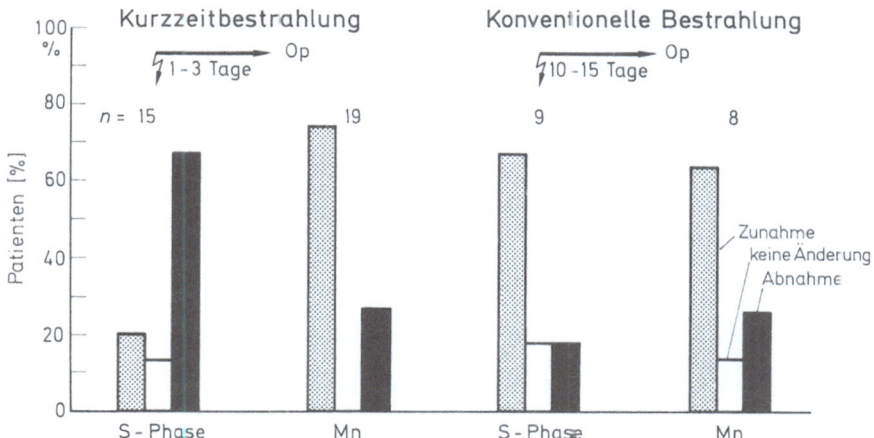

Abb. 3. Verhalten von S-Phase-Zellen *(S-Phase)* und Mikronukleusbildung *(Mn)* bei 2 verschiedenen Modalitäten der präoperativen Bestrahlung des Rektumkarzinoms (weitere Erklärungen s. Legende zu Abb. 2)

Die bisherigen Befunde erlauben noch keine sichere Beurteilung der Strahlensensibilität des Tumors vor der präoperativen Bestrahlung.

Das Konzept der Vorbestrahlung von Rektumkarzinomen hat den Nachteil, daß nach bereits festgelegter Diagnose durch die vorgeschaltete Strahlentherapie weitere Wochen bis zur Operation vergehen. Untersuchungen des Zellumsatzes während der präoperativen Bestrahlung weisen darauf hin, daß dieses konventionelle Konzept der Vorbestrahlung auch aus tumorbiologischen Gründen gegenüber einer hyperfraktionierten Kurzzeitbestrahlung nachteilig ist (Abb. 3). Die Konsequenz aus diesen Untersuchungen war die Einführung der präoperativen Kurzzeitbestrahlung bei Rektumkarzinomen in der eigenen Klinik.

Es konnte nicht Aufgabe dieser Darstellung sein, einen erschöpfenden Überblick über das vielseitige Problem des Dickdarmkarzinoms zu geben, vielmehr sollten einige aktuelle Linien aufgezeigt werden, die für die Forschung wichtige Aspekte und schließlich eine Verbesserung der Langzeitergebnisse erwarten lassen.

Literatur

1. Abrams JS, Anton JR, Dreyfuss DC (1983) The absence of a relationship between cholecystectomy and the subsequent occurrence of cancer of the proximal colon. Dis Colon Rectum 26:141
2. Alexander P (1983) Dormant metastases-studies in experimental animals. J Pathol 141:379
3. Alley PG, Lee SP (1983) The increased risk of proximal colonic cancer after cholecystectomy. Dis Colon Rectum 26:522
4. Anderberg B, Enblad R, Södahl R, Wetterfors J (1983) Recurrent rectal carcinoma after anterior resection and rectal stapling. Br J Surg 70:1
5. Beart RW Jr. (1981) Randomized prospective evaluation of the EEA stapler for colorectal anastomoses. Am J Surg 141:143
6. Best RR, Blair JB (1949) Sphincter preserving operations for rectal carcinoma as related to the anatomy of the lymphatics. Ann Surg 130:538
7. Black WA, Waugh J (1948) The intramural extension of carcinoma of the descending colon, sigmoid and rectosigmoid: A pathologic study. Surg Gynecol Obstet 87:457
8. Burkitt DP (1971) Epidemiology of cancer of the colon and rectum. Cancer 28:3
9. Bussey HJR (1978) Multiple adenomas and carcinomas. In: Morson BC (ed) The pathogenesis of colorectal cancer. Saunders Philadelphia London Toronto
10. Deddish MR, Stearns MW (1961) Anterior resection for carcinoma of the rectum and rectosigmoid area. Ann Surg 154:961
11. De Dombal FT, Watts JM, Watkinson G (1966) Local complication of ulcerative colitis: Stricture, pseudopolyposis and carcinoma of colon and rectum. Br Med J I:1442
12. Devereux D, Deckers PJ (1985) Contributions of pathologic margins and Dukes' stage to local recurrence in colorectal carcinoma. Am J Surg 149:323
13. Edling NPG, Eklöf O (1961) Distribution of malignancy in ulcerative colitis. Gastroenterology 41:465
14. Edwards FC, Truelove SC (1964) Course and prognosis of ulcerative colitis, part IV. Carcinoma of the colon. Gut 5:15
15. Eigler FW, Goebell H, Schaarschmidt K, Dirks E (1985) Die Leistung der Chirurgie im Gesamttherapieplan des M. Crohn. Langenbecks Arch Chir 366:491
16. Fenoglio CM, Pascal RR (1982) Colorectal adenomas and cancer, pathologic relationship. Cancer 50:2601
17. Floyd CE, Corley RG, Cohn I Jr. (1965) Local recurrence of cancer of the colon and rectum. Am J Surg 109:153
18. Gall FP, Tonak J, Altendorf A, Kuruz U (1985) Operationstaktik und Ergebnisse bei erweiterten Operationen colorectaler Carcinome. Langenbecks Arch Chir 366:445
19. Gerard A, Berrod J-L, Pene F et al. (1985) Interim analysis of phase II study on preoperative radiation therapy in resectable rectal carcinoma. Cancer 55:2373
20. Gilbertsen VR (1974) Proctosigmoidoscopy and polypectomy in reducing the incidence of rectal cancer. Cancer 34:936
21. Ginzburg L, Freiling DA (1956) Successive independent (metachronous) carcinomas of the colon. Ann Surg 143:117
22. Greenstein AJ, Sachar DB, Smith H, Janowitz HD, Aufses AH (1980) Patterns of neoplasia in Crohn's disease and ulcerative colitis. Cancer 46:403

23. Gross E (1985) Das Anastomosenrezidiv des kolorektalen Karzinoms. Habilitationsschrift, Universität Essen
24. Gross E, Schaarschmidt K, Donhuijsen K, Beyer M, Eigler FW (1986) Die nahtlose Colonanastomose — biomechanische, histologische und mikroangiographische Untersuchungen an der Ratte. Langenbecks Arch Chir Suppl Chir Forum, 277
25. Gyde SN, Prior P, McCartney JC, Thomson H, Waterhouse JA, Allan RN (1980) Malignancy in Crohn's disease. Gut 21:1024
26. Haenszel W, Berg JW, Segi M, Kurihara M, Locke FB (1973) Large bowel cancer in Hawaiian Japanese. J Natl Cancer Inst 51:1765
27. Hammarberg C, Slezak P, Tribukait B (1984) Early detection of malignancy in ulcerative colitis. A flow-cytometric DNA study. Cancer 53:291
28. Hinton JM (1966) Risk of malignant change in ulcerative colitis. Gut 7:427
29. Hurst PA, Prout WG, Kelly JM, Bannister JZ, Walker RT (1985) Local recurrence after low anterior resection using the staple gun. Br J Surg 69:272
30. Johnson WR, McDermott FT, Pihl E, Hughes ESR (1983) A major predictor of cancer following ileorectal anastomosis. Mucosal dysplasia. Dis Colon Rectum 26:697
31. Katzka J, Brody RS, Morris E, Katz S (1983) Assessment of colorectal cancer risk in patients with ulcerative colitis: Experience from a private praxis. Gastroenterology 85:22
32. Kewenter J, Ahlman H, Hulten L (1977) Cancer risk in extensive ulcerative colitis. Ann Surg 188:824
33. Kewenter J, Hulten L, Áhrén C (1982) The occurrence of severe epithelial dysplasia and its bearing on treatment of longstanding ulcerative colitis. Ann Surg 195:209
34. Lambert R (1982) Epidemiology of colorectal carcinogenesis. In: Malt RA, Williamson RCN (eds) Colonic Carcinogenesis. MTP Press, Lancaster Boston The Hague, p 1
35. Lennard-Jones JE, Morson BC, Ritchie JK, Shove DC, Williams CB (1977) Cancer in colitis: Assessment of the individual risk by clinical and histological criteria. Gastroenterology 73:1280
36. Linos DA, O'Fallon WM, Beart RW Jr., Dockerty MB, Kurland LT (1981) Cholecystectomy and carcinoma of the colon. Lancet II:379
37. Littmann K (1981) Haben das Gallensteinleiden und/oder die Cholezystektomie einen Einfluß auf die Entstehung kolorektaler Karzinome? Habilitationsschrift, Universität Essen
38. Lofgren E, Waugh JM, Dockerty MB (1957) Local recurrence of carcinoma after anterior resection of the rectum and the sigmoid. Arch Surg 74:825
39. Markman M (1982) Cholecystectomy and carcinoma of the colon. Lancet II:47
40. McDougall IPM (1964) Clinical identification of these cases of ulcerative colitis most likely to develop cancer of the bowel. Dis Colon Rectum 7:447
41. McGrew EA, Laws JF, Cole WH (1954) Free malignant cells in relation to recurrence of carcinoma of the colon. JAMA 154:1251
42. Metzger K, Weber W, Weber E, Linggi J, Buchmann P, Largiader F (1985) Lokalrezidive nach anteriorer Rektumresektion — Handnaht versus Klammernaht. Chirurg 56:266
43. Morson BC (1974) The polyp cancer sequence in the large bowel. Proc R Soc Med 67:451
44. Morson BC, Pang LCS (1967) Rectal biopsy as an aid to cancer control in ulcerative colitis. Gut 8:422
45. Mossa AR, Ree PC, Marks JE, Levin B, Platz CE, Skinner DB (1975) Factor influencing local recurrence after abdomino-perineal resection for cancer of the rectum and rectosigmoid. Br J Surg 62:727
46. Narisawa T, Magadia NE, Weisburger JH, Wynder EL (1974) Promoting effect of bile acids on colon carcinogenesis after intrarectal instillation of N-Methyl-N'-nitro-N-nitroso-guanidine in rats. J Natl Cancer Inst 53:1093
47. Peters H, Keimes AM (1979) Die Cholezystektomie als prädispconierender Faktor in der Genese des kolorektalen Carcinoms? Dtsch Med Wochenschr 104:1581
48. Pomare EW, Heaton KW (1973) The effect of cholecystectomy on bile salt metabolism. Gut 14:753
49. Oakland DJ (1960) The diagnosis of carcinoma of the large bowel. Br J Surg 48:61
50. Quer EA, Dahlin CD, Mayo CW (1952) Retrograde intramural spread of carcinoma of the rectum and rectosigmoid. Surg Gynecol Obstet 120:229
51. Raicht RF, Cohen BI, Fazzini E, Sarwal A, Takahashi M (1978) Effects of bile acids on induced colon cancer in rats. Gastroenterology 75:981

52. Reddy BS, Narisawa R, Weisburger JH, Wynder EL (1976) Promoting effect of sodium deoxycholate on colon adenocarcinomas in germ-free rats. J Natl Cancer Inst 56:441
53. Reiling RB (1980) Prospective controlled study of gastrointestinal stapled anastomoses. Am J Surg 139:147
54. Riddell RH (1975) The precarcinomatous lesion of ulcerative colitis. In: Morson BC (ed) The gastrointestinal tract. Springer, Berlin Heidelberg New York
55. Roda E, Aldini R, Mazzella G, Roda A, Sama C, Festi D, Barbara L (1978) Enterohepatic circulation of bile acids after cholecystectomy. Gut 19:640
56. Rubio CA, Johansson C, Slezak P, Öhmann U, Hammarberg C (1984) Villous dysplasia. An ominous histologic sign in colitic patients. Dis Colon Rectum 27:283
57. Rygick AN, Fain SM, Pestovaskaja GN (1969) Viability of cancer cells penetrating tissues, during operations for cancer of the rectum. Dis Colon Rectum 12:331
58. Schattenkerk ME, Li AKC, Jeppsson BW, Eggink WF, Jamieson CG, Ross JS, Malt RA (1980) Cholecystectomy has no influence on frequency of chemically induced colonic cancer in mice. Br J Cancer 42:791
59. Scher KS, Scott-Conner C, Jones CW, Leach M (1982) Comparison of stapled and sutured anastomoses in colonic operations. Surg Gynecol Obstet 155:489
60. Schildberg FW, Lange V, Warnke G, Meyer G (1983) Operative Therapie des Rezidivs kolorektaler Karzinome. In: Eigler FW, Gross E (Hrsg) Ergebnisse der chirurgischen Onkologie, Bd 6. Enke, Stuttgart
61. Shorter GR (1983) Risk of intestinal cancer in Crohn's disease. Dis Colon Rectum 26:686
62. Slanetz MW Jr, Herter FP, Grinell RS (1972) Anterior resection versus abdominoperineal resection for cancer of rectum and rectosigmoid: An analysis of 524 cases. Am J Surg 123:110
63. Staszewski J, Haenszel W (1965) Cancer mortality among the Polish-born in the United States. J Natl Cancer Inst 35:291
64. Stearns MW Jr., Binkley GE (1953) The influence of location on prognosis in operable rectal cancer. Surg Gynecol Obstet 96:368
65. Streffer C, van Beuningen D, Gross E, Schabronath I, Eigler FW, Rebmann A (1986) Predictive assays for the therapy of rectum carcinoma. Radiotherapy and Oncology 5:303
66. Tribukeit B, Hammarberg C, Rubio C (1983) Ploidy and proliferation patterns in colorectal adenocarcinomas related to Dukes' classification and to histopathology: A flow-cytometric DNA study. Acta Pathol Microbiol Immunol Scand [A] 91:89
67. Turunen MJ, Kivilaakso EO (1981) Increased risk of colorectal cancer after cholecystectomy. Ann Surg 194:639
68. Umphleby HC, Williamson RCN (1984) Carcinoma of the large bowel in the first four decades. Br J Surg 71:272
69. Umphleby HC, Fermor B, Symes MO, Williamson RCN (1984) Viability of exfoliated colorectal carcinoma cells. Br J Surg 71:659
70. Vernick LJ, Kuller LH (1981) Cholecystectomy and rightsided colon cancer: An epidemiological study. Lancet II:381
71. Weedon DD, Shorter RG, Ilstrup DM, Huizinga KA, Taylor WF (1973) Crohn's disease and cancer. N Engl J Med 289:1099
72. Weiss NS, Daling JR, Chow WH (1982) Cholecystectomy and the incidence of cancer of the large bowel. Cancer 49:1713
73. Weitz H, Mayring K, Wiebecke B, Eder M (1983) Cholezystektomie, Cholelithiasis and Dickdarmkarzinom. Dtsch Med Wochenschr 108:53
74. Werner B, de Heer K, Mitschke H (1977) Cholecystektomie und experimentell erzeugtes Dickdarmkarzinom. Langenbecks Arch Chir 343:267
75. Westhues H (1934) Die pathologischen anatomischen Grundlagen der Chirurgie des Rektumkarzinoms. Thieme, Leipzig, S 68
76. Williams NS, Dixon MF, Johnston D (1983) Reappraisal of the 5 cm rule of the distal excision for carcinoma of the rectum: A study of the distal intramural spread and of patients survival. Br J Surg 70:150
77. Wilson SM, Beahrs OH (1976) The curative treatment of carcinoma of the sigmoid, rectosigmoid and rectum. Ann Surg 183:556
78. Wirsching R, Valet G, Wiebecke B (1985) Klassifikation und Prognose kolorektaler Karzinome. Fortschr Med 103:584

Der Stellenwert der Chirurgie bei der Therapie von Tumormetastasen

F. W. Schildberg, G. Meyer und H. Wenk

Einleitung

Metastasierung bedeutet Verlust der Ortsständigkeit. Diese gilt und galt immer als das entscheidende Kriterium für die Operabilität mit kurativer Zielsetzung. 60–70% aller Karzinompatienten unterliegen einer Metastasierung [84], für 90% von ihnen wird sie schicksalsbestimmend [39]. Die Behandlung der Metastasen ist somit eine Schlüsselstelle der Karzinomchirurgie.

Neben der Heilung stellt die Lebensverlängerung in Anbetracht der Endlichkeit jeden Lebens ein qualitativ gleichwertiges Therapieziel dar. In bezug auf die Lebenserwartung können im Extremfall kurative und palliative Behandlung sogar identisch sein. Die operative Therapie von Metastasen darf im Hinblick auf eine mögliche Lebensverlängerung somit als legitime Aufgabe der Tumorchirurgie gesehen werden, selbst wenn eine Heilung ausgeschlossen ist.

Die Metastasenchirurgie bietet zahlreiche Aspekte. Mehr als 100 Jahre Forschung haben eine kaum noch überschaubare Fülle von Einzelbefunden zusammengetragen. Neuere Entwicklungen sind in den Bereichen Chemotherapie und Strahlenbehandlung zu verzeichnen, und die Erkenntnisse über den Vorgang der Metastasierung konnten in den letzten Jahren sehr erweitert werden. Es gilt, sie für die Chirurgie nützlich zu machen. Es sollen deshalb einige Aspekte angesprochen werden, die prinzipiell bedeutungsvoll, klinisch relevant und wissenschaftlich weiterführend erscheinen.

Zur Geschichte des Metastasenbegriffs

Mit „Metastasis", also „Versetzung", bezeichneten die Ärzte des Altertums und Mittelalters mit Galen (129–199 n. Chr.) das „Aufflackern einer Krankheit an einem neuen Herd". Dabei wurde der Begriff für alle Krankheiten verwendet, allerdings nicht für die Krebskrankheit [107].

Recamier erkannte 1829 erstmals den lokalisierten Ursprung der Metastasenbildung. v. Langenbeck (1810–1887) fand, daß Tumorzellen über eine hohe Lebensfähigkeit verfügen und an einem anderen Ort weiter wuchern können. Waldeyer (1836–1921) schuf schließlich auf Virchow und Billroth aufbauend den modernen Metastasenbegriff: die Entwicklung eines Sekundärtumors aus einem Primärherd. Zuvor hatte v. Bruns als erster schon 1847 sekundäre Krebsknoten beschrieben, und Cohnheim konnte 1877 die Tumorzellverschleppung experimentell nachweisen.

Nachdem Soemmering (1755–1830) noch ausschließlich die Lymphbahnen als Transportwege der Tumorzellverschleppung postuliert hatte, hob Brocker 1866 die Bedeutung der Blutgefäße hervor, und v. Winiwarter (1848–1917) konnte den Einbruch von Tumorzellen in eine Venenbahn beschreiben. Virchow (1821–1902) erkannte die Metastasierung als Embolie [5]. Schmidt (1863–1949) sah die Kapillarembolie und nicht die mechanische Verlegung der Lungengefäße durch einzelne Krebszellen als Ursache der Metastasierung an. Der Ductus thoracicus wurde als ein Hauptweg der lymphogenen Metastasierung entdeckt.

Auch bezüglich der offensichtlichen Prädilektion einiger Organe zur Metastasenbildung wurden schon frühzeitig Überlegungen angestellt. Virchow stellte die Regel auf, daß alle Organe, welche die Neigung zur Primärerkrankung haben, eine relativ geringe Disposition zur Metastasierung besitzen (Regel von Virchow). So fand sich der Sekundärtumor in der Lunge 7mal häufiger als der Primärtumor, während bei den Karzinomen des Gastrointestinaltraktes die Verhältnisse umgekehrt sind [108]. Tillmann sah 1895 „Lymphdrüsen, Leber, Lunge und Pleura" als die am häufigsten befallenen Organe. Nach den gewonnenen Erkenntnissen über die Metastasierungswege wurden zunächst hämodynamische Vorstellungen und Theorien entwickelt [26]. So ist das Kapilarnetz des ersten Organs im Abflußgebiet eines Primärtumors natürlich eher zur Metastasenbildung disponiert als nachgeschaltete Organe. Die hämodynamischen Gesichtspunkte faßte Walther 1948 [98] unter Einbeziehung der Lymphbahnen in verschiedene Metastasierungstypen zusammen. Mit ihnen konnte die hohe Organspezifität der Metastasen jedoch allein nicht erklärt werden. Paget (1814–1899) suchte hierfür Ende des letzten Jahrhunderts eine Erklärung mit der „Seed-and-soil-Theorie", die die physiologische Umgebung der Tumorzellen in einem bestimmten Organ in den Vordergrund stellt [5]. Das Vorhandensein eines bestimmten „Nährbodens" für ganz bestimmte Tumorzellen ist demnach eine Voraussetzung zur Metastasierung [28]. Wie für die hämodynamischen Vorstellungen gibt es auch für diese Theorie viele Hinweise, auch auf der In-vitro-Ebene: So konnte Nicolson 1975 [68] zeigen, daß in die Lunge metastasierende Tumorzellen sich eher mit Lungenzellen verklumpen als mit Normalzellen anderer Organe. Nach heute gültiger Meinung haben beide Aspekte der Metastasierung, mechanisch-hämodynamische und organphysiologische, ihren Stellenwert [14]. Warum aber einige Organe metastatisches Wachstum fördern und andere überhaupt nicht, ist bislang unbekannt geblieben [71]. Auch die Hauptregel der Metastasierung von Bauer, nach der eine „Metastasierung v. a. in diejenigen Organe erfolgt, deren Aufgabe es schon physiologisch ist, ortsfremde Bestandteile aus dem Lymph- und Blutstrom abzufangen" [6], läßt die biologischen Hintergründe der Organspezifität offen. Aber wieder spielen die Lunge und die Leber als „Hauptfilterorgane" der Tumorzellen eine wesentliche Rolle [19].

Neuere Aspekte der Metastasierung

Fidler et al. entdeckten 1977, daß solide Tumoren aus mehreren Subpopulationen aufgebaut sind, die sich u. a. durch ihre Metastasierungsfreudigkeit voneinander unterscheiden [29]. Demnach bilden sich in der Invasionsphase im Primärtumor sog. Metastasenklone [30], wobei diese metastatische Subpopulation eine höhere Malignität und Proliferationskinetik besitzt als der Primärtumor, dessen Zellbestand insgesamt durch eine Heterogenität gekennzeichnet ist [41]. Weiss entwickelte daraus 1979 ein sehr dynamisches Konzept [102, 103], das viele experimentelle und klinische Beobachtungen erklären kann [37]. Danach besitzt jeder Primärtumor ein transitorisches Metastasenkompartiment, welches durch organinduzierte Milieufaktoren moduliert wird und Metastasen verursacht, die ihrerseits wieder transitorische Metastasenzellen enthalten. Sowohl endogene als auch exogene Faktoren können dieses transitorische Metastasenkompartiment in für das Individuum positiver und negativer Weise beeinflussen [39]. Eine andere Subpopulation ist dagegen generell zur Metastasierung prädestiniert. Aus wiederum anderen Subpopulationen können Mikrometastasen entstehen, die über Lokalfaktoren und noch unbekannte Umweltfaktoren Metastasen entstehen lassen können. Mit der Existenz von Subpopulationen ist auch die Tatsache erklärbar, daß innerhalb solider Tumoren und ihrer Metastasen eine unterschiedliche Chemotherapiesensibilität besteht [40], aber auch Primärtumoren und ihre Metastasen eine unterschiedliche Sensibilität auf Chemotherapeutika besitzen können [80].

Liotta et al. konnten 1980 [47] die biochemische Erklärung für die Penetration von Tumorzellen durch die Basalmembran geben, der ersten Barriere gegen eine maligne Invasion. Das für die Basalmembran charakteristische Typ-IV-Kollagen wird durch ein spezifisches kollagenolytisches Enzym der Tumorzelle aufgelöst. Sträuli bestätigte 1982 [83] experimentell die „antimetastatische" Wirkung von Antikoagulanzien und Heparin, wofür es bereits aus klinischen Untersuchungen Hinweise gab [36]. Auch andere Blutgerinnungsfaktoren und besonders das Fibrin scheinen neben anderen Faktoren von großer Bedeutung für die Bildung von Tumorzellemboli und deren Arrest am Kapillarendothel zu sein [28]. Die Untersuchungen von Nicolson [67] über Zelloberflächenstrukturen von Metastasenzellen werden möglicherweise Ausgangspunkt zukünftiger therapeutischer Ansätze, beispielsweise mit Hilfe monoklonaler Antikörper, sein.

Die neuen Erkenntnisse über Details des Metastasierungsvorganges können für die Metastasenchirurgie Bedeutung erlangen. Die Heterogenität von Tumormetastasen in biologischer und therapeutischer Hinsicht mag das Versagen einzelner Therapieansätze erklären und den Ausblick auf neue Möglichkeiten der operativen Medizin im Rahmen eines multimodalen Therapiekonzeptes eröffnen.

Bedeutung der Metastasierungswege für die Metastasenchirurgie

Seit den grundlegenden Untersuchungen von Walther [98] ist bekannt, daß die Tumordissemination gewisse Wege bevorzugt. Als Beispiel sind die wichtigsten Ausbreitungswege kolorektaler Karzinome in Abb. 1 dargestellt.

Der meist beschrittene Weg der *hämatogenen*, portalen Tumorzellverschleppung führt als erstes in die Leber, so daß wir in diesem Organ die häufigsten Metastasen zu erwarten haben. Von hier kann wiederum auf dem Blutweg als nächstes Filterorgan die Lunge erreicht werden. Erst in einer 3. Stufe erfolgt die Ausbreitung über das arterielle Gefäßsystem in den gesamten Organismus und manifestiert sich v. a. in Form von Gehirn-, Nebennieren- oder Knochenmetastasen. Erst in diesem Stadium darf man u. E. von einer Generalisation des Tumorleidens sprechen. Ein anderer Metastasierungsweg folgt der V. cava inferior. Er kommt überwiegend für die tiefsitzenden Rektumkarzinome in Frage. Die Tumorzellen erreichen hier als erstes Filterorgan die Lunge. Von dort aus können sich Absiedlungen wiederum im gesamten

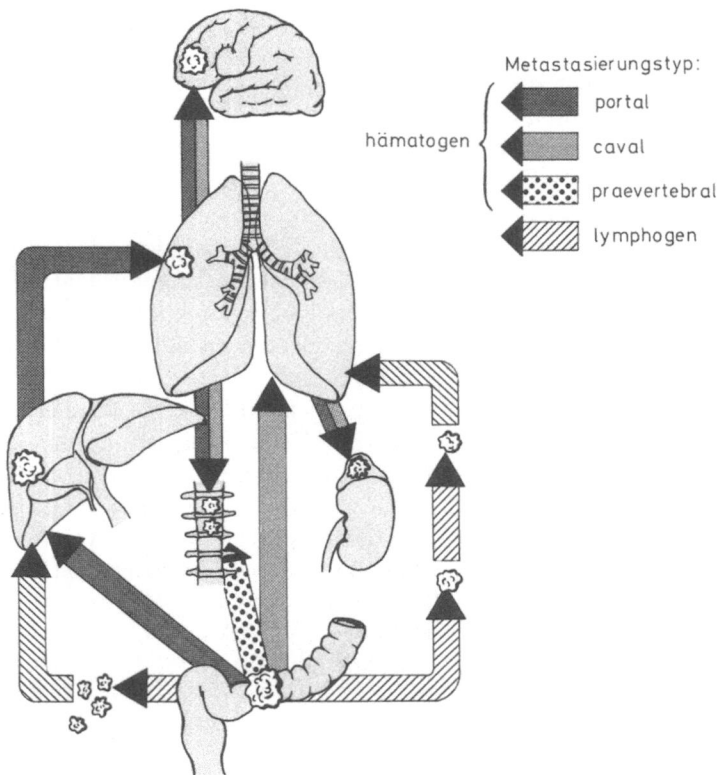

Abb. 1. Metastasenwege, -typen und -formen beim Kolonkarzinom

Organismus ergeben. Die *lymphogene* Tumoraussaat stellt sich als weitere Möglichkeit dar. Über die Cisterna chyli und den Ductus thoracicus erreichen die Tumorzellen schließlich das venöse Stromgebiet im Venenwinkel und verhalten sich dann entsprechend den kavalen Metastasierungen. Eine Sondersituation existiert noch in Form von venösen Kurzschlußverbindungen im prävertebralen Venenplexus, so daß als erste Absiedlungsstation auch die Wirbelsäule erreicht werden kann.

Bross u. Blumenson haben diese Erkenntnisse 1976 [10, 11] in der „Kaskadentheorie der Metastasierung" zusammengefaßt. Sie besagt, daß maligne Zellen vom Primärtumor ausgehend immer 1 oder 2 Generalisationsorgane befallen. Erst von diesen Organen streuen die dort entstandenen Tumoren sekundär in den Organismus und bilden neue Metastasen im Sinne der Tumorgeneralisation. Die Generalisationsorgane, meist Lunge und Leber [84], werden daher auch als Schlüsselorgane bezeichnet.

Zugrunde liegt dieser kaskadenartigen Ausbreitung die Vorstellung, daß durch die Erstmetastasenbildung eine Selektion solcher Tumorzellen stattfindet, die zur weiteren Metastasierung befähigt sind [27, 68]. Die Metastase im Schlüsselorgan muß also in therapeutischer Hinsicht analog zum Primärtumor gesehen werden.

Diese hypothetischen Aussagen finden ihre Bestätigung im Krankengut. Eder hat 1984 [23] dazu wichtige Daten vorgelegt (Abb. 2). Sie besagen, daß Einzelmeta-

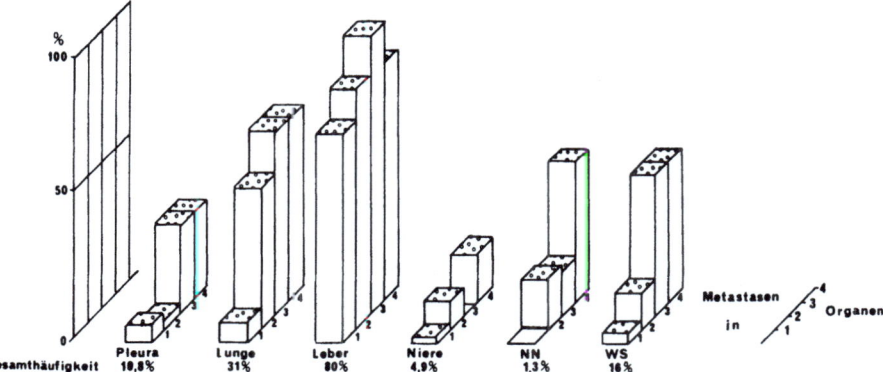

Abb. 2. Prozentuale Beteiligung bei hämatogener Ein- und Mehrfachmetastasierung kolorektaler Karzinome. (Nach Eder [23])

stasen des kolorektalen Karzinoms bevorzugt die Leber befallen und seltener in der Lunge, der Pleura und der Wirbelsäule angetroffen werden. Andere Organe sind nur beteiligt, wenn multiple Metastasen bestehen. Ihr Befall beweist dann die Generalisation der Tumoraussaat.

Hieraus kann zweierlei erkannt werden:

1) Im Gegensatz zur weit verbreiteten Anschauung bedeutet Metastasierung nicht in jedem Falle Generalisation des Tumorleidens, vielmehr handelt es sich bei der Metastasierung um einen sequentiellen Vorgang, der am Anfang zwar nicht mehr lokalisiert, aber doch noch begrenzt sein kann und damit der Chirurgie therapeutische Ansätze und Erfolge ermöglicht.
2) Je nach Art und Lokalisation des Primärtumors sowie dem vorgegebenen Metastasierungsweg können begrenzte Tumorabsiedlungen auch in mehreren Organen auftreten.

Die wirklichen Verhältnisse der Metastasierung sind wesentlich komplexer. Der Metastasierungsweg ist nicht gleichbedeutend mit dem Metastasierungsvorgang. Einige neuere Kenntnisse dazu wurden weiter oben bereits angesprochen. Zusammengefaßt läuft der metastatische Prozeß in 5 Phasen ab [28].

- Ablösung und Invasion,
- Dissemination,
- Tumorzellarrest,
- Invasion und Infiltration,
- Wachstum.

Der *Ablösungsprozeß* der Tumorzellen aus dem Primärtumor ist von äußerst komplexer Natur [103]. Neben dem Kalziummangel im Primärtumor werden die zyklusabhängige Auflockerung der Zellkontakte während der Mitose, lysosomale Enzyme, Kontaktinhibition, Tumorbinnendruck und inflammatorische Prozesse als Gründe für das Ausbrechen aus dem Zellverband diskutiert. So findet sich beispielsweise eine umgekehrte Korrelation zwischen der Anzahl der Makrophagen im Tumorbett und der Metastaseninzidenz [22]. Eine herabgesetzte Makrophagenaktivität konnte ebenfalls mit einem Metastasenanstieg korreliert werden [8]. Die genauen Mechanismen der Durchwanderung der Gefäßwände von Lymph- und Blutbahnen durch die losgelösten Tumorzellen sind jedoch noch weitgehend unklar [15, 84].

Die *Dissemination* erfolgt zumeist als Einzelzelle und geschieht entweder über die Lymph- bzw. Blutbahnen oder direkt über seröse Höhlen und Lymphspalten. Während die Sarkome (ca. 84%) und einige Karzinome in der Regel hämatogen metastasieren, werden die meisten Karzinomzellen (ca. 60%) über die Lymphbahnen transportiert [9]. Die Lymphknoten können dabei als immunologische Barrieren im regionalen Abflußgebiet eines Tumors wirken [42, 49]. Aktivierte Lymphknoten sind in der Lage, Tumorzellen zu vernichten, weshalb ein negativer Lymphknotenstatus auch die individuelle Fähigkeit anzeigen kann, das Tumorleiden zunächst durch eine regionale Immunantwort begrenzt zu halten. Andererseits kann infolge perikapsulärer Verbindungen von afferenter und efferenter Lymphbahn sowie von Kollateralgefäßen auch ein Tumorzelltransport an den Lymphknoten vorbei erfolgen, insbesondere bei lokaler Obstruktion aufgrund reaktiver nodulär-follikulärer Hyperplasie oder Sinushistiozytose [85]. Zudem erfolgt die Tumordissemination bei der lymphogenen Metastasierung zumeist in Form einer diskontinuierlichen Embolisierung. Erst in fortgeschrittenen Stadien findet sich als weiterer Mechanismus die Permeation [101]. Es gibt Hinweise [11] dafür, daß die Lymphknoten nach Verlust ihrer Filter- bzw. Barrierefunktion im Frühstadium der Erkrankung ähnlich wie Leber und Lunge bei der hämatogenen Metastasierung als Generalisationsorgan angesehen werden müssen [101], von denen aus Fernmetastasen entstehen können [11].

In der Praxis können hämatogene und lymphogene Metastasierung kaum voneinander getrennt betrachtet werden. Es existieren Anastomosen zwischen Lymphknoten und venösem System [25], so daß regionäre Lymphknotenmetastasen auch zum Ursprungsort einer hämatogenen Aussaat werden und umgekehrt Lymphknoten auch bei hämatogener Metastasierung befallen sein können [101], wie dies bei etwa 20% der Sarkome der Fall ist [13].

Der *Arrest* der Tumorzellen am Metastasierungsorgan erfolgt meist als Embolus, wobei Blutgerinnung, Thrombozyten, Tumorzelloberfläche und Endotheloberfläche bedeutende Faktoren sind. Die sekundäre *Invasion* oder Extravasation beginnt mit dem organspezifischen Arrest in den Kapillaren [5]. Die anschließende Penetration durch die Kapillarwand hat die Tumorzelle im Stadium der primären Invasion „bereits erlernt" [69]. Auch hier spielen wieder Zellyse, Migration und Wirtsreaktion eine wichtige Rolle. Zuletzt erfolgt das *Wachstum* des Sekundärtumors bis zu Mikrometastasen und einschließlich klinisch diagnostizierbaren Metastasen, die zu diesem Zeitpunkt etwa bereits 10^9 Zellen haben [37].

Insgesamt ist der aufgezeigte Ablauf der Metastasierung in Anbetracht der massiven Tumorzellaussaat ein äußerst „ineffektiver Prozeß", denn täglich werden Millionen bösartiger Zellen von einem soliden Tumor in das periphere Blut eingeschwemmt. Weniger als 1% der Tumorzellen überleben schließlich [28]. Es handelt sich somit um einen hochselektiven Vorgang [102]. Neben der immunologischen Selektion [38] scheint dabei die primäre Selektion im Sinne von Tumorsubpopulationen mit hoher Metastasierungsbereitschaft von übergeordneter Bedeutung zu sein [29, 30]. Wahrscheinlich entstehen die metastatischen Herde aus einer klonalen Expansion von nur sehr wenigen, aber hochmalignen Zellen [71].

Der Stellenwert der Chirurgie bei der Therapie von Tumormetastasen   463

Die aufgezeichneten Schritte einer Metastasierung können zu jedem Zeitpunkt und auf jeder Stufe begünstigt oder behindert werden. Faktoren, die solche Einflüsse ausüben, sind mechanischer, humoraler oder immunologischer Natur. Schließlich können nur diejenigen Zellen metastasieren, die allen lytischen Einflüssen während des Transports in Blut und Lymphbahn widerstanden haben [28]. Die beeinflussenden Faktoren sind uns im Detail und in ihren Gesetzmäßigkeiten nur andeutungsweise bekannt. Dennoch sind sie von großer klinischer Bedeutung, weil sie den in der Kaskadentheorie postulierten gesetzmäßigen Ablauf der Metastasierung modifizieren können, wie es das Beispiel des Magenkarzinoms zeigt. Aus Abb. 3 und 4, die ebenfalls dem Münchner Pathologischen Institut entstammen [23], ist ersichtlich, daß das Magenkarzinom vom zirkumscripten Typ — wie bei Kenntnis der venösen Abflußwege zu erwarten ist — in einem hohen Prozentsatz (60%) primär die Leber befällt, wohingegen andere Metastasierungslokalisationen wie Lunge (17%),

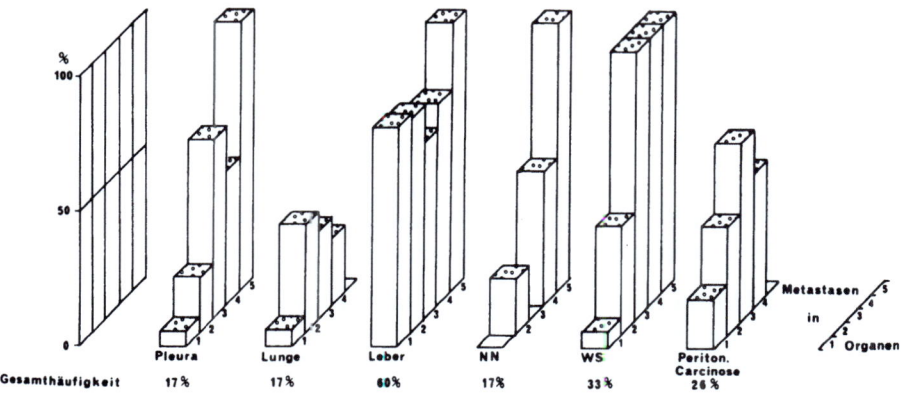

Abb. 3. Prozentuale Beteiligung bei hämatogener und lymphogener Ein- und Mehrfachmetastasierung des Magenkarzinoms vom zirkumskripten Typ ($n = 45$). (Nach Eder [23])

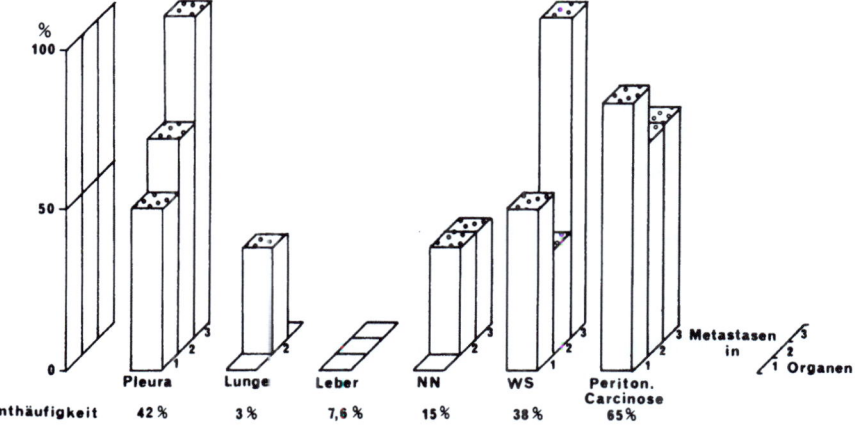

Abb. 4. Prozentuale Beteiligung bei hämatogener und lymphogener Ein- und Mehrfachmetastasierung des Magenkarzinoms vom diffusen Typ ($n = 26$). (Nach Eder [23])

Wirbelsäule (33%) und Peritoneum (26%) seltener sind. Demgegenüber tritt das Magenkarzinom vom diffusen Typ — welches ja letztlich über dieselben Abflußwege verfügt — in der Leber selbst bei fortgeschrittener Erkrankung und bei Mehrfachmetastasierungen kaum auf (7,6%). Der Primärbefall findet sich überwiegend im Peritoneum (65%), der Wirbelsäule (38%) und der Pleura (42%). Hier wird also offenkundig, daß nicht nur der Metastasierungsweg, sondern im weitesten Sinne auch der Metastasierungsvorgang von klinischer Bedeutung ist.

Aus den dargelegten Gesetzmäßigkeiten von Metastasierungsweg und Metastasierungsvorgang ergeben sich für die chirurgische Behandlung der Metastasen folgende wesentliche Gesichtspunkte:

1) Die Kenntnis der Metastasierungswege und der Kaskadentheorie stellt die Grundlage der Metastasenchirurgie dar. Sie ist deshalb von prinzipieller Bedeutung. Sie macht deutlich, daß Metastasen in den Schlüsselorganen nach kurativer Operation des Primärtumors als Ausgangspunkt für die Generalisation gesehen werden müssen und deshalb wie ein Primärtumor zu behandeln sind.

2) Bestehen mehrere hämatogene Metastasierungswege, so kann die exakte Definition einer Metastase in den Schlüsselorganen schwierig oder unmöglich sein. Im Einzelfall läßt sich hieraus also keine sichere Prognose ableiten.

3) Metastasen, die die Schlüsselorgane 1. und 2. Ordnung verlassen haben, sprechen für die Generalisation des Leidens. Sie machen eine kurative Therapie im höchsten Maße unwahrscheinlich. Ihre operative Behandlung hat deshalb — wenn überhaupt — mit anderen Zielvorstellungen zu erfolgen.

4) Lokale und lokoregionale Tumorrezidive und Metastasen folgen anderen Gesetzmäßigkeiten. Sie gehen von zurückgebliebenen Tumorresten, intraoperativ verschleppten Tumorzellen oder Lymphknotenmetastasen aus. Sie nehmen von der Lokalisation her eine Mittelstellung zwischen Primärtumor und Primärmetastase ein, verhalten sich aber in therapeutischer Hinsicht oftmals wesentlich ungünstiger.

Chirurgische Indikationen zur Metastasenchirurgie

Das originäre Ziel der Metastasenchirurgie war und ist es, durch Beseitigung einer solitären Metastase die Prognose der Erkrankung im Sinne der Lebensverlängerung oder sogar der Heilung zu verbessern. Dieses Vorgehen beruhte auf der Hoffnung, die Tumorerkrankung in einem Stadium zu therapieren, wo sie noch regional begrenzt, d.h. nicht generalisiert ist. Sie ist deshalb an die Voraussetzungen geknüpft, daß der Primärtumor mit kurativer Zielsetzung entfernt worden ist und Metastasen nur in „Schlüsselorganen" nachweisbar sind.

Hierfür 3 Beispiele:

1) Unsere Auffassung von der Entstehungsweise lokoregionaler Tumorrezidive und Metastasen wurde bereits angedeutet. Ihre chirurgische Therapie verfolgt das Ziel der Lebensverlängerung oder Heilung. Eine günstige Prognose erwarten wir beispielsweise für die Situation einer Patientin mit solitärer, paraaortaler Lymphknotenmetastase eines vor 10 Jahren entfernten Dysgerminoms (Abb. 5), zumal hier zu-

Der Stellenwert der Chirurgie bei der Therapie von Tumormetastasen

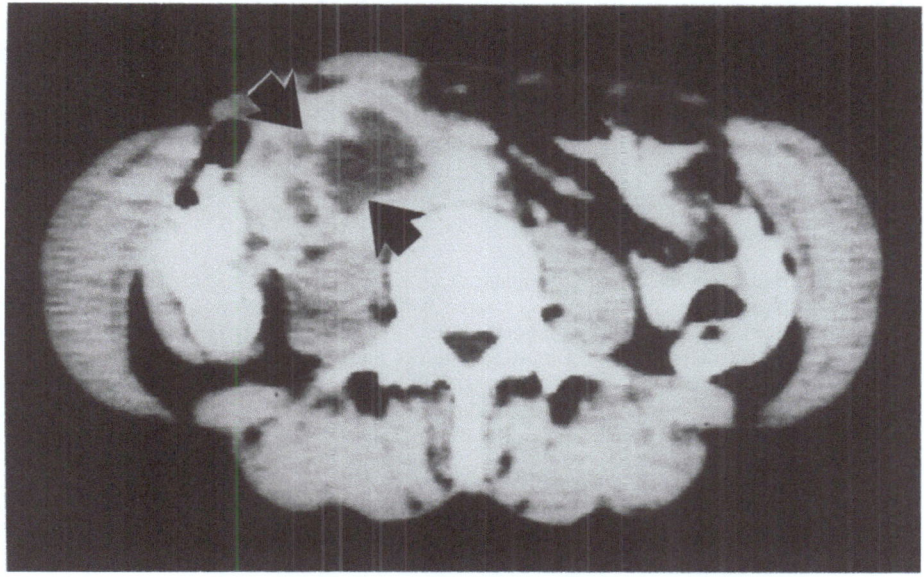

Abb. 5. F.H., ♀, 30 Jahre. 1974 Operation eines Dysgerminoms. Ovar- und Hysterektomie, anschließend Radiatio und Chemotherapie. Jetzt: große Solitärmetastase ausgehend von paraaortalen Lymphknoten rechts. Lymphadenektomie und radikale Metastasenentfernung 9/1984. Nachbehandlung: lokale Radiatio, anschließend Chemotherapie

sätzlich eine kombinierte postoperative Strahlen- und Chemotherapie zum Einsatz kommen kann.

Andere lokoregionale Rezidive, wie wir sie z. B. bei kurativ operierten kolorektalen Karzinomen gesehen haben, sind demgegenüber prognostisch eher ungünstig. In unserem Krankengut erreichten wir zwar eine statistisch deutliche, im Einzelfall sogar bis zu 80 Monate anhaltende Lebensverlängerung, letztlich waren aber für 89% der Patienten die Tumormetastasen innerhalb von 5 Jahren schicksalsbestimmend (Abb. 6).

2) Es wurde bereits gezeigt, daß kolorektale Karzinome bei portalem Metastasierungsweg erste Absiedlungen in der Leber haben. Tatsächlich stellen die Metastasen kolorektaler Karzinome unter der gesamten Gruppe der Lebermetastasen die größte Gruppe. Darüber stehen uns heute ausreichend Unterlagen für die Abschätzung der Prognose zur Verfügung (Tabelle 1). Es ist ersichtlich, daß die Fünfjahresüberlebensrate insgesamt 29% beträgt. Bei sorgfältiger Selektion sind jedoch auch bessere Ergebnisse in Höhe von 50% nach 5 Jahren bekanntgeworden (Tabelle 1). Dabei ist es für die Prognose von Bedeutung, ob Lebermetastasen einzeln oder mehrfach auftreten. Multiple Metastasen weisen nämlich eine wesentlich ungünstigere Prognose auf. Auch die Größe des Tumors hat Einfluß auf die Lebenserwartung, wobei kleinere Tumoren erwartungsgemäß eine bessere Prognose als große haben. Der Zeitpunkt der Operation spielt demgegenüber nur eine geringe Rolle, da sich ein Unterschied im Ergebnis der synchron mit dem Primärtumor operierten Lebermetastasen und der Operation metachron auftretender Lebermetastasen nicht nach-

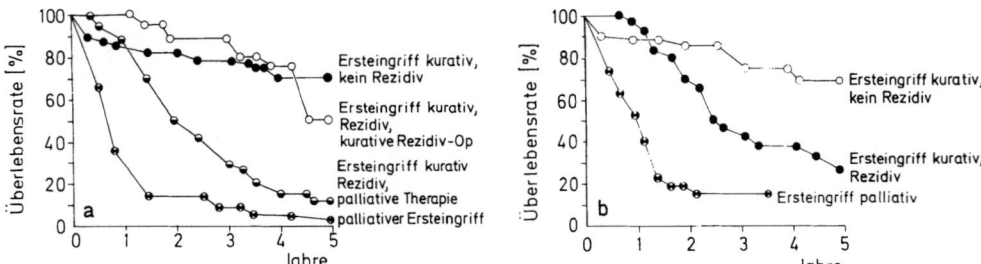

Abb. 6. a Ergebnisse der operativen Behandlung des Kolonkarcinoms ($n = 202$). Die lokoregionalen Rezidive, die von befallenen Lymphknoten ihren Ausgang nehmen, finden sich in der 3. Kurve (Ersteingriff kurativ, Rezidiv palliativ operiert). Zum Vergleich sind auch die Ergebnisse kurativer Erstoperationen, kurativer Erst- und Rezidivoperationen und der primär palliativen Eingriffe aufgeführt. **b** Ergebnisse der operativen Behandlung des Rektumkarzinoms ($n = 155$). Die lokoregionalen Rezidive finden sich in der 2. Kurve (Ersteingriff kurativ, Rezidiv). Auch hier zum Vergleich die Ergebnisse bei kurativem Ersteingriff ohne Rezidiv und palliativem Ersteingriff

Tabelle 1. Ergebnisse der chirurgischen Therapie von Lebermetastasen kolorektaler Karzinome

Autor	Jahr	Patienten n	Solitär	Multipel	Überlebenszeit [%]		
					3 Jahre	5 Jahre	10 Jahre
Flanagan [31]	1967	45	×	×		23	
Wilson [106]	1975	36	×			42	
		18		×		0	
Wanebo [99]	1977	24	×		68	28	
Attiyeh et al. [3]	1978	29	×	×		40	30
Raijpal [72]	1982	30	×	×	40	40	
Morrow [62]	1982	29	×	×	27		
Logan [48]	1982	18	×	×	63		
Bengmark [7]	1982	28	×	×	23		
Kortz [46]	1983	16	×	×	55	29	29
Iwatsuki [43]	1983	24	×	×	73	52	
Bokelmann [9]	1983	21	×	×	43	24	
Thompson [90]	1983	22	×	×		31	
Fortner [32]	1984	59	×	×	57		
Adson [2]	1984	98	×		38	26	16
		37		×	38	21	0
August [4]	1984	33	×	×	53		
Pichlmaier [70]	1985	77	×	×	50		
Scheele [76]	1985	73	×	×	27		
Universität Lübeck	1985	10	×	×	28		
Gesamt		727	×	×	46	29	17

Tabelle 2. Einfluß verschiedener Faktoren auf das Ergebnis der Chirurgie kolorektaler Metastasen der Leber

	Günstig	Ungünstig	Unbestimmt
Großer Tumor		+	
Multiple Metastasen		+	
Operationszeitpunkt			+
Operationstechnik			+
Tumorfreier Rand > 2 cm	+		
Dukes A + B	+		

Tabelle 3. Ergebnisse der Metastasenchirurgie in Abhängigkeit vom Invasionsgrad des kolorektalen Primärtumors. (Mod. nach Attiyeh et al. [3] und Morrow [62])

	n	Überlebenszeit [%]	
		5 Jahre	10 Jahre
Dukes A + B	17	50	57
Dukes C	36	25	19

weisen läßt. Auch die Latenz zwischen Erstoperation und Diagnose des Metastasenrezidivs zeigt keinen bestimmenden Einfluß auf das Ergebnis (Tabelle 2). Von Interesse ist auch die Frage, ob die Art des Eingriffs zur Verbesserung der Überlebenszeit beitragen kann. Foster [33] fand in seiner Sammelstatistik eine Fünfjahresüberlebenszeit von 13% für die Lappenresektion, wohingegen die Tumorentfernung durch atypische Resektion ein Fünfjahresergebnis von 24% aufwies. Ähnliche Ergebnisse wurden auch von anderen Autoren vorgelegt, doch scheint es fraglich, ob hier eine direkte Vergleichbarkeit angenommen werden kann. Mit großer Wahrscheinlichkeit handelt es sich nämlich bei den durch Keilresektion entfernten Metastasen um kleinere und solitäre Geschwulstabsiedlungen, wohingegen große Metastasen, die ohnehin eine schlechtere Prognose aufweisen, wohl überwiegend durch typische Resektion entfernt worden sein dürften. Auch Sugarbaker et al. [87] gehen davon aus, daß die Operationsmethode als solche keinen Einfluß auf die Prognose der Erkrankung hat. Raijpal et al. [72] konnten feststellen, daß die Tumorexzision mit großem Sicherheitsabstand von mehr als 2 cm eine mittlere Überlebenszeit von 51 Monate aufweist gegenüber einer Überlebenszeit von 25 Monaten derjenigen Patienten, bei denen der Sicherheitsabstand weniger als 2 cm betrug.

Aus Tabelle 3 ist erkennbar, daß die Invasionstiefe des Primärtumors kolorektaler Karzinome auch für die Prognose der operativ entfernten Lebermetastasen von großer Wichtigkeit ist: Die Zehnjahresüberlebenszeit der frühen Stadien Dukes A + B ist wesentlich günstiger als die des Stadiums Dukes C.

Zur genaueren Standortbestimmung müssen die Ergebnisse der operativen Therapie von Lebermetastasen mit dem Spontanverlauf der unbehandelten Lebermetastasierung verglichen werden. Prospektive Studien liegen hierzu bisher nicht

Tabelle 4. Prognose unbehandelter Lebermetastasen kolorektaler Karzinome (Nach Wood et al. [109])

	Überlebenszeit [%]	
	1 Jahr	3 Jahre
Diffuse Metastasierung	5,7	0
Mehrere Metastasen	27,0	9,9
Solitäre Metastase	60	13,3

Tabelle 5. Spontanverlauf und Verlauf nach Resektion von Lebermetastasen kolorektaler Karzinome

Überlebenszeit	Spontan [%]	Operation [%]
1 Jahr	29,3	56
3 Jahre	9	28
5 Jahre	0	?
Art der Metastase	Überlebenszeit (Monate)	
	Spontan	Operation
Solitär	10	35
Lokalisiert	5	17
Diffus	3	?

vor und sind aus ethischen Gründen in der Zukunft auch nicht zu erwarten. Wir sind daher auf die eingeschränkte Aussagefähigkeit des historischen Vergleichs angewiesen. Immerhin zeigen Untersuchungen, daß unbehandelte Patienten eine gegenüber der behandelten Gruppe deutlich reduzierte Lebenserwartung haben und Fünfjahresüberlebenszeiten so gut wie nicht vorkommen. Die Untersuchungen von Wood et al. [109] (Tabelle 4) konnten zeigen, daß erwartungsgemäß Anzahl und Verteilung der Metastasen einen deutlichen Einfluß auf den weiteren Verlauf nehmen. Untersuchungen am eigenen Krankengut bestätigten diese Ergebnisse (Tabelle 5): Insgesamt lebten von 57 beobachteten Patienten nach 1 Jahr noch 29,3% und nach 3 Jahren noch 9%. Keiner überlebte 5 Jahre. Die mediane Überlebenszeit betrug 6 Monate. Aufgeschlüsselt nach der Anzahl und Verteilung der Metastasen fanden wir bei Solitärmetastasen eine mediane Überlebenszeit von 10 Monaten, während sie bei den auf einen Leberlappen begrenzten und diffus verteilten Metastasen 3 bzw. 5 Monate betrug. Demgegenüber lebten von 10 operierten Patienten nach 1 Jahr noch 56% und nach 3 Jahren noch 28% bei einer medianen Überlebenszeit von 17 Monaten.

Bei Solitärmetastasen betrug die mediane Überlebenszeit 35 Monate und bei den auf einen Leberlappen begrenzten Metastasen 17 Monate (Tabelle 5). Es läßt sich also hier mit aller Vorsicht doch ein deutlich positiver Effekt der Metastasenchirurgie der Leber herausarbeiten, auch wenn das angestrebte Maximalziel, nämlich die Heilung, leider bisher nur bei etwa 25% der Patienten erreicht werden kann. Einschränkend ist hier zu vermerken, daß die genannten Ergebnisse gegenwärtig nur bei Lebermetastasen von kolorektalen Karzinomen zu erzielen sind. Für andere Primärtumorlokalisationen liegen ähnlich umfangreiche Erfahrungen nicht vor, doch wird hier kaum mit gleich guten Resultaten zu rechnen sein.

Zusammengefaßt zeigt die Aufstellung in Tabelle 1, daß jeder 4.–5. Patient mit kolorektalen Lebermetastasen eine Lebenserwartung von mehr als 5 Jahren nach Resektionsbehandlung hat und bei 50% dieser Patienten Überlebenszeiten erreicht werden, die einer Heilung nahekommen oder entsprechen. Bengmark et al. [7] weisen mit Recht darauf hin, daß diese Ergebnisse in positiver Weise mit Resultaten kontrastieren, die mit der Operation zahlreicher gastrointestinaler Primärtumoren zu erreichen sind. Daher besteht die Verpflichtung, im Rahmen der Tumornachsorge nach solchen Veränderungen zu suchen, um sie frühzeitig zu diagnostizieren und operativ behandeln zu können.

3) Rein quantitativ gesehen, besitzt die chirurgische Behandlung der Lungenmetastasen eine größere klinische Bedeutung als die der Lebermetastasen, weil die Lunge als Generalisationsorgan bei der kavalen und lymphatischen Metastasierung für den größten Teil aller Tumoren im menschlichen Körper in Frage kommt. So werden etwa bei 30% aller bösartigen Tumoren Lungenmetastasen nachgewiesen. In 10–20% der Fälle ist die Lunge zum Zeitpunkt der Autopsie als einziges Organ betroffen. Insgesamt soll die Metastasierung in die Lunge über die Lymphbahnen häufiger sein als diejenige über die Blutbahnen. Lymphogene Metastasen wachsen eher netzförmig, während die hämatogenen Metastasen charakteristischerweise abgerundet sind. Zusätzlich existiert noch der transpleurale Metastasierungsweg, z.B. beim Mammakarzinom, und die intrabronchiale Metastasierung, z.B. beim Kehlkopfkarzinom [65]. Für die chirurgische Therapie kommen in erster Linie die hämatogenen Metastasen in Betracht.

Solitäre Lungenrundherde, meist als Zufallsbefund diagnostiziert, stellen allgemein schon aus *diagnostischen Gründen* eine Operationsindikation dar, weil es sich bei ca. 50% um maligne Tumoren handelt. In etwa 10% der Fälle sind die Rundherde Metastasen eines bis dahin unbekannten Primärtumors. Von operativ entfernten solitären Rundherden, die sich als primäres Bronchialkarzinom herausstellten, waren 47% Plattenepithelkarzinome und 35% Adenokarzinome. Handelte es sich um Metastasen, waren umgekehrt 45% Adenokarzinome und 36% Plattenepithelkarzinome [92]. Es ist daher manchmal unmöglich, aufgrund des histologischen Befundes eine Zuordnung zu treffen. Hinzu kommt, daß Adenokarzinome der Lunge ähnlich wie die Metastasen bevorzugt peripher lokalisiert sind. In diesen Fällen muß fast immer eine sorgfältige Primärtumorsuche angeschlossen werden. Aus diesen differentialdiagnostischen Überlegungen ist auch bei Patienten mit einem Rundherd und einem Karzinom oder Sarkom in der Anamnese die Indikation zur Operation gegeben, um kein Zweitkarzinom zu übersehen. Besteht eine Krebsvorgeschichte, so ist ein solcher Rundherd allerdings in etwa 80% der Fälle eine Metastase. Die Art des Primärtumors ist jedoch zu berücksichtigen: Bei einem Sarkom oder Melanom ist die Wahrscheinlichkeit einer Metastase sehr hoch, bei einem kolorektalen, Nieren- oder Hodenkarzinom kann es sich gleichermaßen um eine Metastase oder um ein primäres Bronchialkarzinom handeln, wohingegen bei einem Mamma-, Prostata- oder Magenkarzinom eher mit einem Zweitkarzinom der Lunge zu rechnen ist [75].

Tabelle 6. Fünfjahresüberlebensrate nach Resektion von Lungenmetastasen

Autor	Jahr	Gesamtzahl der Patienten n	Überlebende n	[%]
Thomford et al. [89]	1965	205	62	30
Mc Cormack [54]	1978	215	45	21
Wilkins [104]	1978	140	43	31
Mountain [64]	1978	159	46	29
Gall et al. [35]	1979	67	28	42
Morrow et al. [61]	1980	167	48	29
Marks [50]	1981	90	30	33
Metzger [58]	1981	64	22	35
Shepherd [79]	1982	47	7	15
Wright [110]	1982	140	36	26
Vogt-Moykopf [97]	1983	131	37	28
Gesamt		1425	404	28

Tabelle 7. Einfluß verschiedener Faktoren auf das Ergebnis der Metastasenchirurgie der Lunge

	Günstig	Ungünstig	Unbestimmt
Großer Tumor		+	
Multiple Metastasen			+
Bilaterale Metastasen			+
Periphere Lokalisation	+		
Synchrones Auftreten		+	
Langes Zeitintervall	+		
Lange Tumorverdopplungszeit	+		
Operationstechnik			+
Adjuvante Therapiemöglichkeit	+		

Die diagnostische Indikation kann aber auch beim Vorliegen mehrerer Lungenmetastasen gegeben sein, wenn eine Primärtumorsuche erfolglos verlaufen und zur Festlegung der Therapie eine histologische Diagnose notwendig ist. Auch die Biopsie zur Rezeptorbestimmung — beispielsweise beim metastasierenden Mammakarzinom — gehört hierher.

Die chirurgische *Therapie* von Lungenmetastasen auch mit dem Ziel der Heilung oder doch zumindest der Lebensverlängerung ist nur sinnvoll, wenn der Primärtumor beherrscht oder beherrschbar ist. Ohne Berücksichtigung von Lokalisation und Histotyp des Primärtumors findet sich dann eine Fünfjahresüberlebenszeit von 25–30% (Tabelle 6). Für die Prognose der operativen Behandlung (Tabelle 7) spielen — wie auch bei der Leber — Tumorzahl und -größe eine Rolle. Große oder multiple Metastasen weisen einen ungünstigeren Verlauf auf als kleine bzw. solitäre Metastasen. Multiple Lungenmetastasen stellen jedoch per se keine Kontraindikation zur Operation dar. So konnten Gall et al. [35] nach Entfernung von bis zu 5 Lungenmetastasen eine signifikant höhere Überlebensrate bei den operierten Patienten nachweisen. Die peripher lokalisierten Metastasen, welche über eine atypische Resektion zu entfernen sind, sind prognostisch günstiger als eine zentral sitzende Metastase, die eine Pneumonektomie erfordert [52]. Die synchrone Operation von Primärtumor und Metastasen ist in ihren Langzeitergebnissen deutlich ungünstiger als die Operation metachron auftretender Metastasen. Wilkins hält das synchrone Auftreten von Lungenmetastasen sogar für eine relative Kontraindikation zur Operation [104]. Je länger das freie Intervall zwischen der Operation des Primärtumors und dem Auftreten der Metastase ist, um so günstiger wird die Prognose [35, 91]. Definitonsgemäß manifestiert sich eine Spätmetastase 5 Jahre nach Diagnose des Primärtumors [21], Spätmetastasen mit einem Intervall von bis zu 20 Jahren sind insbesondere bei Mamma- und Nierenkarzinomen, Melanomen und hochdifferenzierten Schilddrüsenkarzinomen beobachtet worden [78]. Die Tumorverdopplungszeit, welche in der Lunge mit röntgenologischen Maßnahmen wesentlich besser zu erfassen ist als in der Leber, spielt für das Langzeitergebnis eine Rolle, da rasch wachsende Tumoren auch nach chirurgischer Behandlung eine deutlich schlechtere Prognose haben als Tumoren mit einer Verdopplungszeit von mehr als 45 Tagen, bei denen eine chirurgische Behandlung auch nach 5 Jahren noch in 63% der Fälle positiv zu bewerten ist [73]. Schließlich sind die Langzeitüberlebensraten abhängig vom Primärtumortyp und deutlich besser, wenn es sich um chemotherapiesensible Arten handelt [82].

Die globale Betrachtung der Ergebnisse einer Metastasenchirurgie der Lunge, wie in Tabelle 6 dargestellt, kann nur hinweisenden Charakter haben. Das unterschiedliche biologische Verhalten der verschiedenen Primärtumoren sowie die unterschiedlichen adjuvanten chemotherapeutischen Möglichkeiten erfordern eine differenziertere Betrachtungsweise.

Stellt man zunächst die beiden großen Untergruppen der Karzinom- und Sarkommetastasen gegenüber, so finden sich allenfalls tendenziell bessere Fünfjahresergebnisse in der Karzinomgruppe (Tabelle 8); die diesbezüglichen Angaben in der Literatur sind jedoch widersprüchlich, so daß noch ungeklärt ist, ob Karzinome oder Sarkome eine unterschiedliche Prognose haben [91].

Als Beispiel für die Gruppe der Karzinome mit kavalem Metastasierungstyp seien hier die Behandlungsergebnisse von Metastasen des Nierenkarzinoms genannt. Bei ihm ist seine große Neigung zur hämatogenen Ausbreitung mit Metastasierung v. a. in die Lunge allgemein bekannt und läßt sich in vielen Fällen sogar bereits intraoperativ in Form von Nierenvenentumorzapfen nachweisen. Bemerkenswert ist aber auch die häufige Entwicklung von Spätmetastasen [78]. Die Gesamtprognose der Patienten mit operierten Lungenmetastasen eines Hypernephroms beläuft sich nach 5 Jahren auf etwa 29% (Tabelle 9). Eine erfolgversprechende adjuvante Therapie steht hier derzeit noch nicht zur Verfügung.

Nach der Kaskadentheorie stellt die Lunge beim Kolonkarzinom bereits die 2. Metastasierungsstation dar, für Rektumkarzinome kommt sie auch als primäre Metastasenlokalisation in Frage. Entsprechend liegen beim portalen Metastasierungstyp nur in etwa 9% der Fälle mit Lungenmetastasen keine Lebermetastasen vor [105]. Lungenmetastasen von Kolonkarzinomen müßten demnach eine ungünstigere Prognose aufweisen als die der Rektumkarzinome. Tatsächlich finden wir in ausge-

Tabelle 8. Fünfjahresüberlebensrate nach Resektion von Lungenmetastasen bei Karzinomen und Sarkomen

Autor	Jahr	Karzinome [%]	Sarkome [%]
Moersh [60]	1961	34	19
Thomford et al. [89]	1965	33	23
Turney [93]	1971	46	52
Choksi [16]	1972	38	33
Mountain [64]	1976	29–33	16–28
Neifield [66]	1977	50	32
Vincent [96]	1978	37	33
McCormack [54]	1979	25	18–29
Marks [50]	1981	34	32
Wright [110]	1982	24	29
Vogt-Moykopf [97]	1983	34	23

Tabelle 9. Fünfjahresüberlebensrate nach Resektion von Lungenmetastasen von Nierenkarzinomen

Autor	Jahr	Gesamtzahl der Patienten n	Überlebende n	[%]
Edlich [24]	1966	9	1	11
Johnson [45]	1967	8	2	25
Cline [17]	1970	4	1	25
Turney [93]	1971	7	1	14
Choksi [16]	1971	6	2	40
Wilkins [104]	1978	28	12	44
McCormack [54]	1978	21	5	21
Morrow et al. [61]	1980	25	6	24
Aberg [1]	1980	30	10	33
Marks [50]	1981	7	3	43
Shepherd [79]	1982	3	1	33
Wright [110]	1982	14	3	21
Gesamt		162	47	29

Tabelle 10. Fünfjahresüberlebensrate nach Resektion von Lungenmetastasen kolorektaler Karzinome in Abhängigkeit von der Primärtumorlokalisation. (Nach Vincent [96])

Lokalisation	Gesamtzahl der Patienten n	Überlebende n	[%]
Kolon	6	0	0
Rektum	7	4	57

Tabelle 11. Fünfjahresüberlebensrate nach Resektion von Lungenmetastasen kolorektaler Karzinome

Autor	Jahr	Gesamtzahl der Patienten n	Überlebende n	[%]
Edlich [24]	1966	11	1	9
Johnson [45]	1967	7	3	40
Cline [17]	1970	4	1	25
Turney [93]	1971	3	1	33
Choksi [16]	1972	12	7	57
Cahan [12]	1974	20	7	35
McCormack [54]	1978	40	6	15
Wilkins [104]	1978	34	9	27
Mountain [64]	1978	28	8	28
Vincent [96]	1978	13	4	31
Morrow [61]	1980	16	2	13
Marks [50]	1981	17	7	41
Shepherd [79]	1982	14	3	21
Wright [110]	1982	19	6	30
Gesamt		238	65	27

wählten Untersuchungen deutliche Unterschiede zugunsten der Rektumkarzinome (Tabelle 10), ein Hinweis auf die klinische Bedeutung unterschiedlicher Metastasierungswege. Tabelle 11 zeigt, daß die Fünfjahresüberlebensrate für kolorektale Karzinome insgesamt 25–30% beträgt und damit vergleichbar der der kolorektalen Lebermetastasen ist. Dieses überraschende Ergebnis könnte erklärbar sein, wenn es sich hierbei überwiegend um Metastasen des kavalen Metastasierungstyps handelt.

Der zweckmäßige Zugangsweg thoraxchirurgischer Metastaseneingriffe wurde intensiv diskutiert, seit zunehmend auch beidseitig lokalisierte Metastasen einer Resektionsbehandlung zugeführt werden. Während in den 60er Jahren die Prognose bei beidseitigem Befall noch deutlich schlechter war [89], zeigen neuere Publikationen ähnliche Überlebensraten bei ein- und beidseitigem Befall [53, 63, 88], was auch auf die zwischenzeitlich verbesserten adjuvanten therapeutischen Möglichkeiten zurückzuführen ist. Heute sind simultane, bilaterale Thorakotomien, bilaterale Thorakotomien mit zeitlichem Intervall und die Standardthorakotomie mit transmediastinaler Pleurotomie nur noch in seltenen Fällen, wie beispielsweise bei einem zentralen Tumor, indiziert, da die hilären Strukturen bei seitlichem Zugang wesentlich besser darstellbar sind. Als Methode erster Wahl hat sich die mediane Sternotomie mit Eröffnung beider Pleurahöhlen und des Mediastinums von vorn weitgehend durchgesetzt, seit Takita et al. [55, 87a] 1977 dieses Vorgehen an Hand ihrer Erfahrungen an einem größeren Patientenkollektiv empfahlen. Sie entfernten über diesen Zugang bis zu 56 Metastasen von Hodenkarzinomen in einer Sitzung. Bei der Mehrzahl der Indikationen ist generell eine beidseitige Exploration zu erwägen, auch wenn das präoperative Staging nur Hinweise für einen einseitigen Befall ergibt. Die Erfahrung zeigt nämlich, daß die Zahl der nativ radiologisch und computertomographisch erfaßten Metastasen nicht selten geringer ist, als es der Chirurg später insbesondere bei der palpatorischen Untersuchung evtl. an der nicht beatmeten atelektatischen Lunge feststellt. Ein primär einseitiges Vorgehen kann berechtigt sein, wenn nach einem langen Intervall ein Solitärherd auftritt oder ein solcher Herd zunächst über einen längeren, beispielsweise 2monatigen Zeitraum beobachtet wurde, um eine plötzlich aufschießende Generalisation auszuschließen. Auch wenn von vornherein aus funktionellen Gesichtspunkten nur eine einseitige Operation in Frage kommt, ist die laterale Thorakotomie als Zugang zu wählen.

Grundsätzlich sollten Lungenmetastasen so parenchymsparend wie möglich entfernt werden, auch mit Blick auf mögliche weitere Resektionen später auftretender Metastasen. Selbst bei mehrfachem Befall eines Lungenlappens sind kleine und periphere Rundherde daher über eine atypische Keilresektion zu entfernen. Auch zentral am Lappenhilus lokalisierte kleinere Herde können manchmal noch über eine Enukleation oder anatomische Segmentresektion exstirpiert werden, meist ist dann jedoch eine Lobektomie erforderlich. Bei zentraler Lage am Lungenhilus muß versucht werden, eine Pneumonektomie zugunsten parenchymsparender bronchoplastischer und angioplastischer Verfahren soweit wie möglich zu vermeiden.

Die Chirurgie im onkologischen Gesamtkonzept

Von wachsender Bedeutung auch in Zukunft ist die Metastasenchirurgie als Teil eines onkologischen Gesamtkonzepts. Die Fortschritte der Chemotherapie haben auch für den Chirurgen neue Aspekte der Therapie zur Folge gehabt. So haben wir gelernt, den Tumor nicht mehr als homogene Zellmasse, sondern als z.T. äußerst heterogene Zusammensetzung verschiedener Zelltypen mit unterschiedlichem biologischem Verhalten zu betrachten [29, 41]. U.a. gibt es Subpopulationen, die auf eine chemotherapeutische Behandlung besonders empfindlich reagieren, und andere Zellen, die kaum ein Ansprechen zeigen [34, 40]. Die Chemotherapie ist somit in der Lage, bei Lungenmetastasen in Abhängigkeit vom überwiegenden Zelltyp Remissionen unterschiedlichen Ausmaßes zu erzielen (Tabelle 12). Das Resttumorgewebe nach partiellen Remissionen besteht somit wahrscheinlich aus Zellpopulationen, die auf die Chemotherapie in der gewählten Dosierung oder Art nicht oder kaum ansprechen. Zusätzlich können Tumorzellen unter der Therapie eine Resistenz gegen Chemotherapeutika entwickeln [20]. Der Chirurgie kommt hier die Aufgabe zu, das

Tabelle 12. Indikationen zur Kombination von Chemotherapie und Chirurgie bei der Therapie von Lungenmetastasen

Remissionsrate [%]	Karzinome	Sarkome
ca. 90	Hodenkarzinom	Osteosarkom
ca. 60–80	—	Rhabdomyosarkom Histiozytom
ca. 40–60	—	Restliche Weichteilsarkome
ca. 50	Mammakarzinom	—

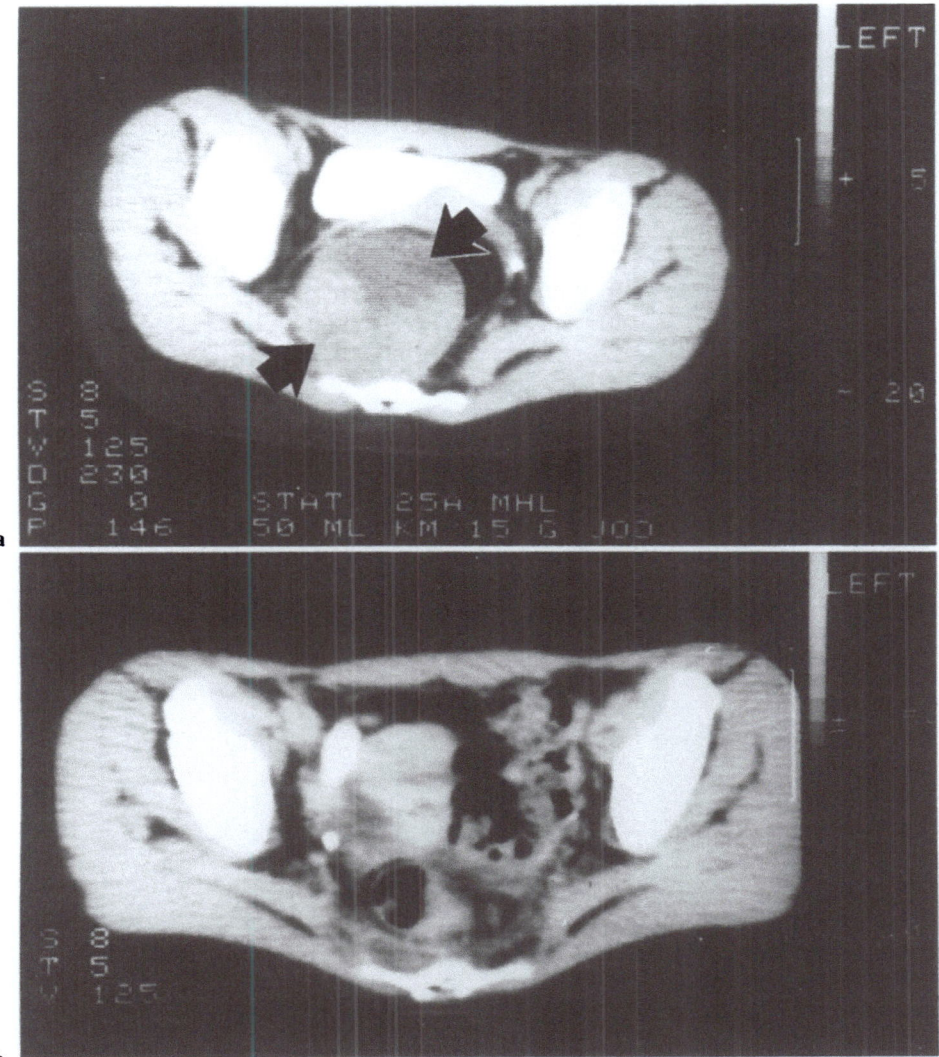

Abb. 7. M.E., ♀, 26 Jahre. **a** Rhabdomyosarkom in der Sakralhöhe. Operation 6/1983. **b** Zustand nach operativer Tumorentfernung und Radiatio (CT 3/1985). **c** Multiple Lungenmetastasen 8 Monate postoperativ (2/1984). **d** Restmetastase im Sinus phrenicocostalis links nach Polychemotherapie. Operative Entfernung (5/1985)

restliche, chemotherapeutisch nicht zu behandelnde Tumorgewebe, welches singulär oder multipel, einseitig oder bilateral verteilt sein kann, zu entfernen.

Die genannten Vorstellungen sind insbesondere bei einigen sarkomatösen Tumorformen sowie den Hodenteratomen verwirklicht worden. Ein Beispiel mag dies verdeutlichen: Bei einer 26jährigen Frau wurde ein Rhabdomyosarkom der Sakralregion operativ entfernt (Abb. 7) und örtlich nachbestrahlt. Ohne Anhalt für ein

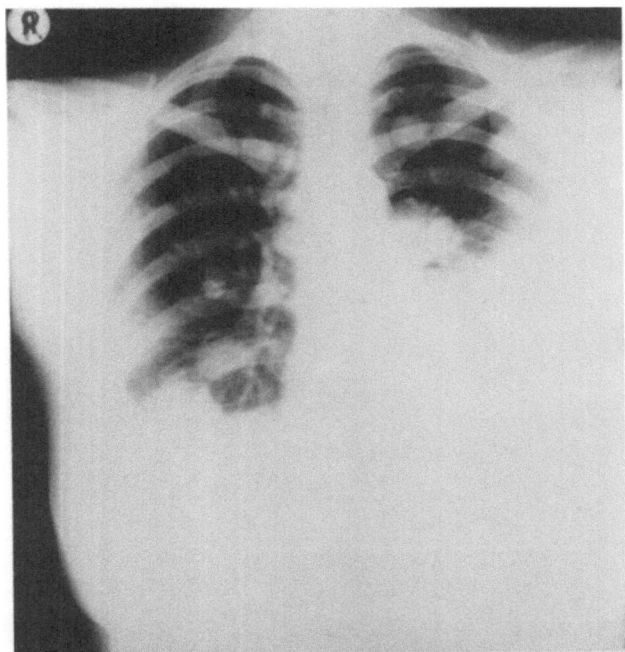

c

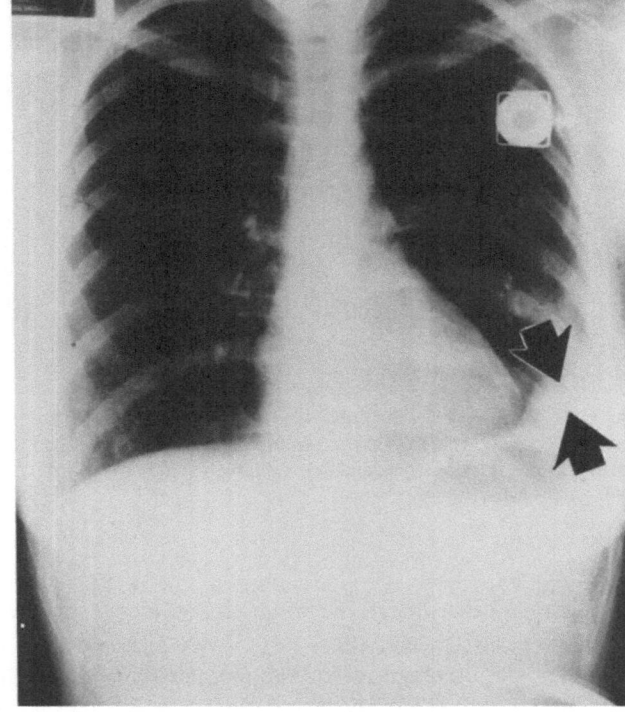

d

Abb. 7c, d

lokales Rezidiv trat 8 Monate später eine diffuse Lungenmetastasierung auf, weshalb zunächst eine Chemotherapie erfolgte, unter der die meisten Metastasen eine Vollremission zeigten. Lediglich im linken Unterfeld blieb ein Rundherd zurück, der letztlich chirurgisch entfernt wurde. Weitere Metastasen fanden sich intraoperativ in der Lunge nicht mehr. Die histologische Untersuchung zeigte, daß der entfernte Rundherd vitale Tumorzellen enthielt, die offensichtlich der Chemotherapie widerstanden hatten. Es mußte daher eine dementsprechende postoperative Fortführung der Chemotherapie erfolgen.

Wie in dem genannten Beispiel gibt es eine Reihe weiterer Tumoren, bei denen das geschilderte kombinierte Vorgehen, evtl. auch in mehrfacher Weise, heute bereits therapeutischer Standard ist (Tabelle 12). Zwei Beispiele sollen dies verdeutlichen:

Das Osteosarkom, welches bevorzugt zwischen dem 10. und 25. Lebensjahr auftritt und Männer doppelt so häufig befällt wie Frauen, hat im Spontanverlauf eine sehr ungünstige Prognose. Bekannt ist die frühe hämatogene Metastasierung in die Lunge: 6 Monate nach Entfernung des Primärtumors haben 50% der Patienten und nach 1 Jahr bereits über 80% Lungenmetastasen entwickelt. Marcove et al. [49] fanden eine Fünfjahresüberlebensrate von nur 17% nach alleiniger Entfernung des Primärtumors. Die übrigen 83% der Patienten hatten Lungenmetastasen entwickelt, und von ihnen überlebten 50% 1 Jahr, 12% 2 Jahre und 5% 3 Jahre. Nach 5 Jahren lebte keiner mehr. Martini et al. [51] stellten dem ihre Ergebnisse nach operativer Therapie des Primärtumors und der Lungenmetastasen gegenüber und fanden eine Fünfjahresüberlebenszeit von 32% (Tabelle 13). Dabei führten sie bei ihren 22 Patienten insgesamt 59 Thorakotomien durch. In einer eigenen Literaturübersicht fand sich ein ähnliches Ergebnis mit einer Fünfjahresüberlebensrate von 33% (Tabelle 14). Nach kompletter Entfernung des Primärtumors, zumeist in Form einer Amputation mindestens 5 cm proximal des Tumors, konzentriert sich heute das therapeutische Bemühen auf die in etwa 80% der Fälle zu erwartenden, noch nicht nachweisbaren Mikrometastasen der Lunge, die der systemischen Chemotherapie besonders gut zugänglich sind. Durch die adjuvante Chemotherapie konnte im vergangenen Jahrzehnt mehr als eine Verdopplung der Fünfjahresüberlebensrate auf etwa 40% erreicht werden [94]. Dennoch entwickelt ein Teil der Patienten, allerdings zeitlich später als vor Einführung der Chemotherapie, Lungenmetastasen [44], für die ein sekundäres Therapiekonzept mit weiterhin kurativer Zielsetzung in Form einer evtl.

Tabelle 13. Überlebenszeit nach Amputation eines Osteosarkoms mit und ohne Resektion von Lungenmetastasen

Überlebenszeit	Marcove et al. 1970 [49] 118 Patienten Keine Resektion [%]	Martini et al. 1971 [51] 22 Patienten Resektion [%]
1 Jahr	50	91
2 Jahre	12	64
3 Jahre	5	45
5 Jahre	0	32

Tabelle 14. Fünfjahresüberlebensrate nach Resektion von Lungenmetastasen eines Osteosarkoms

Autor	Jahr	Gesamtzahl der Patienten n	Überlebende n	[%]
Vincent [96]	1978	3	1	33
McCormack [54]	1978	77	25	32
Morrow et al. [61]	1980	11	4	36
Marks [50]	1981	24	8	33
Gesamt		115	38	33

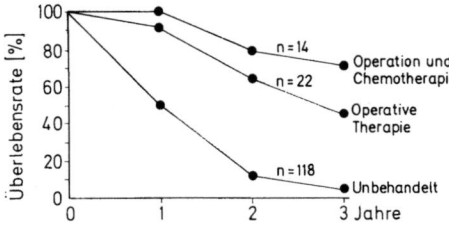

Abb. 8. Ergebnisse unterschiedlicher Therapieformen des Osteosarkoms. (Nach [49, 51])

auch mehrfachen möglichst vollständigen chirurgischen Resektion kombiniert mit Chemotherapie besteht. Dieses Konzept konnte zu einer weiteren Ergebnisverbesserung führen. Rosen et al. [74] erzielten mit diesem Vorgehen eine Fünfjahresüberlebensrate von über 70% (Abb. 8).

Auch die malignen Hodentumoren haben unbehandelt eine äußerst schlechte Prognose und führen nach 1–2 Jahren zum Tode. Abgesehen von den sehr seltenen Chorionkarzinomen metastasieren sie meist primär lymphogen entlang der V. spermatica in die paraaortalen Lymphknoten und von dort aus retrograd in die Beckenregion sowie anterograd in das Mediastinum. Bei Einbeziehung des Nebenhodens kann die Metastasierung auch über die Lymphknoten entlang der V. iliaca externa erfolgen. Über den Ductus thoracicus, aber auch über lymphatikovenöse Anastomosen und direkte Invasion der V. spermatica kommt es schließlich sekundär zur hämatogenen Aussaat in die Lunge als Generalisationsorgan. Unter dem Aspekt der Metastasenchirurgie sind v. a. die malignen Teratome und die Kombinationstumoren aus der Gruppe der Keimzelltumoren von Interesse, da die Seminommetastasen aufgrund ihrer außerordentlich hohen Strahlen- sowie Chemosensibilität keiner operativen Therapie bedürfen. Grundsätzlich folgt der operativen Entfernung des Primärtumors und des Samenstrangs eine retroperitoneale Lymphadenektomie. Werden histologisch Lymphknotenmetastasen nachgewiesen, muß eine hochdosierte Strahlentherapie der Region angeschlossen werden. Erst in fortgeschritteneren Stadien mit sehr großen retroperitonealen oder intrathorakalen Lymphknotenmetastasen sowie viszeralen Metastasen kommt eine adjuvante Chemotherapie zur Anwendung, die in Fällen mit geringer pulmonaler Metastasierung in etwa 50% der Fälle und bei fortgeschrittener Metastasierung immer noch in 25% zu einer Heilung führt [77]. Eine weitere Steigerung der kompletten Remissionsraten und Überlebenszei-

Tabelle 15. Fünfjahresüberlebensrate nach Resektion von Lungenmetastasen nichtseminomatöser Hodenkarzinome

Autor	Jahr	Gesamtzahl der Patienten n	Überlebende n	[%]
Choksi [16]	1972	9	5	55
Vincent [96]	1978	9	4	44
McCormack [54]	1978	31	10	31
Wilkins [104]	1978	14	6	42
Takita et al. [88]	1978	37	16	42
Callery [12a]	1983	25	15	60
Gesamt		125	56	45

ten läßt sich bei Partialremission durch die adjuvante chirurgische Entfernung der als Residuen nach Chemotherapie fortbestehenden Lungenmetastasen erzielen. Die histologische Aufarbeitung gibt zudem Aufschlüsse über ein nach Chemotherapie mögliches verändertes Grading im Verhältnis zum Primärtumor oder gar eine benigne Transformation, wie sie manchmal bei den Teratomen beobachtet wird [56]. Davon abhängig entscheidet sich das weitere chemotherapeutische Vorgehen. In unserer Sammelstatistik erhielten wir eine Fünfjahresüberlebensrate von 45% nach Kombination von Chemotherapie und Chirurgie (Tabelle 15). Sind Lungenmetastasen schon zum Zeitpunkt der Diagnose des Hodenkarzinoms aufgetreten, so können diese nach vorangegangener Chemotherapie simultan in einer Sitzung mit der retroperitonealen Lymphadenektomie durch eine Thorakolaparotomie über eine mediane Inzision vom Jugulum bis zur Symphyse entfernt werden. Dieses Vorgehen kommt natürlich auch zur Anwendung, wenn noch keine Lungenmetastasen, aber mediastinale Lymphknotenmetastasen vorliegen [57].

Den genannten Beispielen einer tumorreduzierenden Chirurgie kombiniert mit einer Chemotherapie liegt auch die Vorstellung zugrunde, daß sich Tumormasse und Chemotherapieerfolg reziprok verhalten. Die Tumorreduktion gilt somit als weitere Aufgabe der Metastasenchirurgie [57]. Mit zunehmender Tumorgröße nimmt die Vaskularisation zum Tumorzentrum hin ab. Die Folge ist, daß die im Zentrum befindlichen Zellen vom aeroben auf einen anaeroben Stoffwechsel umschalten, ihren metabolischen Bedarf durch vermehrten Eintritt in die Ruhephase des Zellzyklus reduzieren und schließlich zentrale Tumornekrosen auftreten [81]. Als Konsequenz gelangt das Chemotherapeutikum infolge der verminderten Mikrovaskularisation weder in das Tumorzentrum, noch kann es auf Zellen in der Ruhephase einwirken. Tatsächlich ist bekannt, daß die Population rasch proliferierender Zellen in kleineren Tumoren größer ist als in großen. In diesem Sinne hat eine operative Tumorreduktion Einfluß auf die Kinetik der Metastasen [86]. Eine Verminderung der Tumorzellmasse durch adjuvante chirurgische Maßnahmen bewirkt eine Aktivierung der Zellteilung und eine Zunahme der Wachstumsgeschwindigkeit und damit eine höhere Sensibilität für die chemotherapeutische Behandlung.

Diese in der Theorie gut begründete Operationsindikation läßt sich in bezug auf ihre klinische Wirksamkeit natürlich nur sehr schwer nachweisen, und wir sind hier ganz auf die Erkenntnisse der konservativen Onkologie angewiesen. Für die Metastasenchirurgie im Sinne der Tumorreduktion ist zu beachten, daß sie ihre Berechtigung keineswegs aus der chirurgischen Maßnahme allein bezieht, sondern nur als Baustein eines onkologischen multimodalen Gesamtkonzepts sinnvoll ist. Es sollte also eine für den Tumortyp wirkungsvolle Chemo-, Immuno- oder Strahlentherapie zur Verfügung stehen (Tabelle 12).

Eine neuere Indikation stellt die Resektion von Tumornarbengewebe dar. Gesicherte Ergebnisse liegen darüber allerdings noch nicht vor. Nach chemotherapeutisch erreichter Vollremission wird das Tumornarbengebiet unter der Vorstellung exstirpiert, daß die Narben potentielle Ausgangspunkte von Rezidiven darstellen. Soweit technisch möglich, sollten bei der Resektion von therapieresistenten Residualmetastasen nach Chemotherapie deshalb auch Tumornarben immer mitentfernt werden.

Metastasenchirurgie aus nichtonkologischer Indikation

1) Weitere Indikationen zur Metastasenchirurgie ergeben sich gelegentlich aus Notfallsituationen wie Ileus, Blutung oder starken subjektiven Beschwerden. Hierauf soll nicht näher eingegangen werden. Auch neurochirurgische Indikationen zur Metastasenchirurgie wegen drohenden oder bestehenden neurologischen Störungen und die operative Behandlung von Skelettmetastasen zur Wiederherstellung der statischen Stabilität sollen nur am Rand erwähnt werden. Sie verfolgen meist nur palliative Ziele.

2) Interessante und spezielle Aspekte ergeben sich bei Metastasen der Geschwülste endokriner Organe. Diese verfügen meist über eine ausgedehnte hormonelle Aktivität, wie das folgende Beispiel verdeutlicht:

Bei einer 19jährigen Frau war 9 Jahre zuvor ein Phäochromozytom exstirpiert worden. Nach Entfernung des Tumors hatte sich der Blutdruck normalisiert. Im weiteren Verlauf kam es jedoch 8 Jahre später zu einem erneuten Blutdruckanstieg, die Computertomographie ließ den Verdacht auf eine Metastase aufkommen (Abb. 9). Diese Metastase wurde erneut operativ angegangen mit einer wiederum eintretenden Normalisierung des Blutdruckes. Heute lebt diese Patientin beschwerdefrei ohne Blutdruckkomplikationen.

Eine neuauftretende oder fortbestehende endokrine Symptomatik ist also charakteristisch für diese Metastasenform. Sie kann sich äußerst belästigend für den Patienten auswirken. Die Operationsindikation wird also hier nicht nur wie bei anderen Tumoren unter onkologischen Gesichtspunkten zu stellen sein, sondern auch unter dem palliativen Gesichtspunkt der Verminderung einer hormonellen Sekretion und Linderung der Symptomatik. Unter diesen Aspekten sind gelegentlich auch mehrere Operationen zur Reduktion der hormonproduzierenden Tumormasse erforderlich.

3) Schließlich soll noch auf die chirurgische Therapie von Skelettmetastasen hingewiesen werden. Hier ergibt sich nur selten eine Indikation mit dem onkologischen Ziel der Heilung oder Lebensverlängerung, da es sich meist bereits um das Stadium der Tumorgeneralisation mit multiplen Organmetastasen handelt (Ausnahme evtl. Wirbelsäulenmetastasen). Diese Patienten werden daher überwiegend einer Strah-

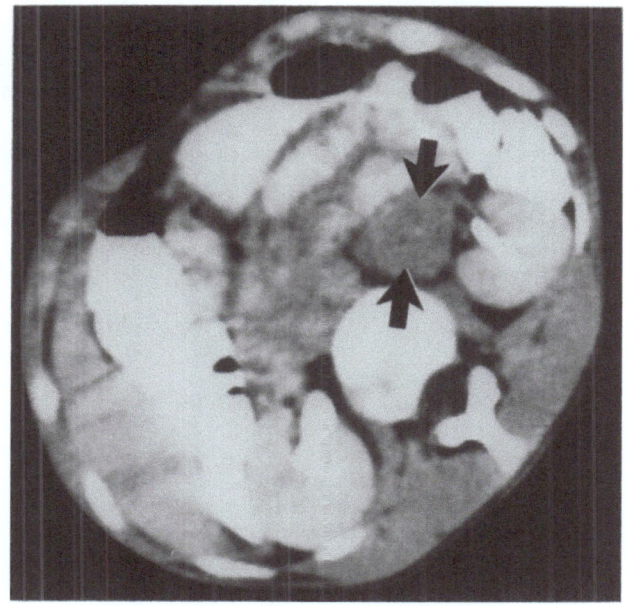

Abb. 9. I.S. ♀, 19 Jahre. Metastase nach 9 Jahre zurückliegender Phäochromozytomexstirpation. Exstirpation des paraaortalen Tumorrezidivs 8/1985

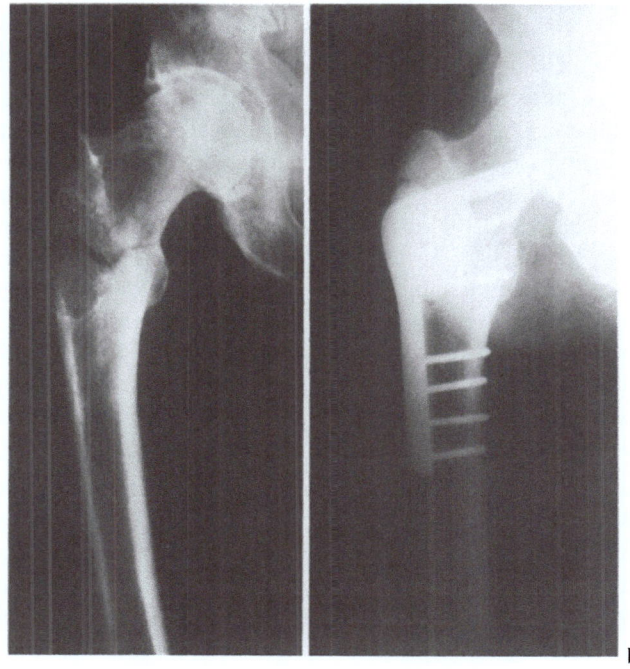

Abb. 10. J.R. ♂, 69 Jahre. **a** Pathologische Oberschenkelfraktur bei Metastasen eines Kolonkarzinoms. **b** Therapie durch Verbundosteosynthese

len- oder Chemotherapie zugeführt werden. Besteht jedoch die Gefahr, daß die Belastbarkeit des Knochens durch Tumorwachstum stark vermindert ist oder sind bereits pathologische Frakturen eingetreten (Abb. 10), so kann die Verbundosteosynthese rasch die Belastbarkeit wieder herstellen und entscheidend zur Verbesserung der Qualität des verbleibenden Lebens beitragen.

Es ergeben sich somit insgesamt folgende Indikationen zur Metastasenchirurgie:

1) Diagnostische Indikationen:
   – solitäre oder multiple Rundherde bei unbekanntem Primärtumor,
   – Biopsie zur Rezeptorbestimmung (z. B. Mammakarzinom),
   – Feststellung der Operabilität besonders bei lokoregionalem Tumorrezidiv und -metastasen.
2) Chirurgisch-onkologische Indikationen:
   – solitäre und multiple Metastasen bei kurativ behandeltem Primärtumor,
   – Tumorreduktion bei möglicher Chemo- oder Strahlentherapie (besonders Sarkome und Hodenteratom),
   – Restmetastasen nach Chemotherapie,
   – Narbengewebe nach Chemotherapie.
3) Nichtonkologische Indikationen:
   – hormonbildende Metastasen,
   – Beseitigung von metastasenbedingten Komplikationen (z. B. Ileus, Blutung, Ulzeration, Skelettinstabilität, Schmerzen, zentralnervöse Symptomatik etc.)

Zukünftige Entwicklungsmöglichkeiten

Zukünftige Entwicklungsmöglichkeiten der Metastasenchirurgie lassen sich bei Fehlen neuer Behandlungsverfahren am ehesten durch Verbesserungen der heute bestehenden Therapiekonzepte und somit aus den jetzigen Fehlschlägen ableiten. Das im Hinblick auf die Heilung festzustellende Versagen der heutigen Therapie bei den meisten der operierten Patienten hat mehrere Ursachen:

1) Eine nicht geringe Rolle spielt die Fehleinschätzung der Therapie des Primärtumors. Diese ergibt sich mit großer Wahrscheinlichkeit aus der Abhängigkeit der Ergebnisse der Metastasenchirurgie vom Stadium des Primärtumors. Die Ergebnisse zweier Untersuchungen von Attiyeh et al. [3] und Morrow et al. [61] zeigen eindeutig, daß das Ergebnis der Metastasenchirurgie, gemessen an der Fünfjahresheilung, um so günstiger ausfällt, je günstiger auch die Prognose des Primärtumors war. Im eigenen Krankengut kurativ operierter Kolonkarzinompatienten beträgt die Fünfjahresüberlebenszeit 69%, d. h. bei mindestens 30% der Patienten lag eine Fehleinschätzung des Therapieerfolges vor, der in dieser Größenordnung auch bestehen bleibt, wenn zusätzlich Metastasen entfernt worden wären. Schon aus diesem Grund sind der Metastasenchirurgie Grenzen gesetzt, die etwa bei einer Fünfjahresüberlebenszeit von 50–60% der Fälle liegen müßten.

2) Auch tumorbiologische Merkmale wie Wachstumsgeschwindigkeit und Aggressivität, worunter wir hier die verschiedenen Membraneigenschaften der Tumorzelle zusammenfassen möchten, dürften von Bedeutung sein, ferner andere Eigenschaften, die auf den Metastasierungsvorgang Einfluß ausüben. Diese Überlegungen sind z. Z noch Gegenstand von Diskussion und Experiment; verwertbare klinische Daten liegen dazu bisher nicht vor. Ihre weitere Bearbeitung könnte zweifellos zur Prävention der Metastasen beitragen und damit evtl. auch die Ergebnisse der Metastasenchirurgie positiv beeinflussen.

3) Der Hauptgrund für das Versagen der Metastasenchirurgie dürfte gegenwärtig in der Existenz von klinisch nicht faßbaren Tumorabsiedlungen liegen. Mit der gegenwärtigen Methodik liegt die untere diagnostische Grenze bei Zellansammlungen von etwa 10^8–10^9 Zellen. Auch falls apparative Verbesserungen diese Grenze senken sollten, bleiben doch noch Ansammlungen von etwa 1 Million Zellen zurück, die sich der Diagnostik entziehen. Die Mikrometastase ist also das eigentliche Problem der Metastasenchirurgie. Eine Metastasenchirurgie kann nur erfolgreich im Sinne der Heilung sein, wenn die diagnostizierte Metastase das volle Ausmaß der Erkrankung darstellt. Ist sie jedoch nur der sichtbare Ausdruck, ein Symptom der Tumorkrankheit, so muß die Metastasenchirurgie palliativ und unvollkommen bleiben.

Der Metastasenchirurgie sind aus den genannten Gründen Grenzen gesetzt, die z. Z. unüberwindlich erscheinen. Man wird also nach Auswegen suchen müssen, die nach Lage der Dinge derzeit nur in der multimodalen Tumortherapie liegen können. Mikrometastasen sind die Domäne der Chemotherapie. Der richtige Weg für die nächste Zukunft ist also die Kombination von Chirurgie und adjuvanter Chemotherapie, von der mehr Gebrauch gemacht werden sollte, als dies z. Z. üblich ist. Ob dies in Form der regionalen oder systemischen Therapie erfolgt, hängt in erster Linie von der Art des Tumors ab.

Die Dynamik des Metastasierungsprozesses gibt noch viele Rätsel auf. Der im einzelnen noch ungeklärte Organtropismus von Metastasen, die spontanen Wachstumsschübe oder Regressionen und die unterschiedliche therapeutische Beeinflußbarkeit der Metastasierung sind Beispiele dafür.

Auch unser Wissen um die Möglichkeiten der Metastasenchirurgie ist noch äußerst lückenhaft; es fehlen solide klinische Untersuchungen auf der Basis statistisch relevanter Daten. Die Forderung nach prospektiven Studien, die wegen der Seltenheit der Beobachtungen multizentrisch durchzuführen sind, ist allgegenwärtig, doch scheitert ihre Durchführung nur allzuoft an den damit verbundenen praktischen Schwierigkeiten. In dieser Situation bleibt dem Kliniker gegenwärtig unter dem Druck täglich zu treffender Entscheidungen und in seinem Wunsch zu helfen, nur der pragmatische Zugang zu diesem Problem.

Für zukünftige Erfolge der Metastasenchirurgie ist die weitere Aufklärung der Gesetzmäßigkeiten bei der Ausbreitung und dem Wachstum der Metastasen, die Erarbeitung exakter Indikationsstellungen sowie die weitere Verbreitung multimodaler Therapiekonzepte entscheidend.

Abschließend muß darauf verwiesen werden, daß eine rein rationale Betrachtung der Metastasenchirurgie der Problematik des Themas nicht in vollem Umfang gerecht wird. Es darf nicht übersehen werden, daß solche Eingriffe meist für Menschen in Frage kommen, deren Situation hoffnungslos erscheint und deren Denken und Fühlen von Verzweiflung geprägt ist. Allzu leicht läßt man sich hier überreden, Unabwendbares doch noch durch einen operativen Eingriff retten zu wollen, und übersieht, daß man oft die Lebensqualität beeinträchtigt, ohne etwas Entscheidendes verbessern zu können. Vor überschießendem Enthusiasmus sei deshalb gewarnt. Vor dem Hintergrund unserer heutigen Kenntnisse ist die Indikation zur Metastasenchirurgie nur unter Berücksichtigung aller erhältlichen Informationen und mit äußerster Sorgfalt abzuwägen.

Literatur

1. Aberg T, Malmberg KA, Nilsson B, Nou E (1980) The effect of metastasectomy: fact or fiction. Ann Thorac Surg 30:378–384
2. Adson MA, van Heerden JA, Adson MH, Wagner JS, Ilstrup DM (1948) Resection of hepatic metastases from colorectal cancer. Arch Surg 119:647–651
3. Attiyeh F, Wanebo H, Stearns M (1978) Hepatic resection for metastasis from colorectal cancer. Dis Colon Rectum 21:160–162
4. August DA, Ottow RT, Sugarbaker PH (1984) Clinical perspective of human colorectal cancer metastasis. Cancer Metastasis Reviews 3, 303–324
5. Aulenbacher P (1985) Beiträge zur Invasion und Metastasierung in die Rattenlunge. Inaugural-Dissertation, Heidelberg
6. Bauer KH (1963) Das Krebsproblem. Springer, Berlin Göttingen Heidelberg
7. Bengmark S, Hafström L, Jeppsson B, Jönsson P-E, Ryden S, Sundqvist K (1982) Metastatic disease in the liver from colorectal cancer: An appraisal of liver surgery. World J Surg 6:61–65
8. Birbeck MSC, Carter RL (1972) Oberservations on the ultrastructure of two hamster lymphomas, with particular reference to infiltratily macrophages. Int J Cancer 9:249–257
9. Bokelmann D (1982) Die chirurgische Behandlung hämatogener Metastasen. Verh Dtsch KrebsGes 4. 391–396
10. Bross IDJ (1980) The biostatistical and biological basis for a cascade theory of human metastasis. In: Grundmann E (ed) Metastatic tumour growth. Cancer Campaign, vol 4. Fischer, Stuttgart New York, p 207
11. Bross IDJ, Blumenson E (1976) Metastatic sites that produce generalized cancer: Identification and kinetics of generalized sites. In: Weiss L (ed) Fundamental aspects of metastasis. North-Holland, Amsterdam New York, pp 359–375
12. Cahan W, Gastro EB, Hajdn SI (1974) Significance of a solitary lung shadow in patients with colon carcinoma. Cancer 33:414–421
12a. Callery CD, Holmes EC, Vernon S, Hutli J, Coulsoz WF, Skinner DG (1983) Resection of pulmonary metastases from nonsemihomatous ferticular tumors. Cancer 51:1152–1158
13. Carr I, Carr J (1983) Lymphatic metastasis of neoplasms. In: Herberman R, Friedman H (eds) The reticuloendothelial system, vol 2. Plenum, New York London, pp 35–57
14. Carter RL (1982) Some aspects of the metastatic process. J Clin Pathol 35:1041–1049
15. Carter RL (1975) Metastasis. In: Roe F, Ambrose E (eds) Biology of Cancer, 2nd edn. Horwood, London, p 75
16. Choksi LB, Takita H, Vincent RG (1972) The Surgical Management of Solitary Pulmonary Metastasis. Surg Gynecol Obstet 134:479–482
17. Cline RE, Young WG (1970) Long term results following surgical treatment of metastatic pulmonary tumors. Am Surg 36:61–68
18. Crile G, Isbister W (1971) Demonstration that large metastases in lymph nodes disseminate cancer cells to blood and lungs. Cancer 28:657
19. Davies J (1977) Overview of the biology and pathology of metastasis. In: Day S (ed) Cancer invasion and metastasis: Biologic mechanisms and therapy. Raven, New York, pp 13–18
20. De Vita VT Jr (1983) The relationship between tumour mass and resistance to chemotherapy. Cancer 51:1209–1220
21. Dhom G (1982) Latente Metastasen. In: Schmähl D (Hrsg) Krebsmetastasen. Thieme, Stuttgart, S 34–44
22. Eccles SA, Alexander P (1974) Macrophage content of tumours in relation to metastatic spread and host immune reaction. Nature 250:667–669
23. Eder M (1984) Die Metastasierung: Fakten und Probleme aus humanpathologischer Sicht. Verh Dtsch Ges Pathol 68:1–11
24. Edlich RF, Shea MA, Foker JE et al (1966) A Review of 26 Years Experience with Pulmonary Resection for Metastatic Cancer. Dis Chest 49:587–593
25. Edwards JM, Kinmonth JB (1969) Lymphovenous shunts in man. Br Med J IV:579–581
26. Ewing J (1928) Neoplastic diseases, 3rd edn. Saunders, Philadelphia
27. Fidler IJ, Poste G (1982) The biologic diversity of cancer metastases. Hosp Pract 7:57–64
28. Fidler IJ, Gersten D, Hart IR (1978) The biology of cancer invasion and metastasis. Adv Cancer Res 28:149–250

29. Fidler IJ, Kripke ML (1977) Metastasis results from pre-existing variant cells within a malignant tumour. Science 197:893–895
30. Fidler IJ, Hart IR (1981) The origin of metastatic heterogenity in tumours. Eur J Cancer 17:487–494
31. Flanagan L, Foster JA (1967) Hepatic resection for metastatic cancer. Am J Surg 113:551–557
32. Fortner JG, Silva JS, Golberg RB, Cox EB, Maclean BJ (1984) Multiveriate analysis of a personal series of 247 consecutive patients with liver metastases from colorectal cancer. I. Treatment by hepatic resection. Ann Surg 199:306–316
33. Foster JH (1978) Survival after liver resection for secondary tumours. Am J Surg 135:389–394
34. Fugmann RA, Anderson JC, Stolfi RL, Martin DS (1977) Comparison of adjuvant chemotherapeutic activity against primary and metastatic spontaneous murine tumours. cancer Res 37:496–500
35. Gall FP, Mühe E, Angermann B (1979) Chirurgische Behandlung von Lungenmetastasen. Dtsch Med Wochenschr 104:835–837
36. Gastpar H (1982) Die Beeinflussung der Metastasierung über Gerinnungsmechanismen. In: Schmähl D (Hrsg) Krebsmetastasen. Thieme, Stuttgart, S 118–128
37. Grundmann E (1983) Pathologisch-anatomische Grundlagen der Metastasierung. Chirurg 54:501–504
38. Grundmann E (1983) Grundlagen der Metastasierungsvorgänge. Verh Dtsch Ges Urol 34:6–12
39. Grundmann E (1982) Die Pathologie der Metastasierung. In: Schmähl D (Hrsg) Krebsmetastasen. Thieme, Stuttgart, S 1–11
40. Hakansson L, Trope C (1974) On the presence within tumours of clones that differ in sensivity to cytostatic drugs. Acta Pathol Microbiol Scand [A] 82:35
41. Henson DE (1982) Heterogenity in tumours. Arch Pathol Lab Med 106:597–598
42. Israel L (1978) An immunologic look at the TNM-classification: Therapeutic implications and strategies. Cancer Treat Rep 62:1177–1182
43. Iwatsuki S, Byers WS, Starzl TE (1983) Experience with 150 liver resections. Ann Surg 197:247–253
44. Jaffé N, Frei E, Watts H, Traggis D (1978) High-doses methotrexate in osteogenic sarcoma: a 5-year experience. Cancer Treat Rep 62:259
45. Johnson RM, Lindskog GE (1967) 100 cases of tumor metastatic to lung and mediastinum. JAMA 202:112–116
46. Kortz WJ, Meyers WC, Hanks JD, Schirmer BD, Jones RS (1983) Hepatic resection for metastatic cancer. Ann Surg 199:182–186
47. Liotta LA, Tryggvason K, Garbisa S, Gehron Robey P, Murray JC (1980) Interaction of metastatic tumour cells with basement membrance collagen. In: Grundmann E (ed) Metastatic tumour growth. Cancer campaign, vol 4. Fischer, Stuttgart New York, p 71
48. Logan SE, Meier SJ, Ramming KP, Morton DL, Longmire Jr. WP (1982) Hepatic resection of metastasic colorectal carcinoma. Arch Surg 117:25–28
49. Marcove RC, Mike V, Hajek JV, Levin AG, Hunter RVP (1970) Osteogenic sarcoma under the age of 21: A review of 145 operative cases. J Bone Joint Surg [Am] S2:411
50. Marks P, Ferrag MZ, Ashraf H (1981) Rationale for the surgical treatment of pulmonary metastases. Thorax 36:679–682
51. Martini N, Huvos AG, Mike V, Marcove RC, Beattie EJ (1971) Multiple pulmonary resections in the treatment of osteogenic sarcoma. Ann Thorac Surg 12:271–280
52. Martini N (1982) Management of cancer metastatic to the lung. Vortrag XIV. World Congress on Diseases of the Chest, Toronto
53. Martini N, Bains MS, Huvos AG (1974) Surgical treatment of metastatic sarcoma to the lung. Surg Clin North Am 54:841
54. Mc Cormack PM (1978) Surgical treatment of pulmonary metastases: Memorial Hospital Experience. In: Weiss L, Gilbert HA (eds) Pulmonary Metastasis. Martinus Nijhoff Medical Division. The Hague Boston London, pp 260–270
55. Merrin C, Takita H, Becklej S, Kassis J (1977) Treatment of recurrent and widespread testicular tumour by radical reductive surgery and multiple sequential chemotherapy. J Urol 117:291–295
56. Merrin CE, Baumgartner G, Wajsman Z (1975) Benign transformation of testicular carcinoma by chemotherapy. Lancet I:43

57. Merrin CE, Takita H (1978) Cancer reductive surgery: Report on the simultaneous excision of abdominal and thoracic metastases from widespread testicular tumours. Cancer 42:495–501
58. Metzger U, Uhlschmid G, Largiader F (1981) Die heutige Stellung der Chirurgie in der Behandlung der Lungenmetastasen. Schweiz. med. Wschr. 111:1303–1306
59. Mitchell MS (1978) Some Comments on the treatment of malignant melanoma. Conn Med 42:266–268
60. Moersh RN, Clagett OT (1961) Ppulmonary resection for metastatic tumor of the lung. Surgery 50:579–585
61. Morrow CE, Vassilopoulos PP, Grage TB (1980) Surgical resection for metastatic neoplasms of the lung: Experience at the University of Minnesota Hospitals. Cancer 45:2981–2985
62. Morrow Ch, Grage Th, Sutherland D, Najarian J (1982) Hepatic resection for secondary neoplasms. Surgery 92:610–613
63. Morton DL, Joseph WL, Ketcham AS (1973) Surgical resection and adjunctive immunotherapy for selected patients with multiple pulmonary metastases. Ann Surg 178:360
64. Mountain CF, Khalil KG, Hermes KE, Frazier OH (1978) The contribution of surgery to the management of carcinomatous pulmonary metastases. Cancer 41:833–840
65. Mueller K (1983) Lungentumore. In: Dörr W, Seifert G, Ühlinger E (Hrsg) Spezielle pathologische Anatomie, Bd 16, Teil 2. Pathologie der Lunge. Springer, Berlin Heidelberg New York
66. Neifield JP, Machaelis LL, Doppman JL (1977) Suspected pulmonary metastases: Correlation of chest-X-rays, Whole Lung Tomograms and Operative Findings. Cancer 39:383–387
67. Nicolson GL (1982) Cell surfaces and cancer metastasis. Hosp Pract 8:75–86
68. Nicolson GL (1975) Organ specifity of blood-borne tumor metastasis determined by cell-adhesion. Nature 255:230–232
69. Pepping J, Witting W (1981) Biomolekulare Aspekte bösartiger Tumoren. Thieme, Stuttgart New York
70. Pichlmayr R (1986) Persönliche Mitteilung
71. Poste G, Fidler IJ (1980) The pathogenesis of cancer metastasis. Nature 283:139–145
72. Raijpal S, Dasmahapatra K, Ledesma E, Mittelmann A (1982) Extensive resections of isolated metastasis from carcinoma of the colon and rectum. Surg Gynecol Obstet 155:813–816
73. Ramming KP, Holmes CE, Skinner DG, Morton DL (1978) Surgery for pulmonary metastases: The UCLA approach. In: Weiss L, Gilbert HA (eds) Pulmonary metastasis. Nijhoff, The Hague, Boston London, pp 252–259
74. Rosen G, Huvos AG, Mosende C, Beattie EJ, Exelby PR, Capparos B, Marcove RC (1978) Chemotherapy and thoracotomy for metastatic osteogenic sarcoma: A model for adjuvant chemotherapy and rationale for the timing of thoracic surgery. Cancer 41:841–849
75. Rosenblatt MH, Teng PK, Kerpo S (1975) In: Ariel M (ed) Progress in clinical cancer, vol 5. Grune & Stratton, New York
76. Scheele J, Gall FP, Wopfner F, Altendorf A, Huferichter S (1985) Chirurgische Behandlung von Lebermetastasen kolorektaler Karzinome. Fortschr Med 103:577–583
77. Scheulen ME, Higi M, Schilcher RB, Meier CR, Seeber S, Schmidt CH (1980) Sequentiell alternierende Chemotherapie nicht-seminomatöser Hodentumore mit VelbeA/Bleomycin and Adriamycin/Cisplatin. I. Ergebnisse einer randomisierten Studie bei 71 Patienten mit pulmonaler Metastasierung (Stadium IV). Klin Wochenschr 58:811
78. Seifert G (1983) Aktuelle immunologische Aspekte der Metastasierung. Langenbecks Arch Chir 361:497–501
79. Shepherd MP (1982) Thoracic metastases. Thorax 37:366–370
80. Slack NH, Bross IDJ (1975) The influence of site metastasis on tumour growth: A response to chemotherapy. Br J Cancer 32:78
81. Steel GG (1973) Cytokinetics of neoplasia. In: Holland, JF, Frei E (eds) Cancer medicine, 3rd edn. Lea & Febiger, Philadelphia, pp 124–140
82. Stelter WJ, Sunder-Plassmann L, Heberer G (1983) Lungenmetastasen – Stellenwert der Resektion im onkologischen Therapiekonzept. Chirurg 54:513–520
83. Sträuli P (1982) Morphologische Grundlagen zum Verständnis der Metastasierung. Verh Dtsch Krebs Ges 3:321–333
84. Sträuli P, Weiss L (1977) Cell locomotion and tumour penetration. Eur J Cancer 13:1–12
85. Sträuli P (1977) The spread of cancer in the organism: Facts and problems. Naturwissenschaften 64:403–409

86. Sugarbaker EV, Thornthwaite J, Ketcham AS (1977) Inhibitory effect of a primary tumour on metastasis. In: Day SB, Laivs-Myos WP, Stansly P, Gavattini S, Levis MG (eds) Cancer invasion and metastasis. Raven, New York, p 227
87. Sugarbaker PH, Ottow RT, August DA (1984) Surgical therapy of hepatic metastases. In: Coruds JH, van de Velde, Sugarbaker P (eds) Liver metastasis. Nijhoff, Dordrecht
87a. Takita H, Merrin C, Didolkar MS, Dougles HO, Edgerton F (1977) The surgical management of multiple lung metastases. Ann Thorac Surg 24:359–363
88. Takita H, Edgerton F, Vincent RG, Gutierrez AC (1978) Surgical management of lung metastases. In: Weiss L, Gilbert HA (eds) Pulmonary metastasis. Nijhoff, The Hague, Boston London, pp 243–251
89. Thomford NR, Woolner LB, Clagett OT (1965) The surgical treatment of metastatic tumours in the lung. J Thorac Cardiovasc Surg 49:357–363
90. Thompson HH, Tompkins RK, Longmire WP (1983) Major hepatic resection. Ann Surg 197:375–388
91. Toomes H, Manke HG, Vogt-Moykopf I, Drings P (1981) Eingriffe bei Lungenmetastasen. Chirurg 52:21–24
92. Toomes H, Delphendahl A, Manke HG, Vogt-Moykopf I (1981) Der solitäre Lungenrundherd. Dtsch Ärztebl 37:1717–1722
93. Turney ST, Haight C (1971) Pulmonary resection for metastatic neoplasms. J Cardiovasc Thorac Surg 61:784–793
94. Ultmann JE, Phillips TL (1982) Treatment of metastatic cancer. In: Vita VT de Jr, Hellman S, Rosenberg SA (eds) Cancer-principles and practice of oncology. Lippincott, Philadelphia Toronto
95. Ultmann JE, Kanofsky JR (1979) Adjuvant therapy: Principles and state of the art. In: Jones SE, Salmon SE (eds) Adjuvant therapy of cancer, vol 2. Grune & Stratton, New York, p 637
96. Vincent RG, Choksi LB, Takita H, Gutierrez AC (1978) Surgical resection of the solitary pulmonary metastasis. In: Weiss L, Gilbert HA (eds) Pulmonary Metastasis. Nijhoff, The Hague, Boston London, pp 232–242
97. Vogt-Moykopf I, Toomes H, Paul K, Abel U (1983) Die chirurgische Therapie der Lungenmetastasen: Indikation, Technik, Ergebnisse. Langenbecks Arch Chir 361:533–537
98. Walther HE (1948) Krebsmetastasen. Schwabe, Basel
99. Wanebo HJ, Semoglou Ch, Attiyeh F, Stearns MJ (1977) Surgical management of patients with primary operable colorectal cancer and synchronous liver metastases. Am J Surg 135:81–85
100. Weiss L (1978) Factors leading to the arrest of cancer cells in the lungs. In: Weiss L, Gilbert HA (eds) Pulmonary metastasis. Nijhoff, The Hague, Boston London, pp 5–25
101. Weiss L (1980) The pathophysiology of metastasis within the lymphatic system. In: Weiss L, Gilbert HA, Ballon SC (eds) Lymphatic system metastasis. Hall, Boston Massachusetts, pp 2–40
102. Weiss L (1980) Comments on possible differences between cancer cells in primary tumours and their metastases. In: Grundmann E (ed) Metastatic tumour growth. Cancer campaign, vol 4. Fischer, Stuttgart New York, pp 53–64
103. Weiss L (1979) Dynamic aspects of cancer cell populations in metastasis. Am J Pathol 97:601–608
104. Wilkins EW (1978) The status of pulmonary resection of metastases: Experience at Massachusetts General Hospital. In: Weiss L, Gilbert HA (eds) Pulmonary metastasis. Nijhoff, The Hague, Boston London, pp 271–281
105. Willis RA (1934) The spread of tumours in the human body. Churchill, London, pp 167–183
106. Wilson SM, Adson MA (1975) Surgical treatment of hepatic metastases from colorectal cancer. Arch Surg 111:330–334
107. Wolff J (1911) Lehre von der Krebskrankheit, Bd 1. Fischer, Jena
108. Wolff J (1929) Lehre von der Krebskrankheit, Bd 2. Fischer, Jena
109. Wood CB, Grillis CR, Blumgart LH (1976) A retrospective study of the natural history of patients with liver metastases from colorectal cancer. Clin Oncol 2:285–288
110. Wright JO, Brandt B, Ehrenhaft JL (1982) Results of pulmonary resection for metastatic lesions. J Thorac Cardiovasc Surg 83:94–99

Die chirurgische Therapie pathologischer Frakturen und Osteolysen bei Skelettmetastasen: Behandlungskonzept und Ergebnisse

E. Pratschke, H. Dittmer und E. Faist

Die chirurgische Behandlung pathologischer Frakturen und Skelettmetastasen erfolgt in der Regel nur mit palliativem Therapieanspruch [4, 11, 13]. Trotzdem müssen diese operativen Eingriffe mit hoher Dringlichkeit durchgeführt werden. Für die ohnehin schwerkranken Tumorpatienten stellen Schmerzen und Bewegungseinschränkung eine weitere Beeinträchtigung der Lebensqualität dar, wenn nicht geholfen wird.

Indikation zur Operation

Die Indikation zur Operation wird dringlich und weit gestellt [14]. Operiert werden alle bereits eingetretenen pathologischen Frakturen sowie alle Skelettmetastasen, die Schmerzen bereiten. Gleichfalls besteht eine Operationsindikation bei drohenden pathologischen Frakturen, das sind Osteolysen von mehr als 2,5 cm Durchmesser und Osteolysen mit einer Verdünnung der Kortikalis um mehr als die Hälfte [1, 3, 9]. Bei kleineren Herden mit bekanntem Primärtumor kann nach interdisziplinärem Tumorkonsil zwischen Onkologen, Radiologen und Chirurgen zunächst eine Strahlen- oder Chemotherapie erwogen werden. Bei unbekanntem Primärtumor sollte die operative Therapie zur Diagnosesicherung erfolgen.

Als Kontraindikationen zur operativen Therapie gelten nur diffuse Metastasierung im befallenen Skelettabschnitt, die eine Stabilisierung technisch nicht mehr zuläßt, und eine allgemeine Inoperabilität bei präfinaler Tumorkachexie.

Der Operationszeitpunkt bei eingetretener Fraktur sollte durch präoperative Tumor- oder weitere Metastasensuche nicht verzögert werden, sie sollten postoperativ erfolgen [6]. Nach eingetretener Fraktur wird die schmerzhafte Zeitspanne zur Operationsvorbereitung möglichst kurz gehalten und die Operation innerhalb der ersten 24 h durchgeführt.

Größere Tumoren mit Übergreifen auf die Weichteile erfordern zur präoperativen Planung gelegentlich eine Angiographie oder Computertomographie.

Operationsverfahren

Die Operationstechnik hat 2 Ziele: die Tumorentfernung und die Stabilisierung des betroffenen Skelettabschnitts in einer Sitzung [7, 12]. Die Tumorentfernung erfolgt in der Regel nur durch Exkochleation mit dem Sauger und durch Kürettage. Nur in verzweifelten Fällen mit starken Schmerzen und schwerem Weichteilschaden kann auch aus palliativen Gründen die primäre Amputation notwendig werden.

Die chirurgische Therapie pathologischer Frakturen und Osteolysen bei Skelettmetastasen

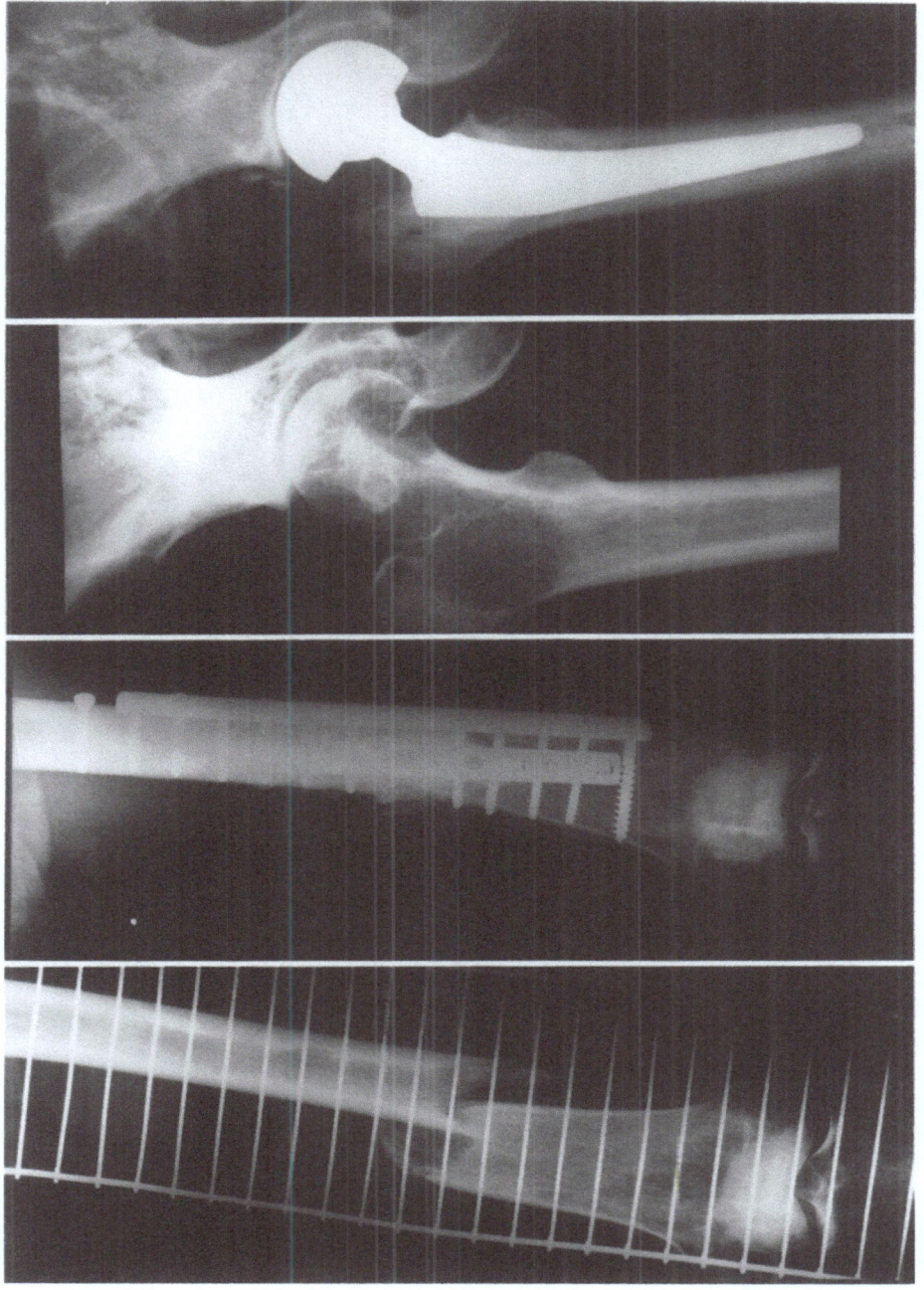

Abb. 1a–d. 43jährige Patientin nach Pneumonektomie links wegen eines Alveolarzellkarzinoms vor 8 Jahren. **a** Pathologische Oberschenkelfraktur links. **b** Versorgung mit einer Doppelplattenüberbundosteosynthese. **c** Große Osteolyse im Bereich des Trochantermassivs und im Femurkopfbereich. **d** Versorgung mit einer Geradschaftprothese mit Variokopf

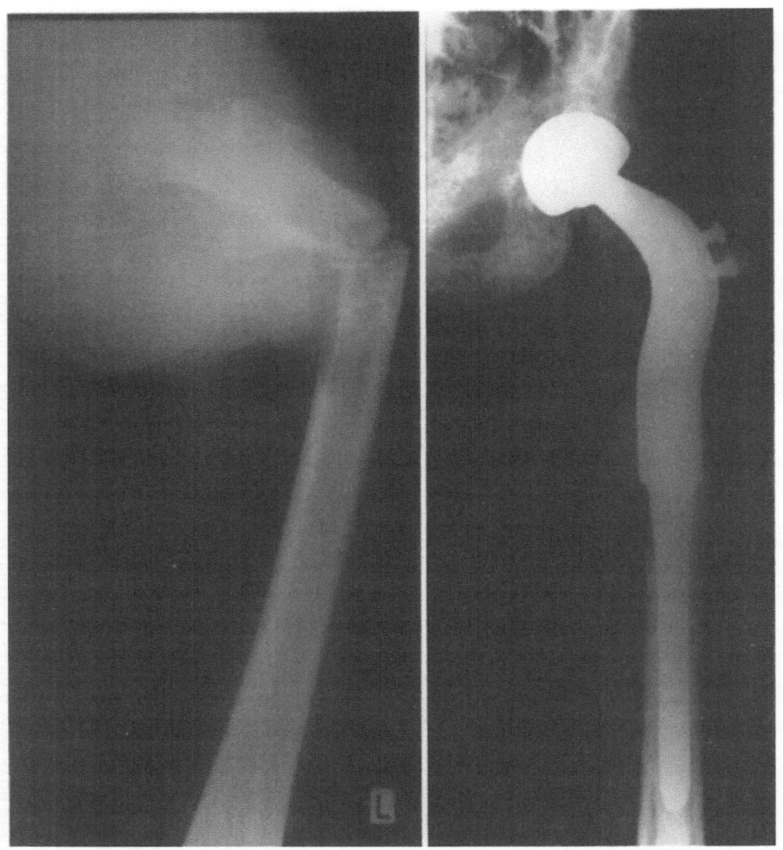

Abb. 2a,b. 67jährige Patientin mit metastasierendem Mammakarzinom links. **a** Pathologische subtrochantäre Oberschenkelfraktur links. **b** Versorgung mit einer Krückstockprothese mit Variokopf nach Resektion des proximalen Femurs

Die Stabilisierung wird in typischer Weise durch eine Verbundosteosynthese durchgeführt. Dabei werden die Defekte nach Tumorausräumung mit plastischem Knochenzement aufgefüllt. Da dieser nur auf Druck belastbar ist, müssen zur Abnahme von Zug- und Scherkräften noch zusätzlich Metallimplantate eingebracht werden, wodurch eine sofort belastungsstabile Osteosynthese erreicht wird.

Bevorzugte Metallimplantate sind dabei Platten. Zur Stabilisierung pathologischer Frakturen mit größeren Defekten am Oberschenkelschaft muß zur lateralen eine zusätzliche ventrale Platte in Form einer Doppelplattenverbundosteosynthese eingebracht werden (Abb. 1a,b). Bei gelenknahen pathologischen Frakturen und Osteolysen werden Endoprothesen implantiert (Abb. 1c,d und 2). Am häufigsten ist dabei das Hüftgelenk betroffen [5, 8]. Vereinzelt können aber auch ein Schulter- und Kniegelenkersatz bis hin zum totalen Ersatz eines Röhrenknochens notwendig werden.

Intramedulläre Kraftträger werden wegen der möglichen Tumorverschleppung im Röhrenknochen selten angewandt. Bei schlechten Weichteilverhältnissen und schlechtem Allgemeinzustand können diese Eingriffe am Oberschenkel mit dem Marknagel und am Oberarm mit Bündelnägeln gelegentlich indiziert sein.

Grundsätzlich müssen alle Implantate bezüglich ihrer Größe so gewählt sein, daß eine mit Reserve ausreichende Verankerung beidseits der Fraktur oder Osteolyse gewährleistet ist [10].

Nachbehandlung

Die physiotherapeutische Nachbehandlung muß rasch und intensiv einsetzen, wenn der Kranke in dem ihm noch verbleibenden Lebenszeitraum in den Genuß seiner wiedergewonnenen Beweglichkeit kommen soll. Nach weiteren Osteolysen muß nun gefahndet werden. Eine adjuvante Chemotherapie oder Strahlentherapie wird fortgesetzt oder eingeleitet [2].

Eigenes Patientengut

Vom 1.10.1977 bis 28.2.1985 wurden an der Chirurgischen Klinik und Poliklinik der Universität München (Direktor Prof. Dr. Heberer), Klinikum Großhadern, 103 Patienten mit einem mittleren Alter von 59 Jahren mit insgesamt 96 pathologischen Frakturen und 38 Osteolysen operativ behandelt. Nahezu die Hälfte dieser Tumorkranken (47%) litt an einem Mammakarzinom, wodurch der hohe Anteil an Frauen (Frauen:Männer = 77:26) in unserem Patientengut erklärt ist.

In der Häufigkeit der Grunderkrankung folgten Plasmozytome, Bronchialkarzinome und Hypernephrome (Tabelle 1).

Bevorzugte Lokalisation der pathologischen Frakturen und Metastasen war das Femur in 58% der Fälle, gefolgt vom Oberarm in 26%. Pathologische Frakturen und Metastasen distal vom Knie- und Ellbogengelenk waren mit 9% eher selten (Tabelle 2).

Als Operationsverfahren (Tabelle 3) der ersten Wahl dienten uns die Verbundosteosynthesen, die bei den pathologischen Frakturen in 47% und bei den Metastasen in 76% der Fälle zur Anwendung kamen. Von den 41 Endoprothesen wurden 40 am Hüftgelenk und nur 1 als Humeruskopfersatz implantiert. 75% der Hüftgelenkendoprothesen wurden in Form von Tumorprothesen implantiert. Der Anteil der implantierten Endoprothesen an den verschiedenen Operationsverfahren ist bei den pathologischen Frakturen mit 39% gegenüber 11% bei den Metastasen erhöht. Bei den intramedullären Kraftträgern handelte es sich 11mal um Bündelnägel am Oberarm; 4mal wurde der Oberarm wegen schlechter Weichteilverhältnisse mit je 2 von peripher eingebrachten, gekreuzten Rushpins bei moribunden Patienten zur Pflegeerleichterung stabilisiert. Am Oberschenkel wurden noch eine Marknagelung und eine Ender-Nagelung bei bereits querschnittgelähmten Patienten mit pathologischen Frakturen durchgeführt.

An der Operation selbst verstarb keiner der 103 Patienten. Während des stationären Aufenthaltes verstarben aber 8 Patienten (7,8%) an ihrer Grunderkrankung, davon 7 Patienten mit pathologischen Frakturen und einer nach einer prophylaktischen Stabilisierung einer Schenkelhalsosteolyse. Das Schicksal der operierten Pa-

Tabelle 1. Primärtumor bzw. Grunderkrankung der vom 1.10.1977 bis 28.2.1985 an der Chirurgischen Klinik und Poliklinik der Universität München, Klinikum Großhadern (Direktor: Prof. Dr. G. Heberer) operativ behandelten Patienten ($n = 103$)

	n	[%]
Mammakarzinom	48	46
Plasmozytom	12	11,7
Bronchialkarzinom	10	9,7
Hypernephrom	10	9,7
Kollumkarzinom	4	3,9
Osteosarkom	3	2,9
Prostatakarzinom	3	2,9
Ovarialkarzinom	2	1,9
Rektumkarzinom	2	1,9
Schilddrüsenkarzinom	2	1,9
Blasenkarzinom	1	
Klarzellsarkom	1	
M. Waldenström	1	
Neurofibrosarkom	1	
Nasenschleimhautkarzinom	1	
Malignes Synovialom	1	
Unbekannter Primärtumor	1	
Gesamt	103	100

Tabelle 2. Lokalisation der operativ behandelten 96 pathologischen Frakturen und 38 Osteolysen ($n = 103$)

	Frakturen	Metastasen	Gesamt
Klavikula	5	—	5
Skapula	—	1	1
Humerus	30	5	35
Ulna	—	1	1
Radius	3	—	3
Hüftpfanne	1	2	3
Schenkelhals	25	2	27
Subtrochantärer Oberschenkel	18	8	26
Oberschenkelschaft	11	14	25
Tibia	2	4	6
Kalkaneus	—	1	1
Os metatarsale	1	—	1
Gesamt	96	38	134

Die chirurgische Therapie pathologischer Frakturen und Osteolysen bei Skelettmetastasen 493

Tabelle 3. Ausgeführte operative Eingriffe bei 96 pathologischen Frakturen und 38 Osteolysen

	Frakturen	Osteolysen	Gesamt
Verbundosteosynthesen	45	29	74
Endoprothesen	37	4	41
Intramedulläre Kraftträger	13	4	17
Amputationen	1	1	2
Gesamt	96	38	134

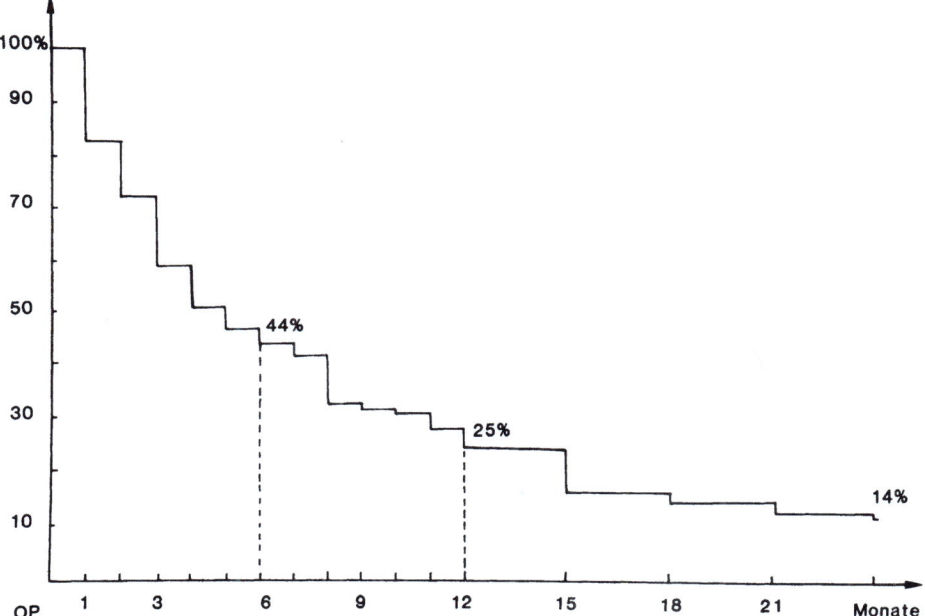

Abb. 3. Überlebensrate nach operativer Versorgung pathologischer Frakturen und Osteolysen

tienten und die postoperative Funktion der betroffenen Extremität konnten bei 102 Patienten in Erfahrung gebracht werden.

Lediglich über einen zuletzt in Saudi-Arabien lebenden Patienten konnte keine Auskunft erzielt werden.

Danach fand sich die in Abb. 3 dargestellte Absterberate unserer Patienten. Bereits nach 6 Monaten lebten nur noch 44% der operierten Patienten, nach 1 Jahr noch 25% und nach 2 Jahren immerhin noch 14%. Die mittlere Überlebenszeit liegt bei 8,8 Monaten.

Bei 50% der Patienten ($n = 19$) mit pathologischen Frakturen der oberen Extremität konnte postoperativ eine schmerzfreie Funktion bis zum Tode erreicht werden, während die restlichen 50% ($n = 19$) nur eine durch Schmerz und Kraftminderung eingeschränkte Funktion erlangten. Von den 7 wegen Osteolysen an der oberen

Tabelle 4. Ergebnisse nach operativer Therapie von pathologischen Frakturen und Osteolysen: postoperative Funktion an oberer und unterer Extremität ($n = 103$)

Obere Extremität

	Fraktur	Osteolyse	Gesamt
Schmerzfreie Funktion	19	5	24
Funktion eingeschränkt (Schmerz, Kraft)	19	2	21
Gesamt	38	7	45

Untere Extremität

	Fraktur	Metastasen	Gesamt
Schmerzfrei belastbar	31	18	49
Mit Schmerzen belastbar	18	8	26
Bettlägerig und verstorben	9	5	14
Gesamt	58	31	89

Extremität operierten Patienten blieben 5 bis zum Tode schmerzfrei bei voll erhaltener Funktion (Tabelle 4). Zu erwähnen ist, daß alle Patienten mit intramedullären Kraftträgern am Oberarm ($n = 14$) postoperativ keine schmerzfreie Funktion erreichten. In den letzten 2 Jahren wurden deshalb am Oberarm bis auf 1 Bündelnagelung nur noch Verbundosteosynthesen mit Platten angewandt.

Nach Operationen wegen Frakturen bzw. Osteolysen an der unteren Extremität blieben insgesamt 14 Patienten (15,7%) bis zum Tode bettlägerig. Nach Osteosynthesen pathologischer Frakturen wurden 53%, nach prophylaktischer Stabilisierung von Osteolysen 58% der Patienten schmerzfrei bei voll erhaltener Funktion bis zum Tode. 31% der Patienten nach pathologischen Frakturen bzw. 26% mit Osteolysen an der unteren Extremität erreichten eine durch Schmerz und in der Funktion geminderte, aber belastbare Extremität (Tabelle 4).

Infolge der verkürzten Überlebenszeit wurden Komplikationen durch Bruch oder Lockerung des Osteosynthesematerials bei unseren Patienten nicht beobachtet.

Schlußfolgerung

Die operative Stabilisierung pathologischer Frakturen und die prophylaktische Operation von Osteolysen bei Skelettmetastasen bedeuten für den tumorkranken Patienten eine wesentliche Verbesserung seiner Lebensqualität und sind, wie gezeigt, mit geringem Risiko verbunden. Verfahren der Wahl sind die Verbundosteosynthese und die Endoprothese.

Angesichts der stark eingeschränkten Lebenserwartung von weniger als 1 Jahr sollte die Operation so früh wie möglich erfolgen. Es gibt kaum Kontraindikationen. Eine weitere onkologische Behandlung wird durch die Operation nicht beeinträchtigt. Die Ergebnisse nach prophylaktischer Operation sind besser. Dies und die Tatsache, daß bisher in unserem Krankengut Patienten nur in 28% der Fälle vor eingetretener pathologischer Fraktur operiert werden konnten, soll Anlaß sein, alle onkologisch tätigen Kollegen aufzurufen, vermehrt nach Osteolysen zu fahnden und sie früher dem Chirurgen zur Operation zuzuweisen.

Zusammenfassung

Die Indikation zur palliativen, operativen Stabilisierung pathologischer Frakturen und Osteolysen bei Skelettmetastasen wird weit gestellt. Als Operationsverfahren werden Verbundosteosynthesen und Endoprothesen bevorzugt. Insgesamt 103 Patienten wurden wegen 96 pathologischer Frakturen und 38 Osteolysen operiert. Die häufigsten Grunderkrankungen waren Mammakarzinome, gefolgt von Plasmozytomen, Bronchial- und Nierenkarzinomen.

Nach 1 Jahr lebten noch 25% der operierten Patienten. Eine schmerzfreie Funktion der betroffenen Extremität konnte bis zum Tode an der oberen Extremität in 53%, an der unteren Extremität in 55% der Fälle erreicht werden.

Literatur

1. Gristina AG, Adair DM, Spurr CL (1983) Intraosseous metastatic breast cancer treatment with internal fixation and study of survival. Ann Surg 197, 128–134
2. Habermann ET, Sachs R, Stern RE, Hirsh DM, Anderson WJ (1982) The pathology and treatment of metastatic disease of the femur. Clin Orthop 169:70–82
3. Harrington KD (1982) New trends in the management of lower extremity metastases. Clin Orthop 169:53–61
4. Kunze KG, Rehm KE, Hofmann D, Jander R (1984) Die Behandlung pathologischer Frakturen und ihre Ergebnisse. Akt Traumatol 14:48–54
5. Lies A, Rehn J (1984) Pathologische Frakturen am Hüftgelenk. Akt Traumatol 14:79–84
6. Muhr G (1983) Skelettmetastasen – Technik und Ergebnisse. Langenbecks Arch Chir 361:545–548
7. Muhr G, Tscherne H (1981) Operative Behandlung bei Knochenmetastasen. Chirurg 52:16–20
8. Mutschler W, Burri C (1982) Ergebnisse der Behandlung bei Tumoren und Metastasen am Becken und proximalen Femur. Langenbecks Arch Chir 358:403–408
9. Pugh J, Sherry HS, Futterman B, Frankel VH (1982) Biomechanics of pathologic fractures. Clin Orthop 169:109–114
10. Richter-Turtur M, Eitel F, Habermeyer P, Rolle A, Schweiberer L (1984) Das Problem der Belastungsstabilität bei pathologischen Frakturen – Überlegungen zur Indikation anhand von typischen Fallbeispielen. Akt Traumatol 14:55–59
11. Salzer M, Zwerina H: Operative Möglichkeiten bei Skelettmetastasen. Wien Med Wochenschr 27:422–425
12. Sherry HS, Levy RN, Siffert RS (1982) Metastatic disease of bone in orthopedic surgery. Clin Orthop 169:44–52
13. Sim FH, Pritchard DJ (1982) Metastatic disease in the upper extremity. Clin Orthop 169:83–94
14. Strube HD, Ludwig D, Schweikert CH, Diethelm L (1981) Maligne Knochengeschwülste und Metastasen. In: Heberer G, Schweiberer L (Hrsg) Die Indikation zur Operation. Springer, Berlin Heidelberg New York, S 927–944

Indikation zur Kryochirurgie beim inkurablen Rektumkarzinom

N. Demmel, J. Koller und H. Denecke

Die radikale chirurgische Entfernung des Primärtumors durch eine anteriore, evtl. tiefe anteriore Resektion oder durch eine abdominoperineale Exstirpation gilt als Therapie der Wahl beim Rektumkarzinom [8, 11]. Bei fortgeschrittenem Tumorleiden mit lokal inoperablem Tumor oder ausgedehnter Fernmetastasierung, bei schlechtem Allgemeinzustand und hohem Operationsrisiko oder bei Verweigerung einer Operation, insbesondere einer Kolostomie, müssen palliative oder alternative Maßnahmen erwogen werden. Ziel ist die lokale Tumorreduktion zur Verhinderung von Komplikationen, Verminderung von Beschwerden, Verbesserung von Lebensqualität und Überlebenszeiten. Als chirurgische Maßnahme kommen, neben der alleinigen Tumorumgehung durch Kolostomie, die palliative Resektion, die palliative Exstirpation und die Kryochirurgie in Betracht. Die Analyse unseres Krankengutes soll die Kryochirurgie hinsichtlich Aufwand, Risiko, Erfolgsquote und Langzeitergebnisse darstellen und mit den anderen Therapieformen vergleichen.

Patienten

Von 1973 bis Dezember 1984 wurden 445 Patienten wegen eines Rektumkarzinoms palliativ behandelt, davon 35 mit abdominoperinealer Exstirpation, 34 mit anteriorer Resektion, 126 mit alleiniger Tumorumgehung durch Kolostomie, 30 kryochirurgisch nach Anlage eines Anus praeter und 220 primär durch Kryochirurgie. Dabei war in den letzten Jahren eine deutliche Zunahme der kontinenzerhaltenden Verfahren, anteriore Resektion und Kryochirurgie, zu verzeichnen (Tabelle 1). Zur Kryochirurgie wurden die meisten Patienten aus anderen Kliniken speziell zu uns verwiesen, daraus erklärt sich der hohe Anteil am Gesamtkrankengut.

Die Patienten für die Kryochirurgie wurden prospektiv erfaßt und nach Alter, Risikofaktoren, lokalem Tumorwachstum, Fernmetastasierung und histologischem Differenzierungsgrad dokumentiert. Zur Beurteilung des Erfolges dienten lokale

Tabelle 1. Gesamtes Krankengut mit einer palliativen Therapie beim Rektumkarzinom 1973–1984

	1973–1976	1977–1980	1981–1984	Gesamt
Kryochirurgie	7	75	138	220
Anteriore Resektion	5	9	20	34
Abdominoperineale Exstirpation	13	10	12	35
Tumorumgehung (Kolostomie)	52	45	16	126
Kryochirurgie nach Kolostomie	1	16	13	30

Tabelle 2. Altersverteilung bei palliativer Therapie

Chirurgische Verfahren	Alter (Jahre; $\bar{x} \pm SD$)
Abdominoperineale Exstirpation	59,7 ± 10,4
Anteriore Resektion	61,4 ± 14,5
Tumorumgehung (Kolostomie)	67,0 ± 12,4
Kryochirurgie	76,9 ± 9,7

Tabelle 3. Risikofaktoren bei Kryochirurgie

Risikofaktor	Patienten (%)
KHK, Angina pectoris	36
Myokardinfarkt	10
Herzinsuffizienz	63
Hypertonus	38
Diabetes mellitus	23
Adipositas	38
Lungenerkrankungen	64
Alter über 80 Jahre	33

Tumorreduktion, vollständige Tumorbeseitigung, Verminderung von Beschwerden, Komplikationsrate, Letalität und die Absterbequote nach der „actuarial life table method" nach Kaplan-Meier. Verglichen wurden damit Alter, Letalität und Absterbequote nach Resektion und alleiniger Kolostomie.

Eine exakte pathologische Klassifikation nach Dukes oder UICC war naturgemäß wegen Fehlens eines Resektates nicht möglich.

Im Vordergrund des Risikos standen bei dem hohen Alter der kryochirurgisch behandelten Patienten kardiopulmonale Begleiterkrankungen (Tabellen 2 und 3). Die Tumorstadien waren meist bereits relativ fortgeschritten: 45% der Patienten hatten ein zirkuläres Tumorwachstum, 87% waren im Clinical staging III oder IV, entsprechend einem Tumor, der die Darmwand bereits überschritten hat, und 37% hatten Fernmetastasen (Tabelle 4).

Bei 15 Patienten bestand ein Rezidiv nach anteriorer Resektion, bei 7 Patienten war eine lokale Exzision oder eine Fulgurisation vorausgegangen. 7 Patienten wurden gleichzeitig mit Chemotherapie (5-FU) behandelt. Bei einem Patienten mußten im Verlauf eine Hemikolektomie rechts wegen eines Zweitkarzinoms im Zökum durchgeführt werden.

Methode

Technische Voraussetzungen

Die gängigen Kryochirurgiesysteme arbeiten mit flüssigem Stickstoff nach dem Phasenänderungsprinzip. Flüssiger Stickstoff wird dabei aus einem Reservoirbehälter

Tabelle 4. Patienten mit Kryochirurgie eines Rektumkarzinoms

Alter (Median)		76,9 Jahre	
		n	[%]
Geschlecht	Männer	131	59,5
	Frauen	89	40,5
Tumorausdehnung	Zirkulär	99	45,0
	Hemizirkulär	121	55,0
Tiefeninfiltration			
Clinical staging	I	1	0,5
	II	25	12,4
	III	123	55,9
	IV	69	31,2
Histologischer Differenzierungsgrad			
Grading	1	20	9,1
	2	155	70,4
	3	38	17,7
Keine Angaben		7	3,2
Fernmetastasen			
Keine Metastasen		139	63,2
Metastasen		81	36,8
Davon:	Leber	47	
	Lunge	13	
	Leber und Lunge	14	
	Skelett	5	
	Hirn	3	
Rezidiv nach anteriorer Resektion		15	6,8

durch einen flexiblen, vakuumisolierten Schlauch in die Spitze der Kryosonde getrieben und verdampft dort, wobei Temperaturen bis $-196°C$ entstehen. Über einen Regelkreis, der die Stickstoffzufuhr und eine Heizspirale in der Sondenspitze steuert, ist eine genaue Temperatursteuerung möglich (Abb. 1). Es werden verschiedene Sondenformen und -spitzen angeboten, u. a. eine relativ dünne Rektumsonde, die gut durch ein normales Rektoskop paßt.

Kryobiologie

Ein Überblick findet sich bei Helpap [12].

Für eine maximale Zell- und Gewebeschädigung werden gefordert:

1) Gefriergeschwindigkeit $> 100°C/min$,
2) Auftaugeschwindigkeit $1-10°C/min$, d.h. spontan,

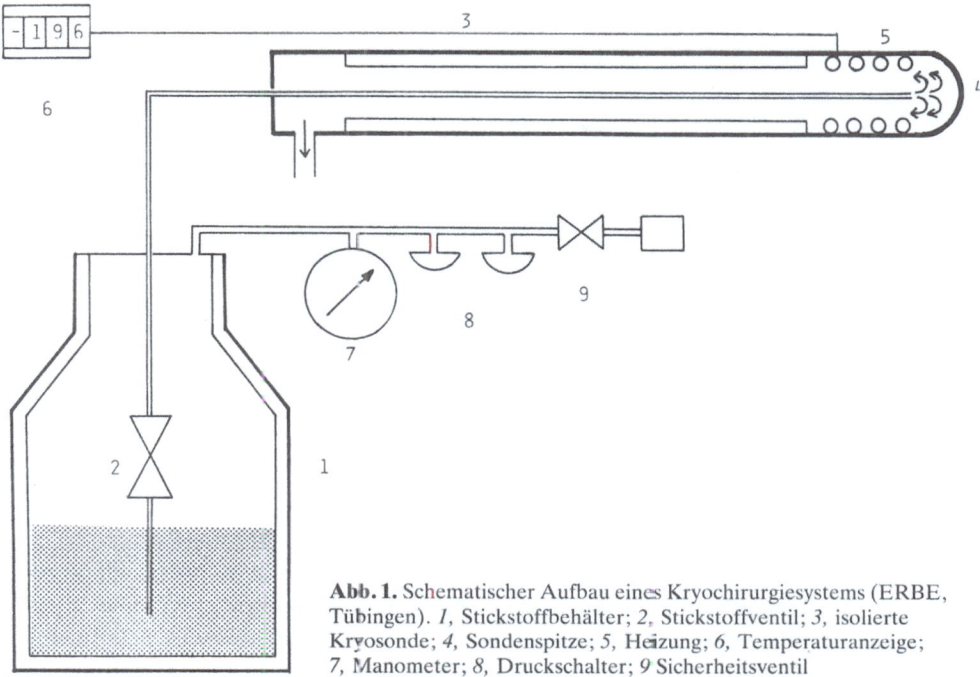

Abb. 1. Schematischer Aufbau eines Kryochirurgiesystems (ERBE, Tübingen). *1*, Stickstoffbehälter; *2*, Stickstoffventil; *3*, isolierte Kryosonde; *4*, Sondenspitze; *5*, Heizung; *6*, Temperaturanzeige; *7*, Manometer; *8*, Druckschalter; *9* Sicherheitsventil

3) Gefriertemperatur mindestens −160°C,
4) Gefrierdauer > 30 s und
5) wiederholte oder sich überschneidende Gefriervorgänge.

Morphologisch laufen dabei 4 Phasen ab: Zellschädigung − Nekrosenbildung − Nekrosenabstoßung, leukozytäre Demarkation − Reepithelialisierung, Fibrosierung des Defekts.
Ursachen für den Gewebeuntergang sind dabei:

1) direkte Zellschädigung durch extra- und intrazelluläre Eiskristallbildung, Elektrolytverschiebungen, pH-Veränderungen, Lipoproteindenaturierungen und damit Membranschädigung;
2) indirekte Schädigung des Gewebes durch Mikrozirkulationsstörungen mit nachfolgender ischämischer Infarzierung;
3) Induktion einer immunologischen Reaktion [7, 12], die im Tierexperiment nachweisbar ist, deren klinische Bedeutung beim Rektumkarzinom des Menschen jedoch noch nicht geklärt ist.

Praktische Durchführung der Kryochirurgie

Der Eingriff kann in der Regel ambulant und ohne große Vorbereitung durchgeführt werden. Nur bei schlechtem Allgemeinzustand oder aus sozialen Gründen ist gelegentlich eine stationäre Aufnahme erforderlich (bei uns in ca. 10% der Fälle). Eine Narkose − als Maskennarkose oder Regionalanästhesie − ist nur beim Einsatz des

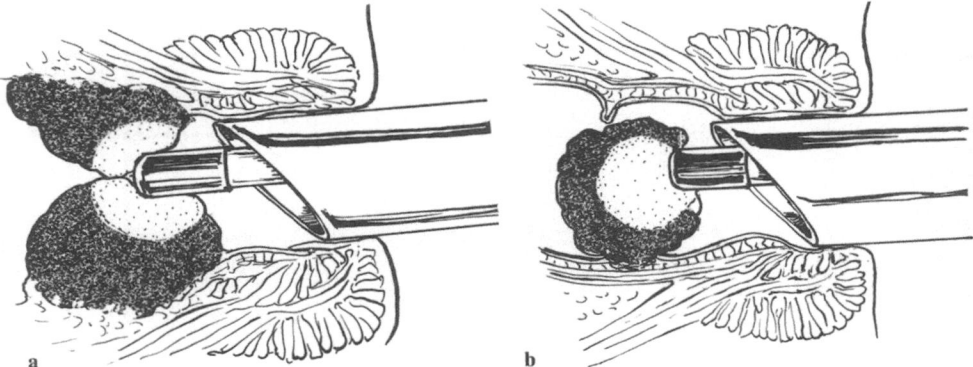

Abb. 2. a Vereisung eines zirkulär wachsenden Tumors, **b** Vereisung eines exophytisch wachsenden Tumors

Operationsrektoskops oder bei Tumoren im untersten Rektum bzw. im Analkanal wegen der dann zu erwartenden Schmerzen erforderlich (ca. 20% der Fälle).

Nach Darmreinigung mit einem Klysma wird der Patient in Steinschnittlage gebracht. Der Tumor wird im Rektoskop eingestellt und die Spitze der Kryosonde auf den Tumor aufgesetzt oder bei zirkulären, stenosierenden Prozessen direkt in den Tumor eingeführt (Abb. 2). Je nach Tumorgröße und Tiefeninfiltration beträgt die einzelne Vereisungsdauer ca. 0,5–3 min. Die entstehende stempelförmige Vereisungszone taut spontan auf. In mehreren Schritten kann so auch ein größerer Tumor gefroren werden. Die Behandlung wird anfangs nach 2–4 Tagen wiederholt, später, je nach Ansprechen des Tumors, alle 2, 4 oder 8 Wochen bis zur Beseitigung des Tumors oder auf Dauer. Als Kontrollparameter haben sich ein kleines Blutbild (Blutungsanämie) und das CEA (Tumorreduktion und -progression) bewährt [3, 4, 5, 13].

Ergebnisse

Tumorreduktion und Vermeidung eines Anus praeter

Von den 220 primär nur kryochirurgisch behandelten Patienten konnte bei 174 (79%) ein Anus praeter bis zum Tod vermieden werden. Seit 1981 benötigten nur noch 15 (11%) von 138 Patienten sekundär eine Kolostomie.

Ursachen für den Mißerfolg bei den 46 Patienten war ein nicht mehr beherrschbares Tumorwachstum, die Ausbildung von Narbenstenosen nach Vereisung, die Zunahme einer meist vorbestehenden Inkontinenz und schwere Komplikationen (Perforation, Fistel) (Tabelle 5).

Heilungsquoten

Eine vollständige Tumorbeseitigung wurde angenommen, wenn durch lokale endoskopische Kontrolle, tiefe Biopsie, allgemeine klinische Untersuchungen, CEA-Verlauf, Thoraxröntgen, Oberbauchsonographie oder CT kein Hinweis für lokales

Tabelle 5. Gründe für einen sekundären Anus praeter nach Kryochirurgie eines Rektumkarzinoms

Gründe	n
Erfolglosigkeit der Therapie	23
Narbenstenose	8
Komplikationen (Fistel, Perforation)	7
Inkontinenz	6
Ileus durch Metastasen	1
Verweigerung der Kryochirurgie	1
Gesamt	46

Tabelle 6. Verbesserung der „Lebensqualität" nach Kryochirurgie eines Rektumkarzinoms

	n	Ziel erreicht [%]		
		Ja	Teils	Nein
Verminderung von Blut- und Sekretabgang	75	44,0	28,0	28,0
Erleichterung der Schmerzen	32	21,8	18,8	59,4

Tumorwachstum oder Fernmetastasierung bestand. Bei 28 Patienten (20%) von 139 ohne Metastasen konnte so nach Kryochirurgie kein Tumor mehr nachgewiesen werden. Bei einem Patienten mit Lebermetastasen war lokal kein Tumor mehr vorhanden.

„Kleines Karzinom"

Ähnlich, wie in der Literatur bei der Indikation zur lokalen Exzision, Fulgurisation und endokavitären Bestrahlung beschrieben [2, 9, 10, 15], wurde eine Gruppe mit kleinem, lokal begrenztem Tumor gesondert betrachtet: Tumorwachstum maximal halbe Wandzirkumferenz, auf die Darmwand begrenzt (Clinical staging I und II), histologischer Differenzierungsgrad 1 und 2.

Von den 19 Patienten dieser Gruppe leben in einem Beobachtungszeitraum von 6 bis 81 Monaten 18, einer verstarb tumorfrei am Herzinfarkt. Bei 14 Patienten konnte kein Tumor mehr nachgewiesen werden, bei einem Patienten ist lokal kein Tumor mehr nachweisbar, es bestehen jedoch Lebermetastasen. Eine Patientin erlitt nach vorübergehender Tumorfreiheit ein lokales Rezidiv, das weiter kryochirurgisch behandelt wird. 3 Patienten mit einem Tumorrest stehen derzeit noch in Behandlung.

Verminderung von Beschwerden

Bei 75 Patienten stand neben der Tumorreduktion speziell die Verminderung von teilweise sehr belästigenden Blutungen und Sekretabgängen im Vordergrund. Eine vollständige oder teilweise Beseitigung konnte hier in 72% der Fälle erreicht werden. Bei 32 Patienten waren Schmerzen als Tenesmen oder sakraler Schmerz vorhanden. Eine deutliche Besserung war hier jedoch nur in 22% und eine mäßige Besserung in 19% der Fälle zu verzeichnen (Tabelle 6).

Komplikationen

Während des Eingriffs

Trotz der teilweise erheblichen Risikofaktoren konnte die Kryochirurgie praktisch immer durchgeführt werden. Nur 1 von 1847 Sitzungen und 2 von 362 Narkosen mußten wegen kardialer Dekompensation abgebrochen werden.

Nach dem Eingriff

Relativ häufig wurden leichte Blutabgänge beobachtet, typischerweise etwa 2 Wochen nach Vereisung, wenn es zur Abstoßung der Nekrosen kommt. Stärkere Blutungen, die eine Therapie erforderten, traten nur selten auf. Narbige Einengungen des Darmlumens, v. a. nach Vereisung größerer Areale normaler Schleimhaut und bei zirkulär wachsenden Tumoren, konnten meist durch vorsichtige Bougierung ausreichend weit gehalten werden. Hierbei kam es aber 2mal zur Perforation, die nach sofortiger Revision mit Anlage eines Anus praeter jedoch überlebt wurde (Tabelle 7).

Schwere Komplikationen traten dabei nie in den oberen Rektumabschnitten auf (Tabelle 8).

Tabelle 7. Schwere Komplikationen nach Kryochirurgie beim Rektumkarzinom ($n = 263$)

Komplikation	n	[%]	Therapie
Blutung	15	5,7	Koagulation, Transfusion
Narbenstenose	13	4,9	Bougierung, Anus praeter
Perforation	9	3,4	Drainage, Anus praeter
Fistel	2	0,7	Drainage, Anus praeter
Inkontinenz	6	2,3	Anus praeter
Gesamt	44	16,7	
Letalität	1	0,4	

Tabelle 8. Komplikationen nach Kryochirurgie und Tumorhöhe (Angaben in Prozent)

Tumorhöhe	≤ 4 cm	> 4–10 cm	> 10 cm
Blutung	6,8	5,9	0,0
Narbenstenose	3,4	6,0	0,0
Perforation	5,2	2,7	0,0
Fistel	3,4	0,0	0,0
Inkontinenz	5,4	1,6	0,0
Anzahl der Patienten (n)	58	184	21

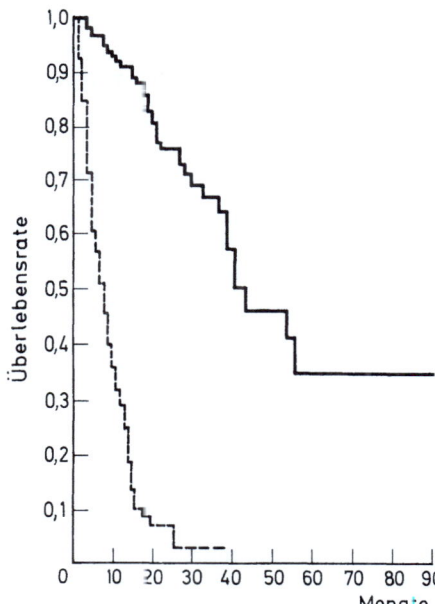

Abb. 3. Überlebensraten nach Kryochirurgie eines Rektumkarzinoms (tumorbedingte Absterberate nach Kaplan-Meier).
——, Ohne Metastasen ($n = 162$);
– – –, mit Metastasen ($n = 83$)

Letalität

Nach Kryochirurgie verstarb ein Patient an einer freien Tumorperforation 2 Wochen nach Vereisung. Eine weitere Patientin verstarb nach Kolonperforation bei chronischem Ileus unabhängig von der Kryochirurgie.

Die Hospitalletalität nach palliativer Exstirpation betrug 14,2% (seit 1981 0 von 12 Patienten), nach palliativer Resektion 0% und nach Anlage einer Kolostomie 6,3%.

Langzeitprognose

Bei eingetretener Fernmetastasierung (entsprechend einem Stadium D nach Dukes) war die Prognose bei allen Therapieformen gleich schlecht: Zweijahresüberlebensrate nach Kryochirurgie 4%, nach alleiniger Kolostomie 7%, nach palliativer Resektion und Exstirpation je 18%. Bei fehlender Metastasierung ergab sich nach Kryochirurgie eine erstaunlich günstige Zweijahresüberlebensrate von 76% gegenüber nur 12% nach Kolostomie; wegen der geringen Fallzahl ist hier eine Aussage zur Resektion oder Exstirpation nicht möglich (Abb. 3).

Diskussion

Die Ergebnisse zeigen Leistungsfähigkeit und Grenzen der Kryochirurgie. Ihr Stellenwert bei der Therapie des Rektumkarzinoms kann daraus wie folgt abgeleitet werden:

1) Lokal ausgedehnter Tumor und Rezidiv nach Resektion: Bei lokal sehr ausgedehnten Tumoren oder nach oben nicht abgrenzbarem Tumorwachstum kann nur eine sehr intensive Vereisung das Darmlumen ausreichend offen halten, ohne daß es zum Ileus kommt. Dabei entsteht die Gefahr einer Perforation in Vagina, Blase, Pararektalraum oder freie Bauchhöhle. Zusätzliche Probleme durch lokale Beschwerden mit Blutungen, Sekretionen, Tenesmen, sakralen Schmerzen und Inkontinenz lassen sich durch Kryochirurgie nicht mehr befriedigend beeinflussen. Hier ist bei vertretbarem Operationsrisiko eine Resektion vorzuziehen. Bei lokaler oder allgemeiner Inoperabilität bleibt nur die Anlage einer Kolostomie, evtl. mit zusätzlicher palliativer Bestrahlung, übrig [1, 6, 8, 11].

2) Fortgeschrittenes Tumorleiden mit ausgedehnter Metastasierung: Bei eingetretener Fernmetastasierung kann den meist hinfälligen Patienten ohne große Belastung durch Kryochirurgie in 80–90% der Fälle ein Anus praeter erspart werden. Eine Verlängerung der Überlebenszeit ist nicht zu erwarten, eine palliative Resektion bringt jedoch in unserem Krankengut auch keine günstigeren Ergebnisse. Eine adjuvante Chemotherapie (z.B. mit 5-FU) parallel zur Kryochirurgie kann bei jüngeren Patienten durchgeführt werden, wir sahen bei bisher 7 Patienten keine vermehrten Nebenwirkungen. Langzeitergebnisse bleiben jedoch abzuwarten.

3) Kleine Karzinome: Kleine, lokal begrenzte Tumore sprechen auf Kryochirurgie sehr gut an; in hohem Maße ist mit einer vollständigen Tumorbeseitigung zu rechnen; ein Anus praeter kann praktisch immer umgangen werden. Besonders bei Risikopatienten stellt die Kryochirurgie hier eine echte Alternative zur Exstirpation, anterioren Resektion, lokalen Exzision, Fulgurisation und lokalen endokavitären Bestrahlung dar [2, 9, 10, 11, 14, 15, 16].

4) Risikopatienten: Die geringe Belastung und die niedrige Komplikationsrate lassen die Kryochirurgie praktisch immer ohne großen Aufwand und ohne Risiko für den Patienten durchführbar erscheinen [4, 5, 6, 14, 16].

5) Verweigerung einer Operation: Bei ausdrücklicher Verweigerung einer Operation, insbesondere mit Anlage eines Anus praeter, müssen Operationsrisiko, Heilungschancen durch eine Resektion und subjektive Beeinträchtigung durch die Folgen des Eingriffs sorgfältig abgewogen und die Patienten darüber aufgeklärt werden.

Die *Indikation zur Kryochirurgie beim Rektumkarzinom* besteht somit bei
– Tumoren im unteren, mittleren und in ausgewählten Fällen auch oberen Rektumdrittel,
– Patienten mit hohem Operationsrisiko, v.a. sehr alten Patienten,
– fortgeschrittenem Tumorleiden mit lokal nicht mehr operabel erscheinendem Tumor oder ausgedehnter Metastasierung sowie bei ausdrücklicher Verweigerung einer Operation.

Zusammenfassung

Seit 1976 wurde als palliative Maßnahme beim inkurablen Rektumkarzinom neben der palliativen Resektion und der alleinigen Tumorumgehung durch Kolostomie zunehmend die Kryochirurgie eingesetzt. Bei 220 nur kryochirurgisch behandelten Patienten konnte trotz relativ fortgeschrittener Tumorstadien in 79% der Fälle (seit 1981 in 89% der Fälle) ein Anus praeter vermieden werden. Eine vollständige Tumorbeseitigung gelang bei 28 Patienten; v. a. kleinere Tumoren sprachen sehr gut auf die Vereisung an. Die Methode erwies sich als wenig belastend und risikoarm sowie technisch ausgereift. Die Indikation muß aufgrund der Ergebnisse gestellt werden bei Patienten mit hohem Operationsrisiko, fortgeschrittenem Tumorleiden und ausdrücklicher Operationsverweigerung. Geeignet sind Tumoren im unteren und mittleren, in ausgewählten Fällen auch im oberen Rektumdrittel.

Literatur

1. Cohen Am, Gunderson LL, Welch CL (1982) Radiation therapy in rectal cancer. Worl J Surg 6:560–568
2. Crile G, Turnbull RB (1972) The role of electrocoagulation in the treatment of carcinoma of the rectum. Surg Gynecol Obstet 135:391–396
3. Demmel N, Lamerz R (1985) CEA as monitor in cryosurgery of rectal cancer. XIII Annual Meeting of the International Society for Oncodevelopmental Biology and Medicine, 10–13 Sept. 1985, Paris
4. Feifel G, Letzel H (1980) Cryosurgery in rectal carcinoma. Boerhaave Ser 18:161–173
5. Feifel G, Beutel V, Lamerz R (1979) Cryotherapy for palliation in rectal carcinoma. Kagerer, Basel (Frontiers of Gastrointestinal Research, vol 5: Advances in Diagnostics and Therapy, pp 195–201
6. Fritsch A, Seidl W, Walzel C, Moser K, Schiessel R (1982) Palliative and adjunctive measures in rectal cancer. World J Surg 6:569–577
7. Ganghoff C, Lersch C, Demmel N, Hammer C (1984) Stimulation der Immunabwehr bei Patienten mit Rektumkarzinom durch Kryochirurgie. Springer, Berlin Heidelberg New York (Chir. Forum 84 für exper. u. klin. Forschung, S 269–271)
8. Goligher J (1984) Surgery of the anus, rectum and colon, 5th ed. Baillière, London
9. Grigg M, Dermott FT, Pihl EA, Huges ESR (1983) Curative local excision in the treatment of carcinoma of the rectum. Dis Colon Rectum 27:81–83
10. Hager T, Gall FP, Hermaneck P (1983) Local excision of cancer of the rectum. Dis Colon Rectum 26:149–151
11. Heberer G, Denecke H, Pratschke E, Teichmann RK (1982) Anterior and low anterior resection. World J Surg 6:517–524
12. Helpap B (1980) Der kryochirurgische Eingriff und seine Folgen. Thieme, Stuttgart New York (Normale und pathologische Anatomie, Bd 40)
13. Lamerz R, Fliege R, Feifel G, Denecke H, Demmel N (1982) CEA in colorectal cancer. In: Tumor progression and markers. Proceedings of the sixth meeting of the european association for cancer research, Budapest 12–15 october 1981. Kugler, Amsterdam, pp 291–300
14. Langer S, Buss H (1979) Der Mastdarmkrebs. Klinik und Morphologie der lokalen Kryotherapie. Dtsch Med Wochenschr 104:768–771
15. Papillon J, Mayer M, Chassard JL, Bobin JY (1983) Cancer du rectum: perspectives nouvelles dela radiotherapy dans la traitment conservateur. Bull Cancer (Paris) 80,4:323–328
16. Walzel C (1980) Kryochirurgie des Rektumkarzinoms. Krebsgeschehen 3:60–65

Sachverzeichnis

abdominale Koarktation 131
Abdominalverletzungen 358
abdominelle Sepsis 39
Achalasie 326
Adaptationsreaktion 41
Adeninnukleotide 173, 185
Adenomatose, multiple endokrine 289
Adenosintriphosphat 173
adjuvante Chemotherapie 215, 491
   Strahlentherapie 452
Aerobiose 173
aggressive Intensivtherapie 363
akromioklavikulare Zuggurtung 369
Akromioklavikulargelenkluxation 365
akute febrile Katatonie 90
Albuminspiegel 48, 67
allogene Nabelschnur 145
   Vene 145
alloplastische Prothese 136
Aminosäuren 44, 48
   verzweigtkettige 52
Amputation 151
Anaerobiose 173
anale Kontinenz 304, 320, 334
anales Elektromyogramm 338
Anaphylatoxine 70, 73
Anästhetika, volatile 94
Anastomosen, lympholymphatische 156
   subklaviokoronare 121
Anastomoseninsuffizienz 67
Anastomosenrezidiv 451
Anastomosenspannung bei Trachealresektion 230
aneurysmatische Degeneration 145
Aneurysmen, thorakoabdominale 133, 139, 140
Angiodysplasie 134
Angiokardiographie 114
anorektale Kontinenz 334
anteriore Rektumresektion 318, 340
Antibiotikaprophylaxe, perioperative 141
Anticholinergika 325
α_1-Antichymotrypsin 75
Antikörper, monoklonale 11, 64, 444, 452, 459
Antithrombin-III 74, 77, 201
antrale G-Zellhyperplasie 262, 281

Aortenaneurysmen, infrarenale 131
Aortenruptur, thorakale 361
aortoiliacaler Verschluß 128
aortopulmonales Fenster 115, 121
Arachidonsäuremetaboliten 73
Arbeitsgruppen 5
Architektur, trajektorielle 387
arterioläre Vasomotion 58
arteriovenöser Shunt 176
Assoziationsreichtum 6
Aszites 162, 165
Atemminutenventilation 88
atypische Coarctatio 139
atypische Resektion 216, 474
Aufklärung 26
autogene Vene 144
axillofemoraler Gefäßersatz 140
Azathioprin 201, 209
Azidose, intrazelluläre 87
   metabolische 87, 91

„balanced anesthesia" 95
Ballontamponade 164
Barriere, gastrointestinale 69
Behandlung des Amputats 152
Behandlungsergebnisse von Schultereckgelenkssprengungen 376
belastungsstabile Osteosynthese 490
Beobachtungsstudien 17
Bestrahlung 422
   intrakavitäre 434
   postoperative 420
Bestrahlungstherapie des Bronchialkarzinoms 222
Bifurkationsprothese 128, 131
Bildanalyse, computergestützte 59
biologischer Gefäßersatz 144
Biomaterialien 390
Bioprothesen 123, 142
Biopumpe 200
Bland-White-Garland-Syndrom 113
Bombesin 266
Bosworth-Schraube 369
Brachyösophagus 330
Bronchialarterien 229
Bronchialkarzinom 215, 221, 469, 491
   kleinzelliges 221

Bronchusumpflanzung 235
Brückenbypass 129, 133
Bündelnägel 491
Bypass, kruraler 123
  zusammengestellter 124
Bypassoperationen 123

Campylobacter pyloridis 287
Cathepsin G 74, 79, 81
chemisch definierte Diät 54
Chemotaxis der Granulozyten 75
Chemotherapie 422, 452
  adjuvante 215, 491
  bei Lungenmetastasen 474
Chemotherapiesensibilität 459
Child-Kriterien 165
Chirurgie, experimentelle 58
  theoretische 252
chirurgische Onkologie 425
Cholangitis, sklerosierende 193
Cholezystokinin (CCK) 263
  bei Dumpingsyndrom 299
Chromkatgut 234
CO_2-Konzentration, exspiratorische 89
Coarctatio, atypische 139
Colitis ulcerosa 303, 449
computergestützte Bildanalyse 59
Computertomographie des Mediastinums 218, 221
Coronary-steal Phänomen 108
C-Peptid 210
Crohns-disease activity index 307
Cyclosporin A 189, 201, 209

Dacrondoppelvelourprothese 142
Dacronprothesen 139, 143
Dampfbeschichtung 140
Dantrolen 88
Darmdistension 54
Dauerantikoagulation 143, 146
Dauerschäden 383
Degeneration, aneurysmatische 145
depolarisierende Muskelrelaxanzien 87
Deuteriumoxid 185
Diabetes Typ I 207
diabetische Mikroangiopathie 208
  Polyneuropathie 207
  Retinopathie 207
diagnostische Peritoneallavage 360
Dialyseshuntchirurgie 145
Diarrhöen 54, 294
Diät, chemisch definierte 54
diffuser Ösophagusspasmus 325
Dilatation, pneumatische 326
diskoligamentäre Luxationen 349
Distanzosteoneogenese 391
Divertikulitis 308

Domperidon 333
Dopamin 196
Dopaminrezeptoren 91
Down-Syndrom 404
Drahtcerclage 389
  perkutane 346
Dünndarmanastomosen, Technik der 318
duodenogastraler Reflux 286
Duchgängigkeitsrate bei Gefäßprothesen 139
dynamische Kompressionsplatte 389
Dysphagie 325
Dysplasie, fibromuskuläre 134

EEA-Stapler 163
Eglin 81
Eikosanoide 62, 69
Einjahresüberlebensrate nach Herztransplantation 189
  nach Lebertransplantation 195
Einkoronargefäßsystem 114, 120
Einteilung nach Tossy 377
Einwilligung 26
Eiweißdefizit 50
Eiweißkatabolie 44
Elastase 74, 79, 80
Elektromanometrie 337
Elektromyogramm, anales 338
Elektrotest, vagomotorischer 276
Embolisierung, operative 134
En-Bloc-Dissektion 422
En-bloc-Resektion 419
Ender-Nagelung 346, 491
Endobrachyösophagus 330
Endokardfibroelastosen 114
Endorphine 42
Endoprothesen 490
endoskopische Sklerotherapie 163
Endothelisierung 138
Endothelzellbeimpfung 143
Endotoxin 58, 62
Endotoxinämie 63
Endotoxinantikörper 63
Energiebedarf 44, 48, 50, 87
Energiebedarfssenkung im Spenderorgan 172
Energiedeckung 41
Energiehaushalt 41
Energieproduktion 173
Energieumsatz 41
Enfluran 95
Enteroglukagon 298
Entscheidungsanalyse 256
Entscheidungsfindung 256
Entschluß zur Reintervention 37
Enzephalopathie 162, 165
Epidemiologie der Ulkuskrankheit 290
Ernährung, künstliche 41, 48
  parenterale 450

Sachverzeichnis

Ernährung
   postoperative enterale 54
   parenterale 51
   präoperative künstliche 48
   vollständige parenterale 52
Ernährungsindex, prognostischer 48
Ernährungstherapie 50
Ernährungszustand, präoperativer 48
Ersatzteilchirurgie 10
essentielle Fettsäuren 52
Ethik 191
Ethikkommission 24, 29
ethischer Pluralismus 24
experimentelle Chirurgie 58
experimentelle Forschung 9
exspiratorische CO_2-Konzentration 89
extraanatomische Umleitung 141
Extremitätenperfusion, isolierte 456
Extremitätenvolumina 160

Faktor XIII 78, 313
Faktoren, lyosomale 73
Fallkontrollstudien 16
Falsifizierung 3
fasziokutane Lappen 403
Feedbackmechanismus 261
Feingriff 153
femoropopliteale Verschlüsse 125
femoropopliteokrurale Verschlüsse 123
Fernlappenplastik 153
Fernmetastasen, solitäre 422
Fette 48
Fettsäuren 48
   essentielle 52
   ungesättigte 53
Fettverbrennung 50
Fibrinklebung 315
fibromuskuläre Dysplasie 134
Fibronektin 71, 73
Fingerreplantation 152
Fisteln 306
Fistelrezidive 308
Fixateur externe 387, 402
Flushperfusion 179, 199
Formalismus 7
Forschung, experimentelle 9
   klinische 9, 14
Forschungsansatz 14
Forschungsinhalt 3
Forschungsinteressen 27
Forschungskapazität 5
Forschungsplanung 3
Forschungsziele 25
Frakturen, pathologische 482, 488
Frakturenbehandlung, konservative 345, 387
   operative 388
Frakturkrankheit 381

freie Lappenplastik 399
Frühdumpingsyndrom 294
Früherkennung von Komplikationen 37
Frühosteosynthese 384
Frühverschluß 140
Fundoplicatio 326, 333
Fünfjahresüberlebensrate nach Lungenresektion 215
   nach Magenresektion 429, 442
   bei Mammatumoren 428
   bei Osteosarkom 477
   nach Rektumresektion 427
   nach Resektion von Lebermetastasen 465
   nach Resektion von Lungenmetastasen 470
   nach Shuntoperation 163
funktionelle Anatomie des Schultergelenks 371
   Kapillardichte 59
Funktionseinschränkung des RES 64
Funktionsproteine 44
Funktionsstörungen des Gastrointestinaltraktes 324

Gallenblasenmotilität 263
Gallenwegsrekonstruktion bei Lebertransplantation 202
Gangokklusion mit Ethibloc 208
Gas-bloat-Syndrom 334
Gastrektomie 420, 431
gastric inhibitory polypeptide (GIP) 265, 284
   bei Dumpingsyndrom 295
Gastrin 260, 281, 287
   bei Dumpingsyndrom 299
Gastrinom 281
gastrointestinale Anastomosen, Technik der 317
   Barriere 69
   Hormone 250
gastroösophagealer Reflux 328
Gaviscon 333
Gefäßanastomosen, mikrochirurgische 399
Gefäßersatz 140
   axillofemoraler 140
   biologischer 144
   semibiologischer 146
Gefäßpermeabilität 73
Gefäßprothese 136
   heterologe 145
Gefäßverletzung 361
Gefäßwiderstand, koronarer 102, 105
Gentechnologie 11
Gesamtumschaltung, vegetative 41
Gelenkplatte nach Rahmanzadeh 369
genetische Disposition zur Ulkuskrankheit 290
Gesamtkreatin 173

Gewebeazidose 178
Gewebeoxygenation, myokardiale 106
Glossektomie, partielle 412
Glukagon 210, 265
Glukagonom 265
Glukoneogenese 44, 48
Glukose 43
Glukosehomöostase 44, 295
Glukosetoleranztest 298
Glukoseutilisation nach Pankreastransplantation 210
Glukoseverwertungsstörung 46, 50
Glutamatdehydrogenase 200
Glykogen 199
Glykolyse 173
Granulozytenelastase, lyosomale 75
Grenzzonenamputation 128, 361
Grobgriff 153
Grundlagenforschung 255, 270
G-Zellhyperplasie, antrale 262, 281

Hakenplatte nach Balser 369
halogenierte Inhalationsanästhetika 87
hämatogene Metastasierung 441, 459
Hämodynamik 105
Hautmuskellappen 397
Hautverpflanzung 154
Heilversuch 25
Herdsanierung, operative 38
Herz, künstliches 191
Herz-Lungen-Maschine 9
Herz-Lungen-Transplantation 189
Herzminutenvolumen 105
Herzschrittmacher 10
Herztransplantation 5, 189
Herzzeitvolumen 100
heterologe Gefäßprothese 145
Hirnödem, irreversibles 87
Histamin 261, 284
Histamin-H_2-Rezeptorantagonisten 257, 270, 280, 333
Histaminfreisetzung 254
Histaminspiegel 254
historische Kontrollen 17
Hochdruck, pulmonaler 223
Hodentumoren, maligne 478
Hormone, gastrointestinale 260
Hormonkandidaten 266
Hormonkonzentration 42
Humanexperiment 25
humorale Transmittersubstanzen 69
Hydroxylradikal 75, 183
4-Hydroxyprolin 230
hyperbare Konservierung 176
Hypergastrinämie 262
Hypernephrom 491
Hypertension, portale 165

Hyperthermie, maligne 85
Hypopolarisation 174
Hypothalamusinsuffizienz 67
hypotherme Lagerung 177
 Perfusion 181
Hypothermie 174
Hypoxie 60, 71, 87, 173

iatrogene Ösophagusperforation 328
ileoanaler Pouch 304
Immunabsorption 64
Immunaktivierung 69
Immunantwort 67, 444, 462
Immunitätslage 48
Immunmodulatoren 70
Immunsuppression 69
 medikamentöse 189, 204
individuelle Verantwortlichkeit 34
Infektion nach Organtransplantation 204
Infektionsherd 70
Infektionsrisiko bei Frakturen 351
Infrarotkoagulation 10
Inhalationsanästhesie 94
Inhalationsanästhetika 94
 halogenierte 87
Innenvelourauskleidung 139
Inselzelltransplantation 208
Insulin bei Diabetes 207
 bei Dumpingsyndrom 295
 nach Pankreastransplantation 210
Insulinintensivität 46
Insulinpumpe 208
Insulinresistenz 44, 50
Intensivmedizin 33
 operative 33
intensivmedizinische Kooperation 35
Intensivpflegebedürftigkeit 36
Intensivstation 34, 353
 interdisziplinäre 34
Intensivtherapie 33
 aggressive 363
Intensivüberwachung 33
interdisziplinäre Intensivstation 34
interfragmentäre Kompression 389
Interleukin I 62, 69
Interpositionsshunt, mesenterikokavaler 163
Intestinalarterienverschluß 129
Intimahyperplasie 123
intrajejunale Manometrie 54
intrakavitäre Bestrahlung 434
intraluminäre Tumorzellverschleppung 450
intrapulmonale Tunnelung 121
intrazelluläre Azidose 87
Invaliditätshäufigkeit 381
irreversibles Hirnödem 87
Irrtum, systematischer 255
Ischämie 61, 70, 173

Sachverzeichnis

Ischämietoleranz des Spenderorgans 175
ischämische Toleranzzeit der Nieren 133
Isofluran 95
isolierte Extremitätenperfusion 436

Kallus 387
kallusfreie Knochenbruchheilung 388
Kältetoleranz von Spenderorganen 183
Kalzitonin 267
Kapillardichte, funktionelle 59
Kapillardurchströmung, nutritive 106
Kardiainsuffizienz 330
Kardiomyotomie 326
Kardioplegie 114, 175
Karzinom, kolorektales 447, 459
Karzinomchirurgie 419
Kaskadentheorie der Metastasierung 460
Katabolie 50
  postoperative 50
Katalase 184
Katatonie, akute febrile 90
Katheterdilatation 11
Katheterjejunostomie 54
Kehlkopfmobilisation, suprahyoidale 235
Ketogenese 43
Ketonkörper 48
Kinine 46, 73, 300
Klammernaht, maschinelle 313
Klammernahtgeräte 314, 451
kleinzelliges Bronchialkarzinom 221
klinische Forschung 9, 14
  Studien 16, 21
Knochenbruchbehandlung 388
Knochenbruchheilung, kallusfreie 388
Knochenheilung, primäre 382
Knochenzement 392, 490
Koarktation, abdominale 131
Koffeinkontrakturtest 86, 91
Kohlenhydrate 51
Kohlenhydratstoffwechsel 53
Kohlenstoffbedampfung 143
Kolektomie 421
Kolitis, ischämische 128
Kollagenaseinhibitor 312
Kollagenolyse 312
Kollagensynthese bei Darmnaht 312
  bei Trachealnaht 231
Kolonkarzinogenese 447
Kolonkarzinom 421
  nach Cholezystektomie 447
Kolon- und Rektumanastomosen, Technik der 318
kolorektales Karzinom 447, 459
Kolostomie 496
Kommunikationsfähigkeit 253
Kommunikationswille 253
Komplement 69, 73

Komplementaktivierung 70
Komplikationen nach Lebertransplantation 195
  prothesenspezifische 140
Komplikationsrate 5, 48
Kompression, interfragmentäre 389
Kompressionsplatte, dynamische 389
konservative Frakturbehandlung 387
Konservierung, hyperbare 176
  normotherme 175
Konsiliardienst 39
Kontaktosteoneogenese 391
Kontaminationsrisiko 50
Kontinenz, anale 304
  anorektale 334
  bei ileoanalem Pouch 305
Kontinenzreflex 336
Kontinenzreserve 338
Kontinuität der Überwachung 33
kontrainsulinäre Streßhormone 44
Kontraktilität, myokardiale 100
Kontrollen, historische 17
Kontrollgruppe 20
kontrollierte Studien 19, 255, 271, 452
Kooperation intensivmedizinische 35
Koronaranomalien, angeborene 113
koronarer Gefäßwiderstand 102, 105
  Perfusionsdruck 100
Koronarfisteln, arteriovenöse 113
Koronarperfusionsdruck 100, 105
koronarvenöse O_2-Sättigung 102, 106
Kreativität 5
Krebsmortalität 439
krurale Rekonstruktion 125
kruraler Bypass 123
Kryochirurgie 496
Kryokonservierung 177
Kryosonde 498
Kunstherz 5
künstliche Ernährung 41, 48
künstliches Herz 191
künstliches Pankreas 44
Kunststoffbypass 137
Kunststoffprothesen 123, 139
Kurzzeitbestrahlung, präoperative 454

Lagerung, hypotherme 177
Laktat 43
Laktatakkumulation 174
Laktoferrin 74, 80
Langzeit-pH-Metrie 330
Lappen, fasziokutane 403
  myokutane 402
Lappenplastik 396
  freie 399
  mikrovaskuläre 153
Latissmus-dorsi-Lappen 154

Lebensqualität 5
Leberabszesse 204
Lebermetastasen 194, 435, 440
Lebertransplantation 193
Leberzirrhose 193
Letalität bei Polytrauma 355
Leukotriene 73
leukozytäre Mediatoren 42
limitierte Proteolyse 74
Linksherzhypertrophie 114
Linolsäure 53
Lipidperoxidation 62
Lipidsynthese 53
Lipoid A 63
Lipolyse 43, 50
Lobektomie 222, 420
Lungenfunktion 223
Lungenhilusdissektion 235
Lungenmetastasen 469
Lungenrundherd 216, 224, 469
Luxationen, diskoligamentäre 349
Lymphadenektomie 427
Lymphgefäßtransplantation 151, 156
Lymphknotendissektion 420, 439
Lymphknotenmetastasen 422, 441
Lymphknotenstaging, präoperatives 218, 221
lymphogene Metastasierung 460
lympholymphatische Anastomosen 156
lymphostatisches Ödem 157
Lymphozytenhemmung 67
Lymphsequenzszintigraphie 157, 159
Lymphtransportkapazität 157
lysosomale Faktoren 73
    Granulozytenelastase 75

Magenfrühkarzinom 439
Magenkarzinom 420, 431, 463
Magenresektion 272
Magensekretion 261
Majoranomalien 113
α_2-Makroglobulin 75, 77
Makroglossie 408
Makrophagenaktivität 461
maligne Hodentumoren 478
    Hyperthermie 85
malignes neuroleptisches Syndrom 90
Mammakarzinom 421, 428, 491
Manometrie, intrajejunale 54
manuelle Naht 313
Marknagel 491
Marknagelung 345, 383, 388
maschinelle Klammernaht 313
Massentransfusion 67
Mastektomie, modifiziert radikale 425
    radikale 421, 427
    segmentale 421

Mediastinoskopie 218, 221
Mediatoren 255
    leukozytäre 42
medikamentöse Immunsuppression 189, 204
Mehrfachamputation 152
Mehrfachrekonstruktion 131
Mehrfachverletzte 384
Mehrorganversagen 39, 58, 66, 73, 82
mesenterikokavaler Interpositionsshunt 163
Meßtechnik 255
metabolische Azidose 87, 91
Metallimplantate 490
Metastasenchirurgie 435, 457
Metastasenrezidiv 467
Metastasierung 457, 504
    hämatogene 441, 459
    lymphogene 460
Metastasierungstyp des Magenkarzinoms 439
Metastasierungsvorgang 461
Metastasierungsweg 461
Methodologie 259
Methylprednison 201
Metoclopropamid 333
Microspheremethode 96
Mikroangiodynamik 58
Mikroangiopathie, diabetische 208
Mikrobewegungen 382
Mikrochirurgie 151
mikrochirurgische Gefäßanastomosen 399
Mikrometastasen 458, 483
mikroporöse Prothesen 138
mikrovaskuläre Lappenplastik 153
    Perfusion 58
Mikrozirkulation 58, 355
Mikrozirkulationsstörungen 58, 71
    im Spenderorgan 176
Minimalosteosynthese 349, 389
Minoranomalien 113
Mitochondrien 173, 198
Mobilisation, zervikomediastinale 235
modifiziert radikale Mastektomie 425
monoklonale Antikörper 11, 64, 444, 452, 459
Morbus Crohn 305, 450
Motilin 299
Multiorganversagen 39, 58, 66, 73, 82
multiple endokrine Adenomatose 289
Muskelrelaxanzien, depolarisierende 87
Muskelrelaxation 95
Myeloperoxidase 74, 80
Myoglobinurie 87
Myokardbiopsie 189
Myokarddurchblutung 96, 105
myokardiale Gewebeoxygenation 106
    Kontraktilität 100
Myokardprotektion 115, 178
myokutane Lappen 402
Myotomie 324

Sachverzeichnis

Nabelschnur, allogene 145
Nachbestrahlung nach Lungenresektion 215
Nachlast 105
Nahlappenplastik 154
Naht, manuelle 313
Nahtaneurysmen 140, 141
Nahtinsuffizienz nach Klammernaht 320
Nahttechnik am Gastrointestinaltrakt 312
  bei Morbus Crohn 308
  bei Trachealanastomosen 230
Naloxon 94
Narkosefähigkeit 35
Naturschutz 12
N-Bilanz 41
Neointima 138, 142
neuroendokrine Regulation 42
Neuroleptanalgesie 94
Neurotensin 266
  bei Dumpingsyndrom 298
Neurotransmitter 263
Neutralisationsplatte 389
Nichtglukosekohlenhydrate 52
Nierenarterienstenosen 129
Nierenkarzinom 471
normotherme Konservierung 175
Perfusion 176
nutritive Kapillardurchströmung 106

oberer Ösophagussphinkter 324
Objektivität 4
Ödem, lymphostatisches 157
  des Spenderorgans 176, 198
Onkologie, chirurgische 425
Operationsfähigkeit 35
Operationsletalität bei Bronchialkarzinom 217
  bei Divertikulitis 308
  bei Elektivshunt 165
  bei Fundoplicatio 333
  der Gastrektomie 316
  nach maschinellen Anastomosen 320
  bei Morbus Crohn 306
  bei Notshunt 164
  nach SPV 257, 277
  bei Trachealresektion 242
Operationsmikroskop 150, 155
Operationsrisiko 504
Operationsvorbereitung 35
operative Frakturenbehandlung 345, 388
  Herdsanierung 38
  Intensivmedizin 33
  Radikalität 425
  Tumorreduktion 479
Organersatz 10
Organgewinnung 171
Organkomplikationen 37
Organkonditionierung 171

Organkonservierung 171, 196
Organprothesen 10
Organtransplantation 10, 171, 190
Organversagen 66
  multiples 29, 58, 66, 73, 82
Originalität 5, 259
O_2-Sättigung, koronarvenöse 102, 106
Ösophagusanastomosen, Technik der 315
Ösophagusclearance 332
Ösophagusdivertikel, zervikales 324
Ösophagusmanometrie 325, 330
Ösophagusperforation, iatrogene 328
Ösophagusspasmus, diffuser 325
Ösophagussphinkter, oberer 324
  unterer 325
Ösophagustranssektion 163
Ösophagusvarizen 162
Osteolysen 488
Osteomyelitis 155
Osteosynthesen 345
  belastungsstabile 490
  übungsstabile 388
Osteosynthesekatastrophen 384
oxidative Phosphorylierung 173
Oxygenierung bei Trachealresektion 239

Pancoast-Tumoren 221
pancreatic polypeptide 266
Pankreas, künstliches 44
Pankreaskarzinom 421, 427
Pankreassekretion 264
Pankreastransplantation 206
Pankreatektomie 421
  regionale 421, 427
parenterale Ernährung 450
partielle Glossektomie 412
pathologische Frakturen 482, 488
Pektin 295
Pepsin 262
Pepsinsekretion 282
Peptide 48
peptische Stenose 330, 334
peranale Rektumresektion 304
Perfusat 174
Perfusatzusammensetzung 179, 181
Perfusion, hypotherme 181
  mikrovaskuläre 58
  normotherme 176
  des Spenderorgans 174
Perfusionsdruck, koronarer 100
Perfusions-Inhalations-Szintigramm 223
perioperative Antibiotikaprophylaxe 141
Peritoneallavage, diagnostische 360
Peritonealmetastasen 440
Peritonitis bei Divertikulitis 308
perkutane Drahtcerclage 346
Permeabilitätsveränderungen 69

Pfortaderhochdruck 162
Phagolysosomen 74
Phäochromozytom 480
Pharmakomanometrie 331
Phosphorylierung, oxidative 173
Phytohämagglutinin 69
Plasmakallikrein 74
Plasmozytom 491
Platinmehrdrahtelektrode 97
Plattenosteoporose 383
Plattenosteosynthesen 345, 389, 402
Pluralismus, ethischer 24
PMN-Granulozyten 73
pneumatische Dilatation 326
Pneumonektomie 217, 223, 420
pO$_2$-Histogramm 97, 103
Polychemotherapie 221
Polyester 234
Polyglykolsäure 234, 314
Polyneuropathie, diabetische 207
Polyp-Karzinom-Sequenz 448
Polyposis coli 448
Polysaccharide 48
Polytrauma 80, 353
portale Hypertension 162, 165
portokavaler Shunt 163
Postaggressionsstoffwechsel 41
postoperative Bestrahlung 420
　　enterale Ernährung 54
　　Katabolie 50
　　parenterale Ernährung 51
Pouch, ileoanaler 304
präoperative künstliche Ernährung 48
　　Kurzzeitbestrahlung 454
präoperativer Ernährungszustand 48
präoperatives Lymphknotenstaging 218
preclotting 138
primäre Knochenheilung 382
Primärtumor 488
prognostischer Ernährungsindex 48
programmierte Relaparotomie 38
Prolylhydroxylase 230
Propranolol 164
prospektive Studie 17, 162
Prostaglandine 46, 260, 287
Proteinasen 73, 77, 80
Proteinaseinhibitoren 73
Proteinsynthese 52
Proteolyse, limitierte 74
　　unspezifische 74
Prothesen, mikroporöse 138
Prothesendilatation 141
Protheseninfektion 128, 141
prothesenspezifische Komplikationen 140
Pseudopolypen 305
pulmonaler Hochdruck 223
Pyloroplastik 273, 276, 280

radikale Mastektomie 421, 427
Radikalität, operative 425
Radioimmunoassay 261
Randomisierung 18, 26
randomisierte Studien 428
Rechtsgüter 24
Rechtsordnung 25
Reduktionismus 3
Reflux, duodenogastraler 286
　　gastroösophagealer 328
Refluxösophagitis 330
regionale Pankreatektomie 421, 427
Regulation, neuroendokrine 42
Reintervention, Entschluß zur 37
Reißfestigkeit der Dickdarmnaht 314
　　der Schultergelenkbänder 373
　　der Tracheanaht 230
Rekonstruktion, krurale 125
Rektumcompliance 340
Rektumkarzinom 427, 433, 496
Rektummanometrie 340
Rektumresektion, anteriore 318, 340
　　peranale 304
Rekurrensparese 239, 325
Relaparotomie, programmierte 38
„Releasing"-Hormon 42
Reoxygenierung 62
Reperfusion 62
Reperfusionsschaden 58
　　nach Organtransplantation 172
Replantation 150
Resektion, atypische 216, 474
Resektionsbehandlung des Bronchialkarzinoms 215, 221
Retinopathie, diabetische 207
retrograde Sauerstoffpersufflation 184
retromesenterialer Zugang 129
retrospektive Studien 16, 162
Revaskularisation 123
Rezidivprophylaxe 271
Rhabdomyolyse 87, 91
Rhinoplastik 407
Ringverstärkung 140
Risiko 26
Risikoscheu 29
Roux-Y-Anastomose 278

Sarkome 422
Sauerstoffpersufflation, retrograde 184
Sauerstoffradikale 62, 73
Säuresekretion bei Ulcus duodeni 254, 282
　　bei Ulcus ventriculi 285
Schädel-Hirn-Trauma 67, 355
Schienbeinkopfbrüche 350
Schilddrüsenhormone 67
Schilddrüsenkarzinom 422, 432
Schluckkoordination 324

Schlüsselorgan 460
Schock 66
  septischer 58, 73, 76
  traumatisch-hämorrhagischer 354
Schockforschung 58
Schockorgane 73
Schocktherapie 60
Schultereckgelenksprengung 365
Schwachsinn beim Down-Syndrom 405
Second-look-Operation 421
segmentale Mastektomie 421
Sekretin 264
Sekretinbelastung bei Zollinger-Ellison-
  Syndrom 263
Sekundärtherapie 58
Selektionseffekte 17
selektiv-gastrale Vagotomie 276, 280
selektiv proximale Vagotomie 256, 276, 280
semibiologischer Gefäßersatz 146
Sepsis 66, 73, 82
  abdominelle 39
  nach Lebertransplantation 204
Sepsisrisiko 67
septischer Schock 58, 73, 76
Sequentialbypass 123
Serotonin 300
sexuelle Störungen 128
Short-Bowel-Syndrom 268
Shunt, arteriovenöser 176
  portokavaler 163
  splenorenaler 162
Signifikanz, statistische 20
Signifikanzgrenze 28
Signifikanzprüfung 7
Skelettmetastasen 480, 488
sklerosierende Cholangitis 193
Sklerotherapie, endoskopische 163
Sofortfunktion des Transplantats 184, 185
solitäre Fernmetastasen 422
Solitärmetastase 464
Somatostatin 260, 266, 284
Spätdumpingsyndrom 294
Spätkomplikationen bei Diabetes 207
Spätmetastasen 471
Speichelfluß bei Down-Syndrom 409
Speiseröhrendilatation 326
Spenderlymphbahnen 159
Spezialisten 5
splenorenaler Shunt 162
Spickdrahtosteosynthese 387
Spiralverstärkung 140
Spitzgriff 151
Spongioplastik 155
Spongiosierung 390
spontane Vasomotion 58
Stadieneinteilung 420
  des Magenkarzinoms 440

statistische Signifikanz 20
Stenosen nach maschinellen Anastomosen
  320
  peptische 330, 334
  subglottische 240
Stickstoffretention 51
Stoffwechselbeziehungen 43
Störungen der Mikrozirkulation 71
  sexuelle 128
Stoßwellentherapie 10
Strahlensensibilität 453
Strahlentherapie 491
  adjuvante 452
  des Bronchialkarzinoms 215
Streßhormone, kontrainsulinäre 44
Streßkontinenz 340
Streßprotektion 382, 390
Strukturerhaltung 41
Studien, klinische 16, 21
  kontrollierte 19, 255, 271, 452
  prospektive 17, 162
  randomisierte 428
  retrospektive 16
subglottische Stenose 240
Subjektivität 4
Substratfluß 43
Sudeck-Dystrophie 381
Südwestdeutsche Mammakarzinomstudie 425
Superoxiddismutase 62, 70, 82, 184
Superoxidradikale 62, 69, 183
Suppressor-T-Zellen 67
suprahyoidale Kehlkopfmobilisation 235
Syndrom, malignes neuroleptisches 90
systematischer Irrtum 255
Szintimetrie 330

Tandemstenose 242
Teflonprothesen 139, 143
Teleskopphänomen 334
theoretische Chirurgie 252
Therapiestudie 26
thorakale Aortenruptur 361
thorakoabdominale Aneurysmen 133, 139, 140
Thoraxverletzungen 358
Thrombendarteriektomie 123
Thrombogenizität 139
Thyreoidektomie 422, 432
Tierschutz 13
Tierversuche 7, 9
Toleranzzeit, ischämische 133
Toxinausschüttung 69
Trachealanastomose 230
Trachealdefekte 227
Trachealresektion 227
Trachealstenose 227
trajektorielle Architektur 387

Transmittersubstanzen, humorale 69
Transplantat 171
Transplantatfunktion 136
Transplantatrejektion 201
Transplantatvenen 121
traumatisch-hämorrhagischer Schock 354
Trauma 66
Trendaufklärung 28
Trümmerbrüche 347
trunkuläre Vagotomie 276, 280
Tumornachsorge 469
Tumorreduktion 496
 operative 479
Tumorsubpopulationen 458
Tumorverdoppelungszeit 471
Tumorzellverschleppung, intraluminäre 450
T-Zellen 445

übungsstabile Osteosynthese 388
Ulcus duodeni 254, 270, 282
Ulcus ventriculi 271
Ulcusrezidivrate nach SPV 276
Ulkuschirurgie 270
Ulkusentstehung 271
Ulkuskrankheit 256, 290
Ulkuspersönlichkeit 288
Ulkustherapie 270
Umleitung, extraanatomische 141
Umweltschutz 12
ungesättigte Fettsäuren 53
Ungewißheit, vergleichbare 18, 27
Unfallkrankenhäuser 346, 388
unspezifische Proteolyse 74
unterer Ösophagussphinkter 325
Unterschenkeldrehbrüche 346
Ureterstenose, fibrotische 128

vagomotorischer Elektrotest 276
Vagotomie 274
 selektiv-gastrale 276, 280
 selektiv proximale 256, 276, 280
 trunkuläre 276, 280
Vagotonus 281
Valvuloplastik 333
Varizenblutung 162
vasoaktive intestinal peptide (VIP) 265
 Polypeptide (VIP) bei Dumpingsyndrom 298

Vasomotion, arterioläre 58
 spontane 58
Vasopressin 163, 164
vegetative Gesamtumschaltung 41
Vene, allogene 145
 autogene 144
Venenbypass 137
 aortokoronarer 121
Veneninterponat 400
Venentransplantat 124, 133, 137
Verantwortlichkeit, individuelle 34
Verbrauchskoagulopathie 87, 89
Verbrennungen 68
Verbundosteoneogenese 391
Verbundosteosynthese 482, 490
vergleichbare Ungewißheit 18, 27
Vergleichsgruppe 17
Verletzungschlüssel 353
Verner-Morrison-Syndrom 266
Verrechtlichung 29
Versuchsperson 25
Versuchsplanung 21
verzweigtkettige Aminosäuren 52
volatile Anästhetika 94
vollständige parenterale Ernährung 52
Vorlast 105

Wachstation 33
Warmischämie 179
Wasserstoffperoxid 62, 75
Weichteildefekte 399
Weichteilschaden 349, 488
Weiterbildung 34
wissenschaftliche Integration 253
Wissenschaftsfreiheit 12
Wundheilung der Trachea 230

Zellumsatz 452
zervikales Oesophagusdivertikel 324
zervikomediastinale Mobilisation 235
Zollinger-Ellison-Syndrom 262, 281
Zucker 48
Zuckeraustauschstoffe 46
Zufallszuweisung 26
Zuggurtung 389
 akromioklavikulare 369
Zweietagenrekonstruktion 141
Zweisprungbypass 124
Zweitkarzinom 469

Die Praxis der Chirurgie

Magenchirurgie
Indikationen, Methoden, Komplikationen

Herausgeber: H. D. Becker, Dortmund;
W. Lierse, H. W. Schreiber, Hamburg

Illustriert von I. Schaumburg

Redaktion: T. Effenberger, B. Kremer

1986. 519 Abbildungen. XII, 388 Seiten.
Gebunden DM 390,-. ISBN 3-540-12417-9

Bewährte Standard- und Ausweichverfahren des chirurgischen Alltags bei Eingriffen am Magen und dem funktionell verbundenen proximalen Duodenum werden anatomisch exakt dargestellt und mögliche Komplikationen, Fehler und Gefahren einschließlich ihrer Vermeidung ausführlich erläutert. Die einzelnen operativen Schritte sind in hervorragender Weise illustriert und durch einen knappen und präzisen Text ergänzt.

Chirurgische Onkologie
Histologie- und stadiengerechte Therapie maligner Tumoren

Herausgeber: F. P. Gall, P. Hermanek,
J. Tonak, Universität Erlangen-Nürnberg

1986. 280 Abbildungen. Etwa 760 Seiten.
Gebunden DM 425,-. ISBN 3-540-13202-3

Das Buch ist die erste deutschsprachige Monographie über die Behandlung maligner Tumoren unter besonderer Berücksichtigung der chirurgischen Therapie. Einleitend werden die Grundsätze von Pathologie, Diagnose, Klassifikation, Therapie, Nachsorge und Statistik dargestellt. Der spezielle Teil gibt einen umfassenden, aktuellen, praxisbezogenen Überblick über die wichtigsten Organtumoren unter besonderer Berücksichtigung von diagnostischen Notwendigkeiten, Therapieplanung und Therapiedurchführung.

Das traumatisierte Abdomen

Herausgeber: J. R. Siewert, Technische Universität München; R. Pichlmayr, Universität Hannover

1986. 87 Abbildungen. XII, 205 Seiten.
Gebunden DM 198,-. ISBN 3-540-16275-5

Das Bauchtrauma stellt eine besondere Herausforderung im chirurgischen Alltag dar. Jeder Chirurg muß in jeder chirurgischen Abteilung in der Lage sein, intraabdominelle Verletzungen zu versorgen oder zumindest zu stabilisieren. Eine rasche und sichere Diagnostik, eine zielstrebige Indikationsstellung und schließlich die operative Versorgung der intraabdominellen Verletzung sind von gleichrangiger Bedeutung für die Prognose des „Traumatisierten Abdomens".

B. J. Harlan, A. Starr, F. M. Harwin, Portland

Manual der Herzchirurgie

Aus dem Amerikanischen übersetzt von W. Seybold-Epting

1983. 312 zum größten Teil farbige Abbildungen. XIX, 389 Seiten. Gebunden DM 490,-. ISBN 3-540-11788-1

„In außerordentlich instruktiver Weise werden in einzelnen Kapiteln grundlegende, allgemeine und spezifische chirurgische Techniken der rekonstruktiven Cardiochirurgie angeborener und erworbener Veränderungen dargestellt...." *Angio*

Pankreaschirurgie

Herausgeber: L. F. Hollender, Straßburg;
H.-J. Peiper, Göttingen

Etwa 600 Seiten, etwa 230 Abbildungen.
ISBN 3-540-15539-2.
In Vorbereitung

Springer-Verlag Berlin Heidelberg New York London Paris Tokyo

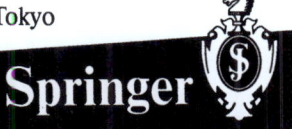

R. T. Manktelow, Toronto

Microvascular Reconstruction

Anatomy, Applications and Surgical Technique

With a section on paediatrics by R. M. Zuker

Foreword by G. I. Taylor

Illustrated by K. Finch

1986. 288 Abbildungen. XIII, 221 pages. Hard cover DM 360,-. ISBN 3-540-15271-7

The use of microvascular techniques has increased greatly over the last fifteen years. This book is aimed at experienced surgeons and trainees as a 'when, what, and how to' guide to microvascular reconstructive surgery.

It discusses the selection, anatomy, and surgical technique of a spectrum of free tissue transfers, divided into two parts. The first section covers the surgical anatomy and technique involved in elevating each of the free tissue transfers, and the second discusses the application of these transfers to reconstruction in three specific areas where reconstructive microsurgery has made its major contribution: the head and neck, the upper extremity, and the lower extremity.

Written for the most part by a single surgeon, this highly practical reference work is purposely dogmatic with the aim of providing useful solutions to patients' problems.

Surgery of the Abdominal Wall

Editor: J. P. Chevrel, Bobigny

With the collaboration of M. Caix, G. Champault, J. Hureau, S. Juskiewenski, D. Marchac, J. P. H. Neidhardt, J. Rives, R. Stoppa

Foreword by L. M. Nyhus

Translated from the French by E. Goldstein

1986. 203 figures in 425 separate illustrations, some in color. Approx. 290 pages. Hard cover DM 278,-. ISBN 3-540-12640-6

Surgery of the abdominal wall has long been regarded as the poor cousin of visceral surgery. For many years this attitude further hampered a type of surgical intervention where the failure rate was already 20% to 30%, a situation which can only be considered catastrophic by surgical and socio-economic standards.

Over the past twenty years certain specialized teams have been working on the problems involved in surgery of the abdominal wall, with the aim of improving operative techniques and more precisely defining indications and contra-indications. This book is the product of one such team, composed of anatomists, physiologists, radiologists, and surgeons, whose cooperative efforts have already resulted in a dramatic decline in the rate of hernia relapse and eventration in patients they have treated. Each of the contributors presents a personal account of the often controversial techniques he helped perfect, making **Surgery of the Abdominal Wall** a guide of singular importance to dedicated surgeons.

Springer-Verlag
Berlin Heidelberg New York
London Paris Tokyo

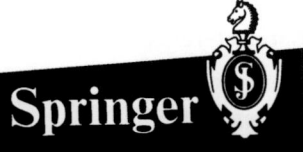

MIX
Papier aus verantwortungsvollen Quellen
Paper from responsible sources
FSC® C105338

If you have any concerns about our products,
you can contact us on
ProductSafety@springernature.com

In case Publisher is established outside the EU,
the EU authorized representative is:
**Springer Nature Customer Service Center GmbH
Europaplatz 3, 69115 Heidelberg, Germany**

Printed by Libri Plureos GmbH
in Hamburg, Germany